U0112435

中草药

彩色图谱

（第五版）

徐国钧　王　强　主编

海峡出版发行集团
THE STRAITS PUBLISHING & DISTRIBUTING GROUP　福建科学技术出版社
FUJIAN SCIENCE & TECHNOLOGY PUBLISHING HOUSE

图书在版编目（CIP）数据

中草药彩色图谱/徐国钧，王强主编.—5版—
福州：福建科学技术出版社，2020.11（2024.5重印）
ISBN 978-7-5335-6156-7

Ⅰ.①中… Ⅱ.①徐…②王… Ⅲ.①中草药—图谱
Ⅳ.①R282-64

中国版本图书馆CIP数据核字（2020）第072377号

书　　名　中草药彩色图谱（第五版）
主　　编　徐国钧　王强
出版发行　福建科学技术出版社
社　　址　福州市东水路76号（邮编350001）
网　　址　www.fjstp.com
经　　销　福建新华发行（集团）有限责任公司
印　　刷　福建新华联合印务集团有限公司
开　　本　889毫米×1194毫米　1 / 32
印　　张　36.5
插　　页　4
图　　文　1140码
版　　次　2020年11月第5版
印　　次　2024年5月第41次印刷
书　　号　ISBN 978-7-5335-6156-7
定　　价　168.00元

编委会名单

主　　编　徐国钧　王　强

执行主编　王　强

副 主 编　秦民坚

编　　委　曾金虎　彭治章　张　勤　杨　杰　刘守金

　　　　　黄　芸　宋学华　崔秀明　汪　红　陈丽红

验方提供　江英志　朱廉溪　华碧春

助　　编　曹沛琴　刘　海　张婷婷　施天慧　周劲松

　　　　　刘潇潇　陈筱清　施　宇　曹　园　陈　虹

　　　　　贾贝西　毛　茜　洪俊丽　张　莉　祁银涛

　　　　　谈景福

作者简介

徐国钧
XU GUOJUN

　　江苏常熟人，生于 1922 年。中国科学院院士，中国药科大学生药学教授，国务院学位委员会学科评议组成员，卫生部药典委员会名誉委员，*ACME*（《中医药文摘杂志》）国际顾问，国际中草药学会（日本）常务理事。编著《生药学》《常用中药材品种整理和质量研究》等著作40 余部，其中半数为主编；发表论文 300 余篇。参加国际学术会议 30 次。负责的研著项目多次获国家级、省部级奖。

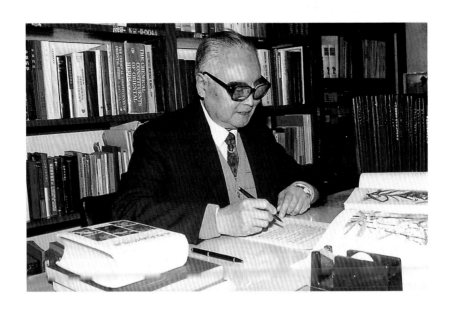

作者简介

王　强
WANG QIANG

　　江苏南京人，生于 1949 年。1981 年获硕士学位，1987 年获博士学位。中国药科大学生药学教授，博士生导师，国家药品监督管理局药品审评专家，江苏省药学会中药与天然药物专业委员会主任委员，中国药学会中药和天然药物专业委员会委员。编著论著 26 部，其中任主编的 8 部，任副主编的 9 部；发表论文 200 余篇。1991 年被国家教育委员会、国务院学位委员会授予"作出突出贡献的中国博士学位获得者"称号；1997年获"吴阶平－保罗·杨森医学药学奖"。

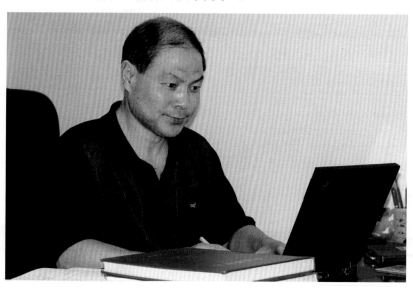

第　五　版

前　言
QIANYAN

　　时光荏苒，20世纪80年代末，应福建科学技术出版社盛情之邀，我们的团队在恩师——我国生药学泰斗徐国钧先生的引领下，着手编撰《中草药彩色图谱》。伟人曾说过，中国医药学是一个伟大的宝库，应当努力发掘，加以提高。让中草药走进千家万户，普及知识，惠达百姓，这是我们编写此书的初衷。经过大家齐心协力，该书的第一版于1989年出版，为国内较早全书采用铜版纸印制的中草药彩色图谱。图书一经问世，即得到社会和市场的青睐，30多年常销不衰，每年都有重印。我们不断收到热心读者和中草药爱好者的反馈意见和宝贵建议，我们也在持续地修改与完善。其间徐先生仙逝，我们亦不敢懈怠，深知唯有尽心竭力，追求更佳，才是对先师的最好告慰。天道酬勤，数十年来，在我们编著团队、出版社同仁和广大读者的共同努力下，成果卓著，截至2019年底，本书已推出4版，多达35次印刷，累计发行突破30万册。

　　为顺应时代发展，回馈读者厚爱，此番我们又对图书进行了第五版修订。此次修订和完善的内容主要有以下方面：

　　1. 重新设计版面，采用板块化设计，便于读者阅读。每个品种分为4个板块：①中药名片板块，包括药材中文名、拉丁名、英文名、别名、来源；②原动植物板块，包括动植物形态（配图）、采制；③药材板块，包括药材性状（配图）、性味、功能、主治、用法、化学成分、药理；④应用板块，主要为验方。

2. 文字修订。每个类别药材，如根类、根茎类、果实类等，分别设计了辑封页，并加了简要的文字说明；根据科研进展，对相关化学成分和药理做了适当的增补、完善，尤其是对《中华人民共和国药典》所收载的质量控制指标性成分，中英文名称均逐一列出；对原书中的不妥之处进行修改。

3. 更新图片。对原书中的图片进行了梳理，更新、替换部分图片。少数主产地在国外，药材以进口为主的品种，如没药、番泻叶等，能找到合适的原植物图片，也予补充。

4. 采用先进的纸质版与数字化网络互动技术，通过扫描书中二维码，可链接"中国中药知识港（国家知识服务平台中医药分平台）"，浏览更多相关图片、验方及其他中草药相关知识。

在此版修订中，林余霖、陈虎彪、张代贵等同仁提供了部分图片，在此深表感谢！

王强

于中国药科大学，南京

2020 年 4 月

第四版

前　言
QIANYAN

《中草药彩色图谱》自1989年出版以来，一直得到广大读者的垂青，第三版也发行了数年。为了回报社会的关爱，体现中草药研究的进展和实用性，此次我们又对第三版的内容做了修订和增补，主要有以下几方面：

1.品种总数仍为500种，取中草药之精华，收载的均为常用中草药。本次修订将原书中的多来源品种归总为一个品种，如石斛、百部、砂仁、海马、鹿茸、珍珠等；并将原书中不常用品种删去。所遗空缺品种，增补入本书原未收载的常用中草药，如儿茶、卷柏、珠子参、哈蟆油、独一味、鹿衔草、乳香、没药等。

2.根据读者建议，增补了同一动植物来源而药用部位不同的药材，如桂枝、桑白皮、桑枝、桑椹、莲子心、莲房、莲须、荷叶、藕节、赤芍等；有的品种则增补了不同制品的药材，如红参、生地黄、熟地黄等。

3.根据最新科研进展，对药材的化学成分和药理进行了增补或完善。对原书中图、文的错误进行了更正。

4.为了更加突出本书的实用性特色，本次修订特将原书中的"配伍应用"项删去，增加"验方"项，以便读者参考选用。本书所附验方为编著者临床行之有效的经验方，或为中医典籍所记载的经典验方，但读者在应用时仍需咨询专业医生，以免出现意外。

王强

于中国药科大学，南京

2013年3月

第 三 版
前 言
QIANYAN

　　1989 年，在福建科学技术出版社的鼎力支持下，我们在国内率先出版了《中草药彩色图谱》。十多年来，该书一直深受广大读者的欢迎。尽管自本书出版后，又有多种同类图书出版，但本书始终保持良好的销售势头，得到社会和市场的青睐，现已印刷 19 次，累积印数达 146500 册。

　　读者的厚爱和信任，让我们不敢有丝毫懈怠，为了紧跟飞速发展的时代，我们曾于 1996 年对本书做过一次修订，转眼又过去了近十年。今年我们再次对本书的收载品种、彩色照片和文字进行认真修订，希望以一个全新的面貌答谢社会和读者。

　　此次修订的内容主要有以下方面：

　　1. 我国传统中药包含植物药、动物药和矿物药三部分，前面出版的《中草药彩色图谱》仅收载了植物类中药，欠完整。此次新版修订我们弥补了这一缺憾，增加了动物药和矿物药，其中收载了常用动物药 38 种、常用矿物药 17 种。

　　2. 在收载的品种方面，此次新版修订突出了常用中草药，删去 76 种不常用的中草药和地方习用品种，增加了甘松、两面针、山柰、草果、丁香、血竭、阿魏等 21 种常用中草药。此次所收载的品种绝大部分为《中华人民共和国药典》所载品种。

　　3. 为了让读者有更佳的视觉感受，此次修订大幅度地更换了照片，以期能更真实和直观地展示原动植物的形态和药材性状。其中全部的药材照片和半数以上的原植物照片为新近拍摄的。

4.为了更好地体现本书的科学性，此次修订增加了药理方面的内容，并单独列为一个条目。

5.随着科学技术的发展，人们对中草药化学成分的研究不断深入。我们在修订时也尽可能反映这方面的进展，对旧版中缺少化学成分的常用中药，如巴戟天、玄参、地黄、防风等数十个品种增加了化学成分的内容。另外还对三七、丹参等近百个品种补充了有关化学成分。

在此版修订中，周印锁、赖茂祥、吴家荣、邬家林、王年鹤、王峥涛、余伯阳、李萍、陈道峰、陈虎彪、格桑索朗、钟国跃、林惠蓉、敬松、杨莉、邱斌等同仁提供了部分照片，在此深表感谢。

最后，依然是衷心希望此次的修订更能满足广大读者的需求。

徐国钧　王强

于中国药科大学，南京

2005 年 2 月

第二版
前　言
QIANYAN

　　我们编著的《中草药彩色图谱》自 1989 年 12 月出版以来，得到医药界同行和读者的热情支持，迄今已印刷 10 次，印数达 96400 册，在同类型图谱中居领先地位。现在正着手准备第 11 次印刷。为了答谢广大读者的厚爱和紧跟时代发展步伐，我们特对全书进行了认真的修订，增补或修正了以下内容：

　　1. 为了读者阅读和使用方便，在正文之后增加了中文索引。

　　2. 自本图谱出版以来，多次收到读者来信，希望能增加药物的使用量。在此次修订中，我们依据《中华人民共和国药典》及有关中药论著，在"功能主治"项下增加各中药的常用量，供参考应用。

　　3. 对有些品种增补了有关化学成分新近的研究内容。

　　4. 对某些欠佳图片作了更换。

　　5. 对原书中已发现的文字差误进行了修改。

　　衷心希望自第 11 次印刷起的修订本更能满足广大读者的需要。

徐国钧

于中国药科大学，南京

1996 年 4 月 15 日

第 一 版
前 言
QIANYAN

　　我国中草药种类繁多，产地广泛，资源丰富，应用历史悠久。《中华人民共和国药典》1985 年版一部收载中药材 454 种，其中植物药 392 种。为了正确识别和应用中草药，我们选择中草药（植物药）500 种，摄制原色植物形态和药材照片，配以适当文字描述，编著成《中草药彩色图谱》，供中草药教学、生产、检验部门和对外贸易工作人员参用。

　　现就本图谱的内容作几点说明。

　　1. 编著本书着重于实用性。收载的品种主要以《中华人民共和国药典》、《中草药学》（南京药学院编）、《药材出口目录》（中国医药保健品进出口总公司编）中较为常用、功效确切、对其主要化学成分有一定了解的为主。

　　2. 本书将原植物照片和药材（全草类除外）照片配合于一个图版，用 32 开本印刷，以节省篇幅和便于读者使用。

　　3. 对多种植物来源的中草药，一般只收载一种，其他种在附注项中提及；少数较重要中草药则酌情分别收载，并在中草药名称后加写原植物名。对同一植物以不同部位入药的，选其主要者列入正文，其余在附注项略为一提。

　　4. 收载的中草药按药用部位归类编排，各类中草药按中文名称笔画顺序编目。

　　5. 中草药名称原则上取通用的药材名，某些民间药采用地方名或原植物名。

6.本书照片主要由编著者拍摄。有些原植物照片由兄弟单位的专家、学者以及本校生药学专业研究生提供，均在各图下署名。对于全草类中草药，未拍摄药材照片及描述性状，一般可参照原植物形态加以识别。

7.编著本书的参考文献有《中华人民共和国药典》、《中国植物志》、《中草药学》、《生药学》（徐国钧主编）、《中药志》、《汉药之化学成分》（许鸿源等编著）、《原色和汉药图鉴》（难波恒雄编著）以及有关书刊。

在编著过程中，承蒙福建科学技术出版社、江苏省植物研究所、内蒙古药品检验所、江苏省药品检验所、本校生药学教研室和药用植物标本园等单位，以及王铁僧、郑学忠、周法兴、邬家林、仇良栋、徐珞珊、金蓉鸾、余国奠、王峥涛等先生大力支持和帮助，谨致衷心感谢。

限于时间和条件，我们未能到全国各地拍摄原植物照片，少数种类错过了花、果期，有的图像尚欠清晰，文字描述也难免有不妥之处，谨请医药界同行多加指正。

徐国钧

于中国药科大学，南京

1989 年 3 月 10 日

凡　例
FANLI

1. 本书介绍 500 种常用中草药，包括植物药、动物药和矿物药。另附不同制品药材 3 种，不同药用部位药材 21 种。

2. 每个品种包括药材中文名、拉丁名、英文名、别名、来源、植（动）物形态、采制、性状、化学成分、药理、性味、功能、主治、用法、验方等项。其中性味、功能、主治、用法以表格形式呈现。

3. 对于同一动植物来源、同一药用部位而炮制加工不同的药材，以附录的形式附在原品种后，如人参（附红参），地黄（附生地黄、熟地黄）。

4. 对于同一动植物来源而药用部位不同的药材，也以附录的形式附在原品种后，如莲子（附莲子心、莲房、莲须、荷叶、藕节）。

5. 对于多来源品种，一般情况下仅描述第一个来源的植物形态、药材性状、对于其他来源，仅描述其与第一个来源的区别特征，或从略。

6. 全草类因药材多切碎，茎叶多切断、皱缩，无法辨认。读者识药、认药或自行采药，一般可参照植物形态描述和所展示原植物生境图片。

7. 本书所附验方为编著者临床行之有效的经验方，或为中医典籍所记载的经典验方。为方便应用，方中剂量均已换算成克（g），供参考，在实际应用中仍需咨询专业医生。

8. 验方中涉及的个别药材来源于国家重点保护动物，在实际应用中应使用人工养殖品或代用品。

目 录
MULU

■ | 果实类

■ | 种子类 …………………………………………… 463

▌┃花　类 ……………………………………………575

■ ┃ 叶 类

■ | 其他类

根 类

GEN LEI

根类中药包括以根或以根为主带有部分根茎入药的药材。根类中药一般在秋、冬二季植物地上部分将枯萎时及春初发芽前或刚露苗时采收。

Ginseng Radix et Rhizoma

人 参

英文名： Ginseng
别　名： 园参、生晒参、力参、棒槌。
来　源： 五加科植物人参 *Panax ginseng* C. A. Mey. 的根和根茎。

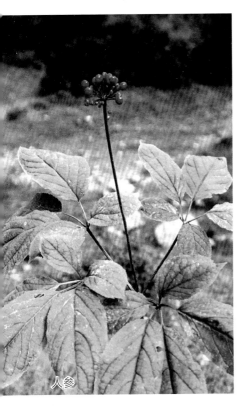

人参

植物形态

多年生草本。茎直立，单一。掌状复叶轮生茎端，1年生者有1片三出复叶，2年生者有1片五出复叶，以后每年递增1片，4~6年生者有3~5片五出复叶；叶柄长。伞形花序顶生，花小，淡黄绿色。果扁球形，熟时鲜红色。花期6~7月，果期7~9月。生于深山阴湿林下；现多栽培。

采　制

栽种5~6年后，多于秋季采挖，洗净，晒干或烘干。栽培的俗称"园参"；播种在山林，于野生状态下自然生长的称"林下山参"，习称"籽海"。栽培人参的根经晒干，称"生晒参"；野生人参的根经晒干，称"生晒山参"。药材主产于吉林、辽宁、黑龙江。

性　味	性微温，味甘、微苦。
功　能	大补元气，复脉固脱，补脾益肺，生津养血，安神益智。
主　治	体虚欲脱，肢冷脉微，脾虚食少，肺虚喘咳，津伤口渴，内热消渴，气血亏虚，久病虚羸，惊悸失眠，阳痿宫冷。
用　法	用量3~9g，另煎兑服；也可研粉吞服，以2g，口日2次。

性　状

主根呈纺锤形或圆柱形，长 3~15cm，直径
1~2cm。表面灰黄色，上部或全体有疏浅断续
的粗横纹及明显的纵皱，下部有支根 2~3 条，
并着生多数细长的须根，须根上常有不明显
的细小疣状突出。根茎（芦头）长 1~4cm，
直径 0.3~1.5cm，多拘挛而弯曲，具不定根
（芋）和稀疏的凹窝状茎痕（芦碗）。质较硬，
断面淡黄白色，显粉性，形成层环纹棕黄色，
皮部有黄棕色的点状树脂道及放射状裂隙。
香气特异，味微苦、甘。

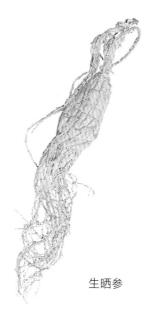

生晒参

化学成分　根含多种人参皂苷（ginsenoside），如人参皂苷 Ra_1、
Ra_2、Rb_2、Rb_3、Rc、Rd、Re、Rf、Rg_1、Rg_2、Rh_1、Ro 等。

药　　理　对中枢神经系统有镇静、兴奋的双向调节作用；能增
强机体的非特异性免疫力；可双向调节血压，有类似
强心苷的作用；可间接促进肾上腺皮质功能，有抗利
尿作用；可使骨髓、肝、脾等器官的红细胞生成素含
量升高。此外，还有降血糖、抗炎、抗肿瘤等作用。

验方

①产后虚汗：人参 6g，白术、茯苓各 15g，炙黄芪、蜜枣仁各
20g，牡蛎、浮小麦各 30g，防风、甘草各 3g，大枣 6g，柏子仁、
五味子、麻黄根、当归各 9g，每日 1 剂，水煎 2 次，混匀，分
次餐后服。②胃下垂：人参 6g，炙黄芪 20g，白术、茯苓、山药
各 15g，升麻、当归、百合、乌药各 9g，陈皮、木香、砂仁各
5g，炙甘草 3g，每日 1 剂，水煎 2 次，混匀，分次餐前服。

附

Ginseng Radix et Rhizoma Rubra

红　参

英文名： Red Ginseng
来　源： 五加科植物人参 *Panax ginseng* C. A. Mey. 栽培品的根和根茎。

采　制

秋季采挖鲜根，洗净，蒸透后烘干或晒干，称"红参"。

性　状

主根呈纺锤形、圆柱形或扁方柱形。表面半透明，红棕色，偶有不透明的暗黄褐色斑块，具纵沟、皱纹及细根痕；上部有时具断续的不明显环纹；下部有 2~3 条扭曲交叉的支根，并带弯曲的须根或仅具须根残迹。质硬而脆，断面平坦，角质样。气微香而特异，味甘、微苦。

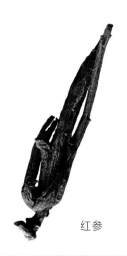

红参

性　味	性温，味甘、微苦。
功　能	大补元气，复脉固脱，益气摄血。
主　治	体虚欲脱，肢冷脉微，气不摄血，崩漏下血。
用　法	用量 3~9g，另煎兑服。

验方 ①肾阳虚：红参、肉苁蓉、山茱萸、淫羊藿各 10g，炙黄芪、熟地黄各 30g，当归 6g，炒杜仲、枸杞子、何首乌各 15g，每日 1 剂，水煎服。②中气不足：红参、枳壳各 9g，白术 10g，当归、陈皮、北柴胡、炙甘草各 6g，蜜黄芪 30g，升麻 5g，每日 1 剂，水煎服。

Paeoniae Radix Alba

白 芍

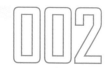

英文名： White Peony Root
别　名： 杭芍、亳芍、川芍。
来　源： 毛茛科植物芍药 *Paeonia lactiflora* Pall. 的根。

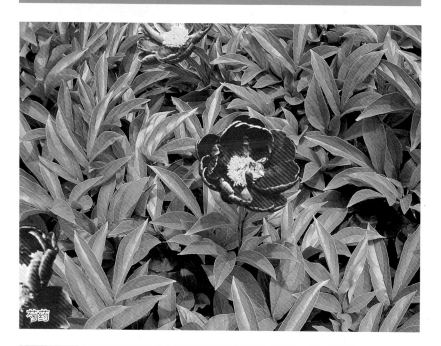

芍药

植物形态

多年生草本，高 50~80cm。叶互生，有长柄；茎下部叶为二回三出羽状
复叶，枝端为单叶；小叶狭卵形、披针形或椭圆形，边缘具软骨质小齿。
花顶生并腋生；萼片 4，微紫红色；花瓣 6~9，白色、粉红色或紫红色；
雄蕊多数；心皮 4~5，无毛或密被白毛。蓇葖果卵形，先端外弯成钩状。
花期 6 月，果期 8~9 月。多栽培。

采　制

夏、秋二季采挖，洗净，除去头尾和细根，置沸水中煮后除去外皮，或
去皮后再煮，晒干。药材主产于浙江、四川、安徽。

性　状

根圆柱形，两端平截，长 5~8cm，直径 1~2.5cm。表面类白色或淡红棕色，光洁或有纵皱纹及细根痕，偶有残存的棕褐色外皮。质坚实，不易折断，断面较平坦，类白色或微带棕红色，形成层环明显，射线放射状。气微，味微苦、酸。

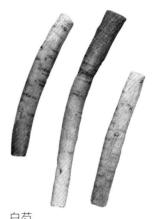

白芍

性　味	性微寒，味苦、酸。
功　能	平肝止痛，养血调经，敛阴止汗。
主　治	头痛眩晕，胁痛，腹痛，四肢挛痛，血虚萎黄，月经不调，自汗，盗汗。
用　法	用量 6~15g。不宜与藜芦同用。

化学成分　根含芍药苷（paeoniflorin）、氧化芍药苷（oxypaeoniflorin）、芍药内酯苷（albiflorin）、苯甲酰芍药苷（benzoylpaeoniflorin）、芍药苷元酮（paeoniflorigenone）、丹皮酚原苷（paeonolide）、丹皮酚（paeonol）。

药　理　能延长戊巴比妥钠的睡眠时间，抑制因腹腔注射醋酸所引起的小鼠扭体反应，对抗戊四氮所致的惊厥；对犬的冠状血管及后肢血管有扩张作用；可预防应激性胃溃疡。此外尚有抗炎、抗肝损伤、增强迟发型超敏反应、抑菌等作用。

验方

①急性黄疸型病毒性肝炎：白芍 18g，绵茵陈、积雪草各 30g，水煎服。②头痛、头晕：白芍 15g，菊花 10g，石决明 30g，水煎服。③腓肠肌痉挛：白芍 15g，虎杖 30g，猪脚 1 只，水炖服。

Paeoniae Radix Rubra 附

赤芍

英文名: Red Peony Root
别　名: 山芍药、赤芍药。
来　源: 毛茛科植物芍药 *Paeonia lactiflora* Pall. 或川赤芍 *Paeonia veitchii* Lynch 的根。

采　制

春、秋二季采挖，除去根茎、须根及泥沙，晒干。

性　状

根呈圆柱形，稍弯曲，长 5~40cm，直径 0.5~3cm。表面棕褐色，粗糙，有纵沟和皱纹，并有须根痕和横长的皮孔样突起，有的外皮易脱落。质硬而脆，易折断，断面粉白色或粉红色，皮部窄，木部放射状纹理明显，有的有裂隙。气微香，味微苦、酸涩。

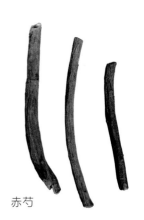

赤芍

性　味	性微寒，味苦。
功　能	清热凉血，散瘀止痛。
主　治	热入营血，温毒发斑，吐血衄血，目赤肿痛，肝郁胁痛，经闭痛经，癥瘕腹痛，跌扑损伤，痈肿疮疡。
用　法	用量 6~12g。不宜与藜芦同用。

验方

①痛经：赤芍、乌药、香附各9g，当归12g，延胡索6g，水煎服。
②心绞痛：赤芍、槐花各12g，丹参9g，桃仁6g，没药3g，制成水丸，每日服12~18g。③衄血不止：赤芍为末，温开水送服1.5g。（《事林广记》）

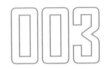

Wikstroemiae Indicae Radix

了哥王

英文名：Indian Stringbush Root
别　名：地棉根、山豆了、九信草。
来　源：瑞香科植物南岭荛花 *Wikstroemia indica*（L.）C. A. Mey. 的根。

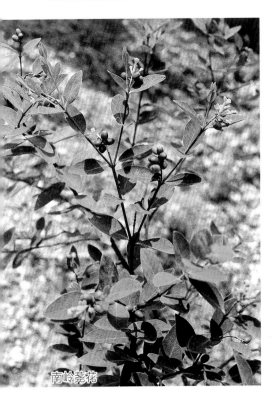

南岭荛花

植物形态

小灌木，高达 1m，全株光滑。茎红褐色，皮部富纤维。叶对生，纸质，长椭圆形或倒卵形，长 2~5cm，宽 8~15mm；几无柄。花黄绿色，数朵排成顶生的短总状花序；花被筒状，顶端 4 裂；雄蕊 8，2 轮；子房椭圆形，顶部被毛，柱头大，近球形。浆果卵形，长约 6mm，熟时鲜红色。花期 5~9 月，果期 6~12 月。生于村边、路旁、山坡灌木丛中。

性　味	性寒，味苦、辛；有毒。
功　能	消炎解毒，散瘀逐水。
主　治	支气管炎，肺炎，腮腺炎，淋巴结炎，晚期血吸虫病腹水；疮疖痈肿，外伤出血，跌打损伤。
用　法	用量 3~9g，煎汤内服宜久煎。外用适量，捣敷、研末调敷或煎水洗。

采 制

秋季至春初采挖，洗净晒干，经多次蒸晒去毒后用。药材主产于广东、广西、江西、福建、湖南、贵州。

性 状

根长圆柱形，弯曲，老根常有分支，长达 40cm，直径 0.5~3cm。表面黄棕色或暗棕色，有支根痕和不规则的浅纵皱纹及横裂纹，老根有横长皮孔。质坚韧，断面皮部类白色，厚 1.5~4mm，强纤维性，与木部分离，撕裂后纤维呈绵毛状。味微苦、甘，而后有持久的灼烧感。

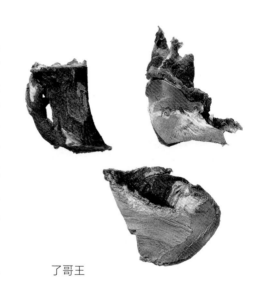

了哥王

化学成分	含南荛素（wikstroemin）、牛蒡苷元（arctigenin）、罗汉松脂酚（matairesinol）等。
药 理	对金黄色葡萄球菌、溶血性链球菌、肺炎球菌有抑制作用；对流行性感冒病毒、乙型肝炎病毒、人类免疫缺陷病毒（HIV，又称艾滋病病毒）等也有抑制作用；有明显的抗炎、镇痛作用。

验方	①疖肿：鲜了哥王适量，加冬蜜少许，同捣烂，敷患处。②足癣：鲜了哥王适量，水煎泡足 30 分钟，每日 1 次。③跌打损伤：了哥王适量，浸入白酒内 7 ～ 15 日，取药液擦患处。

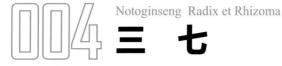

004 三 七
Notoginseng Radix et Rhizoma

英文名： Sanchi
别　名： 人参三七、田七、盘龙七、金不换。
来　源： 五加科植物三七 *Panax notoginseng*（Burk.）F. H. Chen 的根和根茎。

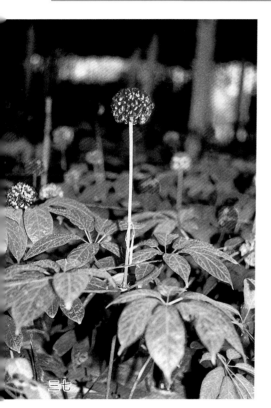

三七

植物形态

多年生草本，高达 60cm。根茎短，茎直立，光滑无毛。掌状复叶，具长柄，3~6 片轮生于茎顶；小叶 3~4，椭圆形或长圆状倒卵形，边缘有细锯齿。伞形花序顶生，花序梗从茎顶中央抽出，长 20~30cm；花小，黄绿色；花萼 5 裂；花瓣、雄蕊皆为 5。核果浆果状，近肾形，熟时红色。种子 1~3，扁球形。花期 6~8 月，果期 8~10 月。生于山坡丛林下；现多栽培于海拔 800~1000m 的山脚斜坡或土丘缓坡上。

性　味	性温，味甘、微苦。
功　能	散瘀止血，消肿定痛。
主　治	咯血，吐血，衄血，便血，崩漏，外伤出血，胸腹刺痛，跌扑肿痛。
用　法	用量 3~9g，研末吞服，每次 1~3g。外用适量。

采　制

秋季花开前采挖,洗净,分开主根、支根及根茎,干燥。支根习称"筋条",根茎习称"剪口"。药材主产于云南、广西、四川。

性　状

主根呈类圆锥形或圆柱形,长 1~6cm,直径 1~4cm。表面灰褐色或灰黄色,有断续的纵皱纹和支根痕。顶端有茎痕,周围有瘤状突起。体重,质坚实,断面灰绿色、黄绿色或灰白色,木部纹理微呈放射状。气微,味苦回甜。

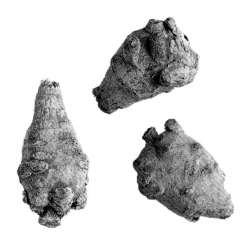

三七（药材）

化学成分	含皂苷,主要为人参皂苷 Rb_1、Rg_1、Rg_2;另含人参皂苷 Ra、Rb_2、Rb、Re 及三七皂苷 R_1。此外,尚含黄酮苷、三七素、淀粉、蛋白质、油脂等。
药　理	三七皂苷在血压降低的情况下能增加冠状动脉血流量、降低心肌耗氧量、降低抗脂质过氧化,有利于治疗冠心病。此外还有抗炎、镇痛、镇静、降血糖、增强免疫等作用。三七素有止血活性,可增加血小板数量。

验方	①胃出血:三七粉 1g,生大黄粉 2g,水调服。②胃、十二指肠溃疡出血:三七粉 1g,白及粉 6g,水调服。③跌打瘀肿:三七粉、生大黄粉各适量,水、酒各半,调敷患处。④冠心病心绞痛:三七粉 5g,丹参粉 5g,水调服。

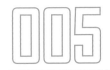

Inulae Radix

土木香

英文名：Elecampane Inula Root
别　名：祁木香。
来　源：菊科植物土木香 *Inula helenium* L. 的根。

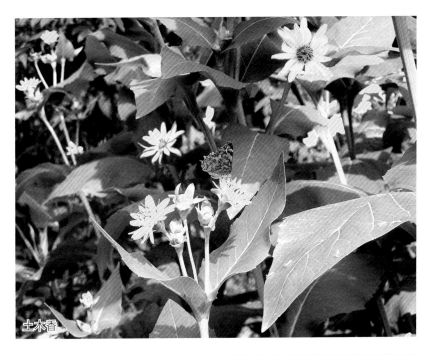

土木香

植物形态

多年生高大草本，高 1~2m，全株密被短柔毛。基生叶大，椭圆状披针形，长达 40cm，宽达 15cm，边缘具不整齐锯齿；茎生叶较小，无柄，基部有耳，半抱茎。头状花序数个排成伞房状，总苞片 5~6 层；花黄色，舌状花雌性，管状花两性。瘦果有棱角，长 4~5cm，冠毛污白色。花期 5~7 月，果期 7~9 月。生于河边、田边等潮湿处；有栽培。

采　制

秋季采挖，除去残茎、泥沙，截段，晒干。药材主产于河北。

性　状

根呈圆锥形，略弯曲，长5~20cm。表面黄棕色或暗棕色，有纵皱纹及须根痕。根头粗大，顶端有凹陷的茎痕及叶鞘残基，周围有圆柱形支根。质坚硬，不易折断，断面略平坦，黄白色至浅灰黄色，有凹点状油室。气微香，味苦、辛。

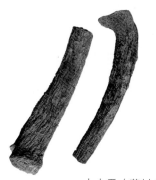

土木香（药材）

性　味	性温，味辛、苦。
功　能	健脾和胃，调气解郁，止痛安胎。
主　治	胸胁、脘腹胀痛，呕吐泻痢，胸胁挫伤，岔气作痛，胎动不安。
用　法	用量3~9g，多入丸散服。

化学成分　含挥发油及菊糖。挥发油中的主要成分为土木香内酯（alantolactone）、异土木香内酯（isoalantolactone）、二氢土木香内酯（dihydroalantolactone）、二氢异土木香内酯（dihydroiso alantolactone），另含达玛二烯醇乙酸酯（dammaradienyl acetate）、土木香酸（alantic acid）等。

药　理　对蛔虫、痢疾阿米巴原虫、阴道毛滴虫具有杀灭作用，对结核杆菌有一定的抑制作用，对须发癣菌和犬小孢子菌有完全抑制作用；低浓度对离体蛙心有兴奋作用，高浓度则有抑制作用。此外还有解热、抗惊厥等作用。

验方　①胃痛：土木香3g，神曲、谷芽、麦芽各15g，枳壳6g，水煎服。②胃、十二指肠溃疡：土木香5g，鸡内金10g，延胡索9g，山鸡椒根15g，水煎服。③腹痛、腹泻：土木香6g，鱼腥草15g，神曲、谷芽、麦芽各10g，凤尾草24g，水煎服。

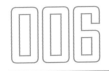

006　山麦冬

Liriopes Radix

英文名：Creeping Liriope Root
别　名：土麦冬、湖北麦冬。
来　源：百合科植物湖北麦冬 *Liriope spicata* (Thunb.) Lour. var. *prolifera* Y.T. Ma 或短葶山麦冬 *Liriope muscari* (Decne.) Baily 的块根。

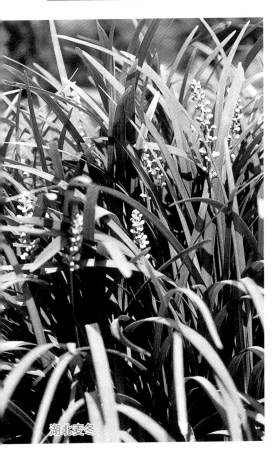

湖北麦冬

植物形态

多年生草本，植株有时丛生。根稍粗，近末端处常膨大成矩圆形、纺锤形小块根；根状茎短，具地下走茎。叶基生，禾叶状，长 20~45cm，宽 4~6mm，先端急尖或钝，具 5 条脉，边缘具细锯齿。花葶通常长于或近等长于叶，长 20~50cm；总状花序长 6~10cm，具多数花，花 2~5 朵簇生于苞片腋内；苞片小，披针形；花梗长约 4mm；花被片矩圆状披针形，紫色；花丝长约 2mm；花药长约 2mm；子房近球形，花柱长约 2mm，柱头不明显。种子近球形。花期 5~7 月，果期 8~10 月。生于山坡林下，多为栽培供药用。

采　制

夏初采挖，洗净，反复暴晒、堆置，至近干，除去须根，干燥。药材主产于湖北。

性　状

根呈纺锤形，长 1.2~4cm，直径 4~7mm。表面黄白色，半透明，有细纵纹。质硬脆，易吸湿变软；断面黄色，角质样，中柱细，不明显。气微，味甜，有黏性。

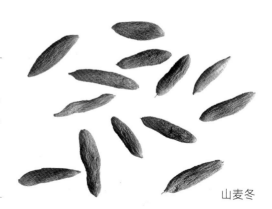

山麦冬

性　味	性微寒，味甘、微苦。
功　能	养阴生津，润肺清心。
主　治	肺燥干咳，虚劳咳嗽，津伤口渴，心烦失眠，内热消渴，肠燥便秘。
用　法	用量 9~15g。

化学成分　含苷元为鲁斯可皂苷元（ruscogenin）、薯蓣皂苷元（diosgenin）的多种山麦冬皂苷。

药　理　具有明显的增强小鼠耐缺氧能力、增加小鼠免疫器官重量、提高碳粒廓清率的作用；能对抗由环磷酰胺和 $^{60}Co\gamma$ 射线引起的小鼠白细胞减少；能对抗肉瘤 S180 和艾氏腹水癌，有抑瘤活性。

验方 ①慢性咽炎：山麦冬、玄参各9g，胖大海6g，水煎服。②久咳咽干：山麦冬、北沙参、玄参各10g，款冬花9g，水煎服。③糖尿病口渴不止：山麦冬10g，生地黄24g，北沙参10g，天花粉15g，水煎服。

007

Sophorae Tonkinensis Radix et Rhizoma

山豆根

英文名： Subprostrate Sophora Root

别　名： 广豆根、小黄连。

来　源： 豆科植物越南槐 *Sophora tonkinensis* Gapnep. 的根及根茎。

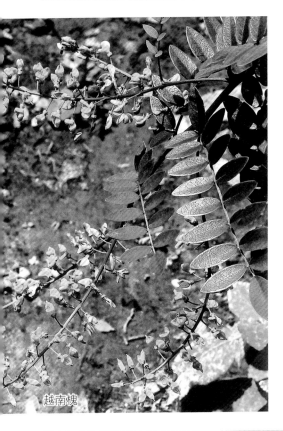

越南槐

植物形态

灌木，高 1~2m。羽状复叶互生；小叶 11~17，卵形或长圆状卵形，长 1~2.5cm，宽 0.5~1.5cm，顶端一小叶较大，上面疏生短柔毛，下面密生灰棕色短柔毛；小叶柄短，被毛。总状花序顶生及腋生，有毛；花萼阔钟形；花冠蝶形，黄白色；雄蕊10；子房密生柔毛，花柱弯曲，柱头上簇生长柔毛。荚果连珠状。花期 5~6 月，果期 7~8 月。生于石灰岩山地或岩石缝中。

性　味	性寒，味苦；有毒。
功　能	清热解毒，消肿利咽。
主　治	火毒蕴结，咽喉肿痛，口舌生疮，齿龈肿痛。
用　法	用量 3~0g。

采 制

秋季采挖，除去地上茎叶，晒干。药材主产于广西。

性 状

根茎呈不规则结节状，顶端残留茎基或茎痕，其下着生数条根。根呈长圆柱形，略弯曲，长 10~35cm，直径 0.7~1.5cm；表面棕色至棕黑色，有纵皱纹及横长皮孔样突起。质坚硬，断面皮部淡棕色，木部黄白色。微有豆腥气，味极苦。

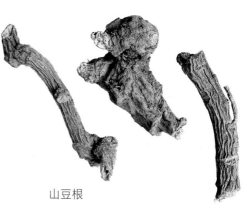

山豆根

化学成分 含苦参碱（matrine）、氧化苦参碱（oxymatrine）、N-甲基金雀花碱（N-methylcytisine）、安那吉碱（anagyrine）、广豆根素（sophoranone）、环广豆根素（sophoranochromene）、广豆根酮（sophoradin）、紫檀素（pterocarpine）、高丽槐素（maackiain）等。

药 理 对腹水型吉田肉瘤、实体型吉田肉瘤、腹水型肝癌、实体型腹水肝癌、Meth A 肿瘤细胞、白血病细胞有抑制作用；可抗实验性心律失常；有中枢神经系统抑制作用。此外还有降温、抗溃疡、增加白细胞数量等作用。

验方 ①急性咽炎：山豆根 6g，金银花 10g，甘草 3g，水煎服。②急性扁桃体炎：山豆根 6g，牛蒡子、射干各 9g，爵床、大青叶、金银花各 15g，水煎服。③咳嗽痰黄：山豆根 6g，浙贝母 10g，桔梗 9g，鱼腥草、枇杷叶各 15g，水煎服。

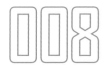

川木香

英文名： Sichuan Dolomiaea Root
别　名： 木香。
来　源： 菊科植物川木香 *Vladimiria souliei* (Franch.) Ling 或灰毛川木香 *Vladimiria Souliei* (Franch.) Ling var. *cinerea* Ling 的根。

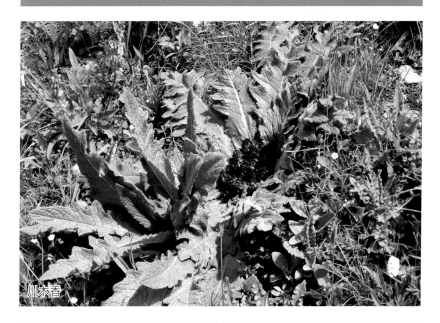

川木香

植物形态

多年生草本，几无茎。根粗壮，圆柱形。叶丛生，呈莲座状，叶片卵状披针形、矩圆状披针形或椭圆形，长 20~30cm，宽 10~20cm，羽状中裂，具 5~7 对裂片，或不分裂，裂片边缘具不规则齿裂，两面被毛；叶柄长 8~20cm。头状花序数个集生于枝顶；总苞片 6 层，革质，绿色带紫，顶端凸尖，边缘有睫毛；全为管状花，紫色，长约 4cm。瘦果扁平，有棱；冠毛芒状。花期 7~8 月，果期 8~9 月。生于海拔 3000m 以上的高山草地。

采　制

秋季采挖，除去须根、泥沙及根头上的胶状物，干燥。药材产于四川。

性 状

根呈圆柱形或有纵槽的半圆柱形，长
10~30cm，直径 1.5~3cm。表面黄棕色
至暗棕色，粗糙，可见由纤维束构成
的致密的斜方形网纹，有时根头部焦
黑发黏，习称"油头"。体轻，质硬脆，
难折断；断面不平坦，皮部黄棕色，
木部黄白色，可见点状油室及径向裂
隙，有的中心呈空洞状。气芳香而特
异，味苦，嚼之粘牙。

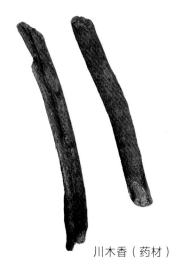

川木香（药材）

性 味	性温，味辛、苦。
功 能	行气止痛。
主 治	胸胁、脘腹胀痛，肠鸣腹泻，里急后重。
用 法	用量 3~9g。

化学成分　含木香烃内酯（costunolide）、去氢木香内酯（dehydrocostus
　　　　　lactone）、二氢去氢木香内酯（dihydrodehydrocostus
　　　　　lactone）、单紫杉烯（aplotaxene）、长叶烯（longifolene）等。

药　理　　有解痉作用，能缓解乙酰胆碱所致的豚鼠回肠痉挛；有
　　　　　利胆作用，能促进大鼠的胆汁分泌。

验方

①胃痛：川木香 6g，川楝子、制香附、娑罗子各 9g，神曲、蒲
公英各 15g，水煎服。②胃、十二指肠溃疡疼痛：川木香 6g，山
鸡椒 15g，鸡内金 9g，海螵蛸 24g，水煎服。③腹痛寒泻：川木香、
砂仁、乌药各 6g，水煎服。

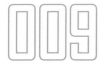

Cyathulae Radix

川牛膝

英文名： Medicinal Cyathula Root
别　名： 拐牛膝、甜牛膝、大牛膝、米心牛膝。
来　源： 苋科植物川牛膝 *Cyathula officinalis* Kuan 的根。

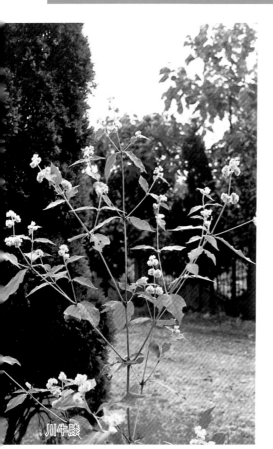

川牛膝

植物形态

多年生草本，高 40~100cm。主根圆柱形。茎直立，中部以上近四棱形，多分枝，疏生长糙毛。叶对生，椭圆形或窄椭圆形，长 3~12cm，宽 1.5~5.5cm，先端渐尖或尾尖，基部楔形，上面贴生长糙毛，下面毛较密；叶柄密生长糙毛。复聚伞花序密集成花球状，淡绿色，干时近白色；苞片卵形；不育花花被片披针形，先端刺尖头，花丝基部密生节状束毛；子房圆筒形或倒卵形。胞果长椭圆状倒卵形，暗灰色。花期 6~7 月，果期 8~9 月。生于山坡林下，栽培或野生。

采　制

夏、秋二季采挖，除去芦头、须根及泥沙，烘或晒至半干，堆放回润，再烘干或晒干。药材主产于四川、云南、贵州。

性 状

根呈近圆柱形，微扭曲，向下略细或有少数分枝，长 30~60cm，直径 0.5~3cm。表面黄棕色或灰褐色，具纵皱纹、支根痕和多数横长皮孔样突起。质韧，不易折断，断面浅黄色或棕黄色，维管束点状，排列成数轮同心环。气微，味甜。

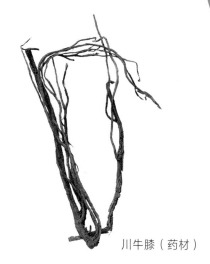

川牛膝（药材）

性 味	性平，味甘、微苦。
功 能	逐瘀通经，通利关节，利尿通淋。
主 治	经闭癥瘕，胞衣不下，关节痹痛，足痿筋挛，尿血血淋，跌扑损伤。
用 法	用量 4.5~9g。孕妇慎用。

化学成分　含杯苋甾酮（cyasterone）、5-表杯苋甾酮（5-epicyasterone）、头花杯苋甾酮（capitasterone）、苋菜甾酮（amarasterone）、脱皮甾酮（ecdysterone）、甜菜碱（betaine）等。

药　理　有促进蛋白质合成的作用，给小鼠注射羟基促脱皮甾酮后即可见小鼠肝脏细胞核、线粒体中氨基酸前体渗入增多；有抗生育作用，所含杯苋甾酮具有雌激素样作用，可增加子宫重量。

验方　①膝关节肿痛：川牛膝、千年健各 10g，鸡血藤 24g，川木瓜 10g，桑寄生 15g，水煎服。②风湿腰痛：川牛膝 10g，骨碎补、狗脊各 15g，炒杜仲 10g，盐肤木根 30g，水煎服。③肾炎水肿：川牛膝、泽泻各 15g，赤小豆 24g，猪苓 10g，茯苓皮 15g，胜红蓟 24g，薏苡根 30g，水煎服。

Aconiti Radix

川 乌

英文名： Aconite Root
别　名： 鹅儿花、铁花、五毒。
来　源： 毛茛科植物乌头 *Aconitum carmichaelii* Debx. 的母根。

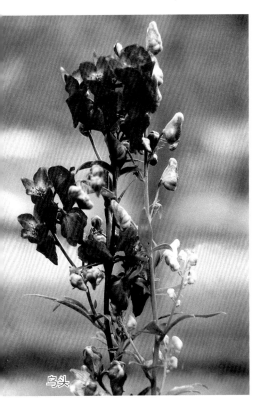

乌头

植物形态

多年生草本。茎直立，下部光滑无毛，上部散生少数贴伏的柔毛。叶互生，具叶柄；叶片卵圆形，掌状 3 深裂，两侧裂片再 2 裂，边缘具粗齿或缺刻。总状花序顶生，花序轴与小花梗上密生柔毛；花蓝紫色，萼片 5，上萼片高盔状，高 2~2.6cm，侧萼片长 1.5~2cm；花瓣 2，有长爪，距长 0.1~0.3cm；雄蕊多数；心皮 3~5。蓇葖果 3~5。花期 6~7 月，果期 7~8 月。生于山地草坡或灌木丛中。

采　制

6 月下旬至 8 月下旬采挖，除去子根、须根及泥沙，晒干。药材主产于四川、陕西。

性　味	性热，味辛、苦；有大毒。
功　能	祛风除湿，温经止痛。
主　治	风寒湿痹，关节疼痛，心腹冷痛，寒疝作痛。还可用于麻醉止痛。
用　法	一般炮制后用，用量 1.5~3g。孕妇禁用。

性　状

根呈不规则圆锥形，稍弯曲，顶端常有残茎，中部多向一侧膨大，长 2~7.5cm，直径 1.2~2.5cm。表面棕褐色或灰棕色，有小瘤状侧根及子根脱离后的痕迹。质坚实，断面类白色或浅灰黄色，形成层环纹呈多角形。气微，味辛而麻舌。

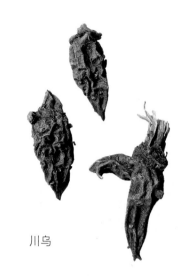

川乌

化学成分　含乌头碱（aconitine）、新乌头碱（mesaconitine）、次乌头碱（hypaconitine）、苯甲酰乌头胺（benzoylaconine）、苯甲酰新乌头胺（benzoylmesaconine）和苯甲酰次乌头胺（benzoylhypaconine）等。

药　　理　有强心作用，对心动过缓性心律不齐有效，作用强，不引起心脏功能障碍；对甲醛或蛋清引起的大鼠踝关节炎均有显著的抑制作用。有强毒性，中毒时，呼吸兴奋、流涎、运动麻痹、手足痉挛。

验方

①跌打损伤：生川乌、独活各 15g，鸡血藤 24g，红花 10g，同浸于白酒内 14 日后，取药酒涂擦患处（此药液有毒，不可内服）。②风湿性关节炎、类风湿关节炎：制川乌、鸡血藤、威灵仙各 15g，盐肤木 30g，同浸于白酒内 50 日，每次服药酒 5ml，每日 1 ~ 2 次。③肩关节周围炎：川乌、羌活、红花、大黄各适量，共研粉，调酒敷患处。

Toddaliae Asiaticae Radix

飞龙掌血

英文名：Asiatic Toddalia Root
别　名：见血飞、散血丹。
来　源：芸香科植物飞龙掌血 *Toddalia asiatica* Lam. 的根。

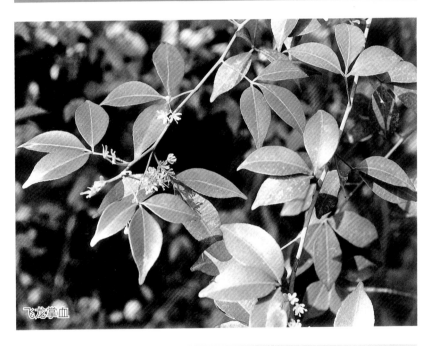

飞龙掌血

植物形态

木质藤本。枝及分枝常有下弯的皮刺，小枝被锈色短柔毛，并有白色皮孔。三出复叶互生，具柄；小叶无柄，倒卵形、椭圆形或倒卵状披针形，边缘具细锯齿，齿间及叶片均有透明腺点。花单性，白色、青色或黄色；雄花常组成腋生伞房状圆锥花序；雌花常组成聚伞状圆锥花序；萼片、花瓣、雄蕊均 4~5，子房 5 室。核果近球形，熟时橙红色或朱红色，具深色腺点。花期 10~12 月，果期 12 月至翌年 2 月。生于丛林中。

采制

全年均可采挖，洗净晒干。药材主产于湖南、广西、陕西、四川、贵州，

性　　状

根棒状，直径 2~3cm。表面灰棕色，有细纵纹及多数疣状突起，突起处栓皮多脱落，露出鲜黄色或红黄色皮部，剥去皮部，木质中柱纹理平直细密。质硬，不易折断，断面平坦。味苦。

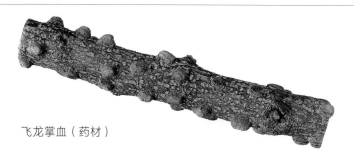

飞龙掌血（药材）

性　　味	性微温，味甘、苦。
功　　能	止血，散瘀，止痛。
主　　治	吐血，衄血，风湿肿痛，肋间神经痛，跌打损伤，疮疖肿毒。
用　　法	用量 9~12g。

化学成分　　根含二氢白屈菜红碱（dihydrochelerythrine）、白屈菜红碱（chelerythrine）等。

药　　理　　对垂体后叶素所致的大鼠心肌缺血、异丙肾上腺素所致的大鼠心肌缺血、实验性大鼠心肌梗死均有保护作用；有明显的抗炎、镇痛作用。

验方　　①风湿关节痛：飞龙掌血 15g，薜荔、鸡血藤各 24g，忍冬藤 30g，水煎服。②肋间神经痛：飞龙掌血、鸡矢藤各 15g，枳壳 9g，水煎服。③跌打损伤：飞龙掌血、穿山龙、鸡血藤、鸡矢藤各 30g，水煎浸洗患处。

Asparagi Radix

天 冬

英文名： Cochinchinese Asparagus Root
别　名： 大当门根。
来　源： 百合科植物天冬 *Asparagus cochinchinensis* (Lour.) Merr. 的块根。

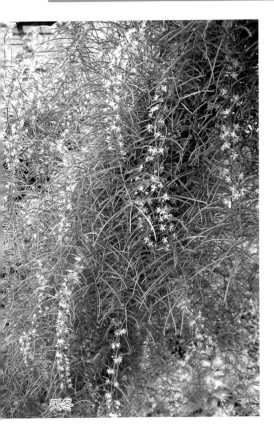

天冬

植物形态

攀缘状多年生草本。茎细，有纵槽纹。叶状枝 2~3 枚簇生于叶腋，线形，扁平，长 1~3cm，宽 1mm 左右。叶退化为鳞片，主茎上的鳞状叶常变为下弯的短刺。花 1~3 朵簇生于叶腋，黄白色或白色；花被片 6；雄蕊 1，子房 3 室。浆果球形，熟时红色。花期 5 月。生于山野，亦栽培于庭园。

采　制

秋、冬二季采挖，洗净，除去茎基和须根，置沸水中煮或蒸至透心，趁热除去外皮，洗净，干燥。药材主产于贵州、重庆、四川、广西、云南、湖南。

性　味	性寒，味甘、苦。
功　能	养阴生津，润肺清心。
主　治	肺燥干咳，虚劳咳嗽，津伤口渴，内热消渴，肠燥便秘。
用　法	用量 6~12g。

性　状

块根呈长圆纺锤形，长 6~20cm，中部直径 0.5~2cm。表面黄白色或浅黄棕色，呈油润半透明状。干透者质坚硬而脆，未干透者质柔润，有黏性，断面蜡质样。气微，味甘、微苦。

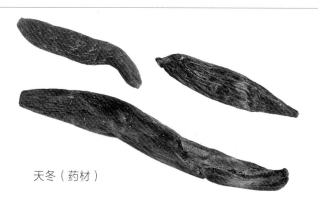

天冬（药材）

化学成分　含天冬苷 IV ~ VII（Asp IV ~ VII）、天冬酰胺（asparagine）、瓜氨酸、丝氨酸等近 20 种氨基酸以及低聚糖 I ~ VII 等。此外，还含 5- 甲氧基甲基糠醛（5-methoxymethyl furfural）。

药　理　80% 乙醇沉淀物对小鼠肉瘤 S180 的抑制效果明显，抑瘤率可达 35%~45%；天冬煎剂用平板挖沟法实验，对炭疽杆菌、链球菌、金黄色葡萄球菌、白喉杆菌、枯草杆菌等均有抑制作用。

验方　①肺热咳嗽：天冬、麦冬各 10g，藕片 15g，水煎服。②肺燥咯血：天冬 10g，侧柏叶、旱莲草各 15g，水煎服。③糖尿病口渴：天冬、麦冬、石斛各 10g，水煎服。④干燥综合征：天冬 10g，旱莲草 30g，生地黄、黑芝麻各 15g，水煎服。

013 天葵子

Semiaquilegiae Radix

英文名： Muskroot-like Semiaquilegia Root
别　名： 紫背天葵、夏无踪。
来　源： 毛茛科植物天葵 *Semiaquilegia adoxoides* (DC.) Makino 的块根。

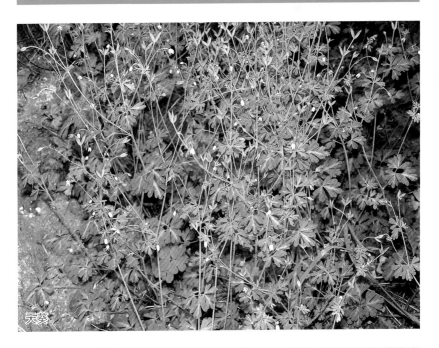

天葵

植物形态

多年生草本，高达40cm。茎纤细，疏生短柔毛。基生叶有长柄，为三出复叶，小叶广楔形，3深裂，裂片疏生粗齿，下面带紫色；茎生叶较小，夏末茎叶枯萎。花小，单生于叶腋或茎顶，白色微带淡红；萼片5，花瓣状；花瓣5，匙形，基部囊状；雄蕊8~14；心皮3~5。蓇葖果2~4。种子黑色。花期3~4月，立夏前果实成熟。生于丘陵或低山林下、草丛、沟边等阴湿处。

采制

3~5月采挖，除去须根，洗净晒干或鲜用。药材主产于湖南、湖北、江苏、

性　状

块根短柱形或纺锤形，稍弯曲，下部常有分枝，长1~3cm，直径0.5~1cm。表面黑紫色或灰黑色，有不规则纵槽纹及横皱纹；根头部常残留隆起的茎、叶痕。质较硬脆，断面皮部白色，木部黄白色。气微，味微甜、微苦辛。

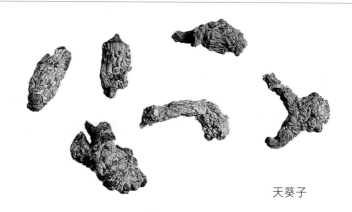

天葵子

性　味	性寒，味甘、苦。
功　能	清热解毒，消肿散结。
主　治	痈肿疔疮，乳痈，瘰疬，毒蛇咬伤。
用　法	用量9~15g。

化学成分　含生物碱、内酯、香豆素、紫草氰苷（lithospermoside）、酚性成分及氨基酸等。

药　理　煎剂用平板法实验，对金黄色葡萄球菌有抑制作用。

验
方
①咽喉肿痛：天葵子3g，玄参9g，金银花15g，炒栀子9g，马兰10g，水煎服。②淋巴结炎：天葵子6g，射干9g，大青叶、爵床、蒲公英各15g，水煎服。③毒蛇咬伤：鲜天葵子、鲜重楼、鲜一枝黄花、鲜一点红各适量，同捣烂，敷患处。

014 木防己

Cocculi Trilobi Radix

英文名：Japanese Snailseed Root
别　名：广防己、土防己、土木香、白木香。
来　源：防己科植物木防己 *Cocculus trilobus*（Thunb.）DC. 的根。

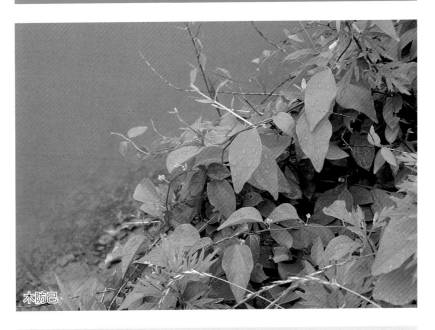

木防己

植物形态

缠绕木质藤本。根为不整齐的圆柱形，外皮黄褐色。小枝有纵线纹和柔毛。叶互生，卵形、宽卵形或卵状长圆形，长 4~14cm，宽 2.5~6cm，先端形状多变化，基部圆形、楔形或心形，两面被短柔毛；叶柄短，被毛。花单性异株；聚伞花序排成圆锥状；萼片 6，2 轮；花瓣 6，淡黄色，2轮；雄花具雄蕊 6；雌花有退化雄蕊 6，心皮 6。核果近球形，蓝黑色，有白粉。花期 5~8 月，果期 8~9 月。生于丘陵、山坡、路边灌木丛及疏林中。

采　制

全年采挖，洗净，切片，晒干。药材主产于华东、中南、四川。

性　状

根呈不规则的圆柱形，直径约 1.5cm。表面黄褐色或灰棕色，略凹凸不平，有明显的纵沟及少数横皱纹。质坚硬，断面黄白色，有放射状纹理。味苦。

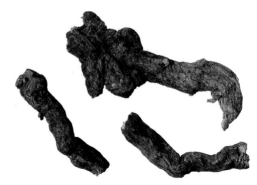

木防己（药材）

性　味	性寒，味苦、辛。
功　能	祛风止痛，行水消肿，解毒，降血压。
主　治	风湿痹痛，神经痛，肾炎水肿，尿路感染；外治跌打损伤，蛇咬伤。
用　法	用量 6~12g。

化学成分　根含多种生物碱，如木兰花碱（magnoflorine）、木防己碱（trilobine）、异木防己碱（isotrilobine）、高木防己碱（homotrilobine）、木防己胺（trilobamine）、去甲毛木防己碱（normenisarine）及木防己新碱（colobine）。

药　理　对离体豚鼠心房具有明显的增强作用；另有利尿作用。

验方

①风湿关节痛：木防己 20g，川牛膝 10g，忍冬藤 24g，水煎服。②中暑腹痛：木防己 10g，鱼腥草 15g，香薷 9g，水煎服。③跌打损伤：木防己、山鸡椒、了哥王各 30g，水煎熏洗患处。

Aucklandiae Radix

木　香

英文名： Costus Root
别　名： 云木香、广木香。
来　源： 菊科植物木香 *Aucklandia lappa* Decne. 的根。

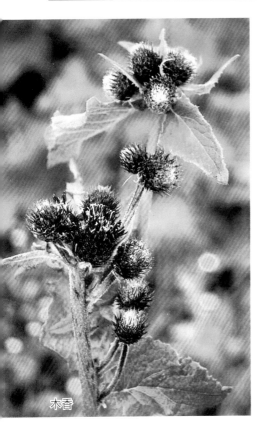

木香

植物形态

多年生草本，高 1.5~2m。主根粗大。茎被稀疏短柔毛。茎生叶有长柄，叶片三角状卵形或长三角形，长 30~100cm，宽 15~30cm，基部心形，下延成不规则分裂的翅状，边缘不规则微波状或浅裂并具稀疏的刺，两面有短毛；茎生叶基部翼状抱茎。头状花序顶生和腋生，花序直径约 3cm，常数个集生于花茎顶端；总苞片约 10 层；花冠暗紫色，5 裂；雄蕊 5，聚药；子房下位，花柱伸出花冠外。瘦果长锥形，上端有两层羽状冠毛。花期 7~8 月，果期 8~10 月。多栽培于海拔 2500m 以上的高山。

性　味	性温，味辛、苦。
功　能	行气止痛，健脾消食。
主　治	胸脘胀痛，泻痢后重，食积不消，不思饮食。
用　法	用量 1.5~6g。

采 制

秋、冬二季采挖，除去杂质，切段，干燥后撞去粗皮。药材主产于云南、四川。

性 状

根圆柱形或半圆柱形，长 5~10cm，直径 0.5~5cm。表面黄棕色至灰棕色，有皱纹、纵沟及侧根痕，有的可见网状纹。质硬，难折断，断面较平坦，棕色至暗棕色，散有棕色的点状油室，形成层环棕色，有放射状纹理，老根中央多枯朽。气香特异，味微苦。

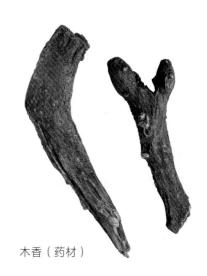

木香（药材）

化学成分 含木香内酯(costus lactone)、二氢木香内酯(dihydrocostu-lactone)、凤毛菊内酯（saussurea lactone）、木香烃内酯（costunolide）、二氢木香烃内酯（dihydrocostunolide）等。

药 理 有对抗乙酰胆碱和组胺所致痉挛的作用；对离体小肠有轻度兴奋作用，随后紧张性与节律性明显降低；对离体蛙心有抑制作用，小剂量可扩张兔耳血管，可降低血压；能抑制链球菌、金黄色和白色葡萄球菌的生长；有抗真菌作用。

验方 ①胃痛：木香 3g，制香附、南山楂、神曲各 9g，水煎服。②脾虚腹泻：木香、白术各 6g，太子参、茯苓、葛根各 9g，甘草、砂仁各 3g，水煎服。③肋间神经痛：木香 6g，川楝子 9g，三叉苦、重楼各 15g，水煎服。

Pseudostellariae Radix

太子参

英文名： Heterophylly Falsestarwort Root
别　名： 童参、四叶参、四叶菜、米参。
来　源： 石竹科植物孩儿参 *Pseudostellaria heterophylla* (Miq.) Pax ex Pax et Hoffm. 的块根。

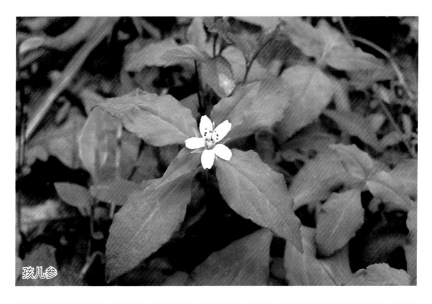

孩儿参

植物形态

多年生草本，高7~20cm。茎直立，下部近方形，有短柔毛2行，节略膨大。叶对生，通常4~5对，匙形或披针形。茎端有4片大型叶状总苞，下面脉上常有疏毛。花二型：生于茎端总苞内的花大，白色，萼片5，花瓣5，先端2齿裂，雄蕊10，子房卵形，花柱3，线形；生于茎下部的花小，紫色，萼片4，闭合，无花瓣，雄蕊2。蒴果卵形。花期4~5月，果期5~6月。生于山坡林下和岩石缝中。

采　制

夏季茎叶大部分枯萎时采挖，洗净，除去须根，置沸水中略烫后阴干或直接晒干。药材主产于江苏、山东、安徽。

性　状

根细长纺锤形或细长条形，稍弯曲，长 3~10cm，直径 0.2~0.6cm。顶端有茎痕，表面黄白色，较光滑，微有纵皱纹，凹陷处有须根痕。质硬而脆，断面平坦，淡黄白色，角质样（烫过），或类白色，粉性（生晒品）。气微，味微甘。

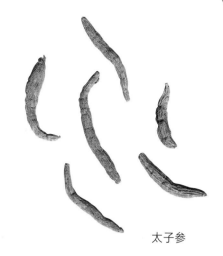

太子参

性　味	性平，味甘、微苦。
功　能	益气健脾，生津润肺。
主　治	脾虚体倦，食欲不振，病后虚弱，气阴不足，自汗口渴，肺燥干咳。
用　法	用量 9~30g。

化学成分　含三棕榈酸甘油酯（tripalmitin）、Δ^7-豆甾醇-β-醇（Δ^7-stigmasterol-β-ol）、Δ^7-豆甾醇-3-β-D-吡喃葡萄糖苷（Δ^7-stigmasterol-3-β-D-glucopyranoside）、肌醇-3-甲醚、胡萝卜苷等。

药　理　能明显延长小鼠负重游泳时间和常压缺氧情况下的存活时间；水煎醇沉剂对淋巴细胞增殖有明显的刺激作用；能使果蝇的平均寿命延长；有镇咳及抗菌、抗病毒作用。

验方　①糖尿病：太子参 30g，山药、天花粉、枸杞子各 15g，水煎服。②脾虚腹泻：太子参 30g，白术 10g，桂枝 6g，生姜 3 片，大枣 5 枚，水煎服。③小儿食欲不振：太子参 9g，白术、茯苓、鸡内金、神曲各 6g，陈皮、甘草各 3g，水煎服。

Achyranthis Bidentatae Radix

牛　膝

英文名： Twotooth Achyranthes Root
别　名： 怀牛膝、对节草。
来　源： 苋科植物牛膝 *Achyranthes bidentata* Bl. 的根。

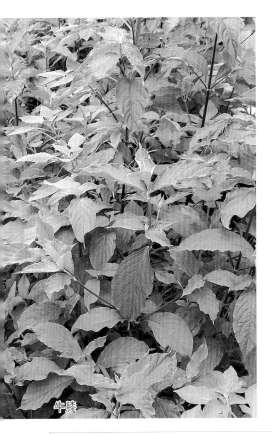

牛膝

植物形态

多年生草本，高 30~110cm。茎直立，方形，有疏柔毛，茎节膨大。叶对生，椭圆形或阔披针形，顶端锐尖，基部楔形，全缘，两面被柔毛。穗状花序顶生和腋生，每花有 1 苞片，膜质，上部突出成刺；小苞片 2，尖刺状，略向外曲；花被片 5，绿色，披针形；雄蕊 5，花丝带状，基部连合成筒。胞果长圆形。花期 8~9 月，果期 10~11 月。栽培于疏松肥沃的土壤中，野生者多生于山野路旁。

采　制

冬季茎叶枯萎时采挖，除去须根及泥沙，捆成小把，晒至干皱后，将顶端切齐，晒干。药材主产于河南。

性　味	性平，味苦、酸。
功　能	补肝肾，强筋骨，逐瘀通经，引血下行。
主　治	腰膝酸痛，筋骨无力，经闭癥瘕，肝阳眩晕。
用　法	用量 5~12g。孕妇慎用。

性　状

根细长圆柱形，稍弯曲，长15~50cm，最长可达90cm，直径0.4~1cm。表面灰黄色或淡棕色，有细纵皱纹、横长皮孔及稀疏的细根痕。质硬而脆，受潮则变软。断面平坦，黄棕色，微呈角质样，中心维管束木皮部黄白色，外周有点状维管束排列成2~4轮。气微，味微甜而稍苦涩。

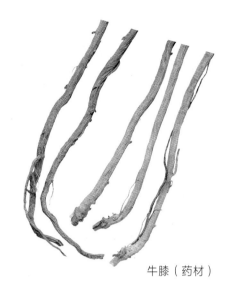

牛膝（药材）

化学成分　皂苷类成分有牛膝皂苷Ⅰ、Ⅱ（achybidensaponin Ⅰ，Ⅱ），α-L-吡喃鼠李糖基-β-D-吡喃半乳糖齐墩果酸；植物甾酮类成分有脱皮甾酮（ecdysterone）、牛膝甾酮（inokosterone）、变态激素红苋甾酮（rubrosterone）。

药　理　有较强的蛋白质合成促进作用；对大鼠甲醛性关节炎有明显的抑制作用，对大鼠蛋清性关节炎有促进炎肿消退的作用；有短暂的降压、利尿、兴奋子宫的作用。

验方　①闭经：牛膝、桃仁各10g，红花6g，鸡血藤24g，王不留行10g，水煎服。②风湿关节痛：牛膝、千年健、鸡血藤各15g，当归6g，薜荔30g，水煎服。

Ilicis Pubescentis Radix

毛冬青

英文名： Pubescent Holly Root
别　名： 细叶冬青、山冬青、毛披树。
来　源： 冬青科植物毛冬青 *Ilex pubescens* Hook. et Arn. 的根。

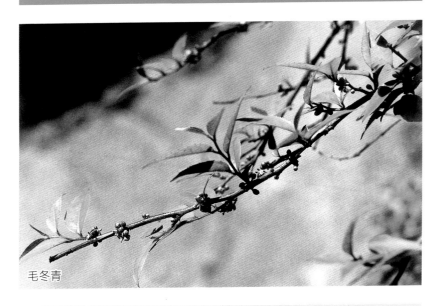

毛冬青

植物形态

常绿灌木，高约 3m。根粗壮，淡黄色。小枝呈四棱形，密被短毛。单叶互生，叶柄短，密生短毛。叶片膜质或纸质，卵形、椭圆形或卵状长椭圆形，长 2~5.5cm，宽 1~2.5cm，先端尖，常有小凸头，基部宽楔形或略钝，边缘具稀疏小突齿或近全缘，中脉上密被短柔毛。雌雄异株；花序簇生；花粉红或白色；雄花单生，少数 3，花萼 5~6 裂，花瓣 4~6；雌花 1~4 朵簇生，萼 6~7 深裂，花瓣 5~8。核果浆果状，球形，直径约 0.4cm，熟时红色。花期 5~7 月，果期 7~8 月。生于山野坡地、丘陵灌木丛中。

采　制

全年可采，挖取根部，洗净，切成块片，晒干。药材主产于广东、广西、福建、江西。

性　状

根呈圆柱形，稍弯曲，直径 1~4cm。表面灰褐色或棕褐色。商品为块片状，大小不等，外皮稍粗糙。质坚实，不易折断，断面皮部菲薄，木部发达，黄白色，年轮、射线较明显。气微，味苦涩而后甘。

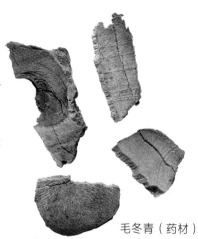

毛冬青（药材）

性　味	性寒，味苦。
功　能	清热解毒，活血通脉。
主　治	风热感冒，肺热喘咳，咽喉肿痛；冠心病，急性心肌梗死，血栓闭塞性脉管炎。外用治烧烫伤，冻疮。
用　法	用量 15~30g。

化学成分　根含毛冬青皂苷 A_1（ilexsaponin A_1），具柄冬青苷（pedunuculoside），毛冬青皂苷 B_1、B_2（ilexsaponin B_1，B_2）。还含黄酮苷、酚类、甾醇、鞣质、氨基酸、糖类等。

药　理　能显著提高小鼠常压耐缺氧能力，增加大鼠离体心脏冠状动脉血流量，减慢心率，增大心脏搏动幅度，对抗节律失常及速率加快，扩张血管，降低血压；可抑制血小板聚集。

验方　①尿道炎：毛冬青、猫须草各 30g，水煎服。②血栓闭塞性脉管炎：毛冬青 30g，丹参 10g，鸡血藤 24g，忍冬藤、生地黄各 30g，水煎服。

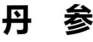

Salviae Miltiorrhizae Radix et Rhizoma

丹　参

英文名： Dan-Shen Root
别　名： 血参根、赤参、血参、红根。
来　源： 唇形科植物丹参 *Salvia miltiorrhiza* Bge. 的根及根茎。

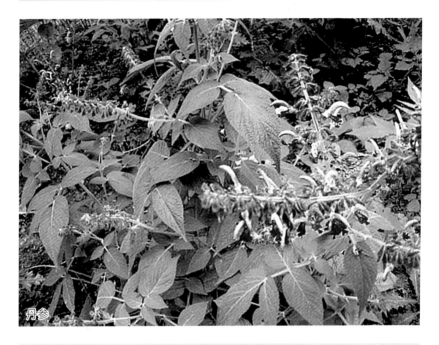

丹参

植物形态

多年生草本。茎高 40~80cm。叶常为单数羽状复叶；小叶 3~7，卵形或椭圆状卵形。轮伞花序 6 至多花，组成顶生或腋生的假总状花序，密生腺毛或长柔毛；苞片披针形；花萼紫色，二唇形；花冠蓝紫色，筒内有毛环，上唇镰刀形，下唇短于上唇，3 裂，中间裂片最大。花期 4~6 月，果期 7~8 月。生于山坡草地、林下、溪旁。

采　制

春、秋二季采挖，除去泥沙，干燥。药材主产于四川、山西、河北、江苏、安徽。

性　状

根茎短粗，顶端有时残留茎基。根数条，长圆柱
形，略弯曲，有的分枝并具须根，长 10~20cm，
直径 0.3~1cm。表面棕红色或暗棕红色，粗糙，
具纵皱纹。质硬而脆，断面疏松，有裂隙或略
平整而致密，皮部棕红色，木部灰黄色或紫褐色，
导管束黄白色，呈放射状排列。气微，味微苦涩。

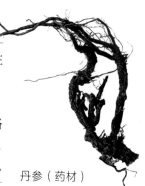

丹参（药材）

性　味	性微寒，味苦。
功　能	祛瘀止痛，活血通经，清心除烦，凉血消痈。
主　治	月经不调，经闭痛经，癥瘕积聚，胸腹刺痛，热痹疼痛，疮疡肿痛；肝脾肿大，心绞痛。
用　法	用量 9~15g。不宜与藜芦同用。

化学成分　含醌类和酚类成分，脂溶性醌类成分有丹参酮 II_A
（tanshinone II_A）、隐丹参酮（cryptotanshinone）、
丹参新酮（miltirone）；水溶性酚类成分有原儿茶醛
（protocatechuic aldehyde），丹参素（danshensu），丹
参酚酸 A、B、C（salvianolic acid A，B，C）等。

药　理　有扩张冠状动脉、增加血流量、降低心肌兴奋性的作
用，对急性心肌缺氧所致的损伤具有明显的保护作用；
中枢作用主要通过抑制大脑皮质从而产生镇静作用；
体外实验有抑制血小板聚集及抗血栓形成的作用。

验
方

①冠心病心绞痛：丹参 15g，三七 6g，薤白 10g，瓜蒌 24g，水煎服。
②肝肿大：丹参 15g，积雪草 24g，鸡内金 10g，叶下珠 24g，枳
壳 9g，水煎服。③脾肿大：丹参 15g，赤芍、鸡内金、桃仁各
10g，马鞭草 15g，水煎服。

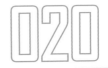

Linderae Radix

乌 药

英文名： Combined Spicebush Root
别　名： 矮樟、香桂樟、白叶柴。
来　源： 樟科植物乌药 *Lindera aggregata* (Sims) Kosterm. 的块根。

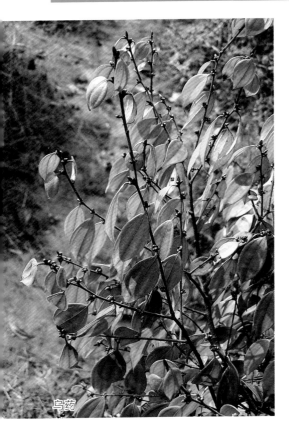

乌药

植物形态

常绿灌木或小乔木，高达4m。叶革质，椭圆形或卵形，先端长渐尖或短尾尖，上面有光泽，下面密生灰白色柔毛，三出脉。雌雄异株；伞形花序腋生，花序梗短或无；花被片6，黄绿色；雄花有雄蕊9；雌花有退化雄蕊，子房上位。核果球形，黑色。花期3~4月，果期9~10月。生于向阳山坡灌木林或山麓、旷野。

性　味	性温，味辛。
功　能	行气止痛，温肾散寒。
主　治	胸腹胀痛，气逆喘急，膀胱虚冷，遗尿尿频，疝气，痛经。
用　法	用量6~10g。

采 制

全年均可采挖，除去细根，切片或直接晒干。药材主产于安徽、浙江、湖南、广东、广西。

性 状

块根多呈纺锤形，略弯曲，有的中部收缩成连珠状，长6~15cm，直径1~3cm；表面黄棕色或黄褐色，有纵皱纹及稀疏的细根痕；质坚硬。切片黄白色或淡黄棕色，射线放射状排列，可见年轮环状，中心颜色较深。气香，味微苦、辛，有清凉感。

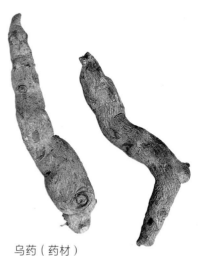

乌药（药材）

化学成分　含多种呋喃倍半萜烯化合物，其中有乌药醚内酯（linderane）、乌药烯醇（lindenenol）、乌药内酯（linderalactone）、去甲异波尔定（norisiboside）、新乌药内酯（neolinderalactone）等。

药　理　对胃肠平滑肌具有双向调节作用，能增加消化液的分泌；可明显缩短家兔血浆再钙化时间，有促进凝血及良好的止血作用；对小鼠肉瘤S180有抑制作用。此外还有发汗、驱虫等作用。

验方　①气滞胃痛：乌药、制香附各9g，川木香3g，水煎服。②痛经：乌药10g，川楝子、延胡索各9g，白芍10g，当归6g，水煎服。③胸胁疼痛：乌药、丝瓜络各10g，北柴胡9g，三叉苦15g，水煎服。

Morindae Officinalis Radix

巴戟天

英文名：Medicinal Indianmulberry Root
别　名：鸡肠风、鸡眼藤、三角藤。
来　源：茜草科植物巴戟天 *Morinda officinalis* How 的根。

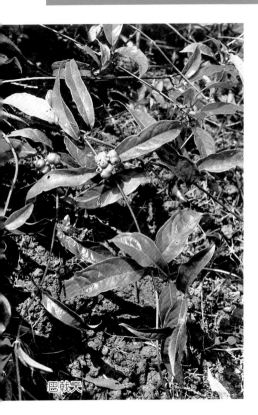

巴戟天

植物形态

缠绕藤本。叶对生，膜质，长圆形，先端尖，背脉及叶柄被短粗毛；托叶干膜质。花序头状，有花 2~10 朵，生于小枝端或排成伞形花序；花梗被毛；萼管半球形，先端有不规则齿裂；花冠白色，花冠管的喉部收缩，4 裂；雄蕊 4，花丝短；子房下位，4 室，花柱细短，2 深裂。聚花果常单个，近球形，每室有 1 个种子。花期 4~6 月，果期 7~11 月。生于山谷、溪边或林下。

采　制

全年均可采挖，除去须根，晒至六七成干，轻轻捶扁，晒干。药材主产于广东、广西；有栽培。

性　味	性微温，味甘、辛。
功　能	补肾阳，强筋骨，祛风湿。
主　治	阳痿遗精，宫冷不孕，月经不调，少腹冷痛，风湿痹痛，筋骨痿软。
用　法	用量 3~9g。

性　状

根呈扁圆柱形，略弯曲。表面灰黄色或暗灰色，具纵纹及横裂纹，皮部有时横向断离，露出木部，呈串节状。质韧，断面皮部厚，紫色或淡紫色，易与木部剥离，木部黄棕色或黄白色，直径 1~5cm。气微，味甜而微涩。

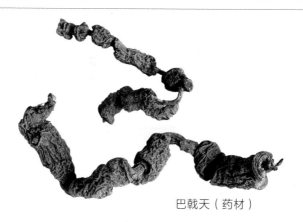

巴戟天（药材）

化学成分　含耐斯糖（nystose）、水晶兰苷（monotropein）、四乙酰车叶草苷（asperuloside tetraacetate）、大黄素甲醚（physcion）、甲基异茜草素（rubiadin）、2- 羟基 -3- 羟甲蒽醌等。

药　理　具有促肾上腺皮质激素样作用，对粒系细胞的生长有促进作用，还可增加幼年小白鼠血中白细胞的数量；能延长小鼠持续游泳时间，并具有抗衰老作用；具降低胆固醇作用，能治疗和预防动脉粥样硬化。

验方　①阳痿早泄：巴戟天、枸杞子各 15g，补骨脂 9g，桑椹 15g，水煎服。②肾虚腰痛：巴戟天、炒杜仲、菟丝子、山茱萸各 15g，水煎服。③卵巢排卵功能减退：巴戟天、党参各 15g，当归 9g，淫羊藿 10g，覆盆子 15g，水煎服。

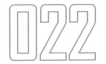

Nardostachyos Radix et Rhizoma

甘　松

英文名： Nardostachys Root or Rhizome
别　名： 香松、甘松香。
来　源： 败酱科植物甘松 *Nardostachys jatamansi* DC. 的根及根茎。

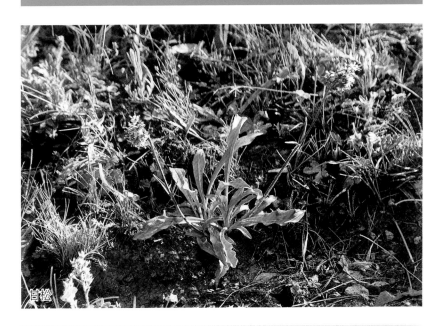

甘松

植物形态

多年生草本，高 20~35cm ，全株有强烈的松节油样香气。主根长圆柱形，微肉质，单一或分枝，棕黑色。根茎较短，有少数棕色叶基纤维。叶基生，有叶 6~9 片，长椭圆状披针形或匙形，长 6~12cm，宽 1.2~1.7cm，基部边缘有疏短毛，全缘，主脉平行三出。花茎有苞叶 3~4 对，长 2~6cm，愈上愈小。聚伞花序多呈紧密圆头状；花冠淡紫红色，筒状。瘦果倒卵形。花期 8 月。生于海拔 3500~4500m 高山地的草原河边。

采　制

春，秋二季采挖，除去泥沙及杂质，晒干或阴干。药材主产于四川，青海、甘肃、西藏亦产。

性 状

药材略呈圆锥形，多弯曲，长5~18cm。根茎短小，上端有茎、叶残基，呈狭长的膜质片状或纤维状。外层黑棕色，内层棕色或黄色。根单一或数条交结、分枝或并列，直径0.3~1cm。表面棕褐色，皱缩，有细根及须根。质松脆，易折断，断面粗糙。气特异，味苦而辛，有清凉感。

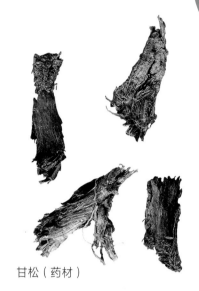

甘松（药材）

性 味	性温，味辛、甘。
功 能	理气止痛，开郁醒脾；外用祛湿消肿。
主 治	脘腹胀满，食欲不振，呕吐；外治牙痛，脚气肿毒。
用 法	用量 3~6g。外用适量，泡汤漱口或煎汤洗脚，或研末敷患处。

化学成分　含挥发油，油中有 β-马来烯（β-maaliene）、9-马兜铃烯（9-aristolene）、广藿香醇（patchoulic alcohol）等，另含甘松酮 A~E（kanshone A~E）、甘松新酮（nardosinone）等。

药　理　可对抗氯化钠诱发的大鼠心律失常和氯仿-肾上腺素诱发的心律失常；可显著延长心房不应期，浓度增加对心肌有直接的抑制作用；对蛙、兔有镇静作用。

验方　①胃痛：甘松 6g，木香 3g，川楝子 9g，神曲、谷芽、麦芽各 15g，水煎服。②足癣：甘松、鬼针草、艾叶、一枝黄花各 30g，水煎液浸患处。③跌打肿痛：甘松研粉，酒、水各半调敷患处。

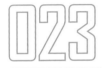

Glycyrrhizae Radix et Rhizoma

甘　草

英文名： Liquorice， Licorice Root
别　名： 甜草根、蜜草。
来　源： 豆科植物甘草 *Glycyrrhiza uralensis* Fisch.、胀果甘草 *Glycyrrhiza inflata* Bat. 或光果甘草 *Glycyrrhiza glabra* L. 的根及根茎。

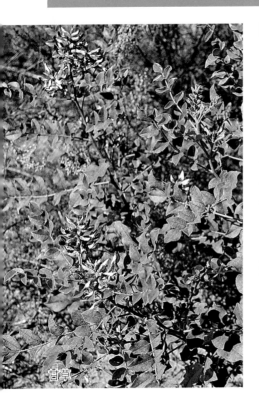

甘草

植物形态

多年生草本，高 30~100cm，全株被白色短毛或腺毛。茎直立，稍带木质，小枝有棱。羽状复叶互生，小叶 7~17，卵形或宽卵形。总状花序腋生，花密集；花萼钟形，5裂；花冠蝶形，紫红色或蓝紫色。荚果褐色，弯曲成镰刀状。花期6~7 月，果期 7~9 月。生于向阳干燥的钙质草原及河岸沙质土处；有栽培。

采　制

春、秋二季采挖，除去须根，晒干。药材主产于内蒙古、甘肃。

性　味	性平，味甘。
功　能	补脾益气，清热解毒，祛痰止咳，缓急止痛，调和诸药。
主　治	脾胃虚弱，倦怠乏力，心悸气短，咳嗽痰多，脘腹、四肢挛急疼痛，痈肿疮毒；还可用于缓解药物毒性、烈性。
用　法	用量 2~10g。

性 状

根呈圆柱状，长 25~100cm，直径 0.6~3.5cm。外皮松紧不一。表面红棕色或灰棕色，具显著的纵皱纹、沟纹及皮孔。质坚实，断面略显纤维性，黄白色，粉性，形成层环明显，射线放射状，有的有裂隙。根茎呈圆柱状，表面有芽痕，断面中部有髓。气微，味甜而特异。

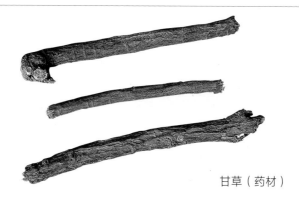

甘草（药材）

化学成分　含皂苷和黄酮类成分。皂苷有甘草酸（glycyrrhizic acid）、18β-甘草次酸（18β-glycyrrhetic acid）、24-羟基甘草次酸（24-hydroxyglycyrrhetic acid）等；黄酮有甘草苷（liquiritin）、甘草利酮（licoricone）、芒果花黄素（formonanetin）等。

药　理　对大鼠实验性溃疡有明显保护作用；能促进肾上腺皮质激素的分泌；对药物、食物、体内代谢产物中毒都有一定的解毒作用；有中枢性镇咳作用。此外还有抗炎、抗过敏、抗肝损伤、抗艾滋病等作用。

验方　①乳糜尿：甘草24g，车前草15g，荠菜24g，水煎服。②口腔溃疡：甘草、积雪草、马兰各15g，水煎服。③食物中毒：甘草、绿豆、金银花各30g，紫花地丁24g，水煎服。

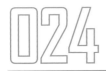

Kansui Radix

024 甘　遂

英文名: Kansui Root
别　名: 苦泽、甘泽、肿手花根。
来　源: 大戟科植物甘遂 *Euphorbia kansui* T. N. Liou ex T. P. Wang 的块根。

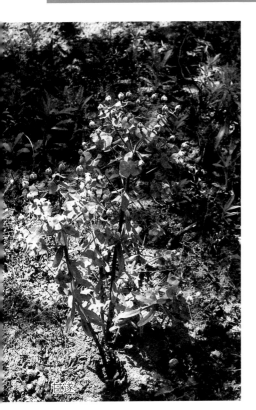

植物形态

多年生肉质草本, 全草含乳汁。根细长, 部分呈连珠状。茎直立, 淡紫红色。单叶互生, 狭披针形或线状披针形, 全缘, 无柄或具短柄。杯状聚伞花序, 通常5~9枝簇生于茎端, 基部轮生叶状苞片多枚; 苞叶对生; 萼状总苞先端4裂, 腺体4枚; 花单性, 无花被; 雄花多数和雌花1枚生于同一总苞中; 雄蕊、雌蕊各1枚; 雌花位于花序中央, 子房三角卵形, 3室, 花柱3, 柱头2裂。蒴果圆形。花期6~9月。生于山沟荒地。

性　味	性寒, 味苦; 有毒。
功　能	泻水逐饮, 消肿散结。
主　治	水肿胀满, 胸腹积水, 痰饮积聚, 气逆喘咳, 二便不利。
用　法	用量0.5~1.5g, 炮制后多入丸散用。外用适量, 生用。孕妇禁用; 不宜与甘草同用。

采 制

春季开花前或秋末茎叶枯萎后采挖，撞去外皮，晒干。生用或醋制用。
药材主产于山西、陕西、甘肃、河南。

性 状

根椭圆形、长圆柱形或连珠形，
长 1~5cm，直径 0.5~2.5cm。表
面类白色或黄白色，凹陷处有棕
色外皮残留。质脆，易折断，断
面粉性，白色，木部微显放射状
纹理；长圆柱状者纤维性较强。
气微，味微甘而辣。

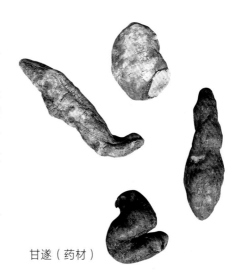

甘遂（药材）

化学成分	含 α- 及 γ-大戟甾醇（euphorbol），大戟二烯醇（dienol），甘遂甾醇（tirucallol）。并含 13- 氧化巨大戟甾醇（13-oxyingenol），甘遂萜酯 A、B（kansuinine A，B）。
药 理	有抗小白鼠早孕作用，对小白鼠中期妊娠有明显的中止作用，对兔中期妊娠亦有中止作用；对各种动物不同状态下的离体子宫作用不恒定，多数情况下是抑制收缩或无影响，有时亦能加强收缩。

验方	①疗疮疖肿：甘遂粉、大黄粉各适量，水调成糊状，加蜜少许，敷患处。②急性乳腺炎：甘遂粉、大黄粉、重楼粉各适量，水调敷患处。③睑腺炎：甘遂适量，水煎，取水煎液浸纱布敷患处。

025

Asparagi Officinalis Radix

石刁柏

英文名：Common Asparagus Root
别　名：小百部、山文竹。
来　源：百合科植物石刁柏 *Asparagus officinalis* L. 的块根。

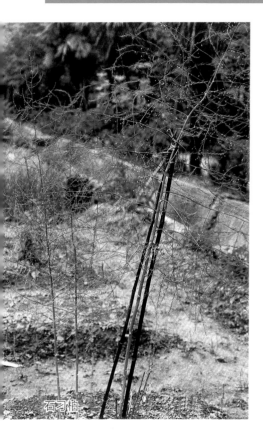

石刁柏

植物形态

多年生草本，光滑无毛，稍带白粉。茎长而软。叶状枝丝状，每 3~6 枚成簇，长 5~30mm；鳞叶淡黄色。雌雄异株，花长 6mm，1~4 朵腋生，花梗长约 1cm；雄花花被片 6，长 5~6mm，雄蕊 6，药背着；雌花花被长约 3mm，有 6 枚退化的雄蕊。浆果球形，红色。花期 7~8 月。各地有栽培。

采　制

春、秋二季采挖块根，洗净，开水烫后晒干。药材主产于广西。

性　味	性微温，味苦、微辛。
功　能	润肺镇咳，祛痰杀虫。
主　治	肺热咳嗽，杀疳虫；外治皮肤疥癣及寄生虫。
用　法	用量 3~9g。

性　状

块根数个或数十个成簇，亦有单个散在者，呈长圆柱形，长 10~25cm，直径约 4mm，外表黄白色或土黄色，有不规则沟槽。质地柔韧，断面淡黄白色。

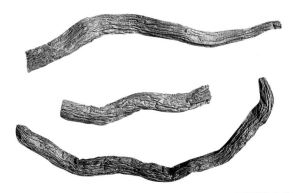

石刁柏（药材）

化学成分　含石刁柏皂苷 A ~ I（aspargoside A~I）、松柏苷（coniferin）、白屈菜酸（chelidonic acid）、石刁柏苦素－Ⅱ（officinalisnin-Ⅱ）、天冬酰胺等。

药　　理　具有抗菌、抗突变、抗病毒、杀螺等作用。此外，其皂苷具有细胞毒活性，对人体白血病 HL60 细胞中的 DNA、RNA、蛋白质的合成及细胞生长均有抑制作用。

验
方　　①肺热咳嗽：石刁柏适量，水煎服。②皮肤疥癣及寄生虫：石刁柏适量，水煎熏洗或捣汁外涂患处。

026 龙 胆

Gentianae Radix et Rhizoma

英文名： Chinese Gentian
别　名： 胆草、水龙胆、山龙胆草、四叶草。
来　源： 龙胆科植物龙胆 *Gentiana scabra* Bge.、条叶龙胆 *Gentiana manshurica* Kitag.、三花龙胆 *Gentiana triflora* Pall. 或坚龙胆 *Gentiana rigescens* Franch. 的根及根茎。

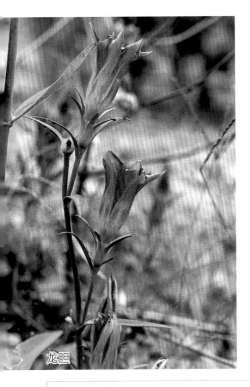

龙胆

植物形态

多年生草本。茎略具四棱，粗糙，绿色或稍带紫色。叶对生；下部叶鳞片状；中、上部叶卵状披针形或狭披针形，边缘及下面主脉粗糙，基部抱茎。花簇生于茎顶和上部叶腋；花萼钟形，膜质；花冠蓝紫色，钟形，5 裂。蒴果卵圆形，有柄。花期 9~10 月，果期 10 月。生于山坡林下及沼湿地。除西北及西藏外，全国各地均有分布。

采　制

春、秋二季采挖，洗净，干燥。药材主产于辽宁、吉林、黑龙江。

性	味	性寒，味苦。
功	能	清热燥湿，泻肝胆火。
主	治	湿热黄疸，阴肿阴痒，带下，湿疹瘙痒，目赤，胁痛，惊风抽搐。
用	法	用量 3~6g。

性　状

根茎呈不规则块状，长 1~3cm，直径 0.3~1cm，表面暗灰棕色或深棕色，上端有茎痕或残留茎基，周围和下端着生多数细根。根圆柱形，略扭曲，长 10~20cm，直径 0.2~0.5cm，表面淡黄色或黄棕色，上部有横皱纹，下部有纵皱纹及支根痕。质脆，断面黄白色。气微，味苦。

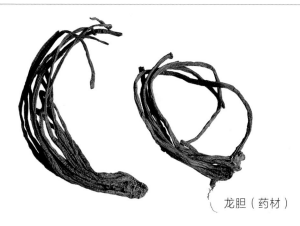

龙胆（药材）

化学成分　含龙胆苦苷（gentiopicroside）、龙胆碱（gentianine）、当药苦苷（swertiamarin）、当药苷（sweroside）、龙胆糖（gentianose）等。

药　　理　有利肝和保肝的作用；有明显的利尿作用；小剂量对中枢神经系统呈兴奋作用，大剂量呈麻醉作用；可促进胃液分泌，使游离酸增加；对铜绿假单胞菌、变形杆菌、伤寒杆菌、金黄色葡萄球菌、星形奴卡菌有抑制作用。

验方　①急性结膜炎：龙胆、千里光各 10g，菊花 9g，水煎服。②风火牙痛：龙胆 10g，石膏、卢根各 30g，知母 9g，水煎服。③胆囊炎：龙胆 10g，蒲公英 15g，青皮 9g，半枝莲 24g，水煎服。

027

Glehniae Radix

北沙参

英文名：Coastal Glehnia Root
别　名：莱阳参、海沙参、银沙参、辽沙参。
来　源：伞形科植物珊瑚菜 *Glehnia littoralis* Fr. Schmidt ex Miq. 的根。

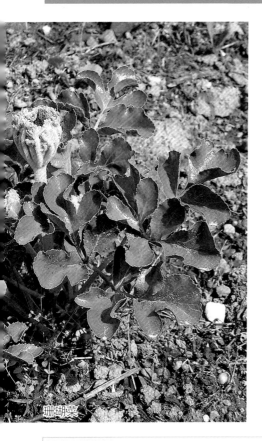

珊瑚菜

植物形态

多年生草本。茎大部埋在沙中，部分露于地面，密被灰褐色绒毛。基生叶卵形或宽三角状卵形，三出式羽状分裂或二至三回羽状深裂，具长柄；茎上部叶卵形，边缘具有三角形圆锯齿。复伞形花序顶生，密被灰褐色绒毛；伞幅10~14，不等长；小总苞片8~12，线状披针形；花梗约30；花小，白色。双悬果近球形，密被软毛，棱翅状。花期5~7月，果期6~8月。生于海边沙滩；有栽培。

采　制

夏、秋二季采挖，除去须根，洗净，稍晾，置沸水中烫后，除去外皮，干燥；或洗净直接干燥。药材主产于山东、河北、辽宁。

性　味	性微寒，味甘、微苦。	
功　能	养阴清肺，益胃生津。	
主　治	肺热燥咳，劳嗽痰血，胃阴不足，热病津伤，咽干口渴。	
用　法	用量5~12g。不宜与藜芦同用。	

性　状

根呈细长圆柱形，长 15~45cm，直径 0.4~1.2cm。表面淡黄白色，略粗糙，不去外皮的表面黄棕色。全体有细纵皱纹及纵沟，并有棕黄色点状细根痕。顶端常留有黄棕色根茎残基。质脆，易折断，断面皮部浅黄白色，木部黄色。气特异，味微甘。

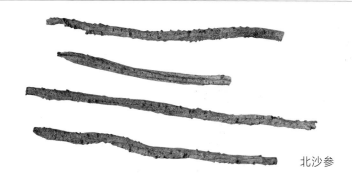

北沙参

化学成分　含香豆素类成分，其中有补骨脂素（psoralen）、欧前胡素（imperatorin）、花椒毒素（xanthotoxin）、香柑内酯（bergapten）、异紫花前胡内酯（marmesin）等，另含有多糖。

药　理　多糖有免疫抑制作用，可降低小鼠脾脏溶血空斑数及小鼠血清凝集素效价，对 2，4- 二硝基氯苯（DNCB）所致的小鼠耳迟发型超敏反应有抑制作用；在体外，对正常人的血液淋巴细胞增生有抑制作用。挥发油、乙醇浸膏有解热镇痛作用。

验方

①久咳无痰：北沙参、藕片各 15g，天冬、麦冬各 10g，水煎服。
②糖尿病口渴不止：北沙参 18g，石斛 10g，积雪草、女贞子、石仙桃各 15g，玄参 10g，水煎服。③干燥综合征：北沙参、旱莲草各 18g，黑芝麻、生地黄各 15g，麦冬 10g，水煎服。

028

Codonopsis Lanceolatae Radix

四叶参

英文名： Lance Asiabell Root
别　名： 山海螺、奶参、羊乳、轮叶党参。
来　源： 桔梗科植物羊乳 *Codonopsis lanceolata* (Sieb. et Zucc.) Trautv. 的根。

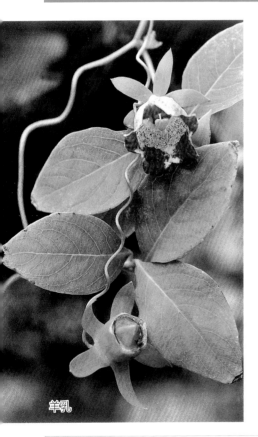

羊乳

植物形态

多年生缠绕草本，全株有乳汁，具特异臭气。茎无毛，有多数短分枝。主茎上的叶互生，细小，短枝上的叶4片簇生，椭圆形或菱状卵形，叶缘有刚毛，背面灰绿色；近无柄。花单生，偶成对生于侧枝端；花萼贴生至子房中部，先端5裂；花冠钟状，5浅裂，黄绿色，内有紫色斑点。蒴果下部半球状，上部有喙，有宿萼。种子有翼。花期7~8月，果期9~10月。生于山野沟洼潮湿地带或林缘、灌木林下。

采　制

春、秋二季采挖，除去须根，纵切晒干；或蒸后切片晒干。药材产于东北、华北、华东、中南及贵州、陕西。

性　味	性平，味甘。
功　能	补血通乳，清热解毒，消肿排脓。
主　治	病后体虚，乳汁不足，痈肿疮毒；乳腺炎。
用　法	用量15~60g。

性　状

根纺锤形或圆锥形，多纵剖成两半或块片。表面灰黄色，有较密的环状隆起的皱纹，根头小，有数个茎基或芽痕；纵剖两半的边缘向内卷曲而呈海螺状，剖面黄白色。质轻，折断面类白色。

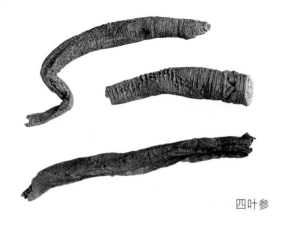

四叶参

化学成分　含合欢酸（echinocystic acid）、齐墩果酸（oleanolic acid）、环阿屯醇（cycloartenol）、α-菠甾醇（α-spinasterol）、Δ^7-豆甾烯醇（Δ^7-stigmastenol）。

药　　理　煎剂给兔皮下注射，能增加兔的红细胞数和血红蛋白含量，对白细胞则有降低作用；每只小鼠灌胃 0.25g，有促进其活动和兴奋呼吸的作用。

验方

①乳汁不足：四叶参 30g，猪瘦肉 250g，金针菜 15g，同煮服。
②乳糜尿：四叶参 30g，萆薢 15g，甘草 6g，水煎服。③痈肿：四叶参 40g，蒲公英、木槿叶各 30g，水煎服。

029

Pulsatillae Radix

白头翁

英文名： Chinese Pulsatilla Root
别　名： 毛姑杂花、老公花、大将军草。
来　源： 毛茛科植物白头翁 *Pulsatilla chinensis* (Bge.) Regel 的根。

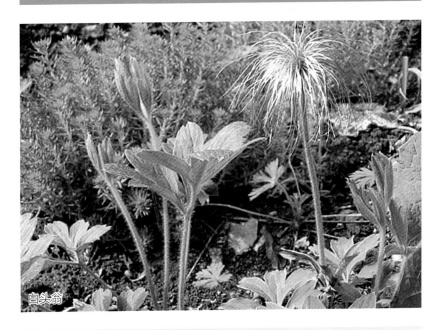

白头翁

植物形态

多年生草本，高 10~30cm，全株密被白色绒毛。基生叶 4~5，3 全裂；中央裂片通常有柄，3 深裂；侧生裂片较小，倒卵形，先端常有不规则 2~3 浅裂；叶柄长 5~7cm；基部呈鞘状。花茎 1~2，总苞的管长 3~10mm，裂片条形；花单生；萼片 6，2 轮，蓝紫色；雄蕊多数。瘦果多数，聚成头状，宿存花柱羽毛状，长 3.5~6.5cm。花期 3~4 月，果期 4~5 月。生于平原或山坡草地。

采　制

春、秋二季采挖，除去泥沙，干燥。药材主产于安徽、河南、河北、山东、山西及东北。

性　状

根呈类圆柱形或圆柱形，稍扭曲，长6~20cm，直径0.5~2cm。表面黄棕色或棕褐色，具有不规则皱纹或纵沟，皮部易脱落，露出黄色的木部，有的有网状裂纹或裂隙，近根头处常有朽蚀的凹洞。根头部有白绒毛及鞘状叶柄残基。质硬而脆，断面皮部黄白色或淡黄棕色，木部淡黄色。气微，味微苦涩。

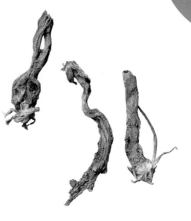

白头翁（药材）

性　味	性寒，味苦。
功　能	清热解毒，凉血止痢。
主　治	热毒血痢，阴痒带下；阿米巴痢疾。
用　法	用量9~15g。

化学成分　主要含皂苷和内酯类成分。包括白头翁皂苷A、B、C、D（pulchinenoside A，B，C，D），白桦脂酸（betulinic acid），原白头翁素（protoanemonin），白头翁素（anemonin），白头翁灵（okinalin），白头翁英（okinalein）。

药　理　能抗阿米巴原虫和阴道毛滴虫；具有广谱高效的抑菌作用；可明显抑制小鼠S180肉瘤、HepA肝癌的生长，并通过提高机体免疫力起到抗肿瘤的作用。此外还有镇静、镇痛、杀精和保肝作用。

验方　①痢疾：白头翁、神曲、谷芽、麦芽各15g，水煎服。②急性肠炎：白头翁、马齿苋、神曲、凤尾草各15g，水煎服。③肺结核咯血：白头翁、白石榴花、木槿花各15g，水煎服。

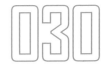

Angelicae Dahuricae Radix

白 芷

英文名： Taiwan Angelica Root
别　名： 香白芷、川白芷。
来　源： 伞形科植物杭白芷 *Angelica dahurica* (Fisch. ex Hoffm.) Benth. et Hook. f. var. *formosana* (Boiss.) Shan et Yuan 或白芷 *Angelica dahurica* (Fisch. ex Hoffm.) Benth. et Hook. f. 的根。

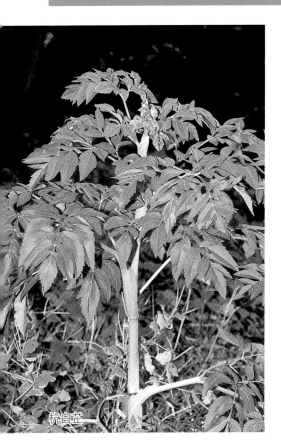

杭白芷

植物形态

多年生草本。茎具细纵棱，中空，近花序处密生柔毛。叶互生，下部叶二至三回羽状分裂，终裂片卵形至长卵形，顶端尖锐，基部下延，边缘密生尖锐的重锯齿，仅脉上有毛；叶柄长 3~6cm，基部扩大成鞘；上部叶简化成鞘。复伞形花序，总苞 0~2，鞘状；小总苞片多数，披针形；花瓣 5，黄绿色，卵状披针形，顶端内曲；雄蕊 5；子房下位。双悬果椭圆形或近圆形，扁平，分果具 5 棱，侧棱成翅状。花期 5~6 月，果期 7 月。生于湿草甸子、灌木丛、河旁沙土或石砾质土中。

采　制

夏、秋间叶黄时采挖，除去须根及泥沙，晒干或低温干燥。药材主产于浙江、四川。

性 状

根呈长圆锥形，长 10~25cm，直径
1.5~2.5cm。表面灰棕色或黄棕色，根
头部钝四棱形或近圆形，具纵皱纹、
支根痕及皮孔样的横向突起，有的排
列成四纵行。顶端有凹陷的茎痕。质
坚实，断面白色或灰白色，粉性，形
成层环棕色，皮部散有多数棕色油点。
气芳香，味辛、微苦。

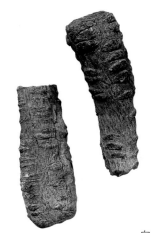

白芷

性　　味	性温，味辛。	
功　　能	散风除湿，通窍止痛，消肿排脓。	
主　　治	感冒头痛，眉棱骨痛，鼻塞，鼻渊，牙痛，带下，疮疡肿痛。	
用　　法	用量 3~9g。	

化学成分　　含欧前胡素（imperatorin）、珊瑚菜素（phellopterin）、
　　　　　　佛手苷内酯（bergapten）、比克白芷素（byakangelicin）、
　　　　　　比克白芷醚（byakangelicol）等。

药　　理　　能够降血压，可减弱离体蛙心的收缩力；对大肠杆菌、
　　　　　　痢疾杆菌、人型结核杆菌等有抑制作用。此外还有解
　　　　　　热镇痛、抗炎、解痉、光敏、抗肿瘤等作用。

验
方
①头痛：白芷 4g，生川乌 1g，研末，茶调服。②偏头痛：白芷、
川芎各 9g，藁本 6g，水牛角丝 15g，水煎服。③腹痛：白芷、
山鸡椒果实、制香附各 15g，共研末，水调敷脐部。

031

Cynanchi Auriculati Radix

白首乌

英文名： Auriculate Swallowwort Root
别　名： 飞来鹤、白何首乌、何首乌。
来　源： 萝藦科植物牛皮消 *Cynanchum auriculatum* Royle ex Wight 的块根。

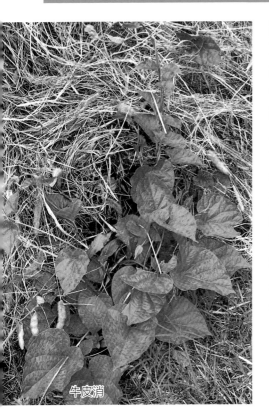

牛皮消

植物形态

蔓性半灌木，有乳汁。茎被微柔毛。叶对生，心形至广卵形，长、宽各 3~12cm，下面被微毛。聚伞花序伞房状，有花达 30 朵，总梗长达 10cm；花萼 5 深裂；花冠白色，5 深裂，裂片内面被微柔毛；副花冠裂片 5，椭圆形，肉质；雄蕊 5，花药顶端具 1 膜片；柱头圆锥形，顶部 2 裂。蓇葖果双生。种子顶端有白色绢质毛。花期 9~10 月，果期 11 月。生于山坡林下、路边；有栽培。

性　味	性微温，味甘、微苦。
功　能	补肝肾，益精血，强筋骨，止心痛。
主　治	肝肾阴虚所致的头昏眼花，失眠健忘，须发早白，腰膝酸软，筋骨不健，胸闷心痛。
用　法	用量 6~15g。

采 制

10~11 月挖根，洗净，晒干。药材主产于江苏。

性 状

根类圆柱形或长纺锤形，有时切成薄片，直径1.5~3.5cm。表面淡黄棕色至灰棕色，有明显的纵皱纹及横长皮孔，栓皮可成片剥落。质坚硬，断面类白色，粉质。微有香气，味初甜后苦。

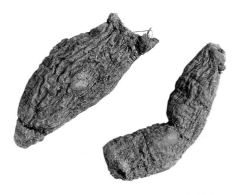

白首乌

化学成分 含磷脂酰胆碱（phosphatidyl choline）、磷脂酰肌醇（phosphatidyl inositol）、磷脂酰乙醇胺（phosphatidyl ethanolamine）及 C_{21} 甾苷等。

药 理 对正常及免疫抑制动物均有明显的免疫增强作用；可提高衰老动物的免疫功能、清除自由基、抑制过氧化脂质的形成；在体内对 S180 等 4 种瘤株均有明显的抑制作用；对乙酰苯肼造成溶血性贫血的肝脏有明显的保护作用。此外还具有强心、降低血清胆固醇等作用。

验方 ①胃痛：白首乌 9g，川木香 6g，制香附 9g，神曲 15g，川楝子 9g，水煎服。②痢疾：白首乌 9g，铁苋菜 15g，凤尾草 30g，水煎服。③疖肿：鲜白首乌，捣烂敷患处。

Ampelopsis Radix

032 白　蔹

英文名：Japanese Ampelopsis Root

别　名：猫儿卵、山地瓜。

来　源：葡萄科植物白蔹 *Ampelopsis japonica* (Thunb.) Makino 的块根。

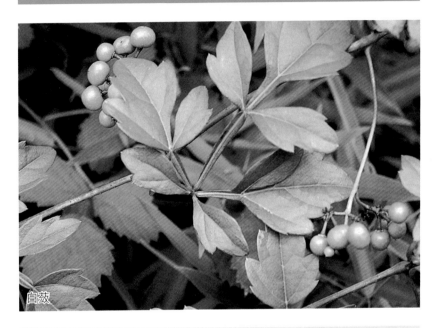

白蔹

植物形态

木质藤本。茎多分枝，带淡紫色，散生点状皮孔，卷须与叶对生。掌状复叶互生，小叶3~5，一部分羽状分裂，一部分羽状缺刻，边缘疏生粗锯齿，叶轴有宽翅，裂片基部有关节，两面无毛。聚伞花序与叶对生，花序梗细长而缠绕；花小，萼片5；花瓣5，淡黄色；雄蕊5；花盘杯状，边缘稍分裂。浆果球形或肾形，熟时蓝色或白色，有针孔状凹点。花期7~8月，果期9~10月。生于山野、路旁草丛中。

采　制

春、秋二季采挖，除去泥沙及细根，纵切成瓣或切成斜片，晒干。药材主产于河南、安徽、江西、湖北。

性 状

药材纵瓣呈长圆形或近纺锤形，长 4~10cm，直径 1~2cm；切面周边常向内卷曲，中部有一凸起的棱线；外皮红棕色或红褐色，有纵皱纹、细纹及横长皮孔，易层层脱落，脱落处呈淡红棕色。斜片呈卵圆形，长 2.5~5cm，宽 2~3cm，切面类白色或浅红棕色，可见放射状纹理，周边较厚，微翘起或略弯曲。体轻，质硬脆，易折断，折断时有粉尘飞出。气微，味甘。

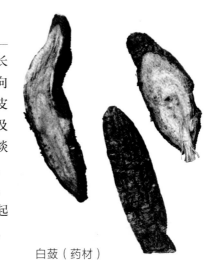

白蔹（药材）

性 味	性微寒，味苦、甘。
功 能	清热解毒，消痈散结。
主 治	痈疽发背，疔疮，瘰疬，水火烫伤。
用 法	用量 5~10g。外用适量，煎汤洗或研成极细粉敷患处。

化学成分　含大黄素甲醚（physcion）、大黄酚（chrysophanol）、羽扇豆醇（lupeol）、没食子酸（gallic acid）、卫矛醇（dulcitol）、延胡索酸（fumaric acid）等。

药　理　水浸液在试管内对同心性毛癣菌、奥杜盎小孢子菌、红色表皮癣菌等皮肤真菌有抑制作用；对人宫颈癌细胞培养系 JTC26 有抑制作用。

验方　①跌打肿痛: 鲜白蔹根适量，捣烂敷患处。②痔疮: 白蔹适量研末，调蜜敷患处。③手足癣: 白蔹、枝黄花各 30g，水煎加明矾少许，浸泡患处 30~40 分钟，每日 1~2 次。

033 白 薇

Cynanchi Atrati Radix et Rhizoma

英文名： Blackend Swallowwort Root
别　名： 山烟根子、白马尾、老君须。
来　源： 萝藦科植物白薇 *Cynanchum atratum* Bge. 的根及根茎。

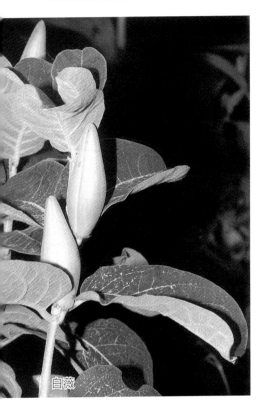

白薇

植物形态

多年生草本。茎直立，圆柱形，密被灰白色短柔毛，折断有白浆。叶对生，卵形或长圆形，长5~8cm，宽3~5cm，两面均有淡白色绒毛。聚伞花序伞状，无花序梗；花深紫色，直径约1cm；花萼外面有绒毛，内面基部有5个小腺体；花冠裂片5，外面有微柔毛；副花冠裂片盾状长圆形，与合蕊柱近等长。蓇葖果单生，长约9cm，直径0.5~1cm。花期5~9月，果期8~10月。生于林下草地或荒地。

性　味	性寒，味苦、咸。
功　能	清热凉血，利尿通淋，解毒疗疮。
主　治	温邪伤营发热，阴虚发热，骨蒸劳热，产后血虚发热，热淋，血淋，痈疽肿毒。
用　法	用量4.5~9g。

春、秋二季采挖根及根茎，洗净，晒干。药材主产于安徽、湖北、辽宁。

性　状

根茎粗短，有结节，多弯曲。上面有圆形的茎痕，下面及两侧簇生多数细长的根。根长 10~25cm，直径 0.1~0.2cm。表面棕黄色。质脆，易折断，断面皮部花岗岩白色，木部黄色。气微，味微苦。

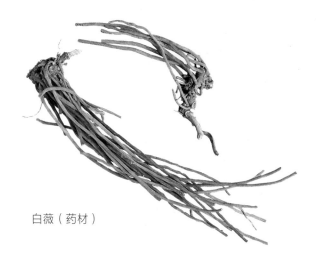

白薇（药材）

| 化学成分 | 含白薇苷 A~E（cynatratoside A~ E）和芫花叶白前苷 C、H、F（glaucoside C，H，F）等。 |
| 药　理 | 白薇苷能使心肌收缩作用增强，心率减慢，可用于治疗缺血性心力衰竭；对肺炎球菌也有抑制作用。 |

验方　①肺气肿咯血：白薇、白茶花、白石榴花各 15g，水煎服。②血尿：白薇 12g，车前草、旱莲草、荠菜各 15g，水煎服。③肺热咳嗽：白薇、麦冬、天冬、炒栀子各 9g，藕片 15g，水煎服。

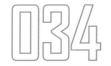

Scrophulariae Radix

玄　参

英文名： Figwort Root
别　名： 元参、浙玄参、黑参、乌元参。
来　源： 玄参科植物玄参 *Scrophularia ningpoensis* Hemsl. 的根。

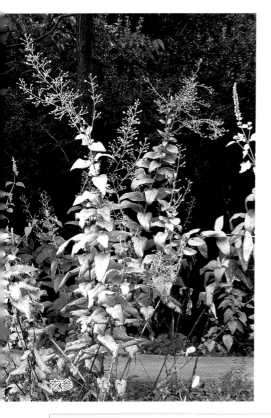

玄参

植物形态

多年生草本。根长圆柱形或纺锤形。茎具四棱，有沟纹。下部叶对生，上部叶有的互生，卵形至披针形，长 10~15cm，边缘具细锯齿，齿缘反卷，骨质，并有突尖。聚伞圆锥花序大而疏散，轴上有腺毛；花萼 5 裂，裂片边缘有膜片；花冠褐紫色，上唇长于下唇；退化雄蕊近圆形。蒴果卵形。花期 7~8 月，果期 8~9 月。生于溪边、山坡林下及草丛中。

性　　味	性微寒，味甘、苦、咸。
功　　能	凉血滋阴，泻火解毒。
主　　治	热病伤阴，舌绛烦渴，温毒发斑，津伤便秘，骨蒸劳嗽，目赤，咽痛，瘰疬，白喉，痈肿疮毒。
用　　法	用量 9~15g。

采 制

冬季茎叶枯萎时采挖，除去根茎、幼芽、须根及泥沙，晒或烘至半干，堆放 3~6 天，反复数次至干。药材主产于浙江。

性 状

根类圆柱形，中间略粗或上粗下细，有的微弯曲，长 6~20cm，直径 1~3cm。表面灰黄色或灰褐色，有不规则的纵沟、横向皮孔及稀疏的横裂纹和须根痕。质坚实，不易折断，断面黑色，微有光泽。气特异似焦糖，味甘、微苦。

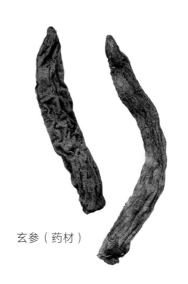

玄参（药材）

化学成分　含玄参素（scrophularin）、玄参苷（harpagoside）、哈帕苷（harpagide）、异玄参苷 A（ningpogoside A）、异玄参苷 B（ningpogoside B）、异玄参苷元（ningpogenin）、士可玄参苷 A（scropolioside A）、京尼平苷（geniposide）、毛蕊花苷（verbascoside）等。

药　理　有镇静、抗惊厥、降血压作用；对金黄色葡萄球菌、须癣毛癣菌、羊毛状小孢子菌有抑制作用；有轻微的降血糖作用。

验方

①慢性咽炎：玄参 10g，桔梗、金银花各 9g，胖大海 3g，水煎服。②口腔溃疡：玄参 10g，桔梗、牛蒡子各 9g，积雪草 15g，甘草 3g，水煎服。③疔疮疖肿：鲜玄参根适量，捣烂敷患处。

035

Rehmanniae Radix

地 黄

英文名：Chinese Fox-Glove Root
别　名：酒壶花、山烟根、山烟、山白菜。
来　源：玄参科植物地黄 *Rehmannia glutinosa* Libosch. 的块根

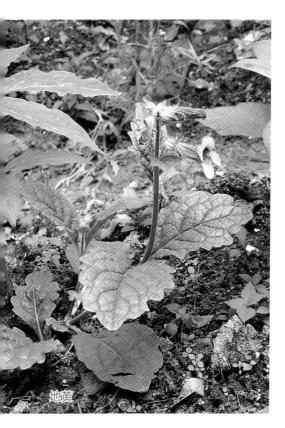

地黄

植物形态

多年生草本，全株有白色长柔毛和腺毛。叶基生成丛，倒卵状披针形，基部渐狭成柄，边缘有不整齐钝齿，叶面皱缩，背面略带紫色。花葶由叶丛中抽出，花序总状；萼5浅裂；花冠钟形，略2唇状，紫红色，内面常有黄色带紫的条纹。蒴果球形或卵圆形，具宿萼和花柱。花期4~6月，果期7~8月。生于山坡、田埂、路旁；多栽培。

采制

秋季采挖，除去芦头、须根及泥沙，为"鲜地黄"。药材主产于河南、辽宁、河北、山东、浙江。

性 味	性寒，味甘、苦。
功 能	清热生津，凉血，止血。
主 治	热病伤阴，舌绛烦渴，温毒发斑，吐血，衄血，咽喉肿痛。
用 法	用量12~30g。

性　状

呈纺锤形或条状，长 8~24cm，直径 2~9cm。外皮薄，表面浅红黄色，具弯曲的纵皱纹、芽痕、横长皮孔样突起及不规则瘢痕。肉质，易断，断面皮部淡黄白色，可见橘红色油点，木部黄白色，导管呈放射状排列。气微，味微甜、微苦。

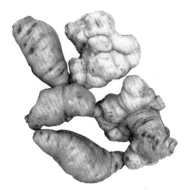

鲜地黄

| 化学成分 | 含梓醇（catalpol），二氢梓醇（dihydrocatalpol），毛蕊花糖苷（acteoside），桃叶珊瑚苷（aucubin），去羟栀子苷（genipeside），地黄苷 A、B、C、D（rehmannioside A，B，C，D）等，另含有地黄多糖、菜油甾醇（campesterol）、地黄素（rehmannin）等。 |
| 药　理 | 有对抗地塞米松对垂体 - 肾上腺皮质系统的抑制作用；对实验性糖尿病有降血糖作用；对实验性四氯化碳中毒性肝炎有保护作用；对实验性高血压有明显降压作用。 |

验方 ①白喉：鲜地黄 30g，黄芩、连翘各 18g，麦冬 9g，玄参 16g，每日 1 剂，水煎 2 次，混匀，分 4 次服。②化脓性中耳炎：鲜地黄 500g，洗净，削去外皮及毛根，用盐水洗净，擦干后切薄片，放入消毒过的研钵内，捣成糊状，榨汁，过滤。每 500g 鲜地黄约取汁 50ml。每 100ml 药汁加入冰片末 1g，制成 1% 的混悬液。以过氧化氢液（双氧水）清洁耳道，拭干，然后滴入药液 2~3 滴，每日或隔日 1 次。③产后崩中，下血不止，心神烦乱：鲜地黄汁半小盏，益母草汁半小盏。上药入酒一小盏相和，煎三五沸，分为三服，频频服之。（《圣惠方》地黄酒）

附1

生地黄

炮　制

将鲜地黄的根缓缓烘焙至约八成干，其内部变黑，捏成团状，为"生地黄"。

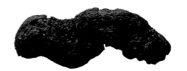

性　状

多呈不规则的团块状或长圆形，中间膨大，两端稍细，有的细小，长条状，稍扁而扭曲，长 6~12cm，直径 2~6cm。表面棕黑色或棕灰色，极皱缩，具不规则的横曲纹。体重，质较软而韧，不易折断，断面棕黑色或乌黑色，有光泽，具黏性。气微，味微甜。

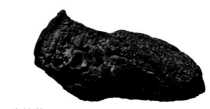

生地黄

性　味	性寒，味甘。
功　能	清热凉血，养阴生津。
主　治	热入营血，温毒发斑，吐血衄血，热病伤阴，舌绛烦渴，津伤便秘，阴虚发热，骨蒸劳热，内热消渴。
用　法	用量 9~15g。

验方

①糖尿病口干舌燥：生地黄 30g，麦冬 10g，天花粉 15g，石膏 30g，水煎服。②慢性咽喉炎：生地黄 30g，卤地菊 15g，知母、麦冬各 10g，水煎服。③月经量过多：生地黄 30g，牡丹皮、白芍各 9g，侧柏叶 15g，水煎服。

熟地黄

附2

炮 制

生地黄熏蒸至黑润，取出，晒至约八成干时，或酒炖至酒吸尽，取出，晾晒至外皮黏液稍干时，切厚片或块，干燥，为"熟地黄"。

性 状

为不规则的块片、碎块，大小、厚薄不一。表面乌黑色，有光泽，黏性大。质柔软而带韧性，不易折断，断面乌黑色，有光泽。气微，味甜。

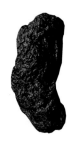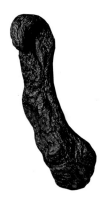

熟地黄

性 味	性微温，味甘。
功 能	滋阴补血，益精填髓。
主 治	肝肾阴虚，腰膝酸软，骨蒸潮热，盗汗遗精，内热消渴，血虚萎黄，心悸怔忡，月经不调，崩漏下血，眩晕，耳鸣，须发早白。
用 法	用量9~15g。

验方

①贫血：熟地黄、何首乌、党参各20g，白术、茯苓、炙黄芪、白芍、蜜枣仁各15g，炙甘草3g，当归、柏子仁各9g，桂圆肉30g，每日1剂，煎2次，混匀，分次餐前服。②痛经：熟地黄、党参各20g，北柴胡、当归、川楝子、延胡索各9g，白芍、白术、茯苓各15g，川芎、泽兰各6g，炙甘草3g，每日1剂，煎2次，混匀，分次餐前服。③肾虚头晕耳鸣、腰膝酸软、遗精：熟地黄12g，山药、山茱萸、茯苓各9g，泽泻、牡丹皮各6g，水煎服。

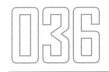

Sanguisorbae Radix

地　榆

英文名：Garden Burnet Root
别　名：黄瓜香、山地瓜、猪人参、血箭草。
来　源：蔷薇科植物地榆 *Sanguisorba officinalis* L. 或长叶地榆 *Sanguisorba officinalis* L. var. *longifolia* (Bert.) Yü et Li 的根。

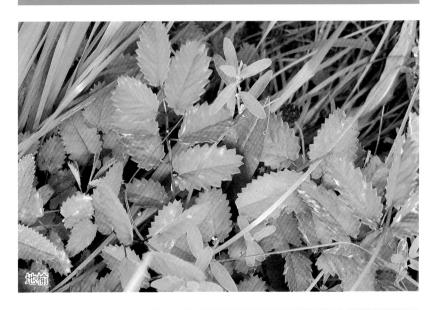

地榆

植物形态

多年生草本。茎有时带紫色。羽状复叶，基生叶有长柄，茎生叶互生；托叶镰状，有齿；小叶 7~21，矩状椭圆形，长 1.5~6cm，宽 0.5~3cm，先端钝，有小突尖，基部截形或浅心形，边缘有圆而锐的锯齿，小叶柄基部具小托叶。穗状花序顶生，圆柱形，花小而密集；花被 4 裂，花瓣状，紫红色。瘦果椭圆形，褐色，花被宿存。花、果期 7~9 月。生于山坡、草地、林缘灌丛及田边。

采　制

春、秋二季采挖，除去须根，洗净，干燥；或趁鲜切片，干燥。生用或炒炭用。药材主产于江苏、浙江。

性　状

根呈不规则纺锤形或圆柱形，稍弯曲或扭曲，长 5~25cm，直径 0.5~2cm。表面灰褐色、棕褐色或暗紫色，粗糙，有纵皱纹、横裂纹及支根痕。质硬，断面较平坦或皮部露出绵状纤维。气微，味微苦涩。

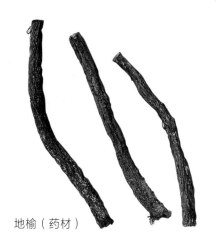

地榆（药材）

性　味	性微寒，味苦、酸、涩。
功　能	凉血止血，解毒敛疮。
主　治	便血，痔血，血痢，崩漏，水火烫伤，痈肿疮毒。
用　法	用量 9~15g。外用适量，研末涂敷患处。

化学成分　含地榆苷 I 、Ⅱ（ziyu-glycoside I，Ⅱ），地榆皂苷 A、B、E（sanguisorbin A，B，E）和没食子酸（gallic acid），鞣花酸（ellagic acid），儿茶素（catechin）等鞣质。

药　理　具有明显的止血作用；对烧烫伤均有一定的疗效；有镇吐作用；对伤寒杆菌、脑膜炎球菌、乙型溶血性链球菌、金黄色葡萄球菌、肺炎球菌、大肠杆菌、枯草杆菌等有抑制作用；对人宫颈癌细胞株系 JTC26 有抑制作用。

验方　①胃出血：地榆 10g，侧柏叶、紫珠叶各 15g，水煎服。②尿血：地榆 10g，车前草、旱莲草、半边莲各 15g，水煎服。③血崩：地榆炭 15g，槐花 10g，紫珠叶 15g，仙鹤草 24g，阿胶 15g，水煎服。

037

Panacis Quinquefolii Radix

西洋参

英文名： American Ginseng
别　名： 洋参、花旗参。
来　源： 五加科植物西洋参 *Panax quinquefolium* L. 的根。

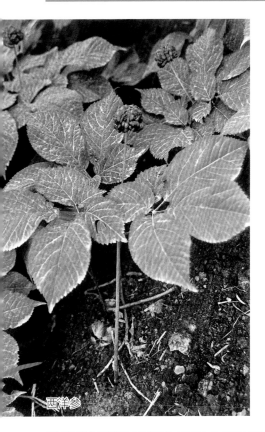

西洋参

植物形态

多年生草本。茎圆柱形，高约25cm。掌状五出复叶，通常3~4枚，轮生于茎端，小叶片广卵形至倒卵形，长4~9cm，宽2.5~5cm，先端突尖。伞形花序；总花梗由茎端叶柄中央抽出，较叶柄稍长或近于等长；萼片绿色，钟形，先端5齿裂；花瓣5，绿白色。浆果扁圆形，成对状，熟时鲜红色。花期7月，果熟期9月。原产于北美；我国亦有栽培。

采　制

选取生长3~6年的根，于秋季采挖，除去分枝及须尾，晒干或低温干燥。

性　　味	性凉，味甘、微苦。
功　　能	补气养阴，清热生津。
主　　治	气虚阴亏，内热，咳喘痰血，虚热烦倦，消渴，口燥喉干。
用　　法	用量3~6g。

性　状

主根呈圆柱形或长纺锤形，长
2~6cm，直径 0.5~1cm，无芦头、
支根与须根。未去皮者表面淡
棕黄色或类白色，去皮者色白，
有密集的细横纹，顶端细纹更
密集而呈环状。折断面平坦，
淡黄白色，有暗色形成层环，
并散有多数红棕色树脂道。质
轻，气微香，微甜苦。

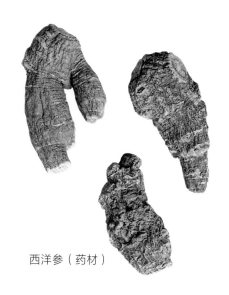

西洋参（药材）

化学成分　含人参皂苷 Ro、Rb$_1$、Rb$_2$、Rc、Rd、Re、Rg$_1$ 以及假人
　　　　　参皂苷 F$_{11}$（pseudoginsenoside F$_{11}$）；尚含精氨酸、天冬
　　　　　氨酸等 18 种氨基酸。

药　理　有明显的免疫增强作用和中枢抑制作用；能提高小鼠
　　　　　耐缺氧及抗疲劳能力；有显著的抗 DNA 损伤作用；可
　　　　　抗心律失常，抗心肌缺血，降低血浆胆固醇，预防动
　　　　　脉粥样硬化；有抗失血性休克作用。此外还有抗病毒、
　　　　　抗肿瘤、保肝等作用。

验方
①病后疲劳：西洋参 15g，五味子 9g，麦冬 10g，水煎服。
②糖尿病浑身无力：西洋参、枸杞子各 15g，生黄芪 30g，山茱
萸 15g，水煎服。③心肌劳损：西洋参 15g，五味子 9g，蜜枣仁
15g，当归 6g，柏子仁 10g，茯神 15g，水煎服。

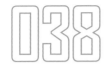

Stemonae Radix

百　部

英文名：Sessile Stemona Root（直立百部）、Japanese Stemona Root（蔓生百部）、Tuber Stemona Root（对叶百部）

别　名：一窝虎（直立百部），药虱药（蔓生百部），大百部、野天门冬根、山百部、虱蚤草、穿山薯（对叶百部）。

来　源：百部科植物直立百部 *Stemona sessilifolia* (Miq.) Miq.、蔓生百部 *Stemona japonica* (Bl.) Miq. 或对叶百部 *Stemona tuberosa* Lour. 的块根。

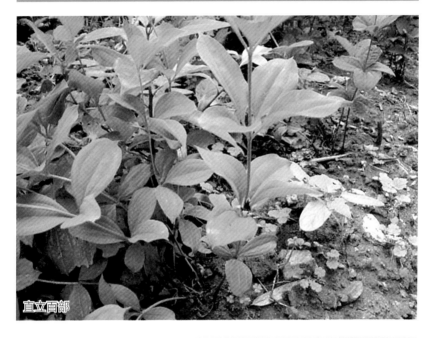

直立百部

植物形态

直立百部：多年生草本，高 30~60cm。茎直立，不分枝。叶常 3~4 片轮生，卵形或椭圆形，长 4~6cm，宽 2~4cm，先端渐尖，主脉 3~5；叶柄短或近无柄。花小，多生于茎下部鳞状叶腋间，有细长花梗，直立或向上斜生；花被片 4，淡绿色；雄蕊 4，药隔膨大并突出而有披针形附属物；子房卵形，无花柱，蒴果扁卵形。花期 4~5 月，果期 7 月。生于山坡灌丛或竹林下。

蔓生百部：茎下部直立，上部蔓生。叶 3~4 片轮生，卵形至广披针形，长 4~9cm，宽 1.8~4cm，基部圆形或截形，叶脉 5~9 条。花单生或数朵排成聚伞花序；花淡绿色，药隔附属物呈钻状，花药附属物呈箭头状。

对叶百部：茎缠绕。叶对生，广卵形，长 10~30cm，宽 3~10cm，基部浅心形，叶脉 7~13 条。花单生或 2~3 朵成总状花序；花黄绿色带紫色条纹，花药附属物呈钻状或披针形。

采 制

春、秋二季采挖，除去须根，洗净，置沸水中略烫或蒸至无白心，取出，晒干。炮制品有蜜百部。直立百部药材主产于安徽、江苏、湖北、浙江、山东；蔓生百部药材主产于浙江；对叶百部药材主产于湖北、广东、福建、四川、贵州。

性 状

直立百部

块根呈纺锤形，上端较细长，皱缩弯曲，长 5~12cm，直径 0.5~1cm。表面黄白色或淡棕黄色，有不规则深纵沟，间或有横皱纹。质脆，易折断，断面平坦，角质样，淡黄棕色或黄白色，皮部较宽，中柱扁缩。气微，味甘、苦。

蔓生百部

两端稍狭细，表面多不规则皱褶和横皱纹。

对叶百部

呈长纺锤形或长条形，长 8~24cm，直径 0.8~2cm。表面浅黄棕色至灰棕色，具浅纵皱纹或不规则纵槽。质坚实，断面黄白色至暗棕色，中柱较大，髓部类白色。

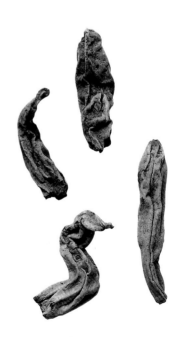

百部（直立百部，药材）

性 味	性微温，味甘、苦。
功 能	润肺下气止咳，杀虫灭虱；蜜百部润肺止咳。
主 治	新久咳嗽，肺痨咳嗽，顿咳；外用于头虱，体虱，蛲虫病，阴痒。蜜百部主治阴虚劳嗽。
用 法	用量3~9g。外用适量，水煎或酒浸。

化学成分　直立百部含直立百部碱（sessilistemonine）、霍多林碱（hordorine）、对叶百部碱（tuberostemonine）、原百部碱（protostemonine）等。蔓生百部含百部碱（stemonine）、次百部碱（stemonidine）、异次百部碱（isostemonidine）、原百部碱、蔓生百部碱（stemonamine）、异蔓生百部碱（isostemonamine）等。对叶百部含对叶百部碱、异对叶百部碱（isotuberostemonine）、次对叶百部碱（hypotuberostemonine）、氧化对叶百部碱（oxytuberstemonine）、斯替明碱（stemine）、斯替宁碱（stenine）等。

药　　理　对多种致病性细菌及皮肤真菌有抑制作用；对流行性感冒病毒有一定的降低其致病力的作用；对鼠蛲虫、头虱、体虱、阴虱、动物虱、臭虫、蝇蛆等有杀灭作用；对组胺所致的离体豚鼠支气管平滑肌痉挛有松弛作用。

验方　①咳嗽：百部10g，连钱草、积雪草、枇杷叶各15g，甘草5g，水煎服。②百日咳：百部5g，天冬、款冬花、紫菀、爵床各6g，水煎服。③股癣：百部50g，一枝黄花30g，用白醋浸泡1周，取药液涂涂患处。

Isatidis Radix

板蓝根

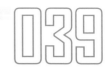

英文名: Indigowoad Root
别　名: 大青。
来　源: 十字花科植物菘蓝 *Isatis indigotica* Fort. 的根。

植物形态

二年生草本。茎直立,上部多分枝。叶互生;基生叶具柄,叶片长圆状椭圆形,长 15~30cm,宽 3~7cm,全缘或波状;茎生叶长圆形或长圆状披针形,长 3~5cm,宽 0.5~3.5cm,先端钝或尖,基部垂耳圆形,抱茎,全缘。复总状花序顶生,花黄色;萼片 4;花瓣 4,倒卵形;雄蕊 6,4 强;子房上位,1 室。长角果矩圆形,扁平,边缘翅状。花期 4~5 月,果期 6 月。常为栽培。

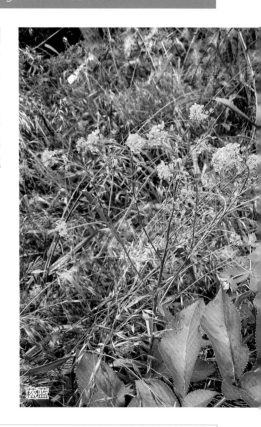

菘蓝

性	味	性寒,味苦。
功	能	清热解毒,凉血利咽。
主	治	温疫时毒,发热咽痛,温毒发斑,痄腮,烂喉丹痧,大头瘟疫,丹毒,痈肿。
用	法	用量 9~15g。

采　制

10~11月经霜后采挖，带泥晒至半干扎把，去泥，理直后晒干。药材主产于安徽、江苏、浙江、河北、河南。

性　状

根圆柱形，稍扭曲，长8~20cm，直径0.5~1cm。表面灰黄色或淡黄棕色，有纵皱纹及横长皮孔，并有支根痕。根头稍膨大，顶端有盘状凹陷的茎基痕，四周有叶柄残基和疣状突起。质坚实，粉性，断面皮部黄白色，木部黄色。气微，味微甜、苦。

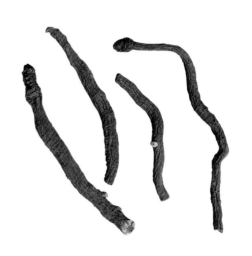

板蓝根

化学成分	含芥子苷（sinigrin）、靛玉红（indirubin）、R,S-告依春(R,S-epigoitrin)、吲哚苷（indoxrylglucoside）、β-谷甾醇、腺苷（adenoside）、棕榈酸和蔗糖等。
药　理	有抗内毒素作用，能保护鼠巨噬细胞而抑制炎性因子分泌或直接抗炎；有显著促进小鼠的免疫功能；板蓝根多糖能明显增强抗体形成细胞的功能，提高小鼠碳粒廓清率；有抗肿瘤作用；靛玉红有破坏白血病细胞的作用。

验方

①咽喉肿痛：板蓝根、金银花各15g，桔梗9g，水煎服。②湿热头痛：板蓝根15g，石菖蒲9g，蔓荆子10g，水煎服。③急性黄疸型病毒性肝炎：板蓝根15g，白毛藤、蚰耳草各30g，水煎服。

Isatidis Folium

附

大青叶

英文名： Indigowoad Leaf
别　名： 大青、菘青。
来　源： 十字花科植物菘蓝 *Isatis indigotica* Fort. 的叶。

采　制

夏、秋二季分 2~3 次采收，除去杂质，晒干。

性　状

叶多皱缩卷曲，有的破碎。完整叶片展平后呈长椭圆形至长圆状倒披针形，长 5~20cm，宽 2~6cm；上表面暗灰绿色，有的可见色较深稍突起的小点；先端钝，全缘或微波状，基部狭窄下延至叶柄呈翼状；叶柄长 4~10cm，淡棕黄色。质脆。气微，味微酸、苦、涩。

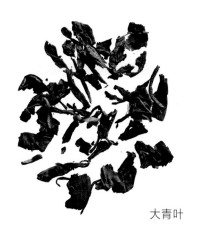

大青叶

性　味	性寒，味苦。
功　能	清热解毒，凉血消斑。
主　治	温病高热，神昏，发斑发疹，痄腮，喉痹，丹毒，痈肿。
用　法	用量 9~15g。

验方　①上呼吸道感染：大青叶、贯众各 500g，加水 5000ml，煎至 2000ml，每次服 100ml（首次加倍），每日 3~4 次。②急性阑尾炎：大青叶 30g，延胡索、木香、香附、赤芍各 9g，水煎服。③血淋、尿血：鲜大青叶 30~60g，生地黄 16g，水煎调冰糖服，每日 2 次。④无黄疸型肝炎：大青叶 60g，丹参 30g，大枣 10 枚，水煎服。

040 当 归

Angelicae Sinensis Radix

英文名： Chinese Angelica
别　名： 秦归、云归、西当归。
来　源： 伞形科植物当归 *Angelica sinensis* (Oliv.) Diels 的根。

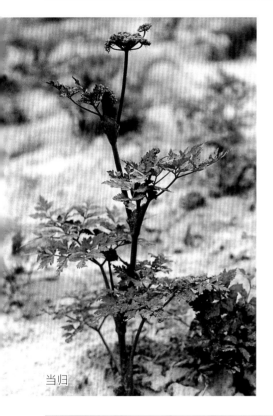

当归

植物形态

多年生草本。茎带紫色。基生叶及茎下部叶卵形，二至三回三出或羽状全裂，最终裂片卵形或卵状披针形，3 浅裂，叶脉及边缘有白色细毛，叶柄有大叶鞘；茎上部叶羽状分裂。复伞形花序；伞幅 9~13；小总苞片 2~4；花梗 12~36，密生细柔毛；花白色。双悬果椭圆形，侧棱有翅。花、果期 7~9 月。生于高寒多雨的山区；多栽培。

性　味	性温，味甘、辛。
功　能	补血活血，调经止痛，润肠通便。
主　治	血虚萎黄，眩晕心悸，月经不调，经闭痛经，虚寒腹痛，肠燥便秘，风湿痹痛，跌扑损伤，痈疽疮疡。
用　法	用量 6~12g。

采 制

秋末采挖,除去须根,待水分稍蒸发后,捆成小把,上棚,用烟火慢慢熏干。
药材主产于甘肃、云南、四川。

性 状

根近圆柱形,下部有多条支根,长
15~25cm。表面黄棕色至棕褐色,
具纵皱纹及横长皮孔。根头直径
1.5~4cm,具环纹,有紫色或黄绿色茎、
叶残基,主根表面凹凸不平;支根直
径0.3~1cm,上粗下细,多扭曲。质
柔韧,断面黄白色或淡黄棕色,皮部
厚,有裂隙及棕色油点。气特异,味
甘、辛、微苦。

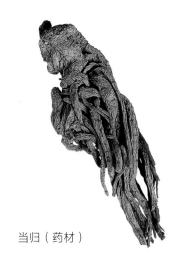

当归(药材)

化学成分 含藁本内酯(ligustilide)、正丁烯酞内酯(n-butylidene phthalide)、阿魏酸(ferulic acid)、伞形酮(umbelliferone)、镰叶芹醇(falcarinol)等。

药 理 能多方面调节子宫平滑肌的功能活动,兴奋或抑制子宫;能增加心肌血液供给,降低心肌耗氧量,降低血管阻力,增加循环血量,抗心律失常,扩张外周血管,降低血压;有抗恶性贫血作用;能抑制血小板聚集。

验方 ①贫血:当归10g,鸡血藤、党参、生地黄各15g,水煎服。②闭经:当归10g,鸡血藤18g,川芎9g,王不留行、路路通各10g,水煎服。③气血不足头晕:当归9g,蜜黄芪30g,羊肉500g,水炖服。

041

Ardisiae Crenatae Radix

朱砂根

英文名： Coral Ardisia Root
别　名： 大罗伞、大凉伞、小郎伞、铁雨伞、铁凉伞。
来　源： 紫金牛科植物朱砂根 *Ardisia crenata* Sims 的根。

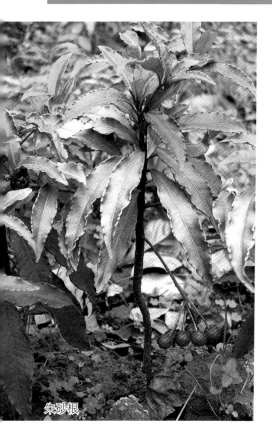

朱砂根

植物形态

常绿灌木或亚灌木，高 0.4~2m，有匍匐根状茎。根柔软肉质，表面微红色，断面有小红点。茎灰白色，有时带暗红色。叶坚纸质，狭椭圆形或倒披针形，长 6~13cm，宽 2~4cm，先端尖，基部楔形，边缘有波状钝齿，齿间有腺点，背面淡绿色，有时带紫红色。伞形花序顶生或腋生；花萼 5 裂，裂片卵状椭圆形，有黑色腺点；花冠 5 裂，裂片卵形，有黑色腺点；雄蕊 5。核果球形，红色，有稀疏黑色腺点。花期 6~7 月，果期 10~11 月。生于山谷林下、沟边阴湿处。

性　味	性平，味微苦、辛。
功　能	解毒消肿，活血止痛，祛风除湿。
主　治	咽喉肿痛，风湿痹痛，跌打损伤。
用　法	用量 3~9g。

采 制

秋、冬二季采挖，洗净，晒干。药材产于广西、广东、云南、江西、浙江。

性 状

根簇生于略膨大的根茎上，呈圆柱形，略弯曲，长 5~30cm，直径 0.2~1cm。表面灰棕色或棕褐色，可见多数纵皱纹，有横向或环状断裂痕，皮部与木部易分离。质硬而脆，易折断，断面不平坦，皮部厚，占断面的 1/3~1/2，类白色或粉红色，外侧有紫红色斑点散在，习称"朱砂点"；木部黄白色，不平坦。气微，味微苦，有刺舌感。

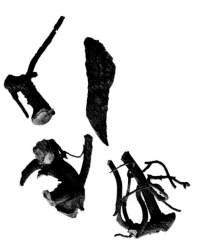

朱砂根（药材）

化学成分 根含三萜皂苷，经酶解后得次生单糖苷、仙客来皂苷元 A、3-O-α-L-吡喃阿拉伯糖苷 A（3-O-α-L-arabinopyranosyl cyclomiretin A），另含岩白菜素（bergenin）和微量酸金牛醌（rapanone）。

药 理 朱砂根中的岩白菜素有止咳平喘、抗炎抗菌、抗肿瘤、抗生育、抑制血小板凝聚、降低血压等多方面作用。

验方

①咽喉肿痛：鲜朱砂根 30~60g，水煎服，渣加醋 60ml，水 190ml，炖温含咽；或朱砂根 6g，射干、甘草各 3g，水煎服。
②风湿关节痛：鲜朱砂根 20g，鲜两面针根皮 15g，糯米饭、醋各适量，捣烂敷患处。③跌打损伤：朱砂根 30g，马鞭草 15g，乌药 9g，水煎服。④痢疾：朱砂根 30g，凤尾草、旱莲草、爵床各 15g，水煎服。

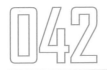

Rumicis Japonici Radix

羊 蹄

英文名：Japanese Dock Root
别　名：牛舌头、土大黄、野大黄。
来　源：蓼科植物羊蹄 *Rumex japonicus* Houtt. 的根。

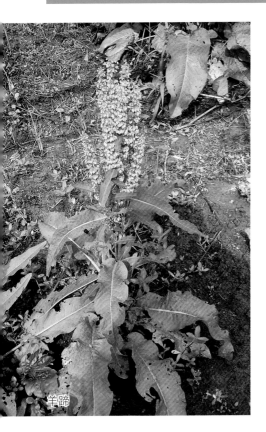

羊蹄

植物形态

多年生草本，高可达 1m。茎直立。基生叶长椭圆形，长 10~25cm，宽 4~10cm，基部心形，边缘波状，叶柄长；茎生叶较小，基部楔形，托叶鞘筒状，膜质。花序为狭长的圆锥状；花两性，花被片 6，2 轮，果时内轮花被片增大，卵状心形，边缘有不整齐的齿，全部生有瘤状突起；雄蕊 6；柱头 3。瘦果宽卵形，具 3 棱，黑褐色，有光泽。花期 4~5 月，果期 5~6 月。生于山野、路旁或湿地。

采　制

夏、秋二季采收，洗净，晒干或鲜用。药材产于华东、中南及四川。

性　味	性寒，味苦。
功　能	清热解毒，杀虫止痒，凉血止血。
主　治	疥癣，各种出血，各种炎症。
用　法	用量 9~15g。

性　状

根类圆锥形，长 6~18cm，直径 0.8~1.8cm。根头有茎基残余及支根痕。根部表面棕灰色，具纵皱纹及横向突起的皮孔样瘢痕。质硬易折断，折断面黄灰色颗粒状。有特殊香气，味微苦涩。

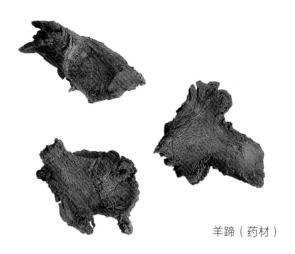

羊蹄（药材）

化学成分	含大黄素（emodin）、大黄酚（chrysophanol）、大黄素甲醚（physcion）、酸模素（nepodin）、鞣质等。
药　理	根的酊剂在试管中对多种致病真菌有一定的抑制作用，从根中提取的有抗真菌作用的有效成分对顽癣、汗疱状白癣的病原菌以及深红色发癣菌、指间发癣菌有强抗菌作用；对革兰阳性和阴性菌也有效，如大肠杆菌、枯草杆菌、金黄色葡萄球菌、藤黄八叠球菌等。

验方　①癣：鲜羊蹄根适量，捣烂，调酸醋，涂患处。②汗斑：鲜羊蹄根适量捣烂，加白醋少许，调匀，取药液涂患处。

043 关白附

Aconiti Coreani Radix

英文名： Korean Monkshood Root

别　名： 黄马拉花、百步草、白附子。

来　源： 毛茛科植物黄花乌头 *Aconitum coreanum* (Lévl.) Raipaics 的块根。

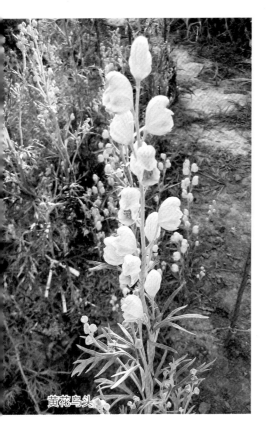

黄花乌头

植物形态

多年生草本，高 50~120cm。茎直立，单一，疏生反曲微柔毛。叶互生，掌状 3~5 全裂，最终裂片线形。总状花序顶生，密被反曲微柔毛；萼片 5，淡黄色，外面密被微柔毛，上萼片盔状；花瓣 2，距极短；雄蕊多数；雌蕊 3，密被白色微柔毛。蓇葖果 3，茸毛较少。花期 8~9 月，果期 10 月。生于山坡灌木丛或高山草丛中。

采　制

秋季采挖，除去细根，晒干；或制用。药材主产于辽宁、吉林。

性　味	性温，味辛、甘；有毒。
功　能	祛寒湿，止痛。
主　治	腰膝关节冷痛，头痛，口眼歪斜，冻疮。
用　法	用量 1.5~3g，一般炮制后用。

性　状

母根长圆锥形，长 5~10cm，直径 0.6~1.3cm，表面灰棕色，有纵皱纹、沟纹及横长突起的根痕，顶端有茎基。子根呈卵形或椭圆形，长 1.5~3.5cm，直径 0.6~2cm，表面棕黄色，有细纵纹，顶端有芽痕。质坚硬，断面类白色，粉性，中柱部分导管呈星点状。气微，味辛辣麻舌。

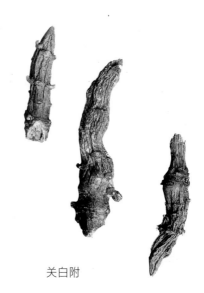

关白附

化学成分　含关附甲~壬素（guanfubase A~I）、次乌头碱（hypaconitine）、异阿替新（isoatisine）等。

药　理　对大鼠离体心脏结扎冠状动脉诱发的心律失常具有保护作用；对电刺激兔心造成的心室颤动有明显的提高致颤阈作用；对乌头碱诱发的室性心律失常有保护作用；有对抗氯化钙－乙酰胆碱诱发的小鼠心房扑（颤）动作用。因而本品具有广谱抗心律失常作用。

验方　①跌打损伤：关白附、细辛、桃仁各适量，浸入高粱酒内 2 周，取药酒涂擦患处。②风湿关节痛：关白附、川芎、当归、虎杖各适量，酒、水各半同煮 15 分钟，取药汁涂擦患处。③偏头痛：关白附、白芷各适量研粉，用时取适量药粉，用茶水调成糊状，涂痛侧太阳穴上。（注：该药有剧毒，切勿内服）

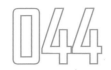

Stephaniae Tetrandrae Radix

防　己

英文名： Fourstamen Stephania Root
别　名： 粉防己、汉防己、白木香。
来　源： 防己科植物粉防己 *Stephania tetrandra* S. Moore 的根。

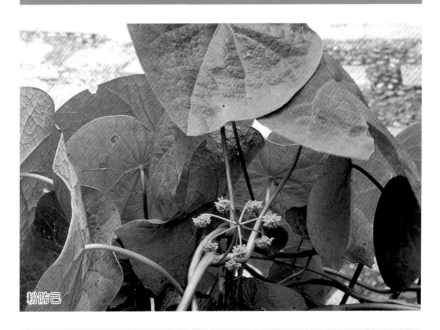

粉防己

植物形态

多年生落叶缠绕藤本。茎纤细，有纵条纹。叶互生，宽三角状卵形，先端钝，具小突尖，基部截形或略心形，两面均被短柔毛，全缘，掌状脉5条；叶柄盾状着生。花小，单性，雌雄异株；雄花序为头状聚伞花序，排成总状，萼片4，花瓣4，雄蕊4，花丝连成柱状体，上部盘状，花药着生其上；雌花萼片、花瓣与雄花同，心皮1。核果球形，熟时红色。花期5~6月，果期7~9月。生于山坡、丘陵地带的草丛及灌木林缘。

采　制

秋季采挖，洗净，除去粗皮，晒至半干，切段，个大者再纵切，干燥。
药材主产于浙江、安徽、湖北、湖南。

性　状

根呈不规则圆柱形、半圆形或块状，多弯曲，长 5~10cm，直径 1~5cm。表面淡灰黄色，在弯曲处常有深陷横沟而成结节状的瘤块样。体重，质坚实，断面平坦，灰白色，富粉性，有排列较稀疏的放射状纹理。气微，味苦。

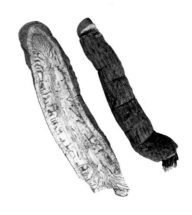

防己

性　味	性寒，味苦。
功　能	利水消肿，祛风止痛。
主　治	水肿脚气，小便不利，风湿痹痛，湿疹疮毒。
用　法	用量 4.5~9g。

化学成分　含多种异喹啉生物碱，主要有粉防己碱（tetrandrine）、防己诺林碱（fangchinoline）、轮环藤酚碱（cyclanoline）、二甲基粉防己碱（dimethyltetrandrine）以及小檗胺（berbamine）等。

药　理　对甲醛性关节炎有一定程度的抗炎作用；有抗过敏作用，既是过敏介质的拮抗剂，又是过敏介质的阻释剂；对骨骼肌有一定的松弛作用。此外还有降血压、抗癌、镇静、抗菌等作用。

验方　①肾炎水肿：防己 10g，车前草 15g，泽泻 10g，猪苓 10g，水煎服。②风湿性关节炎：防己、骨碎补、鸡血藤各 15g，川牛膝、威灵仙各 10g，水煎服。③风湿头痛：防己 10g，白芷 9g，蔓荆子 10g，石菖蒲 6g，炒苍术 9g，水煎服。

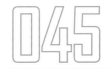

Saposhnikoviae Radix

防 风

英文名： Divaricate Saposhnikovia Root
别　名： 关防风、东防风。
来　源： 伞形科植物防风 *Saposhnikovia divaricata* (Turcz.) Schischk. 的根。

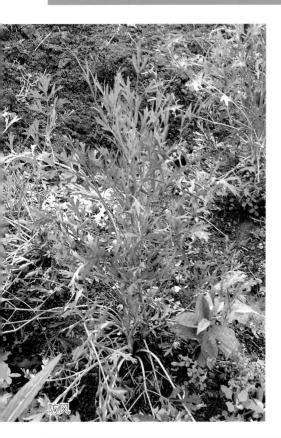

防风

植物形态

多年生草本。茎单生，二歧分枝。基生叶二至三回羽状分裂，终裂片披针形，叶柄长 2~6.5cm；顶生叶简化，具扩展叶鞘。复伞形花序；无总苞片，少有 1 片；伞幅 5~9；小总苞片 4~5；花梗 4~9；花黄色。双悬果矩圆状宽卵形，扁平，侧棱具翅。花期 8~9 月，果期 9~10 月。生于草原、干燥山坡。

性　味	性温，味甘、辛。
功　能	解表祛风，胜湿止痛，止痉。
主　治	感冒头痛，风湿痹痛，四肢拘挛，风疹瘙痒，破伤风。
用　法	用量 4.5~9g。

采 制

春、秋二季采挖未抽花茎植株的根，除去须根，晒干。药材主产于黑
龙江、吉林、内蒙古、河北。

性 状

根长圆锥形或长圆柱形，下部渐
细，有的略弯曲，长 15~30cm，直
径 0.5~2cm。表面灰棕色，粗糙，
有纵皱纹及多数横长皮孔。根头
部有明显密集的环纹，有的环纹
上残存棕褐色毛状叶基。体轻，
质松，易折断，断面不平坦，皮
部浅棕色，有裂隙，木部浅黄色。
气特异，味微甘。

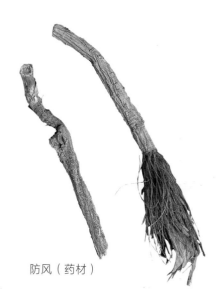

防风（药材）

化学成分　含 5-O- 甲基维斯阿米醇苷（5-O-methylvisammimol）、
3′-O- 当归酰亥茅酚（3′-O-angeloyl-hamaudol）、升
麻素（cimifugin）、升麻苷（cimicifugoside）、前胡素
（dacursin）等。

药　理　对金黄色葡萄球菌、乙型溶血性链球菌、肺炎球菌及
真菌有抑菌作用；有抗过敏作用，能抑制豚鼠离体气管、
回肠平滑肌过敏性收缩；增强小鼠腹腔巨噬细胞的吞
噬功能。此外还有解热、镇痛、镇静和抗炎作用。

验
方　①风湿头痛：防风 10g，生薏苡仁 15g，佩兰叶 10g，石菖蒲、
川芎、白芷各 9g，水煎服。②湿疹瘙痒：防风、苍耳子、蛇床子、
鬼针草各 30g，水煎洗患处。③风湿关节痛：防风 10g，千年健
15g，威灵仙 9g，穿山龙 24g，水煎服。

046 红 芪

Hedysari Radix

英文名： Manyinflorescenced Sweetvetch Root
别　名： 土黄芪、红皮黄芪。
来　源： 豆科植物多序岩黄芪 *Hedysarum polybotrys* Hand. -Mazz. 的根。

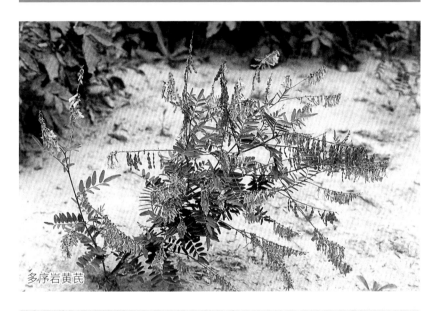

多序岩黄芪

植物形态

多年生草本，高 50~150cm。主根粗大，圆柱形，外皮红棕色。茎多分枝，具纵棱。奇数羽状复叶互生，小叶 7~27，小叶片卵状、长圆形至长圆状披针形，有小尖头，基部圆钝，上面无毛，下面沿脉被长柔毛；托叶长披针形，基部连合。总状花序腋生，具花 15~40 朵；花梗丝状，长 2~3mm；苞片钻形；花萼短宽钟形，最下面的 1 枚萼齿较其余 4 枚长 1 倍；花冠淡黄色，旗瓣窄倒卵形，长约 10mm。荚果有 3~5 荚节，荚节近圆形，宽约 5mm，边缘有窄翅，表面被贴伏短柔毛。花期 6~8 月，果期 7~9 月。生于山地阳坡灌木丛、草丛和疏林中。

采 制

春、秋二季采挖，除去须根及根头，晒干。炮制品有蜜红芪等。药材产于甘肃南部、四川西部、宁夏等地。

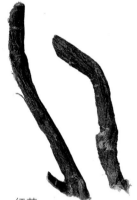

红芪

性 状

根呈长圆柱形，上端略粗，长 10~50cm，直径 0.6~2cm。表面灰红棕色，有纵皱纹及横长皮孔，外皮易脱落，剥落处淡黄色。质硬而韧，不易折断，断面纤维性，并显粉性，皮部黄白色，木部淡黄棕色，射线放射状，形成层环浅棕色。气微，味微甜，嚼之略有豆腥味。

性 味	性温，味甘。
功 能	补气固表，利尿、托毒排脓，敛疮生肌。
主 治	气虚乏力，食少便溏，中气下陷，久泻脱肛，便血崩漏，表虚自汗，气虚水肿，痈疽难愈，血虚萎黄，内热消渴；半身不遂，痹痛麻木，痈疽难溃，久溃不敛。
用 法	用量 9~30g。

化学成分　含 3- 羟基 -9- 甲氧基紫檀烷（3-hydroxy-9-methoxy-pterocarpane）、γ- 氨基丁酸（γ-aminobutyric acid）及天冬氨酸、脯氨酸、精氨酸、苏氨酸等。

药　理　具有显著的免疫增强作用；能减慢窦性心律，对心肌缺血再灌注损伤有一定的保护作用；有延缓实验动物衰老的作用，可显著提高小鼠常压耐缺氧的能力。

验 方

参见"黄芪"。

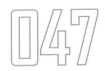

Rhodiolae Crenulatae Radix et Rhizoma

红景天

英文名： Largeflower Rhodiola Root or Rhizome
别　名： 大红七、大和七。
来　源： 景天科植物大花红景天 *Rhodiola crenulata* (Hook. f. et Thoms.) H. Ohba 的根和根茎。

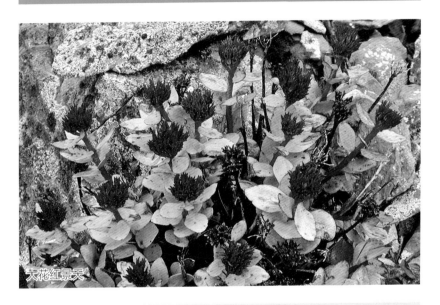

大花红景天

植物形态

多年生草本。不育茎直立，高5~17cm，上端密生叶；叶片宽卵形，长1~3cm。花茎多数，高5~20cm，直立或呈扇形排列，稻秆色至红色。叶具假叶柄，叶片椭圆状长圆形或近圆形，长1.2~3cm，宽1~2.2cm，具苞片。花单性，雌雄异株；雄花萼片5，花瓣5，红色，倒披针形，雄蕊10；雌花膏葖5，直立，干后红色。种子倒卵形，两端有翅。花期6~7月，果期7~8月。生于海拔2800~5600m的山坡、草地、灌丛及石缝中。

采　制

秋季花茎凋枯后采挖，除去粗皮，洗净，晒干。药材产于四川、云南、西藏。

性　状

根茎呈圆柱形，粗短，略弯曲，少数有分枝，长 5~20cm，直径 2.9~4.5cm。表面棕色或褐色，粗糙有褶皱，剥开外表皮有一层膜质黄色表皮且具粉红色花纹；节间不规则，断面粉红色至紫红色，有一环纹，质轻，疏松。主根呈圆柱形，粗短，长约 20cm，上部直径约 1.5cm，侧根长 10~30cm；断面橙红色或紫红色，有时具裂隙。气芳香，味微苦涩、后甜。

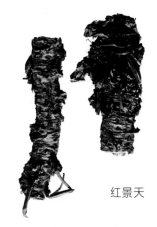

红景天

性　味	性平，味甘、苦。
功　能	益气活血，通脉平喘。
主　治	气虚血瘀，胸痹心痛，中风偏瘫，倦怠气喘。
用　法	用量 3~6g。

化学成分　根和根茎中主要含有红景天苷（salidroside）、苷元酪醇（tyrosol）和红景天多糖；多种苷类化合物，如大花红景天苷（crenuloside）、帕里苷（pharienside）等。

药　理　提取物或其有效成分具有延缓机体衰老，防止老年疾病等功效。此外还具有提高机体免疫力、抗疲劳、抗微波辐射、抗肿瘤、抗病毒、抗肝纤维化、抗肾间质损伤、抗缺氧和抗寒等多方面作用。

验方　①肝炎：红景天 5g，珍珠草 30g，佩兰、白茅根、黄精、鸡内金各 10g，赤芍 20g，蝉蜕 6g，水煎服。②抗疲劳：红景天 4~5g，泡茶或泡酒服。③气虚体弱、脑血管疾病：红景天根茎、冰糖各 120g，以 5~6 倍比例加水煎熬，制成浸膏，每次取 10·20ml，温开水冲服。

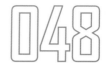

Ophiopogonis Radix
麦 冬

英文名： Dwarf Lilyturf Tuber
别　名： 沿阶草、麦门冬。
来　源： 百合科植物麦冬 *Ophiopogon japonicus* (L. f.) Ker-Gawl. 的块根。

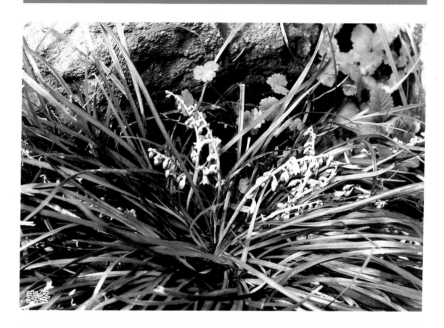

麦冬

植物形态

多年生常绿草本。叶丛生，窄长线形，长 10~40cm，宽 1.5~4mm，先端
急尖或渐尖，基部稍扩大并在边缘具膜质透明的叶鞘。花葶比叶短，长
7~15cm；总状花序穗状，顶生；小苞片膜质，每苞片腋生 1~3 朵花，花
梗略弯曲下垂，常于近中部以上有关节；花被片 6，披针形，淡紫色或白色；
雄蕊 6，花丝极短；子房半下位，3 室。果实浆果状，球形，熟后暗蓝色。
花期 5~8 月，果期 7~9 月。生于山坡林下或溪旁；现大量栽培。

采　制

夏季采收，洗净，反复暴晒、堆置，至七八成干，去须根，干燥。药材
主产于浙江、四川。

性　状

块根纺锤形或长圆形，两端略尖，长1.5~5cm，直径0.3~0.7cm。表面黄白色，有细纵皱纹。质柔韧，断面类白色，半角质样，中柱细小。气微香，味微甜。

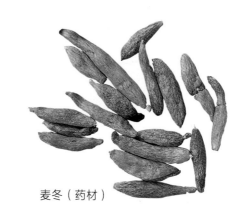

麦冬（药材）

性　味	性微寒，味甘、微苦。	
功　能	养阴生津，润肺清心。	
主　治	肺燥干咳，虚劳咳嗽，津伤口渴，心烦失眠，内热消渴，肠燥便秘。	
用　法	用量6~12g。	

化学成分　含麦冬皂苷A、B、B′、C、C′、D、D′（ophiopogonin A，B，B′，C，C′，D，D′），麦冬酮A、B（ophiopogonone A，B），甲基麦冬黄酮A、B（methylophiopogonone A，B），二氢麦冬黄酮A、B（ophiopogonanone A，B）等。

药　理　能提高小鼠在低压缺氧条件下的耐缺氧能力；能使已显著受损的心肌细胞较快地获得修复，促进愈合，相应地减少心肌细胞的坏死；能降低心律失常的发生率，改善心肌收缩力，限制心肌梗死的范围。此外还有降血糖作用。

验方　①慢性咽炎：麦冬、北沙参各15g，玄参10g，水煎服。②咯血：麦冬、藕片、旱莲草、木槿花各15g，水煎服。③失眠：麦冬、柏子仁、蜜枣仁各15g，茯神10g，水煎服。

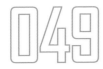

Polygalae Radix

远　志

英文名： Thinleaf Milkwort Root
别　名： 细叶远志、小草。
来　源： 远志科植物远志 *Polygala tenuifolia* Willd. 或卵叶远志 *Polygala sibirica* L. 的根。

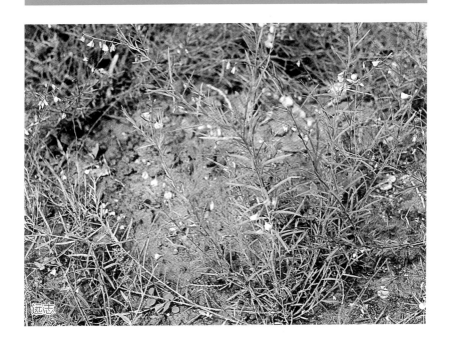

远志

植物形态

多年生草本。茎由基部丛生、斜生或直立。叶互生，线形至狭线形，先端尖，基部渐狭成短柄，全缘。总状花序有稀疏的花，花绿白色带紫，左右对称；萼片 5，外轮 3 片，内轮 2 片，花瓣状；花瓣 3，下部合生，中央花瓣较大，龙骨状，顶端有流苏状附属物；雄蕊 8。蒴果扁卵圆形，翅宽 0.1cm 以上。花期 4~5 月，果期 7~9 月。生于山坡草丛、路旁或河岸。

采 制

春、秋二季采挖，去泥土，晒干。药材主产于山西、陕西、河北、河南。

性状

根圆柱状，略弯曲，长 3~15cm，直径 0.3~0.8cm。表面灰黄色至灰棕色，有较密并深陷的横、纵皱纹及裂纹，老根的横皱纹较密更深陷，略呈结节状。质硬而脆，易折断，断面皮部棕黄色，木部黄白色，皮部易与木部剥离。气微，味苦、微辛，嚼之有刺喉感。

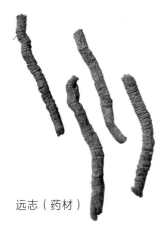

远志（药材）

性 味	性温，味苦、辛、涩。
功 能	安神，益智，祛痰，消肿。
主 治	心肾不交，失眠多梦，健忘惊悸，神志恍惚，咳痰不爽，疮疡肿毒，乳房肿痛。
用 法	用量 3~9g。

化学成分　含远志皂苷 A~G（onjisaponin A~G）、远志糖醇（polygalitol）、细叶远志皂苷（tenuifolin）、远志山酮Ⅲ（polygalaxanthone Ⅲ）、3，4，5- 三甲氧基桂皮酸、远志碱（tenuidine）、3，6′- 二芥子酰基蔗糖等。

药　理　有较强的祛痰作用；对环磷酸腺苷磷酸二酯酶有抑制作用；能增强体力，提高智力；有较强的溶血作用，对醛酮还原酶有抑制作用。此外还有抗突变、抗癌、镇静、抗惊厥、抗水肿和利尿等作用。

验方　①失眠：远志 9g，茯神、柏子仁、蜜枣仁各 10g，水煎服。②心悸：远志 9g，黑豆 30g，放入洗净的猪心内，水炖服。③健忘：远志 9g，核桃仁 15g，西洋参 10g，水煎服。

附　注　加工时常将根的木部除去，成筒状，称"远志筒"或"远志肉"。

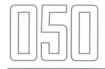

Boehmeriae Radix
苎麻根

英文名： Ramie Root
别　名： 家苎麻、野麻根、白麻根、园麻根、青麻根。
来　源： 荨麻科植物苎麻 *Boehmeria nivea* (L.) Gaud. 的根。

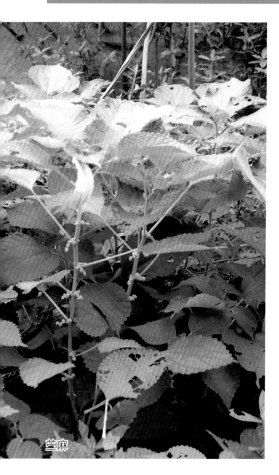

苎麻

植物形态

多年生草本或亚灌木，高1~2m。根呈不规则圆柱形，略弯曲。茎直立，分枝，绿色，有短或长毛。叶互生，阔卵形或近圆形，长5~16cm，宽3.5~14cm，先端尾尖，基部宽楔形或圆形，边缘具粗齿，上面粗糙，下面密生白色绵毛。花单性同株，花序圆锥形；雄花序在雌花序下，雄花花被片4，雄花4，有退化雌蕊；雌花序簇生或球形，花被管状，4齿裂，子房1室，内含1胚珠。瘦果椭圆形，有毛，外被宿存花被，顶有宿存柱头，丝状。花期5~8月，果期8~10月。生于荒地、山坡；或栽培。

采　制

冬、春二季采挖，洗净，晒干。药材主产于浙江、江苏、安徽。

性　状

根不规则圆柱形，略弯曲，长
4~30cm，直径 0.4~5cm。表面
灰棕色，密生疣状突起及横向
皮孔。切面皮部棕色，易剥落，
木部黄白色。质坚硬,断面粉性。
气微，味淡，有黏性。

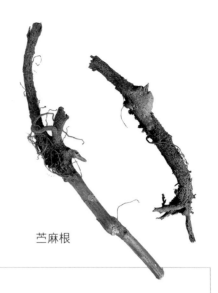

苎麻根

性　味	性寒，味甘。
功　能	清热利尿，安胎止血，解毒。
主　治	感冒发热，麻疹高热，尿路感染，肾炎水肿，孕妇腹痛，胎动不安，先兆流产，跌打损伤，骨折，疮疡肿痛，出血性疾病。
用　法	用量 15~30g。

化学成分　根含大黄素（emodin）、大黄素甲醚 -8- β - 葡萄糖苷。
药　理　具有轻度血小板聚集功能，并随药物浓度的增加而增
　　　　加，增加幅度不甚明显，具有类似二磷酸腺苷（ADP）
　　　　作用；对金黄色葡萄球菌有抑制作用。

验
方　①胎动不安：苎麻根 15g，茯神 10g，当归 3g，水煎服。②子宫
内膜炎出血：苎麻叶、一点红各 30g，水煎服。

051

Zanthoxyli Radix

两面针

英文名： Shinyleaf Pricklyash Root
别　名： 双面针、上山虎、山椒、鸟不踏。
来　源： 芸香科植物两面针 *Zanthoxylum nitidum* (Roxb.) DC. 的根。

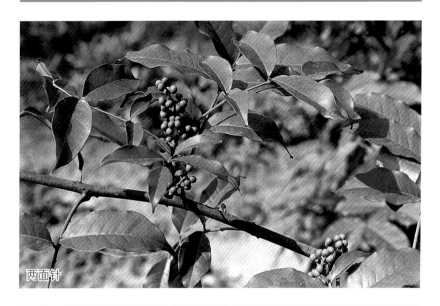

两面针

植物形态

常绿木质藤本，高 1~2m。茎枝、叶轴背面和小叶两面中脉上都有钩状皮刺。根黄色，味辛辣。羽状复叶互生，小叶 3~11，对生，革质，卵形至卵状长圆形，长 4~11cm，宽 2~6cm，有油点，边缘微具波状疏锯齿，基部圆或宽楔形。伞房状圆锥花序腋生，花小，单性；萼片 4；花瓣 4；雄花雄蕊 4，药隔顶端有短的突尖体；心皮 4，柱头头状。蓇葖果紫红色，干时硬而皱，有粗大腺点。种子近球形，黑色光亮。花期 3~4 月，果期9~10 月。生于山野路旁向阳地。

采　制

生年可采，洗净，润透，切片，晒干。药材产于广西、广东、福建、云南。

性　状

药材为不规则块片或圆柱形短段，长 2~20cm，厚 0.5~8cm，表面浅黄色或浅棕黄色，有散在的黄色小点。切面皮部浅棕色，木部浅黄色，可见同心性环纹及密集小孔。气微香，微苦而辛辣、麻舌。

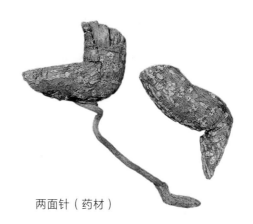

两面针（药材）

性　味	性平，味辛、苦；有小毒。
功　能	行气止痛，活血化瘀，祛风活络。
主　治	风湿痛，跌打瘀痛，胃痛，牙痛，毒蛇咬伤；外治烧伤，烫伤。
用　法	用量 5~10g。外用适量，研末调敷或煎水洗患处。

化学成分　含两面针碱（nitidine）、氧化两面针碱（oxynitidine）、布枯叶苷（diosmin）等。

药　理　有镇痛作用，与戊巴比妥钠有协同作用；对溶血性链球菌及金黄色葡萄球菌有较强的抑制作用；对乙酰胆碱及氯化钡所致肠肌收缩有明显的抑制作用；对多种癌细胞有明显的抑制作用。

验方
①胃痛：两面针 15g，制香附 9g，山鸡椒果实 6g，水煎服。
②咽喉痛：两面针适量，水煎，加食盐少许，取汤含漱。③跌打损伤：两面针 50g，积雪草 30g，水煎擦患处。

052

Polygoni Multiflori Radix
何首乌

英文名： Fleece flower Root
别　名： 首乌、赤首乌、马肝石、红内消。
来　源： 蓼科植物何首乌 *Polygonum multiflorum* Thunb. 的块根。

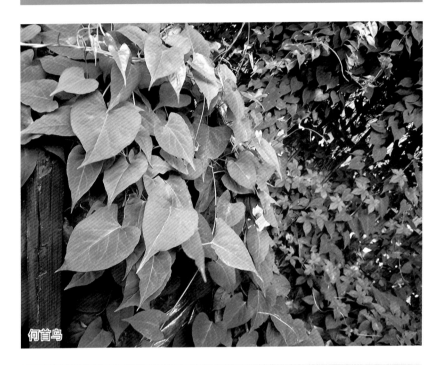

何首乌

植物形态

多年生缠绕草本。叶互生，长 4~9cm，宽达 5cm，全缘，托叶鞘干膜质，抱茎；具叶柄。圆锥花序顶生或腋生，花小；花被 5 深裂，外面 3 片背部有翅。瘦果椭圆形，包于宿存翅状花被内。花期 8~10 月，果期 9~11 月。生于山坡石缝、篱边、林下或灌木丛中。

采　制

秋、冬二季采挖，削去两端，洗净，个大的切块，干燥。生用或用黑豆汁制。药材主产于河南、广东、贵州、江办、湖北、四川

性　状

块根呈团块状或不规则纺锤形，长6~15cm，直径4~12cm。表面红棕色或红褐色，皱缩不平，并有横长皮孔及细根痕。体重，质坚实，不易折断。断面浅黄棕色或浅红棕色，显粉性，皮部有4~11个类圆形异型维管束环列，形成云锦状花纹，中央木部较大，有的呈木心。气微，味微苦而甘涩。

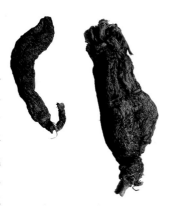

何首乌（药材）

性　味	性温，味苦、甘、涩。
功　能	生首乌解毒，消痈，通便。制首乌补肝肾，益精血，乌须发，壮筋骨。
主　治	生首乌主治瘰疬疮痈，风疹瘙痒，肠燥便秘及高脂血症。制首乌主治眩晕耳鸣，须发早白，腰膝酸软，肢体麻木，神经衰弱，高脂血症。
用　法	制首乌用量6~12g。生首乌用量3~6g。

化学成分　含2，3，5，4′-四羟基二苯乙烯-2-O-β-D-葡萄糖苷（2，3，5，4′-tetrahydroxystibene-2-O-β-D-glucoside）、大黄素（emodin）、大黄酸（rhein）、大黄酚蒽酮（chrysophanol）、土大黄苷（rhaponticin）等。

药　理　有降血脂及抗动脉硬化作用，能延缓动脉粥样硬化的发展；能延缓胸腺退化与萎缩，或增加其重量，有抗衰老作用。此外还有增强免疫、抗血小板聚集等作用。

验方

①青少年白发：制首乌、生地黄各30g，旱莲草15g，水煎服。
②肾虚夜尿多：制首乌、枸杞子、桑椹、菟丝子各15g，水煎服。
③疔疮疖肿：鲜何首乌根，磨汁涂敷患处。

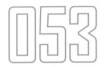

Sophorae Flavescentis Radix

苦　参

英文名： Lightyellow Sophora Root
别　名： 野槐根、山槐根、干人参、苦骨。
来　源： 豆科植物苦参 *Sophora flavescens* Ait. 的根。

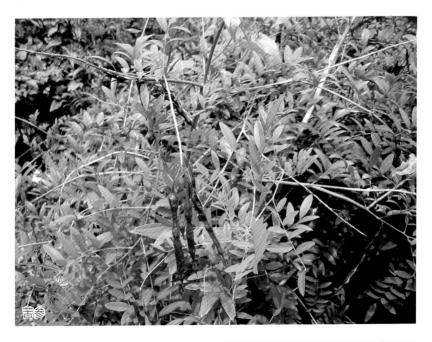

苦参

植物形态

落叶亚灌木。单数羽状复叶，小叶披针形至线状披针形，顶端渐尖，基部圆形，背面有平贴柔毛。总状花序顶生；花冠淡黄色，旗瓣匙形，翼瓣无耳；雄蕊 10，花丝仅基部愈合；子房柄被细毛。荚果线形。种子3~7 粒，黑色，近球形。花期 5~7 月，果期 7~9 月。生于向阳山坡灌丛、草地中。

采　制

春、秋二季采挖，除去根头和小支根，洗净，干燥，或趁鲜切片、干燥。药材主产于山西、湖北、河南、河北。

性　状

根圆柱形，下部常分叉，长
10~20cm，直径 1~6.5cm。表面棕
黄色至灰棕色，有纵皱纹及横长
线形皮孔。栓皮薄，常破裂外卷，
脱落处显黄色。质坚韧，断面粗
纤维性，黄白色。气微，味极苦。

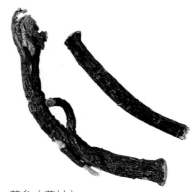

苦参（药材）

性　味	性寒，味苦。	
功　能	清热燥湿，杀虫利尿。	
主　治	热痢，便血，黄疸尿闭，赤白带下，阴肿阴痒，湿疹，湿疮，皮肤瘙痒，疥癣麻风；外治滴虫性阴道炎。	
用　法	用量 4.5~9g。外用适量，煎汤洗患处。	

化学成分　含苦参碱（matrine）、氧化苦参碱（oxymatrine）、苦参
醇碱(sophoranole)、N-甲基金雀花碱(N-methylcytisine)、
安那吉碱（anagyrine）、膺靛叶碱（baptifoline）、脱氢
苦参碱（sophocarpine）、d-异苦参碱（d-isomatrine）、
苦参啶（kuraridin）、去甲苦参酮（norkurarinone）、苦
参醇（kurarinol）、新苦参醇（neokurarinol）。

药　理　有抗肿瘤和升高白细胞的作用；有扩张血管作用，对
急性心肌缺血有保护作用，可增加心房收缩力，对大
鼠心律失常有明显的治疗作用。

验
方　①浑身瘙痒：苦参、白鲜皮、蒺藜、苍耳子各30g，水煎洗。②癣：
苦参适量，水煎熏洗患处。③痔疮出血：苦参适量，水煎熏洗患处。

054 刺五加

Acanthopanacis Senticosi Radix et Rhizoma seu Caulis

英文名：Manyprickle Acathopanax Root
别　名：五加皮、刺拐棒。
来　源：五加科植物刺五加 *Acanthopanax senticosus* (Rupr. et Maxim.)Harms 的根及根茎或茎。

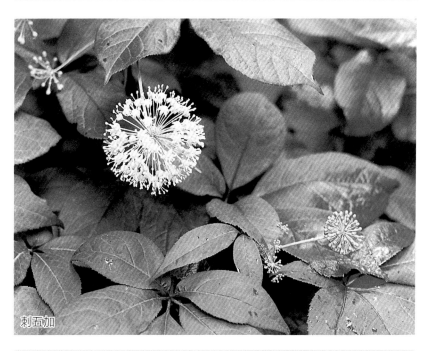

刺五加

植物形态

落叶灌木，高达 2m。茎密生细长倒刺。掌状复叶互生，小叶 5，稀 4 或 3，边缘具尖锐重锯齿或锯齿。伞形花序顶生，单一或 2~ 4 个聚生，花多而密；花萼具 5 齿；花瓣 5，卵形；雄蕊 5；子房 5 室。浆果状核果近球形或卵形，干后具 5 棱，有宿存花柱。花期 6~7 月，果期 7~9 月。生于山地林下及林缘。

采制

春、秋二季采挖，洗净，晒干。药材产于东北。

性　状

根茎呈结节状不规则圆柱形，直径1.4~4.2cm；表面灰褐色，有皱纹；上端有不定芽发育的细枝。根圆柱形，多分枝，常扭曲，长3.5~12cm，直径0.3~1.5cm；表面灰褐色或黑褐色，粗糙、皮薄，剥落处呈灰黄色。质硬，断面黄白色，纤维性。有特异香气，味微辛、稍苦、涩。

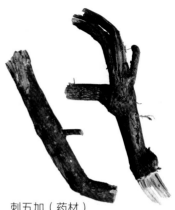

刺五加（药材）

性　味	性温，味辛、微苦。
功　能	益气健脾，补肾安神。
主　治	脾肾阳虚，体虚乏力，食欲不振，腰膝酸痛，失眠多梦。
用　法	用量9~27g。

化学成分　含刺五加苷A（β-谷甾醇葡萄糖苷，eleutheroside A）、刺五加苷B（紫丁香苷，syringin）、刺五加苷 B_1（异秦皮定葡萄糖苷，isofraxidin glycoside）、刺五加苷C~G（eleutheroside C~G）、多糖等。

药　理　对中枢神经系统有兴奋、抑制和抗惊厥作用；提取物和苷类有抗疲劳作用；对移植癌、癌的转移和小鼠自发白血病都有一定的抑制作用，能减轻抗癌药物的毒性；能增强机体的非特异性免疫力，具有抗衰老作用。

验方 ①风湿关节痛：刺五加、桑寄生、生黄芪、川牛膝各15g，当归9g，水煎服。②失眠：刺五加、蜜枣仁、柏子仁各15g，琥珀9g，水煎服。③颈椎病：刺五加、葛根各15g，川芎9g，丹参、赤芍、桃仁各10g，水煎服。

055

Curcumae Radix

郁　金

英文名： Turmeric Root-tuber

别　名： 五金、姜黄、毛姜黄。

来　源： 姜科植物温郁金 *Curcuma wenyujin* Y. H. Chen et C. Ling、姜黄 *Curcuma longa* L.、广西莪术 *Curcuma kwangsiensis* S. G. Lee et C. F. Liang 或蓬莪术 *Curcuma phaeocaulis* Val. 的根。

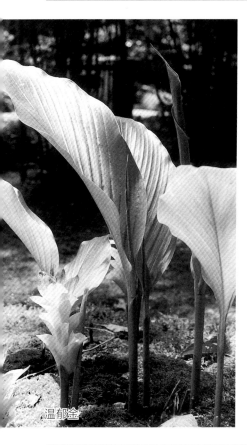

温郁金

植物形态

多年生草本。根茎肉质肥大，断面黄色；块根纺锤状。叶基生，2 列叶片宽椭圆形，无毛，长 35~75cm，宽 14~22cm，先端渐尖，基部楔形，叶柄短于叶片。穗状花序圆柱形，从根茎上先叶抽出，长 20~30cm；下部苞片阔卵形，淡绿色，有花数朵，上部苞片较狭，蔷薇红色，无花；花萼白色，具 3 齿裂；花冠白色，裂片 3 齿，上面 1 片较大，先端略呈兜状；退化雄蕊花瓣状，黄色，唇瓣倒卵形，先端微凹，黄色，能育雄蕊 1，花丝短扁，花药基部有距；子房下位，密被长柔毛，花柱细长。花期 4~6 月。生于林下；或栽培。

采　制

冬季茎叶枯萎后采挖，除去泥沙及细根，蒸或煮至透心，干燥。药材主产于浙江。

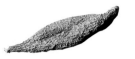
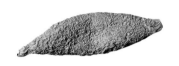

性 状

块根呈长圆形或卵圆形，稍扁，有的微弯曲，两端渐尖。长 3.5~7cm，直径 1.2~2.5cm。表面灰褐色或灰棕色，具不规则的纵皱纹，纵纹隆起处色较浅。质坚实，断面灰棕色，角质样，内皮层环明显。气微香，味微苦。

郁金

性 味	性寒，味辛、苦。
功 能	行气解郁，活血止痛，清心凉血，利胆退黄。
主 治	胸腹胁肋诸痛，月经不调，癫痫发狂，热病神昏，吐血，尿血，黄疸。
用 法	用量 3~9g。

化学成分　含挥发油，油中的主要成分为姜黄烯（curcumene）、倍半萜烯醇、樟脑、莰烯，尚含姜黄素、脱甲氧基姜黄素、姜黄酮以及多糖等。

药　理　挥发油能调节中毒性肝炎小鼠的体液免疫，具有免疫抑制和抗真菌作用。多糖有较强的网状内皮系统激活活性；能降低血浆纤维蛋白原、总胆固醇、三酰甘油含量；促进胃酸分泌，提高血清中促胃液素、胰泌素的含量，并促进胆汁的排出。

验方
①胸闷：郁金、丝瓜络各 10g，枳壳、紫苏梗各 9g，水煎服。
②心烦胁痛不眠：郁金、千里光各 10g，炒栀子 9g，阴地蕨 15g，水煎服。③尿道出血：郁金 10g，侧柏叶、藕片、白茅根各 15g，水煎服。

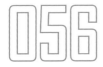

Changii Radix
明党参

英文名： Medicinal Changium Root
别　名： 山花根、山萝卜、明参。
来　源： 伞形科植物明党参 *Changium smyrnioides* Wolff 的根。

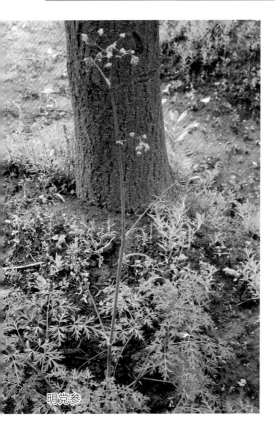

明党参

植物形态

多年生草本。茎直立，中空，具粉霜，上部分枝。基生叶为三出式二至三回羽状全裂，最终裂片披针形，叶柄长，基部呈鞘状；茎上部叶鳞片状或鞘状。复伞形花序无总苞；伞幅6~10；小总苞片钻形；花梗10~15；花白色。双悬果扁圆形至卵状长椭圆形。花期4~5月，果期6月。生于山坡向阴处草丛中。

性　味	性微寒，味甘、微苦。
功　能	润肺化痰，养阴和胃，平肝，解毒。
主　治	肺热咳嗽，呕吐反胃，食少口干，目赤眩晕，疔毒疮疡。
用　法	用量 6~12 g。

采 制

4~5月采挖,除去须根,洗净,置沸水中煮至无白心,取出,刮去外皮,浸漂,晒干。药材主产于江苏、安徽、浙江、四川。

性 状

根细圆柱形或长纺锤形,两端渐细,稍扭曲,长6~12cm,直径0.4~2.5cm。表面淡黄白色至淡棕色,半透明,有时可见纵沟及菱形皱纹。质坚硬,角质,断面皮部较薄,淡黄棕色,易与木部剥离,木部类白色,粉性,粗根中央疏松,或有大量愈伤性木栓组织,其中充满树脂状物质而成深棕色。气微,味淡。

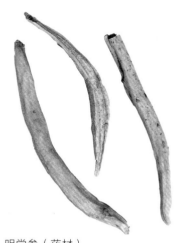

明党参(药材)

| 化学成分 | 含脂肪油、脂肪酸、氨基酸、挥发油、多糖等。 |

化学成分 含脂肪油、脂肪酸、氨基酸、挥发油、多糖等。

药 理 明党参多糖可促进小鼠自然杀伤细胞活性,激活巨噬细胞 Cb 受体,显著提高正常小鼠腹腔巨噬细胞 YC-花环形成率,增强机体防癌、抗感染的能力;对体外大鼠肝匀浆上清液中过氧化脂质的生成有明显的抑制作用,以甲醇提取物的作用最强。

验方

①久咳:明党参 15g,北沙参、麦冬各 10g,天冬 9g,水煎服。
②慢性咽喉炎:明党参 15g,玄参、桔梗、大青叶各 9g,一枝黄花 15g,水煎服。③咯血:明党参 18g,藕节、白石榴花各 15g,水煎服。

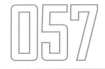

Tinosporae Radix

金果榄

英文名： Arrowshaped Tinospora Root
别　名： 地苦胆、山慈姑、九牛胆、青牛胆。
来　源： 防己科植物青牛胆 *Tinospora sagittata* (Oliv.) Gagnep. 或金果榄 *Tinospora capillipes* Gagnep. 的块根。

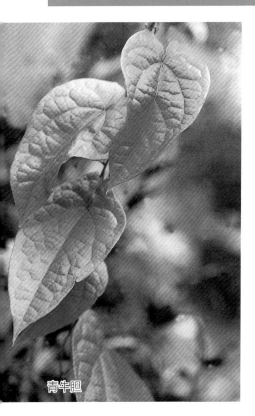

青牛胆

植物形态

缠绕藤本。茎粗糙，有槽纹。叶互生，箭状披针形，长 7~13cm，宽 3~8cm，先端渐尖，基部箭形或戟状箭形，两面被短硬毛。花近白色，单性异株；总状花序；萼片 6，花瓣 6；雄花雄蕊 6，较花瓣长；雌花花瓣较小，匙形，退化雄蕊棒状，心皮 3~4。核果近球形，红色，内果皮坚硬，背线具不明显的疣状突起。花期 3~5 月，果期 8~10 月。生于疏林、灌丛中或石隙间。

性　味	性寒，味苦。
功　能	清热解毒，利咽，止痛。
主　治	咽喉肿痛，痈疽疔毒，泄泻，痢疾，脘腹热痛。
用　法	用量 3~9g。外用适量。

采 制

秋、冬二季采挖，除去须根，洗净，晒干。药材主产于四川、湖南、广西。

性 状

块根不规则长圆形、陀螺形或不规则圆形，大小悬殊，长3~15cm，直径2~9cm。表面棕黄色或淡褐色，有深而密的纵横皱纹。质坚实，横切面黄白色，粉性，皮部甚狭，形成层环隐约可见，木部外缘可见少数导管束，呈放射状。气微，味极苦。

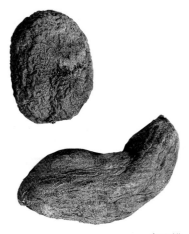

金果榄

化学成分
药　理
含古伦宾（columbin）、巴马亭（palmatine）、药根碱等。具有明显的抗炎、镇痛作用；对金黄色葡萄球菌、白色葡萄球菌、枯草杆菌均有较强抑制作用；能促进干细胞增殖，增加骨髓细胞分化，刺激体液免疫，增强巨噬细胞的吞噬活性。此外还有抗肿瘤、降血糖、抗溃疡等作用

验方

①急性咽喉炎：金果榄、玄参各10g，桔梗9g，金银花15g，水煎服。②乳腺炎、扁桃体炎、口腔炎、腮腺炎：金果榄每次6~9g，开水泡服；或研末，适量外敷。③疗疮疖肿：鲜金果榄磨汁，涂患处。

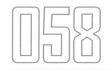

Psammosilenes Radix

058 金铁锁

英文名： Tuniclike Psammosilene Root
别　名： 昆明沙参、独丁子、麻参、金丝矮陀陀、白马分鬃。
来　源： 石竹科植物金铁锁 *Psammosilene tunicoides* W. C. Wu et C. Y. Wu 的根。

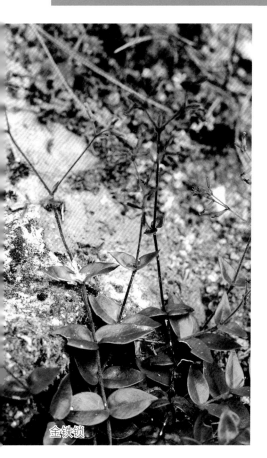

金铁锁

植物形态

为多年生蔓生草本植物。根常单一呈长圆锥形，肉质粗壮，外皮棕黄色，茎平卧，圆柱形，中空，绿色或带紫绿色。单叶对生，被短柔毛，几无柄，卵形至卵状椭圆形，微带肉质，长 1~2.5cm，宽 0.5~1.2cm，基部圆形，先端渐尖，上面疏生细柔毛，下面沿中脉有柔毛，全缘。聚伞花序顶生，长 15cm，花小，花萼狭钟形，具有 15 条棱，多腺毛，萼片 5，花瓣 5，紫红色，先端截形至近圆形；雄蕊 5 枚，与萼裂片对生；子房倒披针形，花柱 2。蒴果长棒状，棱明显，膜质；内有种子 1 枚，长倒卵形，褐色，扁平，长 3mm。花期 6~9 月，果期 7~10 月。生于海拔 1500~3500m 的山坡沙地和草坝。

采　制

秋季采挖，除去外皮和杂质，晒干。药材产于云南、贵州、四川。

性　状

根呈长圆锥形，有的略扭曲，长 8~25cm，直径 0.6~2cm。表面黄白色，有多数纵皱纹和褐色横孔纹。质硬，易折断，断面不平坦，粉性，皮部白色，木部黄色，有放射状纹理。气微，味辛、麻，有刺喉感。

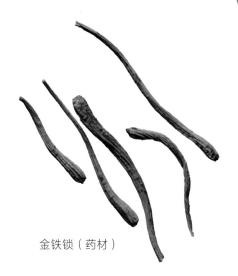

金铁锁（药材）

性　味	性温，味苦、辛；有小毒。
功　能	祛风除湿，散瘀止痛，解毒消肿。
主　治	风湿痹痛，胃脘冷痛，跌打损伤，外伤出血；外治疮疖，蛇虫咬伤。
用　法	用量 0.1~0.3g，多入丸散服。外用适量。孕妇慎用。

化学成分　含有多种金铁锁皂苷，其结构主要为五环三萜类齐墩果烷型衍生物，如金铁锁皂苷 A~L；还含有金铁锁环肽 A、B（psamo silenins A，B）；另含有 α - 吡咯烷酮、焦谷氨酸、大豆脑苷 I、鸢尾苷等。

药　理　金铁锁及金铁锁总皂苷具有显著的镇痛作用；总皂苷能有效提高大鼠致炎足的痛阈，并具有抗炎功能，可双向调节大鼠血中皮质醇的水平；总皂苷对类风湿关节炎也有较好的抗炎作用。

验方

①蛔虫病：先服半个油煎鸡蛋，隔半小时，再服金铁锁粉末 0.3g 及剩余的半个油煎鸡蛋。②创伤出血：金铁锁适量，研粉敷患处。③跌打损伤：金铁锁 1g，水煎 2 次，混匀，分 2 次服。

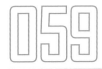

Euphorbiae Pekinensis Radix

京大戟

英文名：Peking Euphorbia Root
别　名：龙虎草、将军草、九头狮子。
来　源：大戟科植物大戟 *Euphorbia pekinensis* Rupr. 的根。

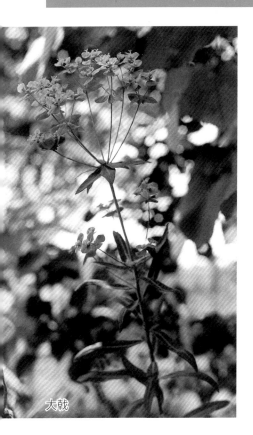

大戟

植物形态

多年生草本，全株含乳汁。茎直立，被白色短柔毛，上部分枝。叶互生，长圆状披针形至披针形，长3~8cm，宽5~13mm，全缘。伞形聚伞花序顶生，通常有5伞梗，腋生者多只有1梗，伞梗顶生1杯状聚伞花序，其基部轮生卵形或卵状披针形苞片5，杯状聚伞花序总苞坛形，顶端4裂，腺体椭圆形；雄花多数，雄蕊1；雌花1，子房球形，3室，花柱3，顶端2浅裂。蒴果三棱状球形，表面有疣状突起。花期4~5月，果期6~7月。生于山坡林下或路旁；有栽培。

性　味	性寒，味苦；有毒。
功　能	泻水逐饮、消肿散结。
主　治	水肿胀满，胸腹积水，痰饮积聚，气逆咳喘，二便不利。
用　法	用量1.5~3g。孕妇禁用。

采 制

秋、冬二季采挖，除去须根，洗净，干燥。药材主产于江苏。

性 状

根呈不整齐的长圆锥形，略弯曲，常有分枝，长 10~20cm，直径 1.5~4cm。表面灰棕色或棕褐色，粗糙，有纵皱纹、横向皮孔及支根痕。顶端略膨大，有多数茎基及芽痕。质坚硬，不易折断，断面类白色或淡黄色，纤维性。气微，味微苦涩。

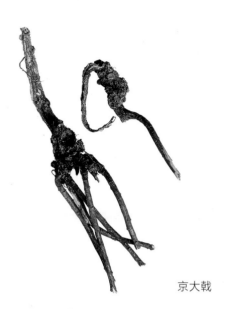

京大戟

| 化学成分 | 含大戟苷(euphornin)，并含大戟酸、大戟二烯醇、三萜醇、有机酸、鞣质、树脂胶、糖等。 |

化学成分 含大戟苷(euphornin)，并含大戟酸、大戟二烯醇、三萜醇、有机酸、鞣质、树脂胶、糖等。

药 理 生品、制品煎剂均对离体回肠有兴奋作用，能增加肠蠕动，提高肠平滑肌张力；有镇痛作用；对离体蛙心有抑制作用，且浓度越高越显著；对兔离体小肠有抑制作用。此外其乙醚提取物有致泻作用，热水提取物对猫有剧泻作用。

验方 ①肝硬化腹水：京大戟、商陆各适量，共研细粉，以开水调药粉，敷脐部。②肾炎水肿：京大戟研末，每次 2g，水调服。③无名肿毒：鲜京大戟适量，捣烂敷患处。

060

Asari Radix et Rhizoma

细 辛

英文名： Manchurian Wildginger Root and Rhizome（北细辛）、Siebold Wildginger Root and Rhizome（华细辛）

别 名： 北细辛、烟袋锅花、细参（北细辛），大药、白细辛、马蹄香（华细辛）。

来 源： 马兜铃科植物北细辛 *Asarum heterotropoides* Fr. Schmidt var. *mandshuricum* (Maxim.) Kitag.、华细辛 *Asarum sieboldii* Miq. 或汉城细辛 *Asarum sieboldii* Miq. var. seoulense Nakai 的根和根茎。

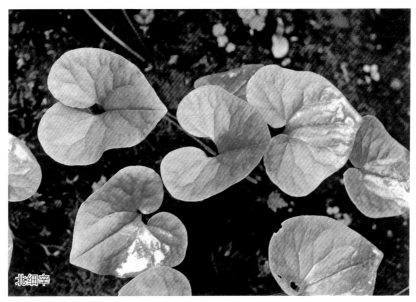

北细辛

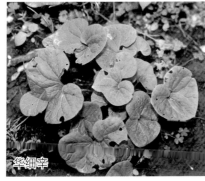

华细辛

植物形态

北细辛：多年生草本，高 10~30cm。根茎横走，直径约 3mm，顶端分枝，节间长 2~3mm，节上生有多数细长的根，根粗约 1mm，捻之辛香。叶通常 2，心形或肾状心形，长 4~9cm，宽 5~13cm，脉上有短毛，下面被较密的毛；叶柄长的

15cm。花单生于叶腋；花被筒壶状，紫色，顶端3裂，裂片向外反卷；雄蕊12，花丝与花药近等长；子房半下位，花柱6。蒴果肉质，半球形。花期5月，果期6月。生于山坡林下、灌丛阴湿处。

华细辛：根茎较长，节间均匀。叶1~2片，叶片肾状心形，长7~14cm，宽6~11cm，顶端锐尖至长锐尖，下面无毛或被疏毛；叶柄光滑。花被筒质厚，筒部扁球形，顶端3裂，裂片直立或平展，不反折；花丝长于花药。花期4~5月。生于山谷、溪边、山坡林下阴湿处。

采 制

夏季果熟期或初秋采挖，除净地上部分和泥沙，阴干。北细辛药材主产于吉林、辽宁、黑龙江。华细辛药材产于陕西、山东、安徽、浙江、江西、湖北、湖南。

性 状

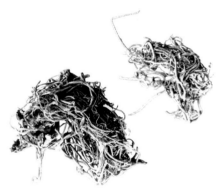

细辛（北细辛，药材）

北细辛

常卷曲成团。根茎横生呈不规则圆柱状，具短分枝，长1~10cm，直径0.2~0.4cm；表面灰棕色，粗糙，有环形的节，节间长0.2~0.3cm，分枝顶端有碗状的茎痕。根细长，密生节上，长10~20cm，直径0.1cm；表面灰黄色，平滑或具纵皱纹；有须根和须根痕。质脆，易折断，断面平坦，黄白色或白色。气辛香，味辛辣、麻舌。

华细辛

根茎长5~20cm，直径0.1~0.2cm，节间长0.2~1cm。气味较弱。

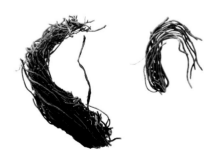

细辛（华细辛，药材）

性	味	性温，味辛；有小毒。
功	能	祛风散寒，通窍止痛，温肺化饮。
主	治	风寒感冒，头痛，牙痛，鼻塞鼻渊，风湿痹痛，痰饮喘咳。
用	法	用量 1~3g。散剂每次服 0.5~1g。外用适量。不宜与藜芦同用。

化学成分 北细辛含挥发油，油中主含甲基丁香酚（methyleugenol），另含细辛醚（asaricin）、细辛脂素（asarinin）等，尚含 dl-去甲乌药碱（dl-demethylcoclaurine）和派立托胺（pellitorine）。华细辛含挥发油，油中主含 α-侧柏烯（α-thujene）、月桂烯（myrcene）、γ-松油醇（γ-terpin-4-ol），另含细辛醚、优香芹酮（eucarvone）等。

药　　理 甲基丁香酚对小鼠有一定的镇痛作用，细辛煎剂能可逆地阻滞蟾蜍坐骨神经的冲动传导；细辛醇浸剂给家兔静脉注射可对抗吗啡所致的呼吸抑制。此外，还有抗炎、改善呼吸、抑制平滑肌收缩、强心、抗休克、降温、催眠、抑菌、调节血压等作用。

验方

①类风湿关节炎：细辛 10~30g，制附子 10~30g（先煎），豨莶草 30~100g，随症加味。每剂水煎 2 次，每次煎 40 分钟，取汁共 200ml，分 4 次服。②风寒头痛：细辛研末，加面粉及白酒调成糊状，敷太阳穴。③肌内注射所致的局部肿块：细辛研成极细末，密封备用。用时在肿块及四周外敷细辛粉一薄层，用胶布贴封使之不漏气，外加热水袋热敷。已化脓者不可用。④肩周炎：细辛 80g，研末，同 300g 生姜一起杵成泥状，炒热后加入 60 度高粱酒 100g，调匀，再微炒，将药铺于纱布上，热敷患处，每晚 1 次。（注：细辛有小毒，使用中应辨证明确。如作散剂入药，宜 1~3g，不可过量）

Clematidis Radix et Rhizoma

威灵仙

英文名：Chinese Clematis Root and Rhizome（威灵仙）、Sixpetal Clematis Root and Rhizome（棉团铁线莲）

别　名：铁脚威灵仙、铁扫帚、青龙须（威灵仙），山蓼、棉花团、山辣椒秧、黑薇（棉团铁线莲）。

来　源：毛茛科植物威灵仙 *Clematis chinensis* Osbeck、棉团铁线莲 *Clematis hexapetala* Pall. 或东北铁线莲 *Clematis manshurica* Rupr. 的根和根茎。

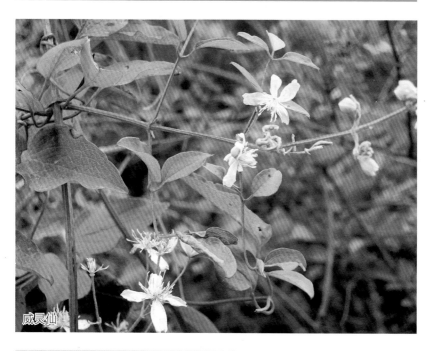

威灵仙

植物形态

威灵仙：藤本。茎叶干后变黑色。羽状复叶对生，小叶 3~5，狭卵形至三角状卵形，长 3~7cm，宽 1.5~3.6cm，先端钝尖或渐尖，基部楔形或圆形，全缘，上面沿脉有毛；叶柄长 4.5~6.5cm。圆锥花序腋生或顶生；花被片 4，白色，外面边缘密生白色短柔毛。瘦果狭卵形而扁，疏生柔毛。花期 6~8 月，果期 9~10 月。生于山坡、山谷或灌木丛中。

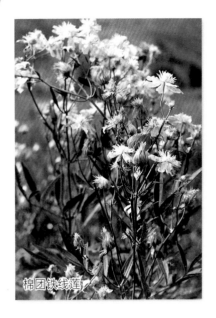

棉团铁线莲：直立草本。叶羽状深裂，裂片革质，线状披针形。聚伞花序腋生或顶生，花白色，密生白色柔毛。瘦果有紧贴的柔毛，宿存羽毛状花柱长达 2.2cm。生于山地林边或草坡上。

采　制

秋季采挖，除去泥沙，干燥。威灵仙药材主产于安徽、江苏、浙江；棉团铁线莲药材产于东北和山东。

性　状

威灵仙

根茎柱状，长 1.5~10cm，直径 0.3~1.5cm；表面淡棕黄色，顶端残留茎基；质较坚韧，断面纤维性；下侧着生多数细根。根呈细长圆柱形，稍弯曲，长 7~15cm，直径 0.1~0.3cm；表面黑褐色，有细纵纹，有的皮部脱落，露出黄白色木部；质硬脆，易折断，断面皮部较广，木部淡黄色，略呈方形，皮部与木部间常有裂隙。气微，味淡。

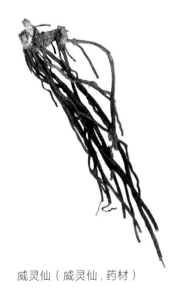

威灵仙（威灵仙，药材）

棉团铁线莲

根茎短柱状，长 1~4cm，直径 0.5~1cm。根长 4~20cm，直径 0.1~0.2cm；表面棕褐色至棕黑色；断面木部圆形。味咸。

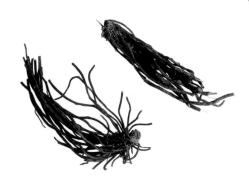

威灵仙（棉团铁线莲，药材）

性	味	性温，味辛、咸。
功	能	祛风湿，通经络。
主	治	风寒痹痛，肢体麻木，筋脉拘挛，屈伸不利，骨鲠咽喉。
用	法	用量 6~9g。

化学成分 含原白头翁素（protoanemonin）、白头翁素（anemonin）、毛茛苷（ranunculin）、铁线莲皂苷（clematoside），尚含多种苷元为齐墩果酸的皂苷。

药　　理 水提醇沉液对垂体后叶素所致的大鼠心肌缺血有保护作用；醇提液能松弛豚鼠离体回肠平滑肌，可对抗组胺或乙酰胆碱引起的回肠收缩；水煎剂对伯氏鼠疟原虫感染有明显的抑制作用。

验方 ①风湿关节肿痛：威灵仙、骨碎补各 10g，鸡血藤、千年健各 15g，无花果根 30g，水煎服。②慢性胃炎：威灵仙、大腹皮各 10g，蒲公英 15g，厚朴 9g，水煎服。③鱼骨鲠咽：威灵仙适量，水煎加醋少许，慢慢咽下。

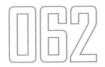

Rubiae Radix et Rhizom

茜草

英文名： India Madder Root
别　名： 四轮草、拉拉蔓、小活血、过山藤。
来　源： 茜草科植物茜草 *Rubia cordifolia* L. 的根及根茎。

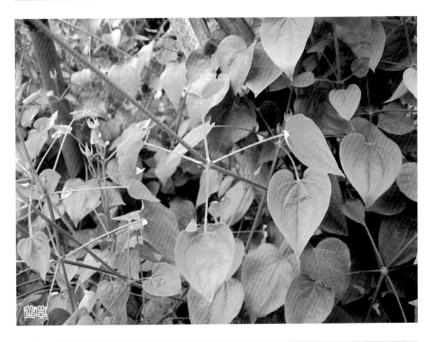

茜草

植物形态

多年生攀缘草本。茎四棱形，有的沿棱有倒刺。叶 4 片轮生，其中 1 对较大而具长柄，卵形或卵状披针形，长 2.5~6cm 或更长，宽 1~3cm 或更宽；叶柄、叶缘和背脉有小倒刺。聚伞花序顶生或腋生；花小，萼齿不明显，花冠绿黄色或白色，5 裂，有缘毛。果肉质，小球形，熟时紫黑色。花、果期 9~10 月。生于山坡岩石旁或沟边草丛中。

采　制

春、秋二季采挖，除去泥沙，晒干。药材主产于安徽、河北、陕西、河南、山东。

性　状

根茎呈不规则结节状，上侧有茎基，下侧丛生粗细不等的根。根呈圆柱形，波状弯曲，长 10~25cm，直径 0.2~1cm，表面红棕色或暗棕色，具细纵纹及少数细根痕。质脆，断面平坦，皮部紫红色，木部浅黄红色。气微，味微苦。

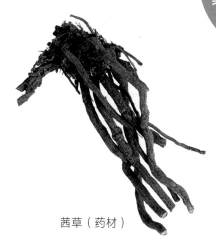

茜草（药材）

性　味	性寒，味苦。
功　能	凉血，止血，祛瘀，通经。
主　治	吐血，衄血，崩漏下血，外伤出血，经闭瘀阻，关节痹痛，跌扑肿痛。
用　法	用量 6~9g。

化学成分　根含多种羟基蒽醌衍生物，如大叶茜草素（mollugin）、茜草素（alizarin）、异茜草素（purpuroxanthin）、羟基茜草素（purpurin）、大黄素甲醚（physcion）等，又分离得能升高白细胞的活性成分茜草萘酸苷 I 及 II，其苷元为茜草萘酸。

药　理　不同浓度的茜草浸液对家兔均有促进血液凝固的作用；对金黄色葡萄球菌、肺炎球菌、流感嗜血杆菌和部分皮肤真菌有抑制作用；对实验性心肌梗死有治疗作用。此外还有镇咳祛痰、升高白细胞、抗癌等作用。

验方

①月经过多：茜草、仙鹤草、旱莲草、紫珠叶各 15g，水煎服。
②肺气肿咯血：茜草、侧柏叶、藕片、白石榴花各 15g，水煎服。
③鼻出血：茜草 10g，生地黄 15g，甘草 5g，玄参 10g，白茶花 10g，水煎服。

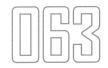

Aconiti Kusnezoffii Radix
草　乌

英文名：Kusnezoff Monkshood Root
别　名：鸭头、药羊蒿、鸡头草、百步草。
来　源：毛茛科植物北乌头 *Aconitum kusnezoffii* Reichb. 的块根。

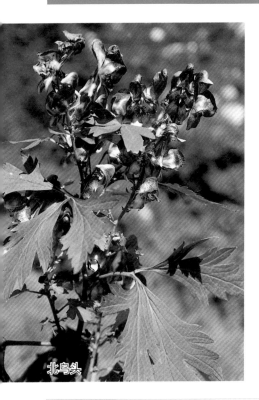

北乌头

植物形态

多年生草本。茎直立，高50~150cm，无毛。茎中部叶有稍长柄或短柄；叶片纸质或近革质，五角形，3 全裂，中裂片宽菱形，渐尖，近羽状深裂，小裂片披针形，上面疏被短曲毛，下面无毛。总状花序窄长；花梗长 2~5cm；小苞片线形；萼片 5，紫蓝色，上萼片盔形；花瓣 2，有长爪，距卷曲；雄蕊多数；心皮 3~5。蓇葖果。花期 7~9 月，果期 10 月。生于山坡草地或疏林中。

性　味	性热，味辛、苦；有大毒。
功　能	祛风除湿，温经止痛。
主　治	风寒湿痹，关节疼痛，心腹冷痛，寒疝作痛，麻醉止痛。
用　法	一般炮制后用，用量 1.5~3g，宜先煎、久煎。生品内服宜慎；孕妇禁用，不宜与半夏、瓜蒌、天花粉、贝母、白蔹、白及等同用。

采 制

秋季采挖，除去残茎、须根及泥土，洗净，干燥。药材主产于山西、河北、内蒙古及东北。

性 状

根呈不规则长圆锥形，略弯曲，长 2~7cm，直径 0.6~1.8cm，顶端常有残茎和少数不定根残基。表面灰褐色或黑棕色，皱缩，有纵皱纹、点状须根痕和数个瘤突状侧根。质硬，断面灰白色或暗灰色，形成层环纹多角形或类圆形，髓部较大或中空。气微，味辛辣、麻舌。

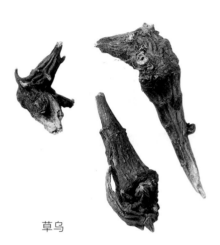

草乌

| 化学成分 | 含乌头碱（aconitine）、新乌头碱（mesaconitine）、次乌头碱(hypaconitine)、阿替新碱（atisine）等。 |
| 药　理 | 能增强肾上腺素对兔心肌的作用，对抗氯化钙引起的 T 波倒置，增强旋花子苷 G 对豚鼠心脏的毒性；能诱发心律失常，但对呼吸抑制较弱；此外还有镇痛、局部麻醉、抗组胺等作用。 |

验方

①跌打损伤：草乌 15g，北细辛 10g，鹅不食草、积雪草各 15g，共研细末，水调敷患处。②耳鸣：草乌、石菖蒲各适量，共研细末，水调制成小药丸，包于纱布内，塞外耳道。③慢性腹泻：草乌、吴茱萸各适量，研细粉，水调制成药饼，贴肚脐上。

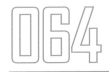

064 南沙参

Adenophorae Radix

英文名： Ladybell Root

别　名： 四叶沙参、山沙参、龙须沙参。

来　源： 桔梗科植物轮叶沙参 *Adenophora tetraphylla* (Thunb.) Fisch. 或沙参 *Adenophora stricta* Miq. 的根。

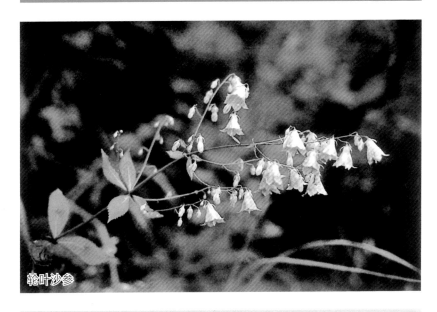

轮叶沙参

植物形态

多年生草本，有白色乳汁。茎高 50~100cm。茎生叶轮生，狭卵形或矩圆状狭卵形，长 3~9cm，宽 1.5~4cm，叶缘有锯齿，两面疏生短柔毛。花序狭长；萼钟状，先端 5 裂，裂片披针形，有毛；花冠紫蓝色，宽钟形，长约 1.8cm，5 浅裂，裂片钻形，长 1~3mm，全缘，外面被毛；雄蕊 5，花丝基部扩大，有密柔毛；子房下位，3 室。蒴果球形。花期 8~9 月，果期 9~10 月。生于山坡草丛、林缘或路边。

采　制

春、秋二季采挖，除去须根，洗后趁鲜刮去粗皮，干燥。药材产于华东、中南及西南。

性　状

根圆柱形或圆锥形，稍弯曲，偶有分枝，长 7~27cm，直径 0.8~3cm。表面黄白色或淡棕色，上部多有深陷横纹，呈断续的环状，下部有纵沟或纵纹，顶端有 1 或 2 个根茎。体轻，质脆，易折断，断面不平坦，黄白色，多裂隙。气微，味微甘。

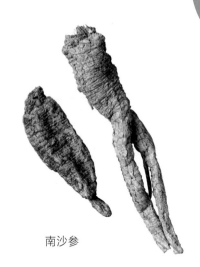

南沙参

性　味	性微寒，味甘。
功　能	养阴清肺，化痰益气。
主　治	肺热燥咳，阴虚劳嗽，干咳痰黏，气阴不足，烦热口干。
用　法	用量 9~15g。

化学成分　含三萜皂苷、花椒毒素（xanthotoxin，ammoidin）、白花前胡素（praeruptorin）、乙酸环阿尔廷醇酯（cycloartenyl acetate）、羽扇豆烯醇、多糖等。

药　理　具有镇咳祛痰作用；对受照射小鼠的遗传损伤具有拮抗作用；对链佐星引起的糖尿病有降血糖作用；具有抗肿瘤、抗放射和双向免疫调节作用；南沙参多糖能降低老龄小鼠肝、脑脂褐素含量，可使老龄小鼠肝、脑中 B 型单胺氧化酶的活性降低，具有抗衰老作用。

验方　①咳嗽痰多：南沙参 15g，桔梗、浙贝母各 10g，水煎服。②慢性支气管炎：南沙参、枇杷叶、石仙桃、洋玉兰叶各 15g，水煎服。③痔疮肿痛：南沙参 15g，生地黄、芙蓉叶各 30g，水煎服。

065

Echinopsis Radix

禹州漏芦

英文名：Broadleaf Globethistle Root

别　名：火球花、球花漏芦、火绒球花、火绒球草、和尚头、火绒根子。

来　源：菊科植物蓝刺头 Echinops latifolius Tausch. 或华东蓝刺头 Echinops grijisii Hance 的根。

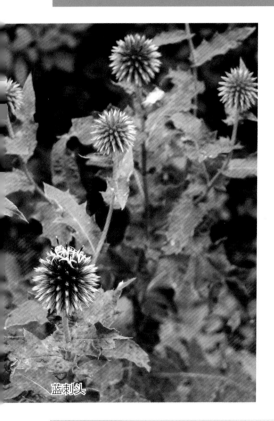

蓝刺头

植物形态

多年生草本。全株被白色丝状毛。叶长 4~10cm，宽 2~6cm，羽状分裂，裂片三角形或卵状披针形，边缘有短刺，上面有丝状毛，下面密被白色绵毛。复头状花序球形，直径 2~3.5cm，每个小头状花序的总苞片数层，基部联合，外层总苞片刚毛状，花冠天蓝色，长约 1.5cm。瘦果圆柱形，密被黄褐色柔毛，冠毛长约 1mm。花期 6~8 月，果期 8~10 月。生于林缘、干燥山坡、草丛向阳处。

性　味	性寒，味苦。
功　能	清热解毒，消痈，下乳，舒筋通脉。
主　治	乳痈肿痛，痈疽发背，瘰疬疮毒，乳汁不通，湿痹拘挛。
用　法	用量 5~10g。孕妇慎用。

采 制

春、秋二季采挖，除去须根及泥沙，晒干。药材主产于河南、安徽、湖北。

性 状

根呈类圆柱形，稍扭曲，长10~25cm，直径0.5~1.5cm。表面灰黄色或灰褐色，具纵皱纹，顶端有纤维状棕色硬毛。质硬，不易折断，断面皮部褐色，木部呈黄黑相间的放射状纹理。气微，味微涩。

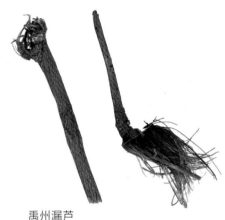

禹州漏芦

化学成分 根含 5-（丁烯 -3- 炔 -1）- 联噻吩、α - 三联噻吩、卡多帕亭等多种噻吩类成分，金合欢烯、红没药烯等挥发油类成分；另含三十一烷、β - 谷甾醇、胡萝卜苷、蒲公英萜醇。叶含蓝刺头碱（echinopsine）。

药 理 α - 三联噻吩及其类似物对肿瘤细胞及病毒、真菌等各种病原微生物显示出明显的抑制作用。正丁醇萃取部分能改善四氯化碳所致的大鼠肝坏死和肝功能紊乱。醇提取物有抗炎作用。

验方

①乳腺炎：禹州漏芦、蒲公英、金银花各15g，土贝母9g，甘草6g，水煎服。②流行性腮腺炎：禹州漏芦4.5g，板蓝根3g，牛蒡子、甘草各1.5g，水煎服。③风湿性关节炎：禹州漏芦30g，水煎服。④疖、痈：鲜禹州漏芦15g，红糖30g，水煎，早晚分服，药渣敷患处。

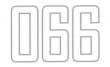

Angelicae Pubescentis Radix

独 活

英文名：Doubleteeth Pubescent Angelica Root
别　名：资丘独活、恩施独活、巴东独活。
来　源：伞形科植物重齿毛当归 *Angelica pubescens* Maxim. f. *biserrata* Shan et Yuan 的根。

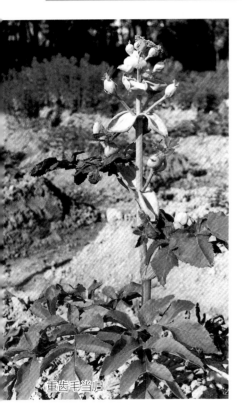

重齿毛当归

植物形态

多年生草本，高 60~100cm。茎带紫色，光滑，有槽纹。基生叶及茎下部叶三角形，二至三回三出式羽状全裂，最终裂片长圆形，两面均被短柔毛，边缘有不整齐重锯齿；茎上部叶简化成叶鞘。复伞形花序密被黄色柔毛；伞幅 10~25；小总苞片 5~8；花梗 15~30；花白色。双悬果长圆形，侧棱翅状。花期 7~9 月，果期 9~10 月。生于山谷沟边或草丛中；有栽培。

采　制

春初苗刚发芽或秋末茎叶枯萎时采挖，除去须根及泥沙，烘至半干，堆置 2~3 天，发软后再烘至全干。药材主产于湖北、四川。

性　味	性微温，味辛、苦。
功　能	祛风除湿，通痹止痛。
主　治	风寒湿痹，腰膝疼痛，少阴伏风头痛。
用　法	用量 3~9g。

性 状

药材略呈圆柱形，下部 2~3 分枝或更多，长 10~30cm。根头部膨大，圆锥状，多横皱纹，直径 1.5~3cm，顶端有茎、叶的残基或凹陷。表面灰褐色或棕褐色，具纵皱纹，有隆起的横长皮孔及稍突起的细根痕。质较硬，受潮则变软，断面皮部灰白色，有多数散在的棕色油室，木部灰黄色至黄棕色，形成层环棕色。有特异香气，味苦、辛，微麻舌。

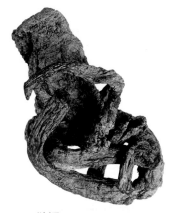

独活

| 化学成分 | 含佛手柑内酯（bergapten）、二氢欧山芹醇当归酸酯（columbianadin）、二氢山芹醇（columbianetin）、二氢醇芹醇乙酸酯、伞花内酯（umbelliferone）、蛇床子素（cnidiadin）、当归醇 A~H（angelol A~H）及东莨菪内酯等多种香豆素类化合物。 |

药　理　有广泛的抗菌作用；能抑制二磷酸腺苷体外诱导的大鼠血小板聚集；具有拮抗钙通道阻滞剂受体的活性。此外还有解痉、镇痛、镇静、抗炎、光敏等作用。佛手柑内酯对实验性胃溃疡有中等强度的保护作用。

验方　①风寒感冒浑身酸痛：独活、紫苏叶、骨碎补各 10g，威灵仙 9g，水煎服。②风湿性关节炎：独活 10g，穿山龙、鸡血藤各 24g，川牛膝 10g，山鸡椒根 15g，水煎服。③皮肤湿疹：独活 24g，忍冬藤 30g，徐长卿 15g，豨莶草 30g，水煎，熏洗患处。

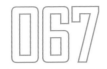

Peucedani Radix

067 前 胡

英文名：Common Hogfennel Root
别　名：土当归、野当归。
来　源：伞形科植物紫花前胡 *Peucedanum decursivum* (Miq.) Maxim. 或白花前胡 *Peucedanum praeruptorum* Dunn 的根。

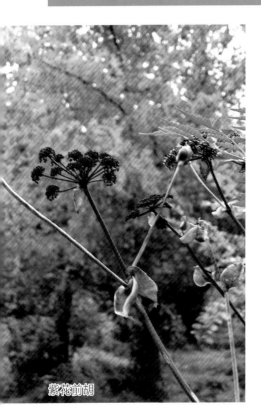

紫花前胡

植物形态

多年生草本，高 1~2m。叶一回至近二回羽状分裂，小叶柄的边缘翅状延长，最终裂片椭圆形，长圆状披针形至倒卵状椭圆形，长 5~13cm，宽 2.5~5.5cm，边缘有细而规则的锯齿；茎上部叶片简化成膨大的紫色叶鞘。复伞形花序顶生或腋生；小总苞数个，披针形；花深紫色，小伞形花序近球形；花梗丝线状。果实卵圆形至卵状长椭圆形。花期 8~9 月，果期 10 月。生于山坡、林缘或灌丛、草地。

性　味	性微寒，味苦、辛。
功　能	散风清热，降气化痰。
主　治	风热咳嗽痰多，痰热喘满，咯痰黄稠。
用　法	用量 3~9g。

采 制

冬季至次春茎叶枯萎或未抽花茎时采挖，除去须根，晒干或低温干燥。药材主产于江西、安徽。

性 状

根圆柱形或圆锥形，有少数支根，长3~15cm，直径0.8~1.7cm。表面棕色至黑棕色，有浅直细纵皱纹，并有灰白色横向皮孔样突起及点状须根痕，皮部与木部易分离，皮部较窄，散有黄色油点，木部黄白色。香气浓，味微甘而后苦。

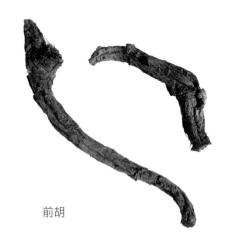

前胡

化学成分 含紫花前胡苷（nodakenin）、紫花前胡素（decursin）、紫花前胡次素（decursidin）、印枳素（marmesin）、3′-异戊酰-4′-O-当归酰-3′,4′-二氢花椒树皮素（3′-isovaleroyl-4′-O-angeloyl-3′,4′-dihydroxanthyletin）、伞形花内酯（umbelliferone）等。

药 理 能对抗组胺或乙酰胆碱引起的离体豚鼠回肠收缩；对原发性和继发性血小板凝集有强烈的抑制作用；能增加冠状动脉血流量，但不影响心率和心肌收缩力；可增加呼吸道分泌液量，具有祛痰作用。

验方 ①感冒咳嗽：前胡10g，桔梗9g，连钱草15g，杏仁9g，浙贝母10g，水煎服。②足癣：鲜前胡、一枝黄花各适量，水煎，浸泡局部约30分钟，每日1~2次。

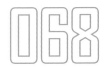

Gentianae Macrophyllae Radix

068 秦 艽

英文名： Largeleaf Gentian Root
别　名： 秦胶、秦纠、左秦艽。
来　源： 龙胆科植物秦艽 *Gentiana macrophylla* Pall.、麻花秦艽 *Gentiana straminea* Maxim.、粗茎秦艽 *Gentiana crassicaulis* Duthie ex Burk. 或小秦艽 *Gentiana dahurica* Fisch. 的根。

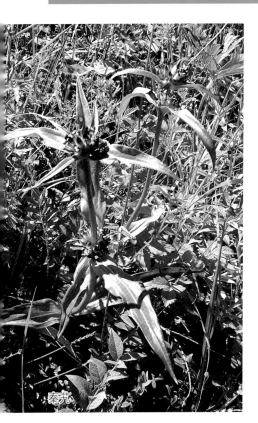

秦艽

植物形态

多年生草本，高 40~60cm。茎圆柱形，基部有许多纤维状残叶。叶披针形或长圆状披针形；在茎基部者较大，长达 30cm，宽 3~4cm，先端尖，全缘，叶脉 3~5 条；茎生叶对生，3~4 对，稍小，基部连合。花生于上部叶腋，成轮状丛生；花冠筒状，深蓝紫色，长约 2cm，先端 5 裂，裂片卵圆形；雄蕊 5，子房长圆形。蒴果长圆形。种子椭圆形，褐色，有光泽。花期 7~8 月，果期 9~10 月。生于草地及湿坡上。

采　制

春、秋二季采挖，除去茎叶、须根及泥土，晒干，或堆晒至颜色成红黄色或灰黄色时，再摊开晒干。药材主产于甘肃、青海、新疆、宁夏、陕西、内蒙古、山西、河北、黑龙江。

性　状

根呈圆锥形，扭曲不直，长 10~30cm，直径 1.5~3cm。表面灰黄色至棕黄色，有扭曲的纵皱纹。根头部膨大，由数个根茎合着，顶端残留茎基及叶基维管束。气特异，味苦、微涩。

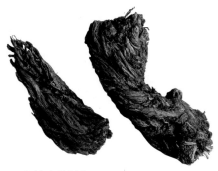

秦艽（药材）

性　味	性平，味辛、苦。
功　能	祛风湿，清湿热，止痹痛。
主　治	风湿痹痛，筋脉拘挛，骨节烦痛，日晡潮热，小儿疳积发热。
用　法	用量 3~9g。

化学成分　含龙胆碱 A、B、C（gentianine A，B，C），龙胆次碱（gentianidine），马钱苷酸(loganic acid)，秦艽丙素（gentianol）及龙胆苦苷（gentiopicrin）。

药　理　可通过神经系统刺激垂体，使肾上腺皮质激素分泌增加而实现抗炎作用；小剂量有镇静作用，大剂量有中枢兴奋作用；能降低豚鼠血压，同时能使心率减慢无快速耐受现象。此外还有升高血糖、抗过敏性休克、抗组胺及抑杀疟原虫的作用。

验方　①风湿关节痛：秦艽 10g，无花果根、忍冬藤各 30g，徐长卿 10g，水煎服。②烦热多汗：秦艽 10g，阴地蕨、地骨皮各 15g，石仙桃 30g，水煎服。③风湿头痛：秦艽 10g，川芎、炒苍术、蔓荆子各 9g，水煎服。

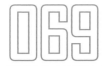

Platycodonis Radix
桔　梗

英文名： Balloonflower Root
别　名： 铃铛花、白药、土人参。
来　源： 桔梗科植物桔梗 *Platycodon grandiflorum*（Jacq.）A. DC. 的根。

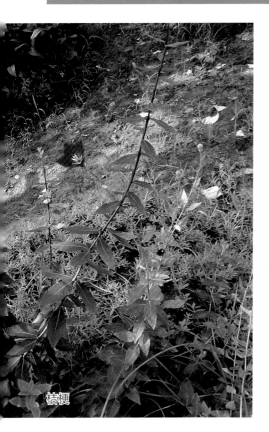

桔梗

植物形态

多年生草本，有白色乳汁。茎上部稍分枝，微被白粉。茎中下部叶对生或轮生，上部叶互生，卵形或卵状披针形，长2.5~6cm，宽1~2.5cm，边缘具不整齐锐锯齿，下面微被白粉。花大，花萼钟状，5裂；花冠阔钟状，先端5裂，紫蓝色或蓝白色；雄蕊5，花丝基部变宽，有短柔毛。蒴果倒卵形，成熟后顶端5瓣裂，具宿萼。花期7~9月，果期8~10月。生于山坡、草丛或沟旁。

性　味	性平，味苦、辛。
功　能	宣肺，利咽，祛痰，排脓。
主　治	咳嗽痰多，胸闷不畅，咽痛，音哑，肺痈吐脓。
用　法	用量 3~9g。

采　制

春、秋二季采挖，洗净，刮去或不刮去栓皮，晒干。药材主产于安徽、江苏、湖北、河南、吉林、黑龙江。

性　状

根长圆柱形或长纺锤形，稍扭曲，长6~20cm，直径1~2cm。表面淡黄白色或淡黄棕色（未去栓皮者），有扭转纵沟及横长皮孔斑痕，上部有横纹，顶端有较短的根茎，其上有半月形茎痕。质脆，断面不平坦，形成层环棕色，皮部类白色，木部淡黄白色。气微，味微甜而后苦。

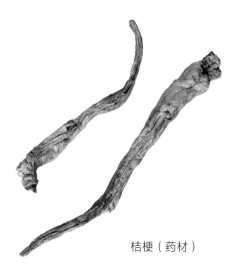

桔梗（药材）

化学成分　含桔梗皂苷 A、C、D、D_2（platycodin A，C，D，D_2），远志皂苷 D、D_2（polygalacin D，D_2）。另含桔梗酸 A~C（platycogenic acid A~C）、桔梗聚果糖（platycodinin）、桦皮醇（betulin）等。

药　理　能反射性地引起呼吸道黏膜分泌亢进而起到祛痰作用，并具有镇咳作用；有抑制胃液分泌和抗溃疡作用；有抗炎作用，可增强巨噬细胞吞噬功能，增强中性粒细胞的杀菌力，提高溶菌酶的活性。此外还有降血压、镇静、镇痛、解热和降血糖等作用。

验方　①咽炎：桔梗10g，马兰、一枝黄花各15g，水煎服。②咳嗽：桔梗10g，石仙桃15g，前胡10g，水煎服。③慢性咽喉炎：桔梗10g，胖大海6g，玄参9g，一点红15g，水煎服。

070

Bupleuri Radix

柴 胡

英文名： Chinese Thorowax Root（柴胡）、Red Thorowax Root（狭叶柴胡）

别　名： 北柴胡、柴草、狗头柴胡、硬叶柴胡（柴胡），南柴胡、香柴胡、小柴胡、红柴胡（狭叶柴胡）。

来　源： 伞形科植物柴胡 *Bupleurum chinense* DC.、狭叶柴胡 *Bupleurum scorzonerifolium* Willd. 的根。前者习称"北柴胡"，后者习称"南柴胡"。

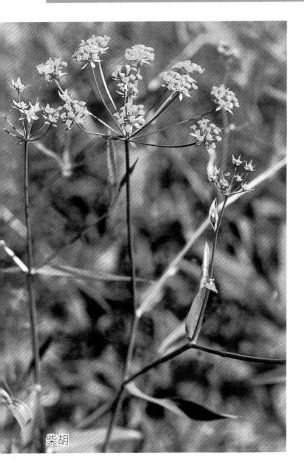

柴胡

植物形态

柴胡：多年生草本，高45~70cm。茎丛生或单生，上部多分枝。基生叶倒披针形或狭椭圆形，早枯；中部叶倒披针形或宽线状披针形，长3~11cm，宽0.6~1.6cm，有7~9条纵脉，下面具粉霜。复伞形花序的总花梗细长；总苞片无或2~3，狭披针形；伞幅4~7；小总苞片5；花梗5~10；花鲜黄色。双悬果宽椭圆形，长约3mm，宽约2mm，棱狭翅状。花期8~9月，果期9~10月。生于向阳山坡、路边或草丛中。

狭叶柴胡：多年生草本，叶互生，线形或狭线形，长7~17cm，宽2~6mm，先端渐尖，具短芒，基部最窄，有5~7条纵脉，具白色骨质边缘。复伞形花序多数，集成疏松圆锥花序；花黄色。生于山坡、草原。

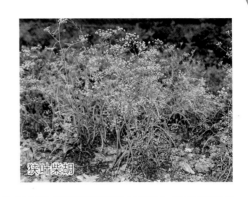
狭叶柴胡

采　制

春、秋二季采挖，除去茎叶和泥沙，干燥。北柴胡药材主产于河北、河南、辽宁、湖北、陕西；南柴胡药材主产于黑龙江、吉林、辽宁、陕西、内蒙古、河北、江苏、安徽。

性　状

北柴胡

根圆柱形或圆锥形，常有分枝，长6~15cm，直径0.3~0.8cm。根头膨大，顶端残留3~15个茎基或短纤维状叶基，下部分枝。表面黑褐色或浅棕色，近根头部有横皱纹，渐至下部有不规则纵皱纹，并有细小支根痕。质硬而韧，断面显纤维性，皮部浅棕色，木部黄白色。气微香，味微苦。

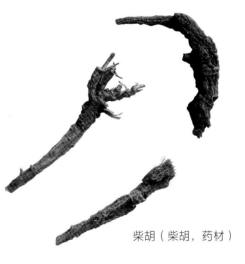
柴胡（柴胡，药材）

南柴胡

根较细，圆锥形，顶端有多数细毛状枯叶纤维，下部多不分枝或稍分枝。表面红棕色或黑棕色，近根头处多具细密环纹。质较脆，易折断，断面略平坦，不显纤维性。具败油气。

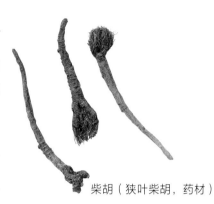

柴胡（狭叶柴胡，药材）

性　　味	性微寒，味辛、苦。
功　　能	疏散退热，疏肝解郁，升举阳气。
主　　治	感冒发热，寒热往来，胸胁胀痛，月经不调，子宫脱垂，脱肛。
用　　法	用量 3~10g 。

化学成分　北柴胡含柴胡皂苷（saikosaponin）a~d，并含菠甾醇（spinasterol）、豆甾醇（stigmasterol）、Δ^{22}- 豆甾烯醇（Δ^{22}-stigmastenol）、福寿草醇（adonilol）及少量挥发油。南柴胡含柴胡皂苷（saikosaponin）a~d，另外全草含芦丁（rutin）、异鼠李素 -3-β-D- 芸香精苷（水仙苷，narcissin）、槲皮素等。

药　　理　有抗惊厥、解热镇痛、镇静和抗炎作用；具有保护肝细胞和促进肝脏中脂质代谢的作用；能明显增强大鼠的蛋白质生物合成功能；能使小鼠的胸腺萎缩，肾上腺重量增加；具有抗脂质过氧化、抗肿瘤和提高免疫作用。

验方

①肋间神经痛：柴胡、僵蚕各 9g，桑寄生 10g，鸡矢藤、鬼针草各 15g，水煎服。②复发性口腔溃疡：柴胡 9g，鱼腥草、一点红、儿茶芩各 15g，水煎服。③乳腺小叶增生：柴胡、丝瓜络、郁金、丹参、枳壳各 9g，水煎服。

Euphorbiae Ebracteolatae Radix

狼 毒 071

英文名： Bractletless Euphorbia Root（月腺大戟）、Fischer Euphorbia Root（狼毒大戟）

别　名： 白狼毒（月腺大戟），猫眼草、红狼毒（狼毒大戟）。

来　源： 大戟科植物月腺大戟 *Euphorbia ebracteolata* Hayata 或狼毒大戟 *Euphorbia fischeriana* Steud. 的根。

植物形态

狼毒大戟：多年生草本，高达40cm，有白色乳汁。叶互生，叶片矩圆形至矩圆状披针形，长3~8cm，宽1~3cm，全缘，叶状苞片5，轮生。总状花序多歧聚伞状，通常5伞梗，每伞梗又生出3小伞梗或再抽第三回小伞梗；杯状总苞裂片内面近无毛，外面有柔毛，边缘有睫毛，腺体肾形。蒴果密生短柔毛或无毛。花期5~6月，果期6~7月。生于干草原、向阳山坡。

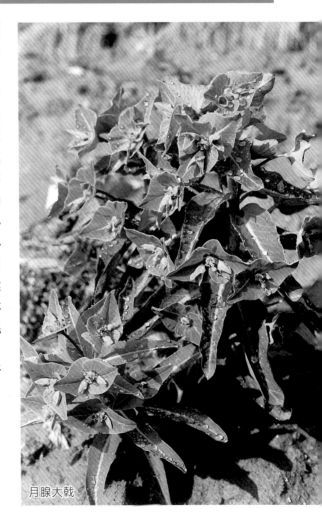

月腺大戟

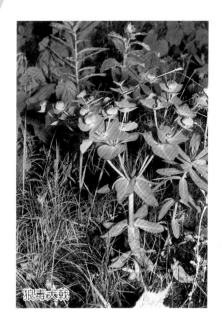

月腺大戟：根肥厚肉质，有黄色乳汁。茎上部叶互生，杯状总苞裂片先端有不规则浅裂；腺体半月形。花期 4~6 月，果期 5~7 月。生于山坡、草地或林下。

采　制

春、秋二季采挖，洗净，切片，晒干。月腺大戟药材产于安徽、河南、江苏、山东、湖北；狼毒大戟药材产于东北、华北。

性　状

月腺大戟

为类圆形或长圆形块片，直径 1.5~8cm，厚 0.3~4cm。外皮薄，黄棕色或灰棕色，易剥落而露出黄色皮部。切面黄白色，有黄色不规则大理石样纹理或环纹。体轻，质脆，易折断，断面有粉性。气微，味微辛。

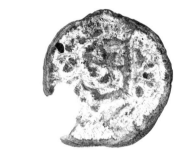

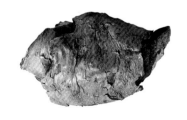

狼毒（月腺大戟，药材）

狼毒大戟

外皮棕黄色，切面纹理或环纹显黑褐色。水浸后有黏性，撕开可见黏丝。

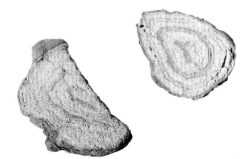

狼毒（狼毒大戟，药材）

性	味	性平，味辛；有毒。
功	能	散结，杀虫。
主	治	外用于淋巴结结核，皮癣，灭蛆。
用	法	多熬膏外敷。

化学成分 月腺大戟含狼毒甲素［双（5-甲酰基-糠基）-醚］、狼毒乙素（2,4-二羟基-6-甲氧基-3-甲基-1-苯乙酮）、24-次甲基-环木菠萝烷醇（24-methylenecycloartanol）、r-大戟甾醇、菜油甾醇、豆甾醇等。狼毒大戟含二萜醇类化合物，包括岩大戟内酯（jolkinolide）A，B，狼毒大戟甲、乙素（fischeriana A，B）等，并含大戟醇（euphol）、皂苷、强心苷、甾醇、酚类及鞣质。

药　理 对小鼠移植性肿瘤有一定的抑制作用，抑制肿瘤生长的同时能提高机体免疫力；在试管内对大肠杆菌、痢疾杆菌、变形杆菌、伤寒杆菌、副伤寒杆菌、铜绿假单胞菌、霍乱弧菌等革兰阴性菌肠内有抑制作用；还有杀虫、抗惊厥作用。

验方 ①皮肤癣：鲜狼毒磨醋，取汁涂患处。②神经性皮炎：鲜狼毒根磨洗米水，涂患处。③瘰疬：狼毒适量，水煎熬成膏，涂敷患处。

Codonopsis Radix

党　参

英文名： Pilose Asiabell Root，Tangshen
别　名： 潞党参、汶党参、晶党参。
来　源： 桔梗科植物党参 *Codonopsis pilosula* (Franch.) Nannf. 、素花党参 *Codonopsis pilosula* Nannf. var. *modesta* (Nannf.) L. T. Shen 或川党参 *Codonopsis tangshen* Oliv. 的根。

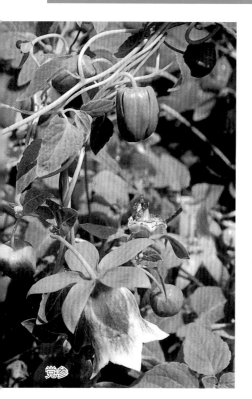

党参

植物形态

草质藤本，有白色乳汁，具浓臭。叶卵形，长 1~6.5cm，宽 0.5~5cm，先端钝或微尖，基部近心形，边缘具波状钝齿，两面被疏或密的伏毛。花单生于枝端；花萼贴生至子房中部，上部 5 裂；花冠阔钟状，黄绿色，内面有紫斑，先端 5 浅裂；雄蕊 5，花丝、花药近等长；雌蕊柱头有白色刺毛。蒴果短圆锥状。花期 7~9 月，果期 9~10 月。生于山地林边及灌木丛中；现大量栽培。

性　味	性平，味甘。
功　能	养血生津，健脾益肺。
主　治	脾肺虚弱，气短心悸，食少便溏，虚喘咳嗽，内热消渴。
用　法	用量 9~30g。

采 制

秋季采挖，反复揉搓，晾晒至干。药材产于山西、陕西、甘肃、四川、云南、贵州、湖北、河南、内蒙古及东北。

性 状

根长呈圆柱状，中下部有时有分枝，长 15~40cm，直径 0.4~2cm。表面灰黄或灰棕色，有纵沟并疏生横长皮孔，上端 5~10cm，部分有较细密的环纹。根头具疣状突起的茎痕，习称"狮子盘头"，破碎处常有黑褐色胶状物。质稍硬，断面皮部黄白色，多裂隙，木部淡黄色。气微香，味甘。

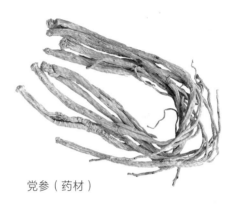

党参（药材）

化学成分　含三萜类化合物无羁萜，党参苷Ⅰ（tangshenoside Ⅰ），党参酸，党参内酯，苍术内酯Ⅱ、Ⅲ（atractylolide Ⅱ，Ⅲ），蒲公英萜醇乙酸酯（taraxeryl acetate），紫丁香苷（syringin），多糖等。

药　理　能改善动物学习记忆能力；对小鼠自发活动有抑制作用；对垂体所致的急性缺血有一定的保护作用，可使红细胞及血红蛋白增加，能解除动物微循环障碍；有抗溃疡作用，可抗胃黏膜损伤；有增强免疫和抗缺氧作用。

验方

①贫血：党参 30g，当归 9g，鸡血藤 24g，水煎服。②胃肠功能紊乱腹泻：党参 24g，白术、山鸡椒果实各 9g，豆蔻 6g，水煎服。③胃下垂：党参 30g，枳壳 15g，鸡内金 10g，水煎服。

073

徐长卿

Cynanchi Paniculati Radix et Rhizoma

英文名：Paniculate Swallowworf Root
别　名：寥刁竹、竹叶细辛。
来　源：萝藦科植物徐长卿 *Cynanchum paniculatum* (Bge.) Kitag. 的根及根茎。

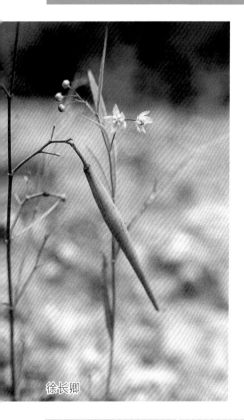

徐长卿

植物形态

多年生草本，高达 1m。茎不分枝，无毛或被微毛。叶对生，纸质，披针形至线形，两端急尖，两面无毛或上面具疏柔毛，叶缘反卷有睫毛。圆锥花序近顶腋生，长达 7cm，有花十余朵；花萼内面有或无腺体；花冠黄绿色，近辐射状；副花冠裂片 5，顶端钝；子房椭圆形，柱头五角形，顶端略突起。蓇葖果单生，披针状，长约 6cm。种子长圆形，长约 3mm，顶端具白绢质毛，长 1cm。花期 5~7 月，果期 8~10 月。生于阳坡草丛中。

采　制

秋季采挖，除去杂质，阴干。药材主产于江苏、浙江、安徽、山东。

性　味	性温，味辛。
功　能	镇静止痛，祛湿解毒。
主　治	风湿关节痛，头痛，牙痛，跌打损伤，头晕，皮肤湿疹，蛇虫咬伤。
用　法	用量 3~12g。不宜久煎。

性　状

根茎呈不规则柱状，有盘节，长0.5~3.5cm，直径2~4mm。有的顶端带有残茎，细圆柱形，长约2cm，直径1~2mm，断面中空；根茎节处周围着生多数根。根呈细长圆柱形，弯曲，长10~16cm，直径1~1.5mm。表面淡黄白色至淡棕黄色，或棕色；具微细的纵皱纹，质坚实，折断面皮部黄白色，木部细小，棕色。气特异，味微辛，有麻舌感。

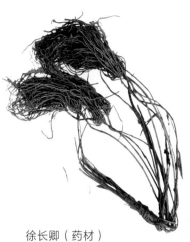

徐长卿（药材）

化学成分　含 C_{21} 甾类化合物，其中有徐长卿苷 A ~ C（cynapanoside A~C）、白薇苷 B（cynatratoside B）及去乙酰萝藦苷元（deacylmetaplexigenin）、去乙酰牛皮消苷元（deacylcynanchogenin）的糖苷。另含丹皮酚（paeonol）、异丹皮酚（isopaeonol）等。

药　理　有镇痛作用（热板法）；有一定的镇静作用，但不能延长巴比妥类催眠药的睡眠时间；可降低冠状动脉血流量，改善心肌代谢，缓解心肌缺血；有降血脂作用，并能有效预防动脉粥样硬化；对金黄色葡萄球菌、大肠杆菌、宋内痢疾杆菌、铜绿假单胞菌有抑制作用。

验方　①胃痛：徐长卿 10g，枳壳 9g，木香 6g，鸡矢藤 15g，水煎服。②荨麻疹：徐长卿 9g，芋环干（普通食用植物芋头的干茎）9g，杠板归 24g，水煎服。③毒蛇咬伤：徐长卿 10g，一枝黄花，盐肤木各 30g，水煎服。

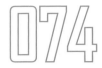

Scutellariae Radix
黄 芩

英文名：Baikal Skullcap Root
别　名：黄金茶、山茶根、烂心草。
来　源：唇形科植物黄芩 *Scutellaria baicalensis* Georgi 的根。

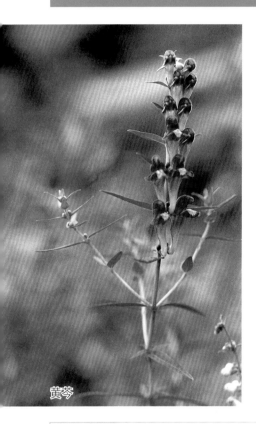

黄芩

植物形态

多年生草本。茎丛生，具细条纹，近无毛或被上曲至开展的微柔毛。叶对生，披针形至条状披针形，全缘，下面密被下陷的腺点。总状花序顶生，花偏生于花序一侧；花萼二唇形，盾片高约 1.5mm，果时增大；花冠紫色、紫红色至蓝紫色，花冠筒近基部明显膝曲；雄蕊 4，二强。小坚果卵球形，黑褐色，具瘤。花期 7~8 月，果期 8~9 月。生于向阳草地、山坡及荒地上；有栽培。

性　　味	性寒，味苦。
功　　能	消热燥湿，泻火解毒，止血，安胎。
主　　治	湿温、暑温、胸闷呕恶，湿热痞满，泻痢，黄疸，肺热咳嗽，高热烦渴，血热吐衄，痈肿疮毒，胎动不安。
用　　法	用量 3~9g。

采　制

春、秋二季采挖，除去茎叶及须根，晒至半干后撞去栓皮，晒干。生用、酒炒或炒炭用。药材主产于河北、山西、内蒙古。

性　状

根圆锥形，扭曲，长8~25cm，直径1~3cm。表面棕黄色或深黄色，有稀疏的细根痕，上部较粗糙，有扭曲的纵皱或网纹。质硬而脆，断面黄色，中间红棕色，老根中间呈暗棕色或棕黑色，枯朽成空洞。气微，味苦。

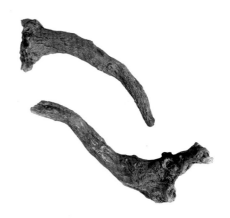

黄芩（药材）

化学成分	含黄芩苷（baicalin），黄芩素（baicalein），汉黄芩苷（wogonoside），汉黄芩素（wogonin），黄芩酮Ⅰ、Ⅱ（skullcapflavone Ⅰ，Ⅱ），千层纸黄素A（oroxylin A）及菜油甾醇。
药　理	对金黄色葡萄球菌、大肠杆菌、宋内痢疾杆菌、铜绿假单胞菌等有抑制作用；有抗真菌和抗病毒作用。此外还有抗炎、抗变态反应、解热、抗血小板聚集及抗凝、降血脂、保肝、利胆、抗氧化、抗癌和利尿等作用。

验方

①急性结膜炎：黄芩、菊花各10g，叶下珠24g，水煎服。②急性咽喉炎：黄芩10g，马兰15g，胖大海6g，水煎服。③急性扁桃体炎：黄芩10g，一点红、一枝黄花各15g，水煎服。

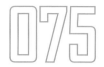

Astragali Radix

黄　芪

英文名： Milkvetch Root
别　名： 绵黄芪。
来　源： 豆科植物蒙古黄芪 *Astragalus membranaceus* (Fisch.) Bge. var.*mongholicus* (Bge.) Hsiao 或膜荚黄芪 *Astragalus membranaceus* (Fisch.) Bge. 的根。

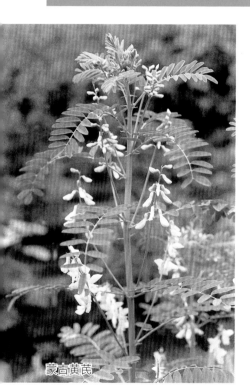

蒙古黄芪

植物形态

多年生草本。茎直立，上部有分枝。奇数羽状复叶互生，小叶 12~18 对；小叶片广椭圆形或椭圆形，下面被柔毛；托叶披针形。总状花序腋生；花萼钟状，密被短柔毛，具 5 萼齿；花冠黄色，旗瓣长圆状倒卵形，翼瓣及龙骨瓣均有长爪；雄蕊 10，二体；子房有长柄。荚果膜质，半卵圆形，无毛。花期 6~7 月，果期 7~9 月。生于向阳草地及山坡；现广为栽培。

性　味	性温，味甘。
功　能	补气固表，托毒排脓，利尿，生肌。
主　治	气虚乏力，久泻脱肛，自汗，水肿，子宫脱垂；慢性肾炎蛋白尿，糖尿病，疮口久不愈合。
用　法	用量 9~30g。

采　制

春、秋二季采挖,除去泥土、须根及根头,晒至六七成干,理直扎捆后晒干。
药材主产于内蒙古、山西、黑龙江。

性　状

根圆柱形, 有的有分枝,
上端较粗, 略扭曲, 长
30~90cm, 直径 0.7~3.5cm。
表面淡棕黄色至淡棕褐色,
有不规则纵皱纹及横长皮孔,
栓皮易剥落而露出黄白色皮
部, 有的可见网状纤维束。
质坚韧,断面强纤维性。气微,
味微甜, 有豆腥味。

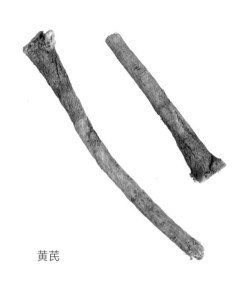

黄芪

化学成分　　　含黄酮类成分毛蕊异黄酮(calycosin), 还含黄芪皂苷
Ⅰ~Ⅷ(astragaloside Ⅰ~Ⅷ), 其中皂苷Ⅳ为黄芪皂苷。

药　理　　　可使细胞的生理代谢作用增强, 有促进骨髓造血细胞
DNA 合成、加快有核细胞分裂过程、减轻肾脏病变及
利尿作用; 对实验性肝炎有保护作用。此外还有抗衰老、
抗菌、降血压、镇静、镇痛等作用。

验方

①自汗: 生黄芪 30g, 白术 10g, 防风 5g, 荞麦 24g, 水煎服。
②贫血: 生黄芪 30g, 当归 6g, 羊肉 30g, 同炖服。③夜尿多:
生黄芪 30g, 枸杞子、菟丝子各 15g, 水煎服。

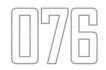

Rauvolfiae Verticillatae Radix

萝芙木

英文名：Devilpepper Root
别　名：鱼胆木、山马蹄、刀伤药。
来　源：夹竹桃科植物萝芙木 *Rauvolfia verticillata* (Lour.) Baill. 的根。

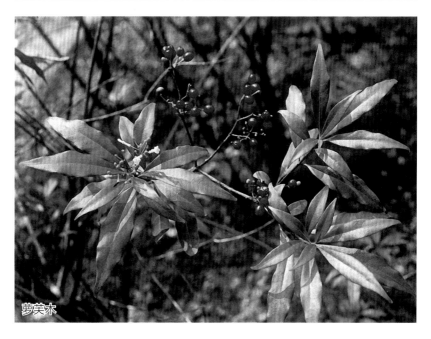

萝芙木

植物形态

直立常绿灌木，高可达 3m，具乳汁，茎下部枝条有圆形淡黄色皮孔，上部枝条有棱。单叶对生或 3~4 叶轮生，长椭圆状披针形，全缘或微波状，长 4~16cm，宽 1~3cm。聚伞花序顶生，花萼 5 深裂，花冠高脚碟形，白色，花冠筒内有许多柔毛；雄蕊 5，着生于花冠筒中部；心皮 2，离生。核果卵圆形或椭圆形，长约 1cm，宽约 0.5cm，成熟后紫黑色。花期 3~12 月，果期 5 月至翌春。生于坡地、林边、旷野潮湿处及灌木丛中。

采　制

全年均可采收，取根，去掉泥土，晒干。药材产于云南、广西、广东。

性　状

根圆柱形，长 15~30cm，直径 1~3cm，主根下常有数分枝。表面灰棕色或淡棕色，具不规则的纵沟和脊线，栓皮易脱落，露出暗棕色皮部或皮部脱落露出黄色木部。质坚硬，切断面皮部窄，棕色，木部占极大部分，淡黄色，年轮明显。气微，味极苦。

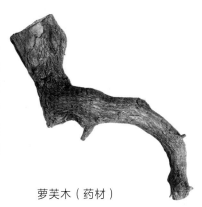

萝芙木（药材）

性　味	性寒，味苦；有小毒。
功　能	降压，镇静，活血，止痛，清热解毒。
主　治	高血压，头晕，失眠，癫痫，蛇咬伤，跌打损伤。
用　法	用量 6~9g。

化学成分　含多种生物碱，如蛇根碱（利血平，reserpine）、育亨宾碱（quebrachine）、毛萝芙木碱（raunescine）、四氢蛇根碱（ajmalicine）、萝芙木碱（ajmaline）、萝芙木甲素（rauwolfia A）等。

药　理　水煎液、酸性乙醇浸液及总生物碱均有一定的降血压作用，其中以利血平作用最强。利血平的降压原理系阻碍交感神经末梢囊泡内神经递质去甲肾上腺素的贮存，并使之排空，导致外周血管阻力降低，血压下降，心率减慢；利血平降压作用缓慢而持久。

验方　①高血压：萝芙木 15g，车前草 30g；或萝芙木、钩藤各 10g，玉米须 6g；或萝芙木、钩藤、夏枯草各 15g。水煎服。②风热感冒，发热头痛：萝芙木 10g，板蓝根 30g，水煎服。

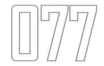

Dichroae Radix

常 山

英文名：Antifebrile Dichroa Root
别　名：鸡骨常山、南常山、白常山。
来　源：虎耳草科植物常山 *Dichroa febrifuga* Lour. 的根。

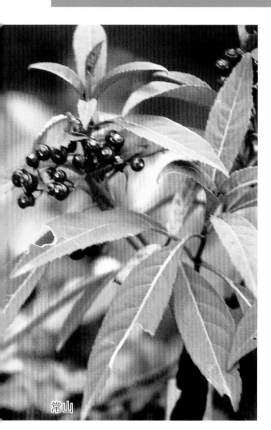

常山

植物形态

落叶灌木。小枝常有 4 钝棱，疏生黄色短毛。叶对生，椭圆形或倒卵状长圆形，边缘有细锯齿，幼时两面均被棕黄色短毛；叶柄长 1.5~5cm，有时疏生短柔毛。伞房状圆锥花序，花序轴与花梗均有毛；花蓝色，萼筒 5~6 齿裂；花瓣 5~6，反折；雄蕊 10~20，花柱 4~6，初时基部连合。浆果几完全下位，深蓝色，有宿存萼齿和花柱。花期 5~7 月，果期 8~9 月。生于林下、路旁或溪边。

性　味	性寒，味辛、苦；有毒。
功　能	截疟，祛痰。
主　治	痰饮停聚，胸膈痞塞，疟疾。
用　法	用量 5~9g。孕妇慎用。

采 制

8~10 月挖根，洗净，除去细根，晒干。药材主产于重庆、四川、贵州。

性 状

根圆柱形，常弯曲扭转，或有分枝，长 9~15cm，直径 0.5~2cm，表面棕黄色，具细纵纹，外皮易剥落，剥落处露出淡黄色木部。根上端有根茎。质坚硬，横切面黄白色，射线类白色，根茎中心有白色髓部或成空洞。气微，味苦。

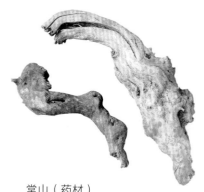

常山（药材）

化学成分　含多种生物碱,常山碱甲、乙、丙(α-、β-、γ-dichroine),常山次碱(dichroidine), 4- 喹唑酮(4-quinazolone),尚含常山素 A (dichrin A)、常山素 B (dichrin B)。

药　理　常山碱甲、乙、丙均有抗鸡疟作用，常山碱甲的效力与奎宁相当，常山碱乙为奎宁的 89~122 倍，常山碱丙为奎宁的 98~152 倍，常山总碱约为奎宁的 26 倍；常山碱乙有抗阿米巴原虫作用。此外还有抗甲型流行性感冒病毒、降血压、催吐等作用。

验方　①疟疾：常山、北柴胡各 9g，草果 6g，水煎服。②荨麻疹：常山、防风、白蒺藜、蛇床子各 15g，苍耳子 30g，水煎服。③胸中多痰，头痛不欲食：常山 9g，甘草 6g，加适量蜜，水煎服。

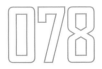

Stellariae Radix

银柴胡

英文名： Starwort Root
别　名： 牛胆根、沙参儿。
来　源： 石竹科植物银柴胡 *Stellaria dichotoma* L. var. *lanceolata* Bge. 的根。

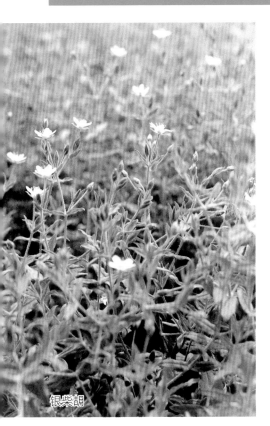

银柴胡

植物形态

多年生草本。茎簇生，数回叉状分枝，节稍膨大，密被茸毛。叶对生，披针形，上面疏被毛或几无毛，下面被短毛。聚伞花序，花梗细，有柔毛；萼片5，披针形，边缘白色，膜质；花瓣5，白色，与萼片近等长，先端2裂；雄蕊10；子房上位，花柱3，丝状。蒴果近球形，熟时先端6裂。花期6~7月，果期8~9月。生于干燥的草原或石缝中。

采　制

春、夏间植物萌发或秋末茎叶枯萎时采挖，除去须根及泥沙，晒干。药材主产于宁夏、内蒙古、河北、青海。

性　味	性微寒，味甘。
功　能	清虚热，除疳热。
主　治	阴虚发热，骨蒸劳热，小儿疳热。
用　法	用量 3~9g。

性　状

根呈类圆柱形，偶有分枝，长 15~40cm，直径 1~2.5cm。表面淡黄色或黄白色，有扭曲的纵皱纹及支根痕，具孔状凹陷，习称"砂眼"，从砂眼处折断有粉沙散出，并可见棕色裂隙。顶端有密集的疣状突起的茎痕，习称"珍珠盘"。质硬而脆，易折断，断面有裂隙，皮部甚薄，木部有黄白相间的放射状纹理。气微，味甘。

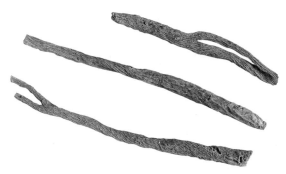

银柴胡（药材）

化学成分	含呋喃酸、汉黄芩素（wogonin）、6，8- 双 -C- 半乳糖基芹黄素（6，8-di-C-galactopyranosyl apigenin）及 6-C- 半乳糖基异野黄芩素（6-C-galactopyranosyl isoscutellerein）等。
药　　理	石油醚、乙醇和水提取物对结核杆菌均有抑制作用；对巨噬细胞吞噬功能有促进作用。

验方	①更年期综合征：银柴胡 10g，徐长卿、荞麦各 15g，梅花 10g，水煎服。②头晕：银柴胡、向日葵、刺五加各 10g，水煎服。③流行性出血性结膜炎（俗称"红眼病"）：银柴胡 9g，爵床、叶下珠各 15g，水煎服。

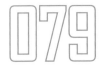

Phytolaccae Radix

商 陆

英文名：Pokeberry Root

别　名：山萝卜、水萝卜、当陆。

来　源：商陆科植物商陆 *Phytolacca acinosa* Roxb. 或垂序商陆 *Phytolacca americana* L. 的根。

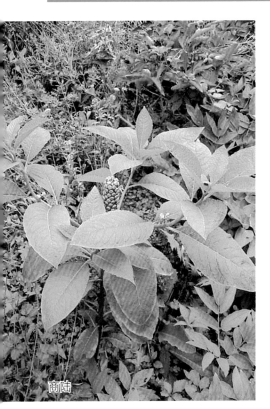

商陆

植物形态

多年生草本，高约达1.5m。叶互生，卵圆形或椭圆形，长12~25cm，宽5~10cm；叶柄长3cm。总状花序顶生或与叶对生；花被片5，卵形；雄蕊8；心皮8~10，离生。果穗直立，分果浆果状，扁球形，紫黑色，具宿存花被。花期6~7月，果期8~9月。生于水边、林下、路旁、田野。

采　制

春、秋二季挖根，洗净，切片，晒干。生用或醋炙用。药材产于河南、湖北、安徽、陕西。

性　味	性寒，味苦；有毒。
功　能	逐水消肿，通利二便，解毒散结。
主　治	水肿胀满，二便不通；外治痈肿疮毒。
用　法	用量3~9g。外用鲜品捣烂或干品研末涂敷。孕妇禁用。

本品为横切或纵切的不规则块片。外皮灰黄色或灰棕色。横切片弯曲不平，边缘皱缩，直径 2~8cm，切面浅黄棕色或黄白色，木部隆起，形成数个突起的同心性环轮。纵切片弯曲或卷曲，长 5~8cm，宽 1~2cm，木部呈平行条状突起。质硬。气微，味稍甜，久嚼麻舌。

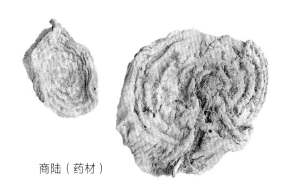

商陆（药材）

化学成分	含商陆皂苷甲(esculentoside A)、加利果酸、商陆皂苷元及去羟基加利果酸（esculentic acid）等。
药　　理	有明显的利尿作用，但对血压无显著影响；有祛痰、镇咳及平喘作用，可提高肾上腺皮质功能；对许兰黄癣菌、奥杜盎小孢子菌有抑制作用；能抑制肝脾组织 3H- 胸腺嘧啶的渗入。

验方 ①水肿：商陆 9g，车前草 15g，泽泻 10g，水煎服。②痔疮出血：商陆 9g，旱莲草 15g，水煎服。③无名肿毒：鲜商陆根适量，捣烂敷患处。

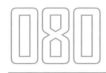

Dipsaci Radix

续　断

英文名： Himalayan Teasel Root
别　名： 山萝卜。
来　源： 川续断科植物川续断 *Dipsacus asper* Wall. ex Henry 的根。

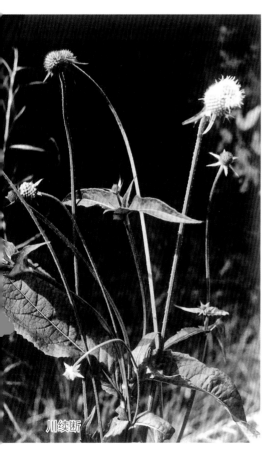

川续断

植物形态

多年生草本，高 60~90cm。根长圆锥形，主根单一或数根并生。茎多分枝，中空，有棱，棱上有疏弱刺毛。基生叶有长柄，叶片羽状深裂，先端裂片较大；茎生叶对生，多为 3 裂，中央裂片最大，边缘有锯齿，两面有白色贴伏柔毛；柄短或近无柄。头状花序球形，总苞片数片，狭披针形；苞片阔倒卵形，先端突尖呈粗刺状，被白色短柔毛；萼浅盘状，4 齿裂；花冠白色或浅黄色，先端 4 裂，外被短柔毛；雄蕊 4；子房下位。瘦果椭圆状楔形，有明显 4 棱，淡褐色。花期 8~9 月，果期 9~10 月。生于山坡、草地、沟边；或栽培。

采　制

秋季采挖，除去根头及须根，用微火烘至半干，堆置"发汗"至内部变绿色，再烘干。药材主产于湖北、湖南、重庆、贵州。

性　状

根呈圆柱形，略扁，有的微弯曲，长 5~15cm，直径 0.5~2cm。表面黄褐色或灰褐色，有明显扭曲的纵皱纹及沟纹，可见横裂的皮孔及少数须根痕。质软，久置后变硬，易折断，断面不平坦，皮部墨绿色或棕色，外缘褐色或淡褐色，木部黄褐色，导管束呈放射状排列。气微香，味苦、微甜而后涩。

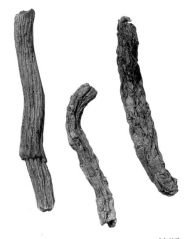

续断

性　味	性微温，味苦、辛。
功　能	补肝肾，强筋骨，续折伤，止崩漏。
主　治	腰膝酸软，风湿痹痛，崩漏经多，胎漏下血，跌扑损伤。
用　法	用量 9~15g。

化学成分　含川续断皂苷 B、C、D'（dipsacus saponin　B，C，D），獐牙草苷（sweroside），马钱素（loganin），茶茱萸苷（cantleyoside）等。

药　理　经小白鼠和鸡实验，证明续断有明显的对抗维生素 E 缺乏症作用；对痈疡有排脓、止血、镇痛、促进组织再生的作用。

验方　①腰膝酸痛：续断 10g，骨碎补 15g，盐肤木 30g，水煎服。②腰椎间盘突出：续断 10g，肖梵天花根 30g，狗脊 15g，穿山龙 24g，水煎服。③风湿腰痛：续断、淫羊藿各 15g，猪脚 1 只，同炖服。

Puerariae Lobatae Radix

葛 根

英文名：Lobed Kudzuvine Root
别　名：葛条、野葛、葛藤。
来　源：豆科植物野葛 *Pueraria lobata* (Willd.) Ohwi 的根。

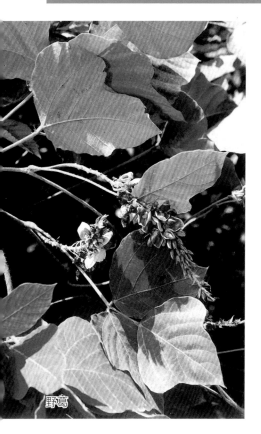

野葛

植物形态

藤本，长约达 10m，全株被黄褐色长硬毛。三出复叶互生，托叶盾状着生，卵状椭圆形；中央小叶菱状卵形或宽卵形，侧生小叶斜椭圆形，两面被糙毛，背面较密；托叶盾形，小托叶针状。总状花序腋生，花密集；小苞片卵形或披针形；花萼钟状，萼齿5，上面2齿合生，下面1齿较长，内外面均被黄色柔毛；花冠蝶形，蓝紫色，长约 1.5cm。荚果线形，长 5~10cm，扁平，密生黄褐色长硬毛。花期 5~9 月，果期 8~10月。生于山坡草丛、路旁疏林中较阴湿处。

性　味	性凉，味甘、辛。
功　能	解表退热，生津，透疹，解酒毒，升阳止泻。
主　治	外感发热头痛，高血压颈项强痛，消渴，麻疹不透。
用　法	用量 9~15g。

采 制

秋、冬二季采挖，趁鲜切成厚片或小块，干燥。药材主产于湖南、浙江、河南、广东。

性 状

呈纵切的长方形厚片或小方块，长 5~35cm，厚 0.5~1cm。外皮淡棕色，有纵皱纹，粗糙。切面黄白色。质韧，纤维性强。气微，味微甜。

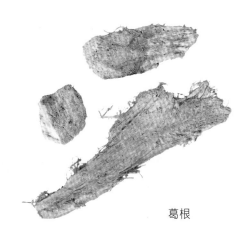

葛根

化学成分　含多种黄酮类成分，主要活性成分为大豆素（daidzein）、大豆苷（daidzin）、葛根素（puerarin）、葛根素 -7- 木糖苷（puerarin-7-xyloside）等。

药 理　葛根总黄酮经麻醉犬静注，可使其冠状动脉血流量明显增加，血管阻力下降，心肌耗氧量下降，并可提高局部微循环血流量，抑制血小板聚集，还有降压作用；具肾上腺素能受体阻滞作用；对伤寒混合菌苗所致的家兔发热有明显的解热作用。

验方　①冠心病：葛根 15g，丹参、赤芍各 10g，盐肤木 30g，水煎服。
②颈椎病：葛根、鸡血藤各 18g，丹参、赤芍各 10g，桑寄生 15g，水煎服。③口渴：葛根、天花粉、女贞子各 15g，水煎服。

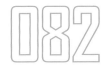

Hemerocallis Radix

萱草根

英文名： Daylily Root
别　名： 黄花菜根、藜芦。
来　源： 百合科植物萱草 *Hemerocallis fulva* L. 的根。

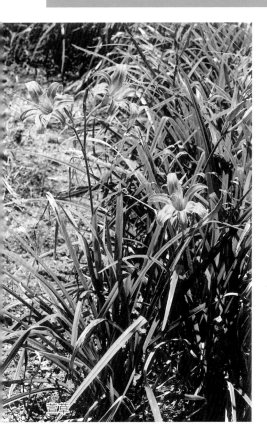

萱草

植物形态

多年生草本。根状茎粗短，具肉质纺锤状块根。叶基生，条状披针形，长 30~60cm，宽约 2.5cm，背面被白粉。花葶圆柱形，高达 100cm；圆锥花序顶生，具花 5~6 朵；苞片小，披针形；花被橙色或橙红色，下部成管，上部裂片 6，2 轮，内轮裂片较外轮为宽，中部有暗红色"A"形斑纹，边缘稍作波状；雄蕊 6，花丝长，着生于花被喉部；子房上位。蒴果矩圆形。花期 6~8 月，果期 8~9 月。生于山地湿润处。

性　味	性凉，味甘；有毒。
功　能	清热利尿，凉血止血。
主　治	小便不利，尿血，膀胱炎，乳汁缺乏，月经不调，便血等。
用　法	用量 3~9g。

采　制

夏、秋二季采挖，除去残茎、须根，洗净，晒干。药材产于湖南、福建、
江西、浙江。

性　状

药材完整者较长，5~15cm，
中下部膨大成纺锤形块根，
多干瘪扭皱，有多数纵皱及
少数横纹。表面灰黄色或淡
灰棕色。体轻，质松软，稍
有韧性，不易折断。断面灰
棕色或暗棕色，有放射状裂
隙。气微香，味稍甜。

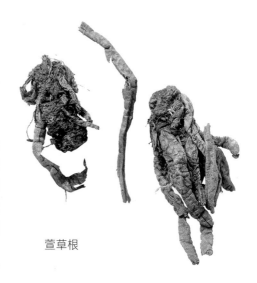

萱草根

化学成分　含大黄酚（chrysophanol）、大黄酸（rhein）、美决明子
　　　　　素（obtusifolin）、美明子素甲醚（2-methoxyobtusifolin）、
　　　　　萱草根素（hemerocallin）等。

药　理　对尿毒症患者进行血液透析的同时，配合萱草根治疗，
　　　　　结果显示患者服用萱草根后，尿量可逐渐增加，体内
　　　　　血肌酐和尿素氮水平随之降低，透析时的超滤量（脱
　　　　　水量）逐渐下调，体内代谢废物的潴留情况逐渐改善。

验
方　　①风湿性关节炎：萱草根30g，猪脚1只，水炖服。②前列腺
　　　炎：萱草根、薏苡根各30g，水煎服。③急性乳腺炎：萱草根
　　　30g，肖梵天花根24g，水煎服；另用萱草鲜叶捣烂加蜜少许，
　　　敷患处。

附　注　同属植物黄花菜 *Hemcrocallis citrina* Baroni 的根亦作萱草
　　　　　根入药。

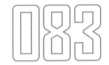

Arnebiae Radix

紫 草

英文名： Arnebia Root
别　名： 软紫草。
来　源： 紫草科植物新疆紫草 *Arnebia euchroma* （Royle） Johnst. 或内蒙紫草 *Arnebia guttata* Bunge 的根。

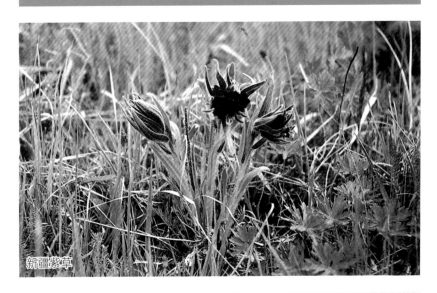

新疆紫草

植物形态

多年生草本，高 15~35cm。全株被白色硬糙毛。根圆锥形，多扭曲，紫色栓皮多层。茎直立，单一或基部分成二歧。基生叶丛生，叶条状披针形，长约 13cm，全缘，黄绿褐色；茎生叶互生，较少，短小。花集结成聚伞花序，密生于茎顶，近于头状；苞片条状披针形；花无梗，花萼短筒状，5 深裂；花冠紫色，长筒形漏斗状，先端 5 裂，雄蕊 5；子房 4 深裂，花柱细长，柱头球状。小坚果骨质，宽卵形，淡褐色，表面有疣状突起。花期 6~8 月，果期 8~9 月。生于山地阳坡草丛中。

采　制

春、秋二季采挖，除去泥沙，晒干或微火烘干。药材主产于新疆、西藏。

性　状

根呈不规则的长圆柱形，多扭曲，长 7~20cm，直径 1~2.5cm。表面紫红色或紫褐色，皮部疏松，呈条形片状，常 10 余层重叠，易剥落。顶端有的可见分歧的茎残基。体轻，质松软，易折断，断面不整齐，黄白色或黄色。气特异，味微苦、涩。

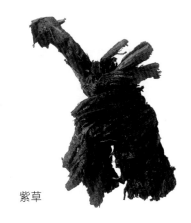

紫草

性　味	性寒，味甘、咸。
功　能	凉血，活血，解毒透疹。
主　治	血热毒盛，斑疹紫黑，麻疹不透，疮疡，湿疹，水火烫伤。
用　法	用量 4.5~9g。外用适量，熬膏或用植物油浸泡涂擦。

化学成分　含紫草素（shikonin）、乙酰紫草素（acetylshikonin）、β-，β-二甲基丙烯酰紫草素（β-，β-dimethyl-acryshikonin）、异丁酰紫草素（isobutylshikonin）、紫草醇（arnebinol）、紫草醌（arnebinone）等。

药　理　能增强小肠张力或使其收缩，高浓度时有拮抗乙酰胆碱、组胺、血管紧张素、氯化钡等肠管收缩物质的作用；可阻止肝素的抗凝血作用。此外还有解热、抗肿瘤、抗菌、抗病毒、避孕、降血糖等作用。

验方

①口腔溃疡：紫草 9g，一点红 15g，玄参、淡竹叶各 10g，水煎服。
②风火牙痛：紫草、白蒺藜各 9g，骨碎补、防风各 10g，水煎服。
③烫伤：紫草适量，放入茶油内浸 15 日后，取油涂患处。

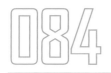

Asteris Radix et Rhizoma

084 紫菀

英文名： Tatarian Aster Root
别　名： 青菀、小辫、返魂草、山白菜。
来　源： 菊科植物紫菀 *Aster tataricus* L. f. 的根及根茎。

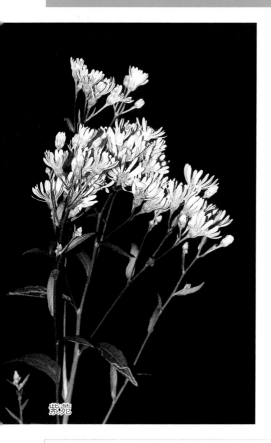

紫菀

植物形态

多年生草本，高 1~1.5m。茎直立，上部疏生短毛。基生叶丛生，长椭圆形，基部渐狭成翼状柄，边缘具锯齿，两面疏生糙毛，叶柄长，花期枯萎；茎生叶互生，卵形或长椭圆形，几无柄。头状花序排成伞房状，有长梗，密被短毛；总苞半球形，总苞片 3 层，边缘紫红色；舌状花蓝紫色，筒状花黄色。瘦果有短毛，冠毛灰白色或带红色。花期 7~8 月，果期 8~10 月。生于阴坡、草地、河边。

性　味	性温，味苦、辛。
功　能	润肺下气，消痰止咳。
主　治	痰多喘咳，新久咳嗽，劳嗽咯血。
用　法	用量 4.5~9g。

采　制

春、秋二季采挖，洗净晒干，或将根编成辫形后晒干。生用或蜜炙用。
药材主产于河北、安徽、黑龙江、吉林、辽宁及内蒙古。

性　状

根茎呈不规则块状，大小不一，顶端有茎、叶的残基，下端偶有未除尽的母根，质稍硬。根茎簇生多数细根，长3~15cm，直径0.1~0.3cm，多编成辫状；表面紫红色或灰红色，有纵皱纹；质较柔韧。气微香，味甜、微苦。

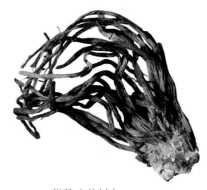

紫菀（药材）

化学成分	含紫菀酮（shionane），紫菀皂苷A～H（aster saponin A~H），紫菀苷A、B(shionoside A,B)，槲皮素(quercetin)，无羁萜（friedelin）等。
药　理	水煎剂、苯及甲醇提取物均有祛痰作用；体外对大肠杆菌、痢疾杆菌、变形杆菌、伤寒杆菌、副伤寒杆菌、铜绿假单胞菌及霍乱弧菌等7种革兰阴性肠内致病菌有一定的抑制作用；有抗病毒作用；对小鼠艾氏腹水癌、S180肉瘤有一定的抑制作用。

验方	①咳嗽：紫菀10g，枇杷叶、连钱草各15g，水煎服。②百日咳：紫菀6g，百部5g，桔梗、鱼腥草、穿心莲各6g，水煎服。③慢性支气管炎：紫菀、党参各10g，款冬花9g，陈皮6g，芙蓉花10g，水煎服。

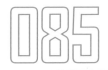

Rhapontici Radix

085 漏 芦

英文名： Uniflower Swisscentaury Root
别　名： 独花山牛蒡、和尚头花。
来　源： 菊科植物祁州漏芦 *Rhaponticum uniflorum* (L.) DC. 的根。

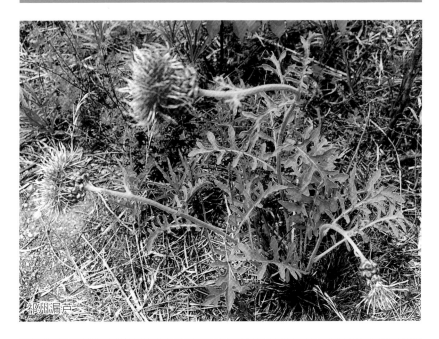

祁州漏芦

植物形态

多年生草本。茎直立，单一，密生白色软毛。基生叶有长柄，长椭圆形，羽状深裂，裂片矩圆形，边缘有齿，两面均被软毛；茎生叶较小，有短柄或近无柄。头状花序单生于茎顶；总苞宽钟形，总苞片多层，有干膜质附片；筒状花淡红紫色，先端5裂，裂片线形。瘦果倒圆锥形，具4棱；冠毛粗羽毛状。花期5~7月，果期6~8月。生于向阳山坡、路旁。

采　制

春、秋二季采挖，除去须根，晒干。药材主产于河北、辽宁、山西。

性　状

根圆锥形或破裂成片块状，多扭曲，长短不一，直径 1~2cm。表面灰褐色或暗棕色，粗糙，具纵沟及菱形的网状裂隙，外皮易剥落，根头部膨大，有残茎及鳞片状叶基，顶端有灰白色绒毛。体轻，质脆，易折断，断面不整齐，灰黄色，有裂隙，中心灰黑色或棕黑色。气特异，味微苦。

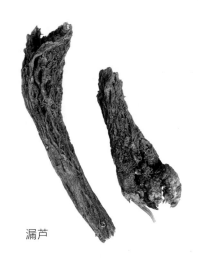

漏芦

性　味	性寒，味苦。
功　能	清热解毒，消痈，下乳，舒筋通脉。
主　治	乳痈肿痛，痈疽发背，瘰疬疮毒，乳汁不通，湿痹拘挛。
用　法	用量 4.5~9g。孕妇慎用。

化学成分	含蜕皮甾酮类成分漏芦甾酮（rhapontisterone）、漏芦甾酮 R（rhapontisterone R），此外还含有牛蒡子醛（arctinal）、牛蒡子醇 -b（arctinol-b）、牛蒡子酮（arctinone）、牛蒡子酸（arctic acid）、棕榈酸、硬脂酸乙酯、挥发油等。
药　理	有抗动脉粥样硬化作用，可使麻醉猫血压下降，心脏收缩力增强，可使离体蛙心收缩力增强，收缩幅度减弱，高浓度可使其停止在收缩期。

验方	①风湿性关节炎：漏芦、忍冬藤各 30g，水煎服。②乳腺炎：漏芦、蒲公英、金银花各 15g，炮山甲 9g，连翘 10g，爵床 30g，水煎服。③疔疮疖肿：鲜漏芦适量，捣烂敷患处。

根茎类

GENJING LEI

根茎类中药系指以地下茎或带有少许根部的地下茎入药的药材，包括根状茎、块茎、球茎及鳞茎等。

与根类中药一样，一般也是在秋、冬二季植物地上部分将枯萎时及春初发芽前或刚露苗时采收。

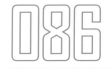

Sparganii Rhizoma

三　棱

英文名： Common Burreed Rhizome
别　名： 荆三棱、京三棱、去皮三棱。
来　源： 黑三棱科植物黑三棱 *Sparganium stoloniferum* Buch.-Ham. 的块茎。

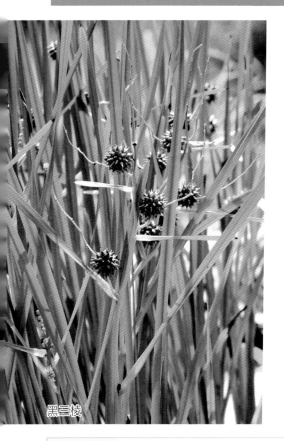

黑三棱

植物形态

多年生水生草本，高50~100cm。根茎横生，下生粗短的块茎。叶2列，线形，长60~95cm，宽达2.5cm，先端钝尖，基部变宽成鞘，中脉明显。雄花序2~10个，生于分支上部和茎顶端，球形；雄花花被片3~4，膜质，雄蕊3；雄花序1个；雌花花被片3~4，倒卵形，子房纺锤形，柱头钻形。聚花果直径约2cm，果实近陀螺状。花期6~7月，果期7~8月。生于池沼或水沟中。

性　味	性平，味辛、苦。
功　能	破血行气，消积止痛。
主　治	癥瘕痞块，痛经，瘀血经闭，胸痹心痛，食积胀痛。
用　法	用量5~10g。孕妇禁用，不宜与芒硝、玄明粉同用。

采 制

冬季至次年春采挖，洗净，削去外皮，晒干。药材主产于江苏、安徽、河南、山东、江西等地。

性 状

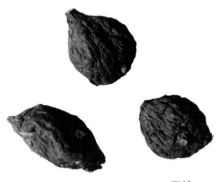

三棱

块茎呈圆锥形，略扁，长2~6cm，直径2~4cm。表面黄白色或灰黄色，有刀削痕，须根痕小点状，略呈横向环状排列。体重，质坚实。气微，味淡，嚼之微有麻辣感。

化学成分 块茎含挥发油，其中主要有苯乙醇、对苯二酚、棕榈酸及二氢去氢广木香内酯（mokko lactone）、去氢木香内酯（dehydrocostus lactone）等。

药　理 煎剂能加强离体兔肠的收缩，对离体兔子宫也有兴奋作用；有抗血栓形成作用，可使血栓形成时间延长、血栓长度缩短、血栓重量减轻，并能延长血浆凝血酶原时间。

验方

①血瘀经闭，小腹疼痛：三棱、当归各9g，红花4.5g，生地黄12g，水煎服；或三棱6g，丹参16g，红花、延胡索各9g，赤芍、香附各12g，水煎服。②食积腹胀：三棱、莱菔子各9g，水煎服。③慢性肝炎或迁延性肝炎：三棱、莪术、当归各9g，赤芍12g，丹参25g，白茅根30g，青皮9g，水煎服。④肝脾肿大：三棱、红花各9g，莪术6g，赤芍、香附各12g，水煎服。

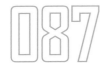

Zingiberis Rhizoma
干　姜

英文名： Dried Ginger
别　名： 均姜、川姜、白姜、黄姜。
来　源： 姜科植物姜 *Zingiber officinale* Rosc. 的根茎。

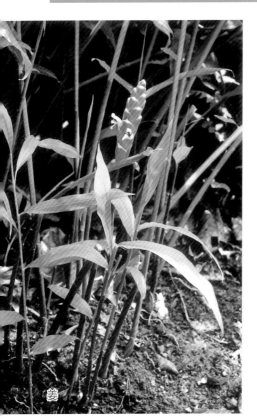

姜

植物形态

多年生草本，高 40~100cm。叶 2 列，线状披针形，长 15~30cm，宽约 2cm，光滑无毛。花茎自根茎生出，高约 20cm；穗状花序卵形至椭圆形；苞片淡绿色，卵圆形；花冠黄绿色，裂片披针形；唇瓣中央裂片长圆状倒卵形，较花冠裂片短，有淡紫色条纹及淡黄色斑点；雄蕊微紫色。本品栽培时很少开花。我国大部分地区有栽培。

采　制

冬季采挖，除去茎叶及须根，洗净，晒干或低温干燥。药材主产于四川、贵州。

性　味	性热，味辛。
功　能	温中散寒，回阳通脉，燥湿消痰。
主　治	脘腹冷痛，呕吐泄泻，肢冷脉微，痰饮喘咳。
用　法	用量 3~9g。

性 状

根茎呈扁平块状，指状分枝，长3~7cm，厚1~2cm。表面灰黄色或淡灰棕色，粗糙，具纵皱纹及环节。分枝处常有鳞叶残存，分枝顶端有茎痕或芽。质坚实，断面黄白色或灰白色，粉性或颗粒性，内皮层环纹明显，维管束及黄色油室散在。气香、特异，味辛辣。

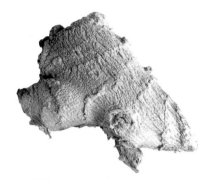

干姜

化学成分　含挥发油,油中主成分为姜醇(zingiberol)、姜烯(zingiberene)、没药烯（bisabolene）、α-姜黄烯（α-curcumene）、芳樟醇（linalool）、桉油素（cineole）及α-龙脑，另含辛辣成分姜辣素（gingerol）及其分解产物姜酮（gingerone），尚含多种氨基酸等。

药　　理　对大鼠胃黏膜细胞有保护作用；对肝损害有保护作用；有暂时性升高血压的作用，能显著抑制大鼠自发活动；能对抗中枢兴奋药致惊厥作用。此外还有利胆、镇痛、抗血小板凝集、抗炎、抗菌、抗原虫等作用。

验方　①胃腹冷痛：干姜9g，高良姜6g，制香附9g，水煎服。②虚寒腹泻：干姜9g，党参15g，白术、茯苓各9g，炙甘草、豆蔻各6g，水煎服。③肺寒咳嗽、气喘：干姜、桂枝、款冬花、紫菀、煮半夏各9g，茯苓10g，五味子9g，北细辛2g，水煎服。

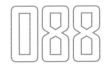

Smilacis Glabrae Rhizoma

土茯苓

英文名： Glabrous Greenbrier Rhizome
别　名： 冷饭团、硬饭头、红土苓。
来　源： 百合科植物光叶菝葜 *Smilax glabra* Roxb. 的根茎。

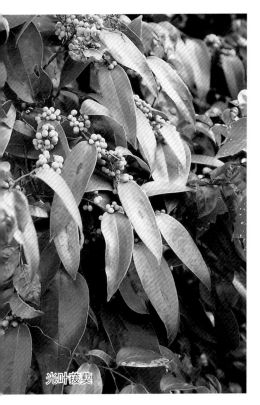

光叶菝葜

植物形态

常绿攀缘状灌木。茎无刺。叶互生，薄革质，长圆形至椭圆状披针形，长5~12cm，宽1~5cm，先端渐尖，全缘，下面通常绿色，有时略有白粉，基出脉3条，有卷须。花单性异株，腋生伞形花序；花被片6，内轮细小，白色或黄绿色；雄花雄蕊6；雌花具退化雄蕊，子房上位。浆果球形，红色，外被白粉。花期7~8月，果期9~10月。生于山坡或林下。

采　制

夏、秋二季采挖，除去须根，洗净，干燥，或趁鲜切成薄片，干燥。药材主产于广东、湖南、湖北、浙江、江苏、四川。

性　味	性平，味甘、淡。
功　能	除湿，解毒，通利关节。
主　治	湿热淋浊，带下，痈肿，瘰疬，疥癣，梅毒及汞中毒所致的肢体拘挛，筋骨疼痛。
用　法	用量15~60g。

性　状

根茎略呈圆柱形，稍扁或呈不规则条块，有结节状隆起，具短分枝，长5~22cm，直径2~5cm。表面黄棕色或灰褐色，凹凸不平，有坚硬的须根残基，分枝顶端有圆形的芽痕。质坚硬。切片呈长圆形或不规则，切面类白色至淡红棕色，粉性，可见点状维管束及多数小亮点。气微，味微甘、涩。

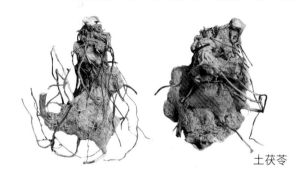

土茯苓

化学成分　含菝葜皂苷类（smilax saponins），其苷元为薯蓣皂苷元（diosgenin）、提果皂苷元（tigogenin）。另含落新妇苷（astilbin）、异黄杞苷（engeletin）等。

药　理　有预防动脉粥样硬化、保护心肌、对抗脑缺血等作用；可明显拮抗动物中毒性肝细胞坏死；有增强细胞免疫和体液免疫的作用；有抗胃溃疡作用；可抑制黄曲霉素 B_1 对大鼠的致肝癌作用；对棉酚有解毒作用。

验方　①疗疮疖肿：土茯苓、蒲公英各24g，金银花15g，一点红24g，水煎服。②过敏性皮炎：土茯苓30g，苍耳子10g，豨莶草、芋环干（普通食用植物芋头的干茎）各15g，杠板归20g，水煎服。③梅毒：土茯苓、鬼针草各30g，连翘15g，一枝黄花30g，水煎服。

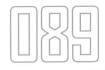

Rhei Radix et Rhizoma

089 大 黄

英文名： Rhubarb
别　名： 将军、葵叶大黄、北大黄、天水大黄。
来　源： 蓼科植物掌叶大黄 *Rheum palmatum* L.、唐古特大黄 *Rheum tanguticum* Maxim. ex Balf. 或药用大黄 *Rheum officinale* Baill. 的根及根茎。

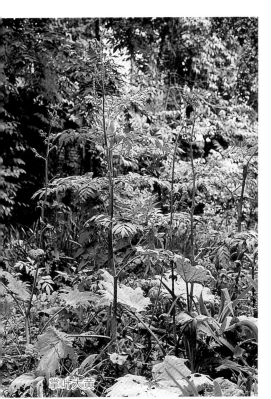

掌叶大黄

植物形态

多年生草本，高达 2m。基生叶宽卵形或近圆形，长、宽均达 35cm，掌状 5~7 中裂，裂片窄三角形，叶柄粗壮；茎生叶互生，较小；托叶鞘大，膜质，淡褐色。大圆锥花序顶生；花小，红紫色，花被片 6。瘦果三棱形，具翅。花期 6~7 月，果期 7~8 月。生于山区林缘或草坡；有栽培。

采　制

秋末采挖，除去细根，刮去外皮，切瓣或段，绳穿成串干燥或直接干燥。药材主产于青海、甘肃、四川、陕西。

性　味	性寒，味苦。
功　能	泻热通肠，凉血解毒，逐瘀通经。
主　治	实热便秘，积滞腹痛，泻痢不爽，湿热黄疸。
用　法	用量 3~30g；用于泻下不宜久煎。外用适量。

性　状

本品呈类圆柱形、圆锥形、卵圆形或不规则块状，长 3~17cm，直径 3~10cm。除尽外皮者表面黄棕色至红棕色，有的可见类白色网状纹理及星点（异形维管束）散在，残留的外皮棕褐色，多具绳孔及粗皱纹。质坚实，有的中心稍松软，断面淡红棕色或黄棕色，显颗粒性；根茎髓部宽广，有星点环列或散在；根木部发达，横断面具放射状纹理，形成层环明显，无星点。气清香，味苦而微涩，嚼之粘牙，有沙粒感。

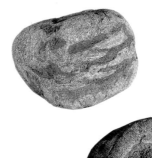
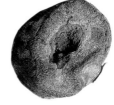

大黄

化学成分	含蒽醌苷及游离蒽醌衍生物，后者包括大黄酸（rhein）、大黄素（emodin）、大黄酚（chrysophanol）、芦荟大黄素（aloe-emodin）、大黄素甲醚（physcion）等。
药　理	有泻下作用，泻下后可致便秘；对革兰阳性菌和革兰阴性菌均有抗菌作用，对金黄色葡萄球菌、链球菌、白喉杆菌、枯草杆菌、炭疽杆菌、伤寒杆菌、副伤寒杆菌和痢疾杆菌有抑制作用；对小鼠黑素瘤、乳腺瘤及艾氏腹水癌有抑制作用。
验方	①便秘：生大黄 10g，决明子 15g，生地黄 30g，大枣 5 枚，水煎服。②疗疮疖肿：生大黄（研粉）适量，鲜一点红适量捣烂，调大黄粉敷患处。③跌打损伤：生大黄粉、白芷粉、栀子粉各适量，酒、水各半，调敷患处。

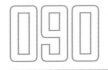

Allii Sativi Bulbus

大 蒜

英文名：Garlic
别　名：葫、青蒜。
来　源：百合科植物蒜 *Allium sativum* L. 的鳞茎。

植物形态

多年生草本，全株具特异蒜臭气。鳞茎扁圆锥形或球形。叶数片，基生，扁平，线状披针形，灰绿色，长可达50cm，宽2~2.5cm，基部鞘状。花茎直立，较叶长，高55~100cm，圆柱状，苞片1~3，膜质，浅绿色。伞形花序，花小，多数稠密，花间常杂有淡红色珠芽，直径4~5mm；花梗细长；花被片6，粉红色；雄蕊6，白色；雌蕊1，子房上位，淡绿白色，长圆状卵形，3心皮，3室。蒴果。种子黑色。花期5~7月，果期9~10月。全国各地均有栽培。

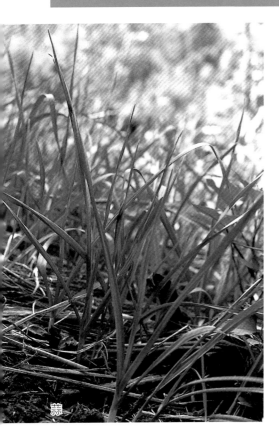

蒜

性　味	性温，味辛。
功　能	解毒消肿，杀虫，止痢。
主　治	痈肿疮疡，疥癣，肺痨，顿咳，泄泻，痢疾。
用　法	用量9~15g。

采 制

夏季叶枯时采挖，除去须根和泥沙，通风晾晒至外皮干燥。

性 状

鳞茎类球形，直径 3~6cm，由 6~10 个鳞茎瓣着生在鳞茎盘上抱合而成，外包 1~3 层白色或淡紫红色膜质鳞叶，中央有干缩的花葶残基。小鳞茎瓣长卵圆形，顶端略尖，背面略隆起，外被膜质鳞叶，内为白色肥厚的肉质鳞叶。气特异，味辛辣。

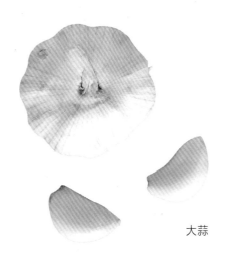

大蒜

化学成分 含大蒜氨酸（allin），经大蒜酶（allinase）水解生成大蒜素（allicin）等化合物。

药 理 对葡萄球菌、脑膜炎球菌、链球菌、白喉杆菌、痢疾杆菌、大肠杆菌、伤寒杆菌、结核杆菌和霍乱弧菌等有明显的抑制作用；有抗真菌作用；对阿米巴原虫、阴道毛滴虫有杀灭作用；对生殖细胞及肿瘤细胞有明显抑制作用；可降低实验性动脉粥样硬化兔的血压。

验方 ①痈疖肿痛：大蒜适量，捣烂调大黄粉敷患处。②急性肠炎：大蒜 15g，鱼腥草 15g，凤尾草 15g，水煎服。③蛲虫病：大蒜适量，捣烂浸入酸醋内，临睡时，取大蒜液涂肛门口。

091 山 药
Dioscoreae Rhizoma

英文名： Common Yam Rhizome
别　名： 淮山药、怀山药、山菇。
来　源： 薯蓣科植物薯蓣 *Dioscorea opposita* Thunb. 的根茎。

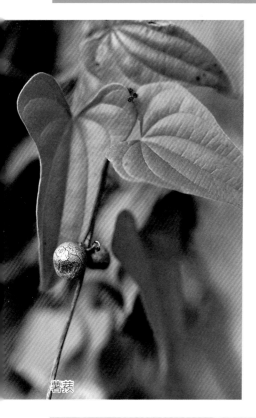

薯蓣

植物形态

缠绕草质藤本。茎通常带紫红色。单叶在茎下部互生，中部以上对生；叶片卵状三角形至宽卵状或戟状，变异大，基部深心形，边缘常 3 浅裂至 3 深裂。花单性，雌雄异株，成细长穗状花序；蒴果三棱状扁圆形或三棱状圆形，外面有白粉。花期 6~9 月，果期 7~11 月。生于山坡、山谷林下，或溪边、路旁灌丛中，或杂草中。

采　制

秋季或冬季挖取根茎，除去泥土、须根，切去芦头，洗净，用水浸后刮皮，晒干。有的用木板搓成圆柱形，切段，晒干，打光，习称"光山药"。药材主产于河南。

性　　味	性平，味甘。
功　　能	补脾养胃，生津益肺，补肾涩精。
主　　治	脾虚食少，久泻不止，肺虚喘咳，肾虚遗精，带下，尿频，虚热消渴。
用　　法	用量 15~30g。

性　状

根茎略呈圆柱形，弯曲而稍扁，长 15~30cm，直径 1.5~6cm。表面黄白色或淡黄色，有纵沟、纵皱纹及须根痕，偶有浅棕色外皮残留。质坚实，不易折断，断面白色，粉性。无臭，味淡，微酸，嚼之发黏。光山药呈圆柱形，两端平齐，长 9~18cm，直径 1.5~3cm，表面光滑，白色或黄白色。

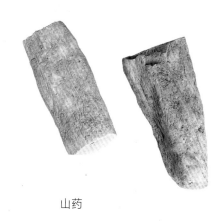

山药

| 化学成分 | 含甘露聚糖（mannan）、3，4-二羟基苯乙胺、植酸（phytic acid）、尿囊素（allantoin）、胆碱、多巴胺（dopamine）、山药碱（batatasine），以及十余种氨基酸、糖蛋白、多酚氧化酶。 |

药　理　　能显著降低正常小鼠和四氧嘧啶糖尿病小鼠的血糖，对抗肾上腺素及外源性葡萄糖引起的血糖升高；有显著的常压耐缺氧作用，减轻缺氧环境对脏器的损伤；有免疫增强作用；有刺激小肠运动，促进肠道内容物排空的作用。

验方

①糖尿病：山药40g，积雪草20g，旱莲草、女贞子各15g，水煎服。②脾虚腹泻：山药、党参各15g，白术9g，茯苓10g，炙甘草6g，砂仁3g，水煎服。③肾虚遗精：山药30g，枸杞子24g，白果10g，煮粥服。

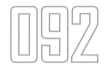

Kaempferiae Rhizoma
山 奈

英文名： Galanga Resurrectionlily Rhizome
别　名： 沙姜。
来　源： 姜科植物山奈 *Kaempferia galanga* L. 的根茎。

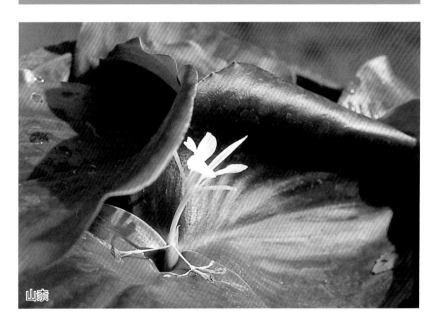

山奈

植物形态

多年生伏地草本。根茎块状，单生或数个连生，浅褐色，芳香。叶通常 2 片，相对而生，平铺于地面，广椭圆形或近圆形，长 8~15cm，宽 5~12cm，先端钝或极尖，基部圆形或心形，无毛或下面被疏柔毛，干时上面可见红色小点；近无柄。花 6~12 朵顶生，半藏于叶鞘中；花白色，芳香，易凋；花冠筒长 2.5cm，裂片长 1.2cm；唇瓣深 2 裂，基部有紫斑；雄蕊 1。蒴果长圆形。花期 8~9 月。生于山坡阴湿处；多为栽培。

采　制

冬季采挖，除去须根，洗净，切片，晒干。药材主产于广东、海南、广西、云南。

性　状

药材多为圆形或近圆形的横切片，直径1~2cm，厚0.3~0.5cm。外皮浅褐色或黄褐色，皱缩，有的有根痕或残存须根；切面类白色，粉性，常鼓凸。质脆，易折断。气香、特异，味辛辣。

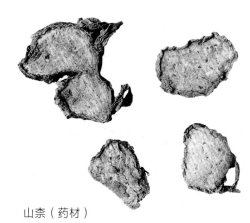

山柰（药材）

性　味	性温，味辛。
功　能	行气温中，消食，止痛。
主　治	胸膈胀满，脘腹冷痛，饮食不消。
用　法	用量6~9g。

化学成分	含挥发油、黄酮、香豆素等。挥发油中主成分为肉桂酰乙酯（wthyl cinnamate）、香豆酰乙酯（ethyl cinnamate）、龙脑等；黄酮有山柰酚（kaempferol）、山柰素（kaempferide）等。
药　理	根煎剂在试管内对许兰毛癣菌及其蒙古变种、共心性毛癣菌、堇色毛癣菌等10种常见的致病真菌均有不同程度的抑制作用。此外还有消炎作用。

验方	①湿疹：山柰研粉，与六一散各半，调茶油涂患处。②带状疱疹：山柰粉、青黛各适量，调麻油涂患处。③足癣：山柰粉、大黄粉各适量，加冰片少许，调酸醋涂患处。

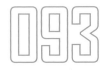

Homalomenae Rhizoma

千年健

英文名： Obscured Homalomena Rhizome
别　名： 一包针、千年见、千颗针。
来　源： 天南星科植物千年健 *Homalomena occulta* (Lour.) Schott 的根茎。

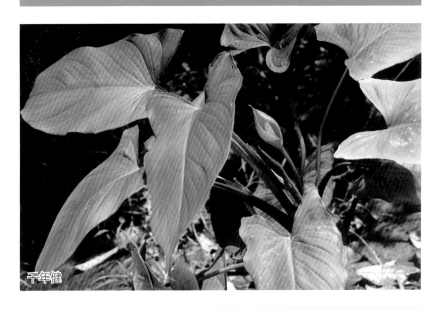

千年健

植物形态

多年生草本。鳞叶线状披针形，向上渐狭；叶互生，具长柄；叶片近纸质，两面光滑无毛。花序 1~3，生于鳞叶叶腋，短于叶柄；佛焰苞长圆形或椭圆形，开花前卷成纺锤形；花单性同株；雄花生在花序上部，雌花在下部；无花被；雄花密集，通常由 3 雄蕊组成一束，分离，雄蕊呈片状长圆形，花丝纵裂；雌花具退化雄蕊，呈棒状，子房 3 室，胚珠多数，柱头具不明显的 3 裂。浆果。种子长圆形，褐色。花期 5~6 月，果期 8~10 月。生于山谷溪边或密林下、阴湿地。

采　制

春、秋二季采挖根茎，晒干或刮去外皮后晒干。药材主产于广西、云南、广东、海南、贵州。

性　状

根茎呈圆柱形，稍弯曲，有的略扁，长 15~40cm，直径 0.8~1.5cm。表面黄棕色至红棕色，粗糙，可见多数扭曲的纵沟纹、圆形根痕及黄色针状纤维束。质硬而脆，断面红褐色，黄色针状纤维束多而明显，相对另一断面呈多数针眼状小孔及有少数黄色针状纤维束，可见深褐色具光泽的油点。气香，味辛、微苦。

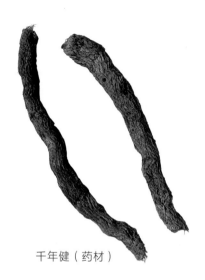

千年健（药材）

性　味	性温，味苦、辛。
功　能	祛风湿，健筋骨。
主　治	风寒湿痹，腰膝冷痛，拘挛麻木，筋骨痿软。
用　法	用量 4.5~9g。

化学成分　含挥发油，其中有芳樟醇（linalool）、丁香酚（eugenol）、柠檬烯（limonene）、α - 松油醇（α-terpineol）等。

药　理　对大鼠的原发性炎症和注射佐剂后继发性炎症有明显的抑制作用，具有抗急性炎症的作用；同时大鼠继发性多关节病变症状也得到改善，表明其还有抗类风湿关节炎的作用。此外还有一定的镇痛作用。

验方　①风湿性关节炎：千年健、鸡血藤、鸡矢藤、骨碎补各 15g，水煎服。②胃痛：千年健、神曲、谷芽、麦芽各 15g，延胡索 9g，水煎服。③肩周炎：千年健、白茄根各 15g，穿山龙、忍冬藤各 24g，水煎服。

094
川贝母
Fritillariae Cirrhosae Bulbus

英文名： Unibract Fritillary Bulb

别　名： 乌花贝母、松贝母。

来　源： 百合科植物暗紫贝母 *Fritillaria unibracteata* Hsiao et K. C. Hsia、川贝母 *Fritillaria cirrhosa* D. Don、梭砂贝母 *Fritillaria delavayi* Franch.、甘肃贝母 *Fritillaria przewalskii* Maxim.、太白贝母 *Fritillaria taipaiensis* P. Y. Li 或瓦布贝母 *Fritillaria unibracteata* Hsiao et K. C. Hsia var. *wabuensis* (S. Y. Tang et S. C. Yue) Z. D. Liu, S. Wang et S. C. Chen 的鳞茎。

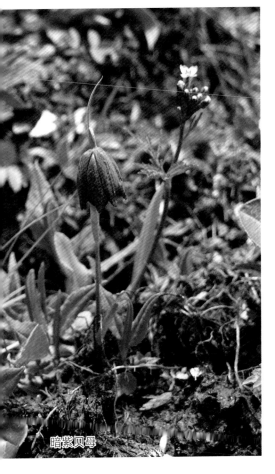

暗紫贝母

植物形态

多年生草本，高 15~23cm。鳞茎直径 6~8mm。叶多对生，条形或条状披针形，长 3.6~5.5cm，宽 3~5mm。花单生，叶状苞片 1 枚；花被片长 2.5~2.7cm，深紫色，有黄褐色小方格，宽 6~10mm；雄蕊长约为花被片的一半，花药近基着；柱头裂片很短，长 0.5~1mm。蒴果长 1~1.5cm，宽 1~1.2cm，有棱，棱上具狭翅，宽约 1mm。花期 6 月，果期 8 月。生于海拔 3200~4500m 的草地上。

采　制

7~9 月苗未枯萎时采挖，带泥暴晒或微火烘，随时用竹、木器翻动，至表皮出现粉白色时筛去泥土，装入麻袋，轻轻撞去附土及老皮，再晒干。药材上产于四川、青海、甘肃。

性　状

鳞茎圆锥形或心脏形，直径5~9mm，高4~8mm。表面类白色，较光滑。外层两枚鳞叶大小悬殊，大鳞叶紧裹小鳞叶，小鳞叶露出部分，呈新月形，习称"怀中抱月"。顶端较尖或钝圆，多闭合；底部较平整，微凹入。内有细小鳞叶及心芽。气微，味微苦。

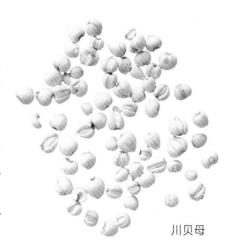

川贝母

性　味	性微寒，味苦、甘。
功　能	清热润肺，化痰止咳，散结消痈。
主　治	肺热燥咳，干咳少痰，阴虚劳嗽，咳痰带血，瘰疬，乳痈，肺痈。
用　法	用量3~9g，研粉冲服，一次1~2g。

化学成分　含去氢川贝碱（chuanbeinone）、西贝母碱（imperialine）、松贝辛（songbesine）。

药　理　流浸膏、生物碱均有不同程度的祛痰、镇咳作用；小剂量生物碱静脉注射能使麻醉猫周围血管扩张，血压持续下降，心率减慢并出现短暂的呼吸抑制；对十二指肠、小肠、子宫等均有类似罂粟碱样的松弛和解痉作用。

验方　①久咳肺燥：川贝母10g，梨1个，冰糖适量，炖服。②大便干燥：川贝母10g，生地黄30g，大枣15g，水煎服。③肺燥咯血：川贝母、山茶花、藕节各10g，生地黄15g，水煎服。

095 川芎

Chuanxiong Rhizoma

英文名： Szechwan Lovage Rhizome
别　名： 芎䓖、小叶川芎。
来　源： 伞形科植物川芎 *Ligusticum chuanxiong* Hort. 的根茎。

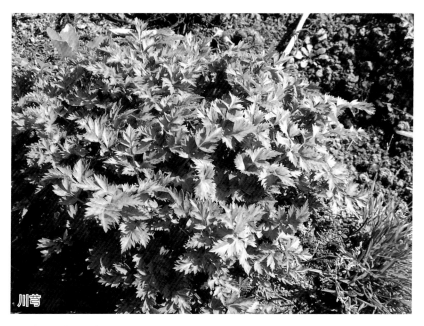

川芎

植物形态

多年生草本，高 40~70cm。茎直立中空，表面有纵沟。二至三回羽状复叶互生，小叶 3~5 对，卵状三角形，羽状全裂；叶柄基部呈鞘状抱茎。复伞形花序顶生，总苞片 3~6，伞幅 7~20；小苞片线形；花梗 10~24，花白色。双悬果卵形。花期 7~8 月，果期 8~9 月。栽培；原产于四川，江西、湖北、陕西、甘肃、贵州、云南已有引种。

采　制

夏季当茎上的节盘显著膨大，并略带紫色时采挖，除去茎苗及泥沙，晾干或烘干，撞去须根。药材主产于四川。

性　状

根茎结节状拳形团块，直径 1.5~7cm。表面深黄棕色，有多数平行隆起的轮节，上端有凹陷的茎痕，下侧及轮节上有多数细小瘤状根痕。质坚实，断面类黄色，散有淡黄色油点，形成层环呈波状。香气浓，味苦、辛，微回甜，有麻舌感。

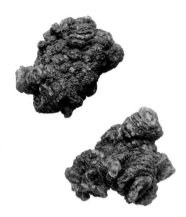

川芎（药材）

性　味	性温，味辛。
功　能	活血行气，祛风止痛。
主　治	月经不调，经闭痛经，癥瘕腹痛，胸胁刺痛，跌扑肿痛，头痛，风湿痹痛。
用　法	用量 3~9g。

化学成分　含挥发油、阿魏酸（ferulic acid）以及 4-羟基-3-丁基酞内酯（4-hydroxy-3-butylphthalide）、川芎酞内酯（senkyunolide）、藁本内酯（ligustilide）、川芎嗪（tetramethylpyrazine）、川芎酚（chuanxiongol）等。

药　理　给犬静注川芎嗪能明显增加其冠状动脉血流量，降低冠状动脉阻力，促进动脉微循环，对血小板聚集有解聚作用；有改善心肌供氧及显著持久的降压作用；静注川芎嗪可抑制血栓素 A_2 的生物合成及活性。

验方　①冠心病心绞痛：川芎、丹参各 10g，三七 6g，薤白 10g，瓜蒌 15g，郁金 9g，水煎服。②痛经：川芎、延胡索、乌药各 9g，水煎服。③偏头痛：川芎适量，研细，酒浸服用。

096

Iridis Tectori Rhizoma

川射干

英文名： Roof Iris Rhizome
别　名： 蓝蝴蝶、土知母、铁扁担、扇把草。
来　源： 鸢尾科植物鸢尾 *Iris tectorum* Maxim. 的根茎。

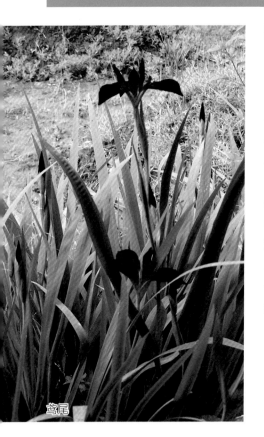

鸢尾

植物形态

多年生草本。叶互生，2列，剑形，长 30~45cm，宽约 2cm。花青紫色，1~3 朵排列成总状花序，花柄基部有佛焰花苞，长 4~5cm；花被片 6，2 轮，外轮 3 片圆形，上面有鸡冠状突起，白色或蓝色，内轮 3 片较小，拱形直立；雄蕊 3，着生于外轮花被片基部；子房下位。蒴果长椭圆形，有 6 棱，长 3~4cm。种子多数，圆形，黑色。花期 4~5 月，果期 10~11 月。生于林下、山脚及溪边的潮湿地；我国大部分地区有栽培。

性　　味	性寒，味苦。
功　　能	清热解毒，消痰利咽。
主　　治	咽喉肿痛，痰咳气喘。
用　　法	用量 6~10g。

采　制

全年可采挖，除去须根，晒干。药材产于广东、广西、四川。

性　状

根呈不规则条状或圆柱形，略扁，有分枝，长 3~10cm，直径 1~2.5cm。表面灰黄褐色或棕色，有环纹和纵沟。常有残存的须根凹陷或圆点状突起的须根痕。质松脆，易折断，断面黄白色或棕色。气微，味甘、苦。

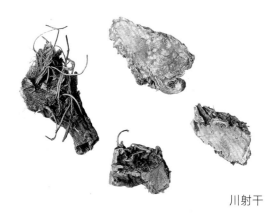

川射干

化学成分	含射干苷（tectoridin），鸢尾新苷 A、B（iristectorin A，B），鸢尾酮苷（tectoruside）等。
药　理	对外感及咽喉疾患中的某些病毒有抑制作用；具有消炎作用；能促进家兔唾液分泌。

验方

①急性咽炎：川射干 10g，一点红 30g，玄参 10g，水煎服。②急性扁桃体炎：川射干 10g，一枝黄花、金银花、马兰各 15g，水煎服。③肺热咳嗽痰黄：川射干、浙贝母、桔梗各 10g，鱼腥草 15g，水煎服。

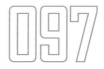

097 天南星

Arisaematis Rhizoma

英文名： Jackinthepulpit Tuber
别　名： 山苞米、蛇苞谷、山棒子、刀剪草。
来　源： 天南星科植物异叶天南星 *Arisaema heterophyllum* Bl.、天南星 *Arisaema erubescens* (Wall.) Schott 或东北天南星 *Arisaema amurense* Maxim. 的块茎。

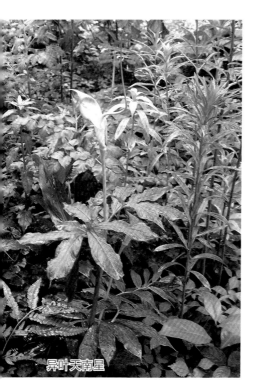

异叶天南星

植物形态

多年生草本，高 60~100cm。叶单一，鸟趾状全裂，裂片 13~21，倒披针形，中裂片较相邻者小；叶柄长 10~15cm。花单性，雌雄同株或异株；花序柄等长或稍长于叶柄；佛焰苞绿色，下部筒状，长约 5cm，上部渐次扩大，向前弯曲；雄花序下部 3~4cm 处具雄花；附属体鼠尾状，长达 18cm，伸出佛焰苞外。浆果红色。花期 4~5 月，果期 6~7 月。生于山沟边及较阴湿的林下。

采　制

秋、冬二季采挖，去净须根，洗净，撞去外皮，晒干。制用。药材产于河北、山东、河南、四川及东北。

性　味	性温，味苦、辛；有毒。
功　能	燥湿化痰，祛风止痉，散结消肿。
主　治	顽痰咳嗽，风疾眩晕，中风痰壅，口眼歪斜，半身不遂，癫痫，惊风，破伤风；生用外治痈肿，蛇虫咬伤。
用　法	用量 3~9g，一般炮制后用。孕妇慎用。

性　状

块茎扁圆球形，高 1~2cm，直径 1.5~6.5cm。表面黄白色至淡黄棕色，上端中央有凹陷茎痕，周围有细小根痕，周边偶有微凸起的小侧芽。质坚硬，断面乳白色，粉性。气微辛，有麻舌感。

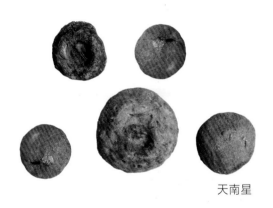

天南星

化学成分　含芹菜素(allicin)、β-谷甾醇-D-葡萄糖苷、1-乙酰基-β-咔啉(1-acetyl-β-carboline)、β-谷甾醇(β-sitosterol)、β-咔啉(β-carboline)及氨基酸、三萜皂苷。

药　　理　有显著的抗惊厥和镇静作用；经小鼠腹腔注射煎剂，有明显的止痛作用（热板法）；能显著增加呼吸道黏液分泌，起祛痰作用；对小鼠肉瘤 S180、HCA（肝癌）实体型、子宫瘤 U_{14}（为鳞状上皮型宫颈癌移植于小鼠者）有明显的抑制作用。

验方　①咳嗽痰多：制天南星、浙贝母、桔梗各10g，鱼腥草15g，水煎服。②癣：生天南星磨酸醋，涂患处。③小儿流涎：生天南星磨酸醋，涂敷涌泉穴。

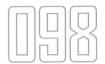

Gastrodiae Rhizoma

天 麻

英文名：Tall Gastraodia Tuber
别　名：明天麻、白龙草、赤箭根。
来　源：兰科植物天麻 *Gastrodia elata* Bl. 的块茎。

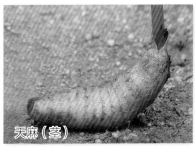

天麻（茎）

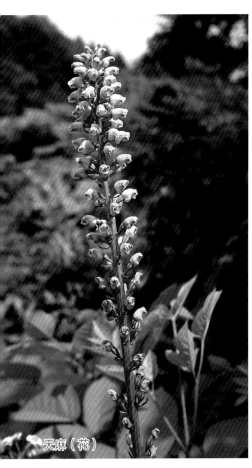

▲ 天麻（花）

植物形态

多年生共生植物。茎单一，高30~150cm，黄褐色。叶鳞片状，膜质，下部鞘状抱茎。总状花序顶生，长5~30cm；苞片披针形；花淡绿黄色或橙红色，萼片与花瓣合生成壶状，口部偏斜，顶端5裂；唇瓣白色，先端3裂；子房倒卵形。蒴果长圆形或倒卵形。种子呈粉末状。花期6~7月，果期7~8月。生于湿润的林下，现多栽培。须与白蘑科蜜环菌 *Armillariella mellea* (Vahl. ex Fr.) Karst. 共生。

采　制

立冬后至次年清明前采挖，立即洗净，蒸透，敞开低温干燥。药材主产于四川、云南、贵州、湖北、陕西。

性　状

块茎呈椭圆形或长条形，略扁，皱缩而稍弯曲，长 3~15cm，宽 1.5~6cm，厚 0.5~2cm。表面黄白色至淡黄棕色，有纵皱纹及有潜伏芽排列而成的横环纹多轮，有时可见棕褐色菌索。顶端有红棕色至深棕色鹦嘴状的芽或残留茎基；另端有圆脐形瘢痕。质坚硬，不易折断，断面较平坦，黄白色至淡棕色，角质样。气微，味甘。

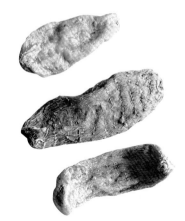

天麻（药材）

性　味	性平，味甘。
功　能	息风止痉，平抑肝阳，祛风通络。
主　治	头痛眩晕，肢体麻木，小儿惊风，癫痫抽搐，破伤风。
用　法	用量 3~9g。

化学成分　含天麻素（gastrodin）、天麻苷元、天麻醚苷（gastrodioside）、派立辛（parishin）、香草醇、β-谷甾醇、对羟基苯甲醇、柠檬酸、棕榈酸、琥珀酸等。

药　理　天麻浸膏小鼠腹腔注射，对戊四氮所致的惊厥有抗惊厥作用；天麻注射液静脉注射可使麻醉兔血压下降，心率减慢，心排血量增加，总外周阻力降低，心肌耗氧量降低。

验方　①高血压：制天麻 10g，豨莶草、夏枯草各 15g，水煎服。②头痛：天麻 10g，川芎 9g，白芷 6g，六棱菊 15g，水煎服。③四肢麻木：天麻 10g，桑寄生 15g，川牛膝 10g，秦艽 9g，水煎服。

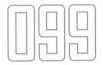

Narcissi Chinensis Bulbus

水仙根

英文名： Chinese Narcissus Bulb
别　名： 金盏银台。
来　源： 石蒜科植物水仙 *Narcissus tazetta* L. var. *chinensis* Roem. 的鳞茎。

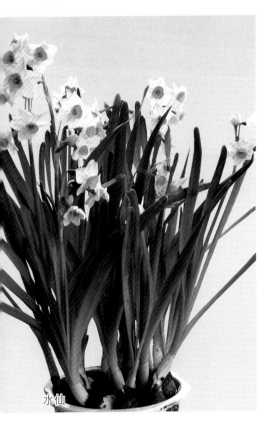

水仙

植物形态

多年生草本。叶基生，扁平直立，质厚，长 30~45cm，宽 1~1.8cm，先端钝，全缘，上面粉绿色。花茎扁平，约与叶等长；花 4~8 朵，排列成伞形花序，芳香，直径 2.5~3cm，花被高脚碟形，裂片倒卵形，扩展而外反，白色；副花冠浅杯状，淡黄色，雄蕊 6；子房下位。蒴果胞背开裂，由绿色转至棕色。花期冬季，果期次年 4~5 月。多栽培于花圃、家庭中。

性	味	性寒，味甘、苦；有毒。
功	能	清热解毒，排脓消肿。
主	治	痈肿疮毒，虫咬，乳痈，鱼骨鲠喉。
用	法	用量 2.4~4.5g。前外用。

春、秋二季采挖较佳。将鳞茎挖起后，截去苗茎、须根，用开水潦后，晒干；或纵切成片，晒干。药材产于广东、福建。

性　状

鳞茎呈圆形，或微呈锥形，直径4~5cm。外面包裹一层棕褐色的膜质外皮，扯开后，内心为多数相互包裹的黄白色瓣片（鳞片）。质地轻。

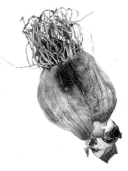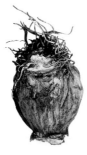

水仙（药材）

化学成分　含伪石蒜碱（pseudolycorine）、石蒜碱（lycorine）、多花水仙碱（tazettine）、漳州水仙碱等多种生物碱。

药　理　粗浸剂对豚鼠、兔、猫的离体及在体子宫都有较强的兴奋作用；水仙总生物碱腹腔注射对大鼠Jensen肉瘤、小鼠Crocker肉瘤及艾氏腹水癌均有明显的疗效；水仙煎剂对小鼠淋巴细胞性脉络丛脑膜炎病毒感染有一定疗效。

验方　①急性乳腺炎：鲜水仙鳞茎适量，大黄粉适量，同捣烂敷患处。
②腮腺炎：鲜水仙鳞茎适量，捣烂，加青黛少许，调匀敷患处。
③带状疱疹：鲜水仙鳞茎或鲜叶，捣烂，加青黛少许，涂患处。

附　注　水仙的花亦供药用。

Typhonii Flagelliformis Rhizoma

水半夏

英文名： Whipformed Typhonium Rhizome
别　名： 土半夏、半夏、田三七、疯狗薯。
来　源： 天南星科植物鞭檐犁头尖 *Typhonium flagelliforme* (Lodd.) Blume 的块茎。

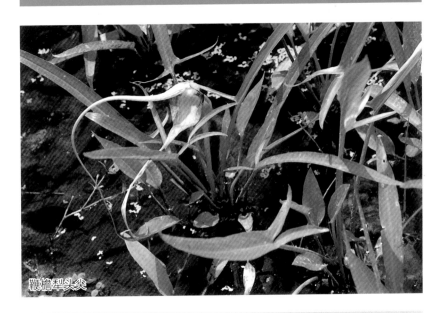

鞭檐犁头尖

植物形态

多年生草本。块茎圆锥形、椭圆形或倒卵形，直径 1~2cm，上部密生多数肉质须根。叶 3~4，叶柄长 15~30cm，中部以下具宽鞘；叶片戟状长圆形，前裂片较大，长圆形或长圆披针形，侧裂片较小，长三角形。花序柄细长；佛焰苞管部绿色，檐部绿色至绿白色，顶端长鞭状或较短。肉穗花序比佛焰苞长或短，顶端具淡黄绿色的附属器；雌花序卵形，中花序锥形，雄花序黄色；子房倒卵形或近球形。浆果卵圆形，绿色。花期 4~5 月，果期 6~7 月。生于田边、山溪或低洼湿地。

采　制

秋、冬二季采挖块茎，除去外皮及须根，洗净，晒干。约材产于广西。

性 状

块茎近圆形、椭圆形、圆锥形或倒卵形，直径0.5~1.5cm，高0.8~3cm。表面类白色或淡黄色，不平滑，上部有多数隐约可见的点状根痕。质坚实，断面白色，粉性。气微，味辛辣，麻舌而刺喉。

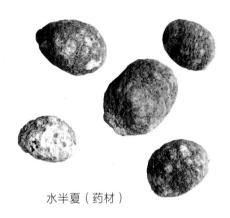

水半夏（药材）

性 味	性温，味辛；有毒。
功 能	燥湿，化痰，止咳。
主 治	咳嗽痰多，支气管炎；外用鲜品治痈疮疔肿，无名肿毒，毒虫咬伤。
用 法	用量1.8~3g。

化学成分　含琥珀酸（succinic acid）、松柏苷（coniferin）、β-谷甾醇、β-胡萝卜苷、酚类化合物、鞣质及生物碱。

药　理　水、醇、酯提取物能明显延长浓氨所致的小鼠咳嗽潜伏期及减少咳嗽次数，增加气管酚红排出量，延长哮喘潜伏期，减少扭体次数，减轻耳郭肿胀，减少自主活动次数，因此具有止咳、祛痰、平喘、镇痛、抗炎和镇静等作用。

验方　①无名肿毒：鲜水半夏块茎适量，捣烂敷患处。②甲沟炎：鲜水半夏块茎、鲜木芙蓉叶各适量，一同捣烂，敷患处。③毒蛇咬伤：鲜水半夏、鲜一枝黄花、鲜半边莲各适量，一同捣烂，敷患处。

101

Cimicifugae Rhizoma

升 麻

英文名：Skunk Bugbane Rhizome（升麻）、Largetrifoliolious Bugbane Rhizome（大三叶升麻）

别 名：绿升麻、西升麻、川升麻（升麻），关升麻、龙眼根、窟窿牙根（大三叶升麻）。

来 源：毛茛科植物升麻 *Cimicifuga foetida* L.、大三叶升麻 *Cimicifuga heracleifolia* Kom. 或兴安升麻 *Cimicifuga dahurica* (Turcz.) Maxim. 的根茎。

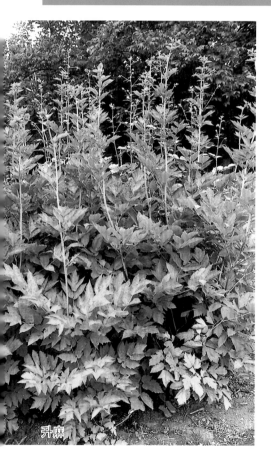

升麻

植物形态

升麻：多年生草本。茎直立，高 1~2m，上部分枝。下部茎生叶具有长柄，叶片三角形或菱形，二至三回三出羽状全裂，叶下表面沿脉疏被白茸毛或全部密被白色绵毛；茎上部的叶较小，具短柄或近无柄，常一至二回三出或羽状全裂。圆锥花序，具分枝 3~20 条，花序轴和花梗密被灰色或锈色的腺毛或短毛；花两性，萼片 5，花瓣状；雄花多数；心皮 2~5。蓇葖果长圆形，被贴伏的柔毛，顶端有短喙。种子具膜质鳞翅。花期 7~9 月，果期 8~10 月。生于山地林缘、林中或路旁草丛中。

大三叶升麻: 叶为二回三出复叶，小叶卵形至广卵形，中央 1 片小叶常再 3 浅裂，边缘有粗大锯齿，两面均被柔毛。花序复总状，被灰色柔毛。生于林下、灌木丛中。

采　制

秋季采挖，晒干，除去须根。升麻药材主产于陕西、四川、青海；大三叶升麻药材主产于辽宁、吉林、黑龙江。

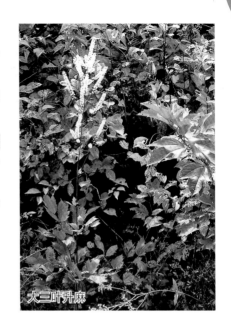

大三叶升麻

性　状

根茎为不规则的长形块状，多分枝，呈结节状，长10~20cm，直径 2~4cm。表面黑褐色或棕褐色，粗糙不平，有坚硬的细须根残留，上面有数个圆形空洞的茎基痕，洞内壁显网状沟纹；下面凹凸不平，具须根痕。体轻，质坚硬，不易折断，断面不平坦，有裂隙，纤维性，黄绿色或淡黄白色。气微，味微苦而涩。

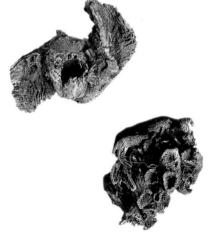

升麻（升麻，药材）

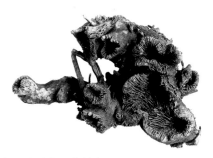

升麻（大三叶升麻，药材）

性　味	性微寒，味辛、微甘。
功　能	发表透疹，清热解毒，升举阳气。
主　治	风热头痛，咽喉肿痛，麻疹不透，脱肛，子宫脱垂。
用　法	用量 3~9g。

化学成分　　含升麻醇木糖苷（cimigeol xyloside）、升麻苷（cimicifugoside）、阿魏酸（ferulic acid）、异阿魏酸、水杨酸等。

药　理　　升麻提取物在试管内可抑制结核杆菌的生长，对许兰黄癣菌等皮肤真菌有不同程度的抑制作用；水提取物注射于动物有降压、抑制心肌、减慢心率的作用；能抑制离体肠管与妊娠子宫，对膀胱和未孕子宫呈兴奋作用。此外还有镇静作用。

验方

①扁桃体炎、腮腺炎：升麻、葛根、桔梗、薄荷各 5g，前胡、栀子各 8g，黄芩、炒牛蒡子、川芎各 10g，甘草 3g，水煎服。

②口腔溃疡：升麻 9g，金银花、爵床、积雪草各 15g，水煎服。

③脱肛：升麻、枳壳各 9g，仙鹤草根 30g，猪大肠 60g，水炖服。

Lilii Bulbus

百 合 102

英文名： Lily Bulb（百合）、Lanceleaf Lily Bulb（卷丹）
来　源： 百合科植物百合 *Lilium brownii* F. E. Brown var. *viridulum* Baker 或卷丹 *Lilium lancifolium* Thunb. 的肉质鳞叶。

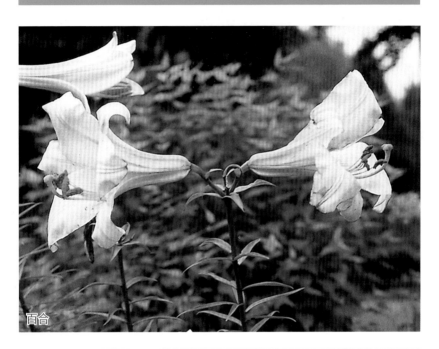

百合

植物形态

百合：多年生草本，高达 1.5m。鳞茎球形。茎常有紫色条纹。叶有短柄，叶片披针形或窄披针形，长 2~10cm，宽 0.5~1.5cm；叶柄短。花 1 至数朵生于茎端；花被片 6，乳白色，微黄，长约 15cm，背面中脉带淡紫色，裂片向外张开或稍反卷，长 13~20cm。蒴果长圆形，长约 5cm。花期 5~7 月，果期 8~10 月。生于山坡林下、溪沟；有栽培。

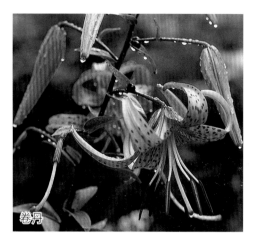

卷丹：茎带紫色，有疏或密的白色绵毛。叶互生，披针形或线状披针形，长5~20cm，宽0.5~2cm，向上渐小成苞片状；叶腋内常有珠芽。花序总状；花橘红色，内面密生紫黑色斑点；花被片长7~10cm，开放后向外反卷；花药紫色。生于林缘路旁及山坡草地。

采　制

秋季采挖，洗净，剥取鳞叶，置沸水中略烫，干燥。百合药材主产于湖南、浙江、甘肃、四川、安徽；卷丹药材主产于江苏、浙江、湖南、安徽。

性　状

鳞叶长椭圆形，长2~5cm，宽1~2cm，中部厚1.3~4mm。表面类白色、淡棕黄色或微带紫色，有数条纵直平行的白色维管束。顶端稍尖，基部较宽，边缘薄，微波状，略向内弯曲。质硬而脆，断面较平坦，角质样。气微，味微苦。

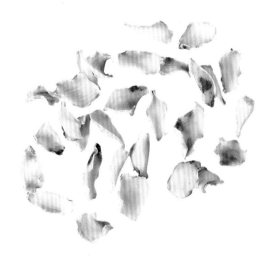

百合（百合，药材）

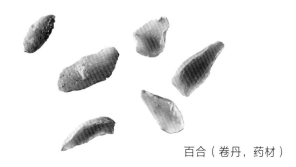

百合（卷丹，药材）

性　味	性寒，味甘。
功　能	养阴润肺，清心安神。
主　治	阴虚久咳，痰中带血，虚烦惊悸，失眠多梦，精神恍惚。
用　法	用量6~12g。

化学成分　百合含秋水仙碱（colchicine）等多种生物碱。另含淀粉、蛋白质、脂肪及多种糖。卷丹鳞茎含麝香百合苷C（lilioside C）、蛋白质等；花药含蛋白质、脂肪、多种维生素、有机酸和β-胡萝卜素等。

药　理　所含的秋水仙碱能抑制癌细胞的增殖，特别是乳腺癌；具有祛痰作用；能对抗组胺引起的哮喘；有耐缺氧与抗疲劳作用。此外还能够增强机体细胞免疫功能、延长戊巴比妥钠睡眠时间，并对2,4-二硝基氯苯（DNCB）所致的迟发型过敏反应有抑制作用。

验方

①失眠：百合、合欢皮、夜交藤、绞股蓝、酸枣仁各15g，水煎服。
②久咳声音嘶哑：百合15g，石斛10g，北沙参15g，乌梅1枚，水煎服。③肺燥咳嗽：百合、藕片、北沙参各15g，麦冬10g，生地黄15g，水煎服。

103 玉 竹

Polygonati Odorati Rhizoma

英文名： Fragrant Solomonseal Rhizome
别　名： 萎蕤、铃铛菜、竹根七、玉竹参。
来　源： 百合科植物玉竹 *Polygonatum odoratum* (Mill.) Druce 的根茎。

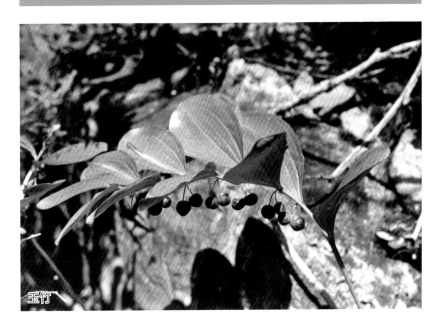

植物形态

多年生草本，高 40~65cm。茎具纵棱。叶互生，椭圆形或狭椭圆形，先端钝尖。花序腋生，有 1~3 朵花，栽培者可多达 8 朵；总花梗长 1~1.5cm；花被筒状，长 1.5~2cm，裂片 6，白色或顶端黄绿色；雄蕊 6，花丝近光滑至有乳头状突起。浆果熟时蓝黑色。花期 4~5 月，果期 8~10 月。生于山野林下或石隙间，喜阴湿；有栽培。

采 制

秋季采挖，除去须根，洗净，晒至柔软后，反复揉搓，晾晒至无硬心，晒干，或蒸透后，揉至半透明，晒干。药材主产于湖南、河南、江苏、浙江。

性　状

根茎呈长圆柱形，略扁，少有分枝，长 4~18cm，直径 0.3~1.6cm。表面黄白色或淡黄棕色，半透明，具纵皱纹及微隆起的环节，有白色圆点状的须根痕和圆盘状茎痕。质硬而脆或稍软，易折断，断面角质样或显颗粒性。气微，味甘，嚼之发黏。

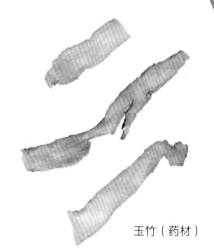

玉竹（药材）

性　味	性微寒，味甘。
功　能	养阴润燥，生津止渴。
主　治	肺胃阴伤，燥热咳嗽，咽干口渴，内热消渴。
用　法	用量 6~12g。

化学成分　含玉竹果多糖甲、乙、丙、丁（polygonatum fructan A，B，C，D），玉竹黏多糖（odoratam），白屈菜酸（chelidonic acid），环氮丁烷 -2- 羧酸（azetidin-2-carboxylic acid），山奈素阿拉伯糖苷等。

药　理　有强心作用；肌内注射可以使血糖上升，而口服其浸膏则血糖先升后降，对肾上腺素、葡萄糖、四氧嘧啶引起的高血糖有抑制作用；对小白鼠离体子宫略有刺激作用；能使血管收缩，可外用以治疗皮下出血及斑疹者。

验方　①慢性支气管炎：玉竹、藕片、百合、北沙参各 10g，水煎服。②干燥症：玉竹、旱莲草、芦根、女贞子各 10g，水煎服。③慢性咽炎：玉竹、玄参各 10g，胖大海 3g，水煎服。

104

Acori Tatarinowii Rhizoma

石菖蒲

英文名： Grassleaf Sweetflag Rhizome
别　名： 山菖蒲、石蜈蚣、水剑草。
来　源： 天南星科植物石菖蒲 *Acorus tatarinowii* Schott 的根茎。

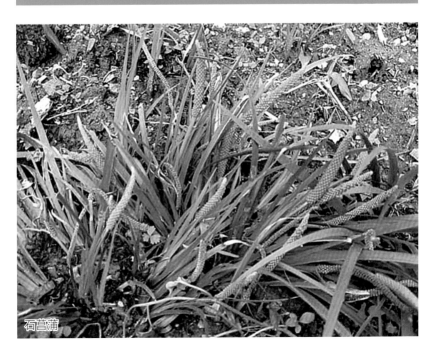

石菖蒲

植物形态

多年生草本，有香气。叶剑状线形，长 30~50cm，宽 2~6mm，无中脉。
佛焰苞叶状，长 7~20cm；肉穗花序狭圆柱形，长 5~12cm；花两性，淡
黄绿色；花被片 6；雄蕊 6。浆果倒卵形。花期 5~7 月，果期 8 月。生
于山沟、溪涧潮湿的岩石间，或泉水附近。

采　制

秋、冬二季采挖，除去须根及泥沙，晒干。药材主产于四川、浙江、
江苏。

性　状

根茎扁圆柱形，常有分枝。表面棕褐色或灰棕色，粗糙，有环节，节间长 0.2~0.8cm，具细纵纹。上方叶痕呈三角形，左右交互排列，有的有残存叶基；下面残留须根或圆点状根痕。质硬，断面纤维性，类白色或微红色，内皮层环明显，可见多数维管束小点及棕色小点。气芳香，味苦、微辛。

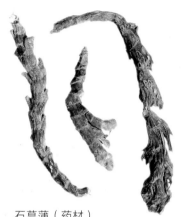

石菖蒲（药材）

性　味	性温，味辛、苦。
功　能	化湿开胃，开窍豁痰，醒神益智。
主　治	脘痞不饥，噤口下痢，神昏癫痫，健忘耳聋。
用　法	用量 3~9g。

化学成分	根茎含挥发油，油中主成分为 α-、β-、γ-细辛醚（α-，β-，γ-asarone），并有细辛醛（asarylaldehyde）、二聚细辛醚（bisasarin）、丁香酚（eugenol）及黄樟油素等。
药　理	挥发油有镇静作用，还能显著延长戊巴比妥钠的麻醉时间；内服能促进消化液的分泌及制止胃肠异常发酵，并有松弛肠管平滑肌痉挛的作用。此外还有降温、杀菌、利尿和抗癌等作用。

验方

①耳鸣：石菖蒲 9g，柴胡 6g，仙鹤草 24g，白芍 9g，积雪草 15g，水煎服。②慢性胃炎：石菖蒲、大腹皮各 9g，蒲公英 15g，厚朴 9g，水煎服。③痢疾：石菖蒲 9g，鱼腥草 10g，马齿苋、凤尾草各 15g，水煎服。

Lycoridis Radiatae Bulbus

石　蒜

英文名： Shorttube Lycoris Blub
别　名： 老鸦蒜、蒜头草、蟑螂花。
来　源： 石蒜科植物石蒜 *Lycoris radiate* (L ' Herit) Herb. 或黄花石蒜 *Lycoris aurea* Herb. 的鳞茎。

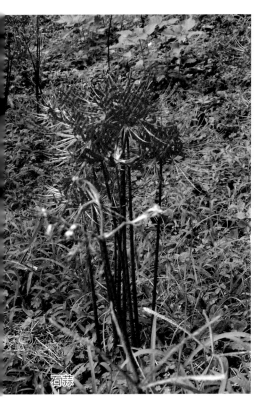

石蒜

植物形态

多年生草本。鳞茎广椭圆形。初冬出叶，线形或带形。花茎先叶抽出，高约30cm，顶生4~6朵花；花鲜红色或有白色边缘，花被筒极短，上部6裂，裂片狭披针形，长4cm，边缘皱缩，向外反卷；雄蕊6；子房下位，3室，花柱细长。蒴果背裂。种子多数。花期9~10月，果期10~11月。生于阴湿山地或丛林下；也有栽培。

采　制

春、秋二季采挖野生或栽培2~3年后的鳞茎，洗净晒干，或切片晒干。药材产于华东、中南及西南地区。

性　味	性温，味辛、苦；有毒。
功　能	消肿，解毒，催吐。
主　治	疔疮肿毒，食物中毒，痰涎壅塞，黄疸，水肿腹水。
用　法	用量1.5~3g。

性　状

鳞茎广椭圆形，长 4~5cm，直径 2.5~4cm，上端有长约 3cm 的叶基，基部生多数白色须根；表面由 2~3 层黑棕色干枯膜质鳞片包被，内部有 10 多层白色富黏性的肉质鳞片，生于短缩的鳞茎盘上，中心有黄白色的芽。气特异，味辛辣而苦。

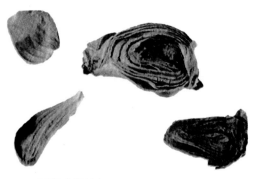

石蒜（药材）

化学成分　　含石蒜碱（lycorine）、加兰他敏（galanthamine）、石蒜胺碱（lycoramine）等。

药　　理　　可兴奋肠管，抑制心血管系统，缩小瞳孔，对一些中枢性麻痹疾病也有一定的治疗效果；有镇痛、镇静、解热作用；麻醉犬、兔、猫静脉注射石蒜碱有轻微降压作用。此外还有降血糖、兴奋子宫、刺激肾上腺皮质功能、抗癌、抑制药物代谢、杀灭阿米巴原虫等作用。

验方　　①疔疮疖肿：石蒜适量，捣烂敷患处。②痈肿：鲜石蒜、鲜穿心莲叶各适量，一同捣烂，敷患处。③带状疱疹：鲜石蒜适量，加雄黄粉少许，捣烂，取汁涂患处。

106

Menispermi Rhizoma
北豆根

英文名： Asiatic Moonseed Rhizome
别　名： 黄条香、野豆根、蝙蝠藤。
来　源： 防己科植物蝙蝠葛 *Menispermum dauricum* DC. 的根茎。

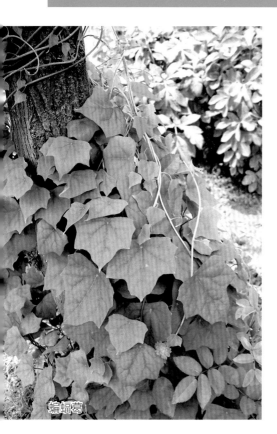

蝙蝠葛

植物形态

缠绕落叶木质藤本。小枝有细纵条纹。叶互生，圆肾形或卵圆形，先端尖，基部浅心形或近于截形，边缘近全缘或 3~7 浅裂，掌状脉 5~7；叶柄盾状着生。花小，单性异株，花序短圆锥状；雄花萼片 6，花瓣 6~9，黄绿色，较萼片小；雄蕊 10~20，花药球形；雌花心皮 3。果实核果状，熟时黑紫色。花期 6~7 月，果期 7~8 月。生于山地灌木丛中或攀缘于岩石上。

性　味	性寒，味苦；有小毒。
功　能	清热解毒，祛风止痛。
主　治	咽喉肿痛，肠炎痢疾，风湿痹痛。
用　法	用量 3~9g。

春、秋二季采挖，除去须根及泥沙，干燥。药材产于东北、华北及陕西。

根茎圆柱形，弯曲，有分枝，长可达50cm，直径0.3~0.8cm。表面黄棕色至暗棕色，多有弯曲的细根及纵皱纹，外皮易剥落。质韧，不易折断，断面不整齐，纤维性，木部淡黄色，呈放射状排列，中心有髓。气微，味苦。

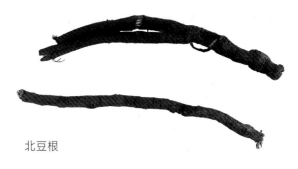

北豆根

| 化学成分 | 含蝙蝠葛碱（dauricine）、蝙蝠葛诺林碱（daurinoline）、蝙蝠葛可林碱（dauricoline）、青藤碱（sinomenine）、蝙蝠葛苏林碱（daurisoline）、光千金藤碱（stepharne）。 |
| 药　理 | 对呼吸道、肠道致病菌及条件致病菌均有体外抗菌作用。此外还具有松弛肌肉、镇痛、抗过敏、抗心律失常、抑制血小板聚集、降低乳酸脱氢酶及三磷酸腺苷酶等酶活性的作用。 |

验方

①咽喉肿痛：北豆根9g，玄参4g，桔梗6g，金银花10g，水煎服。

②急性扁桃体炎：北豆根10g，一点红、马兰各15g，水煎服。

③高血压：北豆根10g，芦根、龙葵、车前草各15g，水煎服。

107　仙　茅

Curculiginis Rhizoma

英文名： Common Curculigo Rhizome
别　名： 地棕根、独茅根、独脚仙茅。
来　源： 石蒜科植物仙茅 *Curculigo orchioides* Gaertn. 的根茎

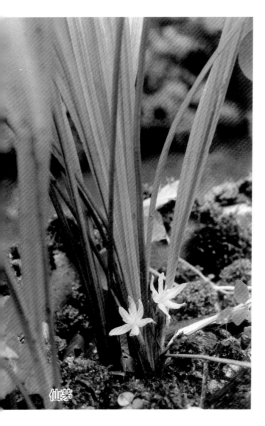

仙茅

植物形态

多年生草本。叶 3~6 片丛生，革质，狭披针形，先端尖，两面有散在的长柔毛，基部下延成柄，柄基扩大成鞘，紫红色。花茎甚短，藏于叶鞘内；花杂性，上部为雄花，下部为两性花；苞片披针形，膜质；花径约 1cm，花被下部细长管状，长约 2cm 或更长，先端 6 裂，裂片披针形，内面黄色，外面白色；雄蕊 6，花丝短；子房下位，狭长。浆果椭圆形，先端有喙，被柔毛。花期夏、秋季。生于山坡草丛中。

采　制

秋、冬二季采挖，除去根头和须根，洗净，干燥。药材产于四川、云南、贵州。

性　味	性热，味辛；有毒。
功　能	补肾阳，强筋骨，祛寒湿。
主　治	阳痿精冷，筋骨痿软，腰膝冷痹，阳虚冷泻。
用　法	用量 3~9g。

性　状

根茎圆柱形，略弯曲，长 3~10cm，直径 4~8mm。表面黑褐色或棕褐色，粗糙，有须根痕及纵横皱纹。质硬而脆，易折断，断面不平坦，淡褐色或棕褐色，近中心处色较深。气微香，味微苦、辛。

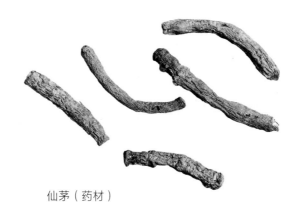

仙茅（药材）

| 化学成分 | 含仙茅苷（curculigoside）、仙茅素（curculigine）、苔黑酚葡萄糖苷（orcinolglucoside）、石蒜碱（lycorine）、丝兰皂苷元（yuccagenin）等。 |

药　理　能使小白鼠有适应原样作用；能延长戊巴比妥所诱导的小鼠睡眠时间及印防己毒素所致惊厥的潜伏期；对成骨样红细胞的增殖有促进作用。此外还有增强免疫、抗衰老、延缓生殖系统老化、抗炎、扩张冠状动脉、强心、加快心率、促进胆囊收缩等作用。

验方　①肾气虚小便不禁：仙茅、枸杞子、菟丝子、覆盆子各 10g，水煎服。②阳痿：仙茅 15g，肉苁蓉、淫羊藿各 10g，枸杞了 15g，女贞子 10g，水煎服。③更年期综合征：仙茅、枸杞子、梅花各 10g，桑寄生 15g，五味子 9g，水煎服。

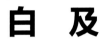

108 白及

Bletillae Rhizoma

英文名： Common Bletilla Tuber
别　名： 白鸡儿头、白根、山田鸡。
来　源： 兰科植物白及 *Bletilla striata* (Thunb.) Reichb. f. 的块茎。

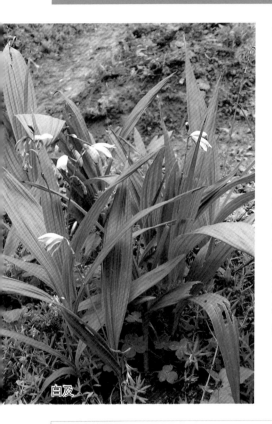

白及

植物形态

多年生草本。叶 4~5 片，狭矩圆形或披针形，基部下延成鞘，抱茎。总状花序顶生，有花 3~8 朵；苞片 1，早落；花大，紫色或淡红色；萼片狭矩圆形，与花瓣近等长，长 2.8~3cm，唇瓣白色或具紫脉，先端 3 裂，中裂片边缘有波状齿，先端内凹，中央具 5 褶片，侧裂片合抱蕊柱；蕊柱两侧有窄翅，柱头顶端有 1 雄蕊；子房下位，扭曲。蒴果圆柱形，具 6 纵肋。花期 4~5 月，果期 7~9 月。生于山野、山谷较潮湿处。

性　味	性微寒，味苦、甘、涩。
功　能	收敛止血，消肿生肌。
主　治	咯血吐血，外伤出血，疮疡肿毒，皮肤皲裂；肺结核咯血，溃疡病出血。
用　法	用量 6~15g；研末吞服 3~6g。外用适量。

采 制

夏、秋二季采挖，除去须根，置沸水中煮或蒸至无白心，晒至半干，撞去外皮，晒干。药材主产于贵州、四川、湖南、湖北、安徽、河南、浙江、陕西。

性 状

块茎呈不规则扁圆形，多有2~3个爪状分枝，长 1.5~5cm，厚 0.5~1.5cm。表面灰白色或黄白色，有数圈同心环节和棕色点状须根痕，上面有凸起的茎痕。质坚硬，不易折断，断面类白色，角质样。气微，味苦，嚼之有黏性。

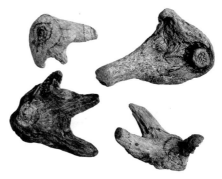

白及（药材）

化学成分　含白及葡萄糖甘露聚糖（bletillglucomannan），白及醇 A、B、C（bletilol A，B，C），并含联苯类（bibenzyls）和双氢菲类（dihydrophenanthrenes）化合物。

药 理　水浸液对局部出血有止血作用；并能抑制结核杆菌及奥杜盎小孢子菌的生长；对大鼠胃黏膜损伤有保护作用，因此对实验性胃、十二指肠穿孔有治疗作用；其黏液质制成的白及代血浆可用于各种外科手术。

验方　①胃溃疡出血：白及粉、海螵蛸粉各 6g，水调服。②支气管扩张咯血：白及 10g，仙鹤草 15g，白茶花 10g，百合 9g，石榴花 10g，水煎服。③跌打肿痛：白及粉、生大黄粉各适量，用水调成糊状，再加入白酒少许拌匀，涂敷患处。

Atractylodis Macrocephalae Rhizoma

白 术

英文名： Largehead Atractylodes Rhizome
别　名： 于术、冬术、于潜白术。
来　源： 菊科植物白术 *Atractylodes macrocephala* Koidz. 的根茎

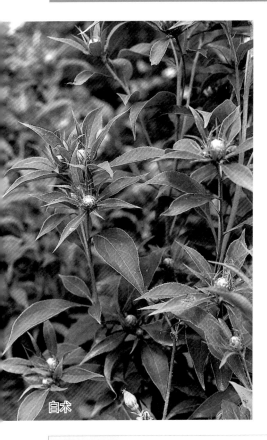

白术

植物形态

多年生草本。茎直立。叶互生，茎下部叶 3 裂或羽状 5 深裂，裂片椭圆形至卵状披针形，顶端裂片最大，边缘有刺状齿，叶柄长；茎上部叶分裂或不分裂，叶柄渐短。头状花序顶生；总苞钟状，总苞片 7~8 层，基部有羽状深裂的叶状苞片；全为管状花，花冠紫色，先端 5 裂；雄蕊 5，聚药；子房下位。瘦果被黄白色茸毛，冠毛羽状，长 1cm 以上。花期 9~10 月，果期 10~11 月。均系栽培。

采　制

冬季下部叶枯黄、上部叶变脆时采挖，除去泥沙，烘干或晒干，再除去须根。药材主产于浙江、安徽、江苏、湖南、江西。

性　味	性温，味苦、甘。
功　能	健脾益气，燥湿利水，止汗，安胎。
主　治	脾虚食少，腹胀泄泻，痰饮眩悸，水肿，自汗，胎动不安。
用　法	用量 6~12g。

性　状

根茎呈不规则的肥厚团块，长 3~13cm，直径 1.5~7cm。表面灰黄色或灰棕色，有瘤状突起及断续的纵皱和沟纹，并有须根痕，顶端有残留的茎基和芽痕。质坚硬，不易折断，断面不平坦，黄白色至淡棕色，有棕黄色的点状油室散在。气清香，味甘、微辛，嚼之略带黏性。

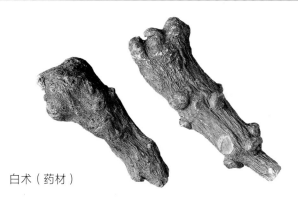

白术（药材）

化学成分　　根茎含挥发油，油中主要成分为苍术酮（atractylone），白术内酯 A、B（butenolide A，B）。另含 3-β-乙酰氧基苍术酮、3-β-羟基苍术酮等。

药　理　　对各种动物都有明显的利尿作用；有降低血糖的作用，小鼠内服煎剂有保护肝脏、防止四氯化碳引起的肝糖原减少的作用；口服其煎剂有抗凝血作用；灌服能促进小鼠体重增加及肌力增强；对絮状表皮癣菌、星形奴卡菌、脑膜炎球菌有抑制作用。

验方　　①脾虚腹泻：白术、党参、茯苓各 10g，山鸡椒果实 6g，水煎服。②食欲不振：白术、太子参、茯苓各 10g，甘草 5g，陈皮 6g，山楂 9g，水煎服。③带下病：白术、苍术各 10g，生薏苡仁 30g，芡实 15g，白果 10g，马兰 24g，水煎服。

110 Typhonii Rhizoma
白附子

英文名： Giant Typhonium Rhizome
别　名： 禹白附、牛奶白附、红南星。
来　源： 天南星科植物独角莲 *Typhonium giganteum* Engl. 的块茎。

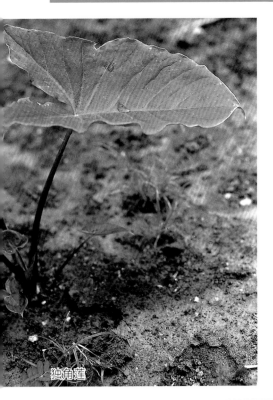

独角莲

植物形态

多年生草本。叶基生，1~2 年生的有 1 叶，3~4 年生的有 3~4 叶；叶戟形，长 15~35cm，宽 7~30cm，先端渐尖，基部箭形；叶柄肥大，半圆形，基部扩大成鞘。花序柄从块茎生出，圆柱形，内侧稍扁平，绿色，带紫色纵条斑点；佛焰苞先端渐尖，下部管状；肉穗花序长约 14cm，雄花在上部，雌花在下部，两者间距约 2.5cm；附属器圆柱形，紫色，不伸出佛焰苞外。浆果红色。花期 6~7 月，果期 8~9 月。生于林下或山沟阴湿地。

性　味	性温，味辛；有毒。
功　能	祛风痰，定惊搐，解毒散结止痛。
主　治	中风痰壅，口眼歪斜，语言謇涩，痰厥头痛，偏正头痛，喉痹咽痛，破伤风；外治瘰疬痰核，毒蛇咬伤。
用　法	用量 3~6g，一般炮制后用。外用生品适量捣烂，熬膏或研末以酒调敷患处。孕妇慎用。

采 制

秋季采挖，除去须根及外皮，晒干。药材主产于河南、甘肃、湖北。

性 状

块茎椭圆形或卵圆形，长2~5cm，直径1~3cm。表面白色至黄白色，略粗糙，有环纹及须根痕，顶端有茎痕及芽痕。质坚硬，断面白色，粉性。无臭，味淡，麻辣刺舌。

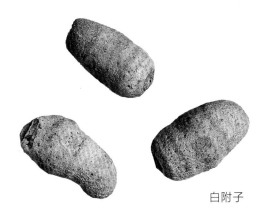

白附子

化学成分　　含 β - 谷甾醇及其葡萄糖苷、肌醇、胆酸（choline）、尿嘧啶（uracil）、琥珀酸等。

药　理　　在低钙状态下有明显的强心作用，但在正常情况下无强心作用；其镇痛作用较强而且持久；可增加小鼠常压及注射异丙肾上腺素后的耐缺氧时间，因此有抗缺氧作用。此外还有镇静及抗炎作用。

验方 ①颈淋巴结结核：白附子研粉，加大黄粉，水调敷患处。②痈肿：白附子研粉，调猪胆汁敷患处。③毒蛇咬伤：白附子、生南星各等量，研末，水、酒调涂。

Imperatae Rhizoma

白茅根

英文名： Lalang Grass Rhizome
别　名： 茅根、黄茅、兰根、丝茅根、甜根。
来　源： 禾本科植物白茅 *Imperata cylindrica* Beauv. var. *major* (Nees) C. E. Hubb. 的根茎。

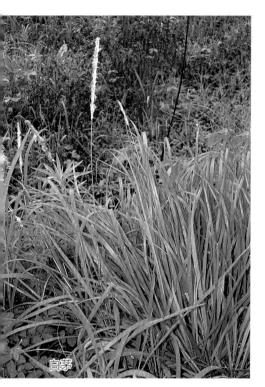

白茅

植物形态

多年生草本，高 20~100cm。秆直立，具节，节上有细柔毛。叶线形或线状披针形；根出叶几与植株等长；茎生叶较短，叶鞘褐色，无毛，或上部及边缘和鞘口具纤毛，具短叶舌。圆锥花序紧缩呈穗状；小穗披针形，对生于花序枝轴上；花两性，每小穗具1花，基部被白色丝状柔毛。颖果暗褐色，成熟果序被白色长柔毛。花期 5~6 月，果期 6~7 月。生于路旁向阳干草地或山坡上，几乎遍布全国。

采　制

春、秋二季采挖，洗净，晒干，除去须根及膜质叶鞘，捆成小把。

性　味	性寒，味甘。
功　能	凉血止血，清热利尿。
主　治	血热吐血，衄血，尿血，热病烦渴，黄疸，水肿，热淋涩痛；急性肾炎水肿。
用　法	用量 9~30g，鲜品 30~60g。

性　状

根茎长圆柱形，长 30~60cm，直径 2~4mm。表面黄白色或淡黄色，微有光泽，具纵皱纹，节明显，稍突起，节间长短不等，通常长 1.5~3cm。体轻，质略脆，断面皮部白色，有裂隙，放射状排列，中柱淡黄色，易与皮部剥离。气微，味微甜。

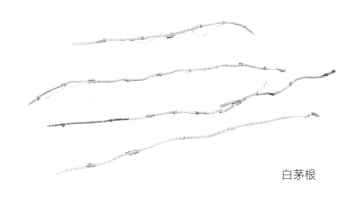

白茅根

化学成分　　含芦竹素（arundoin）、白茅素（cylindrin）、羊齿烯醇（fernenol）及西米杜鹃醇（simiarenol）等，并含枸橼酸、苹果酸、草酸、蔗糖、果糖、葡萄糖等。

药　理　　正常兔口服煎剂有利尿作用，此作用可能与白茅根中含丰富的钾盐有关；白茅根煎剂在试管内对弗氏及宋内痢疾杆菌有明显的抑制作用，但对志贺痢疾杆菌及舒氏痢疾杆菌无作用；有止血的作用。

验方　　①急性黄疸型病毒性肝炎：白茅根、白毛藤各 30g，茵陈蒿 15g，水煎服。②血尿：白茅根 30g，车前草、蒲公英各 15g，水煎服。③支气管扩张咯血：白茅根 30g，苇茎、鱼腥草、侧柏叶各 15g，水煎服。

112 白 前

Cynanchi Stauntonii Rhizoma et Radix

英文名： Willowleaf Swallowwort Rhizome
别　名： 水杨柳、鹅白前、草白前、白马虎。
来　源： 萝藦科植物柳叶白前 *Cynanchum stauntonii* (Decne.) Schltr. ex Lévl. 或芫花叶白前 *Cynanchum glaucescens* (Decne.) Hand. -Mazz. 的根茎及根。

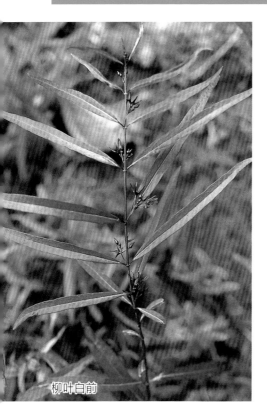

柳叶白前

植物形态

直立半灌木，高 30~60cm。茎圆柱形，有细棱。叶对生，披针形或线状披针形，长 6~13cm，宽 0.3~0.5cm，两端渐尖，中脉明显。聚伞花序腋生，有花 3~8；花萼 5 深裂；花冠紫红色，辐射状，内面被长柔毛，裂片狭三角形；副花冠裂片盾状，先端稍厚而内卷；雄蕊 5，与雌蕊合生成蕊柱，花药 2 室；柱头微凸，包于花药的薄膜内。蓇葖果单生。花期 5~8 月，果期 9~10 月。生于溪畔、河边、山谷阴湿处。

采 制

秋季采挖，洗净，晒干。药材主产于浙江、安徽、福建、江西、湖北、湖南、广西。

性　味	性微温，味辛、苦。
功　能	降气，清痰，止咳。
主　治	肺气壅实，咳嗽痰多，胸满喘急。
用　法	用量 5~9g。

性　状

根茎细长圆柱形，有分枝，稍弯曲，长 4~15cm，直径 1.5~4mm。表面黄白色或黄棕色，节间长 1.5~4.5cm，顶端有残茎。质脆，断面中空。节处簇生纤细弯曲的根，长可达 10cm，直径不及 1mm，有多次分枝呈毛须状，常盘曲成团。气微，味微甜。

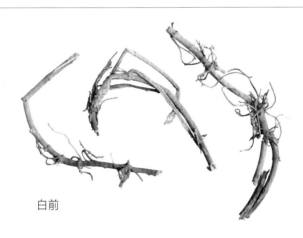

白前

化学成分　含三萜皂苷、海罂粟苷元 A、B（glaucogenin A，B），海罂粟苷 A（glaucoside A）及海罂粟苷元 C- 黄花夹竹桃单糖苷（glaucogenin-C-mono-D-thevetoside）等。

药　　理　对浓氨水引起的小鼠咳嗽有明显的镇咳作用，能使诱导咳嗽的潜伏期明显延长、咳嗽次数明显减少；对乙酰胆碱和组胺混合液诱发的豚鼠哮喘有明显的预防作用，因此具有平喘作用。此外还有祛痰、抗炎等作用。

验方　①咳嗽：白前、桔梗、前胡各 10g，鱼腥草 15g，杏仁 9g，水煎服。②百日咳：白前、前胡、一枝黄花、一点红各 6g，杏仁、百部各 3g，水煎服。③胸闷胁痛：白前、紫苏梗、丝瓜络各 10g，枳壳 9g，水煎服。

113

Pinelliae Rhizoma

半　夏

英文名： Pinellia Tuber
别　名： 三叶半夏、三步跳、麻芋子。
来　源： 天南星科植物半夏 *Pinellia ternata* (Thunb.) Breit. 的块茎。

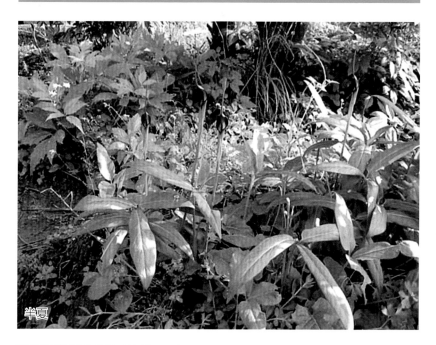

半夏

植物形态

多年生草本，高 15~30cm。幼苗常为单叶，卵状心形，2~3 年后生 3 小叶的复叶；叶柄长 10~25cm，基部有珠芽。花单性同株，花序柄长于叶柄，佛焰苞绿色，下部细管状；雌花生于花序基部，雄花生于上端，花序顶端附属器青紫色，伸于佛焰苞外呈鼠尾状。浆果卵状椭圆形，绿色。花期 5~7 月，果期 8~9 月。生于田野、溪边、阴湿山坡、林下。

采　制

夏，秋二季采挖，洗净，除去外皮及须根，晒干，一般炮制后用。药材产于四川、湖北、河南、贵州、安徽。

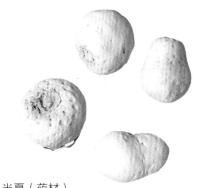

性　状

块茎类球形，有的稍偏斜，直径
1~1.5cm。表面白色或浅黄色，
顶端中心有凹陷的茎痕，周围密
布凹点状根痕；下面钝圆，较光
滑。质坚实，断面洁白，富粉性。
味辛辣、麻舌而刺喉。

半夏（药材）

性　味	性温，味辛；有毒。
功　能	燥湿化痰，降逆止呕，消痞散结。
主　治	痰多咳喘，痰饮眩悸，内痰眩晕，痰厥头痛，呕吐反胃，胸脘痞闷，梅核气；生用外治痈肿痰核。
用　法	用量3~9g，一般炮制后用。外用适量，磨汁涂或研末以酒调敷患处。不宜与乌头类药材同用。

化学成分　　含 β-、γ-氨基丁酸（β-，γ-aminobutyric acid）、
　　　　　　天门冬氨酸、谷氨酸等多种氨基酸，β-谷甾醇
　　　　　　（β-sitosterol）及其葡萄糖苷、原儿茶醛（protocatechuic
　　　　　　aldehyde）、尿黑酸（homogentisic acid）及其葡萄糖苷、
　　　　　　胆碱和半夏蛋白 I 等。

药　　理　　有镇咳、祛痰作用；对阿朴吗啡、洋地黄、硫酸铜等
　　　　　　引起的呕吐都有一定镇吐作用。半夏蛋白有抗早孕活性。
　　　　　　对士的宁、乙酰胆碱有解毒作用。

验方　①咳嗽痰稀：煮半夏10g，陈皮6g，茯苓10g，甘草6g，水煎服。
②呕吐：煮半夏、姜竹茹各10g，大枣3枚，水煎服。③膈肌痉挛：
清半夏、神曲、谷芽、麦芽各10g，柿蒂9g，沉香3g，水煎服。

114

Panacis Japonici Rhizoma
竹节参

英文名： Japanese Ginseng
别　名： 竹节七、竹节三七、萝卜七、土参、蜈蚣七、野三七。
来　源： 五加科植物竹节参 *Panax japonicus* C. A. Mey. 的根茎。

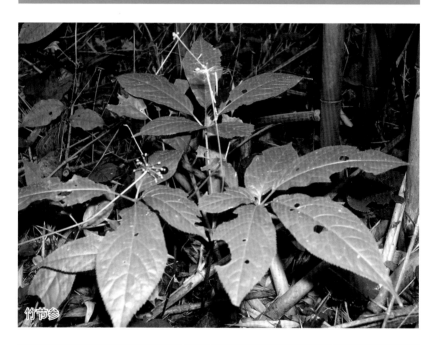

竹节参

植物形态

多年生草本，高约60cm。根茎竹鞭状，横生，肥厚，白色，节间短，每节有一深凹状茎痕（窝眼）。茎直立，圆柱形。掌状复叶3~5片轮生茎端；小叶通常5，倒卵形至倒卵状椭圆形，长5~15cm，宽2~5.5cm，先端长尖，边缘有细锯齿或呈重锯齿状。伞形花序从茎顶中央抽出，长15cm，花小，多数；花瓣5，黄绿色；雄蕊5；子房下位，2室。果肾形，鲜红色，种子2粒。花期5~6月，果期7~8月。生于高山灌丛阴湿地或岩石沟涧旁。

采　制

秋季采挖，除去主根和外皮，干燥。药材主产于云南、四川、贵州。

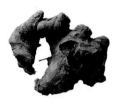

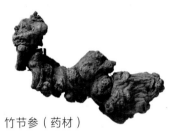

性　状

根茎略呈圆柱形，稍弯曲，有的具肉质侧根。长5~22cm，直径0.8~2.5cm。表面黄色或黄褐色，粗糙，有致密的纵皱纹及根痕。节明显，节间长0.8~2cm，每节有1凹陷的茎痕。质硬，断面黄白色至淡黄棕色，黄色点状维管束排列成环。气微，味苦、后微甜。

竹节参（药材）

性　味	性温，味甘、微苦。
功　能	散瘀止血，消肿止痛，祛痰止咳，补虚强壮。
主　治	痨嗽咯血，跌扑损伤，咳嗽痰多，病后虚弱。
用　法	用量6~9g。

化学成分　含有齐墩果烷型和达玛烷型皂苷，如人参皂苷（ginsenosiade）Ro、Re、Rd、Re、Rg_1，竹节参皂苷（chikusetsusaponins）IV、IVa等；含多糖类成分；还含有挥发油，其中有β-檀香烯（β-santalene）、β-金合欢烯（β-farnesene）等。

药　理　总皂苷具有抗炎镇痛活性；总多糖、总皂苷具有明显修复四氯化碳肝损伤的作用；多糖具有一定的降血脂和免疫增强作用。此外还有较好的抑制肿瘤、抗炎、镇痛、镇静、抗病毒、抗疲劳等药理活性。

验方

①肺结核吐血：竹节参、白茅根、茜草、麦冬、天冬各3g，水煎服。

②跌打损伤：竹节参、当归、川芎各9g，红花、桃仁各6g，水煎服。

③外伤出血：竹节参、白及粉、乌贼骨各9g，共研末敷。

115 延胡索

Corydalis Rhizoma

英文名：Yanhusuo
别　名：玄胡索、元胡。
来　源：罂粟科植物延胡索 *Corydalis yanhusuo* W. T. Wang 的块茎。

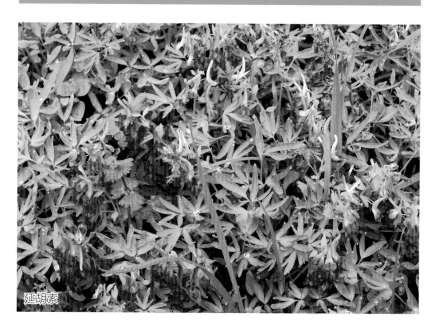

延胡索

植物形态

多年生草本，高 10~20cm。基生叶与茎生叶同形，有柄；基生叶互生，二回三出复叶，第二回常呈深裂状，小叶片长椭圆形、长卵形或线形，长约 2cm，先端钝或锐尖，全缘。总状花序顶生或与叶对生；苞片阔披针形；萼片小，早落；花瓣 4，外轮 2 片稍大，边缘粉红色，中央青紫色，上部 1 片尾部延伸成距，内轮 2 片稍小；雄蕊 6，花丝连合成两束；子房扁柱形。蒴果条形。花期 4 月，果期 5~6 月。生于丘陵草地；多栽培。

采　制

夏初茎叶枯萎后采挖，除去须根，洗净，置沸水中煮至恰无白心时，取出，晒干。药材主产于浙江，江苏、山东、河北等地亦产。

性　　状

块茎呈不规则的扁球形，直径 0.5~1.5cm。表面黄色或黄褐色，有不规则网状皱纹。顶端有略凹陷的茎痕，底部常有疙瘩状凸起。质硬而脆，断面黄色，角质样，有蜡样光泽。气微，微苦。

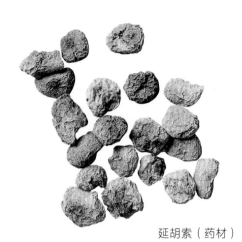

延胡索（药材）

性　　味	性温，味辛、苦。
功　　能	活血，利气，止痛。
主　　治	胸胁、脘腹疼痛，经闭痛经，产后瘀阻，跌扑肿痛。
用　　法	用量 3~9g，研末吞服，每次 1.5~3g。

化学成分　含二十多种生物碱，主要有延胡素甲素（d-corydaline）、乙素（dl-tetrahydropalmatine）、丙素（protopine）、丁素（l-tetrahydrocoptisine）、戊素（dl-tetrahydrocoptisine）、己素（l-tetrahydrocolumbamine）等

药　　理　有一定的镇静、安定、镇痛作用；有明显的催眠作用；能保护胃黏膜，具有中枢性镇吐作用；可以促进大鼠垂体分泌促肾上腺皮质激素；对心血管系统也有影响，可以扩张冠状动脉以降低血压。

验方

①胃痛：延胡索、制香附各 10g，川木香 5g，神曲 15g，水煎服。
②痛经：延胡索 10g，丹参、川芎各 6g，川楝子、白芍、乌药各 9g，水煎服。③腹痛：延胡索 10g，川楝子、娑罗子、乌药各 9g，水煎服。

Fritillariae Pallidiflorae Bulbus

116 伊贝母

英文名： Siberian Fritillary Bulb
别　名： 伊贝、生贝、新贝。
来　源： 百合科植物伊犁贝母 *Fritillaria pallidiflora* Schrenk 或新疆贝母 *Fritillaria walujewii* Regel 的鳞茎。

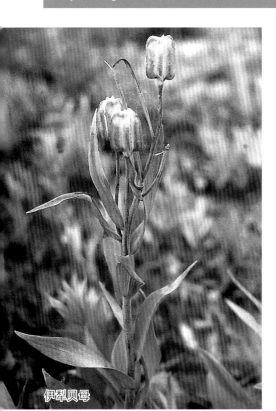

伊犁贝母

植物形态

多年生草本。茎平滑，高15~40cm。叶通常互生，有时近对生或近轮生，卵状长圆形至长方披针形，长5~12cm，宽1~3.5cm，先端不卷曲，并具硬尖突。花单生于茎顶或数朵成束状，淡黄色，内面有暗红色斑点，每花有1~2枚叶状苞片，苞片先端不卷曲；花被片6，蜜腺窝在背面明显突出；雄蕊6。蒴果长圆形，具6棱，棱上有宽翅。花期5月。生于海拔1300~1780m的林下或阳坡草地。

性　味	性微寒，味苦、甘。
功　能	清热润肺，化痰止咳。
主　治	肺热燥咳，干咳少痰；阴虚劳嗽，咳痰带血。
用　法	用量3~9g。

采　制

5~7 月采挖，除去泥沙，晒干，再去须根及外皮。药材主产于新疆。

性　状

鳞茎圆锥形，较大。表面稍粗糙，淡黄白色，外层鳞叶心脏形，肥厚，大小悬殊而紧密抱合。顶端稍尖，少有开裂，基部微凹陷。质稍松脆，断面白色，粉性。气微，味微苦。

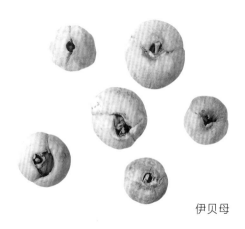

伊贝母

化学成分　含西贝素（imperialine）、西贝素 -β-D- 葡萄糖苷、贝母辛（peimissine）、伊贝碱苷 B 等。

药　理　有较显著的祛痰和镇咳作用，并有解痉作用。

验方　①肺虚久咳：伊贝母 9g，北沙参 15g，百合 10g，太子参、罗汉果各 15g，水煎服。②久咳肺燥声音嘶哑：伊贝母、李干各 9g，冰糖适量，水炖服。③颈淋巴结结核：伊贝母 9g，百部 10g，一枝黄花、木芙蓉叶各 15g，水煎服。

117 苍 术

Atractylodis Rhizoma

英文名: Swordlike Atractylodes Rhizome
别　名: 茅术、南苍术、穹窿术。
来　源: 菊科植物茅苍术 *Atractylodes lancea* (Thunb.) DC. 或北苍术 *Atractylodes chinensis* (DC.) Koidz. 的根茎。

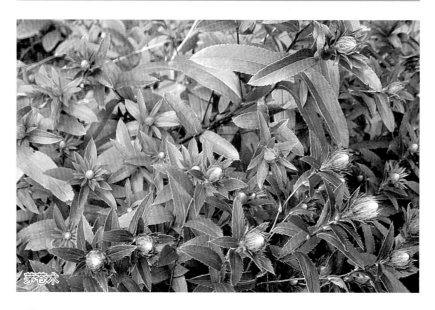

茅苍术

植物形态

多年生草本，高 30~60cm。茎直立或上部少分枝。叶互生，革质，卵状披针形或椭圆形，边缘具刺状齿，上部叶多不分裂，无柄；下部叶常 3 裂，有柄或无柄。头状花序顶生，下有羽裂叶状总苞 1 轮；总苞圆柱形，总苞片 6~8 层；两性花与单性花多异株；两性花有羽状长冠毛；花冠白色，细长管状。瘦果被黄白色毛。花期 8~10 月，果期 9~10 月。生于山坡灌丛、草丛中。

采　制

春、秋二季采挖，除去泥沙，晒干，撞去须根。药材主产于江苏、湖北、河南、安徽。

性　　状

根茎呈不规则连珠状或结节状圆柱形，略弯曲，偶有分枝，长 3~10cm，直径 1~2cm。表面灰棕色，有皱纹、横曲纹及残留须根，顶端具茎痕或残留茎基。质坚实，断面黄白色或灰白色，散有多数橙黄色或棕红色油室，暴露稍久，可析出白色细针状结晶。气香特异，味微甘、辛、苦。

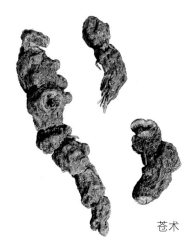

苍术

性　　味	性温，味辛、苦。
功　　能	燥湿健脾，祛风散寒，明目。
主　　治	脘腹胀满，泄泻，水肿，脚气痿躄，风湿痹痛，风寒感冒，雀目夜盲。
用　　法	用量 3~9g。

化学成分　　含挥发油，油中主含苍术素（atractylodin）、β-桉油醇（β-eudesmol）、茅术醇（hinesol）、羟基苍术酮（hydroxy atractylone）等。

药　　理　　可以促进蛋白质合成；有降低血糖的作用；有耐缺氧、发汗、镇静、镇惊的作用。此外还有健胃、利尿、抗癌、祛痰、催眠、杀菌等作用。

验方

①带下病：炒苍术 10g，生薏苡仁、一点红各 30g，水煎服。
②四肢关节酸痛：炒苍术 10g，桂枝 6g，骨碎补、狗脊各 10g，川牛膝 9g，水煎服。③脚气：苍术 10g，生薏苡仁 30g，紫苏叶 9g，泽泻、茯苓、川牛膝各 10g，木瓜 9g，水煎服。

Phragmitis Rhizoma

芦 根

英文名： Reed Rhizome
别　名： 苇根、芦菇根、芦柴根。
来　源： 禾本科植物芦苇 *Phragmites communis* Trin. 的根茎。

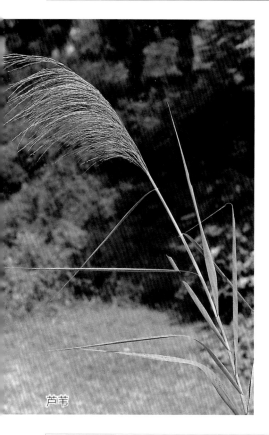

芦苇

植物形态

多年生草本。秆高可达 4m，直径 0.2~1cm。叶广披针形，长 30~60cm，宽 1~3.5cm，先端渐尖，基部钝圆，边缘粗糙；叶鞘圆筒状；叶舌极短，平截或为一圈纤毛。圆锥花序长 10~40cm，分枝纤细，呈毛帚状，下部枝腋间有白色柔毛；小穗紫褐色，长 1.2~1.6cm，有 4~7 朵小花，第 1 朵小花常为雄性，其外稃无毛，其他为两性；第 2 外稃基盘棒状，具长 0.6~1.2cm 的柔毛。颖果长圆形。花、果期为夏、秋季节。生于低洼、湖边、河边溪流或潮湿地，全国均产。

性　味	性寒，味甘。
功　能	清热生津，除烦，止呕，利尿。
主　治	热病烦渴，胃热呕哕，肺热咳嗽，肺痈吐脓，热淋涩痛。
用　法	用量 15~30g。鲜品用量加倍，或捣汁用。

采 制

全年可采挖，除去芽、须根及膜状叶，洗净切段，鲜用或晒干。

性 状

鲜芦根（根茎）呈长圆柱形，直径 1~1.6cm，节间长 3~12cm。表面黄白色，有光泽，节上有残留的根及芽痕。质轻而韧，断面中空，边缘有一行排列成圈的小孔。味微甜。干芦根呈扁圆柱形。节处较硬，节间有纵皱纹。气微，味甘。

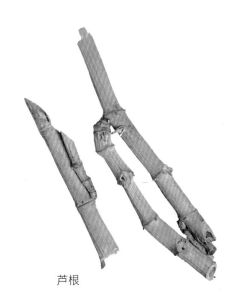

芦根

化学成分 含薏苡素（coixol）、苜蓿素（tricin）、天门冬酰胺（asparagine）、多糖类、糠醛及水溶性糖类等。

药 理 能减少小鼠自发运动，对致热物质引起的发热有解热作用；有较强的镇咳作用；其所含的多聚糖具有显著的抗癌作用，可强化正常细胞抵御癌细胞的侵蚀，增强机体抗病能力，且副作用少；大剂量薏苡素有降血糖作用。

验方 ①咽喉炎：芦根 24g，马兰、卤地菊各 15g，水煎服。②尿路感染：芦根 30g，蒲公英、车前草、半枝莲各 15g，水煎服。③肾炎水肿：芦根、猫须草、赤小豆各 30g，香薷 15g，水煎服。

119

Notopterygii Rhizoma et Radix

羌 活

英文名：Incised Notopterygium Rhizome or Root
别　名：蚕羌、竹节羌、大头羌。
来　源：伞形科植物羌活 *Notopterygium incisum* Ting ex H. T. Chang 或宽叶羌活 *Notopterygium franchetii* H. de Boiss. 的根茎及根。

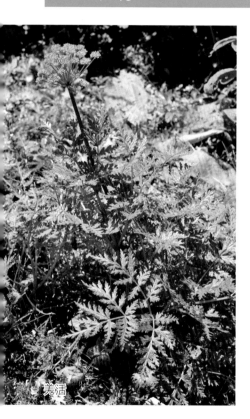

羌活

植物形态

多年生草本，高 1m 以上，全株有特殊香气。根茎长圆柱状，横生或斜生，节间紧密，黑褐色。茎中空，有纵纹，下部略带淡紫色。基生叶和下部叶二至三回三出式羽状复叶，最终裂片线形或矩圆形，长 5~8mm，边缘有不等钝锯齿；叶柄基部扩张成鞘抱茎。复伞形花序顶生或腋生；伞幅 10~15；小总苞片多数；花梗 20~30；花白色。双悬果卵形，棕色，背棱和中棱具翅。花期 8~9 月，果期 9~10 月。生于高山林阴潮湿肥沃处；有栽培。

采　制

春、秋二季采挖，除去须根及泥沙，晒干。药材主产于四川、甘肃、青海、云南、新疆。

性　味	性温，味辛、苦。
功　能	散寒，祛风，除湿，止痛。
主　治	风寒感冒头痛，风湿痹痛，肩背酸痛。
用　法	用量 3~9g。

性　状

根茎圆柱形略弯曲，长 4~13cm，直径 0.6~2.5cm。顶端具茎痕。表面棕褐色至黑褐色，外皮脱落处呈黄色。节间缩短，呈紧密隆起的环状，形似蚕（习称"蚕羌"）；或节间延长，形如竹节状（习称"竹节羌"）。节上有多数点状或瘤状突起的根痕及棕色破碎鳞片。体轻，质脆，易折断。断面不平整，有多数裂隙，皮部黄棕色至暗棕色，油润，有棕色油点，木部黄白色。气香，味微苦而辛。

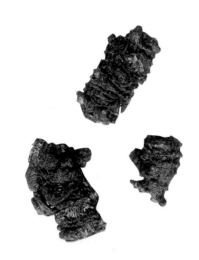

羌活（药材）

化学成分	含挥发油，油中有 α-蒎烯（α-pinene）、β-蒎烯（β-pinene）、柠檬烯（limonene）、羌活醇（notopterol）和乙酸龙脑酯（bornylacetate），另含异欧前胡素（isoimperatorin）、卡拉阿魏酸（karatavicin）。
药　理	具有解热、镇痛、抗炎、抗过敏、抗心肌缺血、抗心律失常、抗血栓形成、抗癫痫、抗氧化、抗菌等作用。羌活油对痢疾杆菌、大肠杆菌、伤寒杆菌、铜绿假单胞菌和金黄色葡萄球菌有明显的抑制作用。

验方

①风寒感冒四肢酸痛：羌活、紫苏叶各 9g，淡豆豉、制香附各 10g，陈皮 6g，水煎服。②风湿性关节炎：羌活 10g，徐长卿 9g，川牛膝、狗脊各 10g，防风 9g，桂枝 6g，水煎服。

120

Polygoni Cuspidati Rhizoma et Radix

虎 杖

英文名：Giant Knotweed Rhizome
别　名：斑根紫金龙、活血龙、阴阳莲。
来　源：蓼科植物虎杖 *Polygonum cuspidatum* Sieb. et Zucc. 的根茎和根。

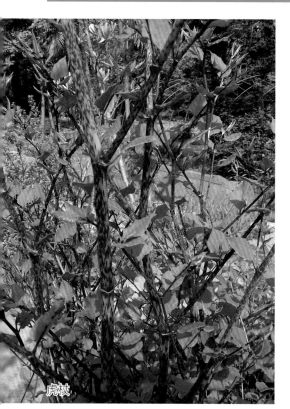

虎杖

植物形态

多年生草本。茎直立，中空，表面散生红色或紫红色斑点，节稍膨大，叶互生，阔卵形或卵状椭圆形，先端短尖；托叶鞘短。花单性异株，圆锥花序腋生；花被白色或红色，5 深裂，外轮 3 片，背部有翅；雄花雄蕊 8；雌花子房卵形，有 3 棱，花柱 3。瘦果三角状，包于翅状花被内。花期 6~7 月，果期 9~10 月。生于山沟、河旁、溪边、林下阴湿处。

性　味	性微寒，味微苦。
功　能	祛风利湿，散瘀定痛，止咳化痰。
主　治	关节痹痛，湿热黄疸，经闭癥瘕，咳嗽痰多，水火烫伤，跌扑损伤，痈肿疮毒。
用　法	用量 9~15g。外用适量，制成煎液或油膏涂敷。孕妇慎用。

采 制

春、秋二季采挖，除去须根，洗净，趁鲜切短段或厚片，晒干。药材主产于江苏、浙江、安徽、广西。

性 状

根茎圆柱形，多分枝，直径 0.6~1.5cm，节部较膨大，表面红棕色，有不规则纵皱纹，根茎下侧生数条粗根。根圆柱形，长约 17cm，直径 0.5~1.5cm，表面红棕色，有纵皱纹。质坚硬，断面黄色至橙红色，射线明显。气微，味微苦。

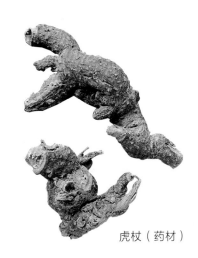

虎杖（药材）

化学成分　含大黄素（emodin）、大黄酚（chrysophanol）、大黄素甲醚 -8- 葡萄糖苷（physcion-8-β-D-glucoside）、芪三酚（resveratrol）、芪三酚苷（polydatin）、白藜芦醇（resveratrol）、虎杖苷（cuspidatin）等，并含缩合鞣质和数种多聚糖。

药　理　煎液对金黄色葡萄球菌、卡他球菌、甲型或乙型溶血性链球菌、大肠杆菌、铜绿假单胞菌有抑制作用，高浓度对钩端螺旋体也有杀灭作用；其水煎液有明显的抗病毒作用；兔静脉注射从虎杖中提取的甲酸，可引起低血糖休克。

验方　①风湿性关节炎：虎杖、梵天花、忍冬藤各 30g，穿山龙 24g，水煎服。②便秘：虎杖、生地黄各 30g，火麻仁、郁李仁各 15g，水煎服。③痈肿：虎杖粉、生大黄粉各适量，水调敷患处。

121

Pinelliae Pedatisectae Rhizoma

虎掌南星

英文名： Pedate Pinellia Rhizome
别　名： 掌叶半夏、天南星、麻芋果。
来　源： 天南星科植物虎掌 *Pinellia pedatisecta* Schott 的块茎。

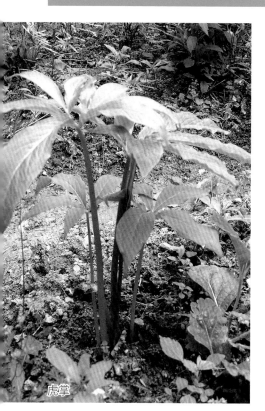

虎掌

植物形态

多年生草本。块茎幼时近球形，渐变为扁柿形，直径 3~4cm，通常有数个乳头状或瘤状小块茎，呈虎掌或狗爪形。叶 1 年生者心形，2~3 年生者鸟趾状分裂，裂片 5~13；叶柄长达 45cm。佛焰苞披针形，绿色，长 8~12cm；肉穗花序下部雌花部分长约 1.5cm，贴生于佛焰苞上，上部雄花部分长约 7mm；附属体鼠尾状，长约 10cm。浆果卵形，绿白色，长约 6mm。花期 6~7 月，果期 9~11 月。生于林下、山谷、河岸或荒地草丛中。

性　味	性温，味苦、辛；有小毒。
功　能	燥湿化痰，祛风止痉，散结消肿。
主　治	顽痰咳嗽，风疾眩晕，中风痰壅，口眼歪斜，半身不遂，癫痫，惊风，破伤风；生用外治痈肿，蛇虫咬伤。
用　法	用量 3~9g，一般炮制后用。孕妇慎用。

采　制

多在白露前后采挖，去净须根，撞去外皮，晒干，制用。药材产于河北、河南、山东、安徽。

性　状

块茎扁球形，上下两面均较平坦，大小不一，主块茎直径约至 5cm，厚 1.2~1.8cm，通常周边生有数个侧块茎或有侧芽；侧生块茎呈半球形，直径 1~2.5cm。表面黄白色或淡黄棕色，上端中央凹陷，凹陷周围密布细小凹点。质坚实而重。有麻舌感。

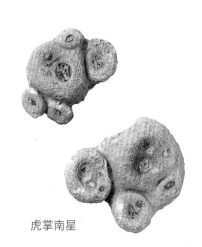

虎掌南星

化学成分　含 1- 乙酰基 -β- 咔啉（1-acetyl-β-carboline）、β- 咔啉（β-carboline）、掌叶半夏碱乙（pedatisectine B）、尿嘧啶（uracil）、烟酰胺（nicotinamide）、2- 甲基 -3- 羟基吡啶（2-methyl-3-hydroxy-pyridine）等。

药　理　有抗惊厥作用；可以显著延长戊巴比妥钠的睡眠时间，有镇静功效；小鼠腹腔注射其煎剂有明显的止痛作用；能增加呼吸道黏液的分泌，有祛痰作用；对肿瘤有抑制作用；生品毒性较大，食后动物不欲饮食，消瘦无力甚至死亡。

验方　①痈肿：鲜虎掌南星适量，捣烂，敷患处。②无名肿毒：鲜虎掌南星、鲜木芙蓉叶、鲜半枝莲全草各适量，捣烂敷患处。③毒蛇咬伤：鲜虎掌南星、鲜一枝黄花嫩叶、鲜一点红各适量，一起捣烂，敷患处。

122

Bergeniae Rhizoma

岩白菜

英文名：Purple Bergenia Rhizome

别　名：矮白菜、呆白菜。

来　源：虎耳草科植物岩白菜 *Bergenia purpurascens*（Hook. f. et Thoms.）Engl. 的根茎。

植物形态

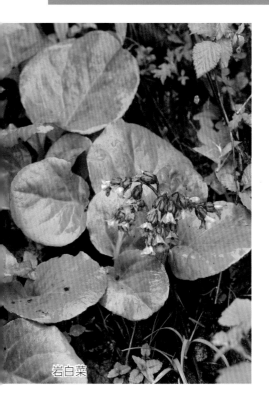

岩白菜

多年生草本，高 20~50cm，具粗而长的根茎。叶基生，有粗柄；叶片稍肉质，倒卵形至长圆状倒卵形，长 5~16cm，宽 3.5~10cm，顶端钝圆，基部楔形，边缘有钝齿，上面红绿色有光泽，下面淡绿色；叶柄基部扩展成鞘。花序通常圆锥状，偏向一侧。有花 5~15 朵，花常下垂；花萼宽钟形；花瓣 5，紫红色或暗紫色，倒卵形；雄蕊 10。子房半下位，蒴果。花、果期 6~8 月。生于海拔 3000~4000m 的林下灌丛、亚高山草甸和石缝中。

性　味	性平，味苦、涩。
功　能	收敛止泻，止血止咳，舒筋活络。
主　治	腹泻，痢疾，食欲不振，内外伤出血，肺结核咳嗽，气管炎咳嗽，风湿疼痛，跌打损伤。
用　法	用量 6~12g。外用适量。

采 制

秋、冬二季采挖，除去叶鞘和杂质，晒干。药材主产于云南、四川。

性 状

根茎呈圆柱形，略弯曲，直径0.6~2cm，长3~10cm；表面灰棕色至黑褐色，具密集或疏而隆起的环节，节上有棕黑色叶基残存，有皱缩条纹和须状根痕。质坚实而脆，易折断。断面类白色或粉红色，略显粉质，部分断面有网状裂隙，近边缘处有点状维管束环列。气微，味苦、涩。

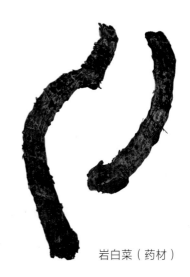

岩白菜（药材）

化学成分　含岩白菜素（bergenin）、11-O-没食子酰岩白菜素等香豆素类成分。还含有熊果苷、阿魏酸、齐墩果酸等成分。

药　理　岩白菜素有较好的中枢性镇咳作用，但不抑制呼吸，也无镇痛作用，故不同于一般的吗啡类镇咳药。岩白菜素有抗溃疡作用，能抑制胃酸分泌。根茎研粉服用，对食管上皮重度增生有抑制作用，可使增生共存的炎性细胞消失。

验方
①腹泻、痢疾、食欲不振：岩白菜12克，仙鹤草15克，马齿苋12克，水煎服。②肺结核咳嗽：岩白菜、百部、百合、北沙参、老紫苏根、麦冬、天冬各6~9克，配适量猪肺炖服。③气管炎咳嗽：岩白菜、黄芩各9克，鱼腥草12克，水煎服。④吐血：岩白菜9克，猪瘦肉适量，炖服；或配墨旱莲、白茅根，水煎服。⑤风湿疼痛、跌打损伤：岩白菜12克，川芎、当归各10克，炖排骨或炖鸡服。

Anemarrhenae Rhizoma

知 母

英文名：Common Anemarrhena Rhizome
别　名：蒜瓣子草、连母。
来　源：百合科植物知母 *Anemarrhena asphodeloides* Bge. 的根茎。

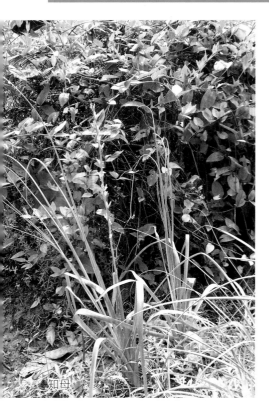

知母

植物形态

多年生草本。叶基生，线形，质稍硬，长 20~70cm，宽 0.3~0.6cm。花茎高 40~60cm，散生鳞片状小苞片；花 2~6 朵一簇，散生在花序轴上，花被片 6，黄色或堇色；雄蕊 3，与内轮花被片对生。蒴果长卵形，具 6 纵棱。花期 5~8 月，果期 8~9 月。生于山地、干燥丘陵或草原地带。

采　制

春、秋二季采挖，除去须根及泥土，晒干，习称"毛知母"；除去外皮，晒干，称"知母肉"。药材主产于河北。

性　味	性寒，味苦、甘。
功　能	清热泻火，生津润燥。
主　治	外感热病，肺热燥咳，骨蒸潮热，内热消渴，肠燥便秘。
用　法	用量 6~12g。

性　状

毛知母扁圆形长条状，略弯曲，长 3~15cm，直径 0.8~1.5cm。表面黄棕色至棕色，一端残留淡黄色叶基，上面有 1 纵沟，具紧密排列的环状节，节上密生黄棕色的残存叶基，由两侧集向上方纵沟；下面隆起而略皱缩，有凹陷或突起的点状根痕。质硬，断面黄白色。气微，味微甜、略苦，嚼之带黏性。知母肉表面黄白色，有扭曲的沟纹，有的可见叶痕及根痕。

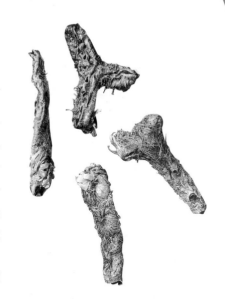

知母（药材）

化学成分　含知母皂苷 A_I、A_{II}、A_{III}、A_{IV}、B_I、B_{II}（timosaponin A_I，A_{II}，A_{III}，A_{IV}，B_I，B_{II}），并含芒果苷（mangiferin）、异芒果苷、胆碱、烟酸、泛酸等。

药　　理　有抗菌作用，特别是对葡萄球菌、伤寒杆菌有较强的抑制作用；有解热功能；中等剂量浸膏液对在体蟾蜍心脏有抑制作用，大剂量则可麻痹心脏；对家兔静脉注射，中等量能抑制呼吸及轻微降血压，大剂量则可使家兔呼吸停止，血压下降而导致死亡；具有降血糖作用。

验方

①盗汗：知母 10g，生地黄 15g，女贞子 10g，荞麦 24g，水煎服。

②慢性咽喉炎：知母、玄参、麦冬各 10g，胖大海 5g，水煎服。

③慢性支气管炎：知母、藕节、桔梗、南沙参各 10g，款冬花 9g，水煎服。

124

Fagopyri Dibotryis Rhizoma

金荞麦

英文名： Wild Buckwheat Rhizome
别　名： 野荞麦、荞麦三七、金锁银开。
来　源： 蓼科植物金荞麦 *Fagopyrum dibotrys*（D. Don）Hara 的根茎。

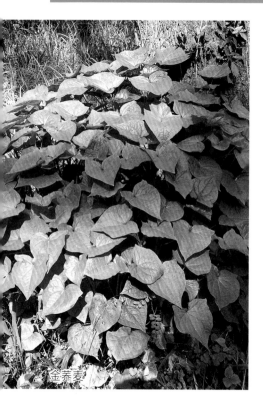

金荞麦

植物形态

多年生草本，高 0.5~1.5m。根茎粗大，呈结节状，横走，红棕色。茎直立，有棱槽，绿色或红褐色。叶互生，戟状三角形，长宽几相等，先端突尖，基部心状戟形，边缘波状；托叶鞘近筒状斜形，膜质。花小，集成顶生或腋生的聚伞花序；花被片 5，白色；雄蕊 8；子房上位，花柱 3。瘦果卵形，具 3 棱，红棕色。花期 7~9 月，果期 10~11 月。生于山坡、旷野、路边及溪沟较阴湿处。

采　制

冬季采挖，除去茎和须根，洗净，晒干。药材产于江苏、浙江。

性　味	性凉，味涩、微辛。
功　能	清热解毒，清肺排痰，排脓消肿，祛风化湿。
主　治	肺痈吐脓，肺热喘咳，乳蛾肿痛。
用　法	用量 15~45g。用水或黄酒隔水密闭炖服。

性 状

根茎呈不规则团块状，常具瘤状分枝，长短不一，直径1~4cm。表面深灰褐色，有环节及纵皱纹，并密布点状皮孔。质坚硬，不易折断，断面淡黄白色至黄棕色，有放射状纹理，中央有髓。气微，味微涩。

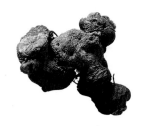

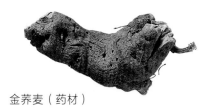

金荞麦（药材）

化学成分	含野荞麦苷（shakuchirin），此苷碱水解后生成对香豆酸、阿魏酸及葡萄糖；另含有双聚原矢车菊苷元（dimeric procyanidin），是主要有效成分；还含有表儿茶素。
药　　理	能显著抑制离体恶性细胞的生长，可抑制艾氏腹水癌细胞DNA、RNA和蛋白质的合成，诱导艾氏腹水癌细胞环磷酸腺苷的增多；具有抗感染、解热、抗过敏及祛痰镇咳作用；能显著抑制二磷酸腺苷和金黄色葡萄球菌诱导的大鼠血小板聚集。

验方

①肺痈：金荞麦40g，鱼腥草、半枝莲、地葱各30g，水煎服。
②咳嗽：金荞麦30g，前胡10g，酸枣仁9g，鱼腥草15g，桔梗10g，连钱草5g，水煎服。③消化不良：金荞麦24g，神曲15g，远志6g，谷芽、麦芽各15g，水煎服。

125 狗　脊

Cibotii Rhizoma

英文名： East Asian Tree Fern Rhizome
别　名： 金毛狗脊、黄狗头、金毛狮子、猴毛头。
来　源： 蚌壳蕨科植物金毛狗脊 *Cibotium barometz*（L.）J. Sm. 的根茎。

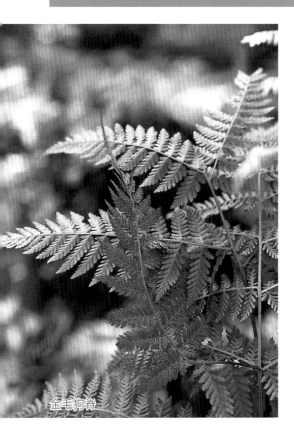

金毛狗脊

植物形态

植物高 2.5~3m。叶大，叶柄粗壮，褐色，基部被金黄色长柔毛及黄色狭长披针形鳞片；叶片革质，阔卵状三角形，边缘有浅锯齿，侧脉单一，或在不育裂片上分为二叉。孢子囊群生于裂片侧脉顶端，每裂片有 2~12 枚，囊群盖两瓣，形如蚌壳。生于山脚沟边及林下阴处、酸性土壤中。

性　味	性温，味苦、甘。
功　能	补肝肾，强腰膝，祛风湿。
主　治	腰膝酸软，下肢无力，风湿痹痛，屈伸不利。
用　法	用量 4.5~9g。

采　制

秋、冬二季采挖，除去泥沙、须根、叶柄及金黄色柔毛，干燥，现多趁鲜或蒸后切厚片。药材主产于福建、四川、广东、贵州。

性　状

根茎呈不规则长圆形或球形块状，长 10~25cm，直径 4~8cm。表面深棕色，残留有金黄色的长茸毛，上面残留数个棕红色坚硬的叶柄基，下面丛生黑色细根。狗脊片呈不规则的长条形或圆形，切面淡棕色，近边缘 1~4mm 处有棕黄色凸出的木质部环圈。质脆，带粉性，蒸煮品显黑棕色，半透明。味淡，微涩。

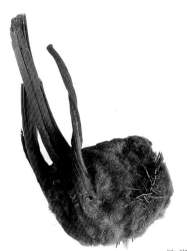

狗脊

| 化学成分 | 根茎含绵马酚（aspidinol）、原儿茶酸。根茎的柔毛含鞣质和色素。 |

药　理　　狗脊的毛对外伤性出血有明显的止血效果，且似能被组织吸收消化；对兔、犬的瘢痕组织及肝脏、脾脏的损伤出血，有肯定的止血作用，效果快而可靠；有升血小板作用。此外还有收敛、止泻、抗菌等作用。

验方　①风湿性关节炎：狗脊、骨碎补各 15g，穿山龙 24g，威灵仙 9g，川牛膝 10g，肖梵天花 30g，水煎服。②腰痛：狗脊、骨碎补各 15g，炒杜仲 10g，肖梵天花 30g，水煎服。③皮肤外伤出血：取狗脊茸毛压敷患处。

126

Alismatis Rhizoma

泽　泻

英文名： Oriental Waterplantain Rhizome
别　名： 水泽。
来　源： 泽泻科植物泽泻 *Alisma orientale*（Sam.）Juzep. 的块茎。

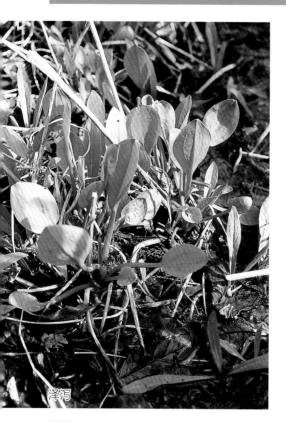

泽泻

植物形态

多年生沼生草本。叶基生，长椭圆形至广卵形，长3~8cm，宽1~9cm，先端短尖，基部楔形或心形，叶脉5~7条；有长柄；叶鞘边缘膜质。花茎高达1m，花集成轮生状圆锥花序；萼片3，广卵形，绿色或稍带紫色，宿存；花瓣3，倒卵形，白色，膜质；雄蕊6，心皮多数，离生。瘦果倒卵形，扁平。花期6~8月，果期7~10月。生于沼泽、浅水池沼或稻田内。

性　味	性寒，味甘。
功　能	利水渗湿，泄热，化浊降脂。
主　治	小便不利，水肿胀满，泄泻尿少，痰饮眩晕，热淋涩痛；高脂血症。
用　法	用量6~9g。

采　制

冬季茎叶开始枯萎时采挖，洗净，干燥，除去须根及粗皮。药材主产于福建、四川、江西。

性　状

块茎呈类球形、椭圆形或卵圆形，长 2~7cm，直径 2~6cm。表面黄白色或淡黄棕色，有不规则的横向环状浅沟纹及多数细小突起的须根痕，底部有的有瘤状芽痕，质坚实，断面黄白色，粉性，有多数细孔。气微，味微苦。

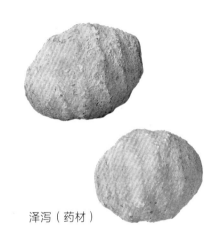

泽泻（药材）

化学成分	含多种四环三萜酮醇衍生物泽泻醇 A、B、C（alisol A，B，C）及其乙酸酯，23- 乙酯泽泻醇 B（23-acetylalisol B），表泽泻醇 A（epialisol A），环氧泽泻烯（alismoxide），以及磷脂酰胆碱、胆碱、糠醛。
药　理	有利尿作用；对大白鼠低蛋白饮食引起的脂肪肝有治疗作用，腹腔注射能减轻大鼠口服棉籽油引起的高脂血症，对四氯化碳引起的肝损伤有预防及治疗的作用；静脉注射泽泻浸膏可以降压，对家兔皮下注射浸膏有轻度降血糖作用，能抑制结核杆菌的生长。

验方

①肾炎水肿：泽泻 15g，薏苡根、赤小豆各 30g，车前草 15g，水煎服。
②高脂血症：泽泻、北山楂、决明子各 15g，水煎服。③泌尿系统感染：泽泻、一点红、爵床、猫须草各 15g，半边莲 30g，水煎服。

127

Cyrtomii Fortunei Rhizoma

贯 众

英文名： Fortunes Boss Fern Rhizome
别　名： 小贯众、昏鸡头、小金鸡尾。
来　源： 鳞毛蕨科植物贯众 Cyrtomium fortunei J. Sm. 的根茎及叶柄基部。

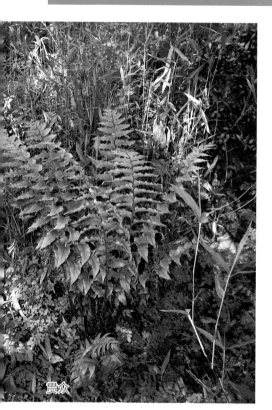

贯众

植物形态

多年生草本，高 30~70cm。单数一回羽状复叶，簇生，叶柄长 15~30cm，密生鳞片；羽片镰状披针形，纸质，基部上侧稍呈耳状，边缘有细锯齿，叶脉网状，有内藏小脉 1~2 条，沿叶轴及羽轴有少数纤维状鳞片。孢子囊群生于羽片下面的内藏小脉顶端，在主脉两侧各排成不整齐的 3~4 行，囊群盖大，圆盾形。生于山坡林下、溪沟边、石缝中、墙脚边等阴湿地区。

性　味	性寒，味苦；有小毒。
功　能	清热解毒，止血，杀虫。
主　治	感冒发热，痢疾，疮疡，便血，尿血，月经过多，刀伤出血，蛔虫病，蛲虫病，绦虫病，人工流产，产后出血。
用　法	用量 6~9g。

采 制

全年或春、秋二季采收，以秋季采者为好。除去地上部分及须根，晒干。
药材产于华北、西北、长江以南各地。

性 状

全体略呈梨形，稍弯曲，长 3~9cm，直径 3~5cm，表面有多数叶柄基部及黑色弯曲的须根，顶端有红棕色微显光泽的鳞片。叶柄基部略呈四棱状柱形，稍弯曲，长 2.5~4cm，直径 3~4mm；表面黑棕色，横断面可见近棱角处有黄白色维管束 4 个。味微涩。

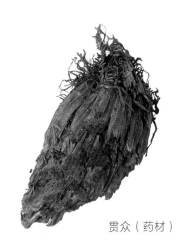

贯众（药材）

| 化学成分 | 根茎含黄绵马酸（flavaspidic acid）；地上部分含异槲皮素、紫云英苷、冷蕨苷（cyrtopterin）、贯众苷（cyrtomin）。 |

药　理　对绦虫、牛肝蛭、猪蛔虫有驱除作用；有抗病毒功效，此功效与贯众所含鞣酸有关；有抗菌作用；其煎剂及精制后的有效成分对家兔的离体及在体子宫均有显著的兴奋作用，使其收缩增强，张力提高；外用有消炎、镇痛、止血作用。

验方

①流行性感冒：贯众 15g，紫苏叶 10g，大青叶 15g，水煎服。
②带下病：贯众、鱼腥草各 15g，生薏苡仁 30g，蒲公英 15g，水煎服。③脚气水肿：贯众、鸡血藤各 30g，冬瓜皮 60g，水煎，浸泡下肢。

128

Matteucciae Struthiopteris Rhizoma

荚果蕨贯众

英文名： Ostrich-feather Fern Rhizome

别　名： 野鸡膀子、小叶贯众。

来　源： 球子蕨科植物荚果蕨 *Matteuccia struthiopteris*（L.）Todaro 的根茎及叶柄基部。

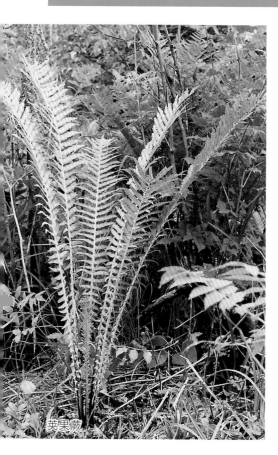

荚果蕨

植物形态

多年生草本，高达1m。叶簇生，二型，营养叶矩圆倒披针形，长 45~90cm，宽 14~25cm，二回羽状深裂，下部有十多对羽片，向下逐渐缩小成耳状，叶柄短；孢子叶较短，叶柄较长，一回羽状，羽片向下反卷成有节的荚果状，盖住孢子囊群。生于林下或山谷阴湿处。

采　制

春、秋二季采收，削去地上部分，晒干。药材产于东北、华北及陕西、四川、西藏。

性　状

本品呈圆纺锤形或歪椭圆形，长10~15cm，直径6.5~8cm，密布叶柄基部，顶端可见黄棕色膜状鳞片。叶柄基部扁三棱形，上宽下细，向内弯曲；表面黑棕色，微有光泽，背面有纵棱5~6条，中间1条明显隆起，有的上端可见1~2条呈飞鸟形皱纹，腹面亦有纵棱。质硬，横切面外皮黑色，内面淡棕色，有线形维管束2个，排成"八"字形。基部根茎外露。味微涩。

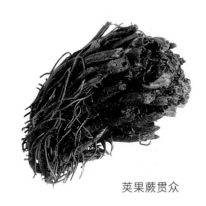

荚果蕨贯众

性　味	性微寒，味苦。
功　能	清热解毒，杀虫，止血。
主　治	蛲虫病，虫积腹痛，赤痢便血，崩漏，湿热肿痛。
用　法	用量4.5~9g。

化学成分　含羟基促脱皮甾酮（ecdysterone）以及脂肪酸，其中以花生四烯酸（arachidonic acid）为主。

药　理　有抗病毒、抗菌和抗真菌作用。

验方

①流行性感冒：荚果蕨贯众、板蓝根各15g，蝉蜕6g，水煎服。②功能性失调子宫出血：荚果蕨贯众15g，一点红24g，连翘10g，旱莲草15g，水煎服。③痔疮出血：荚果蕨贯众250g，半枝莲30g，水煎熏患处。

129

Drynariae Rhizoma

骨碎补

英文名： Fortune's Drynaria Rhizome
别　名： 毛姜、猴姜、石岩姜、申姜。
来　源： 水龙骨科植物槲蕨 *Drynaria fortunei*（Kunze）J. Sm. 的根茎。

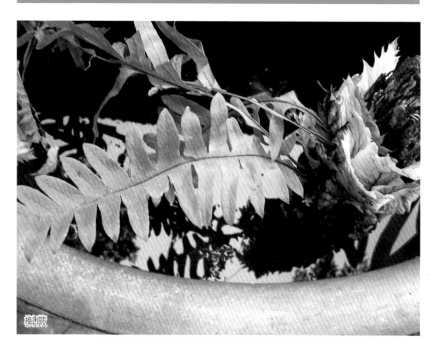

槲蕨

植物形态

多年生草本，高 20~40cm。叶二型，营养叶枯黄色，革质，卵圆形，羽状浅裂，下面有短毛，无柄，覆瓦状叠生在孢子叶柄的基部；孢子叶绿色，长椭圆形，羽状深裂，裂片 7~13 对，宽 2~3cm，基部裂片短缩成耳状；叶柄短，有翅。孢子囊群圆形，生于内藏小脉的交叉点，在中脉两侧各 2~4 列，无盖。孢子期夏季。附生于树干、岩石上。

采　制

全年可采挖，除去泥沙，干燥，或再燎去毛茸。药材主产于湖北、浙江。

性　状

根茎呈扁平条状，常弯曲，有分枝，长5~15cm，宽1~1.5cm，厚0.2~0.5cm。表面密被棕色披针形小鳞片，边缘有睫毛，经火燎者鳞片焦灼并有脱落，呈棕褐色，两侧及上面具凸起或凹下的圆形叶痕。体轻，质脆，折断面红棕色，有17~25个维管束排列成环。气微，味淡、微涩。

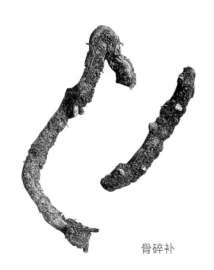

骨碎补

性　味	性温，味苦。
功　能	补肾强骨，续伤止痛。
主　治	肾虚腰痛，肾虚久泻，耳鸣耳聋，牙齿松动，跌扑闪挫，筋骨折伤；外治斑秃，白癜风。
用　法	用量3~9g，鲜品6~15 g。外用鲜品适量。

化学成分　含柚皮苷（nesperidin）、柑橘素（naringenin）等。

药　理　能改善软骨细胞，具有促进骨对钙的吸收及促进骨损伤愈合的作用；可以用于防治链霉素、卡那霉素的毒副作用；具有降血脂的作用。此外还有增强心肌收缩力、增加小鼠耐缺氧能力和镇痛、镇静等作用。

验方　①风湿性关节炎：骨碎补、忍冬藤各30g，穿山龙24g，薜荔30g，水煎服。②风湿腰痛：骨碎补30g，炒杜仲15g，肖梵天花30g，山鸡椒15g，水煎服。③斑秃：骨碎补、陈皮、生姜各适量，浸入60度白酒内2周，取药酒涂搽患处。

130 香 附
Cyperi Rhizoma

英文名： Nutgrass Galingale Rhizome
别　名： 香附子、莎草根、三棱草。
来　源： 莎草科植物莎草 *Cyperus rotundus* L. 的根茎。

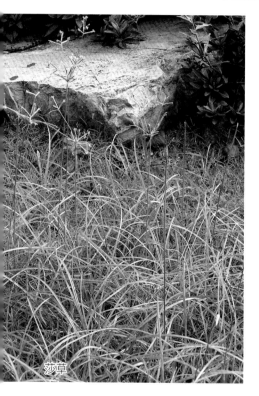

莎草

植物形态

多年生草本。秆单生，有三锐棱。叶基生，窄线形，先端尖；叶鞘闭合包于秆上。花序复穗状，3~6 个在茎顶排成伞状，有叶状总苞 2~4 片，与花序几等长或长于花序；小穗宽线形，鳞片 2 列，卵形，膜质，两侧紫红色，每鳞片有 1 花。小坚果长圆倒卵形，三棱状。花期 6~8 月，果期 7~11 月。生于荒地、路边、沟边或田间向阳处。

采　制

秋季采挖，燎去毛须，置沸水中略煮或蒸透后晒干，或燎后直接晒干。药材主产于山东、河南、浙江、福建、湖南。

性　味	性平，味辛、微苦、甘。
功　能	理气解郁，调经止痛。
主　治	肝郁气滞，胸胁、脘腹胀痛，消化不良，胸脘痞闷，寒疝腹痛，乳房胀痛，月经不调，经闭痛经。
用　法	用量 6~9g。

性　状

根茎呈纺锤形，长 1.5~3.5cm，直径 0.5~1cm。表面紫棕色或焦黑色，具纵皱纹，有 6~10 个略隆起的环节，节处有棕色毛须及残留根痕；去净毛须者较光滑，环节不明显。质硬，经蒸煮者断面黄棕色，角质样；生晒者断面显粉性，内皮层环纹明显，中柱有点状维管束散在。气香，味微苦。

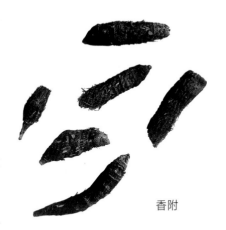

香附

化学成分　含挥发油，油中含香附醇（cyperol）、香附烯（cyperene）、β-芹子烯（β-selinene）、α-香附酮（α-cyperone）、β-香附酮（β-cyperone）、广藿香酮（patchoulenone）、柠檬烯、桉油精、蒎烯。另含齐墩果酸（oleanolic acid）、齐墩果酸新橙皮糖苷（oleanolic acid-O-neohesperidoside）等。

药　理　所含挥发油对金黄色葡萄球菌有抑制作用；流浸膏可抑制猫、犬等离体子宫的收缩、缓解子宫肌紧张；乙醇提取物有抗炎、解热镇痛、安定作用。α-香附酮有抑制前列腺素生物合成的作用；有抑制黄曲霉素形成的作用。

验方　①胃痛：制香附 10g，川木香 5g，延胡索 9g，山鸡椒果实 3g，金银花 15g，水煎服。②闭经：制香附 10g，鸡血藤 18g，川芎 9g，王不留行 10g，路路通、莪术各 9g，水煎服。③痛经：制香附 10g，川楝子、延胡索、乌药各 9g，丹参 6g，水煎服。

131

Paridis Rhizoma

重　楼

英文名： Chinese Paris Rhizome（七叶一枝花）、Yunnan Manyleaf Paris Rhizome（云南重楼）

别　名： 华重楼、七叶莲、铁灯台、草河车（七叶一枝花），滇重楼、草河车、独脚莲（云南重楼）。

来　源： 百合科植物云南重楼 *Paris polyphylla* Smith var. *yunnanensis*（Franch.）Hand. -Mazz. 或七叶一枝花 *Paris polyphylla* Smith var. *chinensis*（Franch.）Hara 的根茎。

植物形态

云南重楼：多年生草本。叶 6~10 片轮生，叶柄长 5~20mm，叶片厚纸质，披针形、卵状长圆形至倒卵形，长 5~11cm，宽 2~4.5cm。花梗从茎顶抽出，顶生一花；花两性，萼片披针形或长卵形，绿色，长 3.5~6cm；花被片线形而略显披针形，黄色，长为萼片的 1/2 左右至近等长，中部以上宽 2~6mm；雄蕊 8~10，花药长 1~1.5cm，花丝比花药短，药隔突出部分 1~2mm。花期 6~7 月，果期 9~10 月。生于山地林下或路旁草丛的阴湿处。

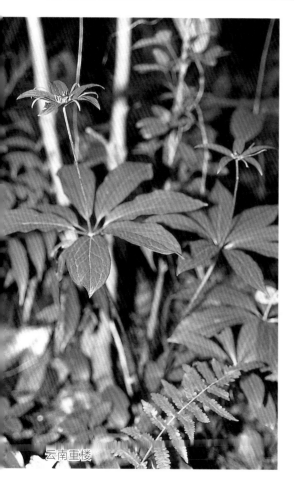

云南重楼

七叶一枝花：叶片纸质或膜质，长圆状披针形、倒卵状披针形或倒披针形，长 7~17cm，宽 2.5~5cm。内轮花被片狭条形，黄色或黄绿色，宽 1~1.5mm，长为萼片的 1/3，很少等长；花药长 1.2~2cm，长为花丝 3~4 倍。生于山坡林下阴处或沟谷边的草丛阴湿处。

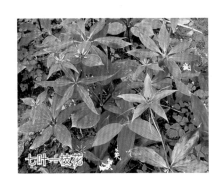

七叶一枝花

采　制

全年均可采挖，但以秋季采为好，晒干或切片晒干。七叶一枝花药材主产于广东、广西、江西、福建、陕西、四川；云南重楼药材主产于云南、贵州、四川。

性　状

根茎呈结节状扁圆柱形，略弯曲，长 5~12cm，直径 1~4.5cm。表面黄棕色或灰棕色，外皮脱落处呈白色；密具层状突起的粗环纹，一面结节明显，结节上具椭圆形凹陷茎痕，另一面有疏生的须根或疣状须根痕。顶端具鳞叶和茎的残基。质坚实，断面平坦，白色至浅棕色，粉性或角质。气微，味微苦、麻。

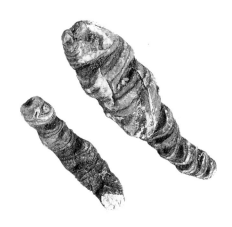

重楼（云南重楼，约材）

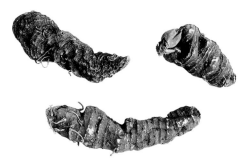

重楼（七叶一枝花，药材）

性　　味	性微寒，味苦；有小毒。
功　　能	清热解毒，消肿止痛，凉肝定惊。
主　　治	疔疮痈肿，咽喉肿痛，蛇虫咬伤，跌扑伤痛，惊风抽搐。
用　　法	用量 3~9g。外用适量，研末调敷。

化学成分　含多种甾体皂苷，其中有重楼皂苷（polyphyllin）Ⅰ、Ⅱ、Ⅵ、Ⅶ，薯蓣皂苷（dioscin），纤细薯蓣皂苷等。

药　　理　煎剂对金黄色葡萄球菌、痢疾杆病、伤寒杆菌、大肠杆菌和铜绿假单胞菌等有不同程度的抑菌作用；具有抗肿瘤、杀精子作用；对组胺喷雾法诱发的哮喘有明显平喘作用；对二氧化硫诱发的咳嗽有明显止咳作用，但无祛痰作用。

验方　①痈肿：鲜重楼、鲜木芙蓉花各适量，同捣烂敷患处。②疔疮疖肿：鲜重楼、鲜半枝莲全草各适量，同捣烂，敷患处。③急性咽炎：重楼 9g，一点红、马勃、金银花、爵床各 15g，水煎服。

Curcumae Rhizoma

莪 术 132

英文名: Zedoray Rhizome

别　名: 蓝心姜、黑心姜、姜七（蓬莪术），桂莪术、毛莪术（广西莪术）。

来　源: 姜科植物蓬莪术 *Curcuma phaeocaulis* Val.、广西莪术 *Curcuma kwangsiensis* S. G. Lee et C. F. Liang 或温郁金 *Curcuma wenyujin* Y. H. Chen et C. Ling 的根茎。后者习称"温莪术"。

植物形态

蓬莪术：多年生草本，高 50~110cm，全株光滑无毛。叶片 4~7，2 列，椭圆状长圆形至长圆状披针形，长 25~60cm，宽 10~15cm，中部常有紫斑；叶柄较叶片为长。花茎由根茎单独发出，常先叶而生。穗状花序长约 15cm；苞片多数，下部为绿色，上部为紫色；花萼白色，顶端 3 裂；花冠黄色，裂片 3，不等大；侧生退化雄蕊小；唇瓣黄色，顶端微缺；药隔基部具叉开的距。蒴果卵状三角形。花期 3~5 月。生于山谷、溪旁及林边等的阴湿处。

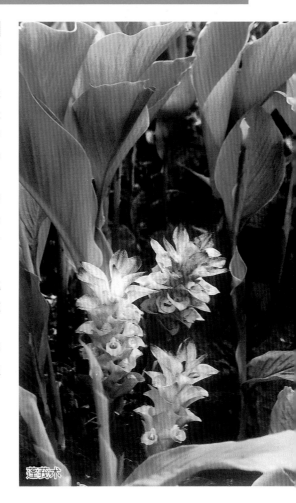

蓬莪术

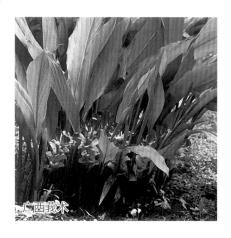

广西莪术

广西莪术：叶片长椭圆形，长15~35cm，宽5~7cm，两面密被粗柔毛。穗状花序圆柱状，长8~13cm；缨部苞片长椭圆形，先端粉红色至淡紫色，腋内无花，中下部苞片卵圆形，淡绿色，腋内有花2至数朵；花冠近漏斗状，长约2.5cm，花瓣3，粉红色。花期4~9月。生于向阳山坡地、沟边、林缘；野生或栽培。

采　制

冬季茎叶枯萎后采挖，洗净，蒸或煮至透心，晒干或低温干燥后除去须根和杂质。蓬莪术药材主产于广西、四川。广西莪术药材主产于广西。

性　状

蓬莪术

根茎呈卵圆形、长卵形、圆锥形或长纺锤形，顶端多钝尖，基部钝圆，长2~8cm，直径1.5~4cm。表面灰黄色至灰棕色，上部环节突起，有圆形微凹的须根痕或残留的须根，有的两侧各有1列下陷的芽痕和类圆形的侧生根茎痕，有的可见刀削痕。体重，质坚实，断面灰褐色至蓝褐色，蜡样，常附有灰棕色粉末，皮层与中柱易分离，内皮层环纹棕褐色。气微香，味微苦而辛。

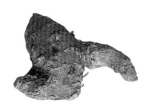

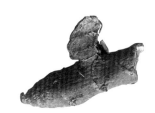

莪术（蓬莪术，药材）

广西莪术

根茎环节稍突起，断面黄棕色至棕色，常附有淡黄色粉末，内皮层环纹黄白色。

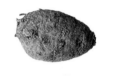

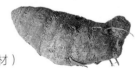

莪术（广西莪术，药材）

性 味	性温，味苦、辛。
功 能	破血行气，消积止痛。
主 治	血瘀腹痛，肝脾肿大，血瘀闭经，饮食积滞。
用 法	用量6~9g。孕妇禁用。

化学成分 蓬莪术根茎含挥发油，油中含的成分有莪术呋喃酮（curzerenone）、表莪术呋喃酮（epicurzerenone）、莪术呋喃烃（curzenene）、莪术双酮（curdione）、莪术醇（curcumol）、樟脑、龙脑等。广西莪术含挥发油，油中成分有莪术醇（curcumol）、莪术二酮（curdione）、龙脑、樟脑、芳姜酮等。

药　理 有抗癌作用；莪术油小鼠灌胃，对冰醋酸致小鼠实验性腹膜炎有抑制作用，腹腔注射对小鼠局部水肿有明显治疗作用，对小鼠耳部炎症和皮下琼脂肉芽肿及大鼠棉球肉芽肿增生有抑制作用；可以增加血流量；对金黄色葡萄球菌、大肠杆菌等的生长有抑制作用。

验方 ①闭经：莪术、王不留行、桃仁各10g，丹参、川芎各9g，水煎服。②慢性胃炎腹胀：莪术10g，枳壳、大腹皮各9g，蒲公英15g，水煎服。③跌打损伤肿痛：莪术适量研粉，桃仁适量捣烂，调莪术粉敷患处。

133

Dysosmae Versipellis Rhizoma

鬼臼

英文名： Common Dysosma Rhizome
别　名： 八角莲、八角乌。
来　源： 小檗科植物八角莲 *Dysosma versipellis*（Hance）M. Cheng 的根茎。

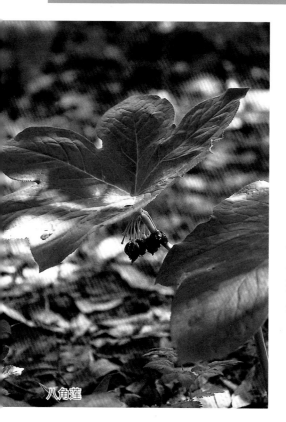

八角莲

植物形态

多年生草本，高 10~17cm。根茎粗壮，结节状，少分枝。茎生叶常为 2，盾状，近圆形，长 16~22cm，宽 12~19cm，8~9 浅裂，裂片边缘有叶状细齿；叶柄长 10~15cm。化 5~8 朵着生于叶柄上方近叶片处，下垂，花梗长达 2.8cm；萼片 6；花瓣 6，紫红色；雄蕊 6；雌蕊 1，子房上位。浆果近球形。花期 5~6 月，果期 9~10 月。生于山谷和山坡杂木林下阴湿处。

性　味	性温，味苦、辛；有毒。
功　能	清热解毒，化痰散结，祛瘀消肿。
主　治	痈肿疔疮，瘰疬，咽喉肿痛，跌打损伤，毒蛇咬伤。
用　法	用量 3~9g。

采 制

夏、秋二季采挖，洗净，晒干或鲜用。药材产于广东、广西、四川、贵州、湖北、江西。

性 状

根茎呈横生的小结节状，长2~3cm，直径约5mm，表面棕色。质硬而脆，易折断，断面浅黄色。气微，味苦。

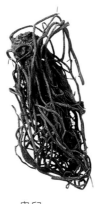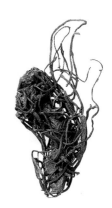

鬼臼

化学成分　根及根茎含鬼臼毒素(podophyllotoxin)、去氧鬼臼毒素(dexoy-podophyllotoxin)、异苦鬼臼酮（ isopicropodophyllone ）、金丝桃苷（ hyperin ）等。

药　理　所含的鬼臼毒素能抑制正常皮肤的角质细胞和宫颈癌细胞的分裂增殖过程，以及抑制这些细胞对核酸的摄取及DNA的合成，因此在尖锐湿疣、阴茎癌、阴道癌、肛门癌的治疗中起到了很大的作用。

验方

①疗疮疖肿：鲜鬼臼、鲜半枝莲各适量，一起捣烂敷患处。

②急性乳腺炎：鲜鬼臼、鲜筋骨草各适量，一起捣烂敷患处。

③毒蛇咬伤：鲜鬼臼、鲜重楼、生半夏各适量，一起捣烂敷患处。

134
Curcumae Longae Rhizoma
姜 黄

英文名： Turmeric
别　名： 毛姜黄、黄姜。
来　源： 姜科植物姜黄 *Curcuma longa* L. 的根茎。

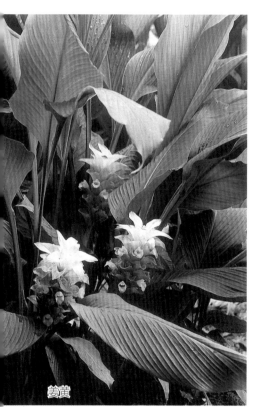

姜黄

植物形态

多年生草本。叶2列，长椭圆形，长20~40cm，宽6~15cm，先端渐尖，基部渐狭成柄。花茎由叶鞘内抽出，穗状花序圆柱状；缨部苞片粉红色，下部的绿色，内含数花；花萼绿白色，具3钝齿；花冠漏斗状，喉部密生柔毛，裂片3，上面1片较大，长圆形，略成兜状；唇瓣长圆形，3浅圆裂，黄色；药隔基部有距。蒴果膜质，球形。花期8~11月。系栽培。

采　制

冬季或早春采挖，洗净，除去细根，煮或蒸至透心，晒干。药材主产于四川、广东、江西。

性　味	性温，味辛、苦。
功　能	行气破瘀，通经止痛。
主　治	胸胁刺痛，经闭，癥瘕，风湿肩臂疼痛，跌打肿痛。
用　法	用量3~9g。外用适量。

性　状

根茎呈不规则卵圆形、圆柱形或纺锤形，有的具叉状分枝，长2~5cm，直径1~3cm。表面深黄色，有皱缩纹理和留有叶痕的明显的环节，并有圆形分枝痕及须根痕。质坚实，断面棕黄色至金黄色，角质状，有蜡样光泽，内皮层环纹明显，维管束呈点状散在。气香特异，味苦、辛。

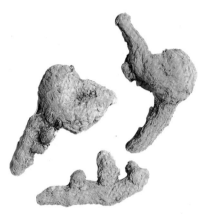

姜黄（药材）

化学成分	含挥发油和黄色素。挥发油中主成分为姜黄酮（turmerone）、芳姜黄酮（arturmerone）、姜烯（zingiberene）等；黄色素有姜黄素（curcumin）、脱甲氧基姜黄素（desmethoxycurcumin）等。
药　理	煎剂及浸剂能增加胆汁分泌，使胆汁成分恢复正常，并增加胆囊收缩，其作用弱而持久，可用于治疗胆结石；对子宫有兴奋作用；醇提取物有降压作用；对金黄色葡萄球菌及多种皮肤真菌有不同程度的抑制作用。此外还有镇痛作用。

验方

①闭经：姜黄、莪术、川芎各9g，桃仁10g，鸡血藤20g，水煎服。

②痛经：姜黄、制香附、乌药、延胡索各9g，水煎服。③跌打肿痛：姜黄（研粉）、生大黄粉各适量，调茶水敷患处。

135

Dioscoreae Nipponicae Rhizoma

穿山龙

英文名： Japan Yam Rhizome
别　名： 野山药、串地龙、地龙骨。
来　源： 薯蓣科植物穿龙薯蓣 *Dioscorea nipponica* Makino 的根茎。

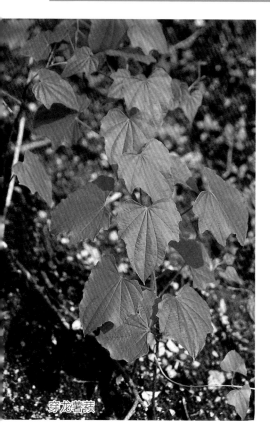

穿龙薯蓣

植物形态

多年生缠绕草质藤本。根茎横走，栓皮呈片状脱落，断面黄色。茎左旋，无毛。叶互生，掌状心形，变化较大，长 8~15cm，宽 7~13cm，边缘作不等大的三角状浅裂、中裂或深裂，顶生裂片较小，全缘。花单性异株，穗状花序腋生；雄花无柄，花被 6 裂，雄蕊 6；雌花常单生，花被 6 裂。蒴果倒卵状椭圆形，有 3 宽翅。种子每室 2 枚，生于每室的基部，四周有不等宽的薄膜状翅。花期 6~8 月，果期 8~10 月。生于山坡林边、灌木林下及沟边。

性　味	性温，味甘、苦。
功　能	舒筋活血，止咳化痰，祛风止痛。
主　治	腰腿疼痛，筋骨麻木，跌打损伤，闪腰，咳嗽喘息。
用　法	用量 9~15g。

采 制

春、秋二季采挖，挖取根茎，除去须根、外皮（栓皮），晒干。药材产于辽宁、吉林、黑龙江、河北、内蒙古、山西、陕西。

性 状

根茎呈圆柱形、类圆柱形，稍弯曲，有指状分枝，长短不一，直径 0.3~1.5cm。表面棕色或黄色，两侧散生须状细根或细根断痕。质坚硬，断面平坦，白色或类白色，粉性。气微，味苦涩。

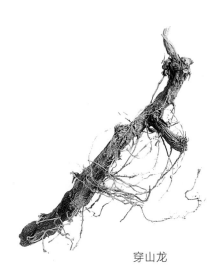

穿山龙

化学成分　主要含薯蓣皂苷（dioscin）等多种甾体皂苷。

药　理　有明显的止咳、祛痰、平喘作用，对组胺或乙酰胆碱喷雾引起的支气管痉挛均有预防作用，此作用有效成分在极性最强的部分及甾体皂苷；能够降低兔血胆固醇及血压，延缓心率、增大心肌收缩振幅、增加尿量、改善冠脉循环，可治疗轻度动脉粥样硬化。

验方

①风湿性关节炎：穿山龙、肖梵天花各 15g，忍冬藤 24g，桑寄生、狗脊各 15g，川牛膝 10g，水煎服。②类风湿关节炎：穿山龙 15g，羌活 9g，鸡血藤 15g，盐肤木 30g，薜荔根 24g，水煎服。③慢性支气管炎：穿山龙、百合、连钱草各 15g，桔梗、前胡各 10g，徐长卿 9g，水煎服。

Panacis Majoris Rhizoma

珠子参

英文名： Largeleaf Japanese Ginseng Rhizome

别　名： 珠参、珠儿参、疙瘩七、钮子七、扣子七。

来　源： 五加科植物珠子参 *Panax japonicus* C. A. Mey. var. *major*（Burk.）C. Y. Wu et K. M. Feng 或 羽 叶 三 七 *Panax japonicus* C. A. Mey. var. *bipinnatifidus*（Seem.）C. Y. Wu et K. M. Feng 的干燥根茎。

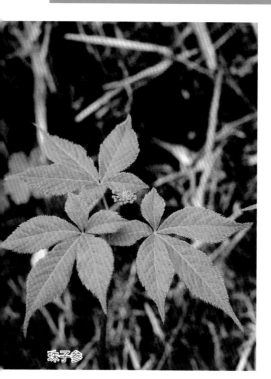

珠子参

植物形态

多年生草本，高 50~80cm。根茎细长横卧，节结膨大成珠状或圆球状纺锤形。茎直立，光滑，有纵条纹。掌状复叶 3~5，轮生于茎顶，叶柄细长，长 6~9cm；小叶通常 5 片；中央小叶片较大，椭圆形或椭圆状卵形，长 10~13cm，宽 5~7cm，先端长渐尖，基部近圆形或楔形，边缘有细密锯齿或重锯齿。伞形花序单一；花萼具 5 齿，先端尖；花瓣 5，卵状三角形，先端尖；雄蕊 5。核果浆果状，圆球形，熟时鲜红色。花期 7~8月，果期 8~9月。生于中山或高山竹林下，或沟谷阴湿地。

性　　味	性微寒，味苦、甘。
功　　能	补肺养阴，祛瘀止痛，止血。
主　　治	气阴两虚，烦热口渴，虚劳咳嗽，跌扑损伤，关节痹痛，咯血，吐血，衄血，崩漏，外伤出血。
用　　法	用量 3~9g。外用适量，研末敷患处。

采 制

秋季采挖，除去粗皮和须根，干燥；或蒸（煮）透后干燥。药材主产于云南。

性 状

根茎略呈扁球形、圆锥形或不规则菱角形，偶呈连珠状，直径 0.5~2.8cm。表面棕黄色或黄褐色，有明显的疣状突起和皱纹，偶有圆形凹陷的茎痕，有的一侧或两侧残存细的节间。质坚硬，断面不平坦，淡黄白色，粉性。气微，味苦、微甘，嚼之刺喉。蒸（煮）者断面黄白色或黄棕色，略呈角质样，味微苦、微甘，嚼之不刺喉。

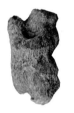

珠子参（药材）

化学成分　含多种齐墩果烷型和达玛烷型皂苷，其中有竹节参皂苷（chikusetsusaponin）Ⅳa，人参皂苷（ginsenoside）Ro、Rg_2、Re、Rd，三七皂苷（notoginsennside）R_2，珠子参苷（majoroside）R_1、R_2 等，还含有多糖类成分。

药　理　总皂苷对热刺激和化学刺激引起的疼痛均有镇痛作用；可部分改善家兔心肌缺血再灌注的左心室功能，并具有镇静、抗炎作用。多糖能有效抑制 H22 肝癌小鼠肿瘤生长，延长实验小鼠的生存时间，增加胸腺、脾脏的重量指数，有效地阻止机体免疫器官的萎缩，增强机体的免疫功能。

验方

①跌打损伤：珠子参根、金不换根各 3g，洗净，捣烂，温酒冲服。

②咳嗽痰多：珠子参 9g，川贝母 6g，鼠曲草、藕节各 15g，水煎服。

③痈疽初起：鲜珠子参适量，捣烂敷患处。

137

Corydalis Decumbentis Rhizoma

夏天无

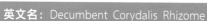

英文名： Decumbent Corydalis Rhizome

别　名： 夏无踪、土元胡。

来　源： 罂粟科植物伏生紫堇 *Coydalis decumbens*（Thunb.）Pers. 的块茎。

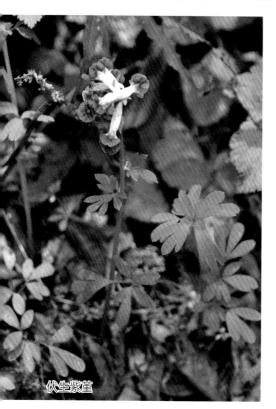

伏生紫堇

植物形态

多年生草本，高约 30cm。块茎近球形或椭圆形，直径达6mm，表面黑色。茎细弱，不分支。基生叶 2~5，有长柄，二回三出全裂，末回裂片狭倒卵形，有短柄；茎生叶 2~3，一至二回三出分裂，具短柄或无柄。总状花序顶生；苞片卵圆形；花瓣淡紫色，上面花瓣长 1.4~1.7cm，瓣片近圆形，顶部微凹，边缘波状，距圆筒形，长 6~8mm，直或稍向上弯曲；雄蕊 6，长 2 束；柱头 2裂成平展的"一"字形。蒴果长圆状椭圆形。花期 4~5 月，果期 5~6 月。生于山坡草地或较阴湿的墙脚。

性　味	性温，味苦、微辛。
功　能	活血止痛，舒筋活络，祛风除湿。
主　治	中风偏瘫，头痛，跌扑损伤，风湿痹痛，腰腿疼痛。
用　法	用量 6~12g，研末分 3 次服。

采　制

春季或初夏出苗后采挖，除去茎叶及须根，洗净，干燥。药材主产于江西、湖南。

性　状

块茎呈类球形、长圆形或不规则块状，长 0.5~3cm，直径 0.5~2.5cm。表面灰黄色、暗绿色或黑褐色，有瘤状突起和不明显的细皱纹，顶端钝圆，可见茎痕，四周有淡黄色点状叶痕及须根痕。质硬，断面黄白色或黄色，颗粒状或角质样，有的略带粉性。气微，味苦。

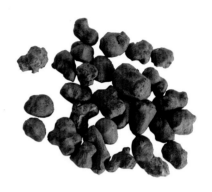

夏天无

化学成分	含多种生物碱，其中有原阿片碱（protopine）、药根碱（jatrorrhizine）、四氢巴马亭（tetrahydropalmatine）、球紫堇碱（bulbocapnine）、山缘草定碱（adlumidine）、白毛茛宁碱（hydrastinine）等。
药　理	有较明显、持久的降压作用，总碱静脉注射能使麻醉犬血压下降，脑血流量增加，脑血管阻力下降；总碱能明显延长豚鼠心房及乳头状肌功能不应期，抑制肾上腺素诱发的自律性，具抗心律失常作用；能增强小鼠的耐缺氧能力。

验方

①风湿关节痛：夏天无 1.5~3g，水煎服或研末开水冲服，每日 2 次。②脑血栓所致偏瘫：鲜夏天无 4~5 粒，洗净，捣烂，开水送服，每日 1~3 次，连服 3 个月。③高血压：夏天无、钩藤、桑白皮、夏枯草各 9g，水煎服。

Belamcandae Rhizoma

射 干

英文名： Blackberrylily Rhizome
别　名： 扁竹、山蒲扇、蝴蝶花。
来　源： 鸢尾科植物射干 *Belamcanda chinensis*（L.）DC. 的根茎。

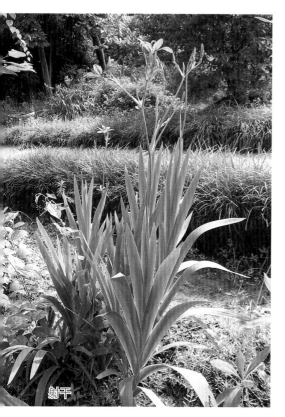

射干

植物形态

多年生草本。叶2列，叶片对折，呈马刀形，长达60cm，宽达4cm。茎直立，高40~120cm。聚伞花序顶生，二歧状分枝；花被片6，2轮，基部合生成短管，橘黄色，有红色斑点；子房下位，花柱棒状，3浅裂，被短柔毛。蒴果三角状倒卵形。花期7~8月，果期9月。生于山坡、草地、林缘、沟边或栽培。

采　制

春初刚发芽或秋末茎叶枯萎时采挖，除去须根及泥沙，干燥。药材主产于湖北、河南、江苏、安徽。

性　味	性寒，味苦。
功　能	清热解毒，消痰利咽。
主　治	热毒痰火郁结，咽喉肿痛，痰涎壅盛，咳嗽气喘。
用　法	川量 3~9g。

性 状

根茎呈不规则结节状，有短分枝，长 4~8cm，直径 1~1.5cm。表面黄棕色或灰棕色，皱缩，有密集的横环纹，上面有数个盘状茎痕，下面及两侧有须根或根痕。质坚硬，断面黄色，横切面可见内皮层环，并多数维管束小点。味微苦、辛。

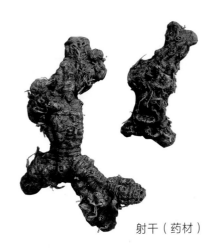

射干（药材）

化学成分 含鸢尾苷（tectoridin）、铁扁担苷（belamcandin）、野鸢尾苷（iridin）、次野鸢尾黄素（irisflorentin）、射干酮（sheganone）、鸢尾苷元（tectorigenin）等。

药　理 对常见的致病性皮肤癣菌有抑制作用，对外感及咽喉疾患中的某些病毒也有抑制作用；具有消炎作用；射干醇或水提取物口服或注射能促进家兔唾液分泌；醇提取物对家兔注射还有降压作用。此外还有雌激素样作用。

验方　①急性咽喉炎：射干 10g，穿心莲 9g，金银花 10g，牛蒡子 9g，马兰 15g，水煎服。②急性扁桃体炎：射干 10g，牛蒡子 9g，爵床、一点红各 15g，甘草 3g，水煎服。③急性支气管炎：射干、桔梗各 10g，连钱草 15g，前胡 10g，化橘红 9g，浙贝母 10g，杏仁 9g，鱼腥草 15g，水煎服。

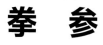

139 拳参

Bistortae Rhizoma

英文名： Bistort Rhizome
别　名： 紫参、山虾、草河车、倒根草。
来　源： 蓼科植物拳参 *Polygonum bistorta* L. 的根茎。

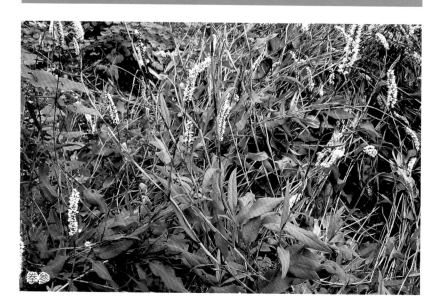

拳参

植物形态

多年生草本，高达85cm。根茎粗壮，弯曲，外皮紫褐色。茎单一，直立，具纵沟纹。基生叶有长柄，叶片披针形或狭卵形，先端狭长，基部圆钝或截形，沿叶柄下延成狭翅，边缘外卷；茎上部叶近于无柄；托叶鞘筒状，膜质。穗状花序顶生，小花密集；苞片卵形，膜质，淡棕色；花被粉红或白色，5片；雄蕊8，较花被稍长；子房上位，花柱3。瘦果椭圆形，有3棱，包于宿存的花被内，稍有光泽。花期6~9月，果期8~11月。生于阴湿山坡、草丛或林间草甸中。

采　制

春、秋二季挖取根茎，除去须根，洗净，晒干。药材产于华北、西北及山东、江苏、湖北。

性　状

根茎呈扁圆柱形，弯曲成虾米状，长 4~15cm，直径 1~2.5cm。表面紫褐色或紫色，密具环状节痕，并有多数点状根痕。质硬、脆，断面浅棕色至棕红色，有 35~50 个黄白色维管束细点排成断续环状。气微，味苦、涩。

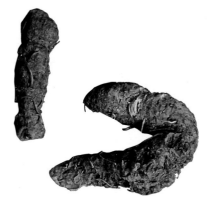

拳参（药材）

性　味	性微寒，味苦、涩。
功　能	清热解毒，消肿，止血。
主　治	赤痢热泻，肺热咳嗽，口舌生疮，痔疮出血，蛇虫咬伤。
用　法	用量 4.5~9g。

化学成分　含鞣质、鞣花酸、没食子酸、儿茶酚等，尚含羟基甲基蒽醌、黄酮类。

药　理　有止血的作用；在体外对金黄色葡萄球菌、铜绿假单胞菌、枯草杆菌、大肠杆菌等均有抗菌作用，可用于消炎。

验方　①多发性口腔溃疡：拳参 9g，积雪草 15g，大青叶 10g，甘草 5g，水煎服。②急性细菌性痢疾：拳参 10g，地锦草 15g，凤尾草 15g，马齿苋 15g，水煎服。③疔疮疖肿：拳参 10g，败酱草 15g，一点红 9 ~ 15g，一枝黄花 15g，水煎服。

140 粉萆薢

Dioscoreae Hypoglaucae Rhizoma

英文名： Hypoglaucous Collett Yam Rhizome
别　名： 黄草薢、黄山姜、黄姜。
来　源： 薯蓣科植物粉背薯蓣 *Dioscorea hypoglauca* Palibin 的根茎。

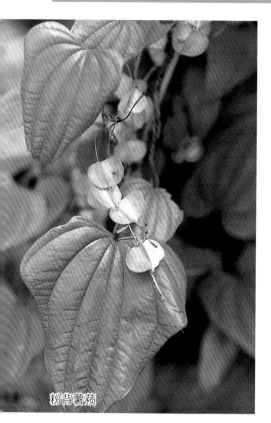

粉背薯蓣

植物形态

多年生草质藤本。茎纤细，左旋。叶互生，纸质，三角心形或矩圆状心形，边缘中部以下呈波状，背面有白粉，叶脉7条，沿脉有疏毛，叶干后变黑褐色。花单性异株；雄花序穗状；雌花序为下垂的穗状花序。蒴果近圆形，有3翅，成熟后向上反曲，下垂，翅长超过宽。花期5~7月，果期6~9月。生于山坡杂木林下或林缘。

性　味	性平，味苦。
功　能	利湿去浊，祛风除痹。
主　治	膏淋，白浊，白带过多，风湿痹痛，关节不利，腰膝疼痛。
用　法	用量9~15g。

采 制

秋、冬二季采挖根茎，除去须根，切薄片，晒干。药材产于浙江、安徽、江西、湖南。

性 状

根茎呈竹节状，类圆柱形，表面皱缩，常残留有茎枯萎瘢痕及未除尽的细长须根。商品多为不规则的薄片，大小不一，厚约至 0.5mm，边缘不整齐，有的有棕黑色或灰黑色的外皮。切面黄白色或淡灰棕色，平坦，有粉性及不规则的黄色筋脉状维管束。质松，易折断。气微，味苦、微辛。

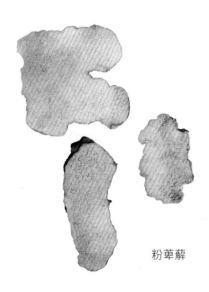

粉萆薢

化学成分 含薯蓣皂苷（dioscin）、雅莫皂苷元（yamogenin）。

药 理 具有抗菌杀虫的作用；对心血管系统产生影响，能显著降低鹌鹑血清胆固醇和主动脉粥样硬化发生率；所含的薯蓣皂苷具有抑制肿瘤细胞的功效。

验方 ①肾性水肿：粉萆薢、猫须草、车前草、泽泻各 15g，鲜茶叶 10g，水煎服。②尿路感染：粉萆薢、穿心莲、半边莲、白花蛇舌草各 15g，一点红 30g，水煎服。③糖尿病：粉萆薢、女贞子、山药、天花粉各 15g，水煎服。

141 浙贝母

Fritillariae Thunbergii Bulbus

英文名：Thunberg Fritillary Bulb
别　名：象贝、大贝、土贝、珠贝。
来　源：百合科植物浙贝母 *Fritillaria thunbergii* Miq. 的鳞茎。

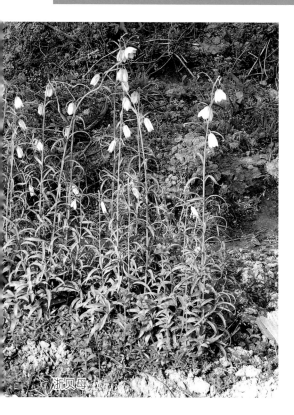

浙贝母

植物形态

多年生草本。茎单一。茎下部叶对生，中部叶轮生，上部叶互生，狭披针形至条形，先端卷曲。花下垂，钟状，1至数朵生于茎顶或上部叶腋；苞片叶状，先端卷曲；花被片6，黄绿色，内面有紫色方格斑纹，基部上方有蜜腺窝；雄蕊6。蒴果卵圆形，具6棱翅。花期3~4月，果期4~5月。生于山坡草丛、林下；大量栽培。

性　味	性寒，味苦。
功　能	清热化痰，开郁散结。
主　治	风热、燥热、痰火咳嗽，肺痈，乳痈，瘰疬，疮毒，心胸郁闷。
用　法	用量 4.5~9g。

采 制

初夏采挖，洗净，大者摘去芯芽，称"大贝"；小者不摘芯芽，称"珠贝"。撞去外皮，拌以煅过的贝壳粉，吸去撞出的浆汁，干燥。药材主产于浙江、江苏。

性 状

单瓣鳞叶略呈新月形，高 1~2cm，直径 2~3.5cm。外表面类白色至淡黄色，内表面白色或淡棕色，被有白色粉末。小鳞茎呈扁球形，高 1~1.5cm，直径 1~2.5cm。表面类白色，外层 2 枚鳞叶肥厚，略呈肾形，相对抱合，中央有 2~3 枚皱缩的小鳞叶或残茎。质硬、脆，断面白色，粉性。气微，味微苦。

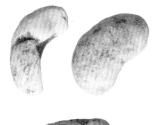
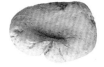

浙贝母（药材）

化学成分 含贝母素甲（peimine）、贝母素乙（peiminine）、贝母辛（peimisine）、贝母碱苷（peiminoside）、浙贝宁（zhebeinine）、贝母醇（propeimine）等。

药 理 浙贝母碱低浓度对支气管平滑肌有明显扩张作用，高浓度则显著收缩，具镇咳作用；能兴奋子宫，使家兔离体小肠收缩加强；浙贝母生物碱大剂量可使猫、兔、犬血压中等程度降低、呼吸抑制。此外还有清热、解痉、镇静及镇痛作用。

验方
①咳嗽痰多：浙贝母 10g，桔梗 10g，鱼腥草 15g，旋覆花 10g，水煎服。②胃、十二指肠球部溃疡：浙贝母 15g，海螵蛸 30g，甘草 15g，一起研细粉，拌匀，每次 5g，调温水服。③瘰疬：浙贝母、射干、玄参、鸡内金各 10g，金银花 15g，水煎服。

142 海 芋

Alocasiae Odorae Rhizoma

英文名： Alocasia Rhizome
别　名： 广东狼毒、野芋、独脚莲、老虎芋。
来　源： 天南星科植物海芋 *Alocasia odora*（Roxb.）K. Koch 的根茎。

植物形态

多年生草本，高可达 5m。茎肉质粗壮，皮黑褐色。叶盾状，着生于茎顶，阔卵形，长 30~90cm，宽 20~60cm，先端短尖，基部广心状箭形，侧脉 9~12 对；叶柄粗壮，基部扩大而抱茎。总花梗成对由叶鞘中抽出；佛焰苞管长 3~4cm，粉绿色，上部舟状，长 10~14cm，宽 4~5cm，黄绿色，先端锐尖；肉穗花序短于佛焰苞，雌花部分长 2~2.5cm，中性花部分长 2.5~3.5cm，雄花部分长 3cm；附属器圆锥形，有网状槽纹。浆果淡红色。花期 4~5 月，果期 6~7 月。生于村旁、山沟、溪边等湿地。

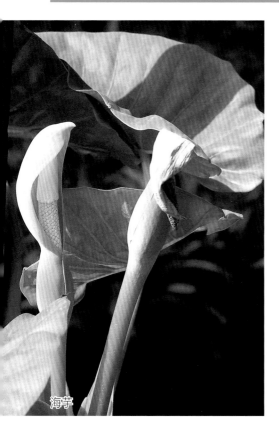

海芋

性　味	性寒，味淡；有大毒。
功　能	解热攻毒，祛风消炎。
主　治	流行性感冒，肺结核，疔疮肿毒，蛇虫咬伤。
用　法	用量 6~15g，加水久煮，去毒后内服。多外用。

采 制

全年可采，因有毒需加工。炮制方法：清水浸漂至略存麻味，用甘草、黑豆煎汤拌蒸或同煮透后，取出晒干。药材产于广东、广西、四川。

性 状

根茎呈椭圆形、长椭圆形或圆柱形，大小不一，长者可达 30cm，直径 3~6cm 或更粗。有时可见未除尽的栓皮及环状的节和圆形的根痕。质坚实。气微，味淡，嚼之发麻。

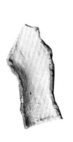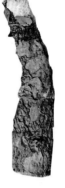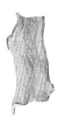

海芋（药材）

化学成分
药 理

鲜根含海芋素（alocasin），另含生物碱、甾醇类化合物。对大鼠酵母性发热可产生抑制作用并影响下丘脑中前列腺素 E_2（PGE_2）含量，因此具有解热作用；对治鼻咽癌咽喉部放射性黏膜炎有较好的作用；有抗炎、镇痛的作用。海芋具有毒性，生用或煎煮时间过短，会引起舌头麻木，甚至有中枢神经中毒症状。

验方
①跌打肿痛：海芋、连钱草各适量，同捣烂，敷患处。②无名肿痛：海芋、鲜一点红各适量，同捣烂敷患处。③毒蛇咬伤：海芋、一枝黄花嫩叶各适量，同捣烂敷患处。

143

Smilacis Chinae Rhizoma

菝 葜

英文名： Chinaroot Greenbrier Rhizome
别　名： 金刚刺、金刚藤、乌鱼刺、白茯苓。
来　源： 百合科植物菝葜 *Smilax china* L. 的根茎。

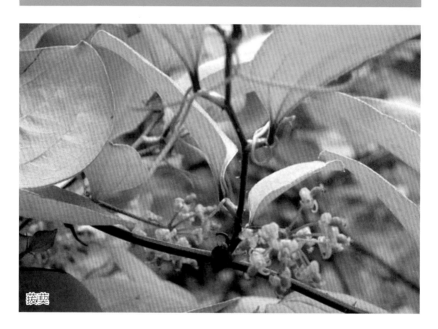

菝葜

植物形态

落叶攀缘状灌木。茎细长坚硬，有疏刺。叶互生，花期叶幼小；革质或纸质，有光泽，卵圆形或椭圆形，长 2.5~13cm，宽 2.1~10cm，先端圆或具凸头，基部圆形或浅心形，下面微苍白色；叶柄长 5~15cm，两侧具卷须，下半部呈鞘状。伞形花序腋生；花单性异株，花被片 6，黄色或黄绿色；雄花雄蕊 6；雌花具退化雄蕊 6，子房上位。浆果球形，熟时粉红色。花期 4~5 月。生于山坡林下和荒山草地。

采　制

全年或秋末至次春采挖，除去须根，洗净晒干，或趁鲜切片，干燥。药材产于华东及广西、湖南、湖北、河南。

性　状

根茎为不规则块状或略呈扁柱状，有隆起的结节，长 10~20cm，直径 1~2.5cm。表面黄棕色或紫棕色，稍凹凸不平，有圆锥状突起，其先端留有坚硬细根断痕。质极坚实，折断面红棕色，粗纤维性。气微，味微苦、涩。

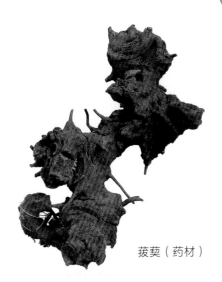

菝葜（药材）

性　味	性平，味甘、微苦、涩。
功　能	利湿去浊，祛风除痹，解毒散瘀。
主　治	小便淋浊，带下量多，风湿痹痛，疔疮痈肿。
用　法	用量 10~15g。

化学成分	含菝葜皂苷（smilax saponin）A、B、C 等，另含洋菝葜皂苷（parrillin）、异丝氨酰 - 硫 - 甲基胱胺亚酚等。此外还含有二氢山柰酚、二氢山柰酚 -3-O-α -L- 鼠李糖苷（黄杞苷）和槲皮素 4′ -O-β -D- 葡萄糖苷等黄酮类成分。
药　理	乙酸乙酯和正丁醇部位能显著抑制大鼠的足跖肿胀，对大鼠的肉芽组织增生具有显著对抗作用；酚类化合物具抗氧化活性；水煎液对炭疽杆菌有抑菌作用。

验方	①风湿关节痛：菝葜、虎杖、山楂根各 9 ~ 15g，每日 1 剂，水煎服。②筋骨麻木：菝葜 30g，切片，浸酒服。③赤白带下：菝葜 250g，切碎，水煎，取汁加糖 60g，分 3~5 次服。

Coptidis Rhizoma

144 黄　连

英文名： Coptis Root，Chinese Goldthread
来　源： 毛茛科植物黄连 *Coptis chinensis* Franch.、三角叶黄连 *Coptis deltoidea* C. Y. Cheng et Hsiao 或云连 *Coptis teeta* Wall. 的根茎。

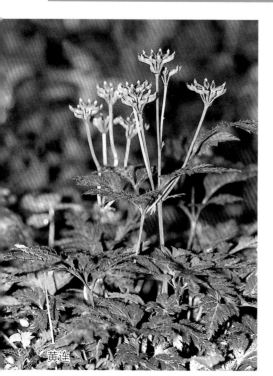

黄连

植物形态

多年生草本。叶基生，坚纸质，卵状三角形，三全裂，中央裂片稍呈菱形，两侧裂片斜卵形。花序顶生；萼片 5，黄绿色；花瓣倒披针形，长约为萼片的 1/2，中央有蜜槽；雄蕊多数。蓇葖果具细柄。花期 2~4 月，果期 3~6 月。野生或栽培于海拔 1000~1900m 的山谷凉湿荫蔽的密林中。

采　制

秋季采挖，除去须根及泥沙，干燥，撞去残留须根。药材主产于四川、湖北。

性　味	性寒，味苦。
功　能	清热燥湿，泻火解毒。
主　治	湿热痞满，呕吐，泻痢，黄疸，高热神昏，心火亢盛，心烦不寐，血热吐衄，目赤，吞酸，牙痛，消渴，痈肿疔疮；外治湿疹，湿疮，耳道流脓。
用　法	用量 2~5g。外用适量。

性　状

根茎多聚集成簇，常弯曲，形如鸡爪，单枝根茎长 3~6cm，直径 0.3~0.8cm。表面灰黄色或黄褐色，粗糙，有不规则结节状隆起、须根及须根残基，有的节间表面平滑如茎秆，习称"过桥"。上部多残留褐色鳞叶，顶端常留有残余的茎或叶柄。质硬，断面不整齐，皮部橙红色或暗棕色，木部鲜黄色或橙黄色，呈放射状排列，髓部有时中空。气微，味极苦。

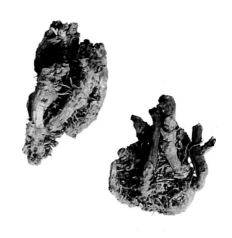

黄连（药材）

化学成分	含小檗碱（berberine）、黄连碱（coptisine）、掌叶防己碱（palmatine）、药根碱（jatrorrhizine）、木兰碱（magnoflorine）、阿魏酸（ferulic acid）等。
药　　理	对多种细菌、病毒有抑制作用；具有抗阿米巴原虫的作用；可抗炎、抗腹泻；有解热作用；可以明显地增加冠状动脉血流量、降低血压、抗心律失常。另外尚有利胆、抗贫血、兴奋子宫、抗癌、抗利尿及延长戊巴比妥睡眠时间等作用。

验方	①口舌生疮：黄连 6g，穿心莲、玄参、生地黄各 10g，水煎服。②急性肠炎腹泻：黄连、葛根各 9g，神曲、谷芽、麦芽、凤尾草各 15g，水煎服。③急性结膜炎：黄连泡于适量开水中，取消毒纱布（或棉花），蘸黄连水，敷于眼睑上。

145

Dioscoreae Bulbiferae Rhizoma
黄药子

英文名： Air Potato Yam Rhizome
别　名： 黄独子、金线吊蛋、黄金山药。
来　源： 薯蓣科植物黄独 *Dioscorea bulbifera* L. 的块茎。

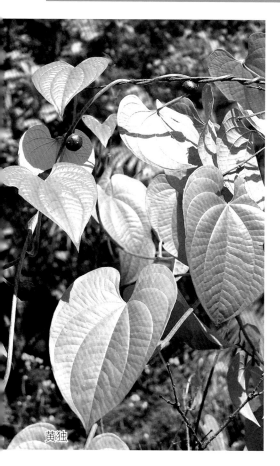

黄独

植物形态

缠绕草质藤本。块茎卵圆至长圆形。茎左旋。叶互生，宽心状卵形，长 7~22cm，宽 7~18cm，先端锐尖，全缘或微波状，叶腋有大小不等的紫棕色球形或卵圆形珠芽（零余子）。花单性异株，穗状花序下垂；雄花单生密集，花被片 6，雄蕊 6；雌花有退化雄蕊 6，子房下位，3 室。蒴果长圆形，反曲，翅距圆形，成熟时草黄色，表面密生紫色小斑点。种子扁卵形，着生于果实每室顶端，一面有翅。花期 7~10 月，果期 8~11 月。生于河谷边、山谷阴沟或杂木林边缘。

采　制

秋季采挖块茎，除去须根，洗净，切片晒干。药材产于湖北、湖南、江苏

性　状

块茎的横切片呈类圆形或圆形，直径 3~10cm，厚 0.3~1.5cm。外皮较薄，棕黑色，表面皱缩，具多数短小的细根及黄白色或棕黄色微突起的须根痕。切面淡黄色至黄棕色，平滑或呈颗粒状凹凸不平。质脆，折断面颗粒状。气微，味苦。

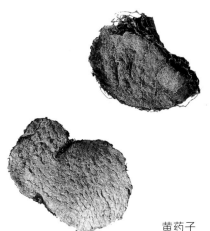

黄药子

性　味	性平，味苦。
功　能	清热解毒，凉血消瘿。
主　治	咽喉肿痛，痈肿疮毒，蛇虫咬伤，甲状腺肿，吐血，咯血。
用　法	用量 9~15g。

化学成分	含有黄独萜酯 A（diosbubine A）、皂苷、鞣质和淀粉。
药　理	对缺碘食物所致的甲状腺肿大有一定的治疗作用，此作用可能是其中含碘所致；对离体或在体蛙心均有抑制作用，对离体兔肠亦有抑制作用；能兴奋子宫；丙酮提取物注射于大鼠腹腔，可抑制进食。

验方	①瘰疬：黄药子 10g，射干、海藻各 9g，水煎服。②甲状腺肿大：黄药子、玄参、鸡内金各 10g，射干 9g，金银花 15g，白芍 10g，水煎服。③痈肿：黄药子、虎杖各适量，研粉，调温开水敷患处。

146

Polygonati Rhizoma

黄 精

英文名： Manyflower Solomonseal Rhizome
别　名： 鸡头黄精、鸡头根、黄鸡菜。
来　源： 百合科植物多花黄精 *Polygonatum cyrtonema* Hua、滇黄精 *Polygonatum kingianum* Coll. et Hemsl. 或黄精 *Polygonatum sibiricum* Red. 的根茎。

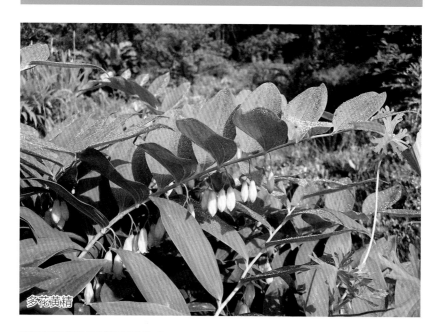

多花黄精

植物形态

多年生草本。叶互生，椭圆形，长可达 25cm，长、宽变化较大，先端钝尖，无毛。花腋生，下垂，2~7 朵集成伞形花丛；花被筒状，长 9~22mm，白色或淡黄色，裂片 6；雄蕊 6，花丝长 0.5~1mm；柱头长为子房的 1.5~2 倍。浆果熟时紫黑色。花期 5~6 月，果期 6~7 月。生于山地林下、灌丛或山坡半阴处。

采　制

春、秋二季采挖根茎，洗净，除去须根，蒸至现油润时，取出干燥。药材主产于河北、内蒙古。

性　状

根茎结节块状，略扁，长约至
10cm，直径 0.5~1.2cm，一端或两
侧稍膨大，形如鸡头，或有短分枝。
表面黄白色，半透明或灰黄色，
有纵皱纹，茎痕直径 5~8mm，节
间长 0.3~1.5cm。质硬而韧，不易
折断。气微，味甜，有黏性。

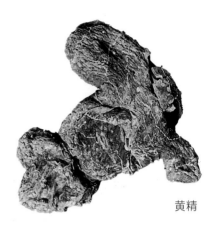

黄精

性　味	性平，味甘。	
功　能	补气养阴，健脾，润肺，益肾。	
主　治	脾胃虚弱，体倦乏力，口干食少，肺虚燥咳，精血不足， 内热消渴。	
用　法	用量 9~15g。	

化学成分　　根茎含 3 种多糖（即黄精多糖甲、乙、丙）和 3 种低聚糖（即
　　　　　　黄精低聚糖甲、乙、丙）以及赖氨酸等 8 种氨基酸。

药　　理　　水或醇提取物有降低血压的功效；能够降低肾上腺素引起
　　　　　　的血糖过高及防止动脉粥样硬化；对痢疾杆菌、金黄色葡
　　　　　　萄球菌、伤寒杆菌及某些真菌有抑制作用；黄精多糖有促
　　　　　　进免疫功能、降低血糖的作用。

验方　①肾气虚尿频：制黄精 24g，枸杞子 15g，淫羊藿 10g，何首乌
15g，太子参 24g，水煎服。②肾虚遗精：制黄精 24g，五味子
10g，熟地黄 30g，白果 10g，水煎服。③不孕、不育症：制黄精
24g，枸杞子 15g，炙黄芪 24g，党参 24g，菟丝子 15g，水煎服。

147

Dryopteridis Crassirhizomatis Rhizoma

绵马贯众

英文名： Male Fern Rhizome
别　名： 贯众、绵马、野鸡膀子、牛毛黄。
来　源： 鳞毛蕨科植物粗茎鳞毛蕨 *Dryopteris crassirhizoma* Nakai 的根茎及叶柄残基。

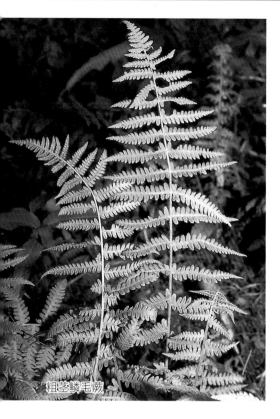

粗茎鳞毛蕨

植物形态

多年生草本，高可达 1m。根茎粗大，连同叶柄基部密生褐棕色卵状披针形大鳞片。叶簇生，叶柄长 10~25cm；二回羽裂，羽片 20~30 对，裂片紧密，矩圆形，圆头，几为全缘或先端有钝锯齿，两面及叶轴上有黄褐色鳞片。孢子囊群分布于叶片中部以上的羽片上，生于小脉中部以下，每裂片 1~4 对，囊群盖圆肾形，棕色。生于林下湿地。

性　味	性微寒，味苦；有小毒。
功　能	清热解毒，驱虫，止血。
主　治	流行性感冒，虫积腹痛，崩漏下血。
用　法	用量 4.5~9g。

采 制

春、秋二季采挖，削去地上部分，晒干。药材主产于黑龙江、吉林、辽宁。

性 状

本品呈圆锥形，似凤梨，长 10~20cm，表面密被整齐的叶柄基部以及黄棕色膜状鳞片。叶柄基部呈扁圆柱形，稍弯曲。表面棕黑色，微有光泽，有不规则纵脊纹；横切面呈圆形或半圆形，淡棕色，近边缘处有细小维管束 5~13 个，环列。根茎直径 1~2cm，淡棕色，横断面有黄白色维管束 5~13 个，环列。气特异，味微涩、苦。

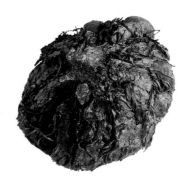

绵马贯众

化学成分 含绵马精（filmarone）。分解产生绵马酸 BBB、PBB、PBP（filicic acid BBB，PBB，PBP），黄绵马酸 BB、PB、AB（flavaspidic acid BB，PB，AB），白绵马素 AA、BB、PB（albaspidin AA，BB，PB）等。

药 理 有驱虫作用；对金黄色葡萄球菌、大肠杆菌、真菌、革兰阴性菌有不同程度的杀菌作用；有宫缩、抗早孕及堕胎的作用；从中提取的总间苯三酚类化合物对移植性动物肿瘤有较强的抑制作用；此外还有降压、抗炎等作用。

验 方

①风热感冒：绵马贯众、大青叶各 15g，连翘、桑叶各 10g，水煎服。②腮腺炎：绵马贯众 10g，板蓝根、金银花各 15g，水煎服。③鼻腔出血：绵马贯众、侧柏叶、紫珠草、旱莲草各 15g，水煎服。

148

Dioscoreae Spongiosae Rhizoma

Dioscoreae Spongiosae Rhizoma

绵萆薢

英文名： Sevenlobed Yam Rhizome
别　名： 大萆薢、萆薢。
来　源： 薯蓣科植物绵萆薢 *Dioscorea spongiosa* J. Q. Xi, M. Mizuno et W. L. Zhao 或福州薯蓣 *Dioscorea futschauensis* Uline ex R. Kunth 的根茎。

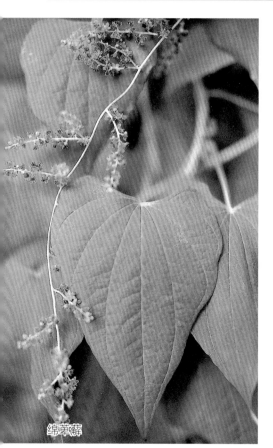

绵萆薢

植物形态

多年生缠绕草质藤本。茎左旋，圆柱形。单叶互生，叶形变异较大，有时一株从基部至顶部全为三角状心形，全缘或微波状，上面被白色粗毛，有时基部为掌状心形，边缘 5~9 深裂、中裂或浅裂，顶部为三角状心形，不分裂，叶脉多数为 9，叶干后不变黑。雄花序为圆锥花序，雌花序为下垂圆锥花序。蒴果宽倒卵形，翅长 1.3~1.5cm，宽 2~2.5cm，干后棕褐色。花期 6~8 月，果期 7~10 月。生于山地疏林或灌丛中。

采　制

全年可采，以秋季采收者质量较好。挖取根茎，去净泥土，晒干或切片晒干。药材产于浙江、福建、江西。

性　状

根茎节不明显，直径 3~7cm；外皮灰棕色，有疣状突起。商品多为不规则的纵切或斜切片，大小不一，厚 2~5mm；外皮黄棕色或黄褐色，有稀疏的须根残基，呈圆锥状突起；周边多卷曲；切面灰白色或浅灰棕色，有黄棕色点状维管束散在。质疏松，易折断。气微，味微苦。

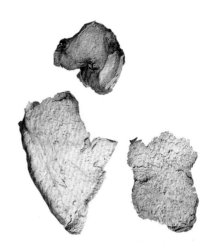

绵萆薢（药材）

性　味	性平，味苦。
功　能	利湿去浊，祛风通痹。
主　治	淋证白浊，白带过多，湿热疮毒，腰膝痹痛。
用　法	用量 9~15g。

化学成分	含薯蓣皂苷（dioscin）、纤细薯蓣皂苷（gracillin）、川萆薢皂苷（kikubasaponin）。
药　理	具有抗菌、杀虫等作用。

验方	参见"粉萆薢"。

149

Astilbes Rhizoma

落新妇

英文名： Chinese Astilbe Rhizome
别　名： 红升麻、马尾参、野升麻、虎麻。
来　源： 虎耳草科植物落新妇 *Astilbe chinensis*（Maxim.）Franch. et Sav. 的根茎。

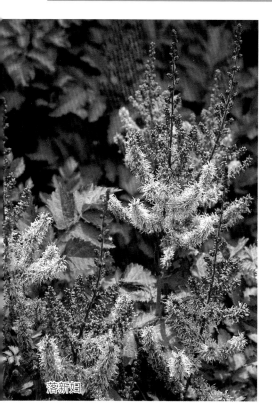

落新妇

植物形态

多年生草本，高 40~100cm。基生叶二至三回三出复叶或羽状复叶，有长柄，柄上有棕色长柔毛，小叶卵形或卵状菱形，长 2~10cm，宽 1~4cm，边缘有重锯齿，两面叶脉上疏生硬毛；茎生叶较小，2~3 片。圆锥花序，密生棕色长柔毛或间有腺毛，花密集；花瓣 5，狭条形，紫红色；雄蕊 10，花药青色。蓇葖果长 3~4mm。种子多数，长形，两端细尖。花期 6~7 月，果期 8~9 月。生于山坡、路边草丛中或灌木林下阴湿地。

性　味	性凉，味辛、苦。
功　能	祛风，清热，止咳。
主　治	风热感冒，头身疼痛，发热咳嗽。
用　法	用量 6~9g。

采　制

夏、秋二季采挖，除去须根，晒干。我国大部分地区均产。

性　状

根茎呈不规则块状或长形，上面有数个圆形茎痕，有棕黄色绒毛，有时有棕黑色鳞片状苞片；外皮棕色或黑棕色，凹凸不平，有多数须根痕。质硬，不易折断，断面白色，微带红色或棕红色。气微辛，味涩苦。

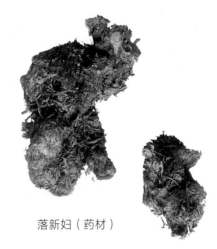

落新妇（药材）

化学成分　含矮茶素（岩白菜素，bergenin）、β-谷甾醇棕榈酸酯（β-sitosterol palmitate）、胡萝卜苷（daucosterol）、β-谷甾醇（β-sitosterol）、鞣质、2-羟基苯乙酸等。

药　理　能够抑制实体瘤生长，并在较低浓度时有促进体外淋巴细胞转化的作用，因此有一定的抗肿瘤作用；可显著减轻心肌缺血再灌注损伤，具有良好的心肌保护作用；有明显的镇痛作用。此外还具有抗小鼠心脏移植体外排斥反应的作用。

验方

①风湿性关节炎：落新妇9g，肖梵天花15g，徐长卿9g，千年健10g，水煎服。②跌打肿痛：落新妇、连钱草各适量研粉，以水、酒各半调敷患处。③毒蛇咬伤：落新妇适量研粉，一枝黄花50g水煎，取煎液调落新妇粉，敷伤口周围。

Osmundae Rhizoma

紫萁贯众

英文名: Japanese Flowering Fern Rhizome
别　名: 大贯众、薇贯众、大叶狼衣。
来　源: 紫萁科植物紫萁 *Osmunda japonica* Thunb. 的根茎及叶柄基部。

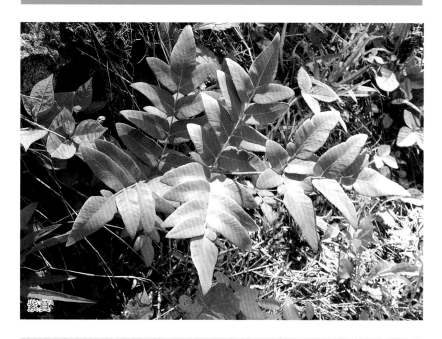

植物形态

多年生草本，高 50~100cm。根茎短块状。叶丛生，二型，幼时密被绒毛；营养叶三角状阔卵形，长 30~50cm，宽 25~40cm，顶部以下二回羽状，小羽片披针形至三角状披针形，先端稍钝，基部圆楔形，边缘有细锯齿，叶脉叉状分离；孢子叶的小羽片极狭，卷缩成线形，沿主脉两侧密生孢子囊，成熟后枯死，有时在同一叶上生有营养羽片和孢子羽片。生于山坡林下、溪边、山脚路旁。

采　制

全年采收，削去地上部分，晒干。药材产于秦岭以南暖温带及亚热带地区。

性　状

本品略呈圆柱形，稍弯曲，长10~17cm，直径3~6cm。根茎无鳞片，上侧密生叶柄残基，下侧着生多数棕黑色弯曲的细根。叶柄基部呈扁圆柱形，弯曲。长4~6cm，直径3~5mm，具托叶翅，但翅多已剥落；表面棕色或棕黑色，横断面呈新月形或扁圆形，维管束组织呈U形，且常与外层组织分离。味微涩。

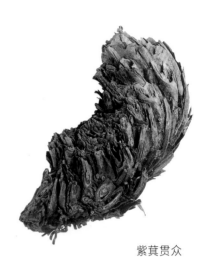

紫萁贯众

性　味	性微寒，味苦；有小毒。
功　能	清热解毒，止血，杀虫。
主　治	疫毒感冒，热毒泻痢，痈疮肿毒，吐血，衄血，便血，崩漏，虫积腹痛。
用　法	用量6~9g。

化学成分　　含尖叶土杉甾酮A（ponasterone A）、脱皮甾酮（ecdysterone）及脱皮酮（ecdysone）。

药　理　　有抗病毒、抗细菌和抗真菌作用。

验
方　　参见"贯众"。

151

Fritillariae Hupehensis Bulbus
湖北贝母

英文名： Hupeh Fritillary Bulb
别　名： 窑贝、板贝。
来　源： 百合科植物湖北贝母 *Fritillaria hupehensis* Hsiao et K. C. Hsia 的鳞茎。

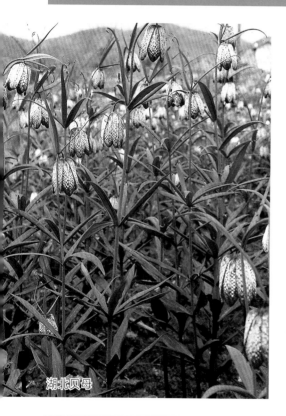

湖北贝母

植物形态

多年生草本，植株高 26~50cm。鳞茎由 2 枚鳞片组成，直径 1.5~3cm。叶 3~7 枚轮生，中间常兼有对生或散生，矩圆状披针形，先端不卷曲或多少弯曲。花 1~4 朵，紫色，有黄色小方格；叶状苞片通常 3 枚，极少为 4 枚，花梗长 1~2cm；花被片长 4.2~4.5cm，宽 1.5~1.8cm，外花被片稍狭些，蜜腺窝在背面稍凸出。蒴果 2~2.5cm，宽 2.5~3cm，棱上的翅宽 4~7mm。花期 4 月，果期 5~6 月。系栽培。

性　味	性凉，味微苦。
功　能	化痰止咳，散结。
主　治	肺热咳嗽，胸闷痰结，瘰疬，痈肿。
用　法	用量 4.5~9g。不宜与川乌、制川乌、草乌、制草乌、附子同用。

采 制

5~7 月间采挖，除去泥沙，石灰水浸泡，晒干。药材主产于湖北、四川、湖南。

性 状

鳞茎呈扁圆球形，高 0.8~2.2cm，直径 0.8~3.5cm。表面类白色至淡棕色。外层鳞叶 2 瓣，肥厚，略呈肾形，或大小悬殊，大瓣紧抱小瓣，顶端闭合或开裂。内有鳞叶 2~6 枚及干缩的残茎。内表面淡黄白色，基部凹陷呈窝状，残留有淡棕色表皮及少数须根。单瓣鳞叶呈元宝状，长 2.5~3.2cm，直径 1.8~2cm。质脆，断面类白色，富粉性。气微，味苦。

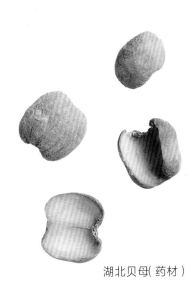

湖北贝母(药材)

化学成分	鳞茎含多种异甾体、甾体类生物碱，主要有贝母碱(verticine、peimine)、贝母素乙(peiminine)、去氢贝母碱(verticinone)、湖贝甲素（ hupehenine)、湖贝甲素苷（ hupeheninoside)、湖贝乙素（ hupehenirine)、湖贝嗪（ hupehenizine)、湖贝辛（ hupehenisine ）及湖贝啶（ hupehenidine ）等。
药 理	有明显的镇咳祛痰作用；对由组胺所引起的豚鼠离体平滑肌痉挛呈现明显的松弛作用，对由乙酰胆碱和组胺致喘的豚鼠也呈现显著的平喘效果；可明显松弛气管平滑肌；具有降压功效；有扩瞳作用。
验方	参见"浙贝母"。

152 藏菖蒲

Acori Calami Rhizoma

英文名： Drug Sweetflag Rhizome
别　名： 菖蒲、建菖蒲、大菖蒲、白菖蒲、水菖蒲。
来　源： 天南星科植物藏菖蒲 *Acorus calamus* L. 的根茎。

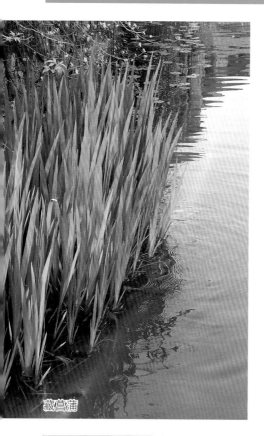

藏菖蒲

植物形态

多年生水生草本，有特殊香气。叶剑状线形，长 50~150cm，宽 1~3cm，中脉明显。佛焰苞叶状，长 30~40cm；肉穗花序狭圆柱状，长 3~8cm；花两性，淡黄绿色，密生；花被片 6，倒卵形；雄蕊 6，稍长于花被；子房长圆柱形。浆果长椭圆形，花柱宿存。花期 6~7 月，果期 8 月。生于沼泽、溪旁及水稻田边。

采　制

秋、冬二季采挖，除去须根和泥沙，晒干。药材产于湖北、湖南、辽宁、四川、西藏。

性　味	性温，味辛、苦。
功　能	温胃，消食，消炎止痛。
主　治	消化不良，食物积滞，白喉，炭疽。
用　法	用量 3~6g。

性　状

本品呈扁圆柱形，略弯曲，长4~20cm，直径0.8~2cm。表面灰棕色至棕褐色，节明显，节间长0.5~1.5cm，具纵皱纹，一面具密集圆点状根痕；叶痕呈斜三角形，左右交互排列，侧面茎基痕周围常残留有鳞片状叶基和毛发状须根。质硬，断面淡棕色，内皮层环明显，可见众多棕色油细胞小点。气浓烈而特异，味辛。

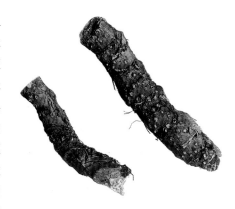

藏菖蒲（药材）

化学成分　含 α-和 β-细辛醚、顺甲基异丁香酚、甲基丁香酚、菖蒲烯二醇（calamendiol）、菖蒲螺烯酮（acorenone）、水菖蒲酮（shyobunone）、菖蒲螺酮（acorone）、菖蒲酮（acolamone）、异菖蒲酮（isoacolamone）等。

药　理　煎剂及水溶性提取物能拮抗兔的氯化钡性心律失常，对大鼠乌头碱及豚鼠毒毛花苷 G（哇巴因）性心律失常也有预防或治疗作用；水菖蒲油、水和醇提取物、α-和 β-细辛醚在动物实验中均有降压作用。另有镇咳、祛痰、平喘和抗菌等作用。

验方

①胃痛：藏菖蒲9g，广木香3g，制香附、神曲各9g，水煎服。
②梅尼埃病：藏菖蒲9g，泽泻10g，丹参9g，北柴胡6g，车前草10g，水煎服。③乳糜尿：藏菖蒲9g，芥菜24g，甘草3g，猫须草15g，水煎服。

Ligustici Rhizoma et Radix

藁 本

英文名： Chinese Ligusticum Rhizome

别　名： 西芎、香藁本、土芎、秦芎。

来　源： 伞形科植物藁本 *Ligusticum sinense* Oliv. 或辽藁本 *Ligusticum jeholense* Nakai et Kitag. 的根茎和根。

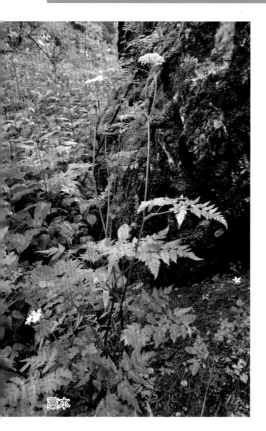

藁本

植物形态

多年生草本，高约 1m。根茎呈不规则的团块，有多数须根。茎直立，中空，表面有纵棱。基生叶三角形，长 8~15cm，二回羽状全裂，最终裂片 3~4 对，卵形，长 2.5~5.5cm，宽 1~2.5cm，上面沿脉有乳头状突起，边缘有不整齐的羽状深裂；茎上部叶具扩展叶鞘。复伞形花序顶生，具乳头状粗毛；总苞片和小总苞片线形或分裂；伞幅 15~22；花梗 20；花小，白色。双悬果宽卵形，长约 2mm，宽约 1mm，分果有 5 棱，各棱槽有 3 油管，合生面有 5 油管。花期 7~8 月，果期 9~11 月。生于山地林缘和林下。

性　味	性温，味辛。
功　能	祛风，散寒，除湿，止痛。
主　治	风寒感冒，巅顶疼痛，风湿肢节痹痛。
用　法	用量 3~9g。

采制

春初刚发芽或秋末茎叶枯萎时采挖，除去泥沙，晒干或烘干。药材主产于陕西、甘肃、湖北、湖南、江西。

性状

根茎呈不规则结节状圆柱形，稍扭曲，有分枝，长3~10cm，直径1~2cm。表面棕褐色或暗褐色，粗糙，有纵皱纹，上侧残留数个凹陷的圆形茎基，下侧有多数点状突起的根痕及残根。体轻，质较硬，易折断，断面黄色或黄白色，纤维状。气浓香，味辛、苦、微麻。

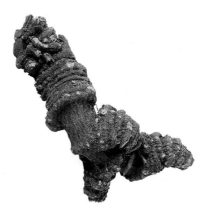

藁本（药材）

化学成分　含挥发油,油中含量较高的成分有β-水芹烯(β-phellandrene)、4-乙酸松油醇酯(4-terpinyl acetate)、肉豆蔻醚(myristicin)、藁本内酯(ligustilide)、异松油烯(terpinolene)、蛇床内酯(cnidilide)等，另含阿魏酸(ferulic acid)等。

药理　对多种常见的致病性皮肤真菌有抑制作用；有抗腹泻功效；能够促进胆汁分泌，延长血栓形成时间，抑制水浸造成的小鼠应激性溃疡、盐酸性溃疡和吲哚美辛-乙醇性溃疡的形成。

验方　①风寒头痛：藁本9g，白芷6g，防风、蔓荆子各9g，水煎服。②风寒脊背酸痛：藁本、防风、骨碎补各10g，桂枝6g，威灵仙9g，桑枝10g，水煎服。③风寒腹痛：藁本10g，川楝子、延胡索、制香附各9g，生姜5g，水煎服。

果实类

GUOSHI LEI

果实类中药是以完全成熟或将近成熟的果实入药的药材。少数为完整的果穗，多数为完整的果实，有的为果实的一部分。一般多在果实自然成熟时采收，有的在果实成熟经霜后采摘为佳，有的采收未成熟的幼果。

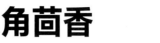

154 八角茴香

Anisi Stellati Fructus

英文名： Star Anise Fruit
别　名： 大茴香、八角、八月珠。
来　源： 木兰科植物八角茴香 *Illicium verum* Hook. f. 的果实。

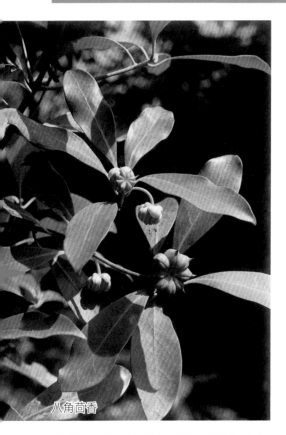

八角茴香

植物形态

常绿乔木，高达 20m。树皮灰色至红褐色。叶互生或螺旋状排列，革质，椭圆形或椭圆状披针形，长 6~12cm，宽 2~5cm，上面深绿色，光亮无毛，有透明油点，下面淡绿色，被疏毛。花单生于叶腋，有花梗；萼片 3，黄绿色；花瓣 6~9，淡红至深红色；雄蕊 15~19；心皮 8~9；胚珠倒生。聚合果星芒状。花期春、秋季，果期秋季至翌年春季。生长于阴湿、土壤疏松的山地。

性　味	性温，味辛。
功　能	温阳散寒，理气止痛。
主　治	寒疝腹痛，肾虚腰痛，胃寒呕吐，脘腹冷痛。
用　法	用量 3~6g。

采　制

秋、冬二季果实由绿变黄时采摘，置沸水中略烫后干燥或直接干燥。药材产于广东、广西、云南、海南。

性　状

聚合果多由 8 个蓇葖果组成，放射状排列于中轴上。蓇葖果长 1~2cm；外表面红棕色，有不规则皱纹，顶端呈鸟喙状，上侧多开裂；内表面淡棕色，平滑，有光泽；质硬而脆。每个蓇葖果含种子 1 粒，扁卵圆形，长约 6mm，红棕色或黄棕色，光亮。气芳香，味辛、甜。

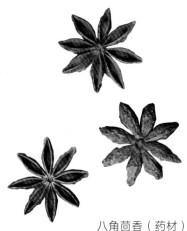

八角茴香（药材）

化学成分　含挥发油，油中主成分为茴香脑（anethole），尚含茴香醛（anisaldehyde）、茴香酮（anisic ketone）、茴香酸（anisic acid）等。

药　理　能够促进胃肠蠕动、缓解腹部疼痛；并能促进呼吸道分泌细胞的分泌，因此可以用于祛痰；对结核杆菌及枯草杆菌有抑制作用；醇提取物在体外对革兰阴性、阳性细菌及真菌均有抑制作用。

验方　①乳腺增生（轻者）：八角茴香 1 枚，核桃 1 个（取仁），餐前嚼烂吞下，每日 3 次，连用 1 个月。②腰痛：八角茴香 100g，微炒，研成细粉，每日 2 次，每次 6g，黄酒 60ml 加温冲服。

155 大 枣
Jujubae Fructus

英文名：Jujubae，Chinese Date
别　名：红枣、小枣。
来　源：鼠李科植物枣 *Ziziphus jujuba* Mill. 的果实。

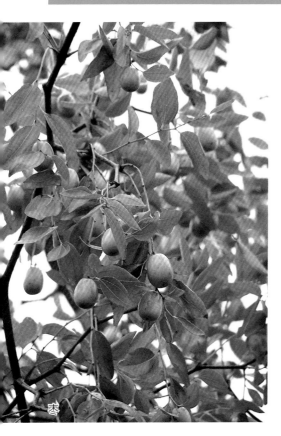

枣

植物形态

落叶灌木或小乔木，高达10m。小叶有成对的针刺，嫩枝有微细毛。叶互生，椭圆状卵形或卵状披针形，长2.5~7cm，宽 1.2~3.5cm，先端稍钝，基部偏斜，边缘有细锯齿，基出三脉。花较小，淡黄绿色，2~3 朵集成腋生的聚伞花序；花萼 5 裂；花瓣 5；雄蕊 5；子房柱头 2 裂。核果卵形至长圆形，熟时深红色。花期 4~5 月，果期 7~9 月。全国各地均有栽培。

采　制

秋季采摘成熟果实，晒干；或烘至皮软再晒干。药材产于河南、河北、山东、山西、陕西、甘肃、内蒙古。

性　味	性温，味甘。
功　能	补中益气，养血安神。
主　治	脾虚食少，乏力便溏，妇人脏躁。
用　法	用量 6~15g。

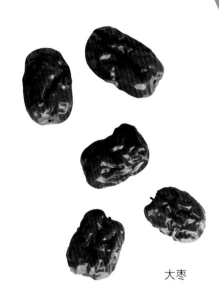

大枣

性　状

果实呈椭圆形或圆形，长 2~3.5cm，直径 1.5~2.5cm。表面暗红色，略带光泽，有不规则皱纹，基部凹陷，有短果梗；外果皮薄，中果皮棕黄色或淡褐色，肉质，柔软，富糖性而油润；果核纺锤形，两端锐尖，质坚硬。气微香，味甜。

化学成分　　含大枣皂苷Ⅰ、Ⅱ、Ⅲ（zizyphussaponin Ⅰ，Ⅱ，Ⅲ），酸枣仁皂苷 B（jujuboside B），葡萄糖，果糖，蔗糖等。

药　　理　　对非血小板性减少性紫癜有较好的治疗作用；具有较好的环磷酸腺苷（cAMP）和环磷酸鸟苷（cGMP）活性，可抑制变态反应；对中枢神经有一定的抑制作用，且有镇静、催眠和降压作用；此外还有抗肿瘤、抗衰老、保肝、升高白细胞、抗过敏、增加体重、增强肌力等作用。

验方　　①脾虚食少体倦：大枣 10 枚，党参、白术各 10g，茯苓 15g，黄芪 12g，麦芽 20g，水煎服。②贫血：大枣 10 枚，当归、熟地黄各 12g，党参 15g，水煎服。③胃溃疡：大枣 500g（蒸熟去皮、核），红糖 250g（炒焦），鲜生姜 120g（捣烂取汁），花椒或白胡椒 60g（研细末），一并纳入新鲜猪肚内，缝合，文火蒸 2 小时，放冰箱冷藏，每餐前食用 1~2 匙，7 日为 1 个疗程。

156

Foeniculi Fructus

小茴香

英文名： Fennel
别　名： 谷茴香、谷茴。
来　源： 伞形科植物茴香 *Foeniculum vulgare* Mill. 的果实。

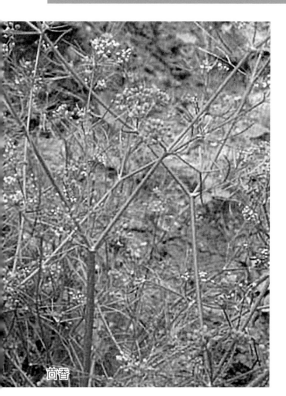

茴香

植物形态

多年生草本，高 0.6~2m，全株有粉霜，有强烈香气。茎直立，上部分枝，有棱。叶互生，二至四回羽状细裂，最终裂片丝状，长 0.4~4cm，宽约 0.5mm；下部叶具长柄，基部鞘状抱茎，上部叶的柄部分或全部成鞘。复伞形花序顶生，无总苞和小总苞；伞幅 8~30，不等长；花梗 5~30；花小，金黄色。双悬果矩圆形，果棱尖锐，具特异芳香气。花期 6~7 月，果期 10 月。各地有栽培。

性	味	性温，味辛。
功	能	散寒止痛，理气和胃。
主	治	寒疝腹痛，睾丸偏坠，痛经，少腹冷痛，脘腹胀痛，食少吐泻；睾丸鞘膜积液。
用	法	用量 3~6g。

采　制

秋季果实初熟时采割植株，晒干，打下果实。有时盐炒用。药材主产于山西、内蒙古、甘肃、辽宁。

性　状

双悬果呈细椭圆形，有的稍弯曲，长4~8mm，直径1.5~2.5mm。表面黄绿色或淡黄色，两端略尖，顶端残留有黄棕色突起的柱基，基部有的有细小的果梗。分果瓣呈长椭圆形，背面有5条纵棱，接合面平坦而较宽。横切面略呈五边形，背面的四边约等长。有特异香气，味微甜、辛。

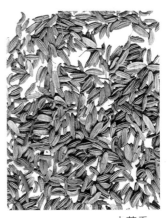

小茴香

化学成分　含挥发油，油中主成分为反式茴香脑（*trans*-anethole）、小茴香酮（fenchone）、甲基胡椒酚（methylchavicol）、茴香醛（anisaldehyde），另含岩芹酸（petroselinic acid）、7-羟基香豆素等。

药　理　所含挥发油能促进胃肠蠕动和分泌，能排除肠内气体，有健胃作用；有祛痰镇痛作用；能抑制黄曲霉素的产生；挥发油中的茴香醚作为升高白细胞的药物可治疗癌症、长期接触放射线或药物所致以及原因不明的白细胞减少症。

验方

①寒疝腹痛：小茴香、荔枝核各10g，研末服；或小茴香30g，与谷壳一同炒热布包，温熨痛处。②肾虚夜尿多或遗尿：小茴香、桑螵蛸各9g，鸡内金10g，焙干，共研细末，开水送服。③经行少腹冷痛，血色暗黑有块：小茴香9g，当归、川芎各12g，水煎服。

Corni Fructus

157 **山茱萸**

英文名： Asiatic Cornelian Cherry Fruit
别　名： 山萸肉、药枣、枣皮。
来　源： 山茱萸科植物山茱萸 *Cornus officinalis* Sieb. et Zucc. 的果肉。

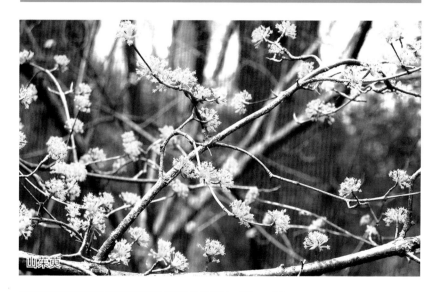

山茱萸

植物形态

落叶小乔木或灌木，高 4~7m。老枝黑褐色，嫩枝绿色。叶对生，卵形至长椭圆形，长 5~10cm，宽 2.5~5.5cm，先端渐尖，基部楔形，上面疏生平贴毛，下面毛较密，侧脉 6~8 对，脉腋间有黄褐色毛丛；有叶柄。花先叶开放，伞形花序生于小枝顶端；总苞片 4，黄绿色；花瓣 4，黄色；雄蕊 4；花盘环状，肉质；子房下位，2 室。核果椭圆形，熟时深红色。花期 3~4 月，果期 9~10 月。生于阴湿沟畔、溪旁或向阳山坡灌丛中；有栽培。

采　制

秋末冬初果皮变红时采收果实，用文火烘或置沸水中略烫后，及时除去果核，干燥。有时酒制用。药材主产于浙江、河南、安徽、陕西、山东、四川、山西等亦产。

性　状

果肉呈不规则的片状或囊状，长1~1.5cm，宽0.5~1cm。表面紫红色至紫黑色，皱缩，有光泽，肉厚约1mm。质柔软。气微，味酸、涩、微苦。

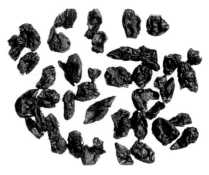

山茱萸（药材）

性　味	性微温，味酸、涩。
功　能	补益肝肾，涩精固脱。
主　治	眩晕耳鸣，阳痿遗精，遗尿尿频，崩漏带下，大汗虚脱，内热消渴。
用　法	用量6~12g。

化学成分　含有机酸、环烯醚萜、鞣质等。有机酸有熊果酸（ursolic acid）、没食子酸（gallic acid）；环烯醚萜有莫罗苷（morroniside）、当药苷（sweroside）、马钱苷（loganin）、山茱萸新苷（cornuside）。

药　理　具有利尿降压作用，可以治疗糖尿病；对志贺痢疾杆菌、金黄色葡萄球菌及皮肤真菌均有抑制作用；可以增强心肌收缩力、提高心脏效率；对化疗及放疗引起的白细胞下降有升高作用。

验方　①腰膝酸软、头晕耳鸣、阳痿：山茱萸、熟地黄、山药各12g，杜仲、附子、淫羊藿各10g，水煎服。②遗精、尿频、遗尿：山茱萸、鹿角霜各12g，金樱子、鸡内金各10g，水煎服。③崩漏，月经过多，色淡清稀：山茱萸、乌贼骨、棕榈炭各10g，黄芪15g，水煎服。④汗多欲脱：山茱萸25g，人参10g，水煎服。

Crataegi Fructus

158 山 楂

英文名： Hawthorn Fruit

别　名： 红果、棠棣、绿梨、北山楂。

来　源： 蔷薇科植物山楂 *Crataegus pinnatifida* Bge. 或山里红 *Crataegus pinnatifida* Bge. var. *major* N. E. Br. 的果实。

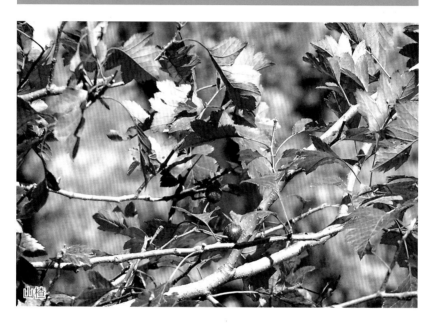

山楂

植物形态

落叶乔木，高达 7m。小枝紫褐色，老枝灰褐色。叶片宽卵形或三角状卵形，长 4~10cm，宽 3~7cm，基部截形或宽楔形，两侧各有 3~5 枚羽状深裂片，基部 1 对裂片分裂较深，边缘有不规则锐锯齿。复伞房花序，花序梗、花柄都有长柔毛；花白色，直径约 1.5cm；萼筒外有长柔毛，萼片内、外两面无毛或内面顶端有毛。梨果深红色，近球形。花期 5~6 月，果期 9~10 月。生于山谷或山地灌木丛中。

采　制

秋季果实成熟时采收，切片，干燥。药材主产于河北、山东、辽宁、河南。

性　状

本品为圆形片，皱缩不平，直径 1~2.5cm，厚 0.2~0.4cm。外皮红色，具皱纹，有灰白小斑点。果肉深黄色至浅棕色。中部横切片具 5 粒浅黄色果核，但核多脱落而中空。有的片上可见短而细的果梗或花萼残迹。气微清香，味酸，微甜。

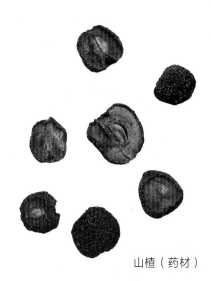

山楂（药材）

性　味	性微温，味酸、甘。
功　能	消食健胃，行气散瘀。
主　治	肉食积滞，胃脘胀满，泻痢腹痛，瘀血闭经，产后瘀阻，心腹刺痛，疝气疼痛；高脂血症。
用　法	用量 9~12g。

化学成分　含山楂酸（crataegolic acid）、枸橼酸（citric acid）、苹果酸、表－儿茶精［（－）epicatechin］、金丝桃苷（hyperoside）等。

药　理　可促进脂肪分解；提高蛋白分解酶的活性，有帮助消化的作用；可以使血压缓慢而持久地下降；具有收缩子宫的功效；能够增强心肌收缩力，增加冠状动脉血流量，降低血脂，抗心律不齐；对各型痢疾杆菌及铜绿假单胞菌均有明显的抑制作用。

验方　①肉食积滞，嗳腐，便溏：炒山楂、炒麦芽各 12g，陈皮 6g，水煎服。②高脂血症：山楂、玉米须各 12g，水煎代茶。③高血压、冠心病：生山楂、葛根、菊花各 12g，水煎服。

川楝子

英文名： Szechwan Chinaberry Fruit
别　名： 金铃子。
来　源： 楝科植物川楝 *Melia toosendan* Sieb. et Zucc. 的果实。

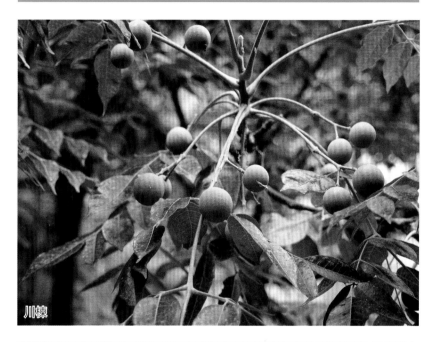

川楝

植物形态

落叶乔木，高达 10m。树皮灰褐色，小枝灰黄色。二回羽状复叶互生，总叶柄长 5~12cm；羽叶 4~5 对，小叶 5~11，狭卵形，长 4~10cm，宽 2~4cm，先端渐尖或长渐尖，全缘或少有疏锯齿。圆锥花序腋生；花萼 5~6 裂；花瓣 5~6，淡紫色；雄蕊 10~12，花丝合生成筒；子房上位，瓶状，6~8 室。核果圆形或长圆形，直径约 3cm，黄色或栗棕色。花期 4~5 月，果期 10~12 月。生于丘陵、田边；有栽培。

采　制

冬季果实成熟、果皮黄色时采收，晒干。药材主产于四川、云南。

性　　状

果实呈类球形，直径 2~3.2cm。表面金黄色至棕黄色，微有光泽，具深棕色小点。顶端有花柱残基，基部凹陷有果梗痕。外果皮革质，与果肉间常成空隙，果肉松软，淡黄色，遇水润湿显黏性。果核球形或卵圆形，质坚硬，两端平截，有 6~8 条纵棱，内分 6~8 室，每室含黑棕色长圆形的种子 1 粒。气特异，味酸、苦。

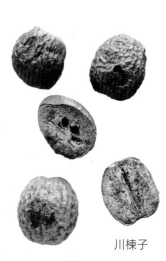

川楝子

性　　味	性寒，味苦；有小毒。
功　　能	疏肝泄热，行气止痛，杀虫。
主　　治	肝郁化火，胸胁、脘腹胀痛，疝痛，虫积腹痛。
用　　法	用量 4.5~9g。

化学成分　含川楝素（toosendanin）、脂苦楝子醇（lipomeliaol）、21-*O*-乙酰基 - 川楝三醇（21-*O*-acetyl-toosendantriol ）、苦楝子酮（melianone）等。

药　　理　使在体及离体肠肌张力及收缩力增强；其所含的川楝素可选择性阻断神经 - 肌肉接头间的传递功能；具有驱虫作用；其对胃肠有刺激性，故胃、十二指肠溃疡患者不宜服用；对金黄色葡萄球菌有抑制作用；体外筛选结果表明，对人宫颈癌有抑制作用。

验方

①胆石症: 川楝子、延胡索各 30g, 研细末, 每次服 3g, 每日 2~3 次。
②疝气痛: 川楝子、橘核各 9g, 乌药、小茴香各 8g, 水煎服。
③头癣: 川楝子 60g, 焙干研末, 与熟猪油或茶油调成软膏外涂患处。

Ligustri Lucidi Fructus

女贞子

英文名： Glossy Privet Fruit
别　名： 冬青子、蜡树、虫树。
来　源： 木犀科植物女贞 *Ligustrum lucidum* Ait. 的果实。

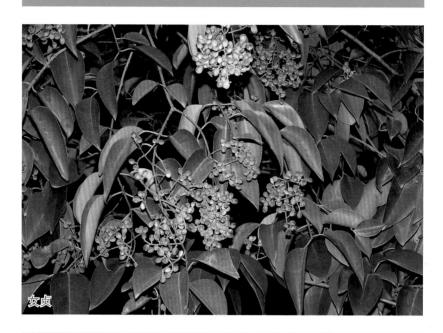

女贞

植物形态

常绿大灌木或小乔木，高可达 10m。叶对生，革质，卵形或卵状披针形，长 5~14cm，宽 3.5~6cm，先端尖，基部圆形，上面深绿色，有光泽。花小，芳香，密集成顶生的圆锥花序，长 12~20cm；花萼钟状，4 浅裂；花冠白色，漏斗状，4 裂，筒和花萼略等长；雄蕊 2；子房上位，柱头 2浅裂。核果长椭圆形，微弯曲，熟时紫蓝色，带有白粉。花期 6~7 月，果期 8~12 月。

采　制

11~12 月采收成熟果实，晒干；或置热水中烫过后晒干。药材产于江苏、浙江、湖南、福建、广西、江西、四川。

性　状

果实呈卵形、椭圆形或肾形，长6~8.5mm，直径 3.5~5.5mm。表面黑紫色或灰黑色，皱缩，基部有果梗痕或具宿萼及短梗。体轻。外果皮薄，中果皮较松软，易剥离，内果皮木质，黄棕色，具纵棱，种子通常为 1 粒，肾形，紫黑色，油性。气微，味甘而微苦涩。

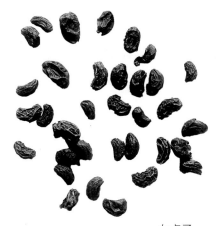

女贞子

性　味	性凉，味甘、苦。
功　能	滋补肝肾，明目乌发。
主　治	眩晕耳鸣，腰膝酸软，须发早白，目暗不明。
用　法	用量 6~12g。

化学成分　含女贞子苷（nuzhenide）、特女贞苷（specnuezhenide）、洋橄榄苦苷（oleuropein）、齐墩果酸（oleanolic acid）、4-羟基 - β - 苯乙基 - β -D- 葡萄糖苷、桦木醇（betulin）等。

药　理　能镇咳缓下；对金黄色葡萄球菌、铜绿假单胞菌、大肠杆菌等有抑制作用；有强心利尿的作用，可用于治疗冠心病；对于因化疗或放疗引起的白细胞下降，有使其增高的作用；对大鼠肝、肾、心、脑匀浆脂质过氧化反应有显著的抑制作用。

验方　①腰膝酸软、须发早白、视物昏花：女贞子、墨旱莲、枸杞子、何首乌各 15g，水煎常服。②阴虚发热：女贞子、墨旱莲各 15g，地骨皮、银柴胡各 10g，水煎服。

161

Nandinae Domesticae Fructus

天竺子

英文名： Common Nandina Fruit
别　名： 天竹子、南竹子、白天竹。
来　源： 小檗科植物南天竹 *Nandina domestica* Thunb. 的果实。

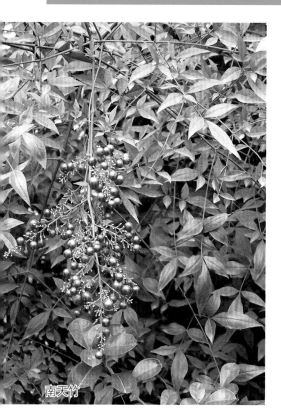

南天竹

植物形态

常绿灌木，高约 2m。茎直立，幼枝黄色。叶互生，集生茎端，为三回羽状复叶，小叶革质，椭圆状披针形，长 3~7cm，先端渐尖，全缘，深绿色，冬季常变红色；小叶下方及叶柄基部有关节。圆锥花序顶生；花被片多轮，每轮 3 片，外轮小，内轮大；雄蕊 6，花瓣状；子房上位。浆果球形，熟时鲜红色。花期 5~6 月，果期 9~10 月。生于湿润山谷、山坡杂林下；或栽培于庭园。

采　制

果实于 11~12 月或 2 月采收，晒干。药材产于长江中下游各地。

性　味	性平，味酸、甘。
功　能	敛肺镇咳。
主　治	久咳气喘，百日咳。
用　法	用量 15~25g。

性　状

果实呈球形，直径7~9mm。表面黄红色或红紫色，光滑，微具光泽，有时稍凹陷。顶端宿存微突起的柱基，基部有细果柄或其断痕。果皮质脆易碎，种子2粒，略呈半球形，内面凹下，黄棕色。味酸、涩。

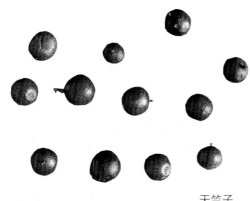

天竺子

化学成分　含异紫堇啡碱（isocorydine）、原阿片碱（protopine）、O-甲基南天竹碱（O-methyldomesticine）、氢氰酸等。

药　　理　对温血动物，小剂量时可引起轻度麻醉，大剂量时可引起痉挛；所含南天竹碱对心脏有抑制作用，可以降血压。南天竹碱还能使豚鼠在体肠管紧张度上升、离体则相反；对骨骼肌有直接麻痹作用。

验方　①小儿支气管炎：天竺子10g，水煎服，每日1次。②百日咳：天竺子20g，水煎，调冰糖服。③咳嗽、哮喘：天竺子15g，水煎服。

162

Fici Fructus

无花果

英文名： Fig
别　名： 映日果、奶浆果、蜜果、树地瓜。
来　源： 桑科植物无花果 *Ficus carica* L. 的聚花果。

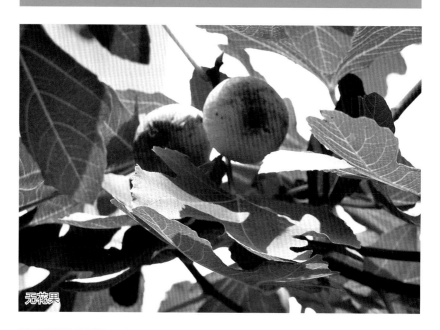

无花果

植物形态

落叶灌木或乔木，高达 12m，有乳汁。叶互生，厚膜质，宽卵形或近球形，长 10~20cm，3~5 掌状深裂，少有不分裂者，边缘有波状齿，上面粗糙，下面有短毛。肉质花序托有短梗，单生于叶腋；雄花生于花序托内面的上半部，雄蕊 3；雌花生于另一花序托内。聚花果梨形，熟时黑紫色；瘦果卵形，淡棕黄色。花期 4~5 月，果期 9~10 月。各地庭园有栽培。

采　制

夏、秋二季摘取未成熟青色聚花果，放于沸水内烫过，立即捞起，晒干或烘干。

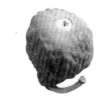

性　状

聚花果呈圆锥形或类球形，长约2cm，直径1.5~2.5cm。表面淡黄棕色或棕黑色，有波状弯曲的纵棱线，上端稍平截，中央有圆形突起，基部较狭，连有果序柄及残存苞片。质硬，味甜。

无花果（药材）

性　味	性平，味甘。	
功　能	健脾，止泻。	
主　治	食欲减退，腹泻，乳汁不足。	
用　法	用量 6~15g。	

化学成分	含枸橼酸、延胡索酸（fumaric acid）、琥珀酸、丙二酸、脯氨酸、草酸、苹果酸、莽草酸（shikimic acid）、奎尼酸（quinic acid）、生物碱、苷类、糖类、无花果朊酶（ficin）等。
药　理	有抑制肿瘤的作用；从未成熟果实中所得的乳汁静脉注射或腹腔注射，可使动物立即死亡，皮下注射可引起局部坏死，口服则无毒；有降压作用；所含无花果朊酶具有水解蛋白质及凝乳等消化作用，还可溶解寄生虫。

验方	①痔疮: 鲜无花果10个, 水煎, 洗患处; 成熟无花果5个, 水煎服, 3~4日为1个疗程。②脾虚腹泻: 无花果5~7个, 水煎服。③喉痛: 无花果10g, 水煎服。

163 Chaenomelis Fructus

木 瓜

英文名： Common Floweringquince Fruit
别　名： 皱皮木瓜、宣木瓜、红木瓜。
来　源： 蔷薇科植物贴梗海棠 Chaenomeles speciosa（Sweet）Nakai 的果实。

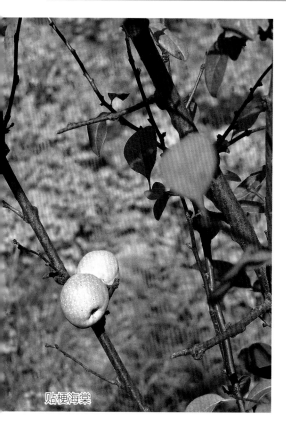

贴梗海棠

植物形态

落叶灌木，高达 2m，小枝无毛，有刺。叶片卵形至椭圆形，长 3~10cm，宽 1.5~5cm，先端急尖，基部楔形至宽楔形，边缘有尖锐锯齿；托叶大，草质，常为肾形或半圆形，长 0.5~1cm。花簇生，淡红色或白色；花柱 5，基部合生，无毛。梨果球形或长圆形，长约 8cm，干后果皮皱缩。花期 3~4 月，果期 10 月。各地常有栽培。

性 味	性温，味酸。
功 能	平肝舒筋，祛湿和胃。
主 治	湿痹拘挛，腰膝关节酸重疼痛，吐泻转筋，脚气水肿。
用 法	用量 6~9g。

采 制

夏、秋二季果实绿黄时采摘，置沸水中烫至外皮灰白色，对半纵剖，晒干。药材主产于四川、湖北、安徽、浙江。

性 状

果实呈卵圆形或长圆形，多纵剖为两瓣，长 4~9cm，宽 2~5cm，厚 1~2.5cm。外表面紫红色或红棕色，有不规则的深皱纹；剖面边缘向内卷曲，果肉红棕色，中心部分凹陷，棕黄色；种子扁长三角形，多脱落，脱落处平滑光亮。质坚硬。气微清香，味酸。

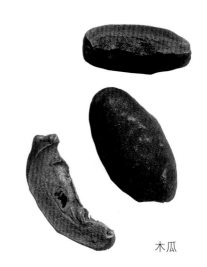

木瓜

化学成分	含苹果酸、酒石酸、枸橼酸、齐墩果酸、熊果酸、皂苷及黄酮类。鲜果含过氧化氢酶（catalase），种子含氢氰酸。
药 理	煎剂对小鼠蛋清性关节炎有明显抑制作用；能抑制小鼠艾氏腹水癌，所含苹果酸钾盐对小鼠艾氏腹水癌有较高抑制率，在临床上常用于免疫功能低下的肿瘤患者；单味冲剂灌胃，对四氯化碳所致大鼠肝损伤有明显保护作用。

验方

①风湿手足腰膝不能举动：木瓜 1 个，去皮脐，开窍，填吴茱萸 3g，去梗，蒸熟研细，入青盐 1.5g，和为小丸如梧桐子大，每次服 40 丸，茶酒送服。②脚气湿热：木瓜、薏苡仁各 15g，白术、茯苓各 9g，黄柏 6g，水煎服。③脐下绞痛：木瓜 1~2 片，桑叶 7 片，大枣 3 枚（碎之），加水 2000ml，煮取 500ml，顿服。

164

Schisandrae Chinensis Fructus

五味子

英文名： Chinese Magnolcavine Fruit

别　名： 山花椒、乌梅子、软枣子。

来　源： 木兰科植物五味子 *Schisandra chinensis*（Turcz.）Baill. 的果实。

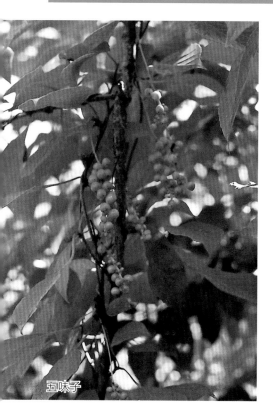

五味子

植物形态

多年生落叶藤本。小枝灰褐色，皮孔明显。叶互生，广椭圆形或倒卵形，长 5~10cm，宽 2~5cm，先端急尖或渐尖，边缘有细齿；叶柄淡粉红色。花单性异株，生于叶腋，花梗细长柔软；花被片 6~9，乳白色或粉红色，芳香；雄花雄蕊 5；雌蕊群椭圆形，心皮 17~40，覆瓦状排列于花托上，果熟时呈穗状聚合果。浆果球形，肉质，熟时深红色。花期 5~6 月，果期 7~9 月。生于半阴湿的山沟、灌木丛中。

性　味	性温，味酸、甘。
功　能	收敛固涩，益气生津，补肾宁心。
主　治	久咳虚喘，梦遗滑精，遗尿尿频，久泻不止，自汗，盗汗，津伤口渴，短气脉虚，内热消渴，心悸失眠。
用　法	用量 1.5~6g。

采　制

秋季采摘成熟果实,晒干或蒸后晒干,除去果梗及杂质。药材主产于辽宁、黑龙江、吉林。

性　状

果实呈不规则的球形或扁球形,直径5~8mm。表面红色、紫红色或暗红色,皱缩,显油润,果肉柔软,有的表面呈黑红色或出现"白霜"。种子1~2,肾形,表面棕黄色,有光泽,种皮薄而脆。果肉气微,味酸;种子破碎后,有香气,味辛、微苦。

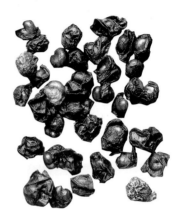

五味子(药材)

化学成分　含多种木脂素类成分,其中有五味子素(schisandrin)、五味子乙素(wuweizisu B)、五味子醇甲和醇乙(schisandrol A,B)、五味子酯甲和酯乙(schisantherin A,B)等。

药　理　对中枢神经系统有兴奋作用,可改善人的智力活动,提高工作效率;有明显的呼吸兴奋及祛痰作用;有抗肾病变作用;有降酶和保肝作用;能增强机体的非特异性免疫力;对实验动物有抑制自发运动、降低体温、镇痛、预防溃疡等作用。

验方

①久咳虚喘:五味子6g,山茱萸10g,熟地黄、山药各15g,水煎服;或五味子6g,人参10g,蛤蚧1对,研末,每次5g,每日2次。

②气阴虚而汗多口渴:五味子6g,人参5g,麦冬15g,水煎服。

③遗精、遗尿:五味子6g,山茱萸、菟丝子、覆盆子各15g,水煎服。

165

Polygoni Orientalis Fructus

水红花子

英文名：Prince's – feather Fruit
别　名：蓼实子、水荭草子。
来　源：蓼科植物红蓼 *Polygonum orientale* L. 的果实。

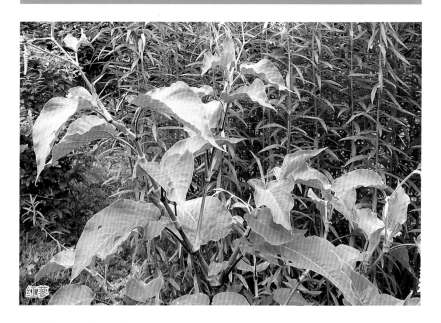

红蓼

植物形态

一年生草本，高 1~3m，全株被长软毛。茎直立，多分枝。叶互生，阔卵形或卵形，长 10~20cm，宽 6~12cm，顶端渐尖，基部圆形或略心形，全缘，两面均被软毛；叶柄长；托叶鞘筒状，褐色，膜质。圆锥花序顶生，略下垂；花淡红色或白色；花被 5 深裂；雄蕊 7，偶见 8 枚；花柱 2。瘦果扁圆形，包于宿存花被内。花期 7~8 月，果期 8~10 月。生于田间、路旁、湿地。

采　制

秋季果实成熟时割取果穗，晒干，打下果实，除去杂质。药材产于黑龙江、吉林、辽宁、内蒙古、河北、山西、甘肃、山东、江苏。

性　状

果实呈扁圆形，直径 2~3.5mm，厚
1~1.5mm。未成熟者表面黄棕色，
成熟者黑棕色，有光泽，两面微凹，
中部略有纵向隆起。顶端有突起
的柱基，基部有浅棕色略突起的
果梗痕，有的有膜质花被残留。
质硬。气微，味淡。

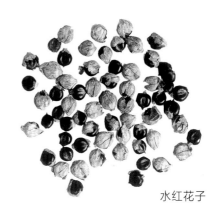

水红花子

性　味	性微寒，味咸。
功　能	散血消癥，消积止痛。
主　治	癥瘕痞块，瘿瘤肿痛，食积不消，胃脘胀痛。
用　法	用量 15~30g。

化学成分	含花旗松素（taxifolin）等黄酮类化合物。
药　理	小鼠每天灌服水红花子煎剂、酊剂或石油醚提取物，连续 10 日，对艾氏腹水癌（腹水型及实体型）和肉瘤 S180 有一定的抑制作用；有抑菌、利尿作用。

验方　①肝癌（湿热瘀毒型）：水红花子、丹参、猪苓、茵陈、白花蛇舌草各 30g，黄柏、栀子、莪术各 10g，泽泻 12g，每日 1 剂，水煎服。②慢性肾炎水肿、蛋白尿：水红花子 30g，猪瘦肉 120g，水煎喝汤吃肉，每日 1 剂，分 2 次服。

Arctii Fructus

166 牛蒡子

英文名：Greal Burdock Achene
别　名：大力子、牛子、恶实、鼠粘子。
来　源：菊科植物牛蒡 *Arctium lappa* L. 的果实。

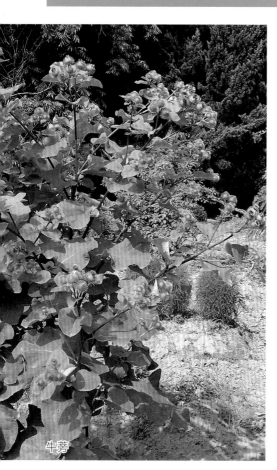

牛蒡

植物形态

二年生大型草本，高 1~2m。茎直立，带紫色，上部多分枝。基生叶丛生，大型，有长柄；茎生叶广卵形或心形，长 40~50cm，宽 30~40cm，边缘微波状或有细齿，基部心形，下面密被白色短柔毛。头状花序多数，排成伞房状；总苞球形，总苞片披针形，先端具短钩；花淡红色，全为管状。瘦果椭圆形，具棱，灰褐色，冠毛短刚毛状。花期 6~7 月，果期 7~8 月。生于沟谷林边、荒山草地中；有栽培。

采　制

秋季果实成熟时采收果序，晒干，打下果实，除去杂质，再晒干。药材主产于吉林、辽宁、黑龙江、浙江。

性 状

果实呈长倒卵形，略扁，微弯曲，长 5~7mm，宽 2~3mm。表面灰褐色，带紫黑色斑点，有数条纵棱，通常中间 1~2 条较明显。顶端钝圆，稍宽，顶面有圆环，基部较窄。果皮较硬，子叶 2，淡黄白色，富油性。无臭，味苦后微辛而稍麻舌。

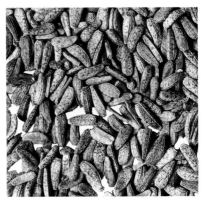

牛蒡子

性	味	性寒，味辛、苦。
功	能	疏散风热，宣肺透疹，解毒利咽。
主	治	风热感冒，咳嗽痰多，麻疹，风疹，咽喉肿痛，痄腮丹毒，痈肿疮毒。
用	法	用量 6~12g。

化学成分　含牛蒡苷（arctiin）、棕榈酸、甾醇、牛蒡酚 A~D（lappaol A~D）。

药　　理　对多种致病性真菌有不同程度的抑制作用；提取物能显著而持久地降低大鼠血糖，使其对糖耐量增高，毒性较小；所含的牛蒡苷能引起蛙、小鼠、兔的强直性惊厥、呼吸细弱、随意运动消失，最后转入麻痹状态；有轻度利尿、泻下作用。

验方　①感冒头痛发热，咽喉肿痛：牛蒡子 9g，板蓝根 15g，薄荷、甘草各 3g，水煎服。②麻疹不透：牛蒡子、葛根各 6g，蝉蜕、荆芥各 3g，水煎服。③流行性腮腺炎、疮痈肿痛：牛蒡了 10g，黄芩 9g，升麻、蒲公英各 12g，水煎服。

167

Citri Grandis Exocarpium
化橘红

英文名： *Pummelo Peel*
别　名： 柚皮橘红、化州橘红、柚子皮。
来　源： 芸香科植物柚 *Citrus grandis*（L.）Osbeck 或化州柚 *Citrus grandis* 'Tomentosa' 的未成熟或近成熟的外层果皮。

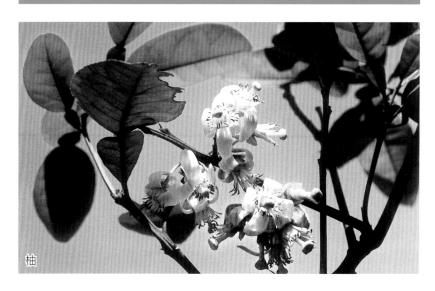

柚

植物形态

常绿乔木，高 5~10m。小枝扁，幼枝、新叶被短柔毛。单身复叶互生，长椭圆形、卵状椭圆形或阔卵形，长 6.5~16.5cm，宽 4.5~8cm，边缘浅波状，叶翅倒心形。花单生或为总状花序，腋生；花瓣白色；雄蕊 25~45；子房长圆形。柑果梨形、倒卵形或圆形，直径 10~15cm，柠檬黄色，油室大；瓤囊 10~18 瓣。花期 4~5 月，果熟期 9~11 月。栽培于丘陵地带。

采　制

果实未成熟时采收，置沸水中略烫后，将果皮割成 5 或 7 瓣，除去果瓤及部分中果皮，压制成形，干燥。药材主产于广东、广西、四川、湖南、湖北、浙江。

性　状

药材呈对折的七角或展平的五角星状，单片呈柳叶形。完整者展平后直径15~28cm，厚0.2~0.5cm。外表面黄绿色，密布茸毛，有皱纹及小油室；内表面黄白色或淡黄棕色，有脉络纹。质脆，易折断，断面不整齐。气芳香，味苦、微辛。

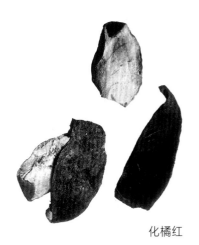

化橘红

性　味	性温，味辛、苦。
功　能	理气宽中，燥湿化痰。
主　治	风寒咳嗽，喉痒痰多，食积伤酒，呕恶痞闷。
用　法	用量3~6g。

化学成分　含黄酮和挥发油。黄酮苷类成分有柚皮苷（naringin）、新橙皮苷（neohesperidin）、枸橘苷（poncirin）；挥发油主要成分为枸橼醛（citral）、牻牛儿醇（geraniol）、芳樟醇（linalool）等。

药　理　对关节炎、由组胺和5-羟色胺引起的微血管通透性增加、炎症性白细胞游走等均有明显的抑制作用；对棉球肉芽肿也有抑制作用；对化学性腹膜炎致痛和关节炎定压刺激致痛均有镇痛作用，但对热刺激引起的疼痛无效；有镇咳、祛痰作用。

验方　①支气管炎咳喘痰多：化橘红、半夏各8g，茯苓15g，紫苏子10g，甘草3g，水煎服。②食积伤酒：化橘红、葛花各9g，开水泡服。

168 Mume Fructus

乌 梅

英文名： Smoked Plum，Dark Plum
别　名： 酸梅、黄仔、合汉梅。
来　源： 蔷薇科植物梅 *Prunus mume*（Sieb.）Sieb. et Zucc. 的近成熟果实。

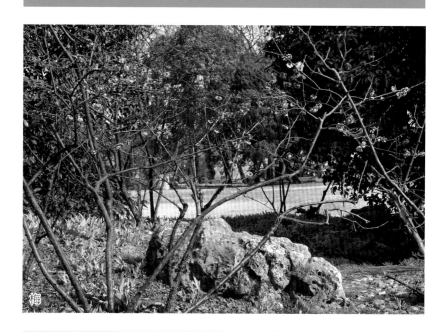

梅

植物形态

落叶乔木，小枝多绿色，枝端尖刺状，无毛。叶互生，宽卵形至卵形，长 4~10cm，宽 3~5.5cm，先端长渐尖，基部宽楔形或近圆形，边缘有细锯齿，下面色较浅，嫩时两面有毛，老时仅下面脉上有柔毛；叶柄有毛，托叶早落。花 1~2 朵簇生，先叶开放，有香气；萼片 5，常带紫红色，花后常不反折；花瓣 5，白色、红色或淡红色，有的重瓣；雄蕊多数，心皮 1，密被短柔毛。核果近球形，两边扁，有纵沟，直径 2~3cm，熟时黄色，有短柔毛。花期 3 月，果期 5~6 月。全国有栽培。

采　制

夏季果实近成熟时采摘，低温烘干后闷至色变黑。

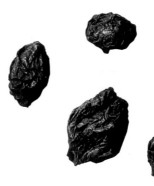

性　状

果实呈类球形或扁球形，直径1.5~3mm。表面乌黑色或棕黑色，皱缩不平，基部有轧圆形果梗痕。果核坚硬，椭圆形，棕黄色，表面有凹点；种子扁卵形，淡黄色。气微，味极酸。

乌梅

性　味	性平，味酸、涩。
功　能	敛肺，涩肠，生津，安蛔。
主　治	肺虚久咳，久痢滑肠，虚热消渴，蛔厥呕吐腹痛；胆道蛔虫病。
用　法	用量 6~12g。

化学成分	含大量枸橼酸，少量苹果酸、琥珀酸、酒石酸；种子含苦杏仁苷。
药　理	对葡萄球菌、枯草杆菌、大肠杆菌、伤寒杆菌等有较强抑制作用，乙醇浸液对一些革兰阳性、阴性细菌以及人型结核杆菌均有显著抗菌作用；对须疮癣菌、絮状表皮癣菌、石膏样小芽孢菌等致病真菌亦有抑制作用。此外还有抗过敏作用。

验方	①久咳无痰或少痰：乌梅肉（焙干）9g，罂粟壳 3g，共研末，睡前用蜜水送服。②小儿慢性腹泻：乌梅肉（炒炭）、神曲各10g，研末，每次 3~5g，炖服。③慢性结肠炎：乌梅 15g，水煎，加适量白糖，当茶饮，每日 1 剂。

Mume Flos

梅 花

英文名： Plum Blossom
别　名： 白梅花、绿梅花、红梅花。
来　源： 蔷薇科植物梅 *Prunus mume*（Sieb.）Sieb. et Zucc. 的花蕾。

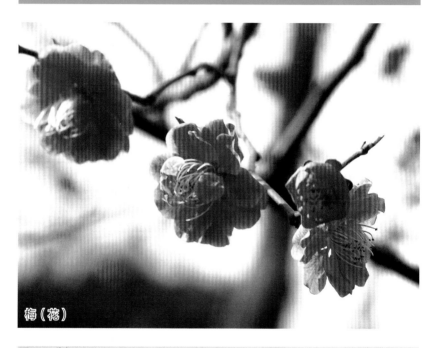

梅（花）

采　　制

初春花未开放时采摘，及时低温干燥。

性　　味	性平，味微酸。
功　　能	疏肝和中，化痰散结。
主　　治	肝胃气痛，郁闷心烦，梅核气，瘰疬疮毒。
用　　法	用量 3~5g。

性　状

花蕾呈类球形，直径 3~6mm，有短梗。苞片数层，鳞片状，棕褐色。花萼 5，灰绿色或棕红色。花瓣 5 或多数，黄白色或淡粉红色。雄蕊多数；雌蕊 1，子房密被细柔毛。体轻。气清香，味微苦、涩。

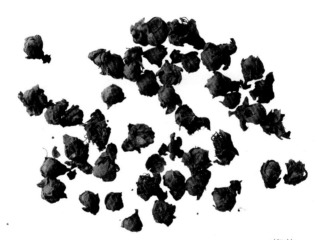

梅花

验方

①咽部异物感（但无阳性体征）：梅花 6g，橘饼 2 个，水煎服。
②暑热烦渴：梅花、白菊花各 10g，玫瑰花 15g，开水冲泡频服。
③两胁、胃脘胀痛：梅花 10g，绿茶 4g，以沸水冲泡，代茶频饮，续开水再饮，每日 1 剂。④高血压：梅花 3g，决明子 10g，开水泡饮。⑤痘已出未出，不起不发，隐在皮肤：梅花 30g，桃仁、朱砂、甘草各 6g，丝瓜 16g，共为末，每服 1.5g，参苏汤下。（《赤水玄珠》）

Cannabis Fructus

火麻仁

英文名：Hemp Seed
别　名：大麻仁、麻仁、麻子。
来　源：桑科植物大麻 *Cannabis sativa* L . 的果实。

植物形态

一年生直立草本，高 1~3m。茎表面有纵沟，灰绿色，密生柔毛；掌状复叶互生或下部叶对生；小叶 3~11，披针形，两端渐尖，边缘有粗锯齿，上面有粗毛，下面密生灰白色毡毛；叶柄细长；托叶线状披针形。花单性异株；雄花成疏生的圆锥花序，黄绿色；雌花丛生于叶腋，绿色，每花有一阔卵形苞片，花被片 1，薄膜状，雌蕊 1。瘦果扁卵形，外围以黄褐色苞片。花期 5~6 月，果期 7 月。全国各地有栽培。

采　制

8~9 月果实成熟后割取果穗或连茎割下，晒干打下果实。药材主产于浙江、山东、广西、河北及东北等地。

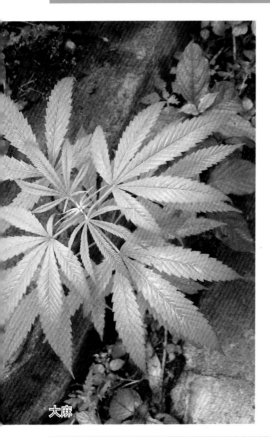

大麻

性　味	性平，味甘。
功　能	润燥滑肠通便。
主　治	血虚津亏，肠燥便秘。
用　法	用量 9~15g。

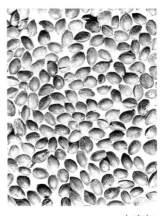

火麻仁

性　状

果实卵圆形，长 4~5.5mm，直径 2.5~4mm。表面灰绿色至灰黄色，微有光泽，有微细的白色或棕色网状纹理，两侧边有棱线，基部有圆形果柄痕。果皮薄而脆，内有种子1枚，类圆形，种皮菲薄，暗绿色，子叶肥厚，富油质。气微，味淡。

化学成分　　含胡芦巴碱（trigonelline）、异亮氨酸甜菜碱 ［L（D）- isoleucine betaine］、麻仁球肬酶（edestinase）、亚麻酸、亚油酸等。

药　理　　火麻仁酊剂去乙醇做成乳剂，按 2g/kg（生药）注入麻醉猫的十二指肠，半小时后其血压开始缓缓下降，2 小时后血压降至原水平的一半，但呼吸、心率基本无影响；给大鼠灌服，其血压下降显著。火麻仁还有明显阻止高脂饲料大白鼠血清胆固醇升高的作用。

验方　　①老人、产妇体虚，津血不足，肠燥便秘：火麻仁 15g，水煎服；或火麻仁 10g，当归、生地黄、肉苁蓉各 12g，水煎服。②习惯性便秘，数日大便不解，腹胀：火麻仁 12g，大黄 6g，枳实、厚朴各 8g，水煎服。③烧烫伤、丹毒：火麻仁 20g，地榆 15g，黄连 10g，大黄 12g，研末，加麻油或猪油调敷患处。

附　注　　大麻的雌花枝和果穗亦入药，有镇痛、麻醉、致幻作用，有成瘾性。

Crotonis Fructus

巴 豆

英文名： Croton Fruit
别　名： 巴仁、江子、巴果、红子仁。
来　源： 大戟科植物巴豆 *Croton tiglium* L. 的果实。

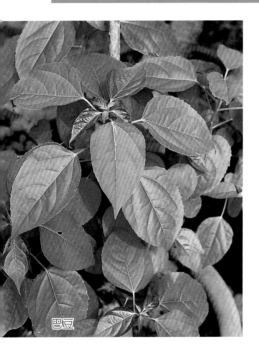

植物形态

常绿小乔木。树皮深灰色，平滑，幼枝绿色，疏生星状毛。叶互生，卵形或长圆状卵形，长 5~12cm，宽 3~7cm，先端长尖，边缘有细齿，近基部有 2 腺体，两面疏生星状毛，基出 3 脉。花小，单性同株；总状花序顶生，雄花在上，雌花在下；雄花绿色，花萼 5 深裂，花瓣 5，反卷，雄蕊 15~20；雌花无花瓣，子房圆形，花柱 3，顶端 2 叉。蒴果卵形，长约 2cm，有 3 钝棱，密生星状毛。种子 3 粒。花期 3~5 月，果期 7~9 月。生于村边、旷野、溪旁、林缘。

性　味	性热，味辛；有大毒。
功　能	外用蚀疮。巴豆霜峻下冷积，逐水退肿，豁痰利咽；外用蚀疮。
主　治	恶疮疥癣，疣痣。巴豆霜用于寒积便秘，乳食停滞，下腹水肿，二便不通。
用　法	外用适量，研末涂患处，或捣烂以纱布包擦患处。巴豆霜用量 0.1~0.3g，多入丸散用。外用适量。孕妇禁用；不宜与牵牛子同用。

采 制

秋季果实成熟时采收，堆置 2~3 天，摊开，干燥。取巴豆仁，用纸裹后榨，去油，称"巴豆霜"。药材主产于四川、云南、广西、贵州、湖北。

性 状

果实呈卵圆形，一般具三棱，长 1.8~2.2cm，直径 1.4~2cm。表面灰黄色或稍深，粗糙，有纵线 6 条，顶端平截，基部有果梗痕。破开果壳，可见 3 室，每室含种子 1 粒。种子呈略扁的椭圆形，长 1.2~1.5cm，直径 0.7~0.9cm，表面棕色或灰棕色，一端有小点状的种脐及种阜的瘢痕，另一端有微凹的合点，其间为隆起的种脊；外种皮薄而脆，内种皮呈白色薄膜状；种仁黄白色，油质。气微，味辛辣。

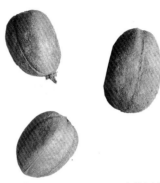

巴豆（药材）

化学成分　含巴豆油，油中有油酸、亚油酸、巴豆油酸（crotonic acid）、顺芷酸（tiglic acid）等的甘油酯，尚含巴豆苷（crotonoside）。

药　理　巴豆中所含的巴豆油是最剧烈的泻药；外用对皮肤有刺激作用，用橄榄油稀释后可用作刺激剂，但较危险。此外巴豆还有杀灭钉螺的作用。家兔静脉注射其水剂可使胆汁及胰腺分泌增加，对离体兔子宫有轻度抑制作用。

验方　①寒积便秘急症：巴豆霜 0.1g，冷开水送服。②血吸虫病肝硬化腹水：巴豆霜 0.2g，神曲 10g，为丸，冷开水送服。③白喉及急性喉炎引起的喉头梗阻：巴豆霜 0.3g，朱砂 1g，研末吹喉排痰。

171

Granati Pericarpium

石榴皮

英文名： Pomegranate Rind
别　名： 安石榴、西榴、水晶榴。
来　源： 石榴科植物石榴 *Punica granatum* L. 的果皮。

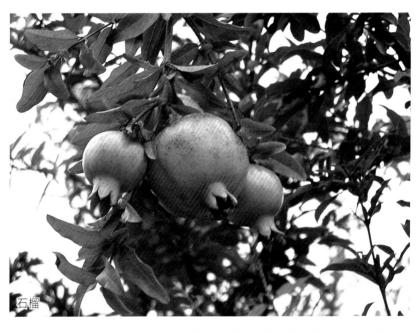

石榴

植物形态

落叶灌木或小乔木，高 2~7m。小枝常具四棱，顶端多为刺状。叶对生或丛生，倒卵形至长椭圆形，长 2.5~6cm，宽 1~1.8cm，先端尖或微凹，基部渐狭，全缘；具短柄。花 1 至数朵，集生于枝顶，红色；花萼常 6 裂，革质，宿存；花瓣 6，皱缩；雄蕊多数；子房下位或半下位。果实球形，果皮革质，熟时黄色或红色，内具薄隔膜。种子多数，外种皮肉质酸甜，可食。花期 5~6 月，果期 7~8 月。各地有栽培。

采　制

秋季采收成熟果实，剥取果皮，晒干。

性　状

果皮呈不规则的片状或瓣状，大小不一，厚 1.5~3mm。外表面红棕色、棕黄色或暗棕色，略有光泽，粗糙，有多数疣状突起。有的有突起的筒状宿萼及粗短果梗或果梗痕。内表面黄色或红棕色，有隆起呈网状的果蒂残痕。质硬而脆，断面黄色，略显颗粒状。气微，味苦涩。

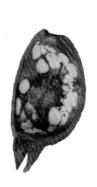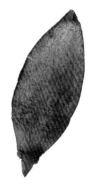

石榴皮

性　味	性温，味酸、涩。
功　能	涩肠止泻，止血，驱虫。
主　治	久泻，久痢，便血，脱肛，崩漏，带下，虫积腹痛。
用　法	用量 3~9g。

化学成分　　含石榴皮素(granatin)、鞣花酸(ellagic acid)、白桦脂酸(betulic acid)、熊果酸（ ursolic acid ）、异槲皮苷（ isoquercitrin ）等。

药　　理　　对金黄色葡萄球菌、溶血性链球菌、霍乱弧菌、痢疾杆菌、伤寒及副伤寒杆菌、变形杆菌、大肠杆菌、铜绿假单胞菌、结核杆菌均有明显的抑制作用；对多种致病真菌也有抑制作用；能够抗病毒。此外还有减少受孕率及促进血液凝固的作用。

验方　　①久泄久痢：石榴皮 9g，煎汤服；或炒后研末服。②细菌性痢疾：石榴皮 9g，黄连 8g，马齿苋 30g，水煎服。③脱肛：石榴皮 30g，五倍子 9g，白矾 3g，水煎洗患处，或研末，清洗肛门后外敷。

172 代代花枳壳

Citri Aurantii Amarae Fructus

英文名： Bitter Orange Fruit
别　名： 代代、代代圆、苏枳壳。
来　源： 芸香科植物代代花 *Citrus aurantium* L. var. *amara* Engl. 的未成熟果实。

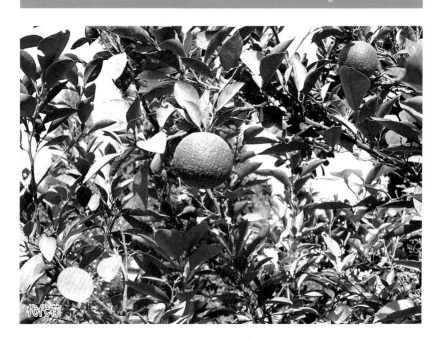

代代花

植物形态

常绿小乔木，枝疏生短棘刺，嫩枝有棱角。叶椭圆形至卵状椭圆形，长5~10cm，宽2.5~5cm；叶柄长2~2.5cm，叶翼倒心形。总状花序；花萼5裂，裂片卵圆形；花白色，花瓣5，长2~2.5cm；雄蕊21~24，常3~5枚结合。果实扁圆形，直径7~8cm，不芳香。花期5~6月，果成熟期12月。栽培于低山或丘陵地带。

采　制

7~8月摘取未成熟的绿色果实，自中部横切为两半，晒干或烘干。药材产于江苏、浙江。

性　状

加工后药材呈半球形，直径3~4cm。表面绿黄色或灰黄棕色，有网状皱纹，果柄基有残存宿萼；外层果皮厚0.5~1cm，略向外翻，瓤囊9~11瓣，每瓣有未熟种子1至数粒，中轴宽4~8mm。味苦、酸。

代代花枳壳

性　味	性微寒，味苦、酸。
功　能	行气宽中，消食，化痰。
主　治	胸腹满闷胀痛，食积不化，痰饮，脱肛。
用　法	用量3~9g。

化学成分	含挥发油，主要为柠檬烯，并含癸醛、壬醛、十二烷酸、乙酸芳樟酯（linalyl acetate）、乙酸橙花酯（nerolyl acetate）、乙酸牻牛儿酯（geranyl acetate），另含橙皮苷（hesperidin）、新橙皮苷（neohesperidin）等。
药　理	有升压和强心作用。

验方

①慢性胃炎痞闷饱胀：枳壳、石菖蒲根、小茴香（炒）各30g，白酒1kg，浸泡10日后可用，每日2次，餐后适量饮服。②子宫脱垂：枳壳、蓖麻根各9g，水煎，兑鸡汤服，每日2次。③风疹瘙痒不止：枳壳9g，去瓤，麸炒微黄，为末，每次服0.6g。

173

Trichosanthis Fructus

瓜　蒌

英文名： Snakegourd Fruit
别　名： 天瓜、苦瓜、山金匏、药瓜皮。
来　源： 葫芦科植物栝楼 *Trichosanthes kirilowii* Maxim. 或双边栝楼 *Trichosanthes rosthornii* Harms 的果实。

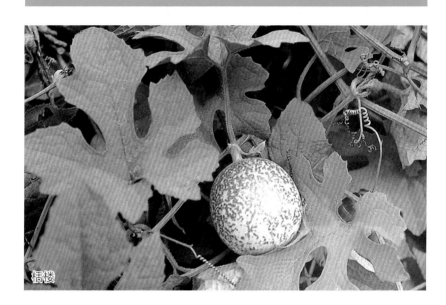

栝楼

植物形态

多年生草质藤本。茎有棱线，卷须 2~3 歧。叶互生，叶片宽卵状心形，长宽相近，5~14cm，3~5 浅裂至深裂，边缘常再分裂，小裂片较圆，两面稍被毛。雄花生于上端1/3处，3~8 朵成总状花序，有时单生，萼片线形，花冠白色，裂片扇状倒三角形，先端流苏长 1.5~2cm；雌花单生，花梗长约 6cm。果实椭圆形至球形，长 7~11cm，果瓤橙黄色。种子扁椭圆形。花期 6~8 月，果期 9~10 月。生于山坡、草丛、林缘半阴处。

采　制

秋末果实变为淡黄时采收，悬挂通风处阴干。药材主产于山东、河南、河北。

性　状

果实卵圆形或类球形，长 7~15cm，直径 6~10cm。表面深橙黄色至橙红色，皱缩或较平滑，顶端有残存花柱基，基部有果梗残迹。质脆，易破开，果皮稍厚，内表面黄白色，果瓤橙黄色，与多数种子黏结成团。气如焦糖，味微酸、甜。

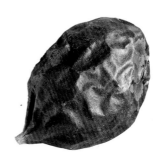

瓜蒌

性　味	性寒，味甘、微苦。
功　能	清热涤痰，宽胸散结，润肠。
主　治	肺热咳嗽，痰浊黄稠，胸痹心痛，乳痈，肺痈，肠痈肿痛。
用　法	用量 9~15g。不宜与川乌、制川乌、草乌、制草乌、附子同用。

化学成分　果实含三萜皂苷、氨基酸、糖类、有机酸；种子含油酸、亚油酸及甾醇类化合物。

药　理　具有扩张心脏冠状动脉，增加冠状动脉血流量的作用；对急性心肌缺血有明显的保护作用；对离体绒毛膜癌细胞增殖和人类免疫缺陷病毒（HIV）具有强烈的抑制作用；对糖尿病有一定的治疗作用；能增强机体的免疫功能；具有抗溃疡、抗菌及抗衰老等作用。

验方

①痰热咳喘，咳痰黄稠：瓜蒌、浙贝母、桑白皮各 10g，胆南星 6g，鱼腥草 15g，水煎服。②冠心病胸闷心痛：瓜蒌、薤白、丹参各 12g，川芎、赤芍各 10g，水煎服。③胸脘痞满：瓜蒌 15g，半夏、黄连各 6g，水煎服。

附　注　栝楼根即天花粉，含天花粉蛋白，能清热生津、消肿排脓。天花粉蛋白纯品可用于中期引产、抗早孕。

174

Benincasae Exocarpium

冬瓜皮

英文名： Chinese Waxgourd Peel
别　名： 白皮。
来　源： 葫芦科植物冬瓜 *Benincasa hispida*（Thunb.）Cogn. 的外层果皮。

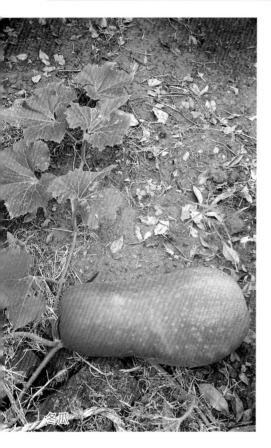

冬瓜

植物形态

一年生攀缘草本，多分枝，枝蔓粗壮，全体有白色刚毛；卷须 2~3 歧。叶片心状卵形，长宽均为 10~25cm，通常 5~7 浅裂，裂片三角形或卵形，先端短尖，边缘有波状齿或钝齿。雌、雄花均单生于叶腋，黄色；花萼裂片三角状卵形，绿色，边缘有锯齿或波状裂，叶状，反折。果实长椭圆形，长 25~60cm，直径 20~30cm，幼时绿色，表面密被针状毛，成熟后有一层白色的蜡质粉末，果肉肥厚纯白，疏松多汁。种子卵形，白色或黄白色，扁平有窄缘。花期 6~9 月，果期 7~10 月。各地均有栽培。

采　制

食用冬瓜时，洗净，削取外层果皮，晒干。

性　状

外层果皮为不规则碎片，常向内卷曲，大小不一。外表面灰绿色或黄白色，被有白霜，有的较光滑不被白霜；内表面较粗糙，有的可见筋脉状维管束。体轻，质脆。气微，味淡。

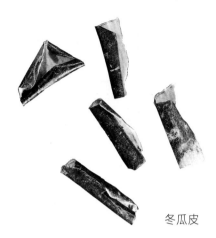

冬瓜皮

性　味	性凉，味甘。	
功　能	利尿消肿。	
主　治	水肿胀满，小便不利，暑热口渴，小便短赤。	
用　法	用量 9~30g。	

化学成分　含蜡类及树脂类物质。瓤含胡芦巴碱、腺嘌呤等。

药　理　给非肾性水肿恢复期患者内服冬瓜皮煎剂 60g，并饮水 1000ml，在服药后 2 小时内排出尿量较对照组显著增加，2~4 小时之内则较对照组减少，由此实验可证明冬瓜皮具有利尿的作用。

验方　①夏日暑热口渴，小便短赤：冬瓜皮、西瓜皮各等量，水煎代茶饮。②肾小球肾炎小便不利，全身水肿：冬瓜皮、西瓜皮、白茅根各18g，玉米须12g，赤小豆90g，水煎，每日1剂，分3次服。③乳汁不通：冬瓜皮30g，加鲜鲤鱼（洗净，去肠杂），同炖服。

附　注　冬瓜的种子亦入药，有清热化痰、消痈排脓、利湿等功效。

175

Luffae Fructus Retinervus

丝瓜络

英文名： Vegetable Sponge of Luffa
别　名： 丝瓜筋、丝瓜布。
来　源： 葫芦科植物丝瓜 *Luffa cylindrica*（L.）Roem. 果实的维管束。

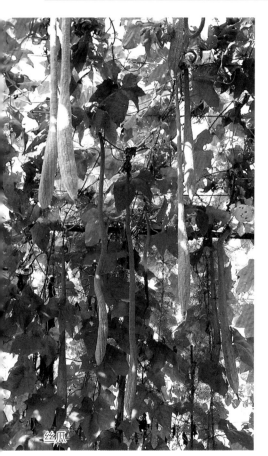

丝瓜

植物形态

一年生攀缘草本。茎有5棱，光滑或棱上有粗毛；卷须通常3歧。叶片掌状5裂，裂片三角形或披针形，先端渐尖，边缘有锯齿，两面均光滑无毛。雄花的总状花序有梗，长10~15cm，花瓣分离，黄色或淡黄色，倒卵形，长约4cm；雌花的花梗长2~10cm。果实长圆柱形，长20~50cm，直或稍弯，下垂，无棱角，表面绿色，成熟时黄绿色至褐色，果肉内有强韧的纤维如网状。种子椭圆形，扁平，黑色，边缘具膜质狭翅。花、果期8~10月。全国各地均有栽培。

采　制

夏、秋二季果实成熟、果皮变黄、内部干枯时采摘，除去外皮及果肉，洗净，晒干，除去种子。

性　状

药材由丝状维管束交织而成，多呈长棱形或长圆筒形，略弯曲，长 30~70cm，直径 7~10cm。表面淡黄白色。体轻，质韧，有弹性，不能折断。横切面可见子房 3 室，呈空洞状。气微，味淡。

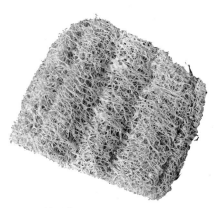

丝瓜络

性　味	性平，味甘。
功　能	通络，活血，祛风，下乳。
主　治	痹痛拘挛，胸胁胀痛，乳汁不通，乳痈肿痛。
用　法	用量 5~12g。

化学成分　含木聚糖（xylan）、甘露聚糖（mannan）、半乳聚糖（galactan）等。

药　理　有通经络的作用，临床可用于治疗冠心病；有利尿作用，能增加尿量、促进尿酸排出，因此可以用来治疗痛风。此外还有解热、祛痰、抗炎等功效。

验方　①风湿关节痛：丝瓜络 9g，忍冬藤 24g，威灵仙 12g，鸡血藤 15g，水煎服。②乳少不通：丝瓜络 30g，无花果 60g，炖猪蹄或猪肉服。

176

Kochiae Fructus
地肤子

英文名：Belvedere Fruit
别　名：扫帚菜子、扫帚子。
来　源：藜科植物地肤 *Kochia scoparia*（L.）Schrad. 的果实。

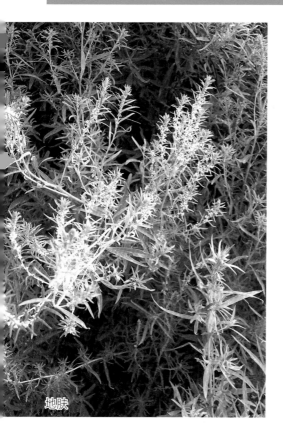

地肤

植物形态

一年生草本，高达 1.5m。茎直立，多分枝，淡绿色或浅红色，有短柔毛。叶互生，线形或披针形，长 2~5cm，宽 0.3~0.7cm。花小，两性或雌性，单生或 2 朵生于叶腋；花被片 2，黄绿色；雄蕊 5；子房上位，1 室。胞果扁球形，包于宿存花被内。花期 7~9 月，果期 8~10 月。生于山野荒地、田野、路旁，或庭园栽培。

性　味	性寒，味辛、苦。
功　能	清热利湿，祛风止痒。
主　治	小便涩痛，阴痒带下，风疹，湿疹，皮肤瘙痒。
用　法	用量 9~15g。外用适量，煎汤熏洗。

采　制

秋季果实成熟时采收植株，晒干，打下果实。药材产于河北、山西、山东、河南、江苏。

性　状

果实呈扁球状五角星形，直径1~3mm。外被宿存花被，表面灰绿色或浅棕色，周围具膜质小翅5枚，背面中心有微突起的点状果梗痕及放射状脉纹5~10条；剥离花被，可见膜质果皮，半透明；种子扁卵形，长约1mm，黑色。气微，味微苦。

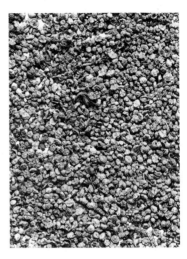

地肤子

化学成分	含齐墩果酸（oleanolic acid）、地肤子皂苷Ⅰc（momordin Ⅰc）及黄酮类成分。
药　理	水浸剂在试管内对许兰黄癣菌、奥杜盎小孢子菌和星形奴卡菌等常见致病性皮肤真菌有不同程度的抑制作用；能够抑制单核巨噬系统的吞噬能力及迟发型超敏反应。

验方

①尿急、尿痛、小便不利：地肤子、车前子、滑石各15g，关木通6g，甘草3g，水煎服。②湿疹、带下阴痒：地肤子、蛇床子、白鲜皮、苦参各30g，白矾15g，水煎，熏洗患处，每日2次。③风疹瘙痒：地肤子、荆芥各15g，蝉蜕6g，生地黄20g，水煎服。

Citrulli Exocarpium

西瓜皮

英文名： Watermelon Peel
别　名： 西瓜翠衣。
来　源： 葫芦科植物西瓜 *Citrullus lanatus*（Thunb.）Matsumu. et Nakai 的外层果皮。

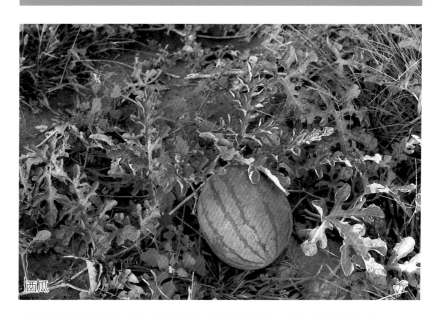

西瓜

植物形态

一年生蔓生草本。茎有长毛，卷须 2 歧分裂。叶片宽卵形至卵状长椭圆形，长 8~10cm，宽 5~15cm，3 深裂，中间裂片较长，两侧裂片较短，各裂片的边缘再呈不规则的羽状深裂；叶柄有长毛。花单性；花冠黄色，裂片卵状长椭圆形，外面有长毛。果实圆形或长椭圆形，外皮平滑，果肉厚而多汁，味甜。花期 4~7 月，果期 7~8 月。全国各地均有栽培。

采　制

7~8 月收集西瓜皮，削去内层柔软部分，晒干；也有将外面青皮剥去，仅取其中间部分。

性　状

干燥果皮薄而卷曲，呈筒状或不规则形，大小不一，外表面黄色、黄绿色或黑棕色；内表面有网状的维管束线纹。质脆，易折断。除去外层青皮者，呈不规则的条块状，皱缩而卷曲，表面灰黄色，有明显皱纹及网状维管束。气微，味淡。

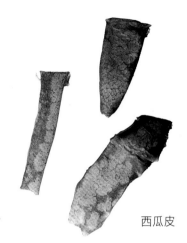

西瓜皮

性　味	性凉，味甘。
功　能	清暑解热，止渴，利小便。
主　治	暑热烦渴，小便短少，水肿，口舌生疮。
用　法	用量 15~30g。

化学成分	果皮含蜡质及糖。果汁含瓜氨酸、甜菜碱、苹果酸、果糖、葡萄糖、蔗糖、番茄红素、维生素 C 等。
药　理	西瓜皮中所含的瓜氨酸能增进大鼠肝中的尿素形成，从而具有利尿作用，可以用以治疗肾炎水肿、肝病黄疸及糖尿病；此外还有解热、促进伤口愈合以及促进人体皮肤新陈代谢的功效。

验方

①夏日暑热口渴，小便短赤：西瓜皮切碎，水煎代茶饮。②烧烫伤：西瓜皮适量，烧灰研细，香油调匀，搽患处。③小儿流涎属热证者，口水黏稠，口角潮红糜烂：西瓜皮 50g，淡菜 20g，放入锅内加清水 400ml，煮至 150ml，去渣，加入冰糖 24g 溶化，凉后即可随意服用，每日 1~2 剂，连服 7~10 日。

178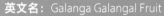

Galangae Fructus

红豆蔻

英文名： Galanga Galangal Fruit
别　名： 山姜子、红扣。
来　源： 姜科植物大高良姜 *Alpinia galanga* Willd. 的果实。

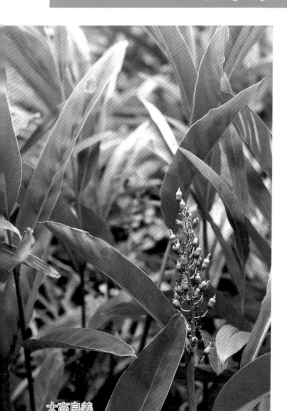

大高良姜

植物形态

多年生草本，高1~2m，叶2列，狭长椭圆形，长30~60cm，宽8~14cm，先端急尖，两面无毛或背面有长柔毛；叶柄细短；叶鞘抱茎。圆锥花序顶生，花序轴密生短毛；花绿白色，花萼筒状，长4~8mm，3裂；花冠筒长6~10mm，裂片矩圆形，长12~16mm，先端呈兜状；唇瓣倒卵状匙形，先端深2裂，边缘具缺刻，白色，具浅粉红色条纹。蒴果椭圆形，肉质，熟时橘红色。花期6~7月，果期7~8月。生于山谷草丛或林下。

性　味	性温，味辛。
功　能	燥湿散寒，醒脾消食。
主　治	脘腹冷痛，食积胀满，呕吐泄泻，饮酒过多。
用　法	用量 3~6g。

采 制

秋季果实变红时采收，除去杂质，阴干。药材产于广东、广西、云南、台湾。

性 状

果实呈长球形，中部略细，长0.7~1.2cm，直径0.5~0.7cm。表面红棕色或暗红色，略皱缩，顶端有黄白色管状宿萼，基部有果梗痕。果皮薄，易破碎。种子6，扁圆形或三角状多面形，黑棕色或红棕色，外被黄白色膜质假种皮，胚乳灰白色。气香，味辛辣。

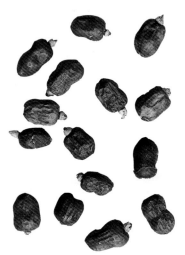

红豆蔻

| 化学成分 | 含挥发油,油中含1'-乙酰氧基胡椒酚乙酸酯(1'-acetoxychavicol acetate)、1'-乙酰氧基丁香酚乙酸酯 (1'-acetoxyeugenol acetate)、丁香烯环氧物 (caryophyllene oxide)、丁香醇（caryophyllenol）等。 |

药 理　有祛风、健胃作用，常用于治疗消化道疾病、呕吐、腹泻等病症；其挥发油成分有抗溃疡、抑制黄嘌呤氧化酶活性、抗肿瘤活性及抗病毒作用。此外，试验表明其有解痉作用。

验方　①胃寒疼痛（包括慢性胃炎、神经性胃痛）：红豆蔻3g，研末，每次服1g，红糖汤送服，每日3次。②胃、十二指肠溃疡：红豆蔻、连翘、鸡内金各9g，黄连4.5g，水煎服。③慢性支气管炎咳痰不爽：红豆蔻3g，莱菔子、紫苏子各6g，水煎，每日2次。

Zanthoxyli Pericarpium

179 花 椒

英文名： Bunge Pricklyash Peel
别　名： 川椒、红椒、蜀椒、大红袍。
来　源： 芸香科植物花椒 *Zanthoxylum bungeanum* Maxim. 或青椒 *Zanthoxylum schinifolium* Sieb. et Zucc. 的果皮。

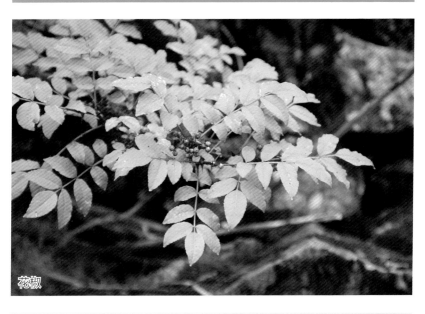

花椒

植物形态

高大灌木或小乔木。小叶 5~11，卵形、椭圆形至广卵圆形，长 1.5~7cm，宽 0.8~3cm，边缘有细圆锯齿，齿缝处有粗大透明腺点；叶轴具狭翅，下面生有向上升的小皮刺。花序顶生；花被片 4~8；雄花雄蕊 5~7；雌花心皮 4~6。果成熟时红色至紫红色，密生疣状突起的油点。花期 3~5 月，果期 7~10 月。生于山坡灌木丛中或向阳地、路旁。

采　制

秋季采收成熟果实，晒干，除去种子及杂质。药材主产于四川、陕西、河北。

性　状

菁葖果多单生，偶有 2 个，罕为 3 个并生，直径 4~5mm，果皮由腹面开裂或背面亦稍开裂；外表面红紫色或红棕色，极皱缩，散有多数疣状突起的油点，直径 0.5~1mm；内果皮淡黄色，常由基部与外层果皮分离并向内反卷。香气浓，味麻辣而持久。

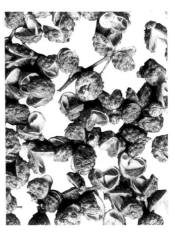

花椒（药材）

性　味	性温，味辛。
功　能	温中止痛，杀虫止痒。
主　治	脘腹冷痛，呕吐泄泻，虫积腹痛，蛔虫病；外治湿疹瘙痒。
用　法	用量 3~6g。外用适量，煎汤熏洗。

化学成分	含挥发油，油中主成分为柠檬烯(limonene)、月桂烯(myrcene)、β-罗勒烯（β-ocimene）。另含香草木碱（kokusaginine）、茵芋碱（skimmianine）、脱肠草素（hernaiarin）等。
药　理	有抗实验性胃溃疡作用，并对肠平滑肌运动有双向作用；给大鼠分别灌服花椒水提取物或醚提取物，都能预防电刺激颈动脉引起的血栓形成。此外还有抗腹泻、保肝、镇痛、抗炎、局部麻醉、抑菌和杀疥螨作用。

验方	①胃脘冷痛，得温则减：花椒、干姜各 6g，党参 12g，水煎温服。②寒湿吐泻：花椒、草豆蔻、砂仁各 6g，苍术 10g，水煎服。③蛔虫病腹痛：花椒、干姜各 6g，乌梅 12g，黄连 8g，水煎服。

180

Xanthii Fructus

苍耳子

英文名： Siberian Cocklebur Fruit
别　名： 野茄子、刺儿棵、疔疮草、粘粘葵。
来　源： 菊科植物苍耳 *Xanthium sibiricum* Patr. 的带总苞的果实。

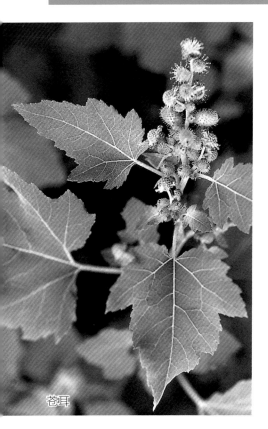

苍耳

植物形态

一年生草本，高 30~90cm。茎粗糙，有短毛。叶互生，三角状卵形，长 6~10cm，宽 5~10cm，先端锐尖，基部心形，边缘有缺刻或 3~5 浅裂，有不规则粗锯齿，两面有粗毛；叶柄长 3~11cm。头状花序顶生或腋生，雌雄同株；雄花序在上，球形，花冠筒状，5 齿裂；雌花序在下，卵圆形，外面有钩刺和短毛。花期 7~10 月，果期 8~11 月。生于荒地、山坡等干燥向阳处。分布于全国各地。

采　制

秋季果实成熟时采收，干燥，除去梗、叶等杂质。生用或炒用。

性　味	性温，味辛、苦；有毒。
功　能	散风除湿，通鼻窍。
主　治	风寒头痛，鼻渊流涕，风疹瘙痒，湿痹拘挛。
用　法	用量 3~9g。

性　状

本品呈纺锤形或椭圆形，长 1~1.5cm，直径 0.4~0.7cm。表面黄棕色或黄绿色，有钩刺。顶端有 2 枚粗刺，基部有梗痕。质硬而韧，横切面中央有纵隔膜 2 室，各有 1 枚瘦果。瘦果呈纺锤形，一面较平坦，顶端具 1 突起的花柱基，果皮薄，灰黑色，具纵纹。种皮膜质，浅灰色，子叶 2 枚，有油性。气微，味微苦。

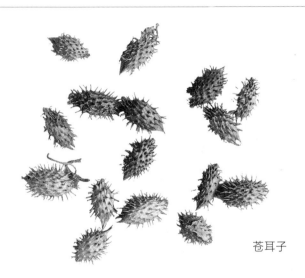

苍耳子

化学成分	含苍耳苷（xanthostrumarin）、绿原酸。叶含苍耳醇（xanthanol）、异苍耳醇（isoxanthanol）、苍耳酯（xanthumin）等。
药　　理	煎剂对金黄色葡萄球菌有一定的抑制作用；丙酮或乙醇提取物对红色毛癣菌也有抑制作用。

验方　①风邪头痛：苍耳子、白芷、防风各 9g，水煎服。②鼻塞不闻香臭：苍耳子 3g，研末，湿棉花蘸末塞入鼻腔。③风湿痹痛：苍耳子（或全草）9g，威灵仙、川芎各 8g，水煎服或浸酒服。

Amomi Fructus Rotundus

豆 蔻

英文名： Round Cardamom Fruit
别　名： 白豆蔻、圆豆蔻、原豆蔻、扣米。
来　源： 姜科植物白豆蔻 *Amomum kravanh* Pierre ex Gagnep. 或爪哇白豆蔻 *Amomum compactum* Soland ex Maton 的果实。

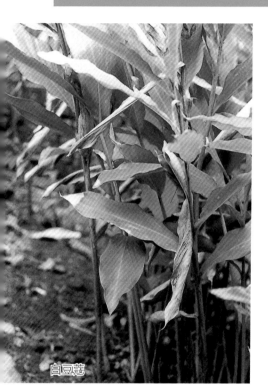

白豆蔻

植物形态

多年生草本，高 2~3m。叶披针形，长 40~60cm，宽 5~9cm，顶端尾尖，两面光滑无毛，近无柄，叶鞘口及叶舌密被长粗毛。花序自靠近茎基处的根茎上抽出，花序轴不分枝，花序呈圆柱形，长 8~11cm；苞片覆瓦状排列；花萼白里透红；花冠白色；唇瓣椭圆形，白色，中肋稍厚，黄色，先端钝圆，2 浅裂。花期 5 月，果期 6~8 月。生于山沟阴湿处；我国多栽培于树荫下。

性 味	性温，味辛。
功 能	化湿消痞，行气温中，开胃消食。
主 治	湿浊中阻，不思饮食，湿温初起，胸闷不饥，寒湿呕逆，胸腹胀痛，食积不消。
用 法	用量 3~6g，入煎剂宜后下。

采制

秋季果实成熟时采收，用时除去果皮，取种子打碎。药材主产于泰国，其次为柬埔寨与泰越边界地区；我国云南、海南、广西、广东有少量引种栽培。

性状

果实呈类球形，直径 1.2~1.8cm。表面黄白色至淡黄棕色，有 3 条较深的纵向槽纹，顶端有突起的柱基，两端均具有浅棕色绒毛。果皮体轻，质脆，易纵向裂开，内分 3 室，每室含种子约 10 粒。种子呈不规则多面体，直径 3~4mm，表面暗棕色，有皱纹，并被有残留的假种皮。气芳香，味辛凉略似樟脑。

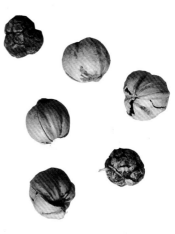

豆蔻

化学成分　含挥发油，油中主成分为 d- 龙脑（d-borneol）、d- 樟脑（d-camphor）、桉油精（cineole），并含蒎烯、莰烯、伞花烃等。

药理　种子应在临用前磨碎，有良好的芳香健胃作用；所含的挥发油对豚鼠实验性结核，能增强小剂量链霉素的作用。此外还有镇静的功效。

验方　①胃冷恶心（进食即想吐）：豆蔻 3 枚捣细，温酒送服，数服以后即见效。②突然恶心：取豆蔻细嚼止吐。③小儿吐乳：豆蔻、砂仁各 10g，生甘草、炙甘草各 6g，共研为末，取少许常抹入小儿口中。④反胃：豆蔻、砂仁各 10g，丁香 5g，水煎，加姜汁适量，慢慢含咽。

Forsythiae Fructus

连　翘

英文名： Weeping Forsythia Capsule
别　名： 黄花条、落翘。
来　源： 木犀科植物连翘 *Forsythia suspensa*（Thunb.）Vahl 的果实。

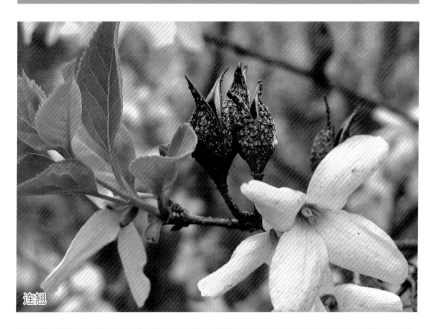

连翘

植物形态

落叶灌木，高 2~4m。枝条下垂，有四棱，髓中空。叶对生，卵形至椭圆状卵形，长 6~10cm，宽 2~5cm，先端锐尖，边缘有锯齿，一部分形成羽状三出复叶。花先叶开放，单生于叶腋；花萼 4 深裂；花冠金黄色，4 裂，内有红色条纹；雄蕊 2，着生于花冠筒基部。蒴果卵圆形，表面散生瘤点。花期 3~5 月，果期 7~8 月。生于山野荒坡，或栽培。

采　制

秋季果实初熟略带绿色时采收，蒸熟，晒干，习称"青翘"；果实熟时采收，晒干，习称"老翘"。药材主产于山西　河南、陕西。

性　状

果实呈长卵形至卵形，长 1.5~2.5cm，直径 0.5~1.3cm。表面有不规则的纵皱纹及多数凸起的小斑点，两面各有 1 条明显的纵沟。顶端锐尖。青翘多不开裂，表面绿褐色，凸起的灰白色小斑点较少；质硬；种子多数，黄绿色，细长。老翘自顶端开裂或裂开两瓣，表面黄棕色或红棕色，内表面多为浅黄棕色，平滑，具一纵隔；质脆；种子棕色，多已脱落。气微香，味苦。

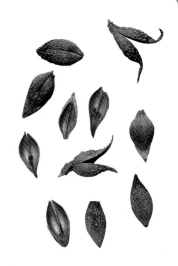

连翘（药材）

性　味	性微寒，味苦。
功　能	清热解毒，消肿散结。
主　治	痈疽，瘰疬，乳痈，丹毒，风热感冒，温病初起，温热入营，高热烦渴，神昏发斑，热淋尿闭。
用　法	用量 6~15g。

化学成分　含连翘苷（forsythin）、连翘酯苷 A（forsythiaside A）、连翘酚（forsythol）、罗汉松脂酸苷（matairesinoside）、牛蒡子苷（arctin）、白桦脂酸（betulinic acid）、β－蒎烯（β-pinene）等。

药　理　有广谱的抗菌作用，煎剂对痢疾杆菌、鼠疫杆菌、人型结核杆菌均有抑制作用；连翘酚对金黄色葡萄球菌、对志贺痢疾杆菌均有较强的抑制作用。

验方　①热毒疮痈，红肿热痛：连翘、金银花各 10g，紫花地丁 15g，水煎服。②咽喉肿痛：连翘、黄芩各 10g，玄参、板蓝根各 15g，水煎服。③瘰疬：连翘 15g，夏枯草、玄参各 30g，水煎服。

Euodiae Fructus

吴茱萸

英文名： Medicinal Evodia Fruit
别　名： 曲药子、伏辣子、茶辣、臭泡子。
来　源： 芸香科植物吴茱萸 *Euodia rutaecarpa* （ Juss. ） Benth. 的近成熟果实。

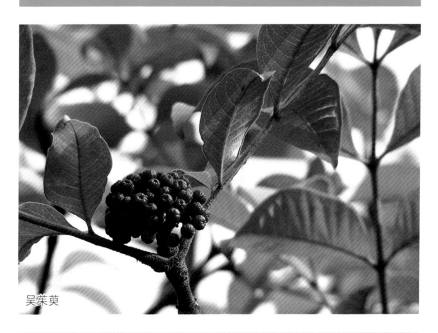

吴茱萸

植物形态

灌木或小乔木，高 2.5~8m。幼枝、叶轴、叶柄及花序均被黄褐色长柔毛。羽状复叶对生；小叶 5~11，长椭圆形或卵状椭圆形，长 5~14cm，宽 2~6cm，上面疏生毛，下面密被白色长柔毛，有透明腺点。花单性异株，密集成顶生的圆锥花序。蓇葖果紫红色，有粗大腺点，每果含种子 1 粒。花期 6~8 月，果期 9~10 月。生于温暖地带的山地、路旁或疏林下。

采　制

8~11 月果实尚未开裂时，剪下果枝，晒干或低温干燥，除去枝、叶、果梗等。药材产于广东、广西、贵州、云南、四川、陕西、湖南、湖北、福建、浙江、江西。

性　状

果实类球形或略呈五角状扁球形，直径 2~5mm。表面暗黄绿色至褐色，粗糙，有多数点状突起或凹下的油点。顶端有五角星状的裂隙，基部残留被有黄色茸毛的果梗。质硬而脆。种子淡黄色。气芳香浓郁，味辛辣而苦。

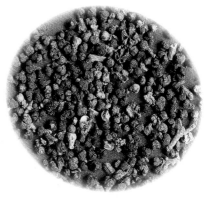

吴茱萸（药材）

性　味	性热，味辛、苦；有小毒。
功　能	散寒止痛，降逆止呕，助阳止泻。
主　治	厥阴头痛，寒疝腹痛，寒湿脚气，经行腹痛，脘腹胀痛，呕吐吞酸，五更泄泻。
用　法	用量 1.5~4.5g 。外用适量。

化学成分	含吴茱萸碱（evodiamine）、吴茱萸次碱（rutaecarpine）、吴茱萸喹酮碱（evocarpine）、羟基吴茱萸碱（rhetsimine）、吴茱萸内酯醇（evodol）、柠檬苦素等。
药　理	对猪蛔虫有较显著的驱除作用；对霍乱弧菌、絮状表皮癣菌及奥杜盎小孢子菌等皮肤真菌有不同的抑制作用；大量吴茱萸对中枢有兴奋作用，并可引起视力障碍、错觉等。此外还有镇痛、升高体温、轻度影响呼吸与血压等作用。

验方

①寒疝腹痛：吴茱萸、乌药各 4.5g，川楝子、小茴香各 10g，水煎服。
②呕吐吞酸：吴茱萸 4.5g，黄连 2g，水煎少量频服。③五更泄泻：吴茱萸、五味子各 4.5g，肉豆蔻 10g，补骨脂 8g，水煎服。

184

Citri Sarcodactylis Fructus

佛 手

英文名： Finger Citron
别　名： 九爪木、五指柑。
来　源： 芸香科植物佛手 *Citrus medica* L. var. *sarcodactylis* Swingle 的果实。

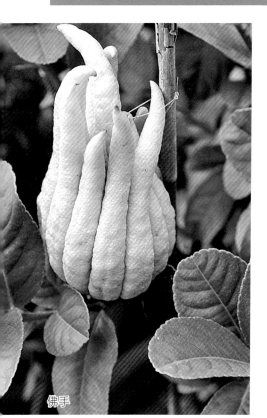

佛手

植物形态

常绿小乔木或灌木。老枝灰绿色，幼枝微带紫红色，有短硬刺。叶互生，革质，长圆形或倒卵状长圆形，长 8~15cm，宽 3.5~6.5cm，先端钝圆，有时微凹，基部圆或呈楔形，边缘有浅锯齿，具有透明油点；叶柄短，无翅。花杂性，单生、簇生或成总状花序；花萼杯状，4~5 裂；花瓣 4~5，白色，外面有淡紫色晕斑；雄蕊 30~50。果卵形或长圆形，顶端裂瓣如拳或指状，表面粗糙，橙黄色。花期初夏，果期 10~12 月。分布于广东、四川、广西、福建、云南、安徽；我国南部多有栽培。

性 味	性温，味辛、苦、酸。
功 能	疏肝理气，和胃止痛，燥湿化痰。
主 治	肝胃气滞，胸胁胀痛，胃脘痞满，食少呕吐，咳嗽痰多。
用 法	用量 3~9g。

采　制

秋季果实尚未变黄或变黄时采收，纵切成薄片，晒干或低温干燥。

性　状

果实呈类椭圆形或卵圆形的薄片，常皱缩或卷曲。长 6~10cm，宽 3~7cm，厚 0.2~0.4cm。顶端稍宽，常有 3~5 个手指状的裂瓣，基部略窄。外皮黄绿色或橙黄色，有皱纹及油点。果肉浅黄白色，散有凹凸不平的线纹或点状维管束。质硬而脆，受潮后柔韧。气香，味微甜而后苦。

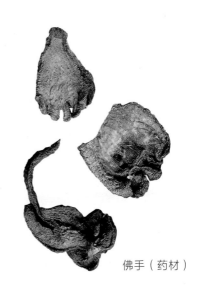

佛手（药材）

化学成分	含挥发油和黄酮。挥发油主成分为枸橼醛（citral）、牻牛儿醇（geraniol）、芳樟醇（linalool）、邻氨基苯甲酸甲酯（methylanthranilate）；黄酮苷有柚皮苷（naringin）、新橙皮苷（neohesperidin）等。
药　理	醇提取物对离体大鼠肠管及兔、猫在体肠管均有明显的抑制作用，有解除平滑肌痉挛的作用；有理气化痰之效，可能与其所含挥发油有关；有一定止血作用；有抑制心脏、降低血压及健胃作用。
验方	①慢性胃炎胃脘胀痛：鲜佛手20g，开水冲泡，代茶饮；或佛手、延胡索各 6g，水煎服。②食欲不振，脘腹痞满：佛手、陈皮各 6g，麦芽、神曲各 10g，水煎服。③慢性支气管炎咳嗽痰多：佛手、姜半夏各 8g，水煎服。

185

Phyllanthi Fructus

余甘子

英文名： Emblic Leafflower Fruit
别　名： 油甘子、橄榄子、滇橄榄、牛甘子。
来　源： 大戟科植物余甘子 *Phyllanthus emblica* L. 的果实。

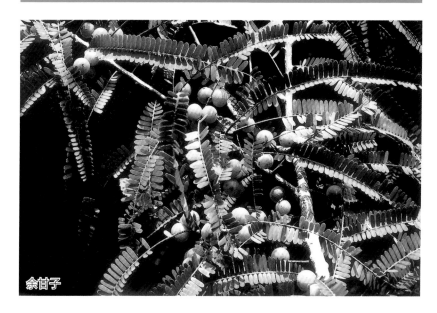

余甘子

植物形态

落叶小乔木或灌木。叶互生，排成明显的 2 列，极似羽状复叶；叶片线状长圆形，长 1~2cm，全缘，边缘常背卷。花小，黄色，单性同株，3~6 朵簇生于叶腋；萼片 5~6，无花瓣；雄花具柄，雄蕊 3~5；雌花近无柄，子房 3 室，半藏于一环状花盘内。果实肉质，扁圆而稍带 6 棱，熟时黄白色，味酸微涩，食后有甜味。花期 3~4 月，果期 10~11 月。生于荒山坡地、疏林或草丛中。

采　制

冬季至次春果实成熟时采收，除去杂质，干燥。药材主产于云南。

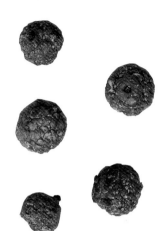

性　状

果实呈球形或扁球形，直径 1.2~2cm。表面棕褐色至墨绿色，有浅黄色颗粒状突起，具皱纹及不明显的 6 棱，果梗长约 1mm。外果皮厚 1~4mm，质硬而脆。内果皮黄白色，硬核样，表面略具 6 棱，背缝线的偏上部有数条维管束，干后可裂成 6 瓣，种子 6，近三棱形，棕色。气微，味酸涩，回甜。

余甘子（药材）

性　味	性凉，味甘、酸、涩。
功　能	清热凉血，消食健胃，生津止咳。
主　治	血热血瘀，肝胆病，消化不良，腹痛，咳嗽，喉痛，口干。
用　法	用量 3~9 g，多入丸散服。

化学成分　含大量鞣质，其中有诃子酸（chebulinic acid）、诃黎勒酸（chebulagic acid）、鞣云实素（corilagin）、诃子裂酸（chebulic acid）等。另含余甘子酸（phyllemblic acid）、余甘子酚（emblicol）等。

药　理　对金黄色葡萄球菌、枯草杆菌、霍乱弧菌等显现出抑菌效果；对提高人体红细胞超氧化物歧化酶（SOD）活性有十分显著的作用，可增强机体的抗氧化能力；具有抗病毒、降脂减肥、降压、促进消化等作用。

验方　①感冒发热，咽喉疼痛：余甘子 20 枚，生食；或余甘子 20 枚，岗梅根、金银花、连翘各 30g，水煎服，每日 2 次。②维生素 C 缺乏症：余甘子 10~30 枚，水煎服。③高血压：余甘子 5~8 枚，生食，每日 2 次。

Elaeagni Angustifoliae Fructus

沙　枣

英文名： Russianolive Fruit
别　名： 四味果、银柳。
来　源： 胡颓子科植物沙枣 *Elaeagnus angustifolia* L. 的果实。

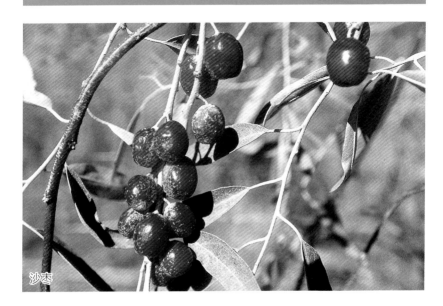

沙枣

植物形态

落叶乔木或小乔木，高 5~10m，无刺或具刺，刺长 30~40mm，呈红棕色。幼枝密被银白色鳞片，老时脱落，呈栗褐色。单叶互生，具银白色纤细的柄；叶片薄纸质，长圆状披针形，长 3~7cm，宽 1~1.3cm，基部楔形，全缘，顶端钝尖或钝形，上面幼时具银白色圆形鳞片，后部分脱落，下面灰白色，密被银白色鳞片，有光泽。1~3 花簇生于小枝下部的叶腋，花银白色，密被银白色鳞片，芳香；萼筒钟形，上端 4 裂，裂片宽卵形或卵状长圆形；雄蕊 4。果椭圆形，粉红色，密被银白色鳞片，果肉粉质，乳白色。花期 5~7 月，果期 8~10 月。生于山地、平原、沙滩、荒漠，栽培或野生。

采 制

果熟时采摘。药材产于新疆、甘肃、陕西、内蒙古。

性 状

果实呈矩圆状椭圆形或近球形，长 1~2.5cm，
直径 0.7~1.5cm。表面黄色、黄棕色或红棕色，
具光泽，被稀疏银白色鳞毛，一端具果柄或果
柄痕，两端各有放射状短沟纹 8 条，密被鳞毛。
果肉淡黄白色，疏松，细颗粒状。果核卵形，
表面有灰白色至灰棕色棱线和褐色条纹 8 条，
纵向相间排列，质坚硬。种子 1 粒。气微香，
味甜、酸、涩。

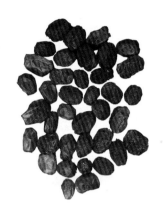

沙枣（药材）

性　味	性凉，味酸、微甘。
功　能	健脾止泻，强壮，镇静，调经。
主　治	胃痛，腹泻，身体虚弱，失眠，肺热咳嗽，消化不良。
用　法	用量 15~30g。

化学成分　主要含糖（约占 40%），另含黄酮苷（苷元为山柰酚）、
　　　　　苹果酸、维生素 C、鞣质等。

药　理　从沙枣果实制得的胶质、鞣质浓缩物有抗炎作用；对于人
　　　　工引起腹泻的动物，有抑制其小肠运动的作用，故可用于
　　　　治疗肠炎。

验方	①消化不良、胃病、肠炎下痢：沙枣 15~30g，水煎服。②带下病：沙枣、芡实、薏苡仁各 15g，水煎服。

Hippophae Fructus

沙棘

英文名： Seabuckthorn Fruit
别　名： 沙枣、醋柳果。
来　源： 胡颓子科植物沙棘 *Hippophae rhamnoides* L. 的果实。

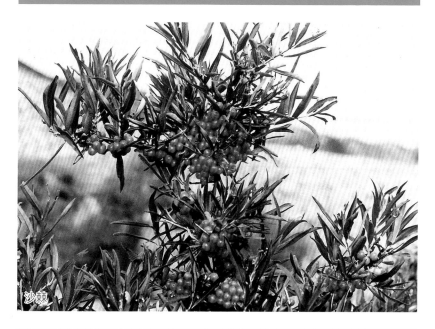

沙棘

植物形态

落叶灌木或乔木，高 5~10m，具粗壮棘刺。枝幼时密被褐锈色鳞片。叶
互生，线性或线状披针形，两端钝尖，下面密被淡白色鳞片；叶柄极短。
花先叶开放，雌雄异株；短总状花序腋生于头年枝上；花小，淡黄色；
雄花花被 2 裂，雄蕊 4；雌花花被筒囊状，顶端 2 裂。果为肉质花被筒
包围，近球形，橙黄色。花期 3~4 月，果期 9~10 月。生于河边、高山、
草原。

采　制

10~11 月采摘成熟果实，晒干。药材产于华北、西北及四川、西藏。

性　状

果实呈类球状或扁球状，有的数个粘连，单个直径 5~8mm。表面橙黄色或棕红色，皱缩，果肉油润，质柔软。种子斜卵形，长约 4mm，宽约 2mm；表面褐色，有光泽，中间有 1 纵沟；种皮较硬，种仁乳白色，有油性。气微，味酸、涩。

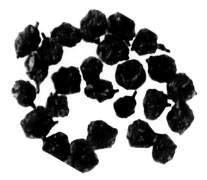

沙棘（药材）

性　味	性温，味酸、涩。
功　能	止咳祛痰，消食化滞，活血散瘀。
主　治	咳嗽痰多，消化不良，食积腹痛，跌扑瘀肿，瘀血经闭。
用　法	用量 3~9g。

化学成分	含黄酮和油脂，黄酮有异鼠李素（isorhamnetin）、异鼠李素 -3-β-D- 芸香糖苷（isorhamnetin-3-β-D-rutinoside）、槲皮素及山奈酚的低糖苷等；油脂有亚油酸、亚麻酸。
药　理	能促进人体造血细胞的生长；能有效阻断 N- 二甲基亚硝胺在大鼠体内的合成及致癌作用；具有降脂作用；对肝损伤有保护作用；能够增强免疫，抗过敏，防辐射，抗脂质过氧化，清除活性氧自由基，提高小鼠耐寒、耐疲劳、抗缺氧能力。

验方	①口舌生疮：沙棘、牛蒡子各 9g，水煎服。②胃痛、消化不良：沙棘 9g，水煎服。

Chebulae Fructus
188 诃 子

英文名： Medicine Terminalia Fruit
别　名： 诃黎勒。
来　源： 使君子科植物诃子 *Terminalia chebula* Retz. 或绒毛诃子 *Terminalia chebula* Retz. var. *tomentella* Kurt. 的果实。

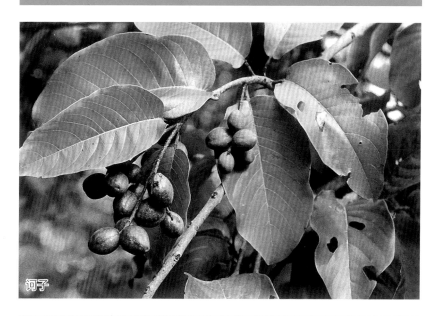

诃子

植物形态

落叶乔木。树皮暗褐色，小枝常被棕色柔毛。叶互生或近对生，革质，椭圆形或卵形，长 7~16cm，宽 3~8cm，全缘，叶基及叶柄有绿色腺体。穗状花序集成圆锥状，顶生或腋生，密被柔毛；花小，芳香；花萼杯状，浅黄色，5 裂，内面密被毛；花冠缺；雄蕊 10，2 轮；子房下位，1 室。核果椭圆形，形如橄榄，有 5 棱。花期 5~6 月，果期次年 1 月。生于疏林中或阳坡林缘。

采　制

秋、冬二季果实成熟时采收，晒干。药材产于广东、云南、广西

果实类

397

性　状

果实呈长圆形或卵圆形，长 2~4cm，直径 2~2.5cm。表面黄棕色或暗棕色，略具光泽，有 5~6 条纵棱线及不规则的皱纹，质坚实。果肉黄棕色或黄褐色。果核长 1.5~2.5cm，浅黄色，坚硬。种子狭长纺锤形，种皮黄棕色。气微，味酸涩后甜。

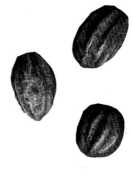

诃子（药材）

性　味	性平，味苦、酸、涩。
功　能	涩肠敛肺，降火利咽。
主　治	久泻久痢，便血脱肛，肺虚喘咳，久嗽不止，咽痛音哑。
用　法	用量 3~9g。

化学成分　含鞣质，主要成分为诃子酸（chebulinic acid）、诃黎勒酸（chebulagic acid）、1，3，6- 三没食子酰葡萄糖（1，3，6-trigalloyl-β-glucose）。另含原诃子酸（terchebin）、鞣花酸（ellagic acid）、诃子素（chebulin）等。

药　理　醇提取物对菌痢或肠炎形成的黏膜溃疡有收敛作用，口服或灌肠治疗痢疾均有疗效；有止泻作用；果实中所含诃子素有解除平滑肌痉挛的作用；对痢疾杆菌、金黄色葡萄球菌、伤寒杆菌等多种细菌有很好的抑制作用；有抗肿瘤作用。

验方　①久泻久痢：煨诃子 5g，研末吞服；或煨诃子、罂粟壳各 5g，党参、白术各 10g，肉豆蔻、木香各 6g，水煎服。②慢性支气管炎久咳：诃子、甘草、桔梗各 8g，百部、百合各 12g，水煎服。③带下病：诃子 9g，黄芪、白术各 12g，五味子、蛇床子各 6g，杜仲、山茱萸各 15g，水煎服。

Psoraleae Fructus

补骨脂

英文名： Malaytea Scurfpea Fruit
别　名： 破故纸、故子、黑胡纸。
来　源： 豆科植物补骨脂 *Psoralea corylifolia* L. 的果实。

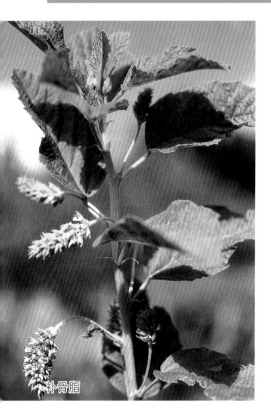

补骨脂

植物形态

一年生草木，高 60~150cm，全株有白色毛及黑褐色腺点。茎直立。叶互生，多为单叶，仅枝端的叶有时侧生 1 枚小叶；叶片阔卵形至三角状卵形，长 4~9cm，宽 3~6cm，先端钝或圆，基部圆或心形，边缘有不整齐的锯齿。花多数，密集成近头状的总状花序，腋生；花冠蝶形，淡紫色或白色。荚果近椭圆形，果皮黑色。花期 7~8 月，果期 9~11 月。生于山坡、溪边、田边。

性　味	性温，味辛、苦。
功　能	温肾助阳，纳气，止泻。
主　治	阳痿遗精，遗尿尿频，腰膝冷痛，肾虚作喘，五更泄泻；外用治白癜风，斑秃。
用　法	用量 6~9g。外用 20%~30% 酊剂涂患处。

采 制

秋季果实成熟时割取果穗，晒干，打下果实。生用或盐水炒用。药材主产于四川、河南、陕西、安徽。

性 状

果实呈肾形，略扁，长 3~5mm，宽 2~4mm，厚约 1.5mm。表面黑色、黑褐色或灰褐色，具细微网状皱纹。顶端圆钝，有一小突起。质硬。果皮薄，与种子不易分离；种子 1 枚，子叶 2，黄白色，有油性。气香，味辛、微苦。

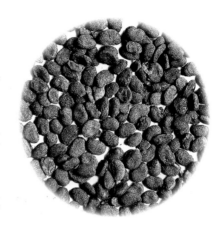

补骨脂（药材）

化学成分 含补骨脂素（psoralen）、异补骨脂素（isopsoralen）、补骨脂甲素（corylifolin）、补骨脂乙素（corylifolinin）、巴库查耳酮（bakuchalcone）等。

药 理 能扩张冠状动脉，且此作用有较高的选择性，能加强心肌收缩力；有抗菌、驱虫的作用；能治疗白癜风、牛皮癣，可局部应用及内服；对离体及在体肠管有兴奋作用，对离体豚鼠子宫则有松弛作用。此外还有雌激素样作用。

验方

①肾虚腰痛：补骨脂、杜仲各 15g，附子 9g，牛膝 10g，川芎、当归各 12g，水煎服。②老人夜尿频多、小儿肾虚遗尿：补骨脂、覆盆子、山药各 15g，鸡内金、桑螵蛸各 10g，水煎服。③五更泄泻：补骨脂、肉豆蔻各 15g，吴茱萸、五味子各 6g，水煎服。

Citri Reticulatae Pericarpium

陈 皮

英文名： Tangerine Peel
别　名： 红橘、大红袍、川橘。
来　源： 芸香科植物橘 *Citrus reticulata* Blanco 及其栽培变种的果皮。

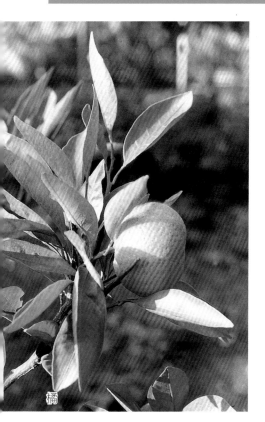

橘

植物形态

常绿小乔木或灌木，高 3~4m。叶互生，单身复叶；叶片披针形或椭圆形，长 4~11cm，宽 1.5~4cm，先端渐尖，全缘或为波状钝锯齿，具半透明油点。花单生或数朵生于枝端和叶腋，白色或带淡红色；花萼杯状，花瓣 5，长椭圆形；雄蕊 15~25；雌蕊 1。柑果近圆形或扁圆形，红色、朱红色、黄色或橙黄色，囊瓣 7~12。种子卵圆形，白色。花期 3~4 月，果期 10~12 月。栽培于丘陵、低山地带、江河湖泊沿岸或平原，全国各产橘区均产。

采　制

果实成熟时剥取果皮，晒干或低温干燥。

性　　味	性温，味苦、辛。
功　　能	理气健脾，燥湿化痰。
主　　治	胸脘胀满，食少吐泻，咳嗽痰多。
用　　法	用量 3~9g。

性　状

果皮常剥成数瓣，基部相连，有的呈不规则的片状，厚1~4mm。外表面橙红色或红棕色，有细皱纹及凹下的点状油室；内表面浅黄白色，粗糙，附黄白色或黄棕色筋络状维管束。质稍硬而脆。气香，味辛、苦。

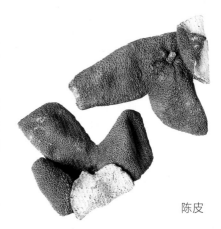

陈皮

| 化学成分 | 含橙皮苷（hesperidin）、川陈皮素（nobiletin）、新橙皮苷（neohesperidin）、柠檬烯（limonene）、α-蒎烯（α-pinene）、β-蒎烯（β-pinene）等。 |

化学成分　含橙皮苷（hesperidin）、川陈皮素（nobiletin）、新橙皮苷（neohesperidin）、柠檬烯（limonene）、α-蒎烯（α-pinene）、β-蒎烯（β-pinene）等。

药　理　橙皮苷可抑制实验性胃溃疡，降低毛细血管通透性，因此具有调整肠胃功能以及抗炎作用；陈皮挥发油具有祛痰、平喘、促进消化液分泌和排除肠内积气等作用。此外还有扩张冠状动脉、降低血压和利胆等作用。

验方　①胃脘胀痛：陈皮、苍术各8g，厚朴10g，水煎服。②胃寒气逆呕吐：陈皮、生姜各6g，半夏8g，水煎服。③醉酒或伤酒呕吐、干渴：陈皮、葛花各9g，水煎代茶。

附　注　其未成熟果实的外层果皮亦入药，药材称为"青皮"，能疏肝破气、消积化滞。

191 青果

Canarii Fructus

英文名： Chinese White Olive
别　名： 橄榄、白榄、甘榄。
来　源： 橄榄科植物橄榄 *Canarium album* Raeusch. 的果实。

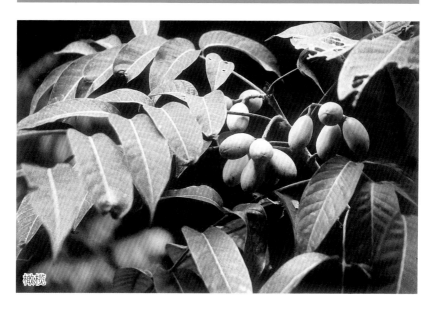

橄榄

植物形态

常绿乔木，高 10~20m。羽状复叶互生；小叶 9~15，对生，革质，长圆状披针形，长 6~19cm，宽 3~8cm，先端尾状渐尖，下面网脉上有小窝点。圆锥花序顶生或腋生；花小，两性或杂性；萼杯状，3 浅裂；花瓣 3~5，白色，芳香；雄蕊 6；子房上位，3 室，每室胚珠 2。核果卵形，长约 3cm，青黄色。花期 4~5 月，果期 8~10 月。生于低海拔的杂木林中；多为栽培。

采　制

秋季果实成熟时采收，干燥。药材主产于福建、四川、广东、云南、广西。

性　状

果实呈纺锤形，两端钝尖，长 2.5~4cm，直径 1~1.5cm。表面棕黄色或黑褐色，有不规则皱纹。果肉灰棕色或棕褐色，质硬。果核棱形，暗红棕色，具纵棱；内分 3 室，各有种子 1 粒。气微，果肉味涩，久嚼微甜。

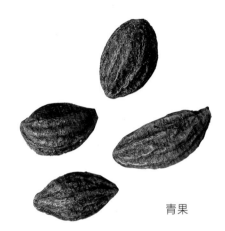

青果

性　味	性平，味甘、酸。
功　能	清热，利咽，生津，解毒。
主　治	咽喉肿痛，咳嗽，烦渴，鱼蟹中毒。
用　法	用量 4.5~9g。

化学成分　含挥发油和维生素 C。挥发油类有麝香草酚（thymol）、香芹酚（carvacrol）、棕榈酸（palmitic acid）、亚麻酸（linolenic acid）、花生四烯酸（arachidic acid ）、橙花醇（nerol）、橄榄醇（elemol）等。

药　理　对小鼠角叉菜胶性足肿胀及巴豆油性耳肿胀均有显著的抑制作用，因此有抗炎作用；其提取物对金黄色葡萄球菌、痢疾杆菌、大肠杆菌、变形杆菌有较强抑制作用。此外还有防腐、帮助消化、促进发育和防止心血管疾病等作用。

验方　①胃癌（肝胃不和型）：青果、佛手各 20g，水煎服，分次饮用。②暑热引起的咽痛、胸痞、多痰：鲜青果 30g，白萝卜 250g，水煎代茶。③鱼蟹中毒：鲜青果 30g，捣汁或煎浓汤饮。

192

Siraitiae Fructus

罗汉果

英文名：Grosvenor Siraitia Fruit
别　名：光果木鳖。
来　源：葫芦科植物罗汉果 *Siraitia grosvenorii* (Swingle) C. Jeffrey ex A. M. Lu et Z. Y. Zhang 的果实。

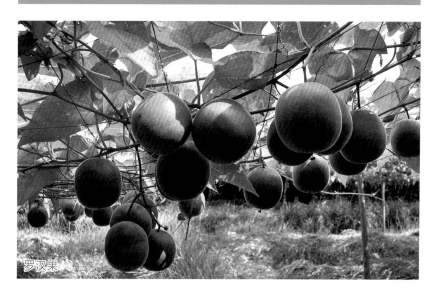

罗汉果

植物形态

多年生草质藤本，长 2~5m。茎纤细，暗紫色。卷须分叉几达中部。叶互生，叶柄长 2~7cm；叶片心状卵形，膜质，长 8~15cm，宽 3.5~12cm，先端急尖或渐尖，基部耳状心形，全缘，两面均被白色柔毛。花雌雄异株，雄花序总状，雌花花单生；花萼漏斗状，被柔毛，5 裂；花冠橙黄色，5 全裂，先端渐尖，外被白色夹有棕色的柔毛。瓠果圆形或长圆形，被柔毛，具 10 条纵线。种子淡黄色。花期 6~8 月，果期 8~10 月。生于海拔 300~500m 的山区；有栽培。

采　制

秋季果实由嫩绿变深绿时采摘，晾数天后，低温干燥。药材主产于广西，江西、广东亦产。

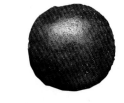

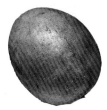

罗汉果（药材）

性　状

果实呈卵形、椭圆形或球形，长 4.5~8.5cm，直径 3.5~6cm。表面褐色、黄褐色或绿褐色，有深色斑块及黄色柔毛，有的有 6~11 条纵纹。体轻，质脆，果皮薄，易破。果瓤（中、内果皮）海绵状，浅棕色。种子扁圆形，多数，长约 1.5cm，宽约 1.2cm；浅红色至棕红色。气微，味甜。

性　味	性凉，味甘。
功　能	清热润肺，滑肠通便。
主　治	肺火燥咳，咽痛失音，肠燥便秘。
用　法	用量 9~15g。

化学成分　含罗汉果苷IV、V、VI（mogroside IV，V，VI），苷元为葫芦素（mogrol）。另含罗汉果二醇、亚油酸、油酸、棕榈酸等。

药　理　对浓氨水或二氧化硫诱发的小鼠咳嗽均有明显的抑制作用，可增加小鼠气管酚红排泌量和大鼠气管排痰量，因此用于止咳祛痰；能使正常小鼠或便秘小鼠的排便粒数明显增加；能降低肝损伤小鼠血清丙氨酸氨基转移酶的活性，从而有保肝功效；能够增强免疫。

验方　①急慢性支气管炎、哮喘：罗汉果 15g，百合 9g，水煎服。②小儿百日咳：罗汉果 15g，百合 12g，侧柏叶 6g，陈皮、麻黄各 3g，水煎服。③肠燥便秘：罗汉果 3 个，打碎或切片，兑入蜂蜜少许，用开水冲泡当茶饮。

Quisqualis Fructus
使君子

英文名： Rangooncreeper Fruit
别　名： 留球子、索子果。
来　源： 使君子科植物使君子 *Quisqualis indica* L. 的果实。

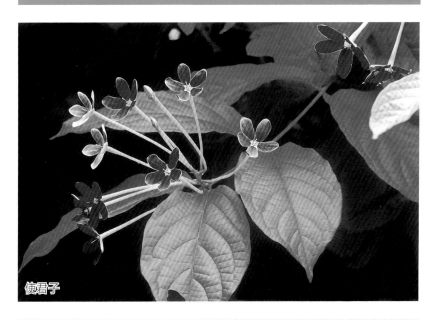

使君子

植物形态

落叶攀缘状灌木。叶对生，长椭圆形至椭圆状披针形，长 5~13cm，宽 2~6cm，两面有黄褐色短柔毛；叶柄被毛，宿存叶柄基部呈刺状。伞房状穗状花序顶生；萼筒细管状，长约 6cm，先端 5 裂；花瓣 5，长圆形或倒卵形，白色，后变红色，有香气；雄蕊 10，2 轮；子房下位，1 室，花柱丝状。果实橄榄状，黑褐色。花期 5~9 月，果期 6~10 月。生于平地、山坡、路旁等向阳灌木丛中；亦有栽培。

采　制

秋季果皮变紫黑时采收，除去杂质，干燥。药材主产于四川、福建、广东、广西。

性　状

果实呈椭圆形或卵圆形，具 5 条纵棱，偶有 4~9 棱，长 2.5~4cm，直径约 2cm。表面黑褐色至紫黑色，平滑，微具光泽。顶端狭尖，基部钝圆，有明显的圆形果梗痕。质坚硬，横切面多呈五角星形，棱角处壳较厚，中间呈类圆形空腔。种子长椭圆形或纺锤形，长约 2cm，直径约 1cm；表面棕褐色或黑褐色，有多数纵皱纹；种皮薄，易剥离；子叶 2，黄白色，有油性，断面有裂纹。气微香，味微甜。

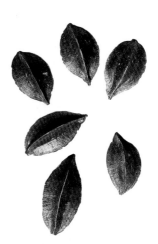

使君子（药材）

性　味	性温，味甘。
功　能	杀虫消积。
主　治	蛔虫病，蛲虫病，虫积腹痛，小儿疳积。
用　法	用量 9~12g，捣碎入煎剂。

化学成分　含使君子氨酸（quisqualic acid）、胡芦巴碱（trigonelline）、苹果酸、枸橼酸、琥珀酸、l- 天冬素等。

药　理　所含的使君子氨酸具有驱虫作用；具有神经毒性，对基底核有损害作用，因此已被用作中枢胆碱能神经功能研究的工具药物；能影响学习记忆功能；能促进大鼠纹状体切片释放乙酰胆碱。

验方　①蛔虫病：使君子 15g，炒香嚼服，或研末服；或使君子、苦楝皮各 10g，水煎服。②蛲虫病、滴虫性阴道炎：使君子、百部各 10g，水煎服；或使君子 10g，炒香研粉服。③小儿疳积，面黄肌瘦：炒使君子每岁 1 粒，嚼服；槟榔 5g，神曲 8g，麦芽 10g，水煎服。

194 金樱子

Rosae Laevigatae Fructus

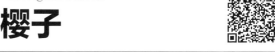

英文名： Cherokee Rose Fruit
别　名： 糖罐子、野石榴、糖钵、刺梨。
来　源： 蔷薇科植物金樱子 *Rosa laevigata* Michx. 的果实。

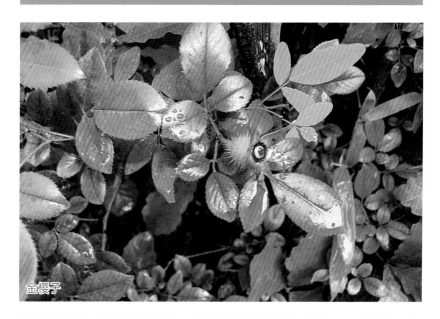

金樱子

植物形态

常绿攀缘状灌木。枝密生倒钩状皮刺和刺毛。三出复叶互生；小叶椭圆状卵形至卵状披针形，长 3~7cm，宽 1~5cm，先端尖，边缘有细锐锯齿，下面沿中脉有刺；托叶线状披针形。花单生于侧枝顶端；萼片 5，卵状披针形，被腺毛，宿存；花瓣 5，白色，倒广卵形；雄蕊多数；雌蕊多数，被绒毛，包于花托内。蔷薇果熟时红色，梨形，外有刚毛，内有多数瘦果。花期 5~6 月，果期 9~10 月。生于向阳多石的山坡灌丛中。

采　制

10~11 月果实成熟变红时采摘，干燥，除去毛刺。药材主产于江苏、安徽、浙江、江西、福建、湖南、广东、广西。

性　状

药材为花托和雌蕊发育而成的假果，倒卵形，长 2~3.5cm，直径 1~2cm。表面红黄色或红棕色，有突起的棕色点状毛刺残基。顶端有盘状花萼残基，中间有黄色柱基，下部渐尖。质硬，切开后内表面密生淡黄色有光泽的绒毛，内含小瘦果 30~50 粒，瘦果扁纺锤形。气微，味甘、微涩。

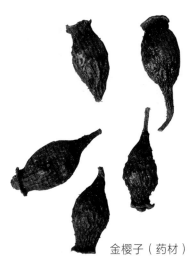

金樱子（药材）

性　味	性平，味酸、甘、涩。
功　能	固精缩尿，涩肠止泻。
主　治	遗精滑精，遗尿尿频，崩漏带下，久泻久痢。
用　法	用量 6~12g。

化学成分	含皂苷、金樱子多糖、逆没食子酸（ellagic acid）、β-谷甾醇等。
药　理	有降低血脂作用；所含鞣质对金黄色葡萄球菌、大肠杆菌、铜绿假单胞菌有抑制作用，对流行性感冒病毒也有抑制作用；果实经口服后能促进胃液分泌而助消化，又有收敛作用，使胃黏膜分泌物减少，从而有止泻作用。

验方	①遗精：金樱子、墨旱莲、桑椹各 15g，水煎服。②遗尿、多尿：鲜金樱子 30g，益智仁 9g，水煎服。③带下病：金樱子（或根）1000g，煎煮去渣，文火熬成膏，每次服 15g；或鲜金樱子花 30g，鸡蛋炖服。

195 荜茇

Piperis Longi Fructus

英文名： Long Pepper
别　名： 鼠尾、逼拨。
来　源： 胡椒科荜茇 *Piper longum* L. 的近成熟或成熟果穗。

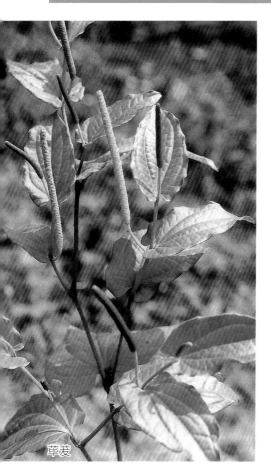

荜茇

植物形态

攀缘藤本。茎有棱和沟槽。叶互生，纸质，有密细腺点，下部叶卵圆形或近肾形，向上渐次为卵形或卵状长圆形，长6~12cm，先端具短尖头或渐尖，基部阔心形或浅心形，有耳，两面沿脉被短柔毛，基生脉7；叶柄被短柔毛。花单性杂株，穗状花序与叶对生；雄花序长4~5cm，苞片近圆形，雄蕊2；雌花序长1.5~2.5cm，子房卵形。浆果球形，下部嵌生于花序轴中并与其合生，干时黄褐色或深褐色。花期7~10月，果期10~12月。分布于尼泊尔、印度、斯里兰卡、越南及马来西亚。我国云南、广西、广东、海南及福建有栽培。

采　制

果穗由绿变黑时采收，除去杂质，晒干。

性　状

果穗呈圆柱形，稍弯曲，由多数小浆果集合而成，长 1.5~3.5cm，直径 0.3~0.5cm。表面黑褐色或棕色，有斜向排列整齐的小突起，基部有果穗梗残存或脱落。质硬而脆，易折断，断面不整齐，颗粒状。小浆果球形，直径约 1mm。有特异香气，味辛辣。

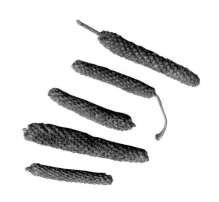

荜茇（药材）

性　味	性热，味辛。
功　能	温中散寒，下气止痛。
主　治	脘腹冷痛，呕吐，泄泻，偏头痛；外治牙痛。
用　法	用量 1.5~3g。外用适量，研末塞龋齿孔中。

化学成分　含胡椒碱（piperine）、荜茇宁酰胺（piperlonguminine）、荜茇亭碱（piperlongumine）、哌啶（piperidine）、四氢胡椒酸（terahydropiperic acid）等。

药　理　对白色及金黄色葡萄球菌、枯草杆菌、大肠杆菌、痢疾杆菌等均有抑制作用。所含胡椒碱对家蝇的神经及肌肉组织均有破坏作用；大鼠腹腔注射胡椒碱可明显降低直肠温度。

验方　①脘腹冷痛，完谷不化，呕吐，泄泻：荜茇、干姜各 6g，肉桂 8g，砂仁 5g，水煎温服。②寒凝痛经：荜茇 6g，艾叶 10g，蒲黄 8g，水煎服。③"寒包火"头痛：荜茇、细辛各 5g，川芎、升麻各 10g，水煎服。

Litseae Fructus
荜澄茄

英文名： Mountail Spicy Tree Fruit
别　名： 橙茄子、上苍子、木姜子、满山香、椒花。
来　源： 樟科植物山鸡椒 *Litsea cubeba*（Lour.）Pers. 的果实。

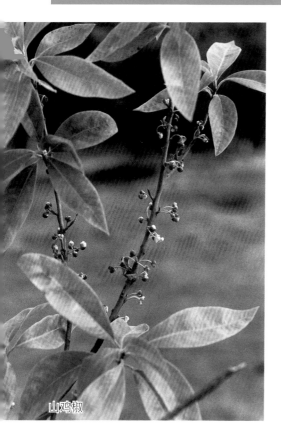

山鸡椒

植物形态

落叶灌木或乔木，全株光滑。叶互生，有香气，矩圆形或披针形，长7~14cm，宽1.4~3.8cm；有叶柄。花单性异株；花序伞形，总梗有花4~6，花小，淡黄色；雄花花被片6，雄蕊9，3轮，第三轮基部有2腺体；雌花花被片5，子房上位，卵圆形。核果近球形，生青熟黑。花期2~3月，果期7~8月。分布于长江以南各地，生于向阳山坡及丛林间。

性　　味	性温，味辛。
功　　能	温中散寒，行气止痛。
主　　治	胃寒呕逆，脘腹冷痛，寒疝腹痛，寒湿郁滞，小便浑浊。
用　　法	用量1~3g。

采 制

秋季果实成熟时采收，除去杂质，晒干。药材主产于广西、浙江、四川。

性 状

果实呈类球形，直径 4~6mm。表面棕褐色至黑褐色，有网状皱纹。基部偶有宿萼及细果梗。除去外皮可见硬脆的果核，种子 1，子叶 2，黄棕色，富油性。气芳香，味稍辣而微苦。

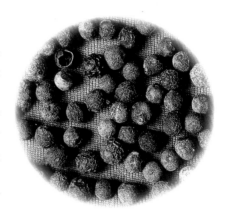

荜澄茄

化学成分　含挥发油，油中主成分为枸橼醛（citral）。另含柠檬烯（limonene）、对 - 聚伞花烃（p-cymene）、辛醇 -3（octanol-3）、莰烯（camphene）、蒎烯（α-pinene）等。

药　理　对黏膜有局部刺激作用，吸收后对泌尿道及呼吸道黏膜也能发挥此种作用。口服其挥发油对尿路有某些防腐作用；可使尿量及氯化物排泄增多；水浸液可杀灭淡色库蚊幼虫，因此外涂具有避蚊作用。

验方　①食积不化：鲜荜澄茄 6g，鸡矢藤 9g，茶叶 3g，水煎服。②胃寒腹痛：鲜荜澄茄、干姜各 6g，香附 10g，大枣 15g，水煎服。③中暑腹痛吐泻：鲜荜澄茄 6g，藿香 10g，水煎服。

Tsaoko Fructus

草　果

英文名：Caoguo
别　名：草果仁、草果子。
来　源：姜科植物草果 *Amomum tsao-ko* Crevost et Lemaire 的果实。

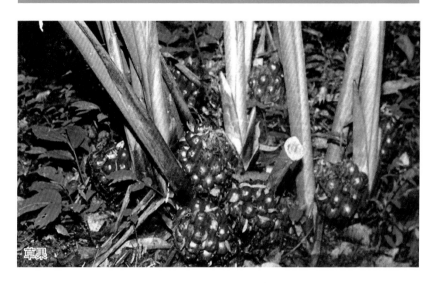

草果

植物形态

多年生草本，丛生，高达 2.5m，全株有辛香气。根茎粗壮，横生似姜，淡紫红色。茎圆柱形，直立或稍倾斜。叶 2 列，长椭圆形或长圆形，长 40~70cm，宽 5~18cm，先端渐尖，基部渐狭，边缘干膜质；叶鞘开放，抱茎，边缘膜质；叶舌长 0.8~1.2cm，锈褐色。花序从根茎生出，长 9~13cm；花冠红色，裂片长圆形；唇瓣椭圆形，中肋两侧有紫红色条纹；雄蕊 1，药隔附属体 3 裂。蒴果密集，长圆形或卵状椭圆形，熟时红色，干后褐色，表面有不规则皱纹。花期 4~6 月，果期 9~12 月。生于疏林下；有栽培。

采　制

秋季果实成熟时采收，除去杂质，晒干或低温干燥。药材主产于云南、广西、贵州。

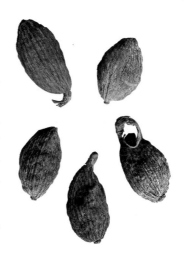

性　状

果实呈长椭圆形，具三钝棱，长 2~4cm，直径 1~2.5cm。表面灰棕色至红棕色，具纵沟及棱线，顶端有突起的柱基。果皮质坚韧，易纵向撕裂。剥去外皮，中间有黄棕色隔膜，将种子团分成 3 瓣，每瓣有种子多为 8~11 粒。种子呈圆锥状多面体，直径约 5mm；表面红棕色；质硬。有特异香气，味辛、微苦。

草果（药材）

性　味	性温，味辛。
功　能	燥湿温中，除痰截疟。
主　治	寒湿内阻，脘腹胀痛，痞满呕吐，疟疾寒热。
用　法	用量 3~6g。

化学成分　含挥发油，油中主成分 1, 8- 桉油精（1, 8-cineole）、反 -2- 十一烯醛（*trans*-2-undecenal）。另含 α - 松油醇（α -terpineol）、香叶醇（geraniol）、草果酮、橙花叔醇（nerolidol）等。

药　理　可促进胃液分泌及肠蠕动，因此具有健胃的功效，可用于寒湿阻滞脾胃之肿胀疼痛及吐泻等症，临床上对治疗剖宫产术后的并发症产后腹胀有很好的疗效；可以用于治疗急性结膜炎；挥发油有明显的抗真菌作用。

验方　①胃脘冷痛，反胃呕吐：草果 5g，附子、生姜各 6g，大枣 10 枚，水煎服。②虚寒久泻：草果 50g，胡椒 30g，研细末，装入胶囊，早餐前温廾水送服，每次 3 粒。③食积不化，呕腐吞酸：草果 6g，厚朴、鸡内金各 8g，麦芽 15g，水煎服。

198 南五味子

Schisandrae Sphenantherae Fructus

英文名：Orange Magnoliavine Fruit
别　名：香苏、红铃子。
来　源：木兰科植物华中五味子 *Schisandra sphenanthera* Rehd. et Wils. 的果实。

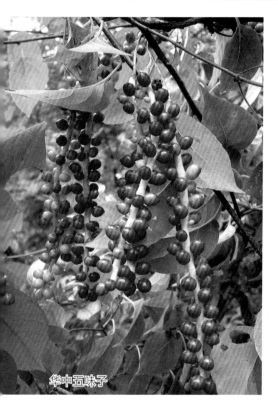

华中五味子

植物形态

落叶木质藤本。枝细长，红褐色，有皮孔。叶椭圆形、倒卵形或卵状披针形，长 5~11cm，宽 3~7cm，先端短尖，基部楔形或近圆形，边缘有疏锯齿。花单性，异株，单生或 1~2 朵生于叶腋，橙黄色；花梗纤细，长 2~4cm；花被片 5~9；雄蕊 10~15，雄蕊柱倒卵形；雌蕊群近球形，心皮 30~50。聚合果长 6~9cm；浆果近球形，长 6~9mm，红色，肉质。花期 5~7 月，果期 8~10 月。生于向阳空旷地及灌木丛中。

性　味	性温，味酸、甘。
功　能	收敛固涩，益气生津，补肾宁心。
主　治	久嗽虚喘，梦遗滑精，遗尿尿频，久泻不止，自汗盗汗，津伤口渴，内热消渴，心悸失眠。
用　法	用量 1.5~6g。

采 制

秋季果实成熟尚未脱落时采摘，拣去果枝及杂质，晒干。药材产于河南、陕西、甘肃。

性 状

果实呈不规则形，较小，直径2~5mm。表面暗红色或棕褐色，果皮肉质较薄，无光泽，内含种子1~2粒。种子肾形，表面黄棕色，略呈颗粒状。果肉气微，味微酸。

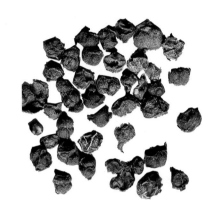

南五味子

化学成分 含多种木脂素类成分，其中有五味子甲素（schizandrin A）、五味子酯甲~戊（schisantherin A~E）。

药 理 挥发油与非挥发油都有镇痛作用；所含的木脂素类成分可以明显减少四氯化碳引起的小鼠肝脏过氧化脂质产物的产生，具有抗氧化作用；对血小板活化因子（PAF）有拮抗作用；此外还具有抗白血病、抗艾滋病、抗乙型肝炎作用。

验方

①久咳虚喘：五味子6g，山茱萸10g，熟地黄、山药各15g，水煎服；或人参10g，蛤蚧1对，五味子6g，研末，每次5g，每日2次。
②气阴虚而汗多口渴：五味子6g，人参5g，麦冬15g，水煎服。
③遗精、遗尿：五味子6g，山茱萸、菟丝子、覆盆子各15g，水煎服。④心悸、失眠：五味子6g，生地黄、麦冬、丹参各15g，酸枣仁10g，水煎服。

199

Carotae Fructus

南鹤虱

英文名： Wild Carrot Fruit
别　名： 虱子草、野胡萝卜子。
来　源： 伞形科植物野胡萝卜 *Daucus carota* L. 的果实。

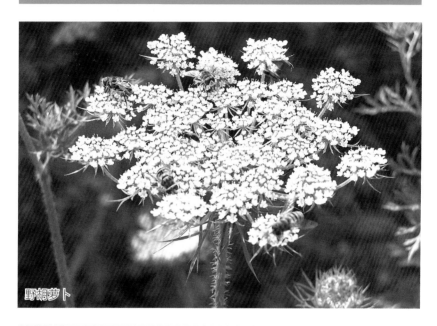

野胡萝卜

植物形态

二年生草本，高 15~120cm，全株有粗硬毛。基生叶长圆形，二至三回
羽状分裂，最终裂片线形至披针形，长 2~14mm，宽 0.4~2mm。复伞形
花序顶生，总花梗长 10~60cm；总苞片多数，羽状分裂；伞幅多数；小
总苞片 5~7，线形；花梗 15~25；花白色，在小伞形花序中心的花呈紫色。
双悬果卵圆形，棱有狭翅，翅上密生短钩刺。花期 5~7 月，果期 7~8 月。
生于山野草丛中。

采　制

秋季果实成熟时割取果枝，晒干，打下果实，除去杂质。药材产于江苏、
河南、湖北、浙江。

性　状

果实为双悬果，呈椭圆形，多裂为分果，分果长 3~4mm，宽 1.5~2.5mm。表面淡绿棕色或棕黄色，先端有花柱残基，基部钝圆，背面隆起，具 4 条突起的棱线，沿棱线密生 1 列黄白色的钩刺，刺长约 1.5mm，棱线间的凹下处散生短柔毛。体轻。搓碎时有特异香气，味微辛、苦。

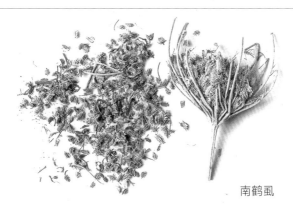

南鹤虱

性　味	性平，味苦、辛。
功　能	杀虫消积。
主　治	蛔虫病，蛲虫病，绦虫病，虫积腹痛，小儿疳积。
用　法	用量 3~9g。

化学成分　含细辛醚、细辛醛、没药烯（bisabolene）、胡萝卜醇、胡萝卜烯醇、巴豆酸（tiglic acid）、牻牛儿醇（geraniol）等。

药　理　具有杀虫的作用，可用于治疗蛔虫病、蛲虫病、绦虫病，发挥此作用的主要为挥发性成分。

验方

①大肠虫出不断，断之复生，行坐不得：南鹤虱末 9g，水调服。

②龋齿牙痛：南鹤虱 1 枚，塞齿中，又以南鹤虱煎醋漱口。

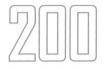

Aurantii Fructus Immaturus

枳　实

英文名： Immature Bitter Orange
别　名： 枸头橙、臭橙、香橙。
来　源： 芸香科植物酸橙 *Citrus aurantium* L. 及其栽培变种或甜橙 *Citrus sinensis* Osbeck 的幼果。

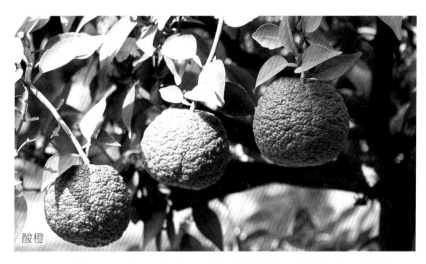

酸橙

植物形态

常绿小乔木。三棱状茎有刺，刺长 2cm。单身复叶互生，革质，卵状长椭圆形或倒卵形，长 5~10cm，宽 2.5~5cm，近全缘，有油点；叶翅长 0.8~1.5cm，宽 0.3~0.6cm。花单生或数朵簇生于叶腋；萼片 5；花瓣 5，白色，略反卷。柑果球形或稍扁，直径约 7.5cm，成熟后橙黄色，表面粗糙，瓤瓣约 12 枚，味酸而苦。花期 4~5 月，果期 11 月。多为栽培。

性　味	性微寒，味苦、辛、酸。
功　能	破气消积，化痰散痞。
主　治	积滞内停，痞满胀痛，泻痢后重，大便不通，痰滞气阻，胸痹，结胸；胃下垂，脱肛，子宫脱垂。
用　法	用量 3~9 g。孕妇慎用。

采 制

5~6月收集自落的果实，除去杂质，自中部横切为两半，晒干或低温干燥，较小者直接晒干或低温干燥。药材主产于四川、江西。

性 状

果实呈半球形，少数为球形，直径0.5~2.5cm。外果皮黑绿色或暗棕绿色，有颗粒状突起和皱纹，有明显的花柱残迹或果梗痕。切面中果皮黄白色或黄褐色，稍隆起，厚0.3~1.2cm，边缘散有1~2列油室，瓤囊棕褐色。质坚硬。气清香，味苦、微酸。

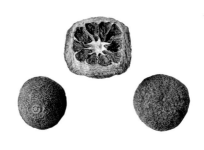

枳实

化学成分 含橙皮苷（hesperidin）、新橙皮苷（neohesperidin）、辛弗林（synephrine）、N-甲基酪胺（N-methylthramine）、5-邻-去甲基川陈皮素（5-o-desmethyl nobiletin）、酸橙素（auranetin）、苦橙苷（aurantiamarin）、柚皮苷（naringin）、柠檬苦素（limonin）等。

药 理 对胃肠平滑肌呈双相调节作用，既能兴奋胃肠，使蠕动增强，又有降低肠平滑肌张力和解痉的作用；对在体子宫有兴奋作用，对离体子宫则表现为抑制；能够收缩血管和升高血压，增强心肌收缩力，改善心肌代谢。此外还有利尿、抗炎作用。

验 方 ①积滞内停而脘腹痞满，嗳腐不食：枳实、厚朴、白术各9g，麦芽15g，半夏6g，陈皮8g，水煎服。②热结便秘：枳实、厚朴、芒硝（冲服）各9g，大黄8g，水煎服。③产后腹痛胀满：枳实、赤芍各9g，水煎服。

201 栀 子

Gardeniae Fructus

英文名： Cape Jasmine Fruit
别　名： 黄栀子、山枝子、大红栀。
来　源： 茜草科植物栀子 *Gardenia jasminoides* Ellis 的果实。

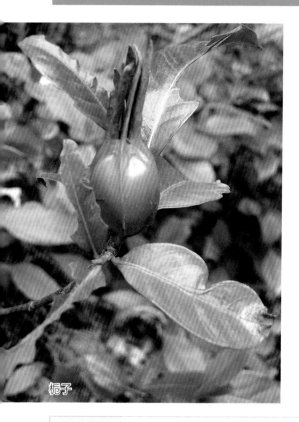
栀子

植物形态

常绿灌木，高达 2m。叶对生或 3 叶轮生，叶片革质，长椭圆形或倒卵状披针形，长 5~14cm，宽 2~7cm，全缘，托叶 2 片，通常连合成筒状包围小枝。花单生于枝端或叶腋，白色，芳香；花萼绿色，圆筒状；花冠高脚碟状，裂片 5 或较多；子房下位。花期 5~7 月，果期 8~11 月。南方各地有野生，生于山坡、路旁；全国大部分地区有栽培。

性　味	性寒，味苦。
功　能	泻火除烦，清热利尿，凉血解毒。
主　治	热病心烦，黄疸尿赤，血淋涩痛，血热吐衄，目赤肿痛，火毒疮疡；外治扭挫伤痛。
用　法	用量 6~9g。外用生品适量，研末调敷。

采　制

9~11 月果实成熟呈红黄色时采收，除去果梗及杂质，蒸至上气或置沸水中略烫，取出，干燥。药材产于江西、湖南、浙江、福建、四川。

性　状

果实呈长卵圆形或椭圆形，长 1.5~3.5cm，直径 1~1.5cm。表面红黄色或棕红色，具 6 条翅状纵棱，棱间常有 1 条明显的纵脉纹，并有分枝。顶端残存萼片，基部稍尖。果皮薄而脆，略有光泽。种子多数，扁卵圆形，深红色或黄红色。气微，味微酸而苦。

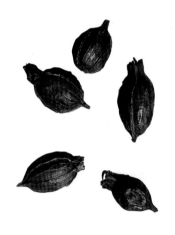

栀子（药材）

化学成分	含栀子苷（gardenoside）、栀子新苷（shanzhiside）、栀子酮苷（gardoside）、京尼平龙胆二糖苷（genipingentiobioside）、番红花苷（crocin）、熊果酸（ursolic acid）等。
药　理	有利胆作用，可治疗黄疸；具有镇静、降温、降低血压的作用；有抗菌、抗病毒作用；对软组织损伤有消炎止痛效果；能够促进胰腺分泌和降低胰酶活性。此外还有抑制心肌收缩力、止血、保肝、泻下和防治动脉粥样硬化等作用。

验方　①热病心烦：生栀子 9g，淡豆豉 15g，水煎服。②高热烦躁：生栀子 9g，黄连、黄芩、黄柏各 8g，水煎服。③黄疸型肝炎面目身黄：生栀子、鲜茵陈各 15g，垂盆草 20g，水煎服。

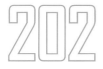

202

Lycii Fructus

枸杞子

英文名： Barbary Wolfberry Fruit
别　名： 西枸杞、白刺、山枸杞、白疙针。
来　源： 茄科植物宁夏枸杞 Lycii barbarum L. 的果实。

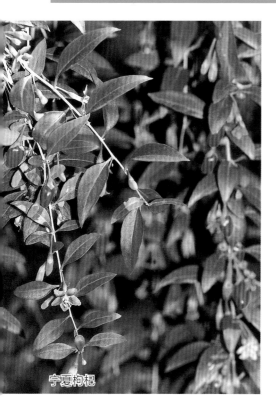

宁夏枸杞

植物形态

粗壮灌木，有时成小乔木状，高可达 25m，有棘刺。单叶互生或数片丛生于短枝上，长椭圆状披针形或卵状矩圆形，长 2~3cm，宽 2~6mm。基部楔形并下延成柄，全缘。花腋生，常 1 至数朵簇生于短枝上；花萼杯状；花冠漏斗状，粉红色或紫红色。浆果椭圆形，长 10~20mm，直径 5~10mm，红色。花期 5~9 月，果期 7~10 月。生于山坡、田野向阳干燥处。

性　味	性平，味甘。
功　能	滋补肝肾，益精明目。
主　治	虚劳精亏，腰膝酸痛，眩晕耳鸣，内热消渴，血虚萎黄，目昏不明。
用　法	用量 6~12g。

采 制

夏、秋二季果实呈橙红时采收，晾至皮皱后，再曝晒至外皮干硬、果肉柔软，除去果梗。药材主产于宁夏、甘肃、青海、内蒙古、新疆。

性 状

果实呈类纺锤状，略扁，长 6~18mm，直径 3~8mm。表面鲜红色或暗红色，顶端有小凸起状的花柱痕，基部有白色的果梗痕。果皮柔软，皱缩；果肉肉质，柔润而有黏性，种子多数，扁肾状。气微，味甜。

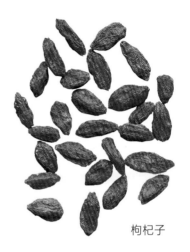

枸杞子

化学成分	含甜菜碱（betaine）、酸浆红色素（physalein）、枸杞多糖及胡萝卜素等多种维生素。
药 理	有抗脂肪肝的作用；有拟胆碱样作用，枸杞子的水提取物静脉注射可引起兔血压降低，呼吸兴奋；能够增强细胞与体液的免疫作用；对造血功能有促进作用；具有抗衰老、抗突变、抗肿瘤、保肝及降血糖作用。

验方 ①腰膝酸软、头晕、遗精、遗尿：枸杞子、菟丝子、覆盆子、金樱子各 12g，五味子 9g，水煎服。②男性不育症：枸杞子 12g，每晚细嚼咽下，1 个月为 1 个疗程。③视物昏花，目生翳障：枸杞子、当归、菟丝子各 12g，菊花 10g，水煎服。

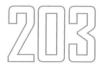

Kaki Calyx
柿 蒂

英文名： Persimmon Calyx
别　名： 柿萼、柿丁。
来　源： 柿树科植物柿 *Diospyros kaki* Thunb. 的宿萼。

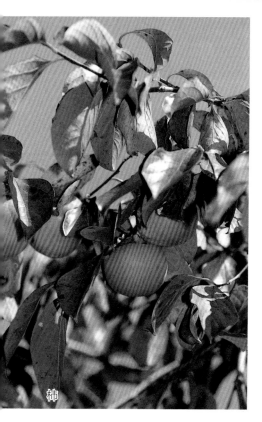

柿

植物形态

落叶乔木，小枝有褐色柔毛。叶互生，革质，卵状椭圆形至倒卵形，长 6~18cm，宽 3~9cm，先端短尖，全缘，上面深绿色，下面有褐色短柔毛。花杂性；雄花有雄蕊 16，成短聚伞花序；雌花单生于叶腋，子房上位，8 室；花萼 4 深裂，有毛，果熟时增大；花冠黄白色，4 裂，有毛。浆果扁圆形或卵圆形，直径 3.5~8cm，熟时橙红色、红色、鲜黄色，宿存花萼木质。花期 5~6 月，果期 9 月。全国各地均有栽培。

采　制

冬季果实成熟时采摘或食用时收集，洗净，晒干。药材产于河南、山东。

性　味	性平，味苦、涩。
功　能	降逆下气。
主　治	呃逆。
用　法	用量 4.5~9g。

性　状

宿萼呈皿状，萼筒部平展，类方形，直径 1.5~2.5cm，边缘 4 裂，裂片宽三角形，长 1~1.5cm，宽约 2cm，常向外反卷，基部有果柄或圆形果柄痕。外表面红棕色，内表面黄棕色，萼筒密生锈色有光泽的短绒毛，呈放射状排列。质硬脆，味微涩。

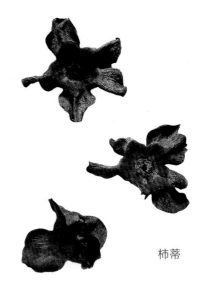

柿蒂

化学成分　含齐墩果酸（oleanolic acid）、熊果酸（ursolic acid）、白桦脂酸（betulic acid）、丁香酸（syringic acid）、香草酸（vanillic acid）、β-谷甾醇及其糖苷（β-sitosteryl-β-glucoside）、三叶豆苷（trifolin）、金丝桃苷（hyperin）、山奈酚（kaempferol）等。

药　理　柿蒂提取物有抗心律失常以及镇静的作用；有抗生育作用；所含的挥发油可以促进胃液分泌，兴奋胃肠道平滑肌。

验方

①呃逆、噫气：属寒者，柿蒂、丁香各 8g，生姜、陈皮各 6g，水煎热服；属热者，柿蒂、竹茹各 10g，黄连 6g，代赭石 15g，水煎凉服；属虚者，柿蒂、旋覆花各 8g，党参、大枣各 15g，水煎服。②噎膈反胃，食入即吐或纳食不利：柿蒂、半夏各 8g，梅花、陈皮各 6g，水煎少量频服。③血尿、尿痛：柿蒂 30g，烧灰存性，每次 5g，白茅根 30g 煎汤送服。

204

Amomi Fructus

砂 仁

英文名：Amomum Fruit（阳春砂）、Longiligulate Amomum Fruit（海南砂）、Cocklebur-like Amomum Fruit（绿壳砂）

别　名：阳春砂、春砂仁、蜜砂仁（阳春砂），海南壳砂仁、海南砂仁、壳砂（海南砂），缩砂蜜、缩砂、绿壳砂仁（绿壳砂）。

来　源：姜科植物阳春砂 *Amomum villosum* Lour.、海南砂 *Amomum longiligulare* T. L. Wu 或绿壳砂 *Amomum villosum* Lour. var. *xanthioides* T. L. Wu et Senjen 的果实。

植物形态

阳春砂：多年生常绿草本，高达 1.5m。地上茎直立，无分枝。叶排为 2 列，无柄；叶片窄长圆形或条状披针形，长 14~40cm，宽 2~5cm，全缘，羽状平行脉；叶鞘抱茎。穗状花序成疏松的球形，具花 8~12 朵；花萼筒状，先端 3 浅裂，花冠管细长，先端 3 裂，白色。蒴果椭圆形，成熟时红棕色，有肉刺。种子多数，芳香。花期 3~6 月，果期 6~9 月。生于山谷林下阴湿地；现多栽培。

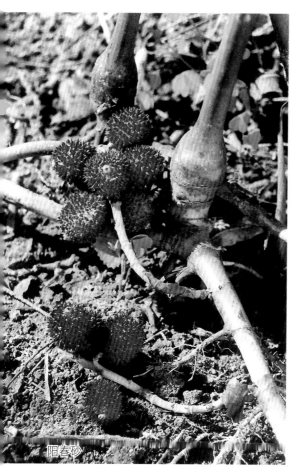

阳春砂

海南砂：植株高达 1.5m。叶片线状披针形，长 20~30cm，宽 2.5~5cm，先端长尾尖，基部楔形，两面无毛，叶柄长约 5mm；花冠裂片长圆形；药隔附属体 3 裂，顶端裂片半圆形。蒴果卵圆形，具钝三棱，被片状、分裂的短柔刺。花期 4~6 月，果期 6~9 月。

绿壳砂：植株高达 3m。叶片长披针形至线形，长 15~35cm，宽 4~7cm，两面光滑无毛；叶舌长 0.4cm。花冠裂片长约 1cm，药隔附属体半圆形，两侧为耳状。蒴果成熟时绿色，果皮上的柔刺较扁。花期 5~6 月，果期 8~9 月。

采　制

夏、秋二季果实成熟时采收，晒干或低温烘干。临用时取种子捣碎；果皮亦入药。阳春砂药材主产于广东、广西、云南、四川，福建亦产；海南砂药材主产于海南；绿壳砂药材主产于云南。

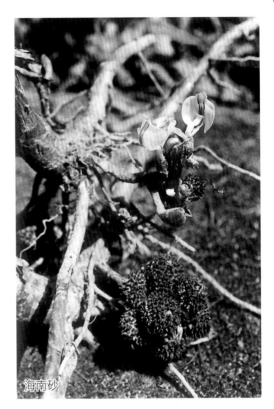
海南砂

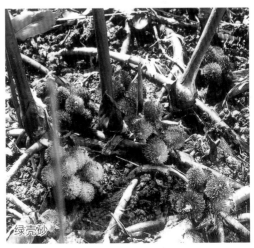
绿壳砂

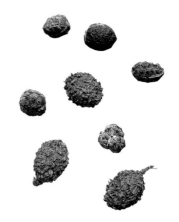

性　状

阳春砂、绿壳砂

果实呈椭圆形或卵圆形，有不明显的三棱，长 1.5~2cm，直径 1~1.5cm。表面棕褐色，密生刺状突起，顶端有花被残基，基部常有果梗。果皮薄而软。种子集结成团，具三钝棱，中有白色隔膜，将种子团分成 3 瓣，每瓣有种子 5~26 粒。种子为不规则多面体，直径 2~3mm；表面棕红色或暗褐色，有细皱纹，外被淡棕色膜质假种皮；质硬，胚乳灰白色。气芳香而浓烈，味辛凉、微苦。

砂仁（阳春砂，药材）

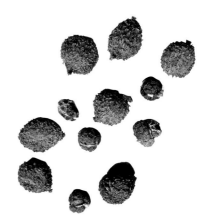

砂仁（绿壳砂，药材）

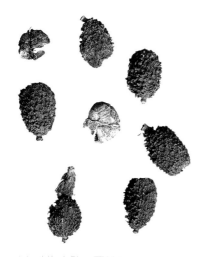

砂仁（海南砂，药材）

海南砂

果实呈长椭圆形或卵圆形，有明显的三棱，长 1.5~2cm，直径 0.8~1.2cm。表面被片状、分枝的软刺，基部具果梗痕。果皮厚而硬。种子团较小，每瓣有种子 3~24 粒；种子直径 1.5~2mm。气味稍淡。

性	味	性温，味辛。
功	能	化湿开胃，温脾止泻，理气安胎。
主	治	湿浊中阻，脘痞不饥，脾胃虚寒，呕吐泄泻，妊娠恶阻，胎动不安。
用	法	用量 3~6g，入煎剂宜后下。

化学成分 阳春砂种子含淡黄色挥发油，油中含乙酸龙脑酯、樟脑、樟烯、柠檬烯、β-蒎烯、苦橙油醇等；另含黄酮类成分。海南砂含挥发油，其中有 α-蒎烯、莰烯、β-蒎烯、莳烯-3、柠檬烯、桉油素及伞花烃等。绿壳砂含有 α-蒎烯、莰烯、β-蒎烯、莳烯-3、柠檬烯、α-樟脑、α-龙脑、乙酸龙脑酯、芳樟醇、α-胡椒烯、反-β-金合欢烯等。

药　理 对肠管有双向作用，其煎剂对豚鼠离体肠管，低浓度时呈兴奋作用，高于 1% 浓度及挥发油饱和水溶液则均呈抑制作用；砂仁粉混悬液灌胃，对二磷酸腺苷（ADP）诱发的血小板聚集有明显的抑制作用，因此有抗凝血作用。

验方 ①大肠虚而夹热，肛头脱出：砂仁、黄连、木贼为末，每次 0.6g，米汤送下。②消食和中下气，止心腹痛：砂仁炒研，袋盛浸酒，煮饮。③遍身肿满：砂仁、蝼蛄各等份，研细，和老酒服之。

205

Bruceae Fructus

鸦胆子

英文名： Jave Brucea Fruit

别　名： 老鸦胆、鸭蛋子、雅旦子。

来　源： 苦木科植物鸦胆子 *Brucea javanica*（L.）Merr. 的果实。

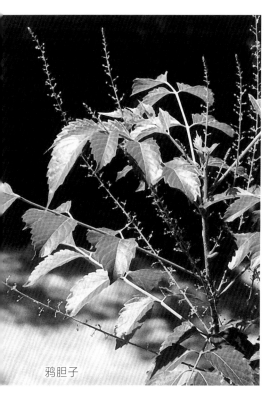

鸦胆子

植物形态

落叶灌木或小乔木，高2~3m，全株被黄色柔毛。羽状复叶互生；小叶5~11，卵状披针形，长5~10cm，宽2~4.5cm，边缘有粗齿，两面被柔毛。花单性异株，圆锥状聚伞花序腋生，雄花序长15~25cm，雌花序长不及半；花极小，暗紫色；花瓣4，雄蕊4。核果椭圆形，黑色。花期3~8月，果期4~9月。生于草地、灌木丛及路旁向阳处。

采　制

8~10月采摘成熟果实，晒干，用时去外壳，取种子入药。药材主产于广东、广西。

性　味	性寒，味苦；有小毒。
功　能	清热解毒，截疟，止痢，腐蚀赘疣。
主　治	痢疾，疟疾；外治赘疣，鸡眼。
用　法	用量0.5~2g，用龙眼肉包裹或装入胶囊内吞服。外用适量。

性　状

果实呈卵形，长 6~10mm，直径 4~7mm。表面黑色或棕色，有隆起的网状皱纹，网眼呈不规则的多角形，两侧有明显的棱线，顶端渐尖。果壳质硬而脆，种子卵形，长 5~6mm，直径 3~5mm，表面类白色或黄白色，具网纹；种皮薄，子叶乳白色，富油性。气微，味极苦。

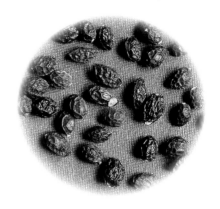

鸦胆子（药材）

化学成分	含鸦胆子苷A~C（bruceoside A~C）、鸦胆子苦素A~I(bruceine A~I)、鸦胆子苦醇（brusatol）、鸦胆子碱（brucanarin）、鸦胆子苦烯（brucene）、油酸等。
药　　理	对原虫如阿米巴、草履虫乃至疟原虫均有杀灭效果，有抗疟作用；对鞭虫、蛔虫、绦虫和阴道毛滴虫等有驱杀作用；鸦胆子仁或油可对正常皮肤或黏膜面产生刺激，临床上治疣或乳头状瘤有效。此外还有兴奋子宫、促进肠蠕动、杀灭蚊幼虫等作用。

验方

①下痢脓血：鸦胆子去壳取仁，每次 10 粒，每日 3 次，装胶囊内餐后服，连服 7~10 日。②间日疟、三日疟：鸦胆子去壳取仁，每次 15 粒，每日 3 次，装胶囊内餐后服，第 3 日后每次 5 粒，连服 5 日。③鸡眼、赘疣：鸦胆子适量，去壳取仁，捣敷。

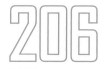

Citri Fructus
香 橼

英文名： Citron Fruit
别　名： 陈香圆。
来　源： 芸香科植物香圆 *Citrus wilsonii* Tanaka 或枸橼 *Citrus medica* L. 的果实。

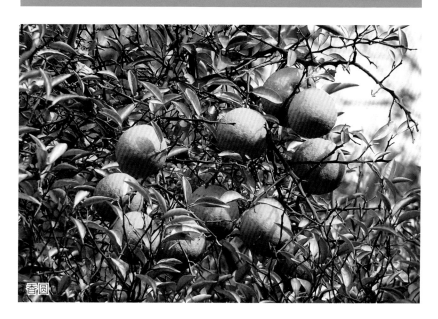

香圆

植物形态

常绿乔木，高达 11m。枝有棱及短刺。单身复叶互生，革质；叶长椭圆形，长 6~12cm，宽 2~4.5cm，近全缘，有油点；叶翅倒心形，长 1.5~3cm。花单生或簇生于叶腋；花萼盆状，5 裂；花瓣 5，白色，芳香；雄蕊 25 枚以上；子房 10~11 室。柑果长圆形、圆形或扁圆形，成熟时橙黄色，果皮粗糙，有香气。花期 4~5 月，果期 10~11 月。多为栽培。

采　制

秋季果实成熟时采收，趁鲜切片，亦可整个或对剖两瓣后，晒干或低温干燥。药材主产于江苏、浙江、安徽、江西、湖北、四川。

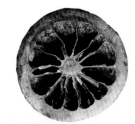

性　状

果实为类球形、半球形或圆片，直径4~7cm。表面黑绿色或黄棕色，密被凹陷的小油点及网状隆起的粗皱纹，顶端有花柱残痕及隆起的环圈，基部有果梗残基。质坚硬。剖面或横切薄片，边缘油点明显，中果皮厚约0.5cm，瓤囊9~11室，棕色或淡红棕色，间或有黄白色种子。气香，味酸而苦。

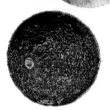

香橼

性　味	性温，味辛、苦、酸。
功　能	疏肝理气，宽中，化痰。
主　治	肝胃气滞，胸胁胀痛，脘腹痞满，呕吐噫气，痰多咳嗽。
用　法	用量3~9g。

化学成分	果皮含挥发油、柚皮苷（nesperidin）。
药　理	能兴奋胃肠，使蠕动增强，又有降低肠平滑肌张力和解痉作用。此外还有利尿、抗炎等作用。

验方

①胁肋胀痛：香橼、川楝子、柴胡、香附、川芎各9g，水煎服。
②胃脘痛：鲜香橼500g，加食盐60g腌制，用时每次取6g，水煎服或开水泡服；或香橼、枳壳、生姜各9g，黄连1g，水煎服。③咳嗽痰多：香橼9g，半夏、陈皮各8g，茯苓15g，紫苏子12g，水煎服。

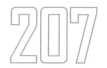

Alpiniae Oxyphyllae Fructus

益　智

英文名： Sharpleaf Galangal Fruit
别　名： 益智子。
来　源： 姜科植物益智 *Alpinia oxyphylla* Miq. 的果实。

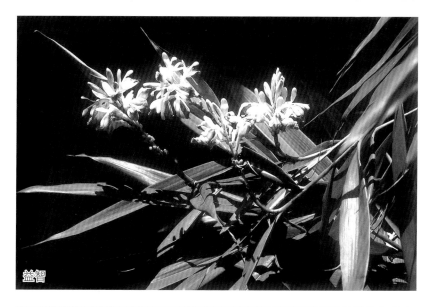

益智

植物形态

多年生草本，高 1~3m。茎丛生，直立。叶 2 列，狭披针形，长 25~35cm，宽 3~6cm，先端尖，基部阔楔形，边缘具脱落性小刚毛；叶舌膜状，有毛。总状花序长 10~15cm；花萼筒状，外被柔毛；花冠管长 8~10mm，唇瓣倒卵形，粉白色，具红色脉纹；子房卵圆形，密被绒毛。蒴果椭圆形至纺锤形，被疏毛。花期 3~5 月，果期 4~6 月。生于阴湿林下，有栽培。

采　制

夏、秋二季间果实由绿变红时采收，晒干或低温干燥。药材产于海南、广东、广西。

性　状

果实呈椭圆形，两端略尖，长 1.2~2cm，直径 1~1.3cm。表面棕色或灰棕色，有纵向凹凸不平的突起棱线 13~20 条，顶端有花被残基，基部常残存果梗。果皮薄而稍韧，与种子紧贴，种子集结成团，中有隔膜将种子团分为 3 瓣，每瓣有种子 6~11 粒。种子呈不规则的扁圆形，略有钝棱，直径约 3mm，表面灰褐色或灰黄色，外被淡棕色膜质的假种皮；质硬，胚乳白色。有特异香气，味辛、微苦。

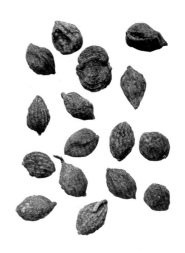

益智（药材）

性　味	性温，味辛。
功　能	温脾止泻，摄唾，暖肾，固精缩尿。
主　治	脾虚泄泻，腹中冷痛，口多唾涎，肾虚遗尿，小便频数，遗精白浊。
用　法	用量 3~9g。

化学成分　含挥发油,油中主含桉油醇(eucalyptol)、姜烯(zingiberene)、姜醇（zingiberol ）等。

药　理　果实醇提取物对豚鼠左心房具有强大的正性肌力作用；有抗胃损伤和抑制前列腺素的作用；可升高小鼠外周血液白细胞。

验方　①小儿遗尿：益智仁、白茯苓各等份，研末，每次服 0.3g，米汤调下。②妇人崩中：益智仁炒，研细，米汤入盐服 0.3g。

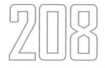

Akebiae Fructus

预知子

英文名： Akebia Fruit
别　名： 八月炸、八月札、野香蕉。
来　源： 木通科植物三叶木通 *Akebia trifoliata*（Thunb.）Koidz.、木通 *Akebia quinata*（Thunb.）Decne. 或 白 木 通 *Akebia trifoliata*（Thunb.）Koidz. var. *australis*（Diels）Rehd. 的果实。

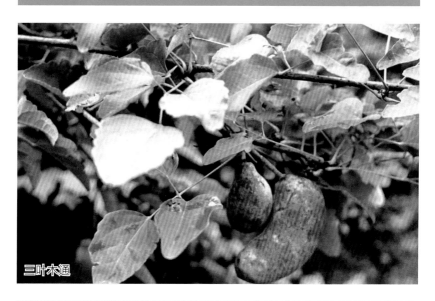

三叶木通

植物形态

落叶木质藤本。三出复叶；小叶卵圆形、宽卵圆形或长卵形，先端钝圆、微凹或具短尖，边缘浅裂或波状；叶柄长 6~8cm。花序总状，腋生，长约 8cm；花单性；雄花生于上部，雄蕊 6；雌花花被片紫红色，具 6 个退化雄蕊，心皮分离，3~12。果实肉质，长卵形，成熟后沿腹缝线开裂。种子多数，卵形，黑色。花期 4~5 月，果熟期 8 月。生于山坡、灌木丛或沟边。

采　制

夏、秋二季果实将变黄时采摘，晒干，或置沸水中略烫后晒干。药材产于河北、山西、山东、河南、陕西、浙江、安徽、湖北。

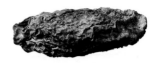

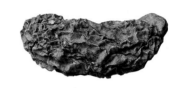

性　状

果实呈肾形或长椭圆形，稍弯曲，长
3~9cm，直径 1.5~3.5cm。表面黄棕色
或黑褐色，有不规则的深皱纹，顶端
钝圆，基部有果梗痕。质硬，破开后，
果瓤淡黄色或黄棕色；种子多数，扁
长卵形，黄棕色或紫褐色，具光泽，
有条状纹理。气微香，味苦。

预知子

性　味	性寒，味苦。
功　能	疏肝理气，活血止痛，利尿杀虫。
主　治	脘胁胀痛，经闭痛经，小便不利，蛇虫咬伤。
用　法	用量 3~9g。

化学成分　含齐墩果酸（oleanolic acid）、齐墩果酸 -3-O-α-L- 鼠李
糖基 -α-L-阿拉伯糖苷，另含 α-常春藤皂苷（α-hederin），
木通皂苷 Stc、Std 等，苷元均为常春藤皂苷元（hederagenin）。

药　理　煎剂对金黄色葡萄球菌、铜绿假单胞菌、福氏痢疾杆菌及
大肠杆菌均有不同的抑制作用；具有抗癌作用，临床上可
用于治疗乳腺癌及消化系统癌症，煎服用量 6~12g，配其
他药同用。

验方　①肝癌引起的肝痛：预知子、石燕、马鞭草各 30g，每日 1 剂，
水煎服。②闭经、痛经：预知子 15g，益母草 18g，水煎服。
③小便不利：预知子、薏苡仁、冬瓜皮各 15g，水煎服。

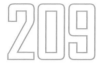

Cnidii Fructus

蛇床子

英文名： Common Cnidium Fruit
别　名： 野胡萝卜子。
来　源： 伞形科植物蛇床 *Cnidium monnieri*（L.）Cuss. 的果实。

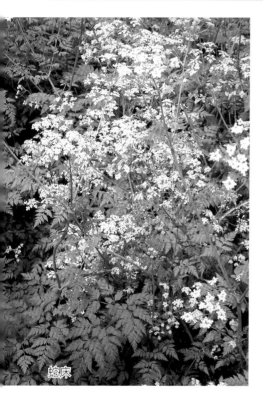

蛇床

植物形态

一年生草本，高 30~80cm。茎直立，有分枝，表面有纵沟纹，疏生细柔毛。叶互生，二至三回羽状细裂，最终裂片线状披针形，先端尖锐；基生叶有长柄，柄基部扩大成鞘状。复伞形花序顶生或腋生；总苞片 8~10，线形；花白色，花柱基短圆锥形，花柱细长，反折。双悬果宽椭圆形，果棱具翅。花期 4~7 月，果期 6~8 月。生于原野、田间、路旁、溪沟边等潮湿处。

采　制

夏、秋二季果实成熟时采收，除去杂质，晒干。药材主产于河北、浙江、江苏、四川。

性　味	性温，味辛、苦；有小毒。
功　能	温肾壮阳，燥湿，祛风，杀虫。
主　治	阳痿，宫冷，寒湿带下，湿痹腰痛；外治外阴湿疹，妇人阴痒，滴虫性阴道炎。
用　法	用量 3~9g。外用适量，多煎汤熏洗，或研末调敷。

性　状

果实为双悬果，呈椭圆形，长2~4mm，直径2mm。表面灰黄色或灰褐色，顶端有2枚向外弯曲的柱基，基部偶有细梗。分果的背面有薄而突起的纵棱5条，接合面平坦，有2条棕色略突起的纵棱线。果皮松脆，揉搓易脱落，种子细小，灰棕色，显油性。气香，味辛凉，有麻舌感。

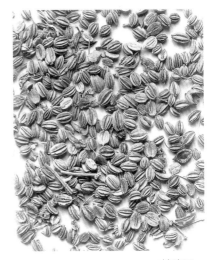

蛇床子

化学成分　含蛇床子素（cnidiadin）、莰烯（L-pinene）、欧芹酚甲醚（osthol）、香柑内酯（bergapten）、异茴芹素（isopimpinellin）、异缬草酸龙脑酯（bornylisovalerate）等。

药　　理　有类性激素样作用，能延长小鼠的动情期，缩短动情间期，并能使去势鼠出现动情期；有抗滴虫作用；对絮状表皮癣菌等有抑制作用；对流行性感冒病毒有明显抑制作用，对新城病毒有一定的抑制作用。

验方

①滴虫性阴道炎带下色黄气臭，阴部湿痒，阴囊湿疹：蛇床子30g，川椒10g，白矾9g，苦参20g，水煎熏洗患部，每日2次。②湿疹、疥癣：蛇床子（或全草）30g，煎汤外洗；或蛇床子、苦参、黄柏、白矾、硼砂各适量，研末麻油调涂。③阳痿不育，宫冷不孕：蛇床了、菟丝子各15g，淫羊藿、熟地黄各12g，金樱子、肉桂各9g，水煎服。

210 狯猴桃

Actinidiae Chinensis Fructus

英文名： Chinese Gooseberry，Kiwifruit
别　名： 狯猴梨、金梨、野梨、山洋桃、藤梨。
来　源： 狯猴桃科植物中华狯猴桃 *Actinidia chinensis* Planch. 的果实。

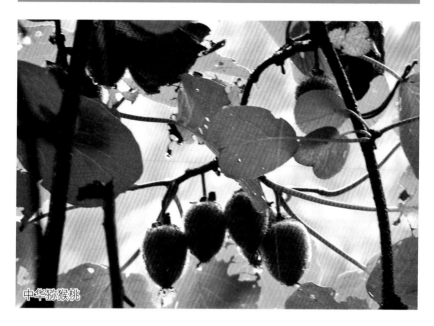

中华狯猴桃

植物形态

藤本。幼枝及叶柄密被褐色毛或刺毛；老枝红褐色，光滑无毛。叶互生，营养枝上的阔卵圆形至椭圆形，花枝上的近圆形，长 6~17cm，宽5~13cm，边缘有纤毛状细尖，上面常仅叶脉上被疏毛，下面灰白色，密被星状绒毛。花通常 3~6 朵，成腋生聚伞花序，少数为单生，初开时乳白色，后变为橙黄色，芳香；雄蕊多数；子房上位。浆果卵状或近球形。花期 4~6 月，果期 8~10 月。生长于山坡、林缘或灌木丛中。分布于华东、中南、西南及陕西、甘肃。

采制

果实近成熟时采收，晒干或鲜用。

性　状

果实呈近球形、卵圆形或圆锥形。表面黄棕色或棕红色，密生棕黄色长硬毛，有皱缩，凹凸不平。质硬。味甘、酸。

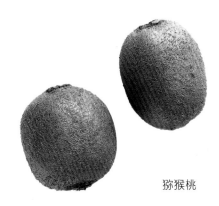

狝猴桃

性　味	性寒，味甘、酸。
功　能	解热，止渴，通淋。
主　治	烦热，消渴，黄疸，石淋，痔疮。
用　法	用量 30~60g。

化学成分　果实含糖、维生素、有机酸、色素，另含狝猴桃碱（actinidine）、类胡萝卜素（carotenoids）等。

药　理　有降血脂作用，能有效防治高脂血症、动脉硬化、心脑血管病；可以降低亚硝酸盐、亚硝胺的毒性；有抗脂质过氧化作用；能够提高免疫功能。此外还有清除活性氧自由基、抑制肿瘤等作用。

验方　①便秘：每日清晨起床后空腹吃 1~2 个狝猴桃，隔 1 小时再用早餐。②高血压等心血管疾病，肝脾肿大：狝猴桃洗净去皮吃，或榨汁饮用。

211

Ponciri Trifoliatae Immaturus Fructus

绿衣枳壳

英文名： Immature Trifoliate-orange Fruit
别　名： 枸橼、臭橼、枳、枸橼李。
来　源： 芸香科植物枸橘 *Poncirus trifoliata*（L.）Raf. 的未成熟果实。

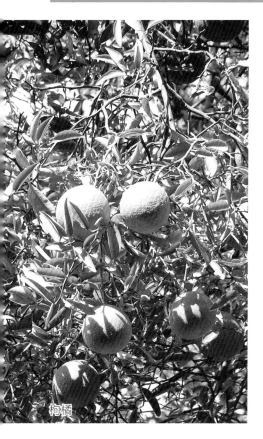

枸橘

植物形态

落叶灌木或小乔木，无毛。多分枝，小枝呈扁压状，茎枝具腋生粗大棘刺，长 1~5cm。叶互生，三出复叶，具叶翼；顶生小叶倒卵形或椭圆形，长 1.5~6cm，宽 0.7~3cm；侧生小叶椭圆形或卵形。花白色，单生或成对生于枝条叶腋，常先叶开放，有香气；萼片 5，卵状三角形；花瓣 5，倒卵状匙形。柑果球形，直径 2~5cm，橙黄色，密被短柔毛，具多数油腺，芳香，花期 4~5 月，果期 7~10 月。多栽培于路旁、庭园作绿篱。

采　制

7 月果皮尚绿时采收，自中部横切两半，晒干或低温干燥。药材主产于福建。

性　味	性寒，味苦。
功　能	行气宽中，消食，化痰。
主　治	胸腹痞满胀痛，食积不化，痰饮，胃下垂。
用　法	用量 9~15g。孕妇慎用。

性　状

果实呈球形或半球形（横切者），直径 2~3cm。外表面灰绿色或绿黄色，有微隆起的皱纹，被细柔毛。横剖面果皮厚 3~5mm，边缘油点 1~2 列，瓤囊 5~7 瓣，中轴宽 2~5mm。气香，味微苦。

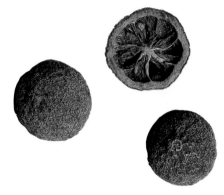

绿衣枳壳

化学成分　含枸橼酸（citric acid）、枸橼素（citrifoliiol）、枸橘苷（poncirin）、柚皮苷（naringin）、新橙皮苷（neohesperidin）、川陈皮素（nobiletin）等。

药　　理　其水煎液体外试验，有明显抗血栓形成的作用；煎剂对未孕或已孕兔的离体及在体子宫主要呈兴奋作用，可以使子宫收缩有力，张力增强。此外还具有促进肠胃运动收缩节律整齐而有力的作用。

验方　①慢性胃病，胃下垂：绿衣枳壳 15g，野山楂 9g，水煎去渣，每日 2 次分服。②肠蠕动不安：绿衣枳壳焙干研细末，以米汤送服，每服 3g，每日 3 次。③产后子宫下垂或脱肛：绿衣枳壳 12g，黄芪 15g，甘草 6g，水煎，每日 2 次分服；或绿衣枳壳 30g，赤石脂（煅，研包）、升麻各 6g，黄芪 12g，水煎，每日 2 次分服。④肝胃气痛（包括神经性胃痛）：绿衣枳壳、代代花各 6g，甘草 3g，开水冲泡，每日 3 次分服。

212

Camptothecae Acuminatae Fructus

喜树果

英文名： Common Camptotheca Fruit
别　名： 千丈树、水栗子、天梓树。
来　源： 珙桐科植物喜树 *Camptotheca acuminata* Decne. 的果实。

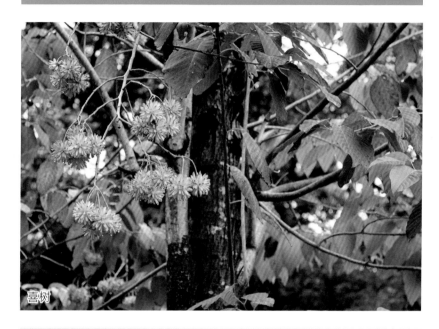

喜树

植物形态

落叶大乔木。叶互生，卵状长方形或卵状椭圆形，长 7~18cm，宽 5~10cm，先端渐尖，基部圆或广楔形，全缘，边缘有纤毛，羽脉 10~11 对；叶柄红色，有疏毛。花单性同株，成球形头状花序；花萼 5 齿裂；花瓣 5，绿色；雄花雄蕊 10；雌花子房下位，1 室，柱头 3 裂，花盘明显。果序球状。花期 8 月，果期 10~11 月。生于海拔 1000m 以下较潮湿处；有种植。

采　制

秋季果实成熟尚未脱落时采收，晒干。药材产于浙江、江苏、江西、湖北、湖南。

性　状

果实呈披针形，长 2~2.5cm，宽 5~7mm，先端尖，有柱头残基；基部变狭，可见着生在花盘上的椭圆形凹点痕，两边有翅。表面棕色至棕黑色，微有光泽，有纵皱纹，有时可见数条角棱和黑色斑点。质韧，不易折断，断面纤维性，内有种子1粒，干缩成细条状。味苦。

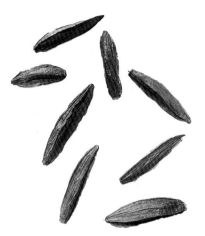

喜树果

性　味	性寒，味苦、涩；有毒。
功　能	抗癌，散结，破血化瘀。
主　治	多种肿瘤，如胃癌、肠癌、绒毛膜癌、淋巴肉瘤等。
用　法	用量 3~9g。

化学成分　含喜树碱（camptothecine）、喜树次碱（venoterpine）、10- 羟基喜树碱（10-hydroxycamptothecine）、10- 甲氧基喜树碱（10-methoxycamptothecine）、白桦脂酸（betulic acid）、长春花苷内酰胺 （vincoside-lactam）等。

药　理　有抗癌作用，可使白细胞总数下降，腹水减少，腹水中活瘤细胞数减少，大剂量喜树碱能降低肝中核糖核酸的磷含量，因而抑制核酸代谢；静脉注射可出现轻度静脉炎，喜树果注射液的副作用比喜树碱少。

验方　食管癌：喜树果、山楂各 15g，白茅根 30g，半夏 10g，共为细末，炼蜜为丸，每丸 6g，早晚各服 1 丸。

Broussonetiae Fructus

楮实子

英文名： Papermulberry Fruit
别　名： 榖木子、纱纸树子。
来　源： 桑科植物构树 *Broussonetia papyrifera*（L.）Vent. 的果实。

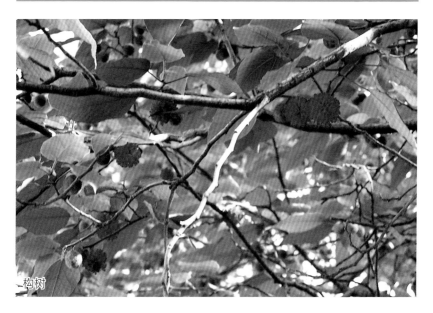

构树

植物形态

落叶乔木，高达 16m，有乳汁。树皮平滑，暗灰色，幼枝密生绒毛。叶互生，广卵形，长 7~20cm，宽 6~15cm，边缘有细锯齿，通常 3~5 深裂，上面粗糙，下面密被柔毛，三出脉；叶柄密生绒毛。花单性异株；雄花序柔荑状，腋生，下垂，雄花花被片和雄蕊各 4；雌花序头状，花被筒状，子房有柄。聚花果球形，肉质，橙红色，熟时小瘦果借肉质子房柄向外挺出。花期 5 月，果期 8~10 月。生于山坡、山谷或平地村舍旁；有栽培。

采　制

秋季果实成熟时采摘，洗净，晒干，除去灰白色膜状宿萼及杂质。药材产于河南、湖北、湖南、山西、甘肃。

性　状

小瘦果呈扁圆形或扁卵形，长约 2mm，宽 1.5~2mm。表面橙红色或棕红色，有微细网状纹理或颗粒状突起，一侧边具凹沟，另侧边具棱线，基部有子房残痕。质硬，内含种子 1 粒；种皮红棕色，种仁白色，油质。味淡。

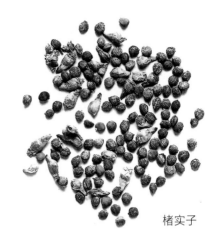

楮实子

性　味	性寒，味甘。	
功　能	补肾清肝，明目，利尿。	
主　治	腰膝酸软，虚劳骨蒸，头晕目昏，目生翳膜，水肿胀满。	
用　法	用量 6~12g。	

化学成分	含皂苷、脂肪油等。
药　理	脂肪油具有降血脂、抗动脉粥样硬化、抗血小板聚集及血栓形成的作用，还能够促进饱和脂肪酸及脂类、胆固醇类在血液中的运行，以减少其沉积在血管壁上的可能性。此外还有抗肿瘤作用。

验方 ①肝热生翳，气翳细点，小儿眼翳：楮实子研细，蜜汤调下，餐后服。②水肿：楮实子 6g，大腹皮 9g，水煎服。

214 蒴藜

Tribuli Fructus

英文名： Puncturevine Caltrop Fruit
别　名： 硬蒴藜、蒴骨子、刺蒴藜。
来　源： 蒴藜科植物蒴藜 *Tribulus terrestris* L. 的果实。

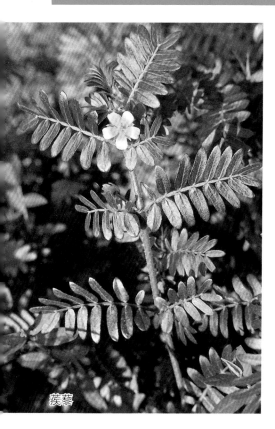

蒴藜

植物形态

一年生匍匐草本，多分枝，全株有柔毛。羽状复叶互生或对生；小叶 5~7 对，长椭圆形，长 6~15mm，宽 2~5mm，基部常偏斜，有托叶。花单生于叶腋；萼片 5；花瓣 5，黄色，早落；雄蕊 10，5 长 5 短；子房上位，5 室，柱头 5 裂。花期 6~7 月，果实 8~9 月。生于田野、路旁及河边草丛。各地均有分布。

采　制

秋季果实成熟时，割取全株，晒干，打下果实，除去杂质。药材产于河南、河北、山东、安徽、江苏、四川、山西、陕西。

性　味	性微温，味辛、苦；有小毒。
功　能	平肝解郁，活血祛风，明目，止痒。
主　治	头痛眩晕，胸胁胀痛，乳闭乳痈，目赤翳障，风疹瘙痒。
用　法	用量 6~9g。

性　状

果实由 5 个果瓣组成，呈放射状排列，直径 7~12mm。常裂为单一的分果瓣，分果瓣呈斧状，长 3~6mm；背部黄绿色，隆起，有纵棱及多数小刺，并有对称的长刺和短刺各 1 对，两侧面粗糙，有网纹，灰白色。质坚硬。气微，味苦、辛。

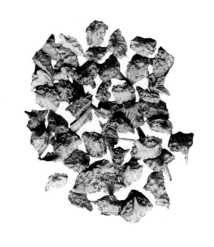

蒺藜（药材）

化学成分　含甾体皂苷，其皂苷元为薯蓣皂苷元（diosgenin）、鲁斯可皂苷元（ruscogenin）、海可皂苷元（hecogenin）、吉托皂苷元（gitogenin）等。另含蒺藜苷（tribuloside）、紫云英苷（astragalin）、山奈素 -3- 芸香糖苷（kaempferol-3-rutinoside）、哈尔满碱（harmane）、哈尔明碱（harmine）、水溶性多糖等。

药　理　有降低血压的作用；有利尿作用，与其所含钾盐有关，临床上对腹水及水肿病人有效；可以抑制金黄色葡萄球菌、大肠杆菌的生长；其生物碱及水溶部分均能抑制大鼠小肠的运动，有拮抗乙酰胆碱的作用。

验方　①高血压、神经性头痛：蒺藜、牛膝、代赭石各 9g，天麻、钩藤各 10g，水煎服。②肝郁胁痛、闭经、痛经：蒺藜、香附各 9g，当归、川芎各 8g，川楝子、延胡索各 12g，水煎服。③瘢痕疼痛：蒺藜、山栀子各等份，研末，醋调涂。

215 路路通

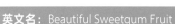

Liquidambaris Fructus

英文名：Beautiful Sweetgum Fruit
别　名：枫果、九空子。
来　源：金缕梅科植物枫香树 *Liquidambar formosana* Hance 的果序。

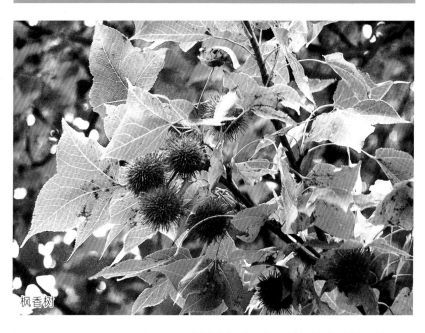

枫香树

植物形态

落叶大乔木，小枝有柔毛。叶互生，掌状 3 裂，有时 5 裂，长 6~12cm，宽 9~17cm，基部心形或截形，边缘有锯齿；叶柄细长。花单性同株，无花瓣；雄花集成柔荑花序；雌花集成球形头状花序，萼齿 5，钻形，花后增大，子房半下位，2 室。聚花果圆球形，宿存花柱及萼齿针刺状。花期 3~4 月，果期 9~10 月。生于向阳山坡、路边或灌木丛中。

采　制

冬季果实成熟后采收。药材产于江苏、浙江、安徽、福建、湖北、湖南、陕西。

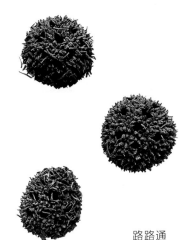

路路通

性　状

聚花果由多数小蒴果集合而成，呈球形，直径 2~3cm。表面灰棕色或棕褐色，有多数尖刺及喙状小钝刺，长 0.5~1mm，常折断，小蒴果顶部开裂，呈蜂窝状小孔。基部有果梗。体轻，质硬，不易破开。气微，味淡。

性　味	性平，味苦。
功　能	祛风活络，利水通经。
主　治	关节痹痛，麻木拘挛，水肿胀满，乳少经闭。
用　法	用量 4.5~9g。

化学成分　含 β-松油烯、β-蒎烯、柠檬烯、α-松油烯等，另含路路通酸、齐墩果酸、熊果酸、胡萝卜苷、白桦酮酸、没食子酸等。

药　理　其甲醇提取物中分离得到的白桦酮酸具有明显的抗肝细胞毒性活性作用；其所含的挥发油体外实验可使兔血栓长度缩短、重量（干重和湿重）减轻，体内实验可明显抑制大鼠血栓形成。

验方

①风湿痹痛：路路通、海风藤、秦艽、薏苡仁各 9g，水煎服。

②乳汁不通、乳房胀痛：路路通、丝瓜络各 9g，猪蹄半只，炖服。

③湿疹、疥癣：路路通 30g，烧灰存性，茶油调涂。④水肿、小便不利：路路通、车前子各 9g，泽泻、茯苓各 12g，水煎服。

216 锦灯笼

Physalis Calyx seu Fructus

英文名：Franchet Groundcherry Calyx or Fruit
别　名：挂金灯、灯笼果、红灯笼。
来　源：茄科植物酸浆 *Physalis alkekengi* L. var. *franchetii*（Mast.）Makino 的宿萼或带果实的宿萼。

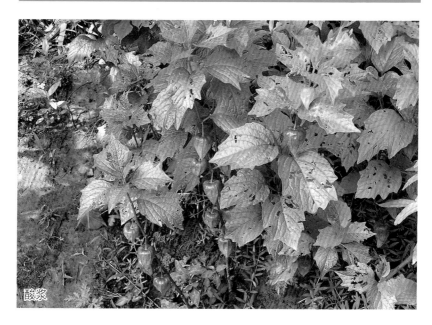

酸浆

植物形态

一年生草本，全株密生短柔毛，高 25~60cm。茎多分枝。叶互生，卵形至卵状心形，长 4~8cm，宽 2~6cm，边缘有不等大的锯齿。花单生于叶腋；花萼钟状，5 裂；花冠钟状，淡黄色，直径 6~10mm，5 浅裂，裂片基部有紫色斑纹；雄蕊 5，花药黄色；子房 2 室。浆果球形，绿色，直径约 1.2cm，外包以膨大的绿色宿萼；宿萼卵形或阔卵形。花期 6~8 月，果期 8~10 月。生于旷野、山坡、林缘等地。全国大部分地区有分布。

采　制

秋季果实成熟、宿萼呈红色或橙红色时采收，干燥。

性　状

宿萼略呈灯笼状，多压扁，长 3~4.5cm，宽 2.5~4cm。表面橙红色或橙黄色，有 5 条明显的纵棱，棱间有网状的细脉纹。顶端渐尖，基部略平截，中心凹陷有果梗。体轻，质柔韧，中空，或内有棕红色或橙红色果实。果实球形，多压扁，直径 1~1.5cm，果皮皱缩，内含种子多数。宿萼味苦，果实味甘、微酸。

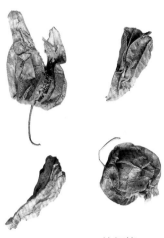

锦灯笼

性　味	性寒，味苦。
功　能	清热解毒，利咽，化痰，利尿。
主　治	咽痛音哑，痰热咳嗽，热淋涩痛，小便不利。
用　法	用量 4.5~9g。

化学成分　浆果含酸浆醇 A、B（physanol A，B）；种子中含禾本甾醇（gramisterol）、钝叶醇（obtusifoliol）、木犀草苷（galuteolin）、环木菠萝烷醇（cycloartanol）、环木菠萝烯醇（cycloartenol）等。

药　理　所含醚溶性成分初期刺激迷走神经中枢，使血压先升高再降低；醚可溶性及水可溶性物质有加强蛙心收缩的作用，并能引起微弱的血管收缩及血压升高；对金黄色葡萄球菌及铜绿假单胞菌均有抑制作用；水提醇沉物有降血糖作用。

验方　①急性支气管炎：鲜锦灯笼 15g，桔梗、前胡各 9g，甘草 6g，水煎服。②角膜炎：锦灯笼适量，水煎熏洗。③水肿、小便不利：鲜锦灯笼 15g，车前子 12g，泽泻 9g，水煎服。

217

Viticis Fructus

蔓荆子

英文名： Simpleleaf Shrub Chastetree Fruit
别　名： 荆条子、京子、白布荆。
来　源： 马鞭草科植物单叶蔓荆 Vitex trifolia L. var. simplicifolia Cham. 或蔓荆 Vitex trifolia L. 的果实。

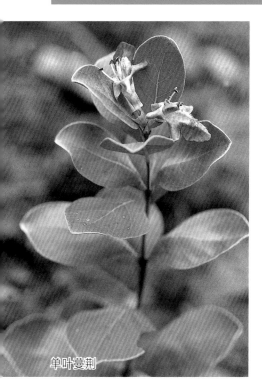

单叶蔓荆

植物形态

落叶灌木，高约 3m。幼枝四方形，密被细绒毛；老枝圆形，无毛。叶对生，倒卵形，长 2~5cm，宽 1~3cm，先端圆形，下面密生灰白色绒毛。圆锥花序顶生；萼钟形，5 齿裂，外面密生白色短柔毛；花冠淡紫色，先端 5 裂，二唇形；雄蕊 4；子房 4 室，密生腺点，柱头 2 裂。核果球形，熟后黑色。花期 7 月，果期 9 月。生于海边、河湖沙滩上。

采　制

秋季果实成熟时采收，除去杂质，晒干。药材主产于山东、江西、浙江、福建。

性　味	性微寒，味辛、苦。
功　能	疏散风热，清利头目。
主　治	风热感冒头痛，齿龈肿痛，目赤多泪，目暗不明，头晕目眩。
用　法	用量 4.5~9g。

性　状

果实呈球形，直径4~6mm。表面灰黑色或黑褐色，被灰白色粉霜状茸毛，有纵向浅沟4条，顶端微凹，基部有灰白色宿萼及短果梗。萼长为果实的1/3~2/3，5齿裂，其中2裂较深，密被茸毛。体轻，质坚韧，不易破碎。横切面可见4室，每室有种子1枚。气特异而芳香，味淡、微辛。

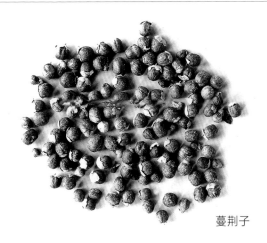

蔓荆子

化学成分　　含莰烯（camphene）、蒎烯（pinene）、蔓荆子黄素（casticin）、艾黄素（artemetin）、γ-氨基丁酸（γ-aminobutyric acid）等。

药　　理　　对多种致病菌有抑制作用；蔓荆子提取物具有舒张血管的作用；水煎液对病毒$ECHO_{11}$株有抑制作用；甲醇提取物能明显抑制缓激肽所致豚鼠离体回肠的收缩。此外还有镇痛、抗炎、降血压、抗凝、祛痰平喘等作用。

验方　　①风热感冒头痛头晕，身热恶风：蔓荆子9g，桑叶、菊花各8g，水煎服。②肝热目赤，畏光多泪：蔓荆子、青葙子、栀子各9g，水煎服。③头风：蔓荆子适量，浸酒，温服，每日3次。

Carpesii Fructus

鹤　虱

英文名： Common Carpesium Fruit
别　名： 挖耳草、皱面草、烟斗菊。
来　源： 菊科植物天名精 *Carpesium abrotanoides* L. 的果实。

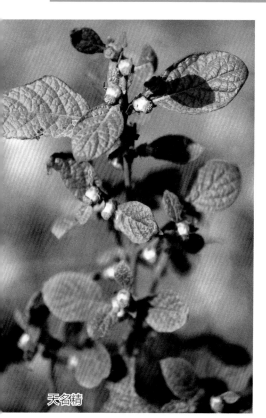

天名精

植物形态

多年生草本，高 30~110cm。茎直立，有细软毛。基部叶宽椭圆形；下部叶互生，稍有柄，宽椭圆形、长椭圆形，长 10~15cm，宽 5~8cm，全缘或有不规则锯齿，上面绿色较深，下面有细软毛和腺点；上部叶长椭圆形，无柄，向上逐渐变小。头状花序多数，沿枝条一侧着生于叶腋，有时下垂，黄色，直径 6~10mm；总苞钟形或半球形。花果期 6~10月。生于田野、路旁、草丛、屋边。

采　制

秋季果实成熟时采收，晒干，除去杂质。药材产于河南、山西、甘肃、贵州。

性　味	性平，味苦、辛；有小毒。
功　能	杀虫消积。
主　治	蛔虫病，蛲虫病，绦虫病，虫积腹痛，小儿疳积。
用　法	用量 3~9g。

性　状

果实呈圆柱状，细小，长 3~4mm，直径不及 1mm。表面黄褐色或暗褐色，具多数纵棱，一端收缩呈细喙状，先端扩展成灰白色圆环，另端稍尖，有着生痕迹。果皮薄，纤维性，种皮菲薄透明，子叶 2，类白色，稍有油性。气特异，味微苦。

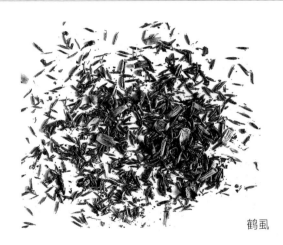

鹤虱

化学成分　含天名精酮（carabrone）、天名精内酯（carpesialactone）、正己酸等。

药　　理　有驱虫作用；醇提取物的水溶性部分有胆碱样作用；动物试验显示有罂粟碱样作用；其所含的黄酮类能扩张冠状血管，可用于心绞痛者；苷类成分对麻醉犬能短暂地降压和抑制呼吸，能松弛大鼠、兔小肠及未孕子宫。

验方　①蛔虫病、蛲虫病、绦虫病等，症见腹痛、纳差、口吐清水：炒鹤虱 9g，研末冲服。②小儿疳积：鹤虱 3g，银柴胡、麦芽各 9g，水煎服。

219

Rubi Fructus

覆盆子

英文名： Palmleaf Raspberry Fruit
别　名： 种田泡、翁扭、牛奶母。
来　源： 蔷薇科植物华东覆盆子 *Rubus chingii* Hu 的果实。

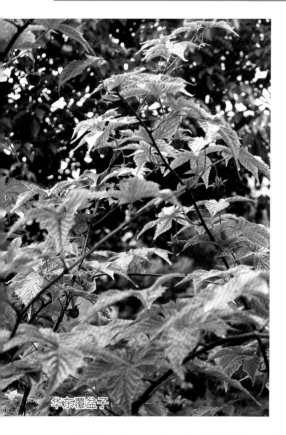

华东覆盆子

植物形态

落叶灌木。新枝略带蔓性，紫褐色；幼枝绿色，被白粉，有少数倒刺。叶互生，近圆形，掌状 5 裂，偶有 7 裂，边缘具不整齐锯齿，两面脉上被白色短柔毛；叶柄散生细刺，托叶线形。花单生于枝端叶腋；萼片 5，卵形或长椭圆形，被灰白色柔毛；花瓣 5，近圆形，白色；雄蕊多数；雌蕊多数，着生于凸起的花托上。聚合果球形，红色，下垂，小核果密被淡黄白色短柔毛。花期 4~5 月，果期 6~7 月。生于向阳山坡、路边、林边及灌丛中。

性　味	性温，味甘、酸。
功　能	益肾，固精，缩尿。
主　治	肾虚遗尿，小便频数，阳痿早泄，遗精滑精。
用　法	用量 6~12g。

采　制

夏初果实由绿变绿黄时采收，除去梗、叶，置沸水中略烫或略蒸，取出，干燥。药材主产于浙江、福建。

性　状

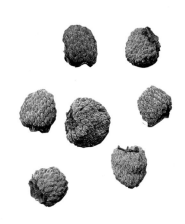

聚合果由多数小核果聚合而成，呈圆锥形或扁圆锥形，高 0.6~1.3cm，直径 0.5~1.2cm。表面黄绿色或淡棕色，顶端钝圆，基部中心凹入。宿萼棕褐色，下有果梗痕，小果易剥落，每个小果呈半月形，背面密被灰白色茸毛，两侧有明显的网纹，腹部有突起的棱线。体轻，质硬。气微，味微酸、涩。

覆盆子

化学成分	含有机酸、鞣花酸（ellagic acid）、椴树苷（tiliroside）、山奈酚 -3-O- 芸香糖苷、胡萝卜苷、β - 谷甾醇等。
药　理	有明显的促进淋巴细胞增殖的作用；覆盆子水提取液可以降低下丘脑促性腺激素释放激素（LHRH）、垂体黄体生成素（LH）、卵泡刺激素（FSH）及性腺雌二醇（E_2）含量，升高睾酮水平，还能使胸腺中 LHRH 水平升高；可以抗诱变；能明显缩短衰老模型小鼠的游泳潜伏期，降低脑单胺氧化酶 β 受体（MAO-B）活性。

验方

①遗精、滑精、遗尿、尿频：覆盆子 15g，焙干研末服；或覆盆子、山茱萸、芡实各 15g，益智仁、鸡内金各 10g，水煎服。②阳痿不育：覆盆子 60g，雄蚕蛾 10g，人参 15g，蛤蚧 1 对，焙干研末，浸入白酒 1000ml，每次 5~20ml，每日 2 次。③视物昏花：覆盆子、枸杞子、女贞子各 10g，熟地黄、何首乌各 15g，水煎服。

种子类

ZHONGZI LEI

种子类中药是以成熟种子入药的药材。多数为完整的种子，少数为种子的一部分。种子类药材须在果实成熟时采收。

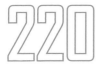

Canavaliae Semen
刀 豆

英文名： Sword Bean
别　名： 大刀豆、挟剑豆、刀鞘豆。
来　源： 豆科植物刀豆 *Canavalia gladiata*（Jacq.）DC. 的种子。

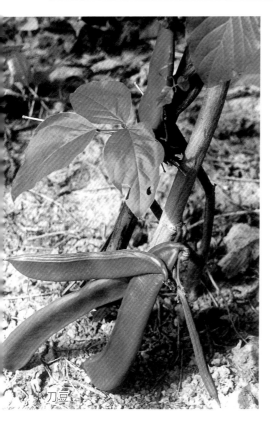

刀豆

植物形态

一年生半直立缠绕草本，高60~100cm。三出复叶互生；小叶阔卵形或卵状长椭圆形，长约12cm，宽约8cm。总状花序腋生；花萼唇形；花冠蝶形，淡红紫色，旗瓣圆形，翼瓣狭窄而分离，龙骨瓣弯曲；雄蕊单体或1个雄蕊部分分离；子房有疏长硬毛。荚果带形而扁，略弯曲，长可达30cm，边缘有隆脊。种子椭圆形，红色或褐色，种脐约为种子全长的3/4。花期6~7月，果期8~10个。广东、湖南、湖北、江苏、浙江、安徽、四川、陕西等地有栽培。

性　味	性温，味甘。
功　能	温中，下气，止呃。
主　治	虚寒呃逆，呕吐。
用　法	用量 6~9g。

采 制

9~11月间摘取成熟荚果，晒干，剥取种子。

性 状

种子呈扁肾形或扁椭圆形，长2.5~3.5cm，宽1~2cm，厚0.5~1.2cm。表面淡红色或红紫色，略有光泽。边缘有灰黑色线形种脐，长1.5~2cm，宽约2mm，种脐上有白色膜状珠柄残余，近种脐一端有凹点状的珠孔，另端有深色合点，种脐与合点间有隆起的种脊。种皮革质，内表面棕绿色而光亮；子叶两片，黄白色，油润。气微，味淡，嚼之有豆腥气。

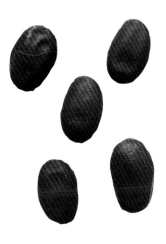

刀豆（药材）

化学成分 含刀豆球脘（canavaline）、刀豆胍氨酸、刀豆赤霉素等。

药 理 所含的刀豆赤霉素及刀豆球脘A具有很强的血细胞凝集作用；对体外接种致癌的金黄色田鼠胚胎细胞的毒性大于未经接种的正常细胞；直接注射在小鼠致癌细胞所引起的移植瘤上，可抑制肿瘤，提高小鼠存活率。

验 方 ①胃寒呕吐、呃逆：刀豆、柿蒂各10g，砂仁、半夏各6g，水煎服；或刀豆30g，烧灰存性，研末，每次6g，开水送服。②腰痛乏力，遇寒加剧：刀豆15g，杜仲、五加皮各12g，炖猪脊骨；或刀豆30g，猪腰1对，将刀豆放入猪腰内炖熟，分2~3次服。③久泄久痢：刀豆壳30g，烧灰存性，肉豆蔻10g，水煎送服，每次6g。

221

Hydnocarpi Hainanensis Semen

大风子

英文名： Hainan Chaulmoogra Seed

别　名： 大枫子。

来　源： 大风子科植物海南大风子 *Hydnocarpus hainanensis*（Merr.）Sleum. 的种子。

植物形态

乔木。叶互生，叶片薄革质，长椭圆形，具侧脉 7~8 对，细脉网状，两面均凸出。花单性异株；总状花序腋生；雄花密集，萼片 4，花瓣 4，肾状卵形，边缘具睫毛，雄蕊多数，花丝粗厚；雌花较雄花稍大，退化雄蕊多数，子房卵圆形，密生黄色茸毛，1 室，有 5 个侧膜胎座，几无花柱，柱头 3。浆果球形，密被褐色柔毛。种子 30~40，略呈三角形。花期 4~9 月，果期 5~10 月。生于山地疏林的半阴处及山地石灰岩林中。

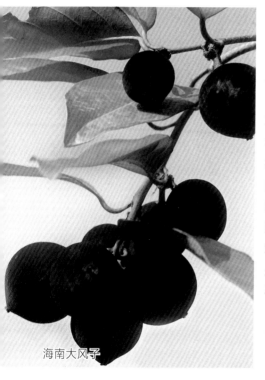

海南大风子

性　味	性热，味辛；有毒。
功　能	祛风，攻毒，杀虫。
主　治	麻风，疥癣。
用　法	用量 1.5~3g，配丸散内服。本品多作外用，内服常致恶心呕吐，宜慎用。

采　制

夏季采收成熟果实，取出种子晒干，去油。药材产于海南、广西。

性　状

种子略呈四面体，一面隆起，三面稍平坦，长 1~2cm，宽 0.5~1cm。表面灰黄白色至灰棕色，有多数隆起的纵脉纹，种脐位于种子的一端。种皮硬而脆，易碎。种仁不规则长卵形，外被暗紫褐色薄膜，具微细皱纹；胚乳黑棕色，子叶心脏形稍尖，色较浅。

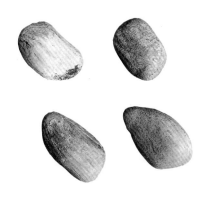

大风子

化学成分	含脂肪油，油中主含次大风子酸（hydnocarpic acid）、晃模酸（chaulmoogric acid）、大风子烯酸（gorlic acid）、油酸、棕榈酸、环戊烯甘氨酸（cyclopentenylglycine）等。
药　理	大风子油由于不易穿透细菌的胞壁，故对抗酸杆菌虽有一定的抑制作用，但效力不强，而油的衍生物却有较强的抑菌作用，并对感染结核杆菌的豚鼠有保护作用；大风子油及其衍生物对机体组织均有刺激性。

验方

①乳房结块：大风子 15g，草乌 9g，共捣烂局部外敷。②神经性皮炎：大风子、苍术、黄柏、苦参、防风、五倍子、白鲜皮、独活各等量，上药拌匀后分装两布袋，放蒸笼内蒸热，敷于患处皮肤上，冷却后另换一袋，交替热敷 1 小时左右，每日 1 次，直至痊愈。

222

Euphorbiae Semen

千金子

英文名： Caper Euphorbia Seed
别　名： 小巴豆、续随子。
来　源： 大戟科植物续随子 *Euphorbia lathyris* L. 的种子。

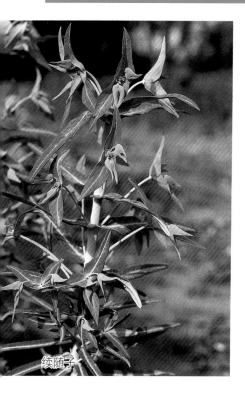

续随子

植物形态

二年生草本，有乳汁，全株被白粉。茎直立，圆柱形。茎下部叶密生，线状披针形；上部叶对生，广披针形，先端渐尖，基部近心形。总花序顶生，呈伞形，伞梗2~4，基部有2~4叶轮生；每梗再叉状分枝，有三角状卵形苞片2，每分叉间生1杯状聚伞花序；总苞杯状，先端4~5裂，腺体4，新月形。蒴果球形。花期6~7月，果期8月。生于向阳山坡；多为栽培。

采　制

夏、秋二季种子成熟后，割取植株，打下种子，除去杂质，晒干。药材主产于河南、浙江。

性　味	性温，味辛；有毒。
功　能	逐水消肿，破血消癥；外用疗癣蚀疣。
主　治	水肿，痰饮，积滞胀满，二便不通，血瘀经闭；外治顽癣，疣赘。
用　法	用量1~2g，去壳，多入丸散服。外用适量，捣烂敷患处。孕妇及体弱便溏者忌服。

性　状

种子呈椭圆形或倒卵形，长约 5mm，直径约 4mm。表面灰棕色或灰褐色，具不规则网状皱纹，网孔凹陷处灰黑色，形成细斑点。一侧有纵沟状种脊，顶端为突起的合点，下端为线形种脊，基部有类白色突起的种阜。种皮薄脆，种仁白色或黄白色，富油质。气微，味辛。

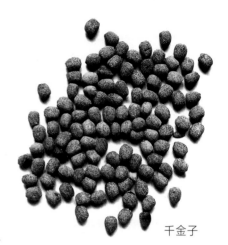

千金子

化学成分　含续随子环氧萜酯（euphorbiasteroid）、巨大戟萜醇 -3- 十六烷酸酯（ingenol-3-hexadecanoate）等多种萜酯类成分，另含 γ- 大戟甾醇（γ-euphol）、千金子甾醇、瑞香素（daphnetin）等。

药　理　所含的油对肠胃有刺激性，可产生峻泻；具有一定的体内外抗肿瘤活性，同时对免疫功能又无影响；对荷瘤小鼠 S180 肉瘤和艾氏腹水癌也有抗肿瘤活性；千金子甲醇提取物体外对 Hela、K562、U937、HL60、HepG2 有明显的细胞毒活性。

验方　①肝硬化、晚期血吸虫病腹水：千金子霜 0.5g，研末装胶囊冷开水送服。②癥瘕痞块：千金子霜 0.3g，青黛 3g，装胶囊服。③顽癣、赘疣：千金子取仁，捣烂外涂患处。

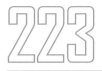

Strychni Semen

马钱子

英文名： Nux Vomica，Dog Button
别　名： 番木鳖。
来　源： 马钱科植物马钱 *Strychnos nux-vomica* L. 的种子。

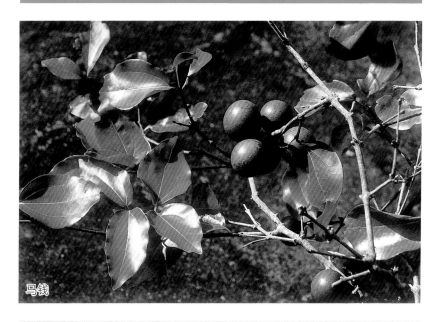

马钱

植物形态

常绿乔木，高 10~13m。叶对生，有柄；叶片广卵形，先端急尖或微凹，全缘，革质，有光泽，主脉 5 条，罕见 3 条。聚伞花序顶生，花小，白色，近无梗；花萼先端 5 裂；花冠筒状；雄蕊 5，无花丝；子房上位，花柱长与花冠相近。浆果球形，直径 6~13cm，成熟时橙色，表面光滑。种子 3~5 粒或更多，圆盘形，密被银色茸毛，种柄生于一面的中央。生于山地林中。

采　制

9~10 月摘取成熟果实，取出种子，洗净附着的果肉，晒干。用砂烫去毛后，研粉用。药材产于福建、台湾、广东、广西、云南。

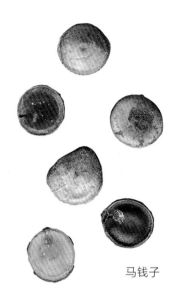

马钱子

性　状

种子呈纽扣状圆板形，直径 1.5~3cm，厚 0.3~0.6cm，常一面隆起，一面稍凹下。表面密被灰棕色或灰绿色绢状茸毛，自中间向四周呈辐射状排列，有丝样光泽。边缘稍隆起，较厚，有突起的珠孔，底面中心有突起的圆点状种脐。质坚硬，平行剖面可见淡黄白色胚乳，角质状，子叶心形，叶脉 5~7 条。气微，味极苦。

性　味	性温，味苦；有大毒。
功　能	通络止痛，散结消肿。
主　治	风湿顽痹，麻木瘫痪，跌扑损伤，痈疽肿痛，咽喉肿痛；小儿麻痹后遗症，类风湿关节炎。
用　法	用量 0.3~0.6 g，炮制后入丸散用。孕妇禁用。

化学成分　含番木鳖碱（士的宁，strychnine）、马钱子碱（brucine）、番木鳖次碱（vomicine）、马钱子新碱（novacine）等生物碱，另含番木鳖苷（loganin）等成分。

药　理　所含的士的宁对脑、脊髓都有兴奋作用；士的宁可以反射性地增加胃的分泌；有镇咳、祛痰、止喘作用；马钱子碱有箭毒样作用，在试管内对某些细菌有抑制作用；还可以抑制某些真菌。

验方　①痈疮初起未成脓：制马钱子 0.3g，炮山甲 10g，僵蚕 12g，研末服。②喉痹咽肿：制马钱子 0.5g，山豆根 10g，研末吹喉。③急慢性丹毒：马钱子 1 份，麸皮 2 份，研末，茶油调涂。

224

Vaccariae Semen

王不留行

英文名： Cowherb Seed
别　名： 奶米、大麦牛、不母留、王母牛。
来　源： 石竹科植物麦蓝菜 *Vaccaria segetalis*（Neck.）Garcke 的种子。

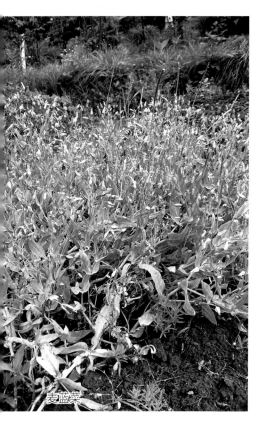

麦蓝菜

植物形态

一年生草本，高 30~70cm。茎直立，上部叉状分枝，节稍膨大。叶对生，粉绿色，卵状披针形或卵状椭圆形，长 2~9cm，宽 1.5~2.5cm，基部稍连合而抱茎。聚伞花序顶生，花梗细长；萼筒有 5 条绿色宽脉，并具 5 棱；花瓣 5，淡红色，倒卵形，先端有不整齐小齿，基部有长爪。蒴果卵形，4 齿裂，包于宿萼内。种子多数，球形，黑色。花期 4~5 月，果期 5~6 月。生于山地、路旁及田间。除华南外，全国各地均有分布。

采　制

夏季果实成熟未裂开时割取全株，晒干，收集种子，晒干，生用或炒用。药材主产于河北。

性　味	性平，味苦。
功　能	活血通筋，下乳消肿。
主　治	乳汁不下，经闭，痛经，乳痈肿痛，淋证涩痛。
用　法	用量 4.5~9g。孕妇慎用。

性　状

种子呈球形，直径约 2 mm。表面黑色，少数红棕色，略有光泽，有细密颗粒状突起，一侧有一凹陷的纵沟，质硬。胚乳白色，弯曲成环，子叶 2。气微，味微涩、苦。

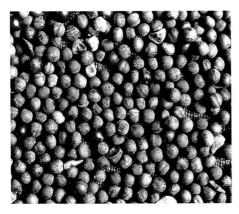

王不留行

化学成分　含王不留行皂苷（vacsegoside）、王不留行黄酮苷（vaccarin）、异肥皂草苷（isosaponarin）、棉子糖等。

药　　理　王不留行煎剂对大鼠离体子宫有收缩作用，乙醇浸液作用较煎剂强；有抗着床、抗早孕作用；对小白鼠实验性疼痛有镇痛作用；有抑制血小板黏附的功能。

验方　①经行不畅，痛经：王不留行、当归、川芎各 9g，水煎服。②乳汁不畅：王不留行、穿山甲各 15g，当归、黄芪各 12g，炖猪蹄同食。③乳痈初起：王不留行、蒲公英、瓜蒌各 15g，水煎服。

225 天仙子

Hyoscyami Semen

英文名： Henbane Seed
别　名： 莨菪子、牙痛子。
来　源： 茄科植物莨菪 *Hyoscyamus niger* L. 的种子。

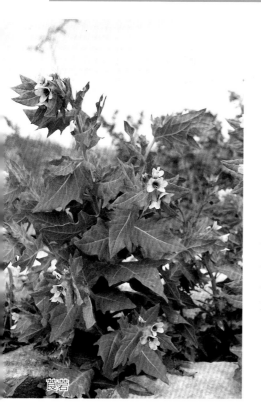

莨菪

植物形态

一年或二年生草本，高 30~70cm，全体被有黏性腺毛和柔毛。基生叶大，丛生，成莲座状；茎生叶互生，近花序的叶常交叉互生，呈 2 列状；叶片长圆形，长 7~20cm，边缘羽状深裂或浅裂。花单生于叶腋，常于茎端密集；花萼管状钟形；花冠漏斗状，黄绿色，具紫色脉纹；雄蕊 5，不等长，花药深紫色；子房 2 室。蒴果卵球形，直径约 1.2cm，盖裂，藏于宿萼内。花期 6~7 月，果期 8~9 月。生于林边、田野、路旁等处；有少量栽培。

性　味	性温，味苦、辛；有大毒。
功　能	解痉止痛，安神定痛。
主　治	胃痉挛疼痛，喘咳，癫狂。
用　法	用量 0.06~0.6g。心脏病、心动过速、青光眼患者及孕妇忌服。

夏、秋二季间果皮变黄红时采收果实，暴晒，打下种子，筛去果皮、枝梗，晒干。药材产于内蒙古、河北、河南及东北、西北诸省区。

性　状

种子呈类扁肾形或扁卵形，直径约 1 mm。表面棕黄色或灰黄色，有细密的网纹，略尖的一端有点状种脐。剖面灰白色，油质，有胚乳。气微，味微辛。

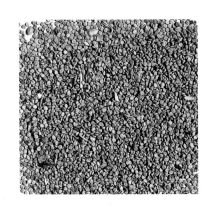

天仙子

化学成分　含莨菪碱（hyoscyamine）、阿托品（atropine）、东莨菪碱（scopolamine）、dl- 东莨菪碱（dl-scopolamine）、鞣质等。

药　理　所含阿托品能抑制腺体；阿托品还有散瞳、升高眼压与调节麻痹的作用，可治疗虹膜炎及睫状肌炎；能解除迷走神经对心脏的抑制，可用于锑剂中毒所引起的严重心率失常；治疗量能兴奋迷走及呼吸中枢，但东莨菪碱则有镇静作用。

验方　①消化性溃疡：天仙子 0.1g，乌贼骨 1.5g，延胡索 1.8g，乌药 1.2g，白及 1g，水煎服。②龋齿：天仙子烧烟，用竹筒抵牙，引烟熏蛀孔。

226 无患子

Sapindi Mukorossi Semen

英文名： Chinese Soapberry Seed
别　名： 木患子、洗手果、肥珠子。
来　源： 无患子科植物无患子 *Sapindus mukorossi* Gaertn. 的种子。

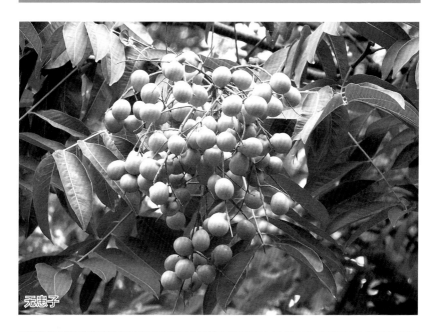

无患子

植物形态

乔木，高 10~15m，小枝密生皮孔。偶数羽状复叶；小叶 8~12，卵状披针形至长椭圆形，长 6~13cm，宽 2~4cm，基部宽楔形，两侧不等齐，全缘。圆锥花序顶生，花小，开放时直径 3~4mm；萼片和花瓣各 5，边缘有小睫毛；花瓣的瓣柄内侧有被长柔毛的鳞片 2。核果球形，熟时淡黄色。花期 5~6 月，果熟期 10 月。生于山坡林中。

采　制

采摘成熟果实，除去果肉，取出晒干。药材产于广东、广西。

性　状

种子呈球形，直径约 14mm。外表面黑色，光滑；种脐线形，周围附有白色绒毛。种皮骨质，坚硬；无胚乳，子叶肥厚，黄色，胚粗壮，稍弯曲。

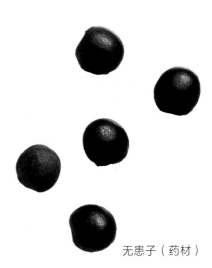

无患子（药材）

性　味	性平，味苦。
功　能	清热，祛痰，消积，杀虫。
主　治	喉痹肿痛，咳喘，食滞，白带异常，疳积，疮癣，肿毒。
用　法	用量 9~15g。

化学成分　含无患子皂苷（sapindussaponin）、脂肪油、蛋白质。

药　理　皮下注射无患子提取的皂苷类物质，可致使家兔血压下降，血胆固醇无变化；有抗动脉硬化作用；无患子皂苷有溶血作用。

验方	①喉痹：无患子研细，纳喉中立开。②白日咳、感冒发热：无患子果仁 3 枚，水煎服。③哮喘：无患子研粉，每次 6g，开水冲服。

227 Oroxyli Semen
木蝴蝶

英文名：Indian Trumpetflower Seed
别　名：玉蝴蝶、千层纸、千张纸、白故子、破布子。
来　源：紫葳科植物木蝴蝶 *Oroxylum indicum*（L.）Vent. 的种子。

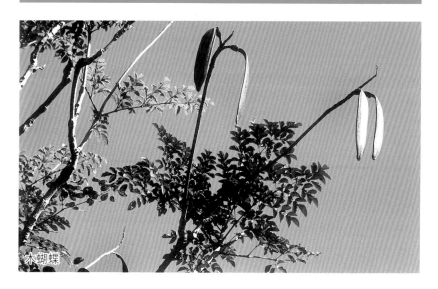

木蝴蝶

植物形态

落叶乔木，高 7~12m。叶对生，二至三回羽状复叶，小叶椭圆形至卵形，长 5.5~13cm，宽 3~6.5cm，先端短尖或渐尖，基部圆形或稍不对称，全缘，有小叶柄。总状花序顶生，花大；花萼肉质，钟状，萼齿平截；花冠肉质，钟形而一侧膨胀，紫色或白色并带紫色条纹，先端 5 裂，裂片近相等；雄蕊 5；花盘大，肉质。蒴果扁平，带状。种子多数，薄盘状，除基部外三边有膜质阔翅。花期 8~10 月，果期 10~12 月。生于村旁、溪边、山地疏林中。

采　制

秋、冬二季采收成熟果实，晒或烘至果实开裂，取出种子，晒干。药材主产于云南、广西、贵州。

性　状

种子呈类椭圆形，扁平而薄，长 6~8cm，宽 3.5~5cm，外缘种皮除基部外，三边延长成宽大菲薄的翅，形如蝴蝶，翅类白色，半透明，具绢样光泽，有淡棕色放射状纹理，边缘易破裂；中部略厚，椭圆形，长 2.3~3cm，宽 1.5~2.3cm，质较韧；中央略呈蝶形隆起（系子叶）。剥开种皮，可见一层薄膜状胚乳紧裹于 2 枚子叶之外。气微，味微苦。

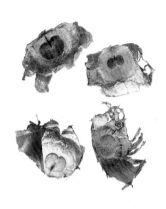

木蝴蝶（药材）

性 味	性凉，味苦，甘。
功 能	润肺，利咽，疏肝和胃。
主 治	风热咳嗽，音哑，咽喉肿痛，肝胃气痛，疮疡不敛。
用 法	用量 1~3g。

化学成分　含杨素（chrysin），黄芩苷元（baicalein），木蝴蝶苷 A、B（oroxin A，B），特土苷（tetuin）等。

药　理　所含杨素对人体鼻咽癌有细胞毒活性；所含的黄芩苷元有抗炎、抗过敏、利尿的作用；实验表明，黄芩苷元对酵母型真菌有选择性作用，对新型隐球菌敏感，还可抑制人类免疫缺陷病毒（HIV）逆转录酶及在细胞培养中抑制 1 型人类免疫缺陷病毒（HIV-1）。

验方　①干咳、声音嘶哑、咽痛喉痛：木蝴蝶 2.4g，胖大海 9g，蝉蜕 3g，甘草 6g，冰糖适量，水煎服。②慢性咽喉炎：木蝴蝶 3g，金银花、菊花、沙参、麦冬各 9g，水煎代茶。

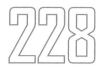

Momordicae Semen

木鳖子

英文名： Cochinchina Momordica Seed
别　名： 漏苓子、藤桐子、木蟹。
来　源： 葫芦科植物木鳖 *Momordica cochinchinensis*（Lour.）Spreng. 的种子。

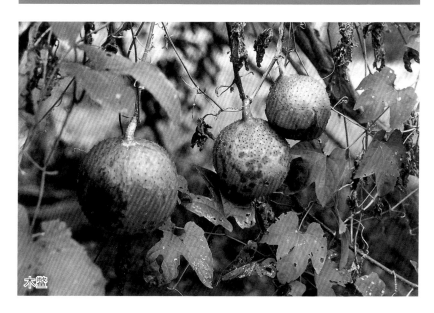

木鳖

植物形态

多年生草质藤本。茎有棱，无毛，卷须单一，与叶对生。叶互生，圆心形，直径 7~14cm，3~5 中裂或深裂，偶有 7 裂，裂片卵形或长卵形；叶柄顶端或叶片基部有腺体 2~5。花单性同株；雄花梗细长，每花具 1 大苞片，花萼黑褐色，有黄白色斑点，花冠浅黄白色；雌花梗短，苞片较小。瓠果长椭圆形，长 9~15cm，熟时红色，表面有软质刺突。种子暗黑色。花期 6~8 月，果期 8~11 月。生于山坡林下或灌丛中。

采　制

冬季采收成熟果实，剖开，晒至半干，除去果肉，取出种子，干燥。药材主产于湖北、广西、四川。

性　状

种子呈扁平圆板状，中间稍隆起或微凹陷，直径 2~4cm，厚约 0.5cm。表面灰棕色至黑褐色，有网状花纹，在边缘较大的一个齿状突起上有浅黄色种脐。外种皮质硬而脆，内种皮灰绿色，绒毛样。子叶 2，黄白色，富油性。有特殊的油腻气，味苦。

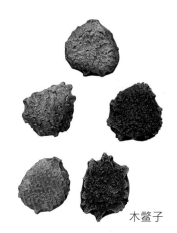

木鳖子

性　味	性凉，味苦、微甘；有毒。
功　能	散结消肿，攻毒疗疮。
主　治	疮疡肿毒，乳痈，瘰疬，痔漏，干癣，秃疮。
用　法	用量 0.9~1.2g。外用适量，研末，用油或醋调涂患处。孕妇慎用。

化学成分　含木鳖子酸（momordic acid）、丝石竹皂苷元（gypsogenin）、丝石竹皂苷元 -O- β -D- 葡萄糖醛酸甲酯、齐墩果酸（oleanolic acid）、 α - 酮酸（ α -elaeostearic acid）等。

药　理　有降压作用，但毒性较大；木鳖子皂苷静脉注射可致大鼠短暂的呼吸兴奋和血压下降，注射于犬动脉能增加其后肢末梢血管的血流量。此外还有抗炎、溶血等作用。

验方

①牛皮癣、干癣及秃疮等皮肤病：木鳖子仁 3g，加醋 10ml 磨成糊状，睡前患处先用盐水洗净，再用棉花蘸糊涂患处，每日或隔日 1 次。②小儿腹泻：木鳖子 2 个（煨熟去外壳），白胡椒 2 粒，丁香 4 粒，共研末，与凡士林一起调成膏状敷于脐中，用胶布固定 3 日。③疗痈肿毒：木鳖子适量，研末调敷患处。

229 车前子

Plantaginis Semen

英文名： Plantain Seed
别　名： 牛舌草子、车轱辘草子。
来　源： 车前科植物车前 *Plantago asiatica* L. 或平车前 *Plantago depressa* Willd. 的种子。

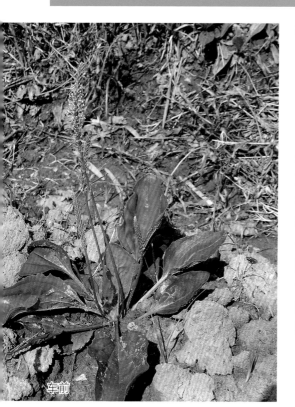

车前

植物形态

多年生草本。叶丛生，直立或展开，广卵形或宽卵形，长 4~12cm，宽 4~9cm，全缘或有不规则波状浅齿，弧形脉 4~7 条；叶柄长 5~22cm。花茎长 20~45cm，顶生穗状花序；花萼 4 裂，宿存；花冠干膜质，4 裂；雄蕊 4，着生于花冠筒上；子房 2 室，花柱丝状，宿存。蒴果卵状圆锥形，周裂。种子 4~8 粒。花期 5~9 月，果期 6~10 月。生于山野、路旁、沟旁及河边。

性　味	性微寒，味甘。
功　能	清热利尿，渗湿通淋，明目，祛痰。
主　治	水肿胀满，热淋涩痛，暑湿泄泻，目赤肿痛，痰热咳嗽。
用　法	用量 9~15g，水煎剂宜包煎。

采 制

夏、秋二季种子成熟时采收果穗，晒干，搓出种子，除去杂质。药材主产于江西、河南；各地亦产。

性 状

种子细小，略呈椭圆形、不规则长圆形或三角状长圆形，略扁，长约 2 mm，宽约 1 mm。表面有细皱纹，一面有灰白色点状种脐。质硬。气微，味淡。

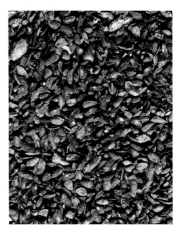

车前子

化学成分　含黏液质、桃叶珊瑚苷（aucubin）、车前子酸（platenolic acid）、京尼平苷（geniposide）、京尼平苷酸（geniposidic acid）、毛蕊花糖苷（acteoside）、栀子苷（gardenoside）、胆酸（cholic acid）等。

药 理　车前子亲水胶浆（黏液质）是一种可溶性纤维，具有轻泻和降低血浆低密度脂蛋白胆固醇水平的作用；通过对小鼠便秘的影响的研究，证明车前子胶具有明显的致泻作用；此外还具有一定的抗炎、抗衰老作用。

验方　①慢性肾盂肾炎：车前子、滑石各 15g，金银花、蒲公英各 20g，水煎服。②尿路感染，尿急尿痛：车前子、白茅根各 15g，紫花地丁、栀子各 10g，水煎服。③肠炎水泻：车前子、茯苓各 15g，藿香、黄连各 6g，水煎服。

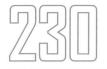

Longan Arillus

龙眼肉

英文名： Dried Longan Pulp
别　名： 桂圆肉、亚荔枝。
来　源： 无患子科植物龙眼 *Dimocarpus longan* Lour. 的假种皮。

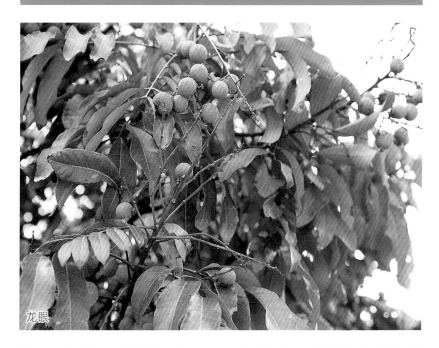

龙眼

植物形态

常绿乔木，高达 10m。树皮暗灰色，粗糙，枝条灰褐色，密被褐色毛。羽状复叶互生；小叶 4~12，革质，椭圆形或椭圆状披针形，长 6~20cm，宽 2~5cm，全缘或微波状，下面粉绿色。圆锥花序顶生或腋生，有锈色星状柔毛；花小，杂性，黄白色；花萼 5 深裂，黄色；花瓣 5，被白毛，花盘明显；雄蕊 7~9；子房上位，密被毛。果球形，外果皮黄褐色，略有细瘤状突起。鲜假种皮白色透明，肉质味甜。种子黑色，有光泽。花期 3~4 月，果期 7~8 月。均系栽培。

采 制

果实成熟时成串摘下，烘干或晒干，除去果皮，剥取假种皮；或将果实放在开水中煮十分钟，捞出堆放，使水分散失，再火烤一昼夜，剥取假种皮，晒干。前者加工质量较好。药材产于广东、广西、福建、云南、四川、贵州、台湾。

性 状

果肉为纵向破裂的不规则薄片，常数片黏结，长约 1.5cm，宽 2~4cm，厚约 0.1cm。棕褐色，半透明。一面皱缩不平，一面光亮而有细纵皱纹。质柔润。气微香，味甜。

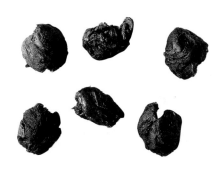

龙眼肉

性　　味	性温，味甘。
功　　能	补益心脾，养血安神。
主　　治	气血不足，心悸怔忡，健忘失眠，血虚萎黄。
用　　法	用量 9~15g。

化学成分　含葡萄糖、酒石酸、蔗糖及维生素 B_1、B_2、P、C 等。

药　　理　其提取物有抗自由基及提高细胞免疫功能的作用，在抗衰老、增强机体免疫功能等方面有较强的作用；乙醇提取物能明显影响大鼠垂体–性腺轴的内分泌功能；在试管内对奥杜益小孢子菌有抑制作用。

验方

①贫血头晕、心悸：龙眼肉 30g，鸡蛋炖服。②神经衰弱，失眠健忘：龙眼肉、黄芪、党参、当归各 12g，远志 8g，夜交藤、酸枣仁各 10g，水煎服。

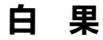

231

Ginkgo Semen

白　果

英文名：Ginkgo Seed
别　名：银杏核、公孙树子、鸭脚树子。
来　源：银杏科植物银杏 *Ginkgo biloba* L. 的种子。

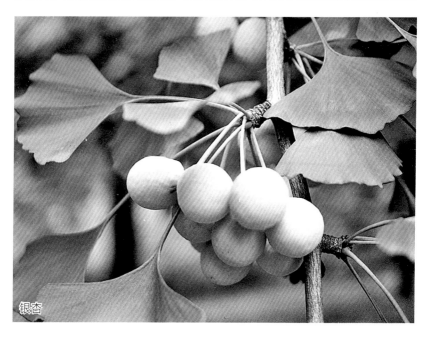

银杏

植物形态

落叶乔木。枝分长枝与短枝。叶簇生于短枝，或螺旋状散生于长枝，扇形，上缘浅波状，有时中央浅裂或深裂，脉叉状分枝；叶柄长。花单性异株，稀同株；球花生于短枝叶腋或苞腋，与叶同时开放；雄球花成柔荑花序状；雌球花有长梗，梗端 2 叉。种子核果状，椭圆形至近球形，外种皮肉质，有白粉，熟时橙黄色，内种皮骨质，白色。花期 5 月，果期 10 月。生于向阳、湿润肥沃的壤土及沙壤土，一般为栽培。

采 制

秋季种子成熟时采收，除去肉质种皮外层，稍蒸或略煮后，烘干。药材产于广西、四川、江苏、河南、山东、湖北、辽宁。

性 状

药材略呈椭圆形，一端稍尖，另端钝，长1.5~2.5cm，宽1~2cm，厚约1cm。表面黄白色或淡棕黄色，平滑，具2~3条棱线。中种皮（壳）骨质，坚硬。内种皮膜质，种仁宽卵球形或椭圆形，胶质样，内层淡黄色或淡绿色，粉性。气微，味甘、微苦。

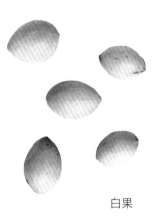

白果

性　　味	性平，味甘、苦、涩；有小毒。
功　　能	敛肺定喘，止带浊，缩小便。
主　　治	痰多喘咳，带下白浊，遗尿尿频。
用　　法	用量4.5~9g。

化学成分　含银杏酸(ginkgolic acid)、银杏酚(bilobol)、银杏醇(ginnol)、β - 谷甾醇葡萄糖苷、松醇（pinol）等。

药　　理　能抑制结核杆菌的生长；对于葡萄球菌、链球菌、伤寒杆菌等有不同程度的抑制作用；能抑制真菌；对离体兔肠有麻痹作用，可使离体子宫收缩，有短暂的降压作用，并能引起血管渗透性增加。

验方　①慢性支气管炎，虚喘：白果、黄芩、地龙干各9g，水煎服。②带下，白浊：白果9g（或白果根30g），白鸡冠花15g，炖猪脊骨或乌鸡服。③肿毒、酒糟鼻等：生白果适量，捣烂涂敷。④尿频：白果10个，煨熟食，每日1次。

附

Ginkgo Folium

银杏叶

英文名： Ginkgo Leaf
别　名： 白果树叶、蒲扇、飞蛾叶。
来　源： 银杏科植物银杏 *Ginkgo biloba* L. 的叶。

采　制

秋季叶尚绿时采收，及时干燥。

性　状

叶多皱折或破碎，完整者呈扇形，长 3~12cm，宽 5~15cm。黄绿色或浅棕黄色，上缘呈不规则的波状弯曲，有的中间凹入，深者可达叶长的 4/5。具二叉状平行叶脉，细而密，光滑无毛，易纵向撕裂。叶基楔形，叶柄长 2~8cm。体轻。气微，味微苦。

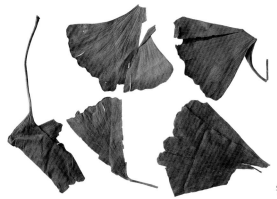

银杏叶

性　味	性平，味甘、苦、涩。
功　能	活血化瘀，通络止痛，敛肺平喘，化浊降脂。
主　治	瘀血阻络，胸痹心痛，中风偏瘫，肺虚咳喘；高脂血症。
用　法	用量 9~12g。

化学成分　含黄酮类成分银杏双黄酮（ginkgetin）、异银杏双黄酮（isoginkgetin）、去甲基银杏双黄酮（bilobetin）、芦丁、山奈酚、异鼠李素（isorhamnetin）等；另含银杏内酯（ginkgolide）A、B、C、M、J 及白果内酯等。

药　理　所含双黄酮和黄酮类成分有扩张血管、松弛平滑肌、降低心肌耗氧量、改善冠状动脉供血不足等作用；内酯类成分有改善脑血管循环、增加脑血流量、改善脑细胞代谢、降低血脂等作用；银杏叶的黄酮成分对支气管有扩张作用。

验方　①心绞痛：银杏叶、川芎、红花各 16 克，制成片剂，每日 3 次分服；或银杏叶、何首乌、钩藤各 4.5 克，制成片剂为 1 日量。②小儿肠炎：银杏叶 3~9 克，加水 2 碗，煎成 1 碗，擦洗小儿足心、手心、心口（巨阙穴周围），严重者擦洗头顶，每日 2 次。

附　注　银杏叶含黄酮和内酯类成分，提取物及制剂可用于治疗心脑血管系统疾病。

232 白扁豆

Lablab Semen Album

英文名： White Hyacinth Bean
别　名： 峨眉豆、藤豆、羊眼豆、肉豆。
来　源： 豆科植物扁豆 *Dolichos lablab* L. 的种子。

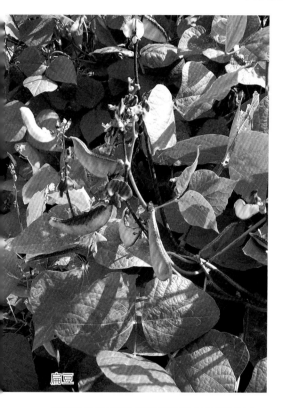

扁豆

植物形态

一年生缠绕草本。三出复叶，先生小叶菱状广卵形，侧生小叶斜菱状广卵形，长 6~11cm，宽 4.5~10.5cm，顶端短尖或渐尖，两面沿叶脉处有白色短柔毛。总状花序腋生，花 2~4 朵丛生于花序轴的节上；花冠白色或紫红色；子房有绢毛，基部有腺体，花柱近顶端有白色髯毛。荚果扁，镰刀形或半椭圆形，长 5~7cm。种子 3~5 颗，扁长圆形，白色或紫黑色。花、果期 7~10 月。各地有栽培。

性　味	性微温，味甘。
功　能	健脾化湿，和中消暑。
主　治	脾胃虚弱，食欲不振，大便溏泻，白带过多，暑湿吐泻，胸闷腹胀。
用　法	用量 9~15g。

采 制

9~10月摘取成熟果实，晒干，收集种子，生用或微炒用。

性 状

种子呈扁椭圆形或扁卵圆形，长0.8~1.3cm，宽0.6~0.9cm，厚约0.7cm。表面淡黄白色或淡黄色，平滑，略有光泽，一侧边缘有隆起的白色半月形种阜。质坚硬。种皮薄而脆，子叶2，肥厚，黄白色。气微，味淡，嚼之有豆腥气。

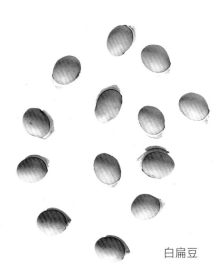

白扁豆

化学成分 含蛋白质、蔗糖、葡萄糖、麦芽糖、水苏糖（stachyose）、棉子糖（raffinose）、L-哌可酸（L-pipecolic acid）、植物凝集素（phytoagglutinin）等。

药 理 所含的对人红细胞非特异性凝集素具有某些球蛋白特性；白扁豆的水透析液及非透析液中含有抗病毒作用的物质；凝集素乙有抗胰蛋白酶的活性。

验方

①脾虚食少，消化不良：炒扁豆、白术、党参各15g，麦芽、谷芽各12g，陈皮6g，水煎服。②带下色白清稀，劳累加剧：炒扁豆30g，研末，米汤调服。③伤暑泄泻、呕吐：扁豆衣、香薷、藿香、厚朴各10g，水煎服。

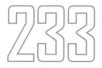

Lini Semen
亚麻子

英文名：Linseed
别　名：胡麻子、大胡麻。
来　源：亚麻科植物亚麻 *Linum usitatissimum* L. 的种子。

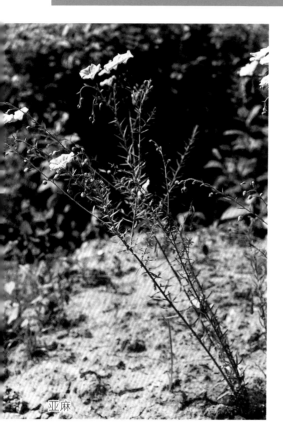

亚麻

植物形态

一年生草本，高 40~70cm。茎直立，上部多分枝。叶线形至线状披针形，长 1~3cm，宽 1.5~2.5cm，先端锐尖，全缘，无柄。花萼片卵状披针形，边缘有纤毛；花瓣蓝色或白色；雄蕊 5，退化雄蕊 5；子房 5 室，花柱分离，柱头棒状。蒴果球形，直径约 7mm，顶端 5 瓣裂。种子 10。花期 5~6 月，果期 6~9 月。全国各地有栽培。

性　味	性平，味甘。
功　能	润燥，祛风。
主　治	皮肤瘙痒，麻风，眩晕，便秘。
用　法	用量 9~15g。

采 制

秋季果实成熟时采收植株，晒干，打下种子，除去杂质，再晒干。药材产于内蒙古、黑龙江、辽宁、吉林。

性 状

种子呈扁平卵圆形，长4~7mm，宽2~3mm。表面红棕色或灰褐色，平滑而有光泽，一端钝圆，另端尖而略偏斜。种脐位于尖端凹陷处，种脊位于一侧的边缘。种皮薄脆，胚乳膜质，棕色，子叶黄白色，富油性。嚼之有豆腥味。

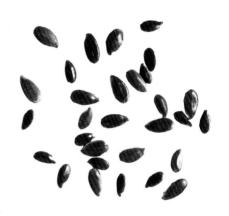

亚麻子

化学成分 含脂肪油，油中主要为亚麻酸、亚油酸、油酸及棕榈酸、硬脂酸等甘油酯；另含阿魏酸二十烷基酯（eicosylferulate）、亚麻苦苷（linamarin）、木酚素等。

药 理 有润滑、缓和刺激的作用，可用于治疗局部炎症；亚麻油有轻泻作用，但过量摄入对兔肝脏有损伤；有抗动脉粥样硬化的特性；其所含的木酚素是血小板活化因子受体拮抗剂，对狼疮性肾炎有潜在性治疗作用。

验方 ①肠燥便秘：亚麻子、决明子、紫苏子各12g，水煎服。②皮肤干燥瘙痒，毛发枯萎脱落：亚麻子、枸杞子、女贞子、大枣、熟地黄、生地黄各15g，炖瘦肉。

234

Cassiae Semen

决明子

英文名： Cassia Seed

别　名： 草决明、马蹄决明、假绿豆。

来　源： 豆科植物决明 *Cassia obtusifolia* L. 或小决明 *Cassia tora* L. 的种子。

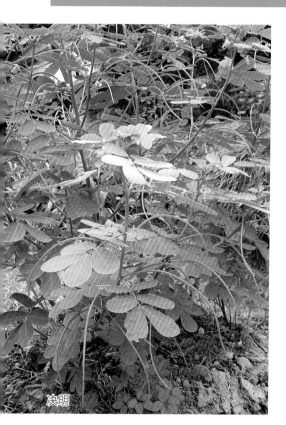

决明

植物形态

一年生半灌木状草本，高1~2m。羽状复叶互生；小叶3对，倒卵形或长圆状倒卵形，长1.5~6.5cm，宽0.8~3cm，先端钝，基部圆形，偏斜，幼时两面疏被长柔毛；托叶锥形，早落。花成对腋生；萼片5，分离；花瓣5，黄色，有爪；能育雄蕊7，下面3枚较发达；子房有柄。荚果线形。种子多数，菱形，淡褐色，有光泽，花期7~9月，果期9~11月。全国大部分地区有栽培。

性　　味	性微寒，味甘、苦、咸。
功　　能	清热明目，润肠通便。
主　　治	目赤涩痛，羞明多泪，头痛眩晕，目暗不明，大便秘结。
用　　法	用量9~15g。

采　制

秋季采收成熟果实，晒干，打下种子。药材产于安徽、江苏、浙江、四川。

性　状

种子略呈菱方形或短圆柱形，两端平行倾斜，长 3~7mm，宽 2~4mm。表面绿棕色或暗棕色，平滑有光泽。一端较平坦，另端斜尖，背腹面各有 1 条突起的棱线，棱线两侧各有 1 条斜向对称而色较浅的线形凹纹。质坚硬，不易破碎。种皮薄，子叶 2，黄色，呈 "S" 形折曲并重叠。气微，味微苦。

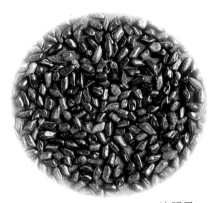

决明子

化学成分　含大黄素（emodin）、大黄酚（chrysophanol）、大黄素甲醚（physcion）、决明素（obtusin）、钝叶决明素（obtusifolin）及其苷类。

药　　理　可收缩血管，有降压作用，对离体蟾蜍心脏有抑制作用；对葡萄球菌、伤寒杆菌、大肠杆菌及某些皮肤真菌等均有抑制作用；能降低实验性高脂血症大鼠血浆胆固醇、三酰甘油的含量；有抗血小板聚集作用。

验方　①风火眼赤：决明子 10g，桑叶、菊花各 12g，水煎服。②眼睛红肿，怕光流泪：决明子、夏枯草、栀子各 12g，水煎服。③高血压：决明子、钩藤、夏枯草各 12g，水煎服；或决明子适量，炒黄捣成粗粉，泡开水服，每次 3g，每日 3 次。

235 羊角拗

Strophanthi Divaricati Semen

英文名： Divaricate Strophanthus Seed
别　名： 羊角扭、断肠草、打破碗花。
来　源： 夹竹桃科植物羊角拗 *Strophanthus divaricatus*（Lour.）Hook. et Arn.
的种子。

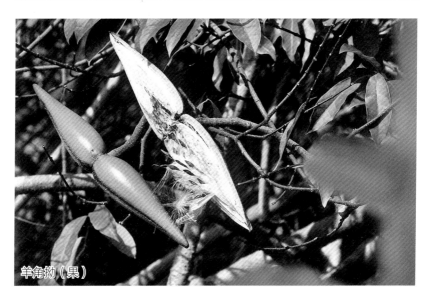

羊角拗（果）

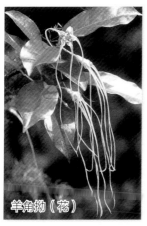

羊角拗（花）

植物形态

直立或攀缘状灌木，高达 2m，有白色乳汁。茎、枝棕褐色，密生白色皮孔。叶对生，长椭圆形或椭圆状矩圆形，长 4~10cm，宽 1.5~5cm。聚伞花序顶生；花萼 5 裂，内面有腺体；花冠黄色，漏斗状，5 裂，裂片先端延长成 1 长尾带，长达 10cm，花冠喉部具 10 枚舌状鳞片；雄蕊 5；心皮 2，离生。蓇葖果叉生。花期 3~4 月，果期 8~9 月。生于荒野、坡地、疏林下或灌丛中。

采 制

秋季采收成熟果实，剥去果皮，将种子除去冠毛，晒干。药材产于广东、广西、福建、贵州。

性 状

种子呈纺锤形或狭长披针形，长 1~2.7cm，宽 2~4mm，一端狭尖，另端钝圆，有扁平的短翼。表面深棕色，光滑无毛，具细纵纹，隆起的一面有浅色种脊，自尖端芒基向下延伸。质脆，易折断，断面胚乳与子叶均富油质。气微，味苦。

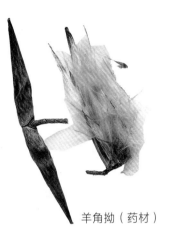

羊角拗（药材）

性	味	性寒，味苦；有大毒。
功	能	强心，消肿，止痒杀虫。
主	治	风湿痛，小儿麻痹后遗症，多发性脓肿，毒蛇咬伤，跌打损伤，骨折。
用	法	外用适量。孕妇禁用。

化学成分　含羊角拗苷（divaricoside），辛诺苷（sinoside），D- 毒毛旋花子苷 Ⅰ 、Ⅱ 、Ⅲ （D-strophanthin Ⅰ ，Ⅱ ，Ⅲ ）等。

药　理　有与毒毛旋花子苷相似的强心作用，能增强蛙心的收缩力，增加心排血量，减慢心率；有镇静、利尿、兴奋子宫和离体肠管的作用；所含的羊角拗苷能收缩冠状动脉，引起心律失常，有时停搏，故有严重冠心病者宜慎用。

验方　①风湿关节肿痛，腱鞘炎，跌打扭伤，皮癣：羊角拗 5g，加酒捣烂，外用。②脊髓灰质炎后遗症：羊角拗适量，煎汤温洗。③毒蛇咬伤：羊角拗适量，研粉调敷。

236

Vignae Semen

赤小豆

英文名： Adsuki Bean
别　名： 红豆、野赤豆。
来　源： 豆科植物赤豆 *Vigna angularis* Ohwi et Ohashi 或赤小豆 *Vigna umbellata* Ohwi et Ohashi 的种子。

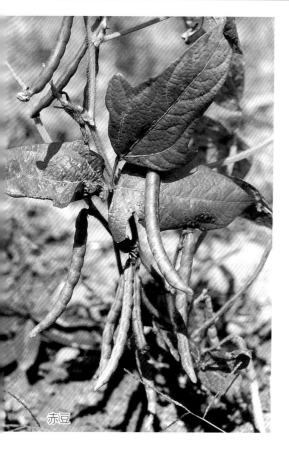

赤豆

植物形态

一年生直立草本，高可达90cm。茎上有显著的长硬毛。三出复叶互生；顶生小叶卵形，长 5~10cm，宽 2~5cm，先端渐尖，侧生小叶偏斜，全缘或 3 浅裂，两面疏被白色柔毛；托叶卵形。总状花序腋生；花萼 5 裂；花冠蝶形，黄色，旗瓣具短爪，龙骨瓣上部卷曲；雄蕊10，二体。荚果圆柱形，长5~8cm。种子 6~8 粒。花期6~7 月，果期 7~8 月。全国各地普遍栽培。

采　制

秋季荚果成熟而未开裂时拔取全株，晒干，打下种子。药材产于吉林、北京、天津、河北、陕西、山东、安徽、江苏、浙江、江西、广东、四川。

性　状

种子呈矩圆形，两端较平截，长 5~7mm，直径 4~6mm，表面暗红色，有光泽，侧面有白色线性种脐，长约 4mm，不突起。质硬，不易破碎。子叶 2，肥厚，乳白色。气微，味微甘。

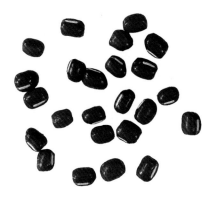

赤小豆

性　味	性平，味甘、酸。
功　能	利水消肿，解毒排脓。
主　治	水肿胀满，脚气浮肿，黄疸尿赤，风湿热痹，痈肿疮毒，肠痈腹痛。
用　法	用量 9~30g。

化学成分	含 α-球朊（α-globulin），β-球朊（β-globulin），脂肪酸，烟酸，糖类，维生素 A_1、B_1、B_2，植物甾醇，三萜皂苷等。
药　理	对荨麻疹具有良好的治疗效果；对家兔整个孕产程均有明显的缩短作用，并具有治疗难产、下胞衣作用；提取物能够增强小鼠的免疫力，亦可促进白细胞介素 2（IL-2）的产生。

验方	①预防中暑：赤小豆 500g，食盐 30g，加水 500ml，煮至豆烂，冷后饮用。②糖尿病：赤小豆 120g，猪脾 1 个，同煮熟服。③肛裂：赤小豆 60g，炒当归 15g，煮汤内服，每日早、晚各 1 次。

237

Sinapis Semen
芥 子

英文名： White Mustard Seed
别　名： 白芥子。
来　源： 十字花科植物白芥 Sinapis alba L. 或芥 Brassica juncea （L.） Czern. et Coss. 的种子，前者习称"白芥子"，后者习称"黄芥子"。

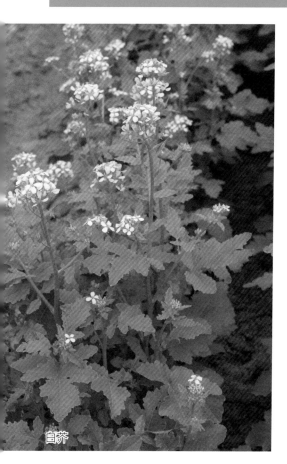

白芥

植物形态

一年或二年生草本，高达1m，全株被疏粗毛。茎直立，分枝。叶互生，中下部叶具长柄，叶片羽裂，顶裂片广椭圆形，较大，3裂，侧裂片2~3对；上部叶裂片较少。总状花序顶生；萼片4；花瓣4，黄色，有爪，排成"十"字形；雄蕊6，四强；子房上位。长角果广线形，长2~2.5cm，有粗白毛，先端有长喙。种子圆球形，淡黄白色。花期4~6月，果期6~8月。各地有栽培。

采　制

夏末秋初用果成熟变黄时割顶全株，晒干后打下种子。

性　状

种子呈圆球形，直径 1~2.5mm。表面黄白色，光滑，具细微的网纹，有明显的点状种脐。种皮薄，子叶 2，沿主脉处对折呈马鞍状，胚根折转于子叶间。气微，味辛辣。

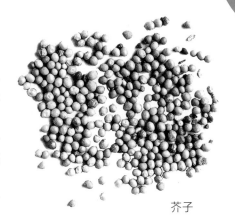

芥子

性　味	性温，味辛。
功　能	温肺豁痰利气，散结通络止痛。
主　治	寒痰喘咳，胸胁胀痛，痰滞经络，关节麻木，痰湿流注，阴疽肿毒。
用　法	用量内服 3~9g。外用适量。

化学成分　含白芥子苷(sinalbin)、芥子酶(myrosin)、芥子碱(sinapine)、4- 羟基苯甲酰胆碱（4-hydroxybenzoylcholine）、4- 羟基苯甲胺（4-hydroxybenzylamine）等。

药　理　对皮肤产生刺激，可引起皮肤潮红、疼痛等，除去脂肪油后可作抗刺激剂，治疗神经痛、风湿痛、胸膜炎及扭伤等；内服可作刺激性祛痰药，并治疗腹痛，过量可致胃肠道病症；家兔注射其浸出液，血压先升后降。

验方　①感寒无汗：水调芥子末填脐内，以热物隔衣熨之，取汗出妙。（《简便单方》）②风湿肿痛：用生芥末调热醋摊布上，包患处。③痈肿：芥子末，汤和敷纸上贴患处。④瘰疬：芥子研末，加等量葱白捣成泥状，调敷患处。

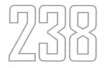

Euryales Semen

芡 实

英文名： Gordon Euryale Seed
别　名： 鸡头米、鸡头莲、刺莲。
来　源： 睡莲科植物芡 *Euryale ferox* Salisb. 的种仁。

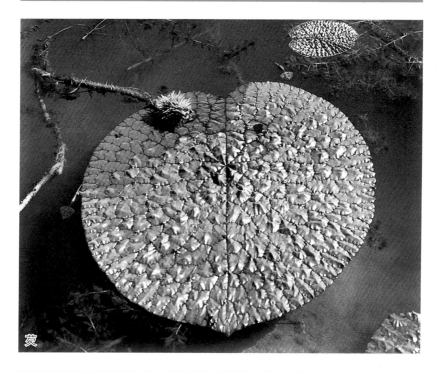

植物形态

一年生水生草本，全株多刺。地下茎粗短。初生叶沉水，箭形而小；后生叶漂浮水面，圆盾形或盾状心形，直径可达 130cm，上面多皱折，下面带紫色；叶柄及叶脉均多刺。花单生于花梗顶端，伸出水面；萼片 4，有刺；花瓣多数，紫红色；雄蕊多数；子房下位，8 室，柱头圆盘形。浆果鸡头状，海绵质，暗紫红色，密被尖刺。种子球形，直径约 1cm，黑色。花期 6~9 月，果期 7~10 月。栽培或野生于湖沼、池塘中，几遍全国。

秋末冬初采收成熟果实, 除去果皮, 取出种子, 洗净, 再除去硬壳, 晒干。
药材产于江苏、山东、湖南、湖北、安徽。

性　状

种仁呈球形, 直径 5~8mm。表面有棕红色内种皮, 一端黄白色, 有凹点状的种脐痕, 除去内种皮显白色。质较硬, 断面白色, 粉性。气微, 味淡。

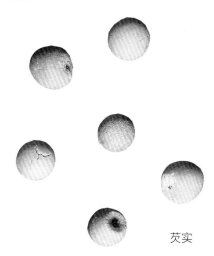

芡实

性　味	性平, 味甘、涩。
功　能	益肾固精, 补脾止泻, 祛湿止带。
主　治	梦遗滑精, 遗尿尿频, 脾虚久泻, 白浊, 带下。
用　法	用量 9~15g。

化学成分 药　理	含淀粉, 蛋白质, 脂肪, 胡萝卜素, 维生素 B_1、B_2、C 等。有明显延长寿命的作用, 用其制剂"八仙糕"喂老年鹌鹑, 给药组动物平均生存时间比对照组延长 88.7%; 能加强小肠吸收功能, 提高尿木糖排泄率。

验 方	①脾虚食少, 泄泻: 芡实、白术、党参、山药各 12g, 陈皮、山楂各 8g, 水煎服; 或莲子、芡实各 20g, 煮粥食用。②小儿疳积: 芡实 15g, 陈皮 3g, 猪肚 1 个, 炖烂食用。③遗精、小便不禁: 芡实、金樱子各 15g, 莲须 10g, 水煎服。

239 沙苑子

Astragali Complanati Semen

英文名： Flatstem Milkvetch Seed
别　名： 潼蒺藜、沙苑蒺藜。
来　源： 豆科植物扁茎黄芪 *Astragalus complanatus* R. Br. 的种子。

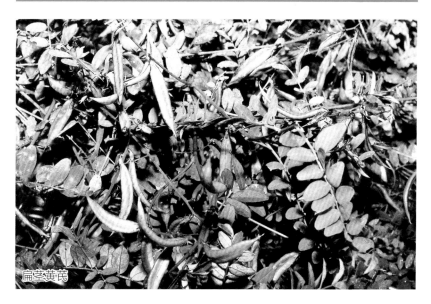

扁茎黄芪

植物形态

多年生草本，高 30~100cm。茎较细弱，略扁，基部常倾卧，有白色柔毛。羽状复叶互生；小叶 9~21，椭圆形，长 0.7~2cm，宽 3~8mm，下面有白色柔毛；托叶小，披针形。总状花序腋生，有花 3~7 朵；花萼钟形，萼齿 5，与萼筒近等长，有白色柔毛；花冠蝶形，浅黄色，旗瓣近圆形，先端凹，龙骨瓣与翼瓣约等长；子房密生白色柔毛，有短子房柄。荚果膨胀，纺锤形，长 2~3.5cm，先端有喙。花期 8~9 月，果期 9~10 月。生于山野、路旁；多栽培。

采　制

秋末冬初果实成熟尚未开裂时采割植株，晒干，打下种子，生用或炒用。药材主产于陕西、内蒙古、辽宁、河北、甘肃、吉林亦产。

性　状

种子略呈肾形而稍扁，长 2~2.5mm，宽 1.5~2mm，厚约 1mm。表面光滑，褐绿色或灰褐色，边缘一侧微凹处具圆形种脐。质坚硬，不易破碎。子叶 2，淡黄色，胚根弯曲，长约 1mm。气微，味淡，嚼之有豆腥味。

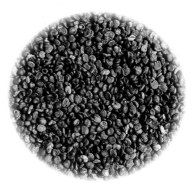

沙苑子

性　味	性温，味甘。
功　能	温补肝肾，固精，缩尿，明目。
主　治	肾虚腰痛，遗精早泄，白浊带下，小便余沥，眩晕目昏。
用　法	用量 9~15g。

化学成分　　含沙苑子苷（complanatuoside）、肉豆蔻酸、亚油酸、亚油烯酸、花生酸等。

药　理　　能使血细胞比容升高、血沉减慢、红细胞电泳时间加快；煎剂可增强巨噬细胞的活性，使其能分泌出较多的溶菌酶，从而提高机体的非特异性免疫功能。此外还有解热、镇痛、镇静、耐寒、抗疲劳、保肝降脂等作用。

验方　　①阳痿、遗精、早泄，伴腰酸无力：沙苑子、淫羊藿、补骨脂、芡实各 10g，水煎服。②白带清稀量多：沙苑子、莲须各 12g，白果 10g，鹿角霜 15g，水煎服。③肾虚腰痛：沙苑子、杜仲各 15g，炖猪腰常服。

240

Celosiae Semen

青葙子

英文名： Feather Cockscomb Seed
别　名： 野鸡冠花、狼尾花、大尾鸡冠花。
来　源： 苋科植物青葙 *Celosia argentea* L. 的种子。

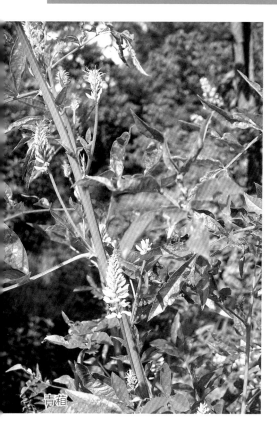

青葙

植物形态

一年生草本，高达1m。茎直立，绿色或带红紫色，有纵条纹。叶互生，披针形或椭圆状披针形，长5~9cm，宽1~3cm。穗状花序顶生或腋生；苞片、小苞片和花被片干膜质，淡红色，后变白色；苞片3；花被片5；雄蕊5，花丝下部合生成杯状；子房上位，柱头2裂。胞果卵形，盖裂。种子扁圆形，黑色，有光泽。花期5~7月，果期8~9月。生于平原或山坡；有栽培，几乎遍布全国。

采　制

秋季果实成熟时采割植株或摘取果穗，晒干，收集种子。

性　味	性微寒，味苦。
功　能	清肝，明目，退翳。
主　治	肝热目赤，眼生翳膜，视物昏花，肝火眩晕。
用　法	用量9~15g。

性　状

种子呈扁圆形，少数圆肾形，直径 1~1.5mm。表面黑色或红黑色，光亮，中间微隆起，侧边微凹处有种脐。种皮薄而脆。气微，无味。

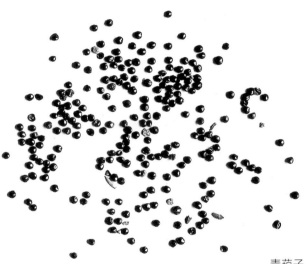

青葙子

化学成分　含脂肪油、多糖、淀粉、烟酸、硝酸钾。

药　理　所含有的多糖对治疗肝炎等肝脏疾病有效，此外多糖还能够提高免疫功能；能抑制氧化损伤的上皮细胞（LEC）凋亡，因此可以延缓和治疗白内障；经动物实验，有降血压的作用；所含青葙子油脂有扩瞳作用。

验方　①急性结膜炎、角膜炎目赤肿痛：青葙子 15g，蒲公英 20g，水煎服。②夜盲症：青葙子 15g，酌加鸡肝或大枣，水煎服。③高血压头痛眩晕：青葙子、决明子、菊花各 10g，石决明 15g，水煎服。

241

Armeniacae Semen Amarum
苦杏仁

英文名： Bitter Apricot Seed
别　名： 杏仁。
来　源： 蔷薇科植物杏 *Prunus armeniaca* L.、山杏 *Prunus armeniaca* L. var. *ansu* Maxim.、西伯利亚杏 *Prunus sibirica* L. 或东北杏 *Prunus mandshurica*（Maxim.）Koehne 的种子。

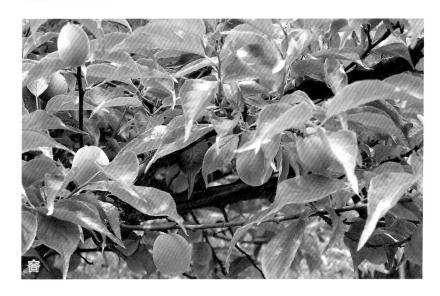

杏

植物形态

落叶乔木，高达 6m。叶互生，广卵形或卵圆形，长 5~10cm，宽 3.5~6cm，先端短尖或渐尖，基部圆形，边缘具细锯齿或不明显的重锯齿；叶柄多带红色，有 2 腺体。花单生，先叶开放，几无花梗；萼片 5，花后反折；花瓣 5，白色或粉红色；雄蕊多数；心皮 1，有短柔毛。核果近圆形，直径约 3cm，橙黄色；核坚硬，扁心形，沿腹缝有沟。花期 3~4 月，果期 7~8 月。多栽培于低山地或丘陵山地。

采　制

夏季采收成熟果实，除去果肉及核壳，取种子，晒干。药材主产于内蒙古、吉林、辽宁、河北、山西、陕西。

性 状

种子呈扁心形，长 1~1.9cm，宽 0.8~1.5cm，厚 0.5~0.8cm。表面黄棕色至深棕色，一端尖，另端钝圆，肥厚，左右不对称。尖端一侧有短线形种脐，圆端合点处向上具多数深棕色的脉纹。种皮薄，子叶 2，乳白色，富油性。气微，味苦。

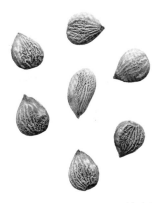

苦杏仁

性 味	性微温，味苦；有小毒。
功 能	降气止咳平喘，润肠通便。
主 治	咳嗽气喘，胸满痰多，血虚津枯，肠燥便秘。
用 法	用量 4.5~9g，生品入煎剂宜后下。

化学成分　含苦杏仁苷(amygdalin)、苦杏仁酶(emulsin)、胆固醇(cholesterol)、雌性酮(estrone)、α-雌性二酮(α-estradiol)等。

药　理　能够镇静呼吸中枢，因而有止咳、平喘作用；20% 煎剂 1ml/kg 给猫静脉注射，可致明显而持久的血压下降。此外还有驱虫、杀菌、抗炎、镇痛作用。本品服用过量，可产生组织窒息，以致呼吸衰弱迅速而死。

验方　①风寒咳喘：苦杏仁、麻黄各 6g，荆芥、防风各 10g，甘草 3g，水煎服。②百日咳：苦杏仁 3g，沙参、麦冬各 8g，紫菀、款冬花各 6g，水煎服。③燥咳：苦杏仁、百部各 9g，川贝母 8g，百合、生地黄各 15g，水煎服。

242

Abutili Semem

苘麻子

英文名： Chingma Abutilon Seed
别　名： 冬葵子、青麻、葵子、白麻。
来　源： 锦葵科植物苘麻 *Abutilon theophrasti* Medic. 的种子。

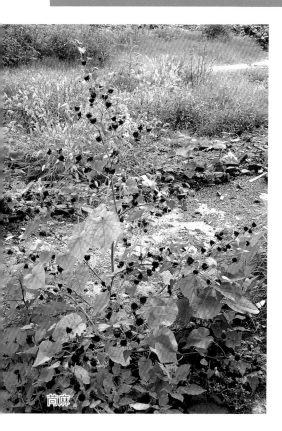

苘麻

植物形态

一年生草本，高 0.3~2m，全株密生绒毛状星状毛。叶互生，圆心脏形，直径 7~18cm，先端长尖，边缘具粗锯齿，叶脉掌状；叶柄长。花单生于叶腋，花萼 5 裂，绿色；花瓣 5，黄色，倒卵形，顶端平凹，基部与雄蕊筒合生；雄蕊多数，花丝基部连合成筒；心皮 15~20，环列成扁球形，先端突出如芒。果实半圆球形似磨盘，密生星状毛，成熟后形成分果。种子黑色。花期 7~10 月，果期 10~11 月。生于路旁、田野；或栽培。

性　　味	性平，味苦。
功　　能	清热利湿，解毒，退翳。
主　　治	赤白痢疾，淋证涩痛，痈肿，目翳。
用　　法	用量 3~9g。

采 制

秋季采收成熟果实，晒干，打下种子。药材产于四川、湖北、河南、江苏。

性 状

种子呈三角状肾形，长 3.5~6mm，宽 2.5~4.5mm，厚 1~2mm。表面灰黑色或暗褐色，有白色稀疏绒毛，凹陷处有类椭圆状种脐，淡棕色，四周有放射状细纹。种皮坚硬，子叶 2，重叠折曲，富油性。气微，味淡。

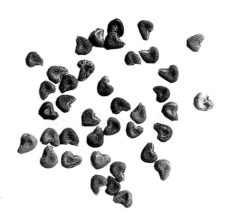

苘麻子

| 化学成分 | 含脂肪油，油中主要成分为亚油酸、油酸、亚麻酸、棕榈酸、硬脂酸、花生酸。 |
| 药　　理 | 提取物对痢疾杆菌等有一定的抑制作用。 |

验方 ①尿路感染，小便赤涩热痛：苘麻子、黄柏、桑寄生各 9g，甘草 3g，水煎服。②视物昏花，两目干涩：苘麻子、枸杞子、女贞子、菟丝子各 15g，炖猪肝或鸡肝、鸭肝，吃肝喝汤。③麻疹：苘麻子 9g，水煎服。

243

Pruni Semen

郁李仁

英文名：Chinese Dwarf Cherry Seed
别　名：山梅子、小李仁。
来　源：蔷薇科植物欧李 *Prunus humilis* Bunge、郁李 *Prunus japonica* Thunb. 或长柄扁桃 *Prunus pedunculata* Maxim. 的种子。

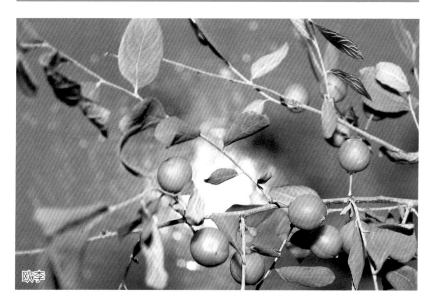

欧李

植物形态

落叶灌木，高 1~1.5m。树皮灰褐色，小枝被柔毛。叶互生，长圆形或椭圆状披针形，长 2.5~5cm，宽 1~2cm，先端尖，边缘有浅细锯齿，下面沿主脉散生短柔毛；托叶线形，早落。花与叶同时开放，单生或 2 朵并生，花梗有稀疏短柔毛；萼片 5，花后反折；花瓣 5，白色或粉红色；雄蕊多数；心皮 1。核果近球形，直径约 1.5cm，熟时鲜红色，味酸甜。花期 4~5 月，果期 5~6 月。生于荒山坡或沙丘边。

采　制

夏、秋二季采收成熟果实，除去果肉及核壳，取出种子，干燥。药材产于黑龙江、吉林、辽宁、内蒙古、河北、山东。

性　状

种子呈卵形，长 5~8mm。表面黄白色或浅棕色，一端尖，另端钝圆。尖端一侧有线形种脐，圆端中央有深色合点，自合点向上具多条纵向维管束脉纹。种皮薄，子叶 2，乳白色，富油性。气微，味微苦。

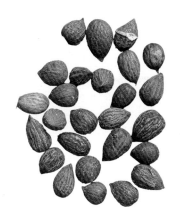

郁李仁

性　味	性平，味辛、苦、甘。
功　能	润燥滑肠，下气，利水。
主　治	津枯肠燥，食积气滞，腹胀便秘，水肿，脚气，小便不利。
用　法	用量 6~10g。

化学成分	种子含苦杏仁苷（amygdalin）；果实含郁李仁苷 A、B（prunuside A，B），香草酸，熊果酸等。
药　理	郁李种子的酊剂用犬试验，有显著的降低血压的作用；郁李仁有利尿与致泻、通便的作用，所含的郁李仁苷对人及动物有强烈泻下作用；所含蛋白质类成分有镇痛、抗炎的作用。

验方

①津伤肠燥便秘，腹胀：郁李仁、火麻仁各9g，枳壳6g，水煎服。

②血虚肠燥便秘：郁李仁 9g，当归 12g，生首乌 15g，水煎服。

③水肿，小便不利，大便不畅，胸腹胀满：郁李仁、桑白皮各9g，大腹皮 12g，大黄 6g，水煎服。

244

Alpiniae Katsumadai Semen

草豆蔻

英文名： Katsumade Galangal Seed
别　名： 草扣仁、偶子。
来　源： 姜科植物草豆蔻 *Alpinia katsumadai* Hayata 的种子。

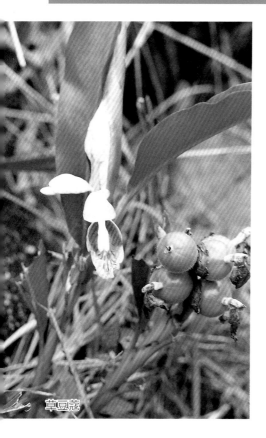

草豆蔻

植物形态

多年生草本，高达 3m。叶 2 列，狭椭圆形或披针形，长 30~55cm，宽 6~10cm，先端渐尖并有 1 短尖头，边缘被毛；叶柄短；叶鞘膜质，抱茎。总状花序顶生，花序轴长达 30cm，被长硬毛；小苞片宽椭圆形；萼筒状；花冠白色，筒长约 8mm，内被长柔毛，裂片矩圆形，长约 1cm，具缘毛。蒴果圆球形，直径约 3.5cm，外被密粗毛，熟时金黄色，具宿萼。种子多数。花期 4~6 月，果期 5~8 月。生于林缘、灌木丛或山坡草丛中。

性　味	性温，味辛。
功　能	燥湿健脾，温胃止呕。
主　治	寒湿内阻，脘腹胀满冷痛，嗳气呕逆，不思饮食。
用　法	用量 3~6g，入汤剂宜后下。

采　制

夏、秋二季采收，晒至九成干，或用水略烫，晒至半干，除去果皮，取出种子团，晒干。药材主产于广东、台湾、海南、广西。

性　状

种子团呈类圆球形，直径 1.5~2.7cm。表面灰褐色，中间有黄白色的隔膜，将种子团分成 3 瓣，每瓣有种子多数。种子为卵圆状多面体，长 3~5mm，直径约 3mm，外被淡棕色膜质假种皮，种脊为 1 条纵沟，一端有种脐；质硬，将种子沿种脊纵剖两瓣，纵断面观呈斜心形。胚乳灰白色。气香，味辛、微苦。

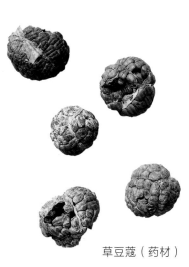

草豆蔻（药材）

化学成分	含挥发油，油中含桉油精、α－蛇麻烯（α-humulene）等，并含豆蔻素（cardamomin）、小豆蔻明（cardamonin）、乔松素（pinocemlbrin）、桤木酮（alnustone）、山姜素（alpinetin）。
药　理	煎剂对豚鼠离体肠管的作用为：低浓度兴奋，高于 1% 浓度及挥发油饱和水溶液则均呈抑制作用；进行巴甫洛夫小胃试验，结果对胃总酸排出量无影响而显著升高胃蛋白酶的活性。

验方	①寒湿中阻之脘腹冷痛、吐清涎酸水：草豆蔻、吴茱萸各 6g，高良姜 5g，水煎服。②泄泻，脘腹胀满，不思饮食：草豆蔻、苍术各 8g，陈皮、木香各 6g，水煎服。③呕吐，反胃：草豆蔻、生姜各 5g，半夏 6g，水煎服，少量频服。

245

Trigonellae Semen

胡芦巴

英文名： Common Fenugreek Seed
别　名： 苦豆、香草。
来　源： 豆科植物胡芦巴 *Trigonella foenum-graecum* L. 的种子。

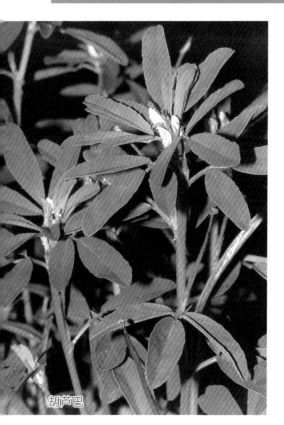

胡芦巴

植物形态

一年生草本，高 20~80cm，全株有香气。茎直立，多丛生，被疏毛。三出复叶互生；小叶长卵形或卵状披针形，长 1~3.5cm，宽 0.5~1.5cm，两边均生疏柔毛；叶柄长，托叶与叶柄连合。花无梗，1~2 朵腋生；花萼筒状；花冠蝶形，白色，后渐变淡黄色，基部微带紫色；雄蕊 10，二体；子房线形。荚果细长，扁圆筒状，略弯曲，长 6~11cm，宽 0.5cm，具网脉及柔毛，先端有长喙。种子 10~20 粒，棕色，有香气。花期 4~6 月，果期 7~8 月。多栽培。

性　味	性温，味苦。
功　能	温肾，祛寒，止痛。
主　治	肾脏虚冷，小腹冷痛，小肠疝气，寒湿脚气。
用　法	用量 4.5~9g。

采 制

夏季果实成熟时割取全草，打下种子，晒干，生用或微炒用。药材主产于安徽、四川、河南。

性 状

种子略呈斜方形或矩形，长 3~4mm，宽 2~3mm，厚约 2mm。表面黄绿色或黄棕色，平滑，两侧各具深斜沟 1 条，相交处有点状种脐。质坚硬，不易破碎。种皮薄，胚乳呈半透明状，具黏性；子叶 2，淡黄色。气香，味微苦。

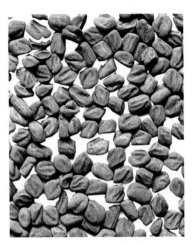

胡芦巴（药材）

化学成分 含生物碱、皂苷、黄酮等。生物碱主要为胡芦巴碱（trigonelline）；皂苷有薯蓣皂苷元葡萄糖苷（diosgenin-β-D-glucoside）、胡芦巴肽苷（fenugreekine）；黄酮有牡荆素（vitexin），异荭草素（isoorientin），胡芦巴苷 I、II（vicenin I，II）等。

药 理 种子的油中有催乳成分，且无任何性激素样作用；去油后的种子含 50% 不易消化的黏胶，故有一定致泻作用；有轻度驱肠线虫的功效；对中枢神经系统有一定抑制作用。此外还可用于治疗高山反应。

验方 ①寒疝腹痛：胡芦巴、乌药、小茴香各 9g，吴茱萸 6g，荔枝核 15g，水煎服。②痛经小腹冷痛，得温则减：胡芦巴、当归、川芎各 9g，艾叶 12g，炮姜 6g，水煎，加红糖、红酒适量服。③寒湿脚气：胡芦巴、补骨脂各 9g，木瓜 15g，吴茱萸 6g，水煎服。

246 荔枝核

Litchi Semen

英文名： Lychee Seed
别　名： 荔仁、丹荔核、荔核。
来　源： 无患子科植物荔枝 *Litchi chinensis* Sonn. 的种子。

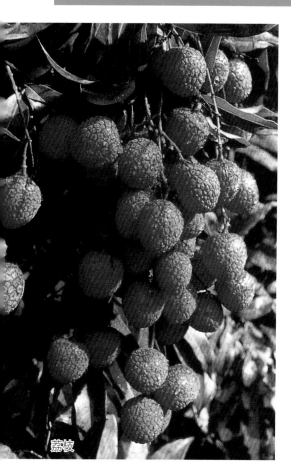

荔枝

植物形态

常绿乔木，高 8~15m。小枝有白色小斑点和微柔毛。羽状复叶互生；小叶 2~4 对，革质，长椭圆形至长圆状披针形，长 6~12cm，宽 2.5~4cm，幼叶橙红色。圆锥花序顶生，花小，绿白色或淡黄色；花萼杯状，4 裂，密被柔毛；无花瓣；花盘肉质，环状；雄蕊 8；子房密被柔毛。果实核果状，近球形，果皮干硬较薄，有瘤状突起，熟时暗红色。种子黄褐色，假种皮白色肉质，味甜可食。花期 2~3 月，果期 6~7 月。多栽培。

采　制

6~7 月果实成熟时采摘，除去果皮及肉质的假种皮，收集种子，洗净晒干。药材产于广东、广西、福建、台湾。

性　状

种子呈长圆形或卵圆形，略扁，长 1.5~2.2cm，直径 1~1.5cm。表面棕红色或紫棕色，平滑，有光泽，略有凹陷及细波纹。一端有类圆形黄棕色的种脐，直径约 7mm。质硬，子叶 2，棕黄色。气微，味微甘、苦、涩。

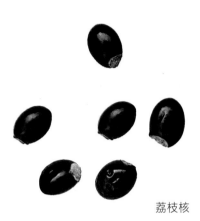

荔枝核

性　味	性温，味甘、微苦。
功　能	行气散结，祛寒止痛。
主　治	寒疝腹痛，睾丸肿痛。
用　法	用量 4.5~9g。

化学成分　含 α-次甲基环丙基甘氨酸（α-methylenecyclopropyl-glycine）、皂苷、鞣质等。

药　理　给饥饿 22 小时的小鼠皮下注射，可使血糖下降，肝糖原含量亦显著降低；干浸膏制成的水溶液对大鼠四氧嘧啶性糖尿病有明显的降血糖作用；所含皂苷可以改善地塞米松致大鼠胰岛素抵抗作用。

验方

①寒疝腹痛、睾丸肿痛：荔枝核、橘核各 15g，小茴香 6g，瓜蒌仁 15g，水煎服。②胃寒胀痛：荔枝核（煅灰）15g，香附、高良姜各 30g，共研细末，每次 6g，米汤送服。③痛经、产后腹痛：荔枝核、香附各 15g，川芎、当归各 10g，水煎服。

247

Cucurbitae Semen
南瓜子

英文名： Cushaw Seed
别　名： 番瓜、北瓜、金瓜。
来　源： 葫芦科植物南瓜 *Cucurbita moschata*（Duch.）Poiret 的种子。

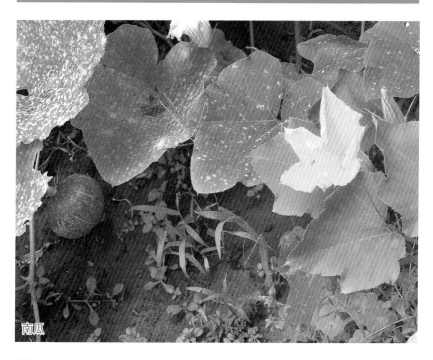

南瓜

植物形态

一年生蔓生草本。茎有短刚毛，卷须 3~4 裂。叶片稍柔软，宽卵形或卵圆形，5 浅裂，两面密生粗糙毛，边缘有细齿。花单性，雌雄同株，单生，黄色；雄花花萼裂片线形，花冠钟状，雄蕊 3；雌花花萼裂片显著叶状，花柱短。果柄有棱和槽，瓜蒂扩大成喇叭状。果实常有数条纵沟，形状因品种而不同。花期 7~8 月，果期 9~10 月。我国各地广泛种植。

采　制

采收成熟的果实，切开收其种子，晒干。

性　状

种子呈扁椭圆形，一端较长，外表面黄白色，边缘稍有棱，长 1.2~2.0cm，宽 0.6~1.2cm，表面稍有毛茸。种皮较厚，种脐位于尖的一端。除去种皮，可见绿色菲薄胚乳，内有 2 枚黄色肥厚子叶。气香，味微甘。

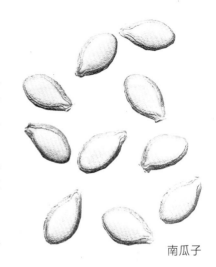

南瓜子

性　味	性平，味甘。
功　能	驱虫，消肿。
主　治	绦虫病，蛔虫病，产后手足浮肿，百日咳，痔疮。
用　法	用量 30~90g。

化学成分　含南瓜子氨酸（cucurbitine），脂肪油，蛋白质，维生素 B_1、C 等。

药　理　有驱虫作用；能够改善尿流动力学，南瓜子提取物能显著降低兔膀胱的压力，增加膀胱的顺应性，减少尿道的压力；南瓜子油有消炎作用。此外还能降压抗氧化、降胆固醇以及抑制人类XII因子和牛胰蛋白酶。

验方　绦虫病：南瓜子 90g，去皮研粉，冷开水调成糊状，早晨空腹服；半小时后，用槟榔 60g，水煎服；再过半小时，用芒硝 15g，开水冲服，通便以利虫体排出。

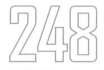

Hoveniae Semen

枳椇子

英文名： Japanese Raisin Tree Seed
别　名： 拐枣、鸡爪梨、鸡矩子。
来　源： 鼠李科植物枳椇 *Hovenia dulcis* Thunb. 的种子。

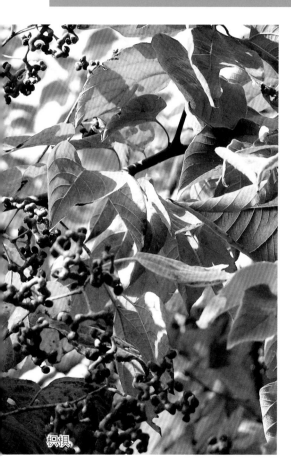

枳椇

植物形态

落叶乔木。叶互生，广卵形，长 8~15cm，宽 6~10cm，先端渐尖或长尖，基部圆形或心形，边缘有粗锯齿；叶柄红褐色。聚伞花序腋生或顶生，花杂性，同株；萼片 5；花瓣 5，黄绿色，两侧卷起，包裹雄蕊；雄花有雄蕊 5，有退化子房；两性花有雄蕊 5，子房埋没于花盘中，3 室，柱头 3 裂。果实圆形或广椭圆形，生于肉质扭曲的花序轴上。花期 5~6 月，果期 10 月。生于沟边、路边或山谷中。

采　制

10~11 月果实成熟时连肉质花序轴一并摘下，晒干，取出种子。药材产于陕西、湖北、浙江、江苏、安徽、福建。

性　状

种子呈扁平圆形，背面稍隆起，腹面较平坦，直径 3~5mm，厚 1~1.5mm。表面红棕色、棕黑色或绿棕色，有光泽，于放大镜下可见散在凹点，基部凹陷处有点状淡色种脐，顶端有微凸的合点，腹面有纵行隆起的种脊。种皮坚硬，胚乳乳白色，子叶淡黄色。味微涩。

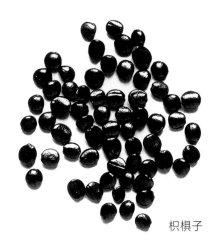

枳椇子

性　味	性平，味甘。
功　能	止渴除烦，清湿热，解酒毒。
主　治	醉酒，烦渴呃逆，二便不利。
用　法	用量 9~15g。

化学成分　含葡萄糖、果糖、硝酸钾、过氧化物酶等。

药　理　能够缩短小鼠醒酒时间，加快乙醇代谢，抑制乙醇诱导的肌松作用；有保肝活性，其水提取物能显著提高肝细胞存活率。此外还有抗突变、抗肿瘤、抑制组胺释放、镇静、抗痉、镇痛、降压、利尿等作用。

验方

①热病烦渴，小便不利：枳椇子、知母各 9g，金银花 24g，灯心草 3g，水煎服。②伤暑烦渴，头晕尿少：枳椇子、竹叶各 30g，水煎服。③醉酒不醒：枳椇子、葛花各 9g，砂仁 6g，水煎服。

249

Pharbitidis Semen

牵牛子

英文名： Pharbitis Seed
别　名： 黑丑、白丑、二丑、喇叭花。
来　源： 旋花科植物裂叶牵牛 *Pharbitis nil*（L.）Choisy 或圆叶牵牛 *Pharbitis purpurea*（L.）Voigt 的种子。

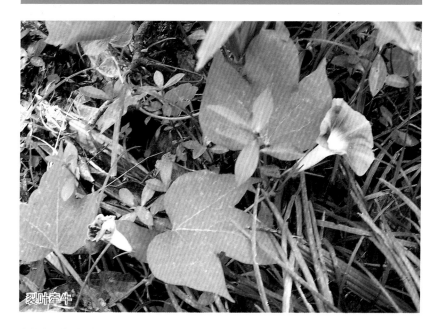

裂叶牵牛

植物形态

一年生缠绕草本，全株密被白色长毛。叶互生，近卵状心形，长8~15cm，常3浅裂，中裂片卵圆形，先端渐尖，侧裂片斜卵形；叶柄与总花梗近等长。花序有花1~3朵；萼片5深裂，裂片卵状披针形，长约1cm，先端尾尖；花冠白色、蓝紫色或紫红色，漏斗状，长5~8cm；雄蕊5；子房3室。蒴果球形。种子5~6粒，卵形，黑色或淡黄白色。花期6~9月，果期7~10月。生于山野灌木丛中、村边、路旁；多栽培。全国各地有分布。

采　制

秋末果实成熟、果壳未开裂时采割植株，晒干，打下种子，除去杂质。

性　状

种子似橘瓣状，长 4~8mm，宽 3~5mm。表面灰黑色（黑丑）或淡黄白色（白丑）。背面有 1 条浅纵沟，腹面接线的近端处有 1 点状种脐，微凹。质硬，浸水中作龟裂状胀破，内有淡黄色子叶 2 片，紧密重叠而皱曲。气微，味辛、苦，有麻感。

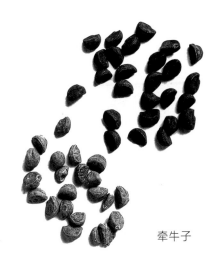

牵牛子

性　味	性寒，味苦；有毒。	
功　能	泻水通便，消痰涤饮，杀虫攻积。	
主　治	水肿胀满，二便不通，痰饮积聚，气逆喘咳，虫积腹痛，蛔虫病，绦虫病。	
用　法	用量 3~6g。孕妇禁用；不宜与巴豆、巴豆霜同用。	

化学成分　含牵牛子苷（pharbitin），牵牛子酸 C、D（pharbitic acid C，D），顺芷酸（tiglic acid），尼里酸（nilic acid）等。

药　理　有泻下作用；所含的牵牛子苷对胃肠的直接刺激，可引起呕吐、腹痛、腹泻等；能加速菊糖在肾脏中的排出，提示可能有利尿作用，同时证明牵牛子苷对离体兔肠及离体大鼠子宫有兴奋作用；有一定的驱虫效果。

验方　①水肿、腹水：牵牛子 9g，厚朴 6g，水煎服；或牵牛子 2g，小茴香 6g，研末姜汁调服。②痰饮咳喘，不得平卧：炒牵牛子 9g，紫苏子 10g，葶苈子 6g，杏仁 8g，水煎服。③便秘腹胀：牵牛子 6g，枳实 10g，水煎服。

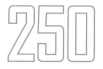

250

Allii Tuberosi Semen

韭菜子

英文名： Tuber Onion Seed
别　名： 草钟乳、起阳草、扁菜。
来　源： 百合科植物韭菜 *Allium tuberosum* Rottl. ex Spreng. 的种子。

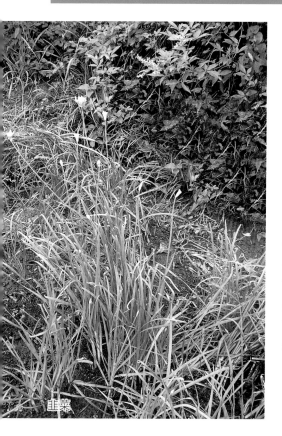

韭菜

植物形态

多年生草本，全草有异臭。鳞茎狭圆锥形。叶基生，扁平，狭线形，长 15~30cm，宽 1.5~6mm。花茎长 30~50cm，顶生伞形花序，具 20~40 朵花；总苞片膜状，宿存；花梗长为花被的 2~4 倍；花被基部稍合生，裂片 6，白色，长圆状披针形，长 5~7mm；雄蕊 6；子房三棱形。蒴果倒卵形，有三棱。种子 6，黑色。花期 7~8 月，果期 8~9 月。生于田园，全国各地有栽培，以河北、山西、吉林、江苏、山东、安徽、河南产量较大。

性　味	性温，味辛、甘。
功　能	温补肝肾，壮阳固精。
主　治	阳痿，遗精，遗尿，小便频数，腰膝酸软，冷痛，白带过多。
用　法	用量 3~9g。

采 制

秋季果实成熟时采收果序，晒干，搓出种子，除去杂质。

性 状

种子呈半圆形或半卵圆形，略扁，长 3~4mm，宽约 2mm。表面黑色，一面凸起，粗糙，有细密的网状皱纹，另一面微凹，皱纹不甚明显，基部稍尖，有点状突起的种脐。质硬。气特异，味微辛。

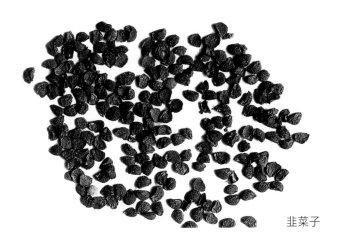

韭菜子

化学成分	含硫化物、苷类、维生素 C 等。
药 理	有增强肝、脾、肾功能，壮盛阳气的功效；特有的成分硫化基可促进消化酶的分泌，增加食欲；有暖胃的作用，且能帮助人体将毒素排出体外。此外还有调味、杀菌的作用。

验方 ①阳痿：韭菜子 60g，水煎服。②遗尿、尿频：韭菜子 15g，粳米 50g，先煎韭菜子，去渣取汁，入粳米煮粥，空腹食用。③慢性胃炎：韭菜子 12g，猪肚 1 个，韭菜子洗净，纱布袋装好，放入猪肚内，隔水蒸至熟烂，取出药袋，服食猪肚。

251 胖大海

Sterculiae Lychnophorae Semen

英文名： Boat-fruited Sterculia Seed
别　名： 大海、安南子、大洞果。
来　源： 梧桐科植物胖大海 *Sterculia lychnophora* Hance 的种子。

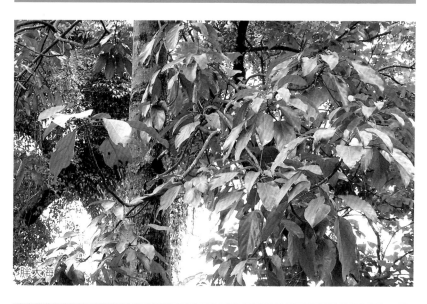

胖大海

植物形态

落叶乔木，高可达 40m。单叶互生，叶片革质，卵形或椭圆状披针形，长 10~20cm，宽 6~12cm，通常 3 裂，全缘，光滑无毛。圆锥花序顶生或腋生，花杂性同株；花萼钟状，深裂；雄花具雄蕊 10~15；雌花具雌蕊 1。蓇葖果 1~5，着生于果梗，呈船形，长可达 24cm。种子棱形或倒卵形，深褐色。生于热带地区。我国海南、广西有引种。

性　味	性寒，味甘。
功　能	清热润肺，利咽解毒，润肠通便。
主　治	肺热声哑，干咳无痰，咽喉干痛，热结便闭，头痛目赤。
用　法	用量 2~3 枚，沸水泡服或煎服。

采　制

4~6月从蓇葖果上采收成熟种子，晒干。

性　状

种子呈纺锤形或椭圆形，长 2~3cm，直径
1~1.5cm。先端钝圆，基部略尖而歪，具
浅色的圆形种脐，表面棕色或暗棕色，微
有光泽，具不规则的干缩皱纹。外层种皮
极薄，质脆，易脱落。中层种皮较厚，黑
褐色，质松易碎，遇水膨胀成海绵状。断
面可见散在的树脂状小点。内层种皮可与
中层种皮剥离，稍革质，内有 2 片肥厚胚乳，
广卵形；子叶 2 枚，菲薄，紧贴于胚乳内侧，
与胚乳等大。气微，味淡，嚼之有黏性。

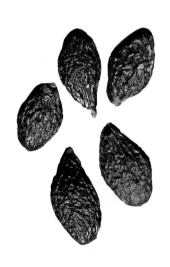

胖大海（药材）

化学成分　　含半乳糖醛酸、阿拉伯糖、戊聚糖、果胶酸、苹婆素(sterculin)、
　　　　　　西黄耆胶黏素（bassorin）等。

药　　理　　种子浸出液对兔有缓泻作用，因其可增加肠内容积，有机
　　　　　　械刺激而致缓泻的作用；有降压作用。此外还有利尿和镇
　　　　　　痛作用。

验方

①风热感冒咳嗽，咽痛声哑：胖大海 2 枚，桔梗 6g，桑叶、薄
荷各 8g，蝉蜕 3g，牛蒡子 10g，水煎服。②急性扁桃体炎、慢
性咽喉炎：胖大海 2 枚，沸水泡代茶饮；或胖大海 1 枚，金银
花 6g，菊花 5g，人参叶 8g，甘草 3g，沸水泡代茶，慢慢含咽，
叮续水多次泡，至味淡为止。③大便燥结难解，或伴头痛目赤、
牙龈肿痛：胖大海 4 枚，沸水泡，浓服。

252

Impatientis Semen

急性子

英文名：Garden Balsam Seed
别　名：指甲花。
来　源：凤仙花科植物凤仙花 *Impatiens balsamina* L. 的种子。

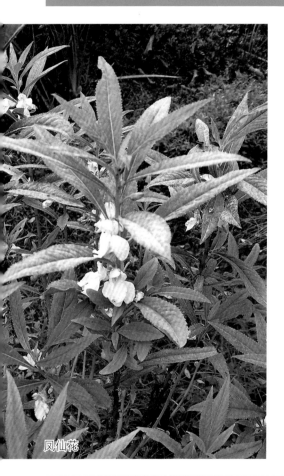

凤仙花

植物形态

一年生草本，高 60~80cm。茎粗壮，肉质，常带红色，节略膨大。叶互生，披针形，长 6~15cm，宽 1.5~2.5cm，先端长渐尖，基部楔形，边缘有锐锯齿；叶柄两侧有腺体。花不整齐，单一或数朵簇生于叶腋，密生短柔毛，粉红色、红色、紫红色或白色；萼片 3，后面一片大，花瓣状，向后延伸成距；花瓣 5，侧瓣合生，不等大；雄蕊 5，花药黏合；子房上位，5 室。蒴果密生茸毛。种子圆形，黄褐色。花期 6~8 月，果期 9 月。全国各地均有栽培。

采　制

秋季采收尚未开裂的成熟果实，晒干，打出种子，除去果皮及杂质。药材产于江苏、浙江、河北、安徽。

性　状

种子呈椭圆形、扁圆形或卵圆形，长 2~3mm，宽 1.5~2.5mm。表面棕褐色或灰褐色，粗糙，有稀疏的白色或浅黄棕色小点。除去表皮，则显光泽。种脐位于狭端，稍突出。质坚实，种皮薄，子叶灰白色，半透明。气微，味淡、微苦。

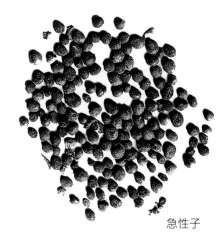

急性子

性　味	性温，味微苦、辛；有小毒。
功　能	破血软坚，消积。
主　治	癥瘕痞块，经闭，噎膈。
用　法	用量 3~4.5g。孕妇慎用。

化学成分　含十八烷四烯酸（parinaric acid），凤仙萜四醇皂苷 A、K（hosenkoside A，K），凤仙甾醇（balsaminasterol），α-菠甾醇（α-spinasterol），β-谷甾醇，槲皮素二糖苷，槲皮素三糖苷等。

药　理　煎液、酊剂、水浸液对兔、豚鼠离体子宫均有兴奋作用，对麻醉兔在体子宫亦有明显的兴奋作用；水煎液对金黄色葡萄球菌、溶血性链球菌、铜绿假单胞菌、伤寒杆菌、福氏痢疾杆菌等均有不同程度的抑制作用。

验方　①经闭腹痛，产后瘀血未尽：急性子 9g，捣碎，水煎，加红糖适量服。②跌打损伤，疝气疼痛：急性子、沉香各 1.5g，研末，温汗水送服。

Raphani Semen
莱菔子

英文名： Radish Seed
别　名： 萝卜子、萝白子、菜头子。
来　源： 十字花科植物萝卜 *Raphanus sativus* L. 的种子。

植物形态

根肉质。茎高 1m，多分枝，稍有白粉。基生叶大头状羽裂，侧生裂片 4~6 对，向基部渐缩小，有粗糙毛；茎生叶长圆形至披针形，边缘有锯齿或缺刻，很少全缘。总状花序顶生，花淡紫红色或白色，直径 15~20mm。长角果肉质，圆柱形，长 15~30mm，在种子间收缩，熟时变成海绵状横隔，顶端渐尖成喙；种子圆形，稍扁，红褐色。花期 4~5 月，果期 5~6 月。全国各地普遍栽培。

采　制

夏季果实成熟时采割植株，晒干，搓出种子，除去杂质，再晒干。

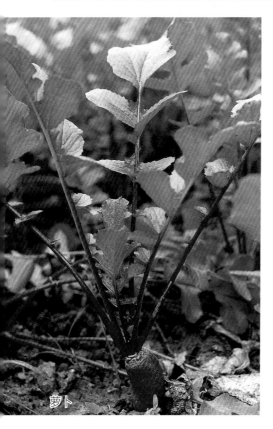

萝卜

性　味	性平，味辛、甘。
功　能	消食除胀，降气化痰。
主　治	饮食停滞，脘腹胀痛，大便秘结，积滞泻痢，痰壅喘咳。
用　法	用量 5~12g。

性　状

种子呈类卵圆形或椭圆形，稍扁，长 2.5~4mm，宽 2~3mm。表面黄棕色、红棕色或灰棕色，一端有深棕色圆形种脐，一侧有数条纵沟。种皮薄而脆，子叶 2，黄白色，有油性。气微，味淡、微苦辛。

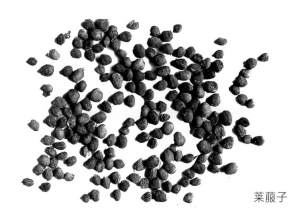

莱菔子

| 化学成分 | 含挥发油和脂肪油。挥发油中含 α -、β - 己烯醛和 β -、γ - 己烯醇等；脂肪油中含多量芥酸（erucic acid）、亚油酸、亚麻酸及芥酸甘油酯等；尚含芥子碱（sinapine）、莱菔素（raphanin）、莱菔苷。 |

药　理　莱菔子所含的抗菌成分为莱菔素，体外有强烈的抗菌活性；莱菔子各炮制品均能对抗肾上腺素，对肠管有抑制作用；有抗真菌及抗病毒的作用；此外还有祛痰、降低血压的作用。

验方　①食积腹胀：炒莱菔子、炒麦芽、厚朴各 9g，水煎服。②便秘，腹胀痛：生莱菔子 9g（捣汁），皂荚末 6g，开水冲服。③里急后重，泻而不爽：莱菔子、木香各 9g，大黄 8g，水煎服。

254 莲子

Nelumbinis Semen

英文名： Lotus Seed
别　名： 藕实、莲蓬子。
来　源： 睡莲科植物莲 *Nelumbo nucifera* Gaertn. 的种子。

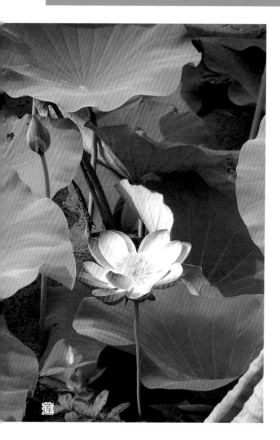

莲

植物形态

多年生水生草本。叶盾形，高出水面，直径 25~90cm，粉绿色，下面有粗大的叶脉；叶柄有刺毛。花单生于花梗顶端，直径 10~25cm；萼片 4~5，早落；花瓣多数，红色、粉红色或白色；雄蕊多数，花药线形，黄色，药隔先端有一棒状附属物；心皮多数，离生，嵌生于平头倒圆锥形的花托内，花托于果期膨大呈莲蓬头状，海绵质。坚果椭圆形或卵形。花期 6~7 月，果期 9~10 月。各地湖沼或池塘中均有栽培。

性　味	性平，味甘、涩。
功　能	补脾止泻，益肾涩精，养心安神。
主　治	脾虚久泻，遗精带下，心悸失眠。
用　法	用量 6~15g。

采 制

秋季果实成熟时采割莲房，取出果实，除去果皮，干燥。药材主产于湖南、福建、江苏、浙江、江西。

性 状

种子略呈椭圆形或类球形，长 1.2~1.8cm，直径 0.8~1.4cm。表面浅黄棕色至红棕色，有细纵纹和较宽的脉纹。一端中心呈乳头状突起，深棕色，多有裂口，其周边略下陷。质硬，种皮薄，不易剥离；子叶 2，黄白色，肥厚，中有空隙，具绿色莲子心。气微，味甘、微涩。

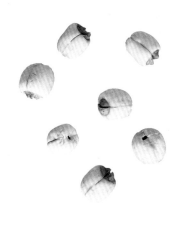

莲子

| 化学成分 | 含淀粉、棉子糖、蛋白质、脂肪等，莲心（种子中绿色幼叶及胚根）含莲心碱（liensinine）等多种生物碱。 |
| 药 理 | 具有抗癌作用，其中所含的氧化黄心树宁碱有抑制鼻咽癌的作用；所含的莲子碱、异莲心碱有显著的强心作用；从莲子心提取的莲子碱有强而持久的降压作用，对治疗高血压有一定效果。 |

验方

①遗精、遗尿、白浊、带下：莲子 15g（或莲须 5g），沙苑子、金樱子、鹿角霜各 15g，水煎服。②久泻、食少：莲子 50g，胡椒 10g，炖猪肚服；如小儿食少，莲子、芡实、山药、茯苓各适量，炒黄研末，每次 1 小匙炖米粉食用。③心悸、虚烦失眠：莲子肉 15g（或莲子心 3g），麦冬 12g，酸枣仁、夜交藤各 15g，水煎服。

附 1 Nelumbinis Plumula

莲子心

英文名： Lotus Plumule
别　名： 莲心、莲芯。
来　源： 睡莲科植物莲 *Nelumbo nucifera* Gaertn. 的成熟种子中的幼叶及胚根。

采　制

取出，晒干。

性　状

本品略呈细圆柱形，长 1~1.4cm，直径约 0.2cm。幼叶绿色，一长一短，卷成箭形，先端向下反折，两幼叶间可见细小胚芽。胚根圆柱形，长约 3mm，黄白色。质脆，易折断，断面有数个小孔。气微，味苦。

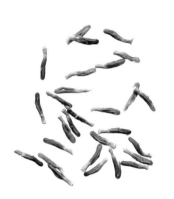

莲子心

性　味	性寒，味苦。
功　能	清心安神，交通心肾，涩精止血。
主　治	热入心包，神昏谵语，心肾不交，失眠遗精，血热吐血。
用　法	用量 2~5g。

验方

①心烦不眠：莲子心 3g，炒酸枣仁、茯神各 12g，夜交藤 16g，水煎服。②高血压：莲子心 9g，远志 6g，酸枣仁 12g，水煎服。③中耳炎：莲子心 3~9g，玄参、麦冬、连翘各 3g，水煎服。④中暑烦热：莲子心 16g，开水冲泡代茶饮。⑤遗精：莲子心一撮，为末，入辰砂 0.3g，每服 3g，白汤下，日二（每日 2 次）。（《医林纂要》）

Nelumbinis Receptaculum

莲 房

英文名： Lotus Seedpot
别　名： 莲蓬壳。
来　源： 睡莲科植物莲 *Nelumbo nucifera* Gaertn. 的花托。

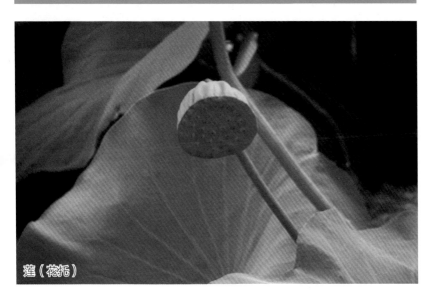

莲（花托）

采　制

秋季果实成熟时采收，除去果实，晒干。

性　状

花托呈倒圆锥状或漏斗状，多撕裂，直径5~8cm，高4.5~6cm。表面灰棕色至紫棕色，具细纵纹和皱纹，顶面有多数圆形孔穴，基部有花梗残基。质疏松，破碎面海绵样，棕色。气微，味微涩。

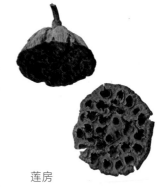

莲房

性　　味	性温，味苦、涩。
功　　能	化瘀止血。
主　　治	崩漏，尿血，痔疮出血，产后瘀阻，恶露不尽。
用　　法	用量 5~10g。

验方　①功能失调性子宫出血，尿血：莲房炭、荆芥炭、牡丹皮各 9g，小蓟 12g，白茅根 30g，水煎服。②崩漏：莲房 2 个，炒黑研末，调酒服。③鼻出血：莲房 30g，水煎服。④黄水疮：莲房烧成炭，研细末，香油调匀，敷患处，每日 2 次。

附3　Nelumbinis Stamen

莲　须

英文名：Lotus Stamen
别　名：莲蕊须。
来　源：睡莲科植物莲 *Nelumbo nucifera* Gaertn. 的雄蕊。

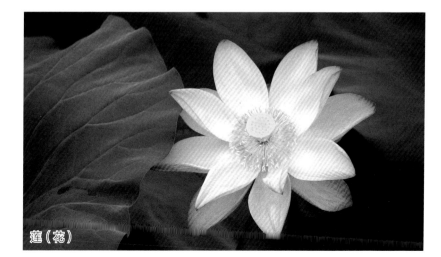

莲（蕊）

采 制

夏季花开时选晴天采收，盖纸晒干或阴干。

性 状

雄蕊呈线形。花药扭转，纵裂，长 1.2~1.5cm，直径约 0.1cm，淡黄色或棕黄色。花丝纤细，稍弯曲，长 1.5~1.8cm，淡紫色。气微香，味涩。

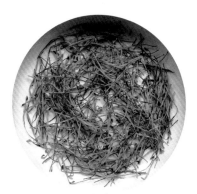

莲须

性 味	性平，味甘、涩。
功 能	固肾涩精。
主 治	遗精，滑精，带下，尿频。
用 法	用量 3~5g。

验方

①遗精：莲须、金樱子各 9g，水煎服；若属湿热遗精，鲜莲须 30~60g，大枣 30g，水煎服。②鼻息肉：鲜莲须、藕节各适量，焙干研末，吹入患处。③上消口渴，饮水不休：莲须、粉干葛、白茯苓、生地黄各 3g，黄连、天花粉、人参、五味子、知母、炙甘草、淡竹叶各 1.5g，灯心草 10 茎。水煎热服。(《幼幼集成》莲花饮)

附4 荷 叶

Nelumbinis Folium

英文名：Lotus Leaf
别　名：荷叶心、莲叶、藕叶。
来　源：睡莲科植物莲 *Nelumbo nucifera* Gaertn. 的叶。

采　制

夏、秋二季采收，晒至七八成干时，除去叶柄，折成半圆形或折扇形，干燥。净荷叶以煅炭法煅成灰者，为荷叶炭。

性　状

叶呈半圆形或折扇形，展开后呈类圆形，全缘或稍呈波状，直径 20~50cm。上表面深绿色或黄绿色，较粗糙；下表面淡灰棕色，较光滑，有粗脉 21~22 条，自中心向四周射出；中心有突起的叶柄残基。质脆，易破碎。稍有清香气，味微苦。

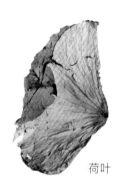

荷叶

性　味	性平，味苦。
功　能	清暑化湿，升发清阳，凉血止血。荷叶炭收涩化瘀止血。
主　治	暑热烦渴，暑湿泄泻，脾虚泄泻，血热吐衄，便血崩漏。荷叶炭用于出血症和产后血晕。
用　法	用量 3~10g，荷叶炭 3~6g。

验方

①伤暑：荷叶、青蒿各 9g，滑石 16g，甘草 3g，水煎服；或荷叶、鲜芦根各 30g，扁豆花 6g，水煎服。②吐血：荷叶炭 18g，研细粉，每服 6g，每日 3 次。③高脂血症：荷叶 50kg，文火水煎 2 次，每次 2~3 小时，将 2 次煎液混合浓缩至 12L，过滤、防腐、分装。每日服 2 次，每次 20ml，20 天为 1 个疗程

Nelumbinis Rhizomatis Nodus

附5

藕 节

英文名： Lotus Rhizome Node
别　名： 南藕节、老藕节、雪藕节、老节、斗节。
来　源： 睡莲科植物莲 *Nelumbo nucifera* Gaertn. 的根茎节部。

采　制

秋、冬二季采挖根茎（藕），切取节部，洗净，晒干，除去须根。

性　状

本品呈短圆柱形，中部稍膨大，长2~4cm，直径约2cm。表面灰黄色至灰棕色，有残存的须根及须根痕，偶见暗红棕色的鳞叶残基。两端有残留的藕，表面皱缩有纵纹。质硬，断面有多数类圆形的孔。气微，味微甘、涩。

藕节

性　味	性平，味甘、涩。
功　能	收敛止血，化瘀。
主　治	吐血，咯血，衄血，尿血，崩漏。
用　法	用量9~15g。

验方 ①肺热咯血：鲜藕节30~60g，水煎服；或加鲜白茅根30g，水煎服。②脚气水肿：藕节、紫苏各20g，生姜、白茅根各9g，水煎冲酒服。③大便下血：藕节晒干研末，人参、蜂蜜煎汤调服1.5g，日二服。（《全幼心鉴》）④鼻出血不止：鲜藕节捣汁饮，并滴鼻中。

255

Persicae Semen

桃 仁

英文名： Peach Seed
别　名： 毛桃仁、扁桃仁、大桃仁。
来　源： 蔷薇科植物桃 *Prunus persica*（L.）Batsch 或山桃 *Prunus davidiana*（Carr.）Franch. 的种子。

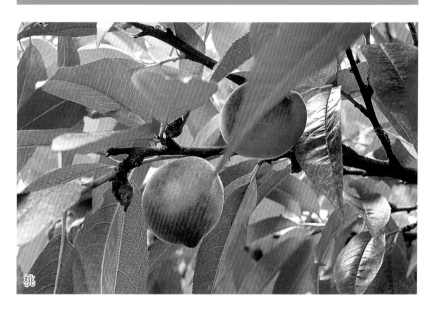

桃

植物形态

落叶小乔木，高 3~8m。叶互生，在短枝上呈簇生状，具线状托叶 1 对；叶片椭圆状披针形至阔披针形，长 8~15cm，宽 2~3.5cm，先端渐尖，基部阔楔形，边缘有锯齿。花单生，先叶开放；萼片 5，外面被毛；花瓣 5，淡红色，稀白色；雄蕊多数，短于花瓣；心皮 1，稀 2，有毛。核果肉质，多汁，心状卵形至椭圆形，1 侧有纵沟，表面具短柔毛；果核坚硬，木质，扁卵圆形，顶端渐尖，表面具不规则的深槽及窝孔。种子 1 粒。花期 4 月，果期 5~9 月。全国各地均有栽培。

采制

果实成熟后采收，除去果肉及核壳，取出种子，晒干。

性　状

种子呈扁长卵形，长 1.2~1.8cm，宽 0.8~1.2cm，厚 0.2~0.4cm。表面黄棕色至红棕色，密布颗粒状突起。一端尖，中部膨大，另端钝圆稍偏斜，边缘较薄。尖端一侧有短线形种脐，圆端有颜色略深不甚明显的合点，自合点处散出多数纵向维管束。种皮薄，子叶 2，类白色，富油性。气微，味微苦。

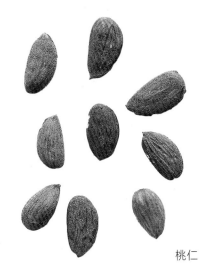

桃仁

性　味	性平，味苦、甘。
功　能	活血祛瘀，润肠通便，止咳平喘。
主　治	经闭，痛经，癥瘕痞块，跌打损伤，肠燥便秘，咳嗽气喘。
用　法	用量 4.5~9g。孕妇慎用。

化学成分　含苦杏仁苷（amygdalin）、苦杏仁酶（emulsin）、三油酸甘油酯（triolein）等。

药　理　醇提取物有抗凝血作用及较弱的溶血作用；所含的苦杏仁苷分解出的氢氰酸，对呼吸中枢呈镇静作用，因此有止咳功效；因含大量的脂肪油，故有润肠的作用。

验方　①血滞经闭，痛经：桃仁、红花各 9g，丹参 15g，牛膝 12g，水煎服。②产后瘀阻腹痛：桃仁、川芎、赤芍各 9g，益母草 15g，红化 3g，水煎服。③肝脾肿大：桃仁、川芎各 9g，鳖甲 15g，丹参 12g，水煎服。

256 核桃仁

Juglandis Semen

英文名： Walnut Seed
别　名： 胡桃仁。
来　源： 胡桃科植物胡桃 *Juglans regia* L. 的种子。

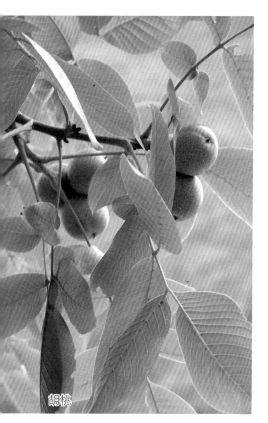

胡桃

植物形态

落叶乔木。羽状复叶互生；小叶 5~9，对生，卵形、椭圆形或椭圆状卵形，长 6~15cm，宽 3~6cm，先端尖，全缘。花单性同株，与叶同时开放；雄柔荑花序下垂，花密生，雄蕊 6~30；雌花序簇生，直立，生于幼枝的顶端，有花 1~3，子房下位，密被毛。核果近球形，外果皮肉质，绿色；内果皮骨质，坚硬，有不规则的浅沟。花期 5 月，果期 10 月。生于较湿润的肥沃土壤中；多栽培于平地或丘陵地带。

性　味	性温，味甘。
功　能	补肾，温肺，润肠。
主　治	腰膝酸软，虚寒喘嗽，遗精阳痿，肠燥便秘。
用　法	用量 6~9g。

采　制

9~10月采收果实，除去肉质果皮，敲破果壳取出种子。药材主产于河北、北京、山西、山东。

性　状

药材多破碎，为不规则的块状，有皱曲的沟槽，大小不一。完整者类球状，直径2~3cm。种皮淡黄色或黄褐色，膜状，维管束脉纹深棕色。子叶类白色。质脆，富油性。气微，味甘；种皮味涩、微苦。

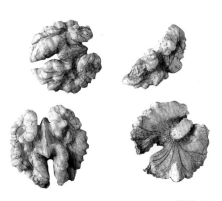

核桃仁

化学成分　含脂肪油，主成分为亚油酸、油酸、亚麻酸的甘油酯；另含蛋白质、维生素等。

药　理　核桃油有抗氧化作用，可抗衰老；有补肾壮阳的功效，能明显提高正常雄性小鼠的交配能力，增加精子数量；有健脑益智、美容以及显著增强小鼠免疫功能和改善血虚小鼠贫血症状的作用。

验方　①肾虚腰痛脚软，遗精遗尿：核桃仁、杜仲、补骨脂各15g，菟丝子、金樱子各12g，水煎服。②虚喘久咳：核桃仁、生姜、白果仁各9g，捣烂，人参、蛤蚧各10g，研末，共调匀，每次服5g，早晚各1次。③肠燥便秘：生核桃仁去皮，嚼食。

257 娑罗子

Aesculi Semen

英文名： Chinese Buckeye Seed
别　名： 苏罗子、梭罗子、开心果。
来　源： 七叶树科植物七叶树 *Aesculus chinensis* Bge.、浙江七叶树 *Aesculus chinensis* Bge. var. *chekiangensis* (Hu et Fang) Fang 或天师栗 *Aesculus wilsonii* Rehd. 的种子。

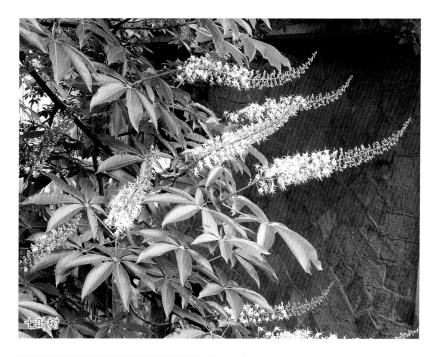

七叶树

植物形态

落叶乔木，高达 25m。掌状复叶对生；小叶 5~7，长椭圆形或长椭圆状卵形，长 9~16cm，宽 3~5.5cm，先端渐尖，基部楔形，边缘有锯齿，侧脉 13~17 对，有小叶柄；总叶柄长。圆锥花序大型；花萼筒状；花瓣 4，白色，有爪；雄蕊 6，花丝不等长；子房上位。蒴果近球形，顶端扁平，棕黄色，有小突起，熟时 3 瓣裂，种子近球形。花期 5~7 月，果期 8~9 月。多栽培，少有野生。

采 制

秋季果实成熟时采收，除去果皮，晒干或低温干燥。药材主产于浙江、江苏、陕西、河南。

性 状

种子呈扁球形或类球形，似板栗，直径 1.5~4cm。表面棕色或棕褐色，多皱缩，凹凸不平，略具光泽；种脐色较浅，近圆形，占种子面积的 1/4~1/2；其一侧有 1 条突起的种脊，有的不甚明显。种皮硬而脆，子叶 2，肥厚，坚硬，形似栗仁，黄白色或淡棕色，粉性。气微，味先苦后甜。

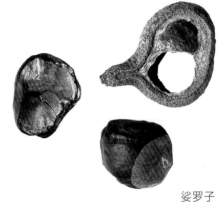

娑罗子

性 味	性温，味甘。
功 能	理气宽中，和胃止痛。
主 治	肝胃气滞，胸腹胀闷，胃脘疼痛。
用 法	用量 3~9g。

化学成分　含七叶皂苷(aescin)、油酸、硬脂酸甘油酯、纤维粗蛋白等。

药　理　对脑出血后脑水肿有抗渗消肿作用；对脑、脊髓及肝脏缺血损伤均有保护作用；对肢体缺血再灌注损伤也有保护作用；能够抑制胃酸分泌；对术后肠粘连可以起到预防的作用。

验方　①胃痛：娑罗子 1 枚，去壳，捣碎煎服。②乳腺小叶增生：娑罗子 9g，水煎代茶饮。

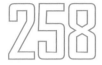

Cuscutae Semen

258 菟丝子

英文名： Dodder Seed
别　名： 黄丝、黄藤子、豆寄生。
来　源： 旋花科植物菟丝子 *Cuscuta chinensis* Lam. 的种子。

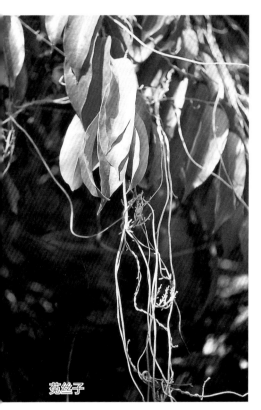

菟丝子

植物形态

一年生寄生草本，全株无毛。茎细，缠绕，黄色，无叶。花簇生于叶腋，苞片及小苞片鳞片状；花萼杯状，5裂；花冠白色，钟形，长为花萼的2倍，先端5裂，裂片向外反曲；雄蕊花丝扁短，基部生有鳞片，矩圆形，边缘流苏状；子房2室，花杜2。蒴果扁球形，被花冠全部包住，盖裂。种子2~4粒。花期7~9月，果期8~10月。生于田边、荒地及灌丛中，常寄生于豆科等植物上。

采　制

秋季果实成熟时采收植物，晒干，打下种子，除去杂质。药材产于山东、河北、山西、陕西、江苏、黑龙江、吉林。

性　味	性平，味辛、甘。
功　能	滋补肝肾，固精缩尿，安胎，明目，止泻。
主　治	阳痿遗精，尿有余沥，遗尿尿频，腰膝酸软，目昏耳鸣，肾虚胎漏，胎动不安，脾肾虚泻；白癜风。
用　法	用量6~12g。外用适量。

性　状

种子呈类球形或卵形，略扁，直径 1~2mm。表面灰棕色或红棕色，具细密突起的小点，一端有微凹的线形种脐。质坚硬，除去种皮，可见卷旋状的胚。气微，味淡。

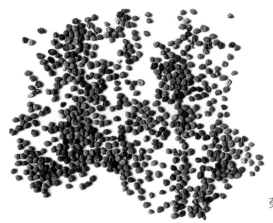

菟丝子（药材）

化学成分　含树脂样糖苷、胆固醇、金丝桃苷、芸苔甾醇（campesterol）、谷甾醇、豆甾醇及三萜酸类、糖类。

药　　理　可明显提高人精子体外活动能力，而对精子的膜功能无明显不良影响；醇提取物能明显促进小鼠睾丸及附睾的发育，提示具有促性腺激素样作用；是以增强体液免疫及吞噬功能为主的免疫增强剂；有抗衰老、抗氧化、保肝、明目作用。

验方　①阳痿、遗尿、遗精，伴腰膝酸软：菟丝子、枸杞子、杜仲各15g，莲子须、韭菜子各10g，五味子6g，水煎服。②久泻、五更泄泻：菟丝子、益智仁、补骨脂、乌药各10g，肉豆蔻、荜澄茄各6g，水煎服。③习惯性流产：菟丝子、桑寄生、续断各15g，苎麻根12g，水煎，阿胶15g烊化，冲服。

259

Melo Semen

甜瓜子

英文名： Muskemlon Seed
别　名： 香瓜子。
来　源： 葫芦科植物甜瓜 *Cucumis melo* L. 的种子。

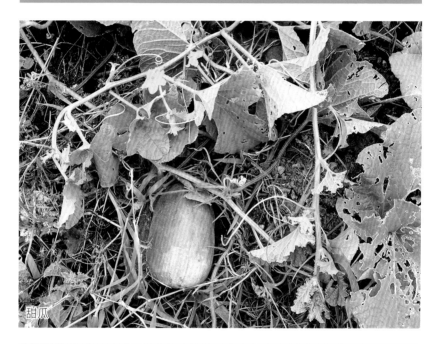

甜瓜

植物形态

一年生蔓生草本，全体有粗毛，枝有条纹或棱。叶片圆卵形或近肾形，基部心形，长、宽各 8~15cm，3~7 浅裂，边缘有微波状锯齿，两面有长毛或粗糙；叶柄与叶片等长，被刚毛。雄花簇生，雌花单生；花萼狭钟形，长 6~8mm，外面有长毛；花冠黄色，长约 2cm。瓠果圆形或椭圆形，稍有纵沟，初有柔毛，后变光滑。果皮有深绿、浅绿或黄等颜色，果肉绿色、黄色或白色，味香甜。种子多数。花、果期 7~8 月。我国各地均有栽培。

采　制

夏、秋二季果实成熟时收集，除去杂质，洗净，晒干。用时捣碎。

性　状

种子呈扁平长卵形，长 6~9mm，宽 2~4mm，厚约 1mm。一端稍尖，有不明显的种脐，另端钝圆。表面黄白色或浅黄棕色，平滑，在放大镜下可见表面有细密纵向纹理。质较硬而脆，胚乳白色，膜质；子叶类白色。气微，味淡。

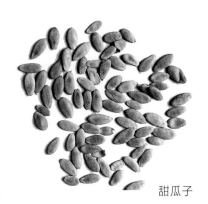

甜瓜子

性　味	性寒，味甘。
功　能	散结消瘀，清肺润肠，疗伤止痛。
主　治	腹内结聚，肺热咳嗽，便秘，肺痈，跌打损伤，筋骨折伤，肠痈等。
用　法	用量 9~30g。

化学成分　含结晶性球蛋白（globulin）、谷蛋白（glutelin）、半乳糖、脂肪油等。

药　理　全种子及去皮种子的水、乙醇或乙醚提取物和种子脂肪油均表现对猫有驱虫作用，体外实验中对蛔虫、绦虫均有杀灭作用；本植物的提取物亦可抑制真菌。

验方　①腰腿疼痛：甜瓜子 90g，酒浸 10 日，为末，每次 9g，空腹服，每日 3 次。②肺水肿、渗出性胸膜炎：冬瓜子、甜瓜子各 120g，打碎煮汤代茶饮。③心烦口渴：甜瓜子 9g，麦冬、天花粉各 12g，水煎服。④骨折：甜瓜子 100g，螃蟹 1 只，共研为末，每次 10g，黄酒、温水各半冲服，每日 2 次。

附　注　甜瓜果蒂及果梗亦入药，药材名为甜瓜蒂，有催吐、除湿退黄的功能。

260

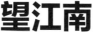

Cassiae Occidentalis Semen

望江南

英文名： Coffee Senna Seed
别　名： 羊角豆、野扁豆。
来　源： 豆科植物望江南 *Cassia occidentalis* Linn. 的种子。

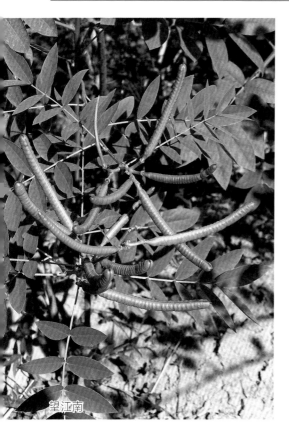

望江南

植物形态

一年生或多年生半灌木状草本，高 1~2m。茎直立，上部多分枝。羽状复叶互生；小叶 3~5 对，卵形或卵状披针形，长 2~6cm，宽 1~2cm，边缘有细柔毛。伞房状总状花序腋生或顶生；花瓣 5，黄色，上面 1 片丁花蕾中排列在最内轮；雄蕊 10；子房被白色硬毛。荚果圆柱形，带状，淡棕色。花期 7~8 月，果期 9~10 月。生于山坡草地和灌木丛中。

采　制

秋季采收成熟种子，晒干。药材产于华东、华南及四川等地。

性　味	性平，味苦；有小毒。
功　能	清热明目，健脾，润肠。
主　治	肝热目赤，慢性便秘，伤食胃痛。
用　法	用量 9~15g。

性　状

种子呈扁卵形，直径 3~4mm。表面紫棕色，无光泽，中央凹陷，边缘有白色网状条纹，较尖一端有种脐。味微苦。

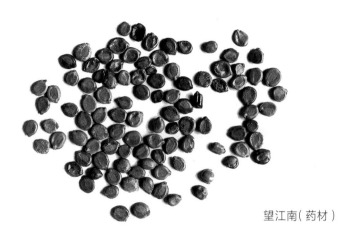

望江南（药材）

化学成分　含大黄素甲醚(physcion)、N- 甲基吗啉(N-methyl-morpholine)、1,8- 二羟基 -2- 甲基蒽醌(1,8-dihydroxy-2-methylanthraquinone)、大黄素甲醚 -1- 葡萄糖苷（ physcion-1-glucoside ）、半乳糖甘露糖聚糖等。

药　理　有致泻作用，与其所含的大黄蒽醌类成分有关；有毒性，与其所含的毒蛋白有关，但因其具有抗原性质，故可使犬获得免疫；所含的挥发油对多种细菌有抑制作用；水提取物对某些真菌有抑制作用。

验方　①习惯性便秘：望江南 15g，水煎服。②高血压头胀痛：望江南 15g，水煎服。

附　注　望江南的根、叶亦供药用。根祛风湿，叶解毒。

261

Sojae Semen Praeparatum

淡豆豉

英文名： Fermented Soybean
别　名： 黄豆、白豆。
来　源： 豆科植物大豆 *Glycine max*（L.）Merr. 的种子的发酵加工品。

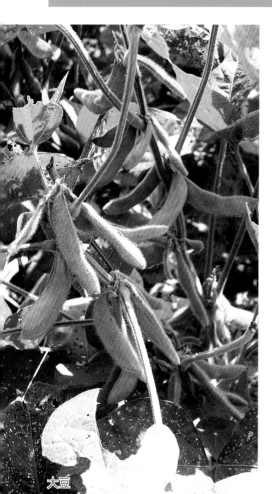

大豆

植物形态

一年生草本，高 50~150cm。茎多分枝，密生黄褐色长硬毛。三出复叶，叶柄长达 20cm，密生黄色长硬毛；小叶卵形、广卵形或狭卵形，两侧的小叶通常为狭卵形，长 5~15cm，宽 3~8.5cm，先端钝或急尖，两面均被黄色或白色硬毛。总状花序短，腋生，有 2~10 朵花；花萼绿色，钟状；花冠蝶形，白色、淡红色或紫色，长 6~8mm；旗瓣倒卵形，翼瓣长椭圆形，龙骨瓣斜倒卵形。荚果带状矩形，黄绿色或黄褐色，密生长硬毛，长 5~7cm，宽约 1cm。种子 2~4 粒，卵圆形或近球形。花期 6~7 月，果期 7~9 月。全国各地均有栽培，多自产自销。

采　制

取成熟种子加适量桑叶、青蒿药液蒸透后发酵制得。

性　状

加工后的种子呈椭圆形，略扁，长 0.6~1cm，直径 0.5~0.7cm。表面黑色，皱缩不平。质柔软，断面棕黑色。气香，味微甘。

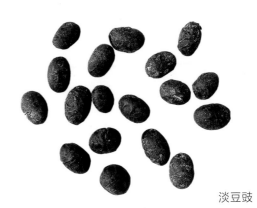

淡豆豉

性　味	性凉，味苦、辛。
功　能	解表，除烦，宣发郁热。
主　治	感冒，寒热头痛，烦躁胸闷，虚烦不眠。
用　法	用量 6~12g。

化学成分　种子含蛋白质，脂肪，胆碱，大豆苷，黄嘌呤（xanthine），次黄嘌呤（hypoanthine），胡萝卜素，维生素 B_1、B_2，烟酸，天冬酰胺，甘氨酸，苯丙氨酸，亮氨酸，异亮氨酸等。

药　理　所含的大豆异黄酮是淡豆豉中一类重要的生物活性成分，具有降血脂的作用；淡豆豉提取物可以抗肿瘤；总提取物、乙酸乙酯部分、正丁醇部分均有一定的降糖作用。此外还有镇痛作用。

验方　①感冒初起而鼻塞流涕、头痛：淡豆豉 15g，葱白 5 根，水煎热服，取微汗。②烦闷不眠：淡豆豉、生栀子各 10g，水煎服。

Sojae Semen Germinatum

大豆黄卷

英文名： Germinated Soybean
别　名： 大豆卷、豆黄卷。
来　源： 豆科植物大豆 *Glycine max*（L.）Merr. 的成熟种子经发芽的炮制加工品。

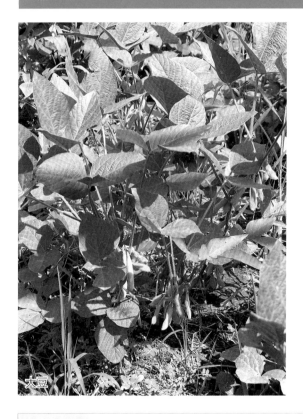

大豆

性　味	性平，味甘。
功　能	解表祛暑，清热利湿。
主　治	暑湿感冒，湿温初起，发热汗少，胸闷脘痞，肢体酸重，小便不利。
用　法	用量9~15g。

采　制

取净大豆，用水浸泡至膨胀，放去水，用湿布覆盖，每日淋水 2 次，待芽长至 0.5~1cm 时，取出，干燥。

性　状

本品略呈肾形，长约 8mm，宽约 6mm。表面黄色或黄棕色，微皱缩，一侧有明显的脐点；一端有一弯曲胚根。外皮质脆，多破裂或脱落。子叶 2，黄色。气微，味淡，嚼之有豆腥味。

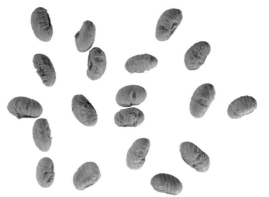

大豆黄卷

验方

①过敏性紫癜：大豆黄卷 9~15g，水煎服。血小板减少性紫癜加大枣 10 枚。②水肿，通身肿满，喘急，大小便不通：大豆黄卷（醋拌炒干）、大黄（微煨去皮）各 30g，捣罗为散，临卧时服 1.5g，以葱、橘皮煎汤送服，平明以利大肠为度。（《圣济总录》大豆散）③头风，湿痹，筋挛膝痛，胃中积热，大便结涩：大豆黄卷炒干，为末，食前温水服一匙，日二服。（《普济方》黄卷散）

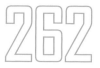

Phaseoli Radiati Semen

绿 豆

英文名： Mung Bean
别　名： 青小豆。
来　源： 豆科植物绿豆 *Phaseolus radiatus* L. 的种子。

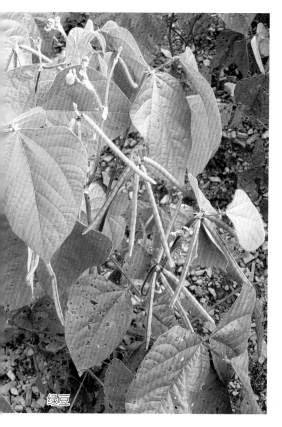

绿豆

植物形态

一年或多年生草本，大部缠绕状，有淡褐色长硬毛。叶羽状，小叶3，顶生小叶卵形，长6~10cm，先端渐尖，侧生小叶偏斜；托叶大，阔卵形，盾状着生。总状花序腋生；花冠黄色，旗瓣近方形，顶端微缺，翼瓣卵形，龙骨瓣镰刀状；花萼斜钟状，萼齿4，近无毛。荚果圆柱形，长6~8cm，宽约6mm，有散生淡褐色的长硬毛。花期8~10月，果期9~11月。我国各地均有栽培。

采　制

秋季种子成熟时采收，拔取全株，晒干，将种子打落，簸净杂质。

性　味	性凉，味甘。
功　能	清热解毒，消暑，利水。
主　治	暑热烦渴，水肿，泻痢，丹毒，痈肿，解热药毒。
用　法	用量15~30g。

性　状

种子呈短矩圆形，长 4~6mm。表面绿黄色或暗绿色，光泽。种脐位于一侧上端，长约为种子 1/3，呈白色纵向线形。种皮薄而韧，剥离后露出淡黄绿色或黄白色的种仁，子叶 2 枚，肥厚。质坚硬。

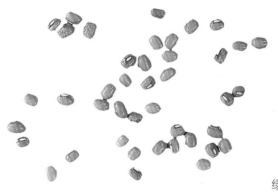

绿豆（药材）

化学成分　　含蛋白质、脂肪、维生素 B_1 及 B_2、磷脂酰胆碱（phosphatidyl-choline）、磷脂酰乙醇胺（phosphatidylethanolamine）、磷脂酰肌醇（phosphatidylinositol）、磷脂酰丝氨酸（phosphatidylserine）、磷脂酸（phosphatidic acid）等。

药　　理　　有显著降脂作用，绿豆中含有球蛋白和多糖，能促进动物体内胆固醇在肝脏分解成胆酸，加速胆汁中胆盐的分泌，降低小肠对胆固醇的吸收。此外还有抗过敏、抗菌、抗肿瘤、增强食欲、保肝护肾等作用。

验方　　①腮腺炎：绿豆 60g，置锅内煮至将熟，加入白菜心 2 ~ 3 个，再煮 20 分钟，取汁顿服。②暑热烦渴：绿豆单用煮汤，亦可配合西瓜翠衣、荷叶、青蒿同用，以增强疗效。

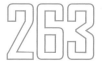

Allii Fistulosi Semen

葱 子

英文名: Fistular Onion Seed
别　名: 葱实。
来　源: 百合科植物葱 *Allium fistulosum* L. 的种子。

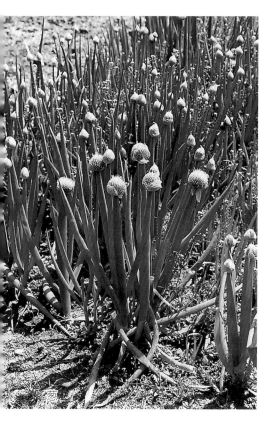

植物形态

多年生草本，常簇生，全株具异臭味。鳞茎卵状长圆形，鳞叶白色。叶基生，管状，长30~50cm，直径1~2cm，先端尖，具明显纵纹。花茎自叶丛中抽出，中空。伞形花序近球形；总苞片膜质；花被片6，白色，卵状披针形，排成2轮；雄蕊6，花丝细长；子房上位，3室。蒴果三棱形，室背开裂。种子6，黑色。花期6~9月，果期7~10月。生于田野。全国各地均产，以山东产量较大。

采　制

夏、秋二季果实成熟时，采下果实，晒干，搓出种子，除去杂质。

性　味	性温，味辛。
功　能	补肾明目。
主　治	肾虚阳痿，目眩。
用　法	用量30~60g。

性 状

种子呈三角状扁卵形，有棱线 1~2 条，长 3~4mm，宽 2~3mm。表面黑色，多光滑或偶有疏皱纹，凹面平滑。基部有 2 个突起：较短的突起顶端灰棕色或灰白色，为种脐；较长的突起顶端为珠孔。体轻，质坚硬。气特异，嚼之有葱味。

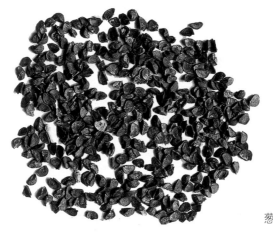

葱子

化学成分	含 S- 丙烯基 -L- 半胱氨酸硫氧化物（S-propenyl-L-eine sulfoxide）。
药 理	有一定的壮阳作用；特有的成分硫化基可促进消化酵素的分泌，增加食欲；有暖胃的功效，可促进毒性物质排出。

验方	①肾虚阳痿：葱子 10g，韭菜子 12g，羊肉或狗肉适量，炖服。
	②肾虚头昏目眩：葱子、枸杞子、沙苑子各 12g，水煎服。

264

Lepidii Semen

葶苈子

英文名： Pepperweed Seed
别　名： 北葶苈子、甜葶苈子、辣辣菜。
来　源： 十字花科植物独行菜 *Lepidium apetalum* Willd. 或播娘蒿 *Descurainia sophia*（L.）Webb. ex Prantl 的种子。前者习称"北葶苈子"，后者习称"南葶苈子"。

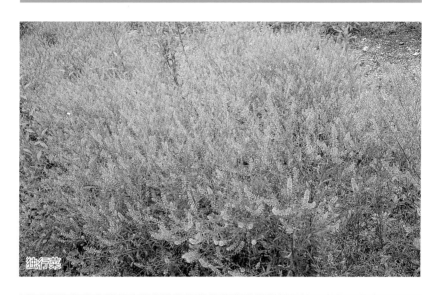

独行菜

植物形态

一年或二年生草本，高 5~30cm。茎直立，多分枝，具乳头状腺毛。基生叶狭匙形，羽状浅裂或深裂，长 3~5cm，宽 1~1.5cm，叶柄长 1~2cm；上部叶线形，有疏齿或全缘。总状花序顶生；花极小，萼片 4，椭圆形；花瓣丝状；雄蕊 2~4；雌蕊扁圆形，顶端微凹，柱头头状，子房 2 室。短角果，近圆形或椭圆形，扁平，长约 3mm，上部具极窄翅。种子小，淡红棕色。花期 5~6 月，果期 6~7 月。生于路旁、沟边或山坡、田野。

采　制

夏季果实成熟时采割植株，晒干，搓出种子，除去杂质。药材主产于河北、辽宁、内蒙古。

性 状

种子呈扁卵形，长 1~1.5mm，宽 0.5~1mm。表面棕色或红棕色，微有光泽，具纵沟 2 条，其中一条较明显。一端钝圆，另端尖而微凹，类白色，种脐位于凹入端。无臭，味微辛辣，黏性较强。

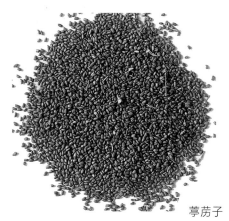

葶苈子

性　味	性大寒，味辛、苦。	
功　能	泻肺平喘，行水消肿。	
主　治	痰涎壅肺，喘咳痰多，胸胁胀满，胸腹水肿，小便不利；肺源性心脏病水肿。	
用　法	用量 3~9g。	

化学成分　含脂肪酸、芥子苷（sinigrin）、槲皮素 -3-O-β-D- 葡萄糖 -7-O-β-D- 龙胆双糖苷、强心苷类成分。

药　理　有很强的强心作用，可以使心收缩力加强、心排血量增加、心率减慢、心脏传导阻滞，还可降低静脉压；对饮食性高脂血症大鼠具有调节血脂作用；有止咳平喘作用；有利尿作用。

验方

①肺源性心脏病心力衰竭，喘急肿满：葶苈子 9g，紫苏子 12g，杏仁 6g，半夏、陈皮各 8g，大枣 10 枚，水煎服。或葶苈子 6g，研末；红参 10g，麦冬 15g，五味子 3g，或红参、附子各 10g，煎汤送服。②胸水：葶苈子、大黄各 9g，杏仁 6g，水煎冲芒硝 10g 服。③腹水：葶苈子、防己、大黄各 9g，椒目 6g，水煎服。

265

Sesami Semen Nigrum

黑芝麻

英文名：Black Sesame
别　名：胡麻子、脂麻。
来　源：脂麻科植物脂麻 *Sesamum indicum* L. 的种子。

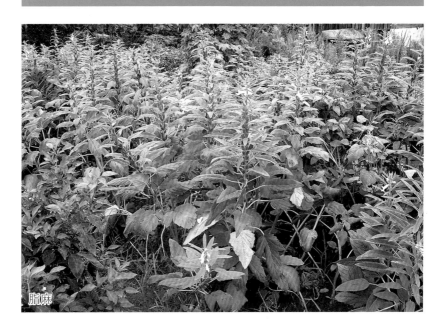

脂麻

植物形态

一年生草本，高达 1m。茎直立，四棱形，稍有柔毛。叶对生或上部叶互生；上部叶披针形或狭椭圆形，全缘，中部叶卵形，有锯齿，下部叶 3 裂。花单生或 2~3 朵生于叶腋；花萼长约 6mm，裂片披针形；花冠白色或淡紫色，长约 2.5cm。蒴果四棱状长椭圆形，长约 2.5cm，上下几等宽，顶端稍尖，有细毛。种子多数，黑色、白色或淡黄色。花期 5~9 月，果期 7~9 月。除西藏外，各省区均有栽培。

采　制

秋季果实成熟时采割植株，晒干，打下种子，除去杂质，再晒干。药材产于山东、河南、湖北、四川、安徽、江西、河北。

性 状

种子呈扁卵圆形，长约 3mm，宽约 2mm。表面黑色，平滑或有网状皱纹，先端有棕色点状种脐。种皮薄，子叶 2，白色，富油性。气微，味甘，有油香气。

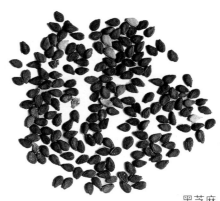

黑芝麻

性 味	性平，味甘。
功 能	补肝肾，益精血，润肠燥。
主 治	头晕眼花，耳鸣耳聋，须发早白，病后脱发，肠燥便秘。
用 法	用量 9~15g。

化学成分 含脂肪油，为油酸、亚油酸、棕榈酸、硬脂酸、花生酸等甘油酯，并含芝麻素（sesamin）、芝麻林酚素（sesamolin）、芝麻酚（sesamol）、胡麻苷（pedaliin）、车前糖（planteose）、芝麻糖（sesamose）等。

药 理 种子提取物予大鼠口服，可降低其血糖，增加其肝脏及肌肉中糖原含量，但大剂量则降低糖原含量；对肾上腺皮质功能有某种程度的抑制作用；种子有致泻作用，榨油后的饼对家畜有毒。

验方 ①肝肾不足，头晕目眩，须发早白：黑芝麻炒熟，研粉，开水调服；或黑芝麻、何首乌、旱莲草、女贞子各 15g，水煎服。②贫血面色无华：黑芝麻、枸杞子各 15g，大枣 10 枚，炖瘦肉食用。③肠燥便秘：黑芝麻、肉苁蓉各 15g，水煎服。

266

Ricini Semen

蓖麻子

英文名： Castor Bean
别　名： 红麻、草麻、八麻子、牛蓖。
来　源： 大戟科植物蓖麻 *Ricinus communis* L. 的种子。

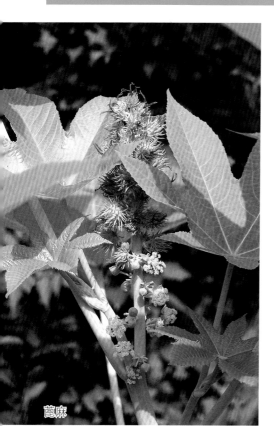

蓖麻

植物形态

一年生或多年生常绿灌木状草本，高 2~5m。茎绿色或紫红色，有白粉。叶互生，盾状圆形，直径 15~30cm，掌状 7~9 深裂，边缘有不规则锯齿，齿端有腺体。总状或圆锥状花序顶生，下部生雄花，上部生雌花；花被 3~5 裂；雄花雄蕊多数，花丝分枝；雌花子房卵形，密生刺状物，3 室。蒴果球形，有刺。花期 7~9 月，果期 10 月。各地有栽培。

采　制

秋季采收成熟果实，晒干，除去果皮，收集种子。

性　　味	性平，味甘、辛；有毒。
功　　能	消肿拔毒，泻下通滞。
主　　治	痈疽肿毒，喉痹，大便燥结。
用　　法	用量 2~5g。外用适量。

性　状

种子呈椭圆形或卵形，稍扁，长0.9~1.8cm，宽0.5~1cm。表面光滑，有灰白色与黑褐色或红棕色相间的花斑纹。一面较平，一面较隆起。较平的一面有1条隆起的种脊；一端有灰白色或浅棕色突起的种阜。种皮薄而脆，胚乳肥厚，白色，富油性，子叶2，菲薄。气微，味苦辛。

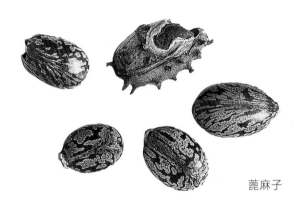

蓖麻子

化学成分　　含脂肪油（蓖麻油），油中含顺蓖麻酸（ricinoleic acid）、亚油酸、油酸等，并含蓖麻毒蛋白D（ricin D）、酸性毒蛋白（acid ricin）、碱性毒蛋白（basic ricin）、蓖麻碱（ricinine）、芹菜苷元（apigenin）、绿原酸（chlorogenic acid）、芦丁（rutin）等。

药　理　　有泻下作用，在服药后2~6小时可排出半流质粪便，排便后有暂时的便秘，加大剂量不能增强效力；可用作皮肤润滑剂，治疗皮炎及其他皮肤病。

验方　①痈疽发背：蓖麻子去皮，研为泥，摊药膏贴患处。②风气头痛，痛不可忍：蓖麻子、乳香各等份，捣烂为饼，随左右贴太阳穴。

267

槟 榔

Arecae Semen

英文名： Areca Seed
别　名： 榔玉、宾门、橄榄子、青仔、国马。
来　源： 棕榈科植物槟榔 *Areca catechu* L. 的种子。

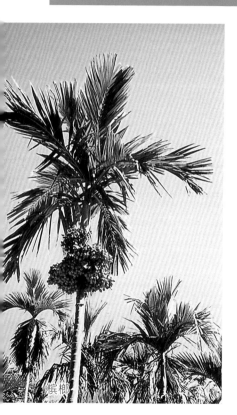

槟榔

植物形态

常绿乔木，高达 17m 或更高，干直立，不分枝。叶长 1.3~2m，羽状全裂，裂片线形或线状披针形，长 30~70cm，先端呈不规则分裂；柄呈三棱形，具长叶鞘。花单性同株；肉穗花序生于叶束下，多分枝，成圆锥形，基部有黄绿色佛焰苞；雄花小而多，生于分枝上部；雌花较大而少，着生于总轴或分枝基部，子房上位，1 室。坚果卵形，红色，有宿存花萼及花瓣。花期 3~8 月，果期 11 月至次年 5 月。常栽培在阳光较充足的林间或林边。

采　制

春末至秋初采收成熟果实，用水煮后，干燥，除去果皮，取出种子，干燥。药材主产于海南、广西、云南、福建、台湾。

性　味	性温，味苦、辛。
功　能	杀虫消积，降气，行水，截疟。
主　治	绦虫病，蛔虫病，姜片虫病，虫积腹痛，积滞泻痢，里急后重，水肿脚气，疟疾。
用　法	用量 3~9g；驱绦虫、姜片虫 30~60g。

性　状

种子呈扁球形或圆锥形，高1.5~3.5cm，底部直径1.5~3cm。表面淡黄棕色或淡红棕色，具稍凹下的网状沟纹，底部中心有圆形凹陷的珠孔，其旁有一明显瘢痕状种脐。质坚硬，不易破碎，断面可见棕色种皮和白色胚乳相间的大理石样花纹。气微，味涩、微苦。

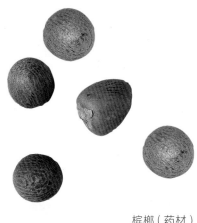

槟榔（药材）

化学成分　含槟榔碱（arecoline）、槟榔次碱（arecaidine）、槟榔副碱（arecolidine）、槟榔高碱（homoarecoline）等生物碱及多种鞣质、脂肪酸类成分。

药　　理　有驱虫作用，槟榔碱是此作用的有效成分；有抗真菌、抗病毒作用；其所含的槟榔碱对胆碱受体产生作用，与毛果芸香碱相似，可兴奋 M- 胆碱受体引起腺体分泌增加。

验方　①绦虫病：槟榔 60g 打碎，加水 500ml，浸 1~2 小时，煎煮 1 小时，冷后过滤取汁，用 2.5% 明胶液除去鞣质，过滤，浓缩为 180~200ml。21 岁以上服 200ml，11~20 岁服 120ml，6~10 岁服 100ml，3~5 岁服 60ml，2 岁以下服 20ml，于晨起空腹服，30 分钟后服芒硝 10~15g，至中午进餐。②食积腹胀：槟榔 1~2 粒，嚼食。③便秘腹痛，泻痢后重，泻而不爽：槟榔 10g，生大黄 8g，木香 6g，水煎服。

268 酸枣仁

Ziziphi Spinosae Semen

英文名： Spie Datne Seed
别　名： 山枣、酸枣子、别大枣、刺枣。
来　源： 鼠李科植物酸枣 *Ziziphus jujuba* Mill. var. *spinosa* (Bunge) Hu ex H. F. Chow 的种子。

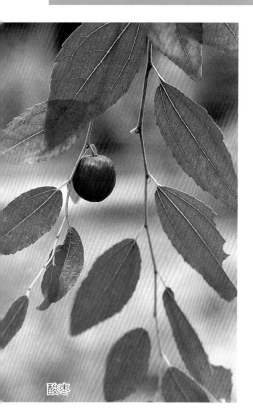

酸枣

植物形态

落叶灌木或小乔木，高 1~3m，枝节上有直的和弯曲的刺。叶互生，长椭圆形至卵状披针形，长 2~3.5cm，宽 0.6~1.2mm，先端钝，边缘有细锯齿，基出三脉。花黄绿色，常 2~3 朵簇生于叶腋；萼片、花瓣及雄蕊均为 5；子房上位，2 室，埋于花盘中，柱头 2 裂。核果小，长圆形或近圆形，暗红色，味酸，果核两端常为钝头。花期 4~5 月，果期 9 月。生于向阳或干燥山坡、平原、路旁。

采　制

秋季采收成熟的红软果实，除去果肉，晒干，碾破枣核，取出种子，生用或炒用。用时打碎。药材主产于河北、陕西、河南、辽宁。

性　　味	性平，味甘、酸。
功　　能	补肝，宁心，敛汗，生津。
主　　治	虚烦不眠，惊悸多梦，体虚多汗，津伤口渴。
用　　法	用量 9~15g。

性　状

种子呈扁圆形或扁椭圆形，长 5~9mm，宽 5~7mm，厚约 3mm。表面紫红色或紫褐色，平滑有光泽，有的有裂纹。一面较平坦，中间有 1 条隆起的纵线纹；另一面稍突起。一端凹陷，可见线形种脐；另一端有细小凸起的合点。种皮较脆，胚乳白色，子叶 2，浅黄色，富油质。气微，味淡。

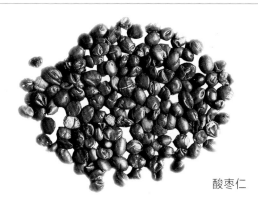

酸枣仁

化学成分　　含酸枣仁皂苷 A、B（jujuboside A，B），桦木酸（betulinic acid），白桦脂酸（betulinic acid），酸枣仁黄酮碳苷（spinosin）等。

药　理　　有镇静、催眠、抗惊厥、镇痛、降温作用；有抗心律失常、改善心肌缺血、提高耐缺氧能力、降血压、降血脂等作用；有增强细胞免疫和体液免疫的功效；所含的酸枣油有明显的抗血小板凝集作用。

验方　　①心肝血虚，心悸失眠：酸枣仁、何首乌各 15g，枸杞子、党参各 10g，水煎服。②神经衰弱，失眠多梦：酸枣仁 15g，研末，睡前开水冲服。③体虚多汗，气虚自汗：酸枣仁、党参、黄芪、茯苓各 15g，五味子 6g，水煎服。

269
Coicis Semen
薏苡仁

英文名：Jobstears Seed
别　名：薏米、米仁、六谷、川谷、菩提子。
来　源：禾本科植物薏苡 *Coix lacryma-jobi* L. var. *ma-yuen*（Roman.）Stapf 的种仁。

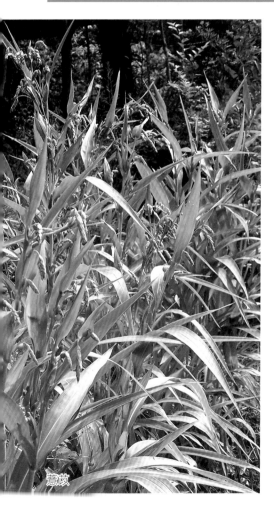

薏苡

植物形态

一年或多年生草本。秆直立，高 1~1.5m，丛生，分枝多，基部节上生根。叶互生；叶片长 10~40cm，宽 1.5~3cm，先端尖，基部阔心形，中脉粗厚明显，边缘粗糙；叶舌短；叶鞘抱茎。总状花序自上部叶鞘内侧抽出，1 至数个成束；花单性，雌雄同株，雄小穗覆瓦状排列于穗轴上，雌小穗位于雄小穗下方，包被于卵形硬质总苞中，成熟后渐变珠状。花期 7~8 月，果期 9~10 月。生于河边、溪涧边或阴湿山谷中。全国各地有栽培。

采　制

秋季果实成熟时采割植株，晒干，打下果实，再晒干，除去外壳、黄褐色种皮及杂质，收集种仁。药材主产于福建、江苏、河北、辽宁。

性 状

种仁呈宽卵形或长椭圆形，长4~8mm，宽3~6mm。表面乳白色，光滑，偶有残存的黄褐色种皮。一端钝圆，另一端较宽而微凹，有一淡棕色点状种脐。背面微凸，腹面有1条宽而深的纵沟。质坚实，断面白色，粉性。气微，味微甜。

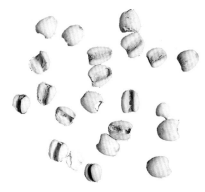

薏苡仁

性 味	性凉，味甘、淡。
功 能	健脾渗湿，除痹止泻，清热排脓。
主 治	水肿，脚气，小便不利，湿痹拘挛，脾虚泄泻，肺痈，肠痈；扁平疣。
用 法	用量9~30g。孕妇慎用。

化学成分　含薏苡仁酯（coixenolide）。另含脂肪油，油中含肉豆蔻酸（myristic acid）、芸苔甾醇（campesterol）、棕榈酸、甘油三油酸酯等。

药　理　薏苡仁油小剂量对呼吸有兴奋作用，大剂量则有麻痹作用，能使肺血管显著扩张；对离体蛙心及离体兔肠，低浓度呈兴奋作用，高浓度有抑制作用；有抗利尿作用。薏苡仁酯有抗肿瘤作用。

验方　①水肿、小便不利：薏苡仁、茯苓各15g，黄芪、冬瓜皮各12g，水煎服。②白带量多清稀：薏苡仁、芡实、山药各15g，水煎服。③泄泻：薏苡仁、白术各12g，苍术、陈皮各10g，水煎服。

花

类

H U A L E I

花类中药通常包括以完整的花、花序或花的某一部分入药的药材。花类中药根据入药要求，可在含苞待放时、花初开时或花盛开时采收。一般不宜在花完全盛开后采收。

270

Caryophylli Flos

丁 香

英文名： Clove
别　名： 公丁香、丁子香。
来　源： 桃金娘科植物丁香 *Eugenia caryophyllata* Thunb. 的花蕾。

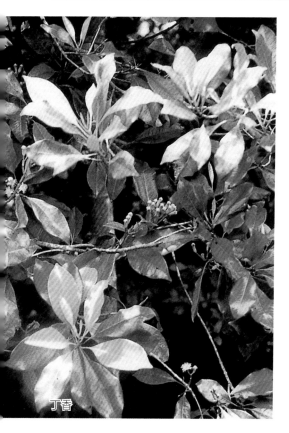

丁香

植物形态

常绿乔木。叶对生，革质，卵状长圆形，长 5~10cm，宽 2.5~5cm，先端渐尖或急尖，基部渐窄下延至柄。花浓香，成顶生聚伞花序；花萼裂片 4，肥厚，绿色，后转紫色；花瓣 4，白色稍带淡紫色；雄蕊多数，子房下位，2 室。浆果红棕色，稍有光泽，有宿萼。生于热带，分布于印度尼西亚、马来西亚、越南及东非沿海等地；我国岭南以南有栽培。

采　制

当花蕾由绿色转红色时采摘，晒干。

性　味	性温，味辛。
功　能	温中降逆，补肾助阳。
主　治	脾胃虚寒，呃逆呕吐，食少吐泻，心腹冷痛，肾虚阳痿。
用　法	用量 1~3g。内服或研末外敷。

性　状

花蕾略呈研棒状，长 1~2cm。花冠圆球形，直径 0.3~0.5cm，花瓣 4，覆瓦状抱合，棕褐色至褐黄色，花瓣内为雄蕊和花柱。萼筒圆柱状，略扁，有的稍弯曲，长 0.7~1.4cm，直径 0.3~0.6cm，红棕色或棕褐色，上部有 4 枚三角状的萼片，"十"字状分开。质坚实，富油性。气芳香浓烈，味辛辣、有麻舌感。

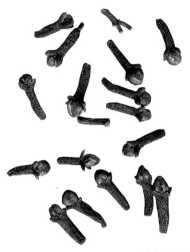

丁香（药材）

化学成分	含挥发油类成分，油中主要含丁香酚（eugenol），占 80%~87%，其次为 β-丁香烯（β-caryophyllene）、乙酰丁香酚（acetyleugenol）。
药　理	本品内服能促进胃液分泌，增强消化力，减轻恶心呕吐，缓解腹部气胀；丁香酚有局部麻醉止痛作用；水或醇提取物对猪蛔虫有麻醉和杀灭作用；对细菌及致病性真菌均有抑制作用；在体外，丁香对流行性感冒病毒 PR_8 株有抑制作用。

验方

①婴幼儿腹泻：丁香、白胡椒、吴茱萸、干姜各 1 份，肉桂 2 份，研细末，混匀。每次取药粉 4~6g，加适量凡士林调成糊状，敷于脐部，每日 1 次，3 日为 1 个疗程。②狐臭：丁香 18g，红升丹 27g，石膏 45g，研细粉，过筛后装瓶备用。用时以棉花蘸药粉涂搽腋窝部，每日 1 次，连用 5 日，狐臭消失后，再用 10 日以巩固疗效。③睑腺炎：丁香 7 粒，大枣（去核）1 枚。二药捣烂拌匀，制成花生仁大小的药丸，纳入鼻中，左眼病纳入右鼻腔，右眼病纳入左鼻腔，每日 1 次。

Caryophylli Fructus

母丁香

英文名： Clove Fruit
别　名： 鸡舌香、雌丁香。
来　源： 桃金娘科植物丁香 *Eugenia caryophyllata* Thunb. 的近成熟果实。

采　制

果将熟时采摘，晒干。

性　状

果实呈卵圆形或长椭圆形，长 1.5~3cm，直径 0.5~1cm。表面黄棕色或褐棕色，有细皱纹；顶端有 4 个宿存萼片向内弯曲成钩状；基部有果梗痕；果皮与种仁可剥离，种仁由 2 片子叶合抱而成，棕色或暗棕色，显油性。质较硬，难折断。气香，味麻辣。

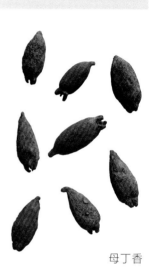

母丁香

性	味	性温，味辛。
功	能	温中降逆，补肾助阳。
主	治	脾胃虚寒，呃逆呕吐，食少吐泻，心腹冷痛，肾虚阳痿。
用	法	用量 1~3g。内服或研末外敷。不宜与郁金同用。

验方

①小儿疝气：取母丁香粉适量，撒在独角莲膏药上，贴于患处。每隔 1~2 日换药 1 次，至病愈为止。②胃冷呕逆，气厥不通：母丁香 3 粒（杵碎），陈皮 1 只（全者，汤浸去白，焙）。上二味，用水一盏，煎取半盏，去滓热呷。（《圣济总录》）③暴心气痛：母丁香末，酒服 3g。（《肘后方》）

Albiziae Flos

合欢花

271

英文名：Silktree Albizzia Flower
别　名：夜合树、绒花树、乌绒树。
来　源：豆科植物合欢 *Albizia julibrissin* Durazz. 的花序。

植物形态

落叶乔木，高可达 16m。树皮灰褐色，小枝带棱角。二回羽状复叶互生，羽片 4~12 对；小叶 10~30 对，镰状长圆形，两侧极偏斜，长 6~12mm，宽 1~4mm，先端急尖，基部楔形。花序头状，多数，伞房状排列，腋生或顶生；花萼筒状，5 齿裂；花冠漏斗状，5 裂，淡红色；雄蕊多数而细长，花丝基部连合。荚果扁平，长椭圆形，长 9~15cm。花期 6~7 月，果期 9~11 月。生于路旁、林边及山坡上。分布于华东、华南、西南及辽宁、河北、河南、陕西。

合欢

采　制

夏季花开放时择晴天采收，及时晒干。

性　味	性平，味甘。
功　能	解郁安神。
主　治	心神不安，忧郁失眠。
用　法	用量 4.5~9g。

性　　状

头状花序皱缩成团。花细长而弯曲，长 0.7~1cm，淡黄棕色至淡黄褐色，具短梗；花萼筒状，先端有 5 小齿；花冠筒长约为萼筒的 2 倍，先端 5 裂，裂片披针形；雄蕊多数，花丝细长，黄棕色至黄褐色，下部合生，上部分离，伸出花冠筒外。气微香，味淡。

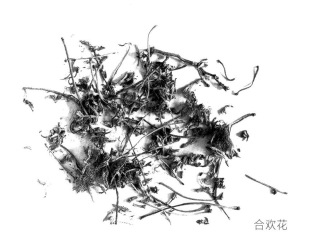

合欢花

药　　理

合欢花水提取物和地昔帕明类似，均能明显对抗两种"行为绝望"模型小鼠的绝望行为，使不动时间缩短，其中合欢花中剂量阻抗抑郁的效果均较其他剂量组显著，呈行为药理学特有的"U"形曲线。

验方

①跌打损伤疼痛：合欢花 6g，晒干研末，调酒服。②风火眼疾：合欢花 6~9g，配鸡肝、羊肝或猪肝炖服。③神经衰弱，失眠健忘：合欢花 6~9g，水煎服；或配合柏子仁、白芍、龙齿等同用。④心神不宁，烦躁不安：合欢花 9g，小麦 15~30g，水煎服。

Albiziae Cortex

合欢皮

附

英文名： Silktree Albizzia Bark
别　名： 夜合树皮、马樱花树皮。
来　源： 豆科植物合欢 *Albizia julibrissin* Durazz. 的树皮。

采　制

夏、秋二季剥取，晒干。

性　状

树皮呈卷曲筒状或半筒状，长 40~80cm，厚 0.1~0.3cm。外表面灰棕色至灰褐色，稍有纵皱纹，有的成浅裂纹，密生明显的椭圆形横向皮孔，棕色或棕红色，偶有突起的横棱或较大的圆形枝痕，常附有地衣斑；内表面淡黄棕色或黄白色，平滑，有细密纵纹。质硬而脆，易折断，断面呈纤维性片状，淡黄棕色或黄白色。气微香，味淡、微涩、稍刺舌，而后喉头有不适感。

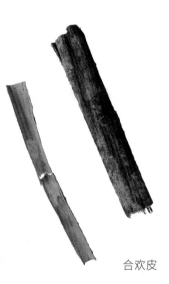

合欢皮

性　味	性平，味甘。
功　能	解郁安神，活血消肿。
主　治	心神不安，忧郁失眠，肺痈，疮肿，跌扑伤痛。
用　法	用量 6~12g。外用适量，研末调敷。

验方　①心神不安，失眠：合欢皮 12g，柏子仁、白芍、龙齿各 9g，水煎服。②肺痈：合欢皮 30g，冰糖 15g，水煎服。③跌扑筋骨伤损：合欢皮 120g（炒十，末之），入麝香、乳香各 3g。每服 9g，温酒调，不饥不饱时服。（《续本事方》）

272

Gossampini Flos

木棉花

英文名：Common Bombax Flower

别　名：攀枝花、红棉、英雄树、红茉莉、海桐皮、斑芝花。

来　源：木棉科植物木棉 *Gossampinus malabarica*（DC.）Merr. 的花。

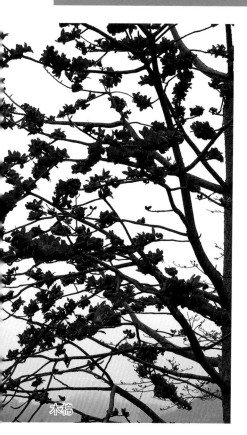

木棉

植物形态

落叶大乔木，幼树干和老树枝条有圆锥状的硬刺，侧枝平展。叶互生，掌状复叶，小叶 5~7，矩圆形至矩圆状披针形，长 10~20cm，宽 5~7cm，全缘；叶柄略长于小叶。花先叶开放，花冠直径约 12cm，簇生于枝顶；花萼厚革质，杯状，5 浅裂；花瓣 5，肉质，红色或橙红色，两面被星状柔毛；雄蕊多数，合生成短管，排成 3 轮，最外轮集生为 5 束；子房上位，5 室。蒴果大，长圆形，木质，5 瓣裂，内面有白色绵毛。种子多数，黑色，倒卵形。花期 2~5 月，果期 5 月。生于丘陵或低山次生林中；有栽培。

采　制

春季花盛开时采收，除去杂质，晒干。药材产于海南、广东、广西、四川、云南。

性　味	性凉，味甘、淡。
功　能	清热利湿，解毒。
主　治	泄泻，痢疾，痔疮出血。
用　法	用量 6~9g。

性　状

花常皱缩成团。花萼杯状，厚革质，长 2~4cm，直径 1.5~3cm，顶端 3 或 5 裂，裂片钝圆形，反曲；外表面棕褐色，有纵皱纹，内表面被棕黄色短绒毛。花瓣 5 片，椭圆状倒卵形或披针状椭圆形，长 3~8cm，宽 1.5~3.5cm；外表面浅棕黄色或浅棕褐色，密被星状毛，内表面紫棕色，有疏毛。雄蕊多数，基部合生呈筒状，最外轮集生成 5 束，柱头 5 裂。气微，味淡、微甘、涩。

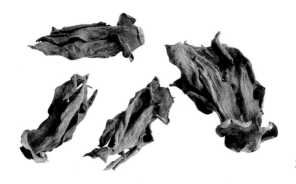

木棉花

化学成分　　花含鞣质及木棉胶，后者水解得阿拉伯糖、半乳糖、半乳糖醛酸和微量的鼠李糖。

药　　理　　乙醇提取物对小鼠角叉菜胶性足跖肿胀、二甲苯致小鼠耳郭急性炎症等炎症模型有较强的抗炎作用。此外还具有抗菌、保护肝脏等作用。

验方　　①急慢性胃肠炎，症见腹泻、腹胀、呕吐、食欲不振等：鲜木棉花 30g，加水煎取 30ml，分 3 次服；连续用药 3~5 日。②咯血、呕血：鲜木棉花 14 朵，呕血加猪瘦肉，咯血加冰糖同炖服；或鲜木棉花 14 朵，紫万年青 9g，水炖服。③细菌性痢疾：木棉花、金银花、凤尾草各 15g，水煎服。

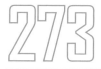
Hibisci Flos
木槿花

英文名： Shrubalthea Flower
别　名： 白槿花、桐树花、大碗花。
来　源： 锦葵科植物木槿 *Hibiscus syriacus* L. 的花。

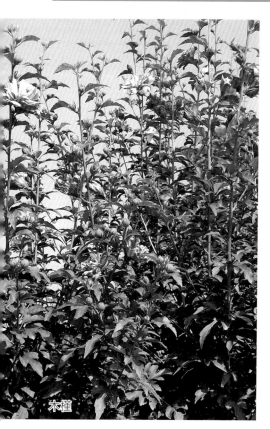
木槿

植物形态

落叶灌木，高 3~4m。茎多分枝，幼枝密被黄色星状毛及茸毛。叶互生，卵形或菱状卵形，长 4~7cm，宽 2~4cm，不裂或中部以上 3 裂，基部楔形，边缘有钝齿。花大，单生叶腋，直径 5~6cm，花柄长 4~14mm；小苞片 6~7，线形，有星状毛；花萼钟形，5 裂，有星状毛及短柔毛；花瓣白色、红色、淡紫色等，常重瓣；雄蕊和柱头不伸出花冠。蒴果长圆形，长约 2cm，顶端有短喙，密生星状毛。种子褐色。花期 7~10 月，果期 9~10 月。全国有栽培。

采　制

夏、秋二季花初开放时采收，晒干。

性　味	性寒，味苦。
功　能	清热解毒。
主　治	痢疾，腹泻，带下。
用　法	用量 3~9g。

性　状

花呈不规则形，长 1.5~3cm，宽 1~1.5cm，基部钝圆，柄短，苞片 1 轮。花萼灰绿色，裂片卷缩或反卷；花柄、苞片、花萼外均有细毛；花瓣 10 枚，皱折，淡黄或淡紫蓝色，倒卵形，基部密生白色长柔毛；雄蕊合生成蕊柱，花药多数，呈紫黑色。气微，味淡。

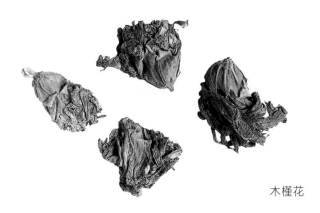

木槿花

化学成分　　含皂草黄苷（saponarin）、肌醇（inositol）、黏液质。

药　　理　　对致病大肠杆菌及痢疾杆菌均无明显作用；可以杀虫止痒，用其洗头洗脸，能够治疗头皮瘙痒；动物试验证明其花粉有致敏作用。

验方　　①咯血：鲜木槿花 30g，冰糖 15g，水煎服。②带下病：木槿花、败酱草、鸡冠花各 15g，水煎，分 2 次服。③疗疮疖肿：鲜木槿花适量，甜酒少许，共捣烂敷患处。④痢疾：木槿花 30g，水煎服；或木槿花 30g（小儿减半），水煎，加蜂蜜少许服。赤痢用红花，白痢用白花。⑤痔疮出血：木槿花 15g，水煎服。⑥风痰壅逆：木槿化焙干研末，每次服 1~2 匙，空腹温开水送服。⑦肠癌：木槿花、败酱草、重楼各 15g，马尾连 10g，薏苡仁 30g，水煎服。

274

Rosae Chinensis Flos

月季花

英文名：Chinese Rose Flower
别　名：月月开、月月红。
来　源：蔷薇科植物月季 *Rosa chinensis* Jacq. 的花。

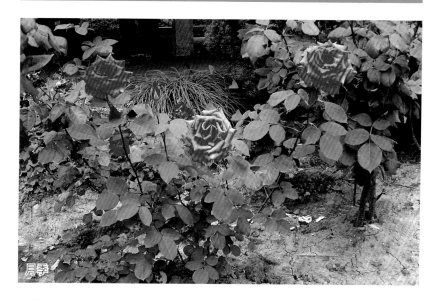

月季

植物形态

常绿或半常绿灌木，高 1~2m。茎、枝有钩状皮刺或近无刺。小叶 3~5，少数 7，宽卵形或卵状椭圆形，长 2~4cm，宽 1~3cm，先端急尖或渐尖，基部宽楔形至近圆形，边缘有锐锯齿，两面无毛；叶柄、叶轴散生皮刺和短腺毛；托叶大部和叶柄合生，边缘有睫毛状腺毛。花常数朵聚生或单生，萼裂片卵形，羽状分裂，边缘有腺毛；花瓣 5 或重瓣，红色或粉红色，很少白色；雄蕊多数，着生于花托边缘的花盘上；雌蕊多数，有毛，包于花托内。蔷薇果卵形或梨形，直径 1.5~2cm，黄红色，内有多数瘦果，萼宿存。花期 5~9 月。全国各地广为栽培。

采制

全年均可采收，花微开时采摘，阴干或低温干燥。

性　状

花蕾呈类球形，直径 1.5~2.5cm。花托长圆形；萼片 5，暗绿色，先端尾尖；花瓣覆瓦状排列，有的散落，长圆形，紫红色或淡紫红色；雄蕊多数，黄色。体轻，质脆。气清香，味淡、微苦。

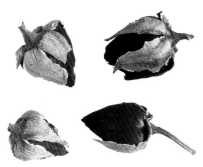

月季花

性　味	性温，味甘。
功　能	活血调经，疏肝解郁。
主　治	气滞血瘀，月经不调，痛经，闭经，胸胁胀痛。
用　法	用量 3~6g。

化学成分　含挥发油，主要为萜烯类化合物，并含异槲皮苷、金丝桃苷、鞣质。

药　理　具有抗菌及抗病毒的作用；能够抗氧化；有利尿作用；可以增强机体免疫能力；有抑制血小板聚集的功效，降低血管通透性；还有抗癌作用。

验方

①月经不调：鲜月季花 15~20g，开水泡服，连服数天；或月季花、益母草各 9g，水煎服。②肺虚咳嗽咯血：月季花 15g，冰糖适量，炖服。③筋骨疼痛、足膝肿痛、跌打损伤：月季花瓣研末，每服 3g，酒冲服。④产后阴挺：月季花 30g，炖红酒服。⑤肺痈：月季花、金银花各 30g，大黄 15g（后下），黄连、黄芩各 15g，葶苈子 30g，水煎服。⑥经闭、痛经、不孕：月季花 30~90g，炖鸡服，每月行经期服 1 剂。

275

Croci Stigma
西红花

英文名： Saffron
别　名： 番红花、藏红花。
来　源： 鸢尾科植物番红花 *Crocus sativus* L. 的柱头。

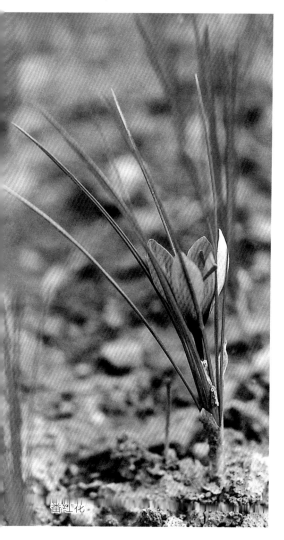

番红花

植物形态

多年生草本。鳞茎扁球形，大小不一，直径 0.5~10cm，外被褐色膜质鳞叶。自鳞茎生出 2~14 株丛，每丛有叶 2~13 片，基部为 3~5 片广阔鳞片包围；叶线形，长 15~35cm，宽 2~4mm，边缘反卷，具细毛。花顶生；花被片 6，倒卵圆形，淡紫色，花筒细管状；雄蕊 3，花药基部箭形 子房下位，3 室，花柱细长，黄色，柱头 3，膨大呈漏斗状，伸出花被筒外而下垂，深红色。蒴果长圆形，具三钝棱。种子多数，球形。花期 10~11 月。北京、上海、浙江、江苏等地有引种栽培。

采　制

霜降后选晴天早晨采集花朵，然后于室内逐一摘取柱头，50~60℃烘约 4 小时，但不宜烘得过干，使其色泽鲜艳为佳。不宜晒干及阴干。

性　状

柱头呈线形，三分枝，长约3cm，暗红色，上部较宽而略扁平，顶端边缘显不整齐的齿状，内侧有一短裂隙，下端有时残留一小段黄色花柱。体轻，质松软，无油润光泽，干燥后质脆易断。气特异，微有刺激性，味微苦。

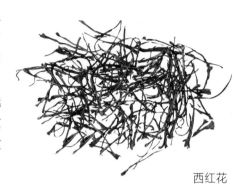

西红花

性　味	性平，味甘。
功　能	活血化瘀，凉血解毒，解郁安神。
主　治	经闭癥瘕，产后瘀阻，温毒发斑，忧郁痞闷，惊悸发狂。
用　法	用量 1~3g。孕妇慎用。

化学成分　含番红花苷 1~4（crocin1~4）、反式和顺式番红花二甲酯（*trans-, cis-*crocetin dimethyl ester）、α-番红花酸（α-crocetin）、番红花苦苷（picrocrocin）等。

药　理　对小鼠、豚鼠等的离体及在体子宫均有兴奋作用；能使麻醉犬、猫血压下降，并能维持较长的时间，对呼吸有兴奋作用；能够降血脂，可用于动脉粥样硬化的预防。此外还有利胆、抗肿瘤、抗氧化、免疫调节等作用。

验方　①冠心病心绞痛：西红花 1g，泡开水代茶饮。②跌打损伤：西红花适量，水煎取汁，加入白酒少许，外洗患处。③中耳炎：鲜西红花、鲜薄荷叶各适量，捣烂绞汁，加入白矾末少许，搅匀，滴耳。④各种痞结：西红花每服 1 朵，冲汤服。忌油、盐。

276 红 花

Carthami Flos

英文名： Safflower
别　名： 草红花、刺红花、杜红花、金红花。
来　源： 菊科植物红花 *Carthamus tinctorius* L. 的管状花。

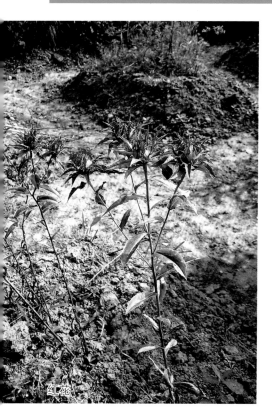

红花

植物形态

一年生草本，高约 1m。茎直立，上部多分枝。叶长椭圆形，先端尖，无柄，基部抱茎，边缘羽状齿裂，齿端有尖刺，两面无毛；上部叶较小，成苞片状围绕头状花序。头状花序顶生，排成伞房状；总苞片数层，外层绿色，卵状披针形，边缘具尖刺，内层卵状椭圆形，白色，膜质；全为管状花，初开时黄色，后转橙红色；瘦果椭圆形，长约 5mm，无冠毛，或鳞片状。花期 5~7 月，果期 7~9 月。全国各地均有栽培。

采　制

夏季花橙红时采摘，阴干、晒干或烘干。

性　味	性温，味辛。
功　能	活血通经，散瘀止痛。
主　治	经闭，痛经，产后瘀滞腹痛，癥瘕痞块，跌扑损伤，疮疡肿痛。
用　法	用量 3~9g。孕妇慎用。

性　状

药材为不带子房的管状花，长
1~2cm。表面红黄色或红色。花
冠筒细长，先端 5 裂，裂片呈狭
条形，长 5~8mm；雄蕊 5，花药
聚合成筒状，黄白色；柱头长圆
柱形，顶端微分叉。质柔软。气
清香，味微苦。

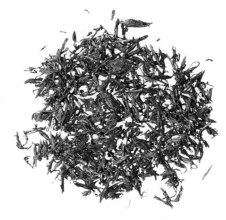

红花（药材）

化学成分　含红花苷（carthamin）、新红花苷（neocarthamin）、羟基红
花黄色素 A（hydroxyl safflower yellow A）、山柰素、红花
醌苷（carthamone）、红花多糖等。

药　理　有扩张血管的作用，能降低冠状动脉阻力，增加冠状动
脉血流量，提高心肌营养性血流量；有抗凝血和抗血栓
形成的作用；可以兴奋子宫，小剂量使子宫发生节律性
收缩，大剂量使子宫肌痉挛；能降低血清中胆固醇及三
酰甘油等血脂水平。

验方

①预防压疮：红花 3g，加水 100ml，冬天浸泡 2 小时，夏天浸泡
半小时，待浸液呈玫瑰红色后即可使用。用时取 4ml 浸出液于手
掌心，轻轻揉擦压疮好发部位，每次揉擦 10~15 分钟。②痛经：
红花 6g，鸡血藤 24g，水煎调酒服用。③接触性皮炎：红花、大黄、
黄柏、牡丹皮各 100g，加水 1000ml，浸泡 1 小时后煎沸 10 分钟，
改文火煎至 250ml，滤取药汁分服。④闭经：桃仁 14 粒，红花、
当归各 6g，川芎、熟地黄、赤芍各 9g，水煎服。⑤急性腰扭伤：
红花 10g，鸡蛋 2 个。以红花拌鸡蛋加油炒熟（不加盐）食用。

277 芫花

Genkwa Flos

英文名： Lilac Daphne Flower Bud
别　名： 杜芫、老鼠花、黄阳花、野丁香花。
来　源： 瑞香科植物芫花 *Daphne genkwa* Sieb. et Zucc. 的花蕾。

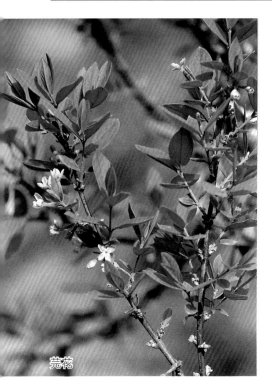

芫花

植物形态

落叶灌木，高达 1m。茎略带紫褐色，幼时有柔毛。叶对生，有的互生，椭圆形，长 3~6cm，宽 1.5~2cm，下面有绢状毛。花先叶开放，3~7 朵簇生于叶腋；花被筒状，先端 4 裂，淡紫色，外被白色短柔毛；雄蕊 8，上下 2 轮，生于花被筒内；子房 1 室，瓶状，被白色柔毛。柱头头状，红色。核果肉质，白色。种子 1 粒。花期 4~5 月，果期 6 月。生于路旁及山坡林间。分布于长江流域以南及山东、河南、陕西。

采　制

春季花未开放时采收，除去杂质，干燥。

性　味	性温，味苦、辛；有毒。
功　能	泻水逐饮，解毒杀虫。
主　治	水肿胀满，胸腹积水，痰饮积聚，气逆喘咳，二便不利；疥癣秃疮，冻疮。
用　法	用量 1.5~3g；醋芫花研末吞服，每次 0.6~0.9g，每日 1 次。外用适量。孕妇禁用；不宜与甘草同用。

性　状

花蕾常 3~7 朵簇生于短花轴上，基部有苞片 1~2 片，多脱落为单朵。单朵呈棒槌状，多弯曲，长 1~1.7cm，直径约 1.5mm；花被筒表面淡紫色或灰绿色，密被短柔毛，先端 4 裂，裂片淡紫色或黄棕色。质软。气微，味甘、微辛。

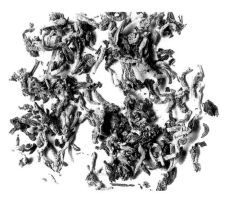

芫花（药材）

化学成分　含芫花素（genkwanin）、羟基芫花素（hydroxygenkwanin）、芹菜素（apigenin）、12- 苯甲酰瑞香素（12-genkwadaphnin）、芫花酯丙（yuanhuafine Ⅲ）等。

药　理　具有中枢抑制作用；高浓度对离体蛙心的收缩力及频率呈明显抑制作用，低浓度作用则不明显；具有利尿作用；芫花素能抑制离体肠及子宫的运动；可降低胃溃疡的发生率。此外还有一定的镇痛作用。

验方　①冻疮：芫花 7g，红花 3.5g，一同泡入 75% 乙醇溶液 100ml 中，15 天后取其溶液稍用力涂擦患部，每日 3~4 次。②牙痛：芫花适量研末，搽痛处令热。③结核性淋巴结肿大：芫花 50g，鸡蛋 4 个，加水一起煎煮后服鸡蛋，每次 2 个，一口 2 次。④头疮、白秃、顽癣：芫花适量研末，或与雄黄共研细末，猪脂调膏外敷。⑤精神病：芫花及叶晒干研粉，过筛，每日 2~4g，连服 3~7 日。⑥痛：芫花适量研末，加稀粥少许，调匀，敷患处。⑦诸般气痛：芫花（醋制）15g，炒延胡索 45g，为末，每服 3g。

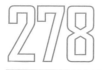

278

Magnoliae Flos

辛　夷

英文名： Yulan Magnolia Flower Bud
别　名： 木笔花、望春花、玉兰花。
来　源： 木兰科植物玉兰 *Magnolia denudata* Desr.、望春花 *Magnolia biondii* Pamp. 或武当玉兰 *Magnolia sprengeri* Pamp. 的花蕾。

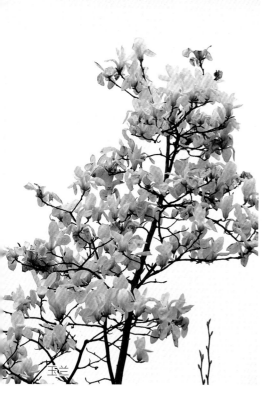

玉兰

植物形态

落叶乔木，高达 15m。嫩枝有毛，冬芽密生灰绿色长绒毛。叶互生，倒卵形至倒卵状矩圆形，长 10~18cm，宽 6~10cm，先端阔而突尖，基部渐狭，全缘，上面有光泽，下面被柔毛。花大，钟形，先叶开放；花被片 9，3 轮，白色，矩圆状倒卵形；雄蕊、心皮多数，分别呈螺旋状排列于伸长的花托上。蓇葖果顶端圆形，多数，聚合成圆筒形。花期 2~3 月，果期 6~7 月。除低温地区外，全国各地有栽培。

采　制

冬末春初花未开放时采收，除去枝梗，阴干。

性　味	性温，味辛。
功　能	散风寒，通鼻窍。
主　治	风寒头痛，鼻塞，鼻渊，鼻流浊涕。
用　法	用量 3~9g，包煎。外用适量。

性　状

花蕾呈笔头状或长卵形，长 1.5~3.8cm，直径 1~1.8cm，基部有木质短梗。苞片 2~3 层，每层 2~3 片，外表面密被灰白色或灰绿色茸毛，长 3~4.5mm，内表面棕紫色，质厚而脆，内层苞片较薄。花被片 9，大小近似，棕紫色，层层紧密相抱。气清香，味微苦、辛。

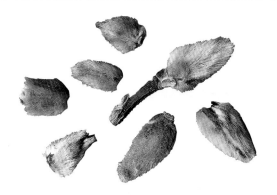

辛夷

化学成分　含挥发油，主要为桉油精（cineole）、α-蒎烯（α-pinene）、丁香油酚（eugenol）、胡椒酚甲醚（chavicol methylether）、桧烯（sabinene）、α-松油醇（α-terpineol）、木兰酯素（magnolin）、枸橼醛等。鲜花含微量芳香苷。

药　　理　有降压作用；对骨骼肌产生箭毒样作用或是乙酰胆碱样作用；煎剂或乙醇浸膏对大鼠、兔的离体及在体子宫均呈兴奋作用；对多种致病真菌有抑制作用；对动物还有局部麻醉的作用。

验方　①急慢性鼻窦炎：辛夷 9g，苍耳草 15g，薄荷 6g，水煎服；渣再煎取浓汁，加入葱汁适量，滴鼻。②感冒头痛：辛夷 3g，紫苏叶 6g，开水泡服。③鼻塞不知香味：辛夷、皂角、石菖蒲各等份，研细末，绵裹塞鼻中，待片刻取出。

279

Celosiae Cristatae Flos

鸡冠花

英文名： Cockscomb Flower
别　名： 鸡髻花、老来红。
来　源： 苋科植物鸡冠花 *Celosia cristata* L. 的花序。

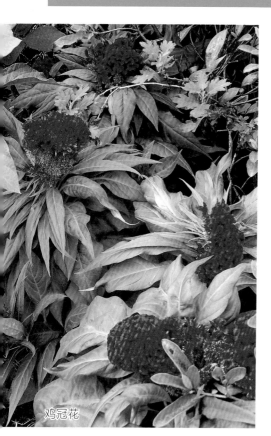

鸡冠花

植物形态

一年生草本，高 60~90cm，全株无毛。茎直立，粗壮，绿色或带红色。叶互生，卵形、卵状披针形，长 5~13cm，宽 2~6cm，两端渐尖。花序扁平，鸡冠状，顶生；苞片、小苞片和花被片紫色、红色、淡红色或黄色，干膜质；雄蕊 5，花丝下部合生成杯状；子房上位，柱头 2 浅裂。胞果卵形，盖裂。种子扁圆形或略呈肾形，黑色，有光泽。花期 7~10 月，果期 9~11 月。全国各地均有栽培。

采　制

秋季花盛开时采收，晒干。

性　味	性凉，味甘、涩。
功　能	收涩止血，止带，止痢。
主　治	吐血，崩漏，便血，痔血，赤白带下，久痢不止。
用　法	用量 6~12g。

性　状

穗状花序多呈鸡冠状，扁平而肥厚，长 8~25cm，宽 5~20cm；上缘宽，
具皱褶，密生线状鳞片，下端渐窄，常残留扁平的茎。表面红色、紫红
色或黄白色；中部以下密生多数小花，每花宿存的苞片及花被片均呈膜
质。果实盖裂，种子圆肾形，黑色，有光泽。体轻，质柔韧。气微，味淡。

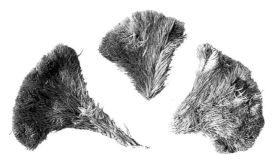

鸡冠花（药材）

化学成分　　含山柰苷（kaempferitrin）、苋菜红苷（amaranthin）、松醇
　　　　　　（pinitol）及多量硝酸钾。红色花含苋菜红素，黄色花含量微。
药　　理　　鸡冠花水煎液对阴道毛滴虫有很好的杀灭作用。

验方

①功能失调性子宫出血、白带过多：鸡冠花 15g，海螵蛸 12g，
白扁豆花 6g，水煎服。②肠炎、痢疾：鸡冠花 15g，石榴皮 9g，
三颗针 6g，水煎服。③尿路感染：鸡冠花、萹蓄各 15g，鸭跖
草 6g，水煎服。④额疽：鲜鸡冠花、一点红、地锦草各适量，
调红糖少许，捣烂敷患处。⑤青光眼：鸡冠花、艾根、牡荆根
各 15g，水煎服。⑥风疹：鸡冠花、向日葵各 9g，冰糖 30g，开
水炖服。⑦血淋：鸡冠花 30g，烧存炭，米汤送下。⑧咯血，吐血：
鲜鸡冠化 15~25g（干品 6~15g），猪肺适量，加入开水炖约 1 小
时，吃猪肺喝汤，餐后分 2~3 次服。

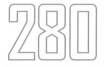

Rosae Rugosae Flos

玫瑰花

英文名：Rose
别　名：湖花、刺玫花。
来　源：蔷薇科植物玫瑰 *Rosa rugosa* Thunb. 的花蕾。

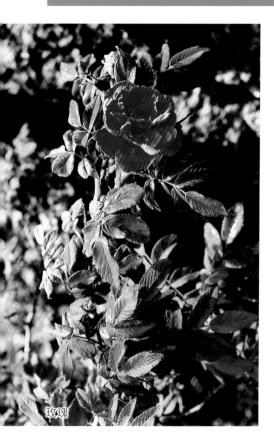

玫瑰

植物形态

落叶灌木，高约2m。茎枝有皮刺、腺毛，并密被绒毛。羽状复叶互生；小叶5~9，椭圆形或椭圆状倒卵形，长2~5cm，宽1~2cm，边缘有细锯齿，下面密被灰白色柔毛及腺体；叶柄、叶轴有绒毛、刺毛和皮刺；托叶大部附着于叶柄，边缘有腺点；叶柄基部的刺常成对着生。花单生或数朵聚生，有浓香气；萼片5，披针形；花瓣5或重瓣，紫红色至白色；雄蕊多数，着生于花托边缘的花盘上；雌蕊多数，包于花托内。蔷薇果扁球形，砖红色，直径2~2.5cm。花期5~8月，果期6~9月。生于山坡、沟谷，各地有栽培。分布于东北及陕西、甘肃、山东、江苏、浙江。

性　味	性温，味甘、微苦。
功　能	行气解郁，和血止痛。
主　治	肝胃气痛，食少呕恶，月经不调，跌扑伤痛。
用　法	用量3~6g。

采 制

春末夏初花将要开放时分批采摘，及时低温干燥。

性 状

花蕾呈半球形或不规则团块状，直径 1~2.5cm。花托半球形，与花萼基部合生；萼片 5，披针形，黄绿色或棕绿色，被细柔毛；花瓣多皱缩，展平后宽卵形，呈覆瓦状排列，紫红或棕红色。体轻，质脆。气芳香浓郁。

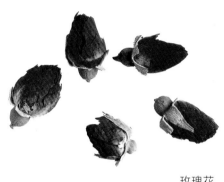

玫瑰花

化学成分	含挥发油,主要为苯乙醇(phenylethanol)、香茅醇(citronellol)、牻牛儿醇（geraniol）、橙花醇（nerol）、丁香酚。
药 理	水煎液能解除口服锑剂的毒性；可使血管平滑肌扩张；所含玫瑰油对大鼠有促进胆汁分泌的作用；总提取物局部应用可增加微动脉的血流速度。

验方

①胃痛：玫瑰花、川楝子、白芍各 9g，香附 12g，水煎服。②月经不调：玫瑰花、月季花各 9g，益母草、丹参各 15g，水煎服。③肠炎：玫瑰花 9g，白头翁 15g，马齿苋 30g，茯苓 12g，水煎服。④痢疾：玫瑰花、黄连各 6g，莲子 9g，水煎服。⑤带下病：玫瑰花、鸡冠花各 9g，海螵蛸 12g，水煎服。⑥肿毒初起：玫瑰花 3~6g，焙干研末，和酒适量服。⑦肝风头痛：玫瑰花 4~5 朵，蚕豆花 9~12g，泡开水代茶频饮。⑧新久风痹：玫瑰花（去净蕊、蒂，阴干）9g，红花、全当归各 3g。水煎去渣，好酒和服。⑨乳痈初起：玫瑰化初开者 30 朵，去净蕊、蒂，阴干，加陈酒适量，煎后于餐后服。

281 松花粉

Pini Pollen

英文名： Pine Pollen
别　名： 短叶松。
来　源： 松科植物油松 *Pinus tabulaeformis* Carr.、马尾松 *Pinus massoniana* Lamb. 或同属数种植物的花粉。

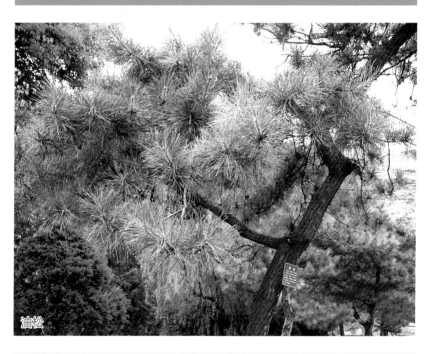

油松

植物形态

常绿乔木，高达 25m。一年生枝淡红褐色或淡灰色，无毛；二至三年生枝上的苞片宿存；冬季红褐色，稍有树脂。树皮纵深裂或不规则鳞片状，少有浅裂成薄片剥落。针叶 2 针一束，粗硬，长 10~15cm，树脂管约 10 个，边生；叶鞘宿存。雄球花丛生新枝基部，雌球花生于枝端。球果卵圆形，长 4~10cm，成熟后暗褐色，宿存；鳞盾肥厚，横脊显著，鳞脐凸起有刺尖。种子长卵圆形，长 6~8mm，种翅长约 10mm。花期 4~5 月，球果次年 10 月成熟。生于阳光充足的山地、平原。分布于东北、西北、华北及山东

采制

春季花开时采摘雄球花，晒干，收集花粉，除去杂质。

性状

花粉为淡黄色的细粉状。体轻，易飞扬，手捻有滑润感。气微，味淡。

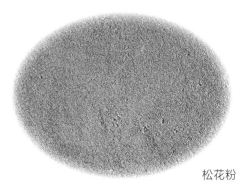

松花粉

性 味	性温，味甘。
功 能	燥湿敛疮，收敛止血。
主 治	湿疹，黄水疮，皮肤糜烂，脓水淋漓，外伤出血；尿布性皮炎。
用 法	外用适量，撒敷患处。

化学成分　含脂肪油、色素、黄酮等。

药　理　能增加超氧化物歧化酶（SOD）的活性；可以降低脏器组织和动脉内膜中的脂褐质含量，同时能促进肝细胞活性，对高脂血症及脂肪肝均有较好的治疗作用。此外还有增强体液免疫的作用。

验方

①胃、十二指肠溃疡，慢性便秘：松花粉 3g，冲服。②酒毒发作，头痛目眩：松花粉 30g，陈皮、黄连各 15g，甘草 6g，炒后研为末，早晚各服 6g，温开水送服。③久痢不止：松花粉 10g，餐前米汤送服。④婴儿湿疹：松花粉、炉甘石各 3g，蛋黄油适量，调涂患处，每日 3 次。已化脓者无效。⑤尿布皮炎：松花粉适量，撒布患处。⑥外伤出血、黄水疮：松花粉适量，外敷患处。

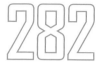

Trollii Flos

金莲花

英文名： Chinese Globeflower Flower
别　名： 旱地莲。
来　源： 毛茛科植物金莲花 *Trollius chinensis* Bunge 的花。

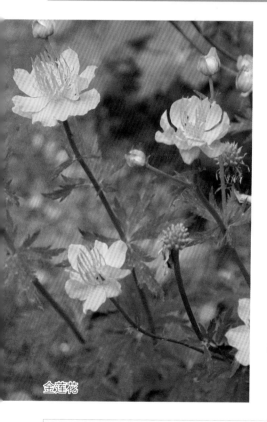

金莲花

植物形态

多年生草本，无毛。茎高 30~70cm，不分枝。基生叶 1~4，叶片五角形，长 3.8~6.8cm，宽 6.8~12.5cm，3 全裂，中央裂片菱形，3 裂至中部，二回裂片有少数小裂片和尖锯齿，叶柄长；茎生叶似基生叶，向上渐小。花单生或 2~3 朵集成聚伞花序；萼片 8~19，金黄色，椭圆状倒卵形或倒卵形；花瓣 5 至多数，变态成蜜叶，狭条形，长 1.8~2.2cm，顶端渐狭；雄蕊多数；心皮 20~30，离生。蓇葖果长 1~1.2cm，先端长尖向外弯。花期夏季。生于海拔 1000~2200m 的山地草坡或疏林下。

性	味	性微寒，味苦。
功	能	抗菌消炎。
主	治	急性扁桃体炎，上呼吸道感染，咽炎，中耳炎，急性结膜炎，急性淋巴管炎。
用	法	用量 3~6g。

采 制

夏季花开放时采摘，晾干。药材产于山西、河北、内蒙古、北京。

性 状

花朵形状不规则，通常带有灰绿色的花柄，长约 1.5cm。萼片与花瓣呈金黄色，花瓣缩成线状，雄蕊黄白色，多数。气浓香，味微苦。

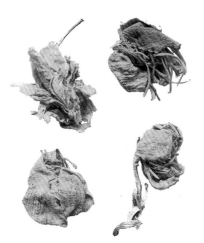

金莲花（药材）

化学成分 含荭草苷（orientin）、牡荆苷（vitexin）、3，4 - 二甲氧基苯甲酰胺、生物碱、香豆素、甾萜类化合物。还含有有机酸类化合物，如金莲酸（globeflowery acid）、藜芦酸（veratric acid）、原金莲酸（proglobeflowery acid）。

药 理 所含黄酮类化合物有明显的抗氧化作用，且黄酮类化合物的添加量在试验剂量范围内与其抗氧化性呈正相关，提取物具有较好的抑菌作用，特别是对肺炎球菌，且抑菌谱较广。

验方 ①急慢性扁桃体炎：金莲花 6g，蒲公英 15g，开水浸泡后代茶饮，并可含漱。②急性淋巴管炎、流行性出血性结膜炎（俗称"红眼病"）：金莲花 6g，野菊花 9g，甘草 3g，水煎服。③急性中耳炎：金莲花、菊花各 9g，生甘草 3g，水煎服。

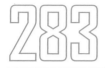

Lonicerae Japonicae Flos

金银花

英文名： Honeysuckle Flower
别　名： 银花、双花、二宝花。
来　源： 忍冬科植物忍冬 *Lonicera japonica* Thunb. 的花蕾或带初开的花。

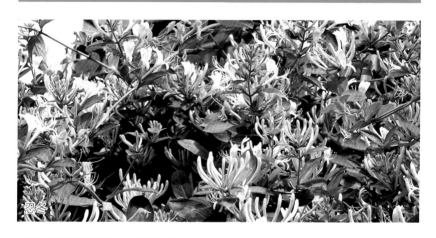

忍冬

植物形态

缠绕半灌木，常绿。幼枝密被柔毛和腺毛，老枝棕褐色，呈条状剥离，中空。叶对生，卵形至长卵形，长 3~8cm，宽 1.5~4cm，初时两面有毛，后则上面无毛。花成对腋生，花梗及花均有短柔毛；花冠初开时白色，后变黄色，外被柔毛和腺毛，花冠筒细长；雄蕊 5，伸出花冠外；子房下位。浆果球形，熟时黑色。花期 4~6 月，果期 7~10 月。生于路旁、山坡灌木丛或疏林中。全国大部分地区有分布。

采　制

夏初花开放前采收，干燥，或用硫黄熏后干燥。药材主产于河南、山东。

性　味	性寒，味甘。
功　能	清热解毒，凉散风热。
主　治	痈肿疔疮，喉痹，丹毒，热毒血痢，风热感冒，温病发热。
用　法	用量 6~15g。

性　状

花蕾呈棒状，上粗下细，略弯曲，长 2~3cm，上部直径约 3mm，下部直径约 1.5mm。表面黄白色或绿白色，贮久色渐生，密被短柔毛。偶见叶状苞片。花萼绿色，先端 5 裂，裂片有毛，长约 2mm。开放者花冠筒状，先端二唇形；雄蕊 5 个，附于筒壁，黄色；雌蕊 1 个，子房无毛。气清香，味淡、微苦。

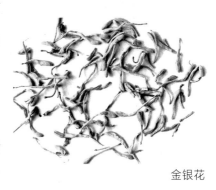

金银花

化学成分　含绿原酸（chlorogenic acid）、异绿原酸（isochlorogenic acid）、木犀草素（luteolin）、双花醇、芳樟醇（linalool）等。

药　理　有抗菌、抗病毒作用；能够抗内毒素；具有抗感染、解热的作用；可以促进白细胞的吞噬功能和促进炎性细胞的吞噬功能，还能激活 T 淋巴细胞功能,提高淋巴细胞的转化率。

验方

①预防上呼吸道感染：金银花、贯众各 60g，甘草 20g，水煎 2 次，每次加水 600ml，每次煎煮 30 分钟，滤渣取汁，浓缩成 120ml 左右，冷却后备用。用时以喷雾器喷入或直接滴入咽喉部，每日 1 次，每次 1.2ml，连用 3 个月为 1 个疗程。②急性扁桃体炎：金银花 15~30g，山豆根 9~15g，硼砂（冲服）1.5g，甘草 9g，水煎服。③小儿上呼吸道感染：金银花 150g，黄芩 100g，加水 1000ml，水煎取汁浓缩至 100ml。每岁每日 1ml，分 3 次口服。④深部脓肿，痈肿疔疮：金银花、野菊花、海金沙、马兰、甘草各 9g，大青叶 30g，水煎服。

284 闹羊花

Rhododendri Mollis Flos

英文名： Chinese Azalea Flower
别　名： 黄杜鹃、三钱三、毛老虎、八厘麻。
来　源： 杜鹃花科植物羊踯躅 *Rhododendron molle* G. Don 的花。

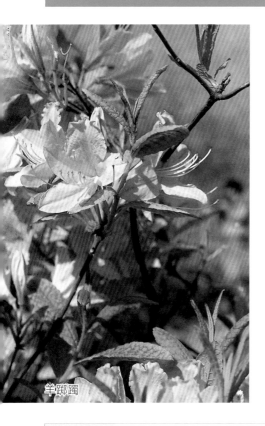

羊踯躅

植物形态

落叶灌木，高 1~2m。老枝棕褐色，细枝有柔毛及刚毛。冬芽、叶、花梗、花萼、花冠、花丝中部以下及子房都有灰色柔毛。叶纸质，常簇生枝端，矩圆形或矩圆状倒披针形，先端钝，具短尖，边缘有睫毛。伞形总状花序顶生，有花达 9 朵，花儿与叶同时开放；花萼 5 裂，宿存；花冠黄色，5 裂，裂片椭圆形至卵形，上面 1 片较大，有绿色斑点；雄蕊 5；子房上位。蒴果长椭圆形，具疏刚毛。花期 4~5 月，果期 9~10 月。生于山坡、灌木丛或草丛中。

采　制

春季采花，晒干。药材产于江苏、浙江、安徽、湖南。

性　味	性温，味辛；有大毒。
功　能	祛风，除湿，定痛。
主　治	风湿顽痹，跌扑肿痛，皮肤顽癣。
用　法	用量 0.6~1.5g，浸酒或入丸散。外用适量。不宜多服、久服；体虚者及孕妇禁用。

性　状

花多皱缩，有时带花梗；
花萼小，5 裂，边缘有较长
的细毛；花冠长约 3cm，5
裂，裂片几与筒部等长；
雄蕊较长，花丝卷曲并露
于花冠外，花药棕黄色。
气微，味微苦。

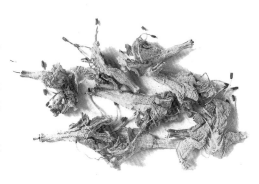

闹羊花

| 化学成分 | 花含毒性成分梫木毒素（andromedotoxin）和石楠素（ericolin），叶含黄酮类、杜鹃花毒素、煤地衣酸甲酯。 |
| 药　　理 | 有显著的镇痛作用，但安全范围较窄；所含的梫木毒素有降低血压、减慢心率的作用，心率减慢较降压先出现；对昆虫有强烈毒性，性质属接触毒及食入毒，其有效成分为梫木毒素和石楠素，对人亦有作用。 |

验方

①风湿关节痛：鲜闹羊花 100g，金樱子 50g。浸泡于 500ml 的白酒中，密封 1 个月。用时每晚服药酒 15~20ml。②神经性头痛：鲜闹羊花捣烂，敷患处 2~3 小时。③疟疾：闹羊花 0.3~0.9g，研末，和面粉，炼蜜为丸，早晚分服。④跌打损伤肿痛：闹羊花适量，捣烂外敷患处。⑤偏头痛：鲜闹羊花适量，捣烂外敷后脑或痛处。⑥皮肤顽癣：鲜闹羊花适量，捣烂敷患处。⑦头癣：鲜闹羊花适量，捣烂涂擦患处；或闹羊花晒干研粉，调麻油涂患处。（注：闹羊花含梫木毒素等，使用时不可过量，否则会引发恶心呕吐、呼吸困难等。发现上述情况，应酌情考虑催吐、洗胃、服蛋清等方法对症解救）

285 洋金花

Daturae Flos

英文名： Upright Datura Flower
别　名： 南洋金花、风茄花、醉仙桃花。
来　源： 茄科植物白花曼陀罗 *Datura metel* L. 的花。

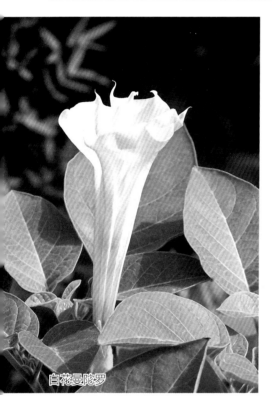

白花曼陀罗

植物形态

　一年生草本，高 30~200cm，近无毛。叶互生，茎上部近对生，卵形或宽卵形，长 5~19cm，宽 4~12cm，先端尖，基部不对称，全缘，微波状或每边具 3~4 短齿；叶柄长 2~7cm。花单生，花冠漏斗状，白色，檐部 5 裂，栽培品常有重瓣；雄蕊 5~15。蒴果扁球形，直径约 3cm，表面疏生短硬刺，成熟后不规则开裂。花、果期 4~11 月。野生或栽培。

采　制

4~11 月花初开放时采收，晒干或低温干燥。药材产于江苏、广东、广西、浙江、安徽。

性　味	性温，味辛；有毒。
功　能	平喘止咳，镇痛，解痉。
主　治	哮喘咳嗽，脘腹冷痛，风湿痹痛，小儿慢惊风；外科麻醉。
用　法	用量 0.3~0.6g，宜入丸散。孕妇、外感及痰热咳喘、青光眼、高血压及心动过速者禁用。

性　状

花多皱缩成条状，完整者长 9~15cm。花萼筒状，长为花冠的 2/5，灰绿色或灰黄色，先端 5 裂，基部具纵脉纹 5 条，表面微有茸毛；花冠喇叭状，淡黄色或黄棕色，先端 5 浅裂，裂片有短尖，短尖下有 3 条纵脉纹，雄蕊 5~15，花丝贴生于花冠筒内；雌蕊 1，柱头棒状。烘干品质柔韧，气特异；晒干品质脆，气微，味微苦。

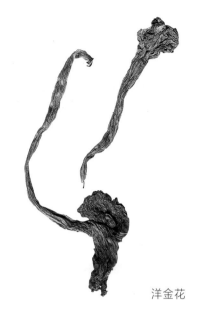

洋金花

化学成分　含多种莨菪烷类生物碱，以东莨菪碱（scopolamine）含量较高，莨菪碱（hyoscyamine）少量。

药　理　具有中枢作用，一般剂量可使人感觉疲倦，进入无梦睡眠；洋金花总碱注射液在解救有机磷农药中毒时有良好效果；有抗休克的功效；犬静脉注射洋金花总碱后，可发生强烈惊厥或角弓反张，最终呼吸衰竭而死。

验方

①慢性支气管炎：洋金花 15g，研为极细末，倒入 60 度白酒 500ml 中，摇匀，密封存放 7 日后开始服用，每日 3 次，每次服 1~2ml。②溃疡病：洋金花 1 朵（0.4~0.5g），甘草粉 9g，炒白芍 20g，陈皮 12g，煅瓦楞子 15g，白及、浙贝母各 9g，水煎浓缩至 100ml，每次 50ml，每日 2 次。③化脓性骨髓炎：洋金花研成细粉，加适量面粉糊拌匀，制成直径为 2mm 的药线，高压消毒后备用。用时清洁患处，然后将药线插入瘘管内，盖上纱布固定，每 2~3 天换药 1 次。（注：本品有毒，每日用量不得超过 1.5g）

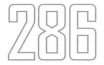

Edgeworthlae Flos
结香花

英文名： Oriental Paperbush Flower
别　名： 打结花、梦冬花、喜花。
来　源： 瑞香科植物结香 *Edgeworthia chrysantha* Lindl. 的花蕾。

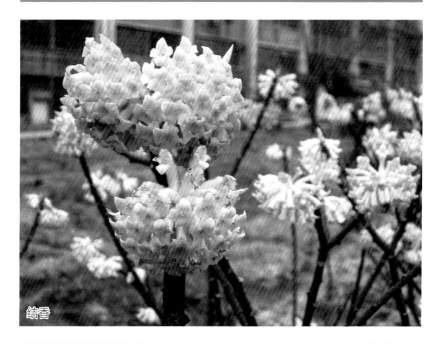

结香

植物形态

落叶灌木，高达 2m。全株被绢状长柔毛或长硬毛，幼嫩时更密。枝条棕红色，常呈三叉状分枝，有皮孔。叶互生，通常簇生于枝端，纸质，椭圆状长圆形或椭圆状披针形，长 8~16cm，宽 2~3.5cm，基部楔形，下延，先端急尖或钝，全缘，上面密被长毛，后几无毛，下面粉绿色，被长硬毛，叶脉上尤密，叶脉隆起。顶生头状花序下垂；总花梗粗壮，总苞被柔毛；花多数，黄色，芳香；花被圆筒状，裂片 4，花瓣状，卵形，平展；雄蕊 8；子房上位。核果卵形，包于花被基部。花期 3~4 月，果期 8 月。生于山坡、山谷林下。

采　制

冬末春初花未开放时采摘花序，晒干。药材产于长江流域以南及河南、陕西。

性　状

为头状花序或单个花蕾。花序半球形，总苞片 6~9，总花梗钩状，全体被淡黄色茸毛。花蕾棒状，稍弯曲，长 6~8mm，直径 3~5mm，表面被浅黄色或灰白色具光泽的绢丝状茸毛。

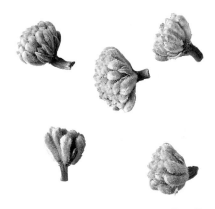

结香花

性　味	性平，味淡。
功　能	养阴安神，明目，祛障翳。
主　治	青盲，翳障，多泪，梦遗，失音。
用　法	用量 2.4~3g。

化学成分　含挥发油，另含羟基苯甲酸（phydroxy benzoic acid）、咖啡酸（caffeic acid）、原儿茶醛（protocatchuic aldehyde）、卫茅醇（dulcitol）、伞形花内酯（umbelliferone）、N- 对 - 羟基苯乙基 - 对 - 香豆酰胺（N-p-hydroxyphenlethyl-p-coumaramide）。

验方　①胸痛，头痛：结香花 15g，橘饼 1 块，水煎服。②两眼昏暗，视物不明：结香花、石决明、羌活、木贼、青葙子、菊花、蔓荆子、蒺藜、枸杞子各等量，共研成细粉后备用。每次 9g，餐后服。③青盲、云翳、多眵泪、畏光：结香花 2.4~3g，水煎服。④失音：结香花 3g，水煎服。

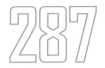

Prunellae Spica

夏枯草

英文名： Common Selfheal Fruit-spike
别　名： 棒柱头草、灯笼头草。
来　源： 唇形科植物夏枯草 *Prunella vulgaris* L. 的带花的果穗。

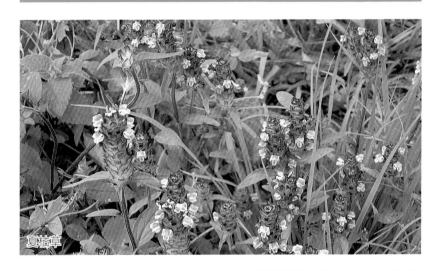

夏枯草

植物形态

多年生草本，高 13~40cm。茎直立，常带淡紫色，有细毛。叶对生，卵形或椭圆状披针形，长 1.5~5cm，宽 1~2.5cm，全缘或疏生锯齿。轮伞花序集成穗状，长 2~6cm；苞片肾形，顶端骤尖或尾状尖，外面和边缘有毛；花萼二唇形；花冠紫色，上唇顶端微凹，下唇中间裂片边缘有细条裂。小坚果棕色。花期 5~6 月，果期 7~8 月。生于荒地、路边草丛中。分布几乎遍于全国。

性　味	性寒，味辛、苦。
功　能	清火，明目，散结，消肿。
主　治	目赤肿痛，目珠夜痛，头痛眩晕，瘰疬，瘿瘤，乳痈肿痛，甲状腺肿大，淋巴结结核，乳腺增生症，高血压。
用　法	用量 9~15g。

采　制

夏季果穗呈棕红色时采收，除去杂质，晒干。

性　状

果穗呈棒状，略扁，长 1.5~8cm，直径 0.8~1.5cm。淡棕色至棕红色。全穗由数轮至 10 数轮宿萼与苞片组成，每轮有对生苞片 2 片，呈扇形，先端尖尾状，脉纹明显，外表面有白毛。每一苞片内有花 3 朵，花冠多已脱落，宿萼二唇形，内有小坚果 4 枚，卵圆形，棕色，尖端有白色突起。体轻。气微，味淡。

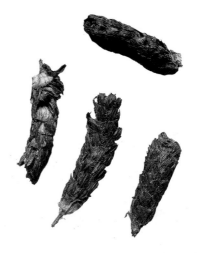

夏枯草（药材）

化学成分	含夏枯草苷（prunellin）、熊果酸（ursolic acid）、齐墩果酸（oleanolic acid）、迷迭香酸（rosemarinic acid）、飞燕草苷元（delphinidin）和矢车菊苷元（cyanidin）的花色苷等。
药　理	水浸出液、乙醇 - 水浸出液和 30% 乙醇浸出液，对麻醉动物均有降低血压的作用；对痢疾杆菌、伤寒杆菌、霍乱弧菌等均有抑制作用。

验方

①高血压：夏枯草、菊花各 10g，决明子、钩藤各 5g，水煎服。
②单纯性甲状腺肿：夏枯草、全当归、珍珠母、生牡蛎各 30g，昆布、丹参各 15g，共研末，制蜜丸，每丸 9g，每日 2 次，每次 1 丸。③硅肺病（矽肺病）：夏枯草、桑寄生各 15g，丹参、郁金、赤芍各 9g，莪术、地骷髅、鹅管石各 12g，陈皮 6g，水煎服。④颈淋巴结结核：夏枯草 50g，水煎服或沸水冲泡当茶饮服。⑤细菌性痢疾：夏枯草 60g，水煎，分 4 次服；或加入半枝莲 15~30g，水煎服。

288 凌霄花

Campsis Plos

英文名： Chinese Trumpetcreeper Flower（凌霄）、Common Trumpetcreeper Flower（美洲凌霄）
别　名： 紫葳花、上树蜈蚣花、倒挂金钟、洛阳花（凌霄），美凌霄（美洲凌霄）。
来　源： 紫葳科植物凌霄 *Campsis grandiflora*（Thunb.）K. Schum. 或美洲凌霄 *Campsis radicans*（L.）Seem. 的花。

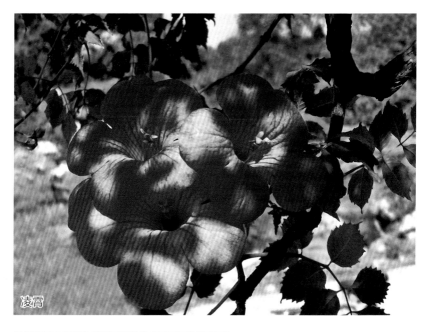

凌霄

植物形态

凌霄：落叶木质藤本。羽状复叶对生；小叶 7~9，卵形至卵状披针形，长 3~7cm，宽 1.5~3cm，先端长尖，基部不对称，两面无毛，边缘疏生 7~8 锯齿，两小叶间有淡黄色柔毛。花橙红色，由三出聚伞花序集成稀疏的顶生圆锥花丛；花萼钟形，质较薄，绿色，有 10

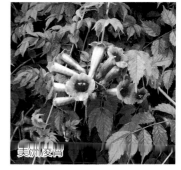

美洲凌霄

条突起纵脉，5 裂至中部，萼齿披针形；花冠漏斗状，直径约 7cm。蒴果长如豆荚，顶端钝。种子多数。花期 6~8 月，果期 11 月。生于山坡；分布于黄河和长江流域及广东、广西、贵州；各地有栽培。

美洲凌霄：小叶 7~11，下面脉间有细柔毛。花萼先端 5 裂，占上部 1/3；花冠鲜红色，狭喇叭状，长约 6cm，直径约 2cm，先端 5 裂；花冠筒部长过萼 3 倍。花期 7~10 月，果期 11 月。原产于美洲，现各地有栽培。

采　　制

夏、秋二季花盛开时采摘，晒干或低温干燥。药材产于江苏、浙江、江西、湖北。

性　　状

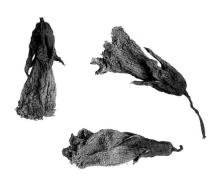

凌霄花（凌霄）

凌霄

花多皱缩卷曲，黄褐色或棕褐色，完整花朵长 4~5cm。萼筒钟状，长 2~2.5cm，裂片 5，裂至中部，萼筒基部至萼齿尖有 5 条纵棱。花冠先端 5 裂，裂片半圆形，下部联合呈漏斗状，表面可见细脉纹，内表面较明显。雄蕊 4，着生在花冠上，2 长 2 短，花药"个"字形，花柱 1，柱头扁平。气清香，味微苦、酸。

美洲凌霄

完整花朵长 6~7cm。萼筒长 1.5~2cm，硬革质，先端 5 齿裂，裂片短三角状，长约为萼筒的 1/3，萼筒外无明显的纵棱；花冠内表面具明显的深棕色脉纹。

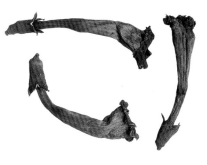

凌霄花（美洲凌霄）

性　　味	性寒，味甘、酸。
功　　能	活血通经，凉血祛风。
主　　治	月经不调，经闭癥瘕，产后乳肿，风疹发红，皮肤瘙痒，痤疮。
用　　法	用量 4.5~9g。孕妇慎用。

化学成分　凌霄含芹菜素（apigenin）、β - 谷甾醇等。美洲凌霄含辣椒黄素（capsanthin）、花青素 -3- 芸香糖苷（cyanidin-3-rutinoside）。

药　　理　对离体猪冠状动脉具有抑制收缩的作用；对大鼠血栓形成有抑制作用；能加快红细胞电泳，增加红细胞电泳率，使血液红细胞处于分散状态；对离体孕子宫能显著增强收缩活性，增加收缩频率，增强收缩强度。

验方

①月经不调，瘀血闭经：凌霄花、月季花各 9g，益母草、丹参各 15g，红花 6g，水煎服。②急性胃肠炎：凌霄花根 30g，生姜 3 片，水煎服。③浑身风痒：凌霄花 3~6g，研细末，酒调服或水煎服；也可配合白蒺藜、蝉蜕、防风、生地黄等凉血散风之品同用。④大便后下血：凌霄花 3~6g，浸酒饮服。⑤癫痫：凌霄花研为细末，每服 9g，空腹温酒调服。⑥酒渣鼻：凌霄花、山栀子各等份，研细末，每服 6g，餐后茶水调服，每日 2 次；另以凌霄花研末，和密陀僧末调涂。

Sophorae Flos

槐 花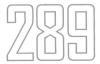

英文名：Japanese Pagodatree Flower-bud
别　名：白槐、槐米。
来　源：豆科植物槐 *Sophora japonica* L. 的花及花蕾。

植物形态

落叶乔木，高 15~25m。羽状复叶互生；叶轴有毛，基部膨大；小叶 9~15，卵状长圆形，长 2.5~7.5cm，宽 1.5~5cm，先端尖，基部阔楔形，下面灰白色，疏生短柔毛。圆锥花序顶生；萼钟状，有 5 小齿；花冠乳白色，旗瓣阔心形，有短爪，并有紫脉，翼瓣和龙骨瓣边缘稍带紫色；雄蕊 10，分离，不等长。荚果肉质，串珠状，长 2.5~5cm，无毛，不裂。种子 1~6，肾形。花期 7~9 月，果期 9~10 月。全国各地有栽培。

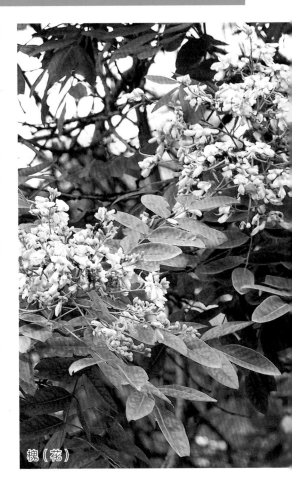

槐（花）

采　制

夏季花开放或花蕾形成时采收，及时干燥，除去枝、梗及杂质。前者习称"槐花"，后者习称"槐米"。晒干。

性　状

槐花

花皱缩而卷曲,花瓣多散落。完整者花萼钟状，黄绿色，先端5浅裂；花瓣5，黄色或黄白色，1片较大，近圆形，先端微凹，其余4片长圆形。雄蕊10，其中9个基部连合，花丝细长。雌蕊圆柱形,弯曲。体轻。气微，味微苦。

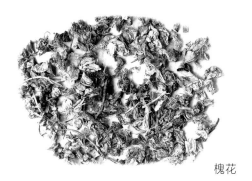

槐花

槐米

花蕾呈卵形或椭圆形，长2~6mm，直径2mm。花萼下部有数条纵纹。萼的上方为黄白色未开放的花瓣。花梗细小。体轻，手捻即碎。气微，味微苦涩。

槐米

性　味	性微寒，味苦。
功　能	凉血止血，清肝泻火。
主　治	便血，痔血，血痢，崩漏，吐血，衄血，肝热目赤，头痛眩晕。
用　法	用量 4.5~9g。

化学成分　含芦丁（rutin）、桦皮醇（betulin）、槐二醇（sophoradiol）、槐花米甲 ~ 丙素（sophorin A~C）等。

药　理　所含的芦丁及其苷元槲皮素能保持毛细血管正常的抵抗力，降低血管通透性；有抗炎、解痉、抗溃疡的作用；能够降压、扩张冠状血管，改善心肌循环；可以降血脂；对细菌、病毒、真菌有抑制作用。

验方

①黄水疮、痔疮：槐花 20g，猪胆 1 个。将槐花纳入猪胆内，置阴凉通风处晾干，研细末后备用。用时以香油调药末涂搽患处，每日 2 次。②银屑病：槐花炒黄，研成细粉。每次 5g，每日 2 次，餐后温开水送服。③颈淋巴结结核：槐花 2 份，糯米 1 份，炒黄研末。每日早晨空腹服 10g。服药期间禁止食糖。④急性乳腺炎：槐花 30g，重楼、生甘草各 15g，烘干研末。分早晚 2 次，以水、酒送服，并配合局部热敷。⑤暑疖：槐花 30~60g，加水 1500ml 煎煮取汁。用棉球蘸药汁洗局部，每日洗 2~3 次，药渣捣烂敷患处。

附 Sophorae Fructus

槐 角

英文名： Japanese Pagodatree Pod
别　名： 槐豆、绿槐角、槐母实、槐连灯、槐连豆。
来　源： 豆科植物槐 *Sophora japonica* L. 的成熟果实。

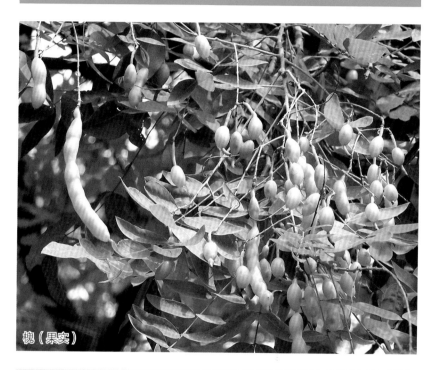

槐（果实）

采　制

冬季采收，除去杂质，干燥。

性　味	性寒，味苦。
功　能	清热泻火，凉血止血。
主　治	肠热便血，痔肿出血，肝热头痛，眩晕目赤。
用　法	用量 6~9g。

性　状

果实呈连珠状，长 1~6cm，直径 0.6~1cm。表面黄绿色或黄褐色，皱缩而粗糙，背缝线一侧呈黄色。质柔润，干燥皱缩，易在收缩处折断，断面黄绿色，有黏性。种子 1~6 粒，肾形，长约 8mm，表面光滑，棕黑色，一侧有灰白色圆形种脐；质坚硬，子叶 2，黄绿色。果肉气微，味苦，种子嚼之有豆腥气。

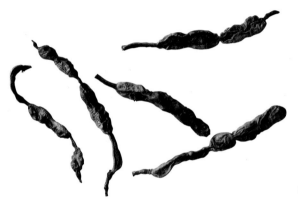

槐角

验方

①痔疮肿痛：槐角、地榆各 12g，黄芩 9g，水煎服；或槐角、苦参各 16g，白矾 6g，水煎熏洗。②高血压：槐角 125g，旱莲草、桑椹、女贞子各 70g。水煎浓缩成 50g，烘干制成颗粒，加适量赋形剂，压成 100 片。每服 3~4 片，每日 3 次。③眼热目暗：槐子、黄连（去须）各 60g，捣罗为末，炼蜜丸如梧桐子大。每于食后以温浆水下 20 丸，夜临卧再服。（《圣惠方》明目槐子丸）

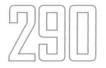

290 Chrysanthemi Flos
菊　花

英文名： Chrysanthemum Flower
别　名： 滁菊、亳菊、杭菊、怀菊、贡菊。
来　源： 菊科植物菊 *Chrysanthemum morifolium* Ramat. 的头状花序。

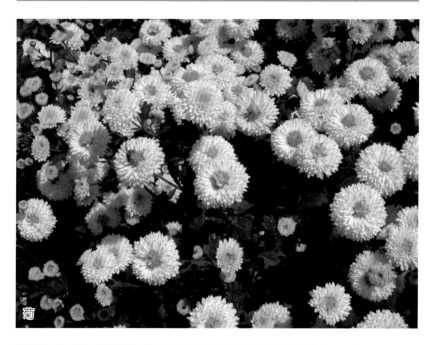

植物形态

多年生草本，高 60~150cm。茎直立，多分枝，具细毛或绒毛。叶互生，卵形至披针形，长约 5cm，宽 3~4cm，略作羽状分裂，边缘有粗锯齿，下面具白色绒毛；有叶柄。头状花序单生枝端、叶腋，直径 2.5~5cm；总苞半球形，总苞片 3~4 层，外层绿色，线形，有白色绒毛，边缘膜质；舌状花白色、黄色、淡红色或微带紫色，雌性；管状花黄色，两性。花期 9~11 月。我国中部、东部及西南广泛栽培。

采　制

9~11 月花盛开时分批采收，阴干、焙干，或熏、蒸后晒干。

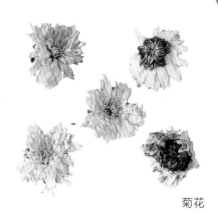

菊花

性　状

花序扁球形、不规则球形或稍压扁，直径多 1.5~4cm。总苞由 3~4 层苞片组成，外围为数层舌状花，类白色或黄色，中央为管状花。气清香，味甘、微苦。

性　味	性微寒，味甘、苦。
功　能	散风清热，平肝明目。
主　治	风热感冒，头痛眩晕，目赤肿痛，眼目昏花。
用　法	用量 4.5~ 9g。

化学成分　含木犀草苷（galuteolin）、菊花酮（chrysanthenone）、密蒙花苷（acacetin-7-rhamnoglucoside）、大波斯菊苷（cosmosiin）、刺槐素 -7- 葡萄糖苷（acacetin-7-glucoside）、绿原酸（chlorogenic acid）、菊苷（chrysanthemin）、菊花萜二醇（chrysandiol）等。

药　理　有抗病原体的作用；在体外对革兰阳性细菌、人型结核杆菌有抑制作用，高浓度在体外还有抗病毒及抗螺旋体作用；能够增强毛细血管的抵抗力、抑制毛细血管的通透性。

验方

①高血压：菊花、金银花各 24~30g，以头晕为主者加桑叶 12g，以动脉硬化、血清胆固醇高者加山楂 12~24g，分 4 次，用沸水冲泡 10~15 分钟后当茶饮。不可煎熬，以免影响药效。②风热头痛：菊花、石膏、川芎各等量，为末，每服 5g，茶水调服。③疔：菊花、甘草各 12g，水煎分 2 次服；或鲜菊花和蜂蜜适量，捣烂敷患处。④预防中暑、感冒：白菊花 6g，茶叶 9g，水煎或沸水冲泡，代茶饮。

291

Chrysanthemi Indici Flos

野菊花

英文名： Indian Dendranthema Flower
别　名： 野黄菊花、苦薏、山菊花、甘菊花。
来　源： 菊科植物野菊 *Chrysanthemum indicum* L. 的头状花序。

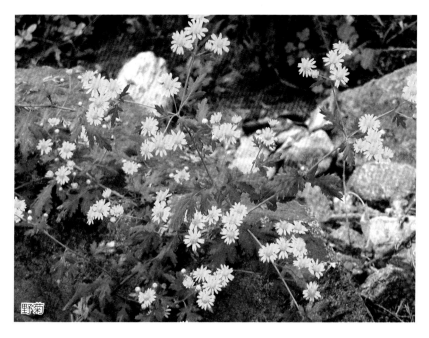

野菊

植物形态

多年生草本，高达 1m。茎基部常匍匐，上部多分枝。叶互生，卵状三角形或卵状椭圆形，长 3~9cm，羽状分裂，裂片边缘有锯齿，两面有毛，下面较密；叶柄下有明显的假托叶。头状花序直径 2~2.5cm，排成聚伞状；总苞半球形，总苞片 4 层，边缘膜质，外层椭圆形；花小，黄色，边缘舌状，先端 3 浅裂，雌性；中央为管状花，先端 5 裂，两性。花期 9~11月，果期 10~11 月。生于路旁、山坡、原野。全国大部分地区有分布。

采制

秋、冬二季花初开放时采摘，晒干或蒸后晒干。

性　状

花序呈类球形，直径 0.3~1cm，棕黄色。总苞由 4~5 层苞片组成。舌状花 1 轮，黄色，皱缩卷曲；管状花多数，深黄色。体轻。气芳香，味苦。

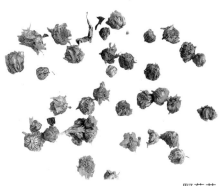

野菊花

性　味	性微寒，味苦、辛。
功　能	清热解毒，泻火平肝。
主　治	疔疮痈肿，目赤肿痛，头痛眩晕。
用　法	用量 9~15g。

化学成分　含挥发油，油中含菊醇（chrysol）、菊酮（chrysanthenone）、α-蒎烯、樟脑、龙脑、樟烯等，尚含野菊花内酯（yejuhualactone）、野菊花素 A（artoglasin A）、刺槐苷（acaciin）、蒙花苷（linarin）、菊苷、木犀草素。

药　理　有明显的降压作用，主要由于总外周阻力下降所致；有抗病毒及抗菌作用，对金黄色葡萄球菌、白喉杆菌及痢疾杆菌均有抑制作用。

验方

①预防感冒：野菊花 6g，用沸水浸泡 1 小时，煎 30 分钟，取药汁服。②无痰干咳：野菊花、白茅根各 30g，水煎 2 次，取汁混匀，加白糖 30g，早晚分服。③丹毒：野菊花、土茯苓各 30g，水煎服。④流行性腮腺炎：野菊花 15g，水煎代茶饮。⑤化脓性炎症：野菊花 200g，加入麻油适量，炸 10 分钟，去渣，取菊花油过滤，加入冰片 1g，制成油纱布条敷患处。

292

Lupuli Flos

啤酒花

英文名： Hops
别　名： 忽布、香蛇麻花、酒花、野酒花。
来　源： 大麻科植物啤酒花 *Humulus lupulus* L. 的雌花序。

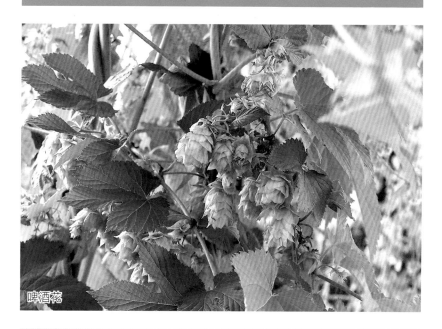

啤酒花

植物形态

多年生缠绕草本。茎枝、叶柄密生细毛，并有倒刺。叶对生，纸质，卵形，宽 4~8cm，不裂或 3~5 深裂，边缘有粗锯齿，上面密生小刺毛，下面疏生毛和黄色小油点；叶柄长。雌雄异株；雄花细小，排成圆锥花序，花被片和雄蕊各 5；雌花每 2 朵生于一苞片腋部，苞片覆瓦状排列成近圆形的穗状花序。果穗呈球果状，长 3~4cm，宿存苞片增大，有黄色腺体，气芳香。瘦果扁圆形，褐色。花期 7~8 月，果期 9~10 月。分布于新疆北部、东北、华北及山东、甘肃、陕西有栽培。

采制

夏、秋二季雌花序成熟时摘下，晒干。

性　状

穗状花序椭圆形，长 2.5~3cm，直径
1.5~2.5cm。苞片覆瓦状排列，4~5 枚，
多散落，广卵形或卵状披针形，顶
端钝尖，少数渐尖，基部卷叠。表
面棕色或棕红色，内表面叶脉明显
向上突起，基部包裹 1 枚果实，类
球形，表面具纵棱，顶端具短尖；
外表面基部附着红色粉末状颗粒。

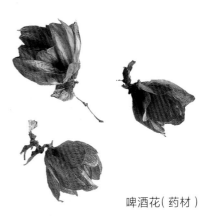

啤酒花（药材）

性　味	性平，味苦。
功　能	健胃，化痰止咳，安神。
主　治	消化不良，失眠，肺结核，胸膜炎，麻风。
用　法	用量 1.5~3g。

化学成分　含葎草酮（humulone）、异葎草酮 A 和 B、类葎草酮
（cohumulone）、蛇麻酮（lupulone）、聚蛇麻酮（adlupulone）、
香叶烯（myrcene）、葎草烯（humulene）、芳樟醇、蛇麻醇、
芳香苷、鞣质、胆碱。

药　理　对革兰阳性菌、结核杆菌等有抑制作用；有镇静作用；有
雌激素样作用，能解除痛经；所含挥发油有防腐作用；啤
酒花有效成分对活性氧自由基具有清除作用。

验方　①慢性支气管炎：啤酒花研成细粉，每次 1g，每日 3 次，连服
2 个月。②胸腹胀满：啤酒花 3g，枳壳、酸枣仁各 9g，炒山楂
12g，水煎服。③食欲不振：啤酒花 5g，炒神曲 9g，炒麦芽、谷
芽各 12g，水煎服。

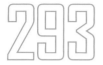

Inulae Flos

旋覆花

英文名： Inula Flower
别　名： 金福花、金佛花、小黄花子。
来　源： 菊科植物旋覆花 *Inula japonica* Thunb. 的头状花序。

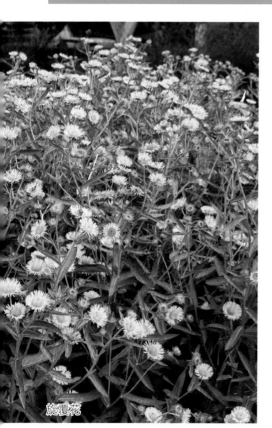

旋覆花

植物形态

多年生直立草本，茎高 20~60cm，不分枝，有平伏毛。基生叶及下部叶较小，中部叶披针形、长椭圆状披针形或长圆形，长 5~10cm，宽 1~3cm，先端锐尖，基部急狭，无柄或半抱茎，全缘，两面有疏毛。头状花序直径 2.5~3cm，多个排成伞房花序，总苞半球形，绿黄色；舌状花 1 层，黄色；管状花多数，密集。花期 7~10 月，果期 8~11 月。生于山坡、沟边、路旁湿地。分布于东北、华北、西北及浙江、江苏、四川、广东。

采　制

8~9 月间，花开放时摘取花头，晒干（不能暴晒）或阴干。

性　味	性微温，味苦、辛、咸。
功　能	降气，消痰，行水，止呕。
主　治	风寒咳嗽，痰饮蓄结，胸膈痞满，喘咳痰多，呕吐噫气。
用　法	用量 3~9g，包煎。

性　状

药材呈扁球形或类球形，直径
1~2cm。总苞由多数苞片组成，呈
覆瓦状排列，苞片披针形或条形，
灰黄色，长 4~11mm；总苞基部有
时残留花梗，苞片及花梗表面被
白色茸毛，舌状花 1 列，黄色，
长约 1cm，多卷曲，常脱落，先端
3 齿裂；管状花多数，棕黄色，长
约 5mm，先端 5 齿裂；子房顶端
有多数白色冠毛，长 5~6mm。有
的可见椭圆形小瘦果。体轻，易
散碎。气微，味微苦。

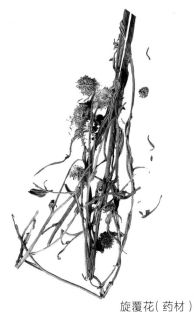

旋覆花 (药材)

化学成分	含蒲公英甾醇（taraxasterol）、旋覆花内酯（inulicin）、脱乙酰旋覆花内酯（desacetylinulicin）。
药　理	有抗菌作用；可以提高大鼠的中枢兴奋性；可增加人胃中盐酸的分泌量，并能使脉搏变慢；能够增加胆汁的分泌量；所含绿原酸能显著增加大鼠、小鼠的小肠蠕动，可增强大鼠的子宫张力。

验方

①急慢性支气管炎、支气管哮喘：旋覆花、百部各 18g，黄芪
50g，地龙 12g。前三味加水煎煮，取药液分 3 次冲地龙粉服。
②顽固性呃逆：旋覆花、白术、附子各 6g，生党参、粉葛根各
9g，茯苓 4.5g，豆蔻、半夏、橘核各 3g，公丁香 1.5g，煨姜 3
片为引，水煎服。③神经性呕吐：旋覆花、代赭石、制半夏各
9g，党参、生甘草各 6g，生姜 3 片，大枣 5 枚，水煎服。

294 密蒙花

Buddlejae Flos

英文名： Pale Butterflybush Flower
别　名： 老蒙花、水锦花、虫见死、黄饭花。
来　源： 马钱科植物密蒙花 *Buddleja officinalis* Maxim. 的花蕾及花序。

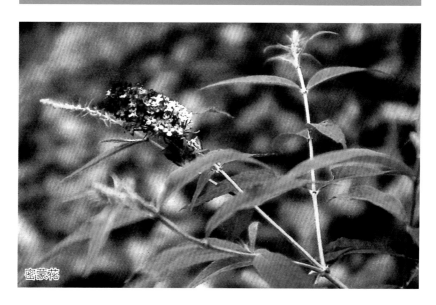

密蒙花

植物形态

落叶灌木。小枝略有四棱，密被棕黄色绒毛。叶对生，长椭圆形至披针形，长 5~15cm，宽 1~3cm，全缘或有小齿，上面被细星状毛，下面密被灰白色至棕黄色星状毛。聚伞圆锥状花序顶生，长 5~12cm，花序及花密被灰白色叉状分枝茸毛；花小，花萼钟形，4 裂；花冠淡紫色至白色，略带黄色，筒状，长 1~1.2cm，直径 2~3mm，先端 4 裂；雄蕊 4，着生于花冠管中部，花丝极短；子房 2 室，顶端被茸毛。蒴果卵形，2 瓣裂，花萼、花冠宿存。种子多数，细小，具翅。花期 2~4 月，果期 5~8 月。生于山坡、丘陵、河边、林缘。分布于西南、中南及陕西、甘肃。

采制

春季花未开放时采收簇生花蕾，晒干或鲜用。

性　　状

药材多为花蕾密集的花序小分枝，呈不规则圆锥状，长1.5~3cm。表面灰黄色或棕黄色，密被茸毛。花蕾呈短棒状，上端略大，长0.3~1cm，直径0.1~0.2cm；花萼钟状，先端4齿裂；花冠筒状，与萼等长或稍长，先端4裂，裂片卵形；雄蕊4，着生在花冠中部。质柔软。气微香，味微苦、辛。

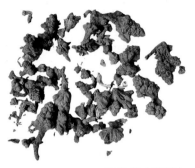

密蒙花（药材）

性　　味	性微寒，味甘。
功　　能	清热养肝，明目退翳。
主　　治	目赤肿痛，多泪羞明，眼生翳膜，肝虚目暗，视物昏花。
用　　法	用量3~9g。

化学成分　　含蒙花苷（buddleoglycoside），为刺槐素（acacetin）与芸香糖形成的苷。

药　　理　　有维生素P样作用，可以降低皮肤、小肠血管的通透性及脆性；有一定的解痉作用；可使胆汁分泌有短暂、轻度的增加，对胆管平滑肌有松弛作用；有利尿作用。

验方　　①角膜炎、白内障、青光眼：密蒙花3g，木贼6g，石决明、菊花各15g，水煎服。②眼目障翳：密蒙花、黄柏根（洗锉）各30g，研为末，炼蜜为丸，如梧桐子大。每服10~15丸，餐后温开水送服。③眼睛畏光，肝胆虚损，瞳仁不清：密蒙花、羌活、菊花、蔓荆子、青葙子、木贼、石决明、蒺藜、枸杞子各等份，共研为细粉。每服9g，餐后服。

295

Typhae Pollen

蒲　黄

英文名： Cattail Pollen
别　名： 水蜡烛、毛蜡烛、蒲草、蒲棒。
来　源： 香蒲科植物水烛香蒲 *Typha angustifolia* L. 或东方香蒲 *Typha orientalis* Presl 的花粉。

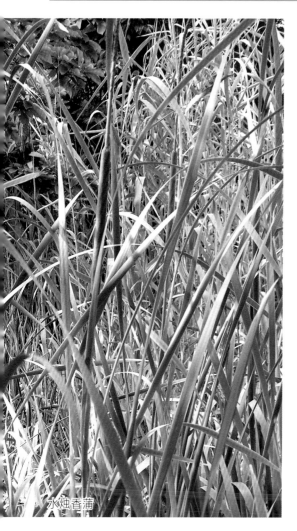

水烛香蒲

植物形态

多年生，水生或沼生草本，高 1~2m。根茎匍匐，有多数须根。叶扁平，线形，宽 4~10mm，质稍厚而柔，下部鞘状。穗状花序圆柱形，长 30~60cm，雌雄花序间有间隔 1~15cm；雄花序在上，长 20~30cm，雄花有早落的佛焰状苞片，花被鳞片状或茸毛状，雄蕊 2~3；雌花序长 10~30cm，雌花小苞片较柱头短，匙形，花被茸毛状与小苞片等长，柱头线状圆柱形。小坚果无沟。花期 6~7 月，果期 7~8 月。生于池沼、浅水中。分布几遍全国。

采　制

夏季采收蒲棒上部的黄色雄花序，晒干后碾轧，筛取花粉。

性　状

花粉为黄色粉末，体轻，放水中则飘浮水面。手捻有滑腻感，易附着于手指上。气微，味淡。

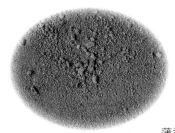

蒲黄

性　味	性平，味甘。
功　能	止血，化瘀，通淋。
主　治	吐血，衄血，咯血，崩漏，外伤出血，经闭痛经，脘腹刺痛，跌扑肿痛，血淋涩痛。
用　法	用量 4.5~9g，包煎。外用适量，敷患处。孕妇慎用。

化学成分　含香蒲新苷（typhaneoside）、山柰酚 -3- 鼠李糖基葡萄糖苷、异鼠李素 -3- 新橙皮苷、槲皮素 -3- 新橙皮苷、柚皮素、β - 谷甾醇棕榈酸酯等。

药　理　对离体及在体子宫均有兴奋作用，剂量加大可呈现痉挛性收缩；蒲黄煎剂可使猫、犬血压下降；蒲黄提取物可使离体兔肠蠕动增强；有凝血的作用；还有抗结核作用，能抑制结核杆菌的生长。

验方

①冠心病、高血压、高脂血症：生蒲黄 15g，党参 9g，红花 6g，片姜黄、降香各 4.5g，为 1 日量。上药煎煮浓缩成浸膏，制成糖衣片，每日 3 次，餐后温开水送服。②心腹诸痛、产后瘀血刺痛：蒲黄、五灵脂各等量，共研成细粉。每服 3g，每日 2 次，以黄酒送服。③恶露不尽：生蒲黄 60g，醋适量。先将醋煮沸，再放入蒲黄拌成稠糊状，待凉后，团成丸，每丸重约 9g。每服 1 丸，用醋将丸化开服，早晚各 1 次。④流行性腮腺炎：生蒲黄调醋外敷。

296

Chimonanthi Praecocis Flos

蜡梅花

英文名： Wintersweet Flower
别　名： 黄梅花、蜡花、巴豆花。
来　源： 蜡梅科植物蜡梅 *Chimonanthus praecox*（L.）Link 的花蕾。

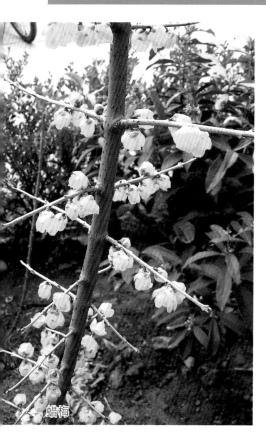

蜡梅

植物形态

落叶灌木，高达 3m。枝、茎方形，棕红色，有椭圆形突出的皮孔。芽有多数覆瓦状的鳞片。叶对生，椭圆状卵形至卵状披针形，长 7~15cm，顶端渐尖，基部圆形或阔楔形，上面深绿，下面淡绿色。花芳香，先叶开放，直径约 2.5cm，外部花被片卵状椭圆形，黄色，内部的较短，有紫色条纹；花托椭圆形，长约 4cm；雄蕊 5~6；心皮多数，分离，着生于壶状花托内。瘦果多数，包于膨大肉质的花托内。花期 11 月至次年 3 月，果期次年 8~9 月。各地均有栽培；秦岭地区及湖北有野生。

采　制

花期采收花蕾，晒干或烘干。

性　味	性温，味辛。
功　能	解暑生津，顺气止咳。
主　治	暑热心烦，口渴，百日咳，肝胃气痛，水火烫伤。
用　法	用量 3~6g。

性　状

花蕾圆形、长圆形、卵形，直径 4~8mm，长 6~10cm。花被片叠合，黄色，膜质；中部以下由多数膜质鳞片包被，鳞片略呈三角形，黄棕色，覆瓦状排列。有香气，味微甜，后苦。

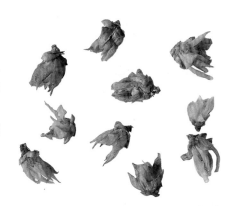

蜡梅花

化学成分　含挥发油，油中主要为苄醇、乙酸苄酯、芳樟醇、金合欢花醇（farnesol）等，并含吲哚、蜡梅苷（meratin）、胡萝卜素。

药　　理　对离体兔肠、子宫有兴奋作用，但对豚鼠子宫作用微弱；中毒剂量可使兔、鼠产生兴奋，使蛙产生抑制；对麻醉猫、犬心脏有抑制作用，并可降低其血压；对兔静脉注射还可降低其血糖。

验方　①久咳：蜡梅花 9g，泡开水代茶饮。②烧烫伤、婴儿头面部奶癣：蜡梅花 15g，研成粗粉，用茶油 40ml 浸泡 10 余天，外搽患处。③咽喉肿痛：蜡梅花 15g，金银花、石膏各 15~20g，玄参 9g，芫荽 9~12g，水煎，早晚餐前服。④风热目赤：蜡梅花、杭菊花各 9g，水煎，蜜糖调服。⑤暑热烦渴，心烦口渴：蜡梅花 5~9g，配以沙参、麦冬、玉竹水煎服；或以蜡梅花 6g，乌梅 9g，沸水冲泡代茶饮。⑥疔疮：蜡梅花、穿心莲、仙鹤草各 15g，水煎服，渣捣烂敷患处。⑦风湿痛：蜡梅花、石楠藤、兔耳风各 9g，浸泡于 120g 酒中，每日服 30g。⑧胃痛：蜡梅花、大木姜子（樟树果实）、青藤香（北马兜铃根）、广木香各 6g，研成细末，每服 6g，开水送服。

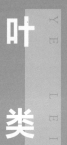

叶 类

Y E L E I

叶类中药一般多用完整而已长成的干燥叶，也有只用嫩叶的，有时尚带有部分嫩枝。多在植物光合作用旺盛期，开花前或果实未成熟时采收。

297

Mahoniae Folium

十大功劳

英文名： Leatherleaf Mahonia Leaf（阔叶十大功劳）、Chinese Mahonia Leaf（细叶十大功劳）

别　名： 土黄柏、土黄连、八角刺、刺黄柏、黄天竹（阔叶十大功劳），木黄连、竹叶黄连（细叶十大功劳）。

来　源： 小檗科植物阔叶十大功劳 *Mahonia bealei*（Fort.）Carr. 或细叶十大功劳 *Mahonia fortunei*（Lindl.）Fedde 的叶。

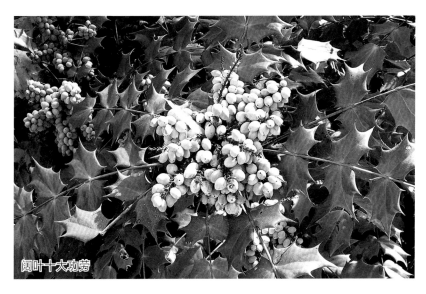

阔叶十大功劳

植物形态

阔叶十大功劳：常绿灌木，高达 4m。根、茎断面黄色，味苦。羽状复叶互生，长30~40cm，叶柄基部扁宽抱茎；小叶 7~15，厚革质，广卵形至卵状椭圆形，长 3~14cm，宽2~8cm，先端渐尖成刺齿，边缘反卷，每侧有2~7 枚大刺齿。总状花序粗壮，丛生于枝顶；苞片小，密生；萼片 9，3 轮，花瓣状；花瓣6，淡黄色，先端 2 浅裂，近基部内面有 2 蜜

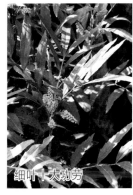

细叶十大功劳

腺；雄蕊 6；子房上位，1 室。浆果卵圆形，熟时蓝黑色，有白粉。花期 7~10 月，果期 10~11 月。生于山谷、林下阴湿处。

细叶十大功劳：常绿灌木，高达 2m。一回羽状复叶互生，长 15~30cm；小叶 3~9，革质，披针形，长 5~12cm，宽 1~2.5cm，侧生小叶片等长，顶生小叶最大，边缘有 6~13 枚刺状锐齿。花期 7~10 月。

采 制

全年可采，晒干。阔叶十大功劳药材产于甘肃、河南、浙江、安徽；细叶十大功劳药材产于江苏、湖南、湖北、四川、浙江、广东、广西。

性 状

阔叶十大功劳

羽状复叶，小叶片 7~15，对生，无小叶柄，多略皱缩，革质，广卵形，边缘反卷，每侧有刺 3~5，叶脉明显向背面突起，上表面绿色至灰绿色，下表面黄绿色。总叶柄圆柱形，直径约至 5mm，着生小叶处膨大并有环纹。气微，味苦。

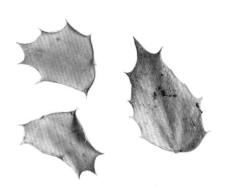

十大功劳（阔叶十大功劳）

细叶十大功劳

羽状复叶，小叶 5~9，小叶片多皱缩，革质，披针形，每侧有刺 5~10。总叶柄长 10~20cm，直径约至 2mm，上面有凹槽。

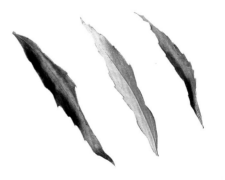

十大功劳（细叶十大功劳）

性　味	性凉，味苦。
功　能	补肺气，退潮热，益肝肾。
主　治	肺结核潮热，咯血，腰膝无力，胃火牙痛，目赤肿痛，头痛，肠炎腹泻，黄疸型肝炎。
用　法	用量9~15g。

化学成分　　阔叶十大功劳含小檗碱（berberine）等。细叶十大功劳含小檗碱、掌叶防己碱（palmatine）、药根碱（jatrorrhizine）、木兰碱（magnoflorine）。

药　理　　25%阔叶十大功劳水煎剂，在体外对金黄色葡萄球菌、大肠杆菌、铜绿假单胞菌有轻度抑制作用；有抗噬菌体活性作用；对肿瘤细胞有抑制作用；有降血压及扩张冠状动脉的作用。细叶十大功劳对福氏痢疾杆菌、金黄色葡萄球菌等有抑制作用；提取物低浓度时能促进离体肠管的自发运动，高浓度时可导致张力上升、运动抑制；静脉注射可引起麻醉兔、鼠短暂或轻度的血压下降。

验方

①肠炎：十大功劳、番石榴叶、土牛膝各15g，黄连、白头翁各9g，马鞭草30g，水煎服。②高血压：十大功劳、石仙桃、豨莶草各15g，六棱菊9g，水煎服。③阴道炎：十大功劳、白头翁各等量，炒焦研粉，阴道冲洗后，撒上药粉。④支气管炎：十大功劳、穿心莲各15g，橘皮6g，水煎取汁100ml，分2次服。⑤急性黄疸型肝炎：十大功劳、赛葵各15g，水煎服。⑥结膜炎：十大功劳200g，加蒸馏水1000ml，煎煮后取汁过滤，高压消毒，滴眼用，每日数次。⑦风火牙痛：十大功劳9g，水煎顿服，每日1剂，痛甚者可日服2剂。

Pyrrosiae Folium

石 韦 298

英文名: Shearer's Felt Fern Leaf（庐山石韦）、Japanese Felt Fern Leaf（石韦）
别　名: 大石韦、光板石韦（庐山石韦），石剑箬、小石韦、金背茶匙、石皮、石兰、肺心草（石韦）。
来　源: 水龙骨科植物庐山石韦 *Pyrrosia sheareri*（Bak.）Ching、石韦 *Pyrrosia lingua*（Thunb.）Farwell 或有柄石韦 *Pyrrosia petiolosa* (Christ) Ching 的叶。

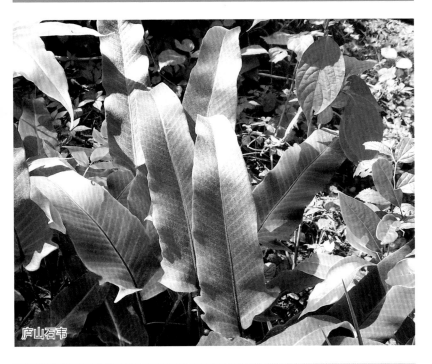

庐山石韦

植物形态

庐山石韦: 多年生草本，高 30~60cm。根茎粗壮，横走，密生披针形鳞片，鳞片边缘有睫毛。叶同型，簇生，坚革质，上面仅沿叶脉有毛或无毛，有细密而不整齐的凹点，下面有分叉、短阔的黄色星状毛；叶柄粗壮，以关节着生于根茎上；叶片宽披针形，长 20~40cm，宽 3~5cm，向顶端渐尖，向基部稍变宽，为不等的圆耳形；侧脉在两面略下凹。孢子囊群小，在侧脉间排列成多行，无盖。生于岩石或树干上。

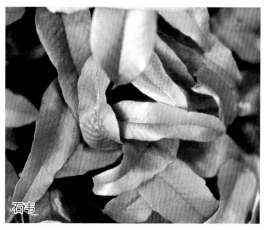

石韦

石韦：高 10~30cm。根茎长，横走，密生褐色鳞片，卵状披针形，边缘有睫毛。叶近二型，远生，革质，上面有小凹点，偶见星状毛，下面密生红黄色星状毛；孢子囊群在侧脉间紧密而整齐排列。

采　制

全年可采，除去根茎及根，晒干或阴干。庐山石韦药材产于江西、安徽、浙江、湖北、湖南；石韦药材产于河南、浙江、安徽、湖北、广东、广西。

性　状

庐山石韦

叶片略皱缩，展平后呈披针形，长 10~20cm，宽 3~5cm。先端渐尖，基部耳状偏斜，全缘，边缘常向内卷曲；上表面黄绿色或灰绿色，散布有黑色圆形小凹点；下表面密生红棕色星状毛，有的侧脉间布满棕色圆点状的孢子囊群。叶柄具四棱，长 10~20cm，直径 1.5~3mm，略扭曲，有纵槽。叶片革质。气微，味微涩苦。

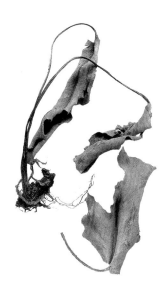

石韦（庐山石韦，药材）

石韦

叶片呈披针形或长圆披针形，长 8~12cm，宽 1~3cm。基部楔形，对称。孢子囊群在侧脉间，排列紧密而整齐。叶柄长5~10cm，直径约 1.5mm。

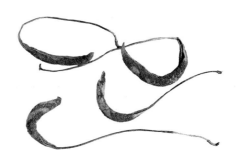

石韦（石韦，药材）

性 味	性微寒，味甘、苦。
功 能	利尿通淋，清肺止咳，凉血止血。
主 治	热淋，血淋，石淋，小便不通，淋沥涩痛，吐血，衄血，尿血，崩漏，肺热喘咳。
用 法	用量 6~12g。

化学成分	庐山石韦含芒果苷（mangiferin）、异芒果苷（isomangiferin）、延胡索酸（fumaric acid）、咖啡酸（caffeic acid）、里白烯（diploptene）等。石韦含绵马三萜（diploptene）、山奈酚、槲皮素、异槲皮素、三叶豆苷、绿原酸。
药 理	水煎液的浓缩液及提取物经动物试验均有明显的镇咳、祛痰作用，临床上可用于治疗慢性支气管炎；对于因化学疗法及放射线疗法引起的白细胞减少，有使白细胞升高的作用；能增强机体的抗病能力。

验方

①泌尿系统结石：石韦 20g，金钱草 30g，巴戟天 15g，生大黄、生甘草各 10g，每日 1 剂，水煎服。绞痛重者加延胡索、琥珀；血尿重者加白茅根、三七。②泌尿系统感染：石韦、蒲公英、马齿苋各 30g，苦参 9~15g，柴胡 9~18g，黄柏 9g，水煎服。

299

Cephalotaxi Folium et Ramulus

三尖杉

英文名： Fortune Plumyew Twig and Leaf
别　名： 桃松、山榧树。
来　源： 三尖杉科植物三尖杉 *Cephalotaxus fortunei* Hook. F. 的小枝叶。

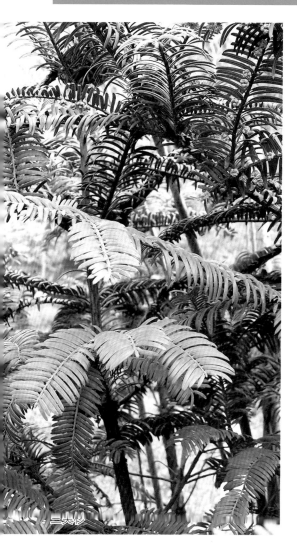

三尖杉

植物形态

常绿乔木，高 10~20m。树皮灰褐色至红褐色，老时呈不规则片状剥落；小枝对生，基部有宿存芽鳞。冬芽顶生，常 3 个并列。叶螺旋状排成 2 列，较疏，常水平展开，线状披针形，微弯，长 3.5~13mm，宽 3~4.5mm，上部渐狭，先端有渐尖的长尖头，基部渐狭，楔形或宽楔形，下面气孔带白色，比绿色边带宽 3~5 倍。花单性异株；雄球花生于枝上端叶腋，球形，具短柄，每个雄球花有雄蕊 6~16，基部具 1 苞片；雌球花具长梗，生于枝下部叶腋，由数对交互对生的苞片组成，每苞有直立胚珠 2。种子绿色，核果状，外种皮肉质，熟时紫色或紫红色，内种皮坚硬。生于杂木林中。分布于长江流域以南各地。

采 制

全年可采，干燥。以秋季采收者质量较好。

性 状

小枝对生，圆柱形，棕色。叶线状披针形，螺旋状排列成2行，长3.5~13cm，宽3~4mm，顶端有渐尖的长尖头，上表面灰棕色，具光泽，下表面黄棕色，主脉两侧各有1条棕红色条纹。气微，味微苦。

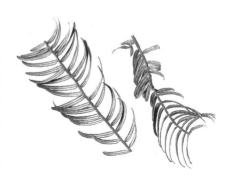

三尖杉（药材）

性 味	性寒，味苦、涩。
功 能	抗癌。
主 治	淋巴肉瘤，肺癌等。
用 法	用量9~18g。

化学成分　含三尖杉碱（cephalotaxine）、表三尖杉碱、去甲基三尖杉碱、乙酰三尖杉碱（acetylcephalotaxine）、三尖杉酮碱、三尖杉新碱、红杉醇（sequoyitol）。

药　理　三尖杉生物碱可显著抑制小鼠肉瘤 S180；三尖杉碱可抑制小鼠 L1210 细胞的蛋白质合成；三尖杉酯碱及高三尖杉碱对脑瘤 22 有抑制作用，并能明显延长 L615 小鼠的生存时间。

验方　①白血病：三尖杉酯碱成人每次 0.5mg，10 岁及 10 岁以上的小儿每次 0.4mg，10 岁以下的小儿每次 0.3mg，或高三尖杉酯碱成人每次 0.3~0.5mg，小儿每次 0.3mg，鞘内注射。②直肠癌：三尖杉根 60g，水煎服；或从二尖杉枝叶中提取三尖杉总生物碱制成注射液（每 2ml 含总生物碱 100mg），每次肌注 50mg，每日 2 次，或遵医嘱。

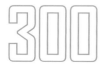

Hibisci Mutabilis Folium

木芙蓉叶

英文名： Cottonrose Hibiscus Leaf
别　名： 地芙蓉、芙蓉、山芙蓉、胡李花、三变花、木棉。
来　源： 锦葵科植物木芙蓉 *Hibiscus mutabilis* L. 的叶。

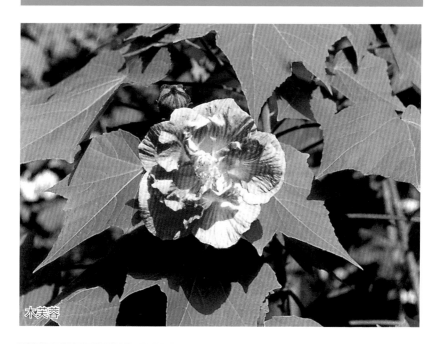

木芙蓉

植物形态

落叶灌木或小乔木，高 2~5m，茎、叶、果柄、小苞片和花萼上均密被星状毛和短柔毛。茎圆柱形。叶互生，卵圆状心形，直径 7~18cm，5~7掌状分裂，边缘有钝齿，叶柄长 5~13cm。花大，直径约 8cm；花柄长5~10cm，近顶端有节；小苞片 8~10，线形；花萼钟形，长约 2.5cm，裂片卵形；花瓣白色或粉红色，开后逐渐变深，单瓣或重瓣，基部与雄蕊柱合生；子房 5 室。蒴果扁球形，直径 2.5~3cm，果瓣 5，密生淡黄色刚毛或绵毛。种子多数，肾形，背部有长毛。花期 8~10 月，果期 9~11 月。全国有栽培。

采 制

夏、秋二季采收，晒干。

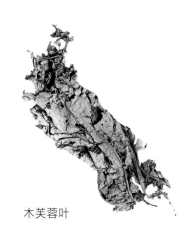

木芙蓉叶

性 状

叶多卷缩，破碎，完整者展平后呈卵圆状心形，3~7浅裂，裂片三角形。上表面暗黄绿色，下表面灰绿色，叶脉7~11条，两面突起。气微，味微辛。

性 味	性平，味辛。
功 能	凉血，解毒，消肿，止痛。
主 治	痈疽燃肿，缠身蛇丹，烫伤，目赤肿痛，跌打损伤。
用 法	用量10~30g。外用适量。

化学成分　含黄酮苷、酚类、氨基酸、还原糖、黏液质。

药　理　流浸膏用试管稀释法，对金黄色葡萄球菌、铜绿假单胞菌、副大肠杆菌及变形杆菌有抑制作用；有抗癌作用。

验方 ①痈疽疔疮，无名肿毒，乳腺炎：鲜木芙蓉叶洗净捣烂，调蜂蜜敷患处，每日换药1次。②带状疱疹，脓疱疮：木芙蓉叶晒干，研成细末，调茶油涂抹患处。③烧烫伤：木芙蓉叶500g（鲜品加倍），加凡士林1000g，文火熬至叶枯焦，纱布过滤去渣，制成碧绿色软膏。用时摊布在消毒敷料上或制成芙蓉叶膏纱布外敷，对于轻度烫火伤亦可用芙蓉叶膏直接涂搽。④外伤出血：鲜木芙蓉叶适量，净选后捣烂敷患处。

301

Artemisiae Argyi Folium
艾 叶

英文名： Argy Wormwood Leaf
别　名： 大艾叶、杜艾叶、萎蒿。
来　源： 菊科植物艾 *Artemisia argyi* Lévl. et Vant 的叶。

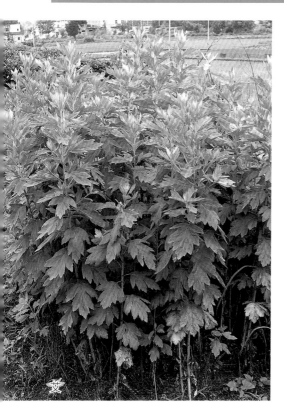

植物形态

多年生草本，高 0.5~1.2m。茎直立，被白色细软毛，上部分枝。叶互生，中下部叶片广阔，3~5 深裂或羽状深裂，裂片椭圆形或椭圆状披针形，边缘有不规则的锯齿，上面散生白色腺点，疏生毡毛，下面密生白色毡毛。头状花序钟形，长 3~4mm，直径 2~2.5mm，几无柄；总苞片 4~5 层，密被白色绵毛，边缘膜质，外层披针形；雌花长约 1mm；两性花结实，长约 2mm，紫褐色。瘦果椭圆形，无毛。花期 7~10 月。生于荒地、林缘；有栽培。分布于东北、华北、华东、西南。

性　味	性温，味辛、苦；有小毒。
功　能	散寒止痛，温经止血。
主　治	少腹冷痛，经寒不调，宫冷不孕，吐血，衄血，崩漏经多，妊娠下血；皮肤瘙痒。
用　法	用量 3~9g。外用适量，供灸治或熏洗用。

采　制

夏季花未开时采收，除去杂质，晒干。

性　状

叶多皱缩、破碎，有短柄。完整叶片展开后呈卵状椭圆形，羽状深裂，裂片椭圆状披针形，边缘有不规则的粗锯齿，上表面灰绿色或深黄绿色，有稀疏的柔毛及腺点，下表面密生灰白色绒毛。质柔软。气清香，味苦。

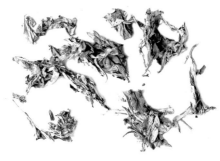

艾叶

化学成分	含挥发油，油中成分有柠檬烯（limonene）、桉油精（cineol）、龙脑（borneol）、α-侧柏酮（α-thujone）、α-水芹烯（α-phellandrene）等。
药　理	所含艾叶油能直接松弛豚鼠气管平滑肌，并能对抗乙酰胆碱、氯化钡引起的收缩；艾叶油 0.5ml/kg 灌胃，对卵白蛋白引起的豚鼠过敏性休克有对抗作用；能抗细菌、真菌。

验方

①保胎：艾叶每 6g 配鸡蛋 1 个，加水煮 10 分钟，鸡蛋去壳后再煮 5 分钟至鸡蛋成褐色，供药用。孕 3 个月内，每次吃 2 个，症状严重者每日 2 次，好转后每日 1 次。孕 4 个月以上，症状严重者每次 3 个，每日 2 次，好转后每次 2 个，每日 1 次维持。一般不用辅助药物。②痛经：生艾叶 10g，红花 5g，加开水 300ml 冲服。经前 1 日或经值时服 2 剂。③老年性皮肤瘙痒：艾叶 90g，雄黄、花椒各 6g，防风 30g；或艾叶 30g，花椒 9g，地肤子、白鲜皮各 15g。水煎熏洗患处，每日 1 剂，每剂熏洗 2 次，一般用药 3~6 剂。

302

Photiniae Folium

石楠叶

英文名： Chinese Photinia Leaf
别　名： 石南叶、石眼树叶、老少年叶、凿树、石纲。
来　源： 蔷薇科植物石楠 *Photinia serrulata* Lindl. 的叶。

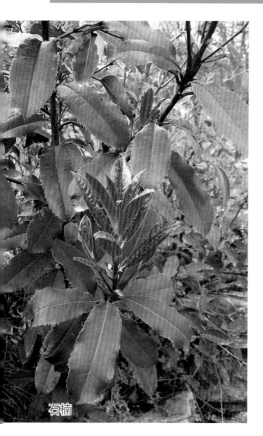

石楠

植物形态

常绿灌木或小乔木，高可达10m，枝光滑。叶片革质，长椭圆形、长倒卵形或倒卵状椭圆形，长8~22cm，宽2.5~6.5cm，基部宽楔形或圆形，边缘疏生有细锯齿，近基部全缘，幼时自中脉至叶柄有绒毛，后脱落，两面无毛；叶柄长2~4cm。复伞房花序多而密；花序梗和花柄无皮孔；花白色，直径6~8mm；花瓣近圆形，内面近基部无毛；子房顶端有毛，花柱2~3裂。梨果近球形，直径约5mm，红色，后变紫褐色。花期4~5月，果期10月。野生或栽培。分布于安徽、江苏、浙江、广东、广西、四川、云南、甘肃。

采　制

全年可采收，晒干。

性　味	性平，味辛、苦；有小毒。
功　能	祛风补肾。
主　治	风湿筋骨痛，阳痿遗精。
用　法	用量4.5~15g。

性　状

叶上表面暗绿色至棕紫色，较光滑，下表面淡绿色至棕紫色，主脉突起，侧脉似羽状排列；常带有叶柄。革质而脆。气微，味苦、涩。

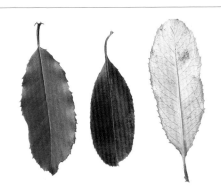

石楠叶

化学成分　　含氢氰酸、野樱皮苷（prunasin）、熊果酸、表儿茶素、圆齿火棘酸（pyracrenic acid）、皂苷、挥发油。

药　　理　　10%叶浸剂在试管内可以杀死日本血吸虫尾蚴，也能杀灭钉螺；70%叶乙醇浸出液能抑制离体蛙心，收缩离体兔耳血管，抑制离体肠管，降低麻醉犬血压；煎剂对离体、在体蛙心及在体兔心则有兴奋作用。

验方　　①足膝挛痹：石楠叶、白术、牛膝（此三味，以酒浸一夜，焙干）、防风、天麻、枸杞子、黄芪各60g，桂枝（去粗皮）、鹿茸（酥炙，去毛）各45g，共为细末。另取木瓜1个，去皮取肉，蒸至烂熟，和入以上药末捣烂，加面糊少许，同为丸，如梧桐子大。每服30~50丸，空腹以盐汤或温酒送下。②女子神经性偏头痛：石楠叶9g，川芎3g，白芷、天麻各5g，女贞子6g，水煎，分3次服。③风疹：石楠叶90g，捣为末，每服3g，酒、水煎沸，空腹服。④鼠瘘（即颈腋部淋巴结结核）：石楠叶、生地黄、茯苓、黄连、雌黄各60g，为散，敷患处。

303 四季青

Ilicis Chinensis Folium

英文名： Purple Flower Holly Leaf
别　名： 红冬青、大叶冬青。
来　源： 冬青科植物冬青 *Ilex chinensis* Sims 的叶。

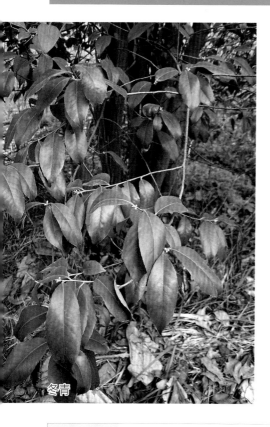

冬青

植物形态

常绿乔木，高达 13m，树皮灰色，有纵沟。叶互生，薄革质，狭长椭圆形或披针形，长 6~10cm，宽 2~3.5cm，先端渐尖，基部楔形，边缘有浅圆锯齿，干后呈红褐色，有光泽；叶柄有的为暗紫色。雌雄异株，聚伞花序生于叶腋或叶腋外；花瓣紫红色或淡红色；雄花序有花 10~30 朵，4~5 出数，花萼钟形，花冠长 2.5mm；雌花序有花 3~7 朵，退化雄蕊长约为花瓣的 1/2，柱头厚盘状。果实椭圆形，深红色，分核 4~5 粒，背面有一深沟。花期 5 月，果期 10 月。生于向阳山坡林缘、灌丛中。分布于长江以南各地。

性　味	性凉，味苦、涩。
功　能	清热解毒，消肿祛瘀。
主　治	肺炎，急性咽喉炎，痢疾，胆道感染，尿路感染；烧伤，下肢溃疡，麻风溃疡。
用　法	用量 15~30g。

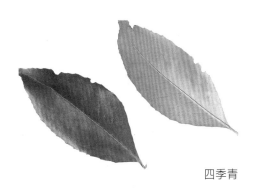

秋、冬二季采收，晒干。

性　状

叶呈长椭圆形，长6~12cm，先端急尖或渐尖，基部楔形，边缘具疏浅锯齿，上表面棕褐色或灰绿色，有光泽，下表面色较浅。叶柄长约1cm。气微清香，味苦、涩。

四季青

化学成分　含长梗冬青苷（peduncwoside）、原儿茶酸（protocatechuic acid）、原儿茶醛（protocatechuic aldehyde）、熊果酸（ursolic acid）。

药　理　水煎剂12.5mg/ml，对铜绿假单胞菌、大肠杆菌、金黄色葡萄球菌、伤寒杆菌、福氏痢疾杆菌、枯草杆菌等均有抑菌作用；煎剂1g/kg静脉注射，可以使麻醉猫的血压下降、冠状窦流量增加、心率减慢。

验方

①感冒、扁桃体炎：四季青、马兰各30g，水煎，分3次服。
②慢性支气管炎：四季青60g，大青叶90g，百部、麻黄、葶苈子、桔梗各9g，白前15g。水煎液浓缩至90ml，分3次1日服完，16日为1个疗程。③烧烫伤：四季青水煎液浓缩成1∶1备用。常规清洁创面后，以消毒棉球取药液涂布于烧烫伤面，使之结成痂膜。如痂膜下有分泌物出现，去痂后再行涂布，直至痊愈。
④乳腺炎：鲜四季青叶60g，鲜夏枯草、鲜木芙蓉叶各45g，洗净后捣烂如泥敷患处，药泥干后可加水调湿再敷。⑤热毒疮疡：鲜四季青叶洗净，捣烂敷患处。

304

Viticis Negundo Folium

牡荆叶

英文名： Hempleaf Negundo Chastetree Leaf
别　名： 黄荆柴、黄荆条、荆条棵、五指柑。
来　源： 马鞭草科植物牡荆 *Vitex negundo* L. var. *cannabifolia*（Sieb.et Zucc.）Hand. –Mazz. 的叶。

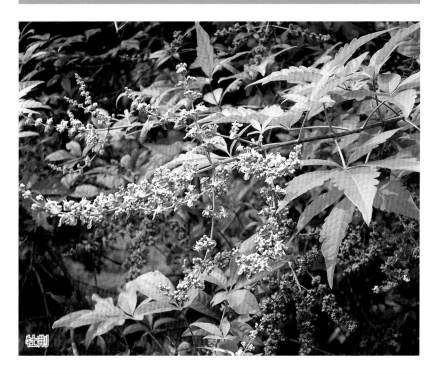

牡荆

植物形态

落叶灌木或小乔木。小枝方形，密生灰白色绒毛。叶对生，掌状五出复叶，小叶片边缘有多数锯齿，上面绿色，下面淡绿色，无毛或稍有毛。圆锥状花序顶生；花萼钟形，顶端有 5 齿裂；花冠淡紫色，顶端有 5 裂片。果实球形，黑色。花、果期 7~11 月。生于山坡路旁。分布于长江以南各地。

采　制

夏、秋二季枝叶茂盛时采收，除去茎枝，晒干。

性 状

叶多皱缩，破碎，暗绿色，叶柄长
2~5cm，有细沟纹，密被灰白色或淡褐色
短茸毛。小叶片展平后呈椭圆状披针形，
长 6~9cm，宽 2~3cm，先端渐尖，基部
楔形，边缘具锯齿；上表面叶脉被细毛，
下表面主脉明显突起，脉上毛较密，中
间 3 片小叶有小叶柄。气香，味微苦、辛。

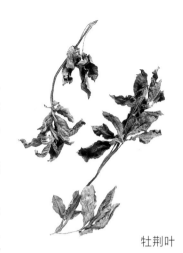

牡荆叶

性 味	性平，味微苦、辛。
功 能	祛痰，止咳，平喘。
主 治	咳嗽痰多。
用 法	用量 15~30g。

化学成分　含挥发油，油中有 α-蒎烯、莰烯、桉脑、对-伞花烃、
丁香酚、β-丁香烯、氧化丁香烯、β-榄香烯。

药　理　有祛痰、镇咳、平喘作用，为治疗慢性支气管炎的有效药
物；有一定镇静作用；牡荆叶挥发油的主要成分丁香烯，
按 100mg/kg 十二指肠给药，对麻醉兔、猫有降压作用。

验方　①小儿咳喘：牡荆叶 45g，水煎取汁 100ml。每日 3 次，每次服
10ml。②风寒感冒，流行性感冒：鲜牡荆叶、蓝花参各 15g，桑叶、
紫苏叶各 4.5g，薄荷 3g，水煎服。③中暑，或兼腹痛泄泻：牡
荆叶、枫叶、星宿菜各 15~20g，水煎服。④小儿单纯性消化不
良所致的腹泻：牡荆叶、枫树嫩叶、樟树嫩叶、嫩茶叶各 5g，
神曲 9g，水煎服。⑤乳痈初起：牡荆叶 25g，酒、水各半煎服；
亦可用鲜牡荆叶适量，加黄酒少许捣烂敷患处。

305

Ilicis Latifoliae Folium
苦丁茶

英文名： Broadleaf Holly Leaf
别　名： 大叶茶、苦灯茶。
来　源： 冬青科植物大叶冬青 *Ilex latifolia* Thunb. 的叶。

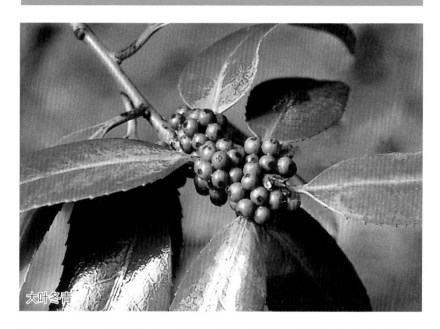

大叶冬青

植物形态

常绿乔木，高达 15m。树皮赭黑色或灰黑色，粗糙，有浅裂；枝条粗大，平滑，新枝有棱角。叶革质而厚，螺旋状互生，长椭圆形或卵状长椭圆形，先端锐尖或稍圆，基部钝，边缘有疏齿，上面光泽，下面主脉突起。聚伞花序，多数密集在上部叶腋；雄花序有花 1~3 朵，雌花序则仅有 1 花，苞片卵形，多数；萼 4 裂，裂片卵形，有缘毛，黄绿色；花瓣 4，椭圆形，基部愈合，长为花萼的 3 倍；雄花有雄蕊 4，较花瓣长，花丝针形，花药卵形，中央有退化子房，两性花中雄蕊与花瓣等长，子房球状卵形。核果球形，成熟后红色，有残留花柱；分核 4 颗，有 3 棱。花期 4~5 月，果期 10 月。生于山坡、竹林、灌木丛中。分布于长江下游各省及福建。

采　制

全年可采收，除去杂质，干燥。

性　状

叶呈卵状长圆形，革质，不皱缩，有的纵向微卷曲。上面黄绿色或灰绿色，有光泽，下面黄绿色。味微苦。

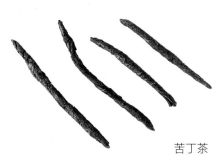

苦丁茶

性 味	性大寒，味苦、甘。
功 能	散风热，清头目，除烦渴。
主 治	肾虚耳鸣，头痛，齿痛，目赤，咯血，热病烦渴，痢疾。
用 法	用量 15~30g。

化学成分　含熊果酸（ursolic acid）、β-香树脂醇（β-amyrin）、羽扇醇（lupeol）、蒲公英萜醇（taraxerol）等。

药　理　具有增强和调节机体免疫的功能；对多种细菌有抑制作用，广泛应用于抗菌消炎；有明显的降血压作用；能够减脂降糖，可用于治疗心脑血管疾病。此外还有利尿排毒、抗疲劳、抗癌、防衰老等作用。

验方

①高血压：苦丁茶9g，槲寄生、荷叶、钩藤各15g，菊花12g，水煎服。②目赤：苦丁茶、黄芩、金银花、连翘各9g，龙胆、薄荷各6g，水煎服。③湿热痢疾：苦丁茶、黄连、当归、大黄各9g，赤芍12g，甘草6g，水煎服。④风热头痛，牙痛：苦丁茶9g，石膏20g，水煎服。⑤热病烦渴：苦丁茶9g，芦根15g，水煎服。

306 枇杷叶

Eriobotryae Folium

英文名： Loquat Leaf
别　名： 苏杷叶、广杷叶。
来　源： 蔷薇科植物枇杷 *Eriobotrya japonica*（Thunb.）Lindl. 的叶。

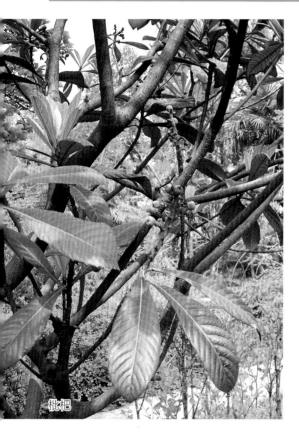

枇杷

植物形态

常绿乔木或灌木。叶互生，长椭圆形或倒卵形，边缘上部有疏锯齿，基部楔形，上面多皱，下面及叶柄密被锈色茸毛。圆锥花序顶生，具淡黄色绒毛，花芳香；萼片5；花瓣5，白色；雄蕊20；子房下位，2~5室，每室胚珠2，花柱2~5，基部合生，有毛。梨果卵形，扁卵形或长卵形，橙黄色，肉甜。种子1至数粒，棕褐色，有光泽。花期9~11月，果期次年4~5月。种于村边、平地、坡地。全国各地均有栽培，四川、湖北有野生。

性　味	性微寒，味苦。
功　能	清肺止咳，降逆止呕。
主　治	肺热咳嗽，气逆喘急，胃热呕逆，烦热口渴。
用　法	用量6~9g。

全年可采，晒至七八成干时，扎成小把，再晒干。

性　状

叶呈长圆形或倒卵形，长
12~30cm，宽4~9cm，先端尖，
基部楔形，边缘有疏锯齿，
近基部全缘；上表面灰绿色、
黄棕色或红棕色，有光泽；
下表面密被黄色茸毛，主脉
明显突起，侧脉羽状；叶柄
极短，被棕黄色绒毛。叶革
质而脆，易折断。气微，味
微苦。

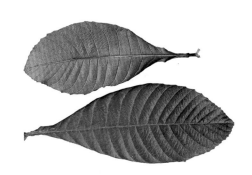

枇杷叶

化学成分	含皂苷、糖类、熊果酸（ursolic acid）、齐墩果酸（oleanolic acid）、鞣质、苦杏仁苷（amygdalin）等。
药　理	提取物可刺激金黄色葡萄球菌的生长，无抑菌作用；乙酸乙酯提取物对组胺引起的离体豚鼠器官收缩有抑制作用；小鼠酚红法试验表明，灌服枇杷叶的醇及乙酸乙酯提取物有祛痰作用。

验方　①痤疮：枇杷叶、桑白皮、黄柏各9g，黄连、甘草、人参各6g，水煎服。②百日咳：枇杷叶、桑白皮各15g，地骨皮9g，甘草3g，水煎服；或枇杷叶1000g，桑白皮500g，百部250g，蜂蜜500g，制成糖浆2000ml，1岁以下小儿每次10ml，3~4岁20~30ml，5~6岁30~50ml，日服3~5次。③感冒咳嗽：枇杷叶12g，薄荷6g，水煎服。④气管炎：枇杷叶、葫芦茶各9g，海金沙、陈皮各6g，水煎服。

307

Apocyni Veneti Folium

罗布麻叶

英文名： Dogbane Leaf
别　名： 茶叶花、泽漆麻、野茶叶、红根草。
来　源： 夹竹桃科植物罗布麻 *Apocynum venetum* L. 的叶。

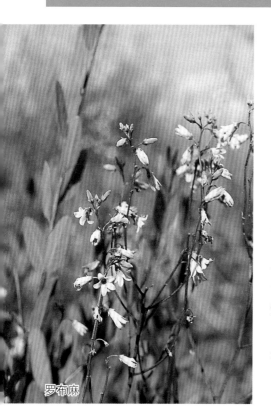

罗布麻

植物形态

半灌木，高 1~1.5m，有乳汁，无毛。枝紫红色或淡红色。叶对生，椭圆状披针形至长圆形，长 1~8cm，宽 0.5~2.2cm，先端钝圆，有小芒尖，基部宽楔形，边缘有不明显的细锯齿。聚伞花序顶生；花萼 5 深裂，被短毛；花冠粉红色或浅紫红色，钟形，先端 5 裂，两面具颗粒状突起；副花冠 5；雄蕊 5；心皮 2，离生。蓇葖果叉生。种子顶端簇生白色细长毛。花期 6~8 月，果期 9~10 月。生于河流两岸沙质地、山沟沙地、多石的山坡、盐碱地。分布于东北、华北、西北。

性　味	性凉，味甘、苦。
功　能	平肝安神，清热利水。
主　治	肝阳眩晕，心悸失眠，浮肿尿少；高血压，神经衰弱，肾炎浮肿。
用　法	用量 6~12g。

采制

夏季采收，除去杂质，干燥。

性状

药材多皱缩卷曲，有的破碎，完整叶片展平后呈椭圆状披针形或卵圆状披针形，长2~5cm，宽0.5~2cm，淡绿色或灰绿色，先端钝，有小芒尖，基部钝圆或楔形，边缘具细齿，常反卷，两面无毛，叶脉于下表面突起；叶柄细，长约4mm。质脆。气微，味淡。

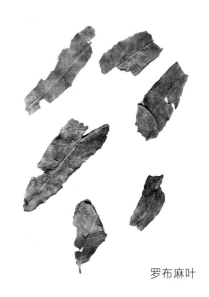

罗布麻叶

化学成分　含异槲皮苷（isoquercitrin）、槲皮素（quercetin）、金丝桃苷（hyperin）、儿茶素、棕榈酸蜂花基酯（myricyl palmitate）、羽扇醇棕榈酸酯（lupenyl palmitate）及多种氨基酸。

药理　罗布麻叶煎剂1~2g/kg灌服，对实验性肾型高血压犬有轻度降压作用；对内源性血脂升高有使其降低的作用；对细胞染色体损伤有保护作用。此外还有利尿、抗辐射损害、提高免疫功能的作用。

验方　①高血压：罗布麻叶3~6g，开水冲泡当茶饮。②感冒：20%罗布麻煎剂口服，每次50~100ml，每日2次。③肝火上攻之眩晕、面红耳赤：罗布麻叶3~10g，水煎服；或配合钩藤、夏枯草、野菊花等水煎服。④水肿，小便不利：罗布麻叶3~10g，水煎服；或配合车前子、木通、茯苓等水煎服。

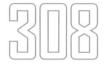

Platycladi Cacumen

308 侧柏叶

英文名： Oriental Arborvitae Leafytwigs
别　名： 扁柏、香柏、片柏、片松。
来　源： 柏科植物侧柏 *Platycladus orientalis*（L.）Franco 的枝梢和叶。

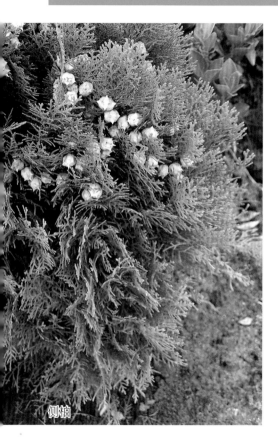

侧柏

植物形态

常绿乔木，高达 20m。树皮淡灰褐色或深灰色，纵裂成长条片剥落。分枝密，小枝扁平，排成一平面。鳞形叶交互对生，正面 1 对扁平，有腺点，侧面 l 对龙骨状，盖于正面叶上。雌雄同株，球花单生于上年短枝顶；雄球花有 3~6 对雄蕊，每一雄蕊有 2~4 枚花药；雌球花有 4 对珠鳞。球果有种鳞 4 对，成熟前肉质，成熟后木质，开裂，较厚，背部近顶端有一反曲的尖头，中部种鳞各有 1~2 粒种子。种子长卵形，无翅。花期 3~4 月，果期 10~11 月。多栽培。除青海、新疆外，全国均有分布。

性　味	性寒，味苦、涩。
功　能	凉血止血，生发乌发。
主　治	吐血,衄血,咯血,便血,崩漏不止,血热脱发,须发早白。
用　法	用量 6~12g。外用适量。

采 制

夏、秋二季采收，阴干。

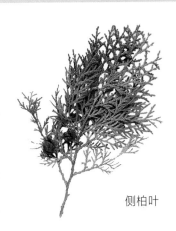

侧柏叶

性 状

茎枝呈类圆柱形，红棕色；多分枝，小枝扁平，直径1~2mm。叶细小鳞片状，交互对生，贴伏于枝上，深绿色或黄绿色。质脆。气清香，味苦、涩、微辛。

化学成分 含挥发油，油中主要为茴香酮（fenchone）、樟脑、乙酸龙脑酯、萜醇。还含桧酸（juniperic acid）、槲皮苷、槲皮素、杨梅黄素（myricetin）、山奈素、扁柏双黄酮（hinokiflavone）、蜡质等。

药 理 提取物有镇静、祛痰作用；可以协同戊巴比妥钠的麻醉作用，有中枢镇静作用；能舒张离体肠段平滑肌；对多种细菌及某些病毒有抑制作用；对结核杆菌的生长有抑制作用，且与异烟肼有协同作用。

验方

①肺结核：侧柏叶45g，制成水丸，分3次，1日服完；或侧柏叶浸膏片，每日剂量120g。3~5个月为1个疗程。②百日咳：侧柏叶、百部、麦冬各9g，炙甘草3g，水煎服。③急慢性痢疾：侧柏叶晒干研成粗粉，加入乙醇溶液，以浸没药粉为度，4昼夜后滤取浸液。每次50ml，日服3次，7~10日为1个疗程。④烧伤：鲜侧柏叶300~500g，洗净，捣成泥，加75%乙醇溶液少许调成糊状，外敷。⑤便血：侧柏叶炭12g，荷叶、生地黄、百草霜各9g，水煎服。

附 注 种仁亦入药，名柏子仁，能养心安神、止汗润肠。

309

Agaves Americanae Folium

金边龙舌兰

英文名： Golden Margined Century Plant Leaf
别　名： 金边莲、龙舌兰、金边假菠萝。
来　源： 龙舌兰科植物金边龙舌兰 *Agave americana* L. var. *marginata* Hort. 的叶。

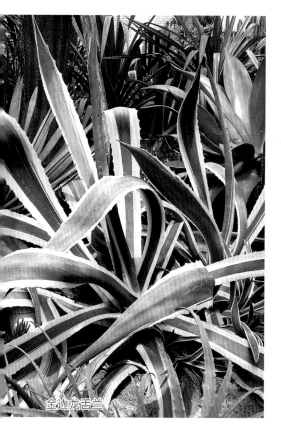

金边龙舌兰

植物形态

多年生常绿草本。茎短，稍木质。叶多丛生，长椭圆形，大小不等，小者长 15~25cm，宽 5~7cm，大者长可达 1m，质厚，平滑，绿色，边缘有黄白色条带镶边，有紫褐色刺状锯齿。花茎有多数横纹；花黄绿色，肉质；雄蕊 6，花药"丁"字形着生；子房 3 室，花柱钻形。蒴果长椭圆形，胞间开裂。种子多数，扁平，黑色。花期夏季。多栽培于庭园。分布于西南、华南。

采　制

全年可采，晒干或鲜用。

性　味	性平，味甘、微辛。
功　能	润肺，化痰，止咳。
主　治	虚劳咳嗽，吐血，哮喘。
用　法	用量 15~30g。

性　状

本品为扁平片状，长短不一，厚 1~5mm，边缘常卷曲。表面黄棕色至深棕色，表面皱缩，密布纵向条纹，叶片边缘淡黄色，较光滑。质脆，易折断，折断面具纤维性。

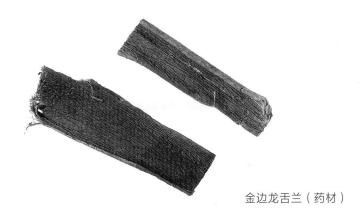

金边龙舌兰（药材）

化学成分　含皂苷，水解可得海柯皂苷元（hecogenin）和 9- 去氢海柯皂苷元。

药　　理　新鲜叶汁有轻泻以及利尿的作用；对犬的实验性肾炎有一定的治疗作用；叶所含的辛辣挥发油可以作局部刺激剂；有止咳平喘的作用，可治疗哮喘。

验方　①肺结核咳嗽、吐血：金边龙舌兰、岩白菜、白藕节、百部、白及各适量，水煎服。②毒疮：金边龙舌兰洗净、捣烂，常规清洁患处后，敷患处。③多发性脓肿、痈、疽、疔：鲜金边龙舌兰叶片 15~30g，捣烂，纱布包后绞汁服，渣敷患处。④麻疹不透：鲜金边龙舌兰叶适量，洗净，晾干表面水分，置烧红的炭中烫热，捣烂，纱布包好，熨胸部及头面部，注意避免烫伤。

Camelliae Folium

310 茶 叶

英文名： Tea
别　名： 茗。
来　源： 山茶科植物茶 *Camellia sinensis*（L.）O. Ktze 的嫩叶或叶芽。

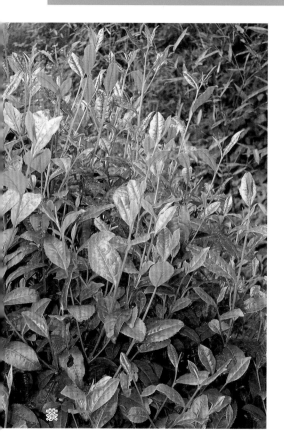

植物形态

常绿灌木或小乔木，高 1~6m。嫩枝和嫩叶有细柔毛。叶互生，薄革质，椭圆状披针形至椭圆形，长 4~10cm，宽 2~3.5cm，先端急尖或钝而微凹，基部楔形，边缘有锯齿；叶柄短。花单生或 2 朵腋生，很少 3~4 朵腋生，直径 2.5~3.5cm；花柄长 6~10mm，稍下垂；萼片 5~6，果时宿存；花瓣 5~8，圆形，白色；子房上位，3 室，有柔毛，花柱合生，柱头 3 裂。蒴果圆形或呈三瓣状，每室有 1 种子。花期 9~10 月，果期 11 月。原产于我国南部，现栽培较广。

性　味	性微寒，味苦、甘。
功　能	收敛，利尿，提神。
主　治	神疲多眠，头痛目昏，烦渴，小便不利，醉酒。
用　法	用量 3~9g。

采　制

4~5 月于种植 3 年以上的茶树上采摘新芽上的嫩叶，炒焙，搓揉至干。

性　状

叶常卷曲，破碎，完整者椭圆形或广披针形，叶缘钝锯齿状，上表面光滑无毛，下表面略带茸毛，革质，叶柄短。气香，味苦涩。

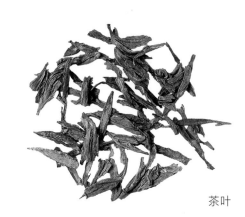

茶叶

化学成分　含咖啡因（caffeine）、茶碱（theophylline）、可可豆碱（theobromine）、黄嘌呤（xanthine）、鞣质、挥发油、槲皮素、维生素 C、胡萝卜素、二氢麦角甾醇。

药　理　对高级神经中枢有兴奋作用；对循环系统的作用在于可直接兴奋心脏、扩张冠状动脉；具有松弛平滑肌，加强骨骼肌收缩能力的功能。此外还有利尿、抑菌、收敛及增强毛细血管抵抗力的作用。

验方

①细菌性痢疾、阿米巴痢疾：100% 茶叶煎液口服，每次 5~10ml，每日 3~4 次；或 10% 煎液口服，每次 20~40ml，每日 4 次。②急性胃肠炎：成人用 50% 茶叶煎液口服，每次 10ml，每日 4 次；小儿用 10% 煎液口服，1~5 岁 15~20ml，5~10 岁 20~30ml，10~15 岁 30~40ml。③稻田性皮炎：老茶叶、白矾各 60g，加水 500ml 浸泡片刻后煎煮。在下田前后浸泡手足，任其自行干燥。忌用肥皂洗涤。本方既可预防，亦可治疗。④牙本质过敏症：茶叶（红茶）30g，水煎。先用煎液含漱，然后饮服。每日至少 2 次，直至痊愈，不可中断。

311

Elaeagni Folium

胡颓子叶

英文名：Thorny Elaeagnus Leaf
别　名：鸡卵子树、斑楂、羊奶子、三月枣。
来　源：胡颓子科植物胡颓子 *Elaeagnus pungens* Thunb. 的叶。

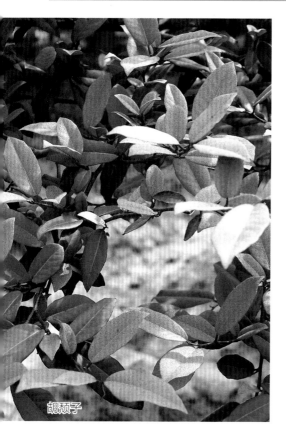

胡颓子

植物形态

常绿灌木，有刺，小枝褐锈色，被鳞片。叶互生，革质，椭圆形，长 5~7cm，宽 2~5cm，两端钝或基部圆形，边缘微波状，上面绿色，有光泽，下面银白色，被褐色鳞片；叶柄褐色。花银白色，下垂，被鳞片，1~4 朵簇生于叶腋；花被筒圆筒形或漏斗形，先端 4 裂，裂片内面被短柔毛；雄蕊 4；子房下位。果实椭圆形，长约 1.5cm，被锈色鳞片，熟时红褐色。花期 10~11 月，果期次年 5 月。生于山地杂木林内或向阳沟谷旁；有栽培。分布于华东及湖南、湖北、贵州、四川。

性　味	性平，味酸。
功　能	止咳平喘。
主　治	咳嗽气喘，咯血，痈疽，外伤出血。
用　法	用量 6~9g。

采 制

全年可采，晒干。

性 状

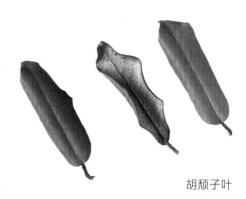

叶椭圆形，革质，边缘多卷曲。上面淡黄色至黄棕色，下面银白色，散布有褐色鳞片，尤以主脉附近为多；叶柄褐色。气微，味微苦。

胡颓子叶

化学成分 花含挥发油、黄酮、三萜、脂肪酸、维生素等。黄酮类成分有槲皮素、鼠李素、山柰酚及其苷类；三萜类成分有熊果酸、齐墩果酸。

药 理 对小鼠慢性支气管炎有一定的疗效；水、乙醇抽提精制所得的油状物对豚鼠哮喘不论口服、肌注或喷雾均有明显平喘作用；对流行性感冒病毒仙台株有抑制作用，对多种致病菌有不同的抑制作用。

验方

①慢性支气管炎：胡颓子叶、鬼针草各15g，水煎，分2次服，10日为1个疗程。②哮喘：胡颓子叶以文火炒至微黄，研末过筛备用。用时每次取3g，热米汤送服，早晚各1次，连续15日。或用胡颓子叶30g，水煎，分3次服。③痈疽发背、金疮出血：鲜胡颓子叶洗净，捣烂敷患处。④蜂蜇伤、蛇咬伤：鲜胡颓子叶30g，洗净，捣烂绞汁和酒服，渣敷患处。⑤肺结核咯血：鲜胡颓子叶24g，洗净，加冰糖少许，开水冲泡代茶饮。⑥肺虚久咳：胡颓子叶15g，配合党参、山药、五味子同煎服。

312

Ilicis Cornutae Folium

枸骨叶

英文名： Chinese Holly Leaf
别　名： 功劳叶、苦丁茶、八角刺。
来　源： 冬青科植物枸骨 *Ilex cornuta* Lindl. ex Paxt. 的叶。

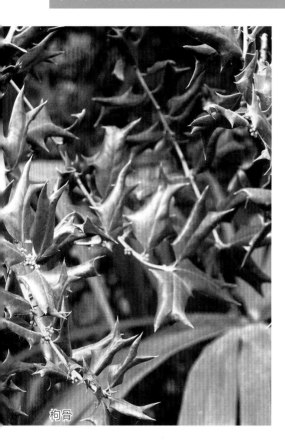

枸骨

植物形态

常绿灌木或小乔木，高约3m，树皮灰白色，平滑。叶互生，革质，近长方形，长4~10cm，宽1.5~4cm，先端有3枚刺齿，中央的刺齿反曲，基部两侧各有1~2刺齿，有的全缘，基部圆形，边缘硬骨质。花小，杂性；花萼4裂；花瓣4，黄绿色，基部愈合；雄蕊4；子房上位，4~6室。果实球形，红色。花期4~5月，果期9~10月。生于山坡、谷地、溪边杂木林及灌木丛中。分布于长江中下游。

采　制

秋季采收，除去杂质，晒干。

性　味	性凉，味苦。
功　能	清热养阴，益肾，平肝。
主　治	肺痨咳血，骨蒸潮热，头昏目眩。
用　法	用量9~15g。

性　状

叶呈类长方形或椭圆状长方
形，偶有卵圆形，边缘反卷，
有硬尖刺 5~11 个，先端 3 刺
常等大，边缘刺大小相间排列，
卵圆形叶无刺。上表面黄绿色
或灰绿色，有光泽，下表面灰
绿色或灰黄色；叶脉羽状，叶
柄长约 2cm。革质，厚而硬。
气微，味微苦。

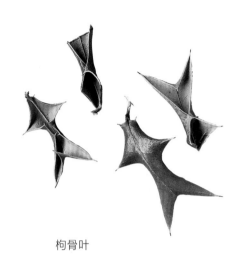

枸骨叶

化学成分　含 6，7- 二甲氧基香豆素（6，7-dimethoxycoumarin）、冬
青苷（ilexside）、咖啡因（caffeine）、皂苷、鞣质、苦味质。

药　　理　离体豚鼠心脏灌流后，枸骨叶提取物有增加其冠状动脉血
流量、加强心肌收缩力的作用；有避孕作用，且为生理性
避孕，枸骨叶丙酮提取物灌胃，对小鼠早孕、中孕均无明
显影响，皮下或腹腔注射均有明显的抗孕作用。

验
方

①肺结核咯血、潮热：枸骨叶、沙参、麦冬、白及各 9~15g，水
煎服；或枸骨叶 30g，开水冲泡代茶饮。②风湿性关节炎：鲜枸
骨嫩枝叶 120g，洗净，捣烂，加白酒 360g，浸 1 天，每晚睡前
温服 15~30g。③白癜风：鲜枸骨叶洗净，捣烂绞汁或浓煎收
膏，涂搽患处。④热病口渴：枸骨叶 15g，茶叶 3~6g，水煎服。
⑤腰及关节痛：枸骨叶 15g，浸酒饮；或和以红糖、大枣水煎服。
⑥阴虚痰火，风毒恶疮：枸骨叶 15g，水煎服。⑦急性腰扭伤：
枸骨叶、五加皮、白茅根各 15g，水煎服。

313

Clerodendri Trichotomi Folium

臭梧桐叶

英文名： Harlequin Glorybower Leaf
别　名： 八角梧桐、臭牡丹。
来　源： 马鞭草科植物海州常山 *Clerodendrum trichotomum* Thunb. 的叶。

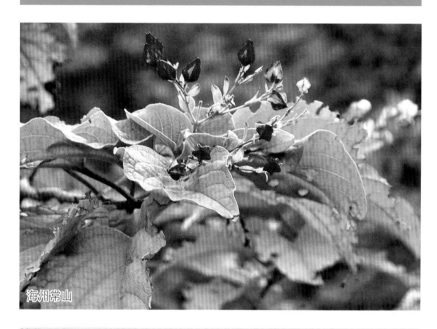

海州常山

植物形态

灌木。花和叶揉碎有臭气；幼枝和叶柄有黄褐色短柔毛，枝内髓部有淡黄色薄片横隔。叶片阔卵形、卵形、三角状卵形、卵状椭圆形，长5~16cm，宽 3~14cm，先端渐尖，基部截形或阔楔形，全缘或有波状齿，两面疏生短柔毛或近无毛；叶柄长 2~8cm。聚伞花序顶生或腋生；花萼紫红色，5 裂，几达基部；花冠白色或带粉红色；花柱不超出雄蕊。核果近球形，成熟时蓝紫色。花期 7~9 月，果期 9~10 月。生于山坡、路旁、村边。

采　制

夏季结果前采摘，晒干。药材产于江苏、浙江。

性　状

叶多皱缩、卷曲，灰绿色或黄棕色，两面均被茸毛，尤以下表面叶脉处为多；叶柄具纵沟，密被茸毛。气清香，味苦、涩。

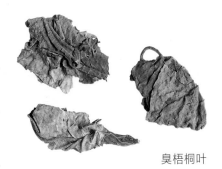

臭梧桐叶

性　味	性平，味甘、苦。
功　能	祛风湿，止痛，降血压。
主　治	风湿痹痛；高血压。
用　法	用量 6~9g。

化学成分	含海州常山苦素（clerodendrin），海州常山素 A、B，刺槐素 - 7 - 二葡萄糖醛酸苷（acacetin-7-di-glucuronide），消旋肌醇。
药　理	对麻醉犬或不麻醉的大鼠、兔、猫、犬以及肾型高血压的大鼠和犬均有降压作用；所含海州常山素 A 有明显的镇静作用，海州常山素 B 有明显的镇痛作用。

验方

①小面积烫伤：用较老的臭梧桐叶焙干，研成极细粉末，用时取粉 1 份，加麻油 2 份调成糊状，创面清洁后外敷，每日或隔日换药 1 次。②高血压：臭梧桐叶 6g，野荞麦根、夏枯草花穗、荠菜各 30g，玄参、生地黄、火炭母草各 15g。每日 1 剂，水煎服，每日 3 次。③慢性支气管炎：鲜臭梧桐叶 120g，洗净，水煎，分 3 次服，10 日为 1 个疗程。④湿疹、痱子发痒：臭梧桐叶适量，煎汤洗浴。⑤风湿痛、骨节酸痛：臭梧桐叶 9~30g，水煎服；或臭梧桐叶研成细粉，每服 3g，每日 3 次。也可与豨莶草配合应用。

314 桑 叶

Mori Folium

英文名： Mulberry Leaf
别　名： 冬桑叶、霜桑叶。
来　源： 桑科植物桑 *Morus alba* L. 的叶。

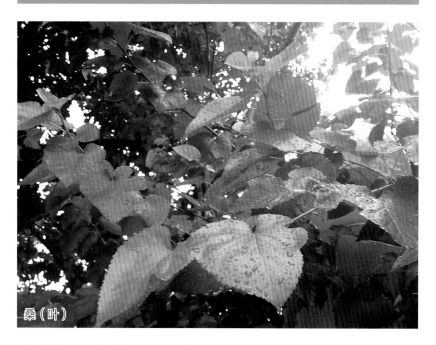

桑（叶）

植物形态

乔木或灌木，高达 15m。树皮灰黄色或黄褐色；幼枝有毛。叶互生，卵形至阔卵形，长 6~15cm，宽 4~12cm，先端尖或钝，基部圆形或近心形，边缘有粗齿，上面无毛，有光泽，下面绿色，脉上有疏毛，脉腋间有毛；叶柄长 1~2.5cm。雌雄异株，柔荑花序腋生；雄花序早落；雌花序长 1~2cm，花柱不明显或无，柱头 2。聚花果（桑椹）熟时紫黑色或红色。花期 4~5 月，果期 6~7 月。生于山林或路旁；全国有栽培。

采　制

初霜后采收，除去杂质，晒干。

性　状

药材多皱缩，破碎，完整者有柄。叶片上表面黄绿色或浅黄棕色，有的有小疣状突起；下表面色较浅，叶脉突起，小脉网状，脉上被疏毛，脉基具簇毛。质脆。气微，味淡、微苦、涩。

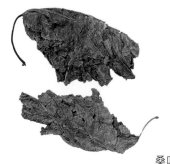

桑叶

性　味	性寒，味甘、苦。
功　能	疏散风热，清肺润燥，清肝明目。
主　治	风热感冒，肺热燥咳，头痛头晕，目赤昏花。
用　法	用量 4.5~9g。

化学成分　含牛膝甾酮（inokosterone）、脱皮甾酮（ecdysterone）、芸香苷、桑苷（morocetin）、异槲皮苷、芦丁、伞形花内酯（umbelliferone）、东莨菪苷（scopolin）、α-己烯醛（α-hexenal）、β-己烯醛（β-hexenal），胡芦巴碱（trigonelline）、胆碱、腺嘌呤、天冬氨酸、绿原酸。

药　理　对四氧嘧啶引起的大鼠实验性糖尿病有治疗作用；有降低血压及利尿的作用；高浓度水煎剂在体外有抗钩端螺旋体的作用。

验方

①夜间盗汗：桑叶9g，研细末，米汤送服。每日1剂，连服3~5日。②乳糜尿：霜后桑叶洗净晾干，每1000g加水4000ml，煮沸30分钟，取汁过滤，灭菌后装瓶备用。每日600ml，分3次服，连服30日为1个疗程。③风热感冒：桑叶、菊花、连翘、杏仁各9g，桔梗、甘草各6g，薄荷5g，水煎服。④头目眩晕：桑叶、菊花、枸杞子各9g，决明子6g，水煎代茶饮。

附 1　Mori Cortex

桑白皮

英文名： White Mulberry Root-bark
别　名： 桑根白皮、白桑皮。
来　源： 桑科植物桑 *Morus alba* L. 的根皮。

采　制

秋末叶落时至次春发芽前采挖根部，刮去黄棕色粗皮，纵向剖开，剥取根皮，晒干。

性　状

根皮呈扭曲的卷筒状、槽状或板片状，长短宽窄不一，厚 1~4mm。外表面白色或淡黄白色，较平坦，有的残留橙黄色或棕黄色鳞片状粗皮；内表面黄白色或灰黄色，有细纵纹。体轻，质韧，纤维性强，难折断，易纵向撕裂，撕裂时有粉尘飞扬。气微，味微甘。

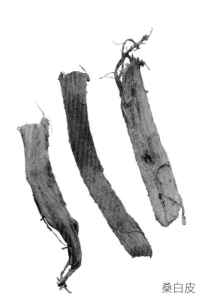

桑白皮

性　味	性寒，味甘。
功　能	泻肺平喘，利水消肿。
主　治	肺热喘咳，水肿胀满尿少，面目肌肤浮肿。
用　法	用量 6~12g。

验
方

①急性支气管炎：桑白皮、杏仁、黄芩、贝母、枇杷叶、桔梗、地骨皮各 9g，水煎服。②水肿胀满：桑白皮、地骨皮、大腹皮各 9g，茯苓皮 12g，冬瓜皮 30g，水煎服。③小便不利，面目浮肿：桑白皮 12g。冬瓜仁 16g，葶苈子 9g，煎汤服。④病毒性肝炎：鲜桑白皮 60g，白糖适量，水煎，分 2 次服。⑤咳嗽气喘：桑白皮 16g，胡颓子叶 12g，桑叶、枇杷叶各 9g，水煎，分 2 次服。

Mori Ramulus

附 2

桑 枝

英文名：Mulberry Twig
别　名：双枝、嫩桑枝。
来　源：桑科植物桑 *Morus alba* L. 的嫩枝。

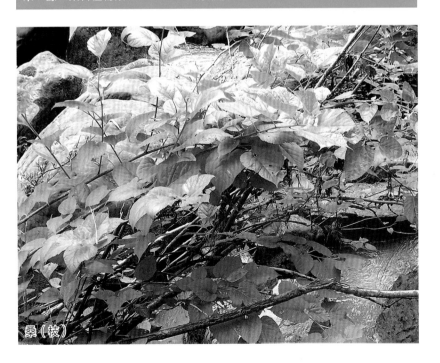

桑（枝）

采　制

春末夏初采收，去叶，晒干，或趁鲜切片，晒干。

性　状

嫩枝呈长圆柱形，少有分枝，长短不一，直径0.5~1.5cm。表面灰黄色或黄褐色，有多数黄褐色点状皮孔及细纵纹，并有灰白色略呈半圆形的叶痕和黄棕色的腋芽。质坚韧，不易折断，断面纤维性。切片厚0.2~0.5cm，皮部较薄，木部黄白色，射线放射状，髓部白色或黄白色。气微，味淡。

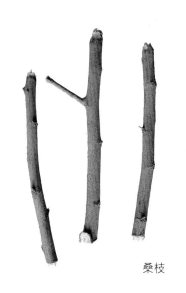

桑枝

性　味	性平，味微苦。
功　能	祛风湿，利关节。
主　治	风湿痹痛，肩臂，关节酸痛麻木。
用　法	用量9~15g。

验方

①风湿关节痛：鲜桑枝60g，土牛膝鲜根30g，肖梵天花鲜根30g，水煎服。②高血压：桑枝、桑叶、茺蔚子各16g，加水1000ml，煎取600ml，睡前泡脚30~40分钟。③臂痛：桑枝100g，切细，炒香，以水1500ml，煎取1000ml，一日服尽，无时。（《本事方》）

Mori Fructus

桑　椹

英文名: Mulberry
别　名: 桑果、桑子、桑椹子。
来　源: 桑科植物桑 *Morus alba* L. 的果穗。

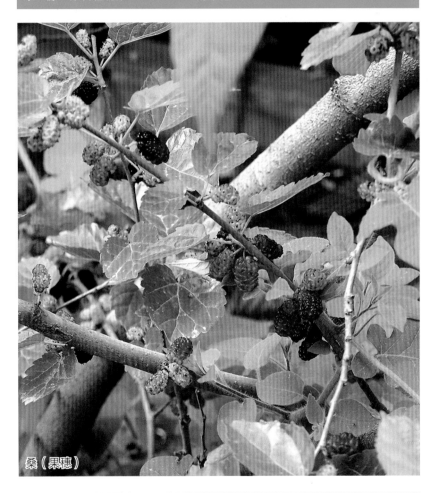

桑（果穗）

采　制

4~6 月果实变红时采收，晒干，或略蒸后晒干。

性　状

果穗为聚花果，由多数小瘦
果集合而成，呈长圆形，
长 1~2cm，直径 0.5~0.8cm。
黄棕色、棕红色或暗紫色，
有短果序梗。小瘦果卵圆
形，稍扁，长约 2mm，宽约
1mm，外具肉质花被片 4 枚。
气微，味微酸而甜。

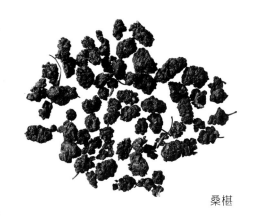

桑椹

性 味	性寒，味甘、酸。
功 能	滋阴补血，生津润燥。
主 治	肝肾阴虚，眩晕耳鸣，心悸失眠，须发早白，津伤口渴，内热消渴，肠燥便秘。
用 法	用量 9~15g。

验方　①肝肾阴虚：鲜桑椹 60~125g，水煎服；或加糖炼膏常服。②身体虚弱，失眠健忘：桑椹 30g，何首乌 12g，枸杞子 9g，黄精、酸枣仁各 16g，水煎服；或单用桑椹熬膏，每次服 1 匙，每日 3 次。③心肾衰弱不寐、习惯性便秘：鲜桑椹 30~60g，水煎服。

Sennae Folium

番泻叶 315

英文名： Senna Leaf
别　名： 地薰草、泡竹叶。
来　源： 豆科植物狭叶番泻 *Cassia angustifolia* Vahl 或尖叶番泻 *Cassia acutifolia* Delile 的小叶。

植物形态

小灌木，高达 1m。羽状复叶。小叶 4~8 对，具短柄；小叶片长卵圆形，长 1.3~1.7cm，宽 0.7~1.4cm，先端急尖或有棘尖，叶基不对称，全缘，两面均有细短毛茸。托叶卵状披针形。总状花序腋生；萼片 5；花瓣 5，黄色，倒卵形，下面 2 片较大；雄蕊 10；雌蕊弯曲呈镰刀状，子房具柄。荚果较宽，宽 2~2.5cm，先端尖突微小，不明显，含种子 6~7 粒。花期 9~12 月，果期次年 3 月。

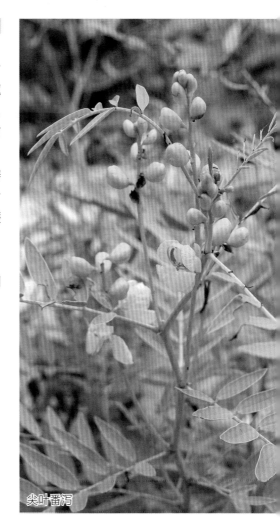

尖叶番泻

狭叶番泻叶应在开花前采收，阴干。尖叶番泻叶在 7~8 月采叶，晒干。狭叶番泻药材主产于印度，此外埃及、苏丹亦产。尖叶番泻药材主产于埃及的尼罗河中上游地区，海南、云南有引种。商品药材主要由印度进口。

性　状

狭叶番泻

呈长卵形或卵状披针形，长 1.5~5cm，宽 0.4~2cm，叶端急尖，叶基稍不对称，全缘。上表面黄绿色，下表面浅黄绿色，无毛或近无毛，叶脉稍隆起。革质。气微弱而特异，味微苦，稍有黏性。

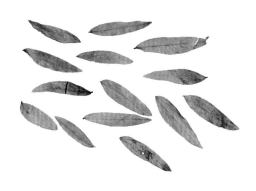

番泻叶（狭叶番泻）

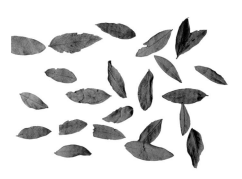

番泻叶（尖叶番泻）

尖叶番泻

呈披针形或长卵形，略卷曲，叶端短尖或微突，叶基不对称，两面均有细短毛茸。

性　味	性寒，味甘、苦。
功　能	泻热行滞，通便，利水。
主　治	热结积滞，便秘腹痛，水肿胀满。
用　法	用量 2~6g，后下，或开水泡服。孕妇慎用。

化学成分　含番泻苷 A~D（sennoside A~D）、芦荟大黄素双蒽酮苷（aloeemodin dianthrone glucoside）、大黄酸葡萄糖苷（rhein monoglucoside）、大黄酸（rhein）、芦荟大黄素（aloeemodin）、番泻叶山柰苷（kaempferin）等。

药　理　泻下作用强，其中以双蒽酮苷作用最强，蒽醌苷次之，游离蒽醌可能经消化道氧化，故作用较弱。结合型的苷类有保护作用，达大肠时经细菌或酶分解成苷元，刺激大肠，增加张力和蠕动，并减少水分吸收而致泻。对多种真菌有抑制作用。总蒽醌苷有一定的止血作用。

验方　①胃弱消化不良，便秘腹胀，胸闷：番泻叶 3g，生大黄 1.8g，橘皮 3g，黄连 1.5g，丁香 1.8g，沸水浸 2 小时，去渣滤过，每日 3 次分服。②产褥期便秘：番泻叶 7.5g，冲开水约 150ml，经 3~5 分钟，弃渣 1 次服下。如便秘时间过久，隔 10 分钟后将药渣再泡服 1 次。但平素脾胃虚弱者不宜服用。③食物积滞，胸腹胀满，大便秘结：番泻叶 3~6g，开水泡服或加适量蜂蜜服。

316 棕榈

Trachycarpi Petiolus

英文名： Fortune Windmillpalm Petiole
别　名： 棕榈皮、棕榈木皮、棕皮。
来　源： 棕榈科植物棕榈 *Trachycarpus fortunei*（Hook. f.）H. Wendl. 的叶柄。

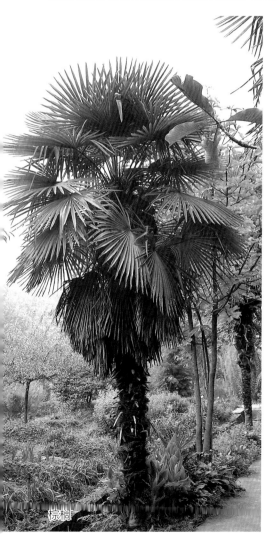

棕榈

植物形态

常绿乔木。茎圆柱形，不分枝。叶簇生茎顶，圆扇形，革质，长约70cm，有皱褶，开展时掌状，深裂至叶中部以上，裂片具主脉，先端2裂；叶柄长1m以上，质坚硬，下面凸起或两面凸起呈棱形，边缘有刺；叶鞘抱茎，分裂为棕褐色纤维状毛，叶鞘脱落后，可见环状的节。肉穗花序短，自叶丛抽出，下部有多数大形鞘状苞；花小，多数，淡黄色，单性，雌雄异株；花被片6，2轮；雄蕊6，花丝极短；雌花子房3，基部合生。核果球形或近肾形，花被宿存。种子1，扁球形或肾形，暗灰色或淡黑色。花期4~5月，果期11~12月。生于山谷丛林中；或栽培。

采　制

采棕时剥取旧叶柄下延部分和鞘片，除去纤维状的棕毛，晒干；炒炭用。药材产于长江以南各地。

性　状

叶柄呈长条板状，一端较窄而厚，另一端较宽而薄，大小不等。表面红棕色，粗糙，有纵直皱纹；一面有明显的凸出纤维，纤维两侧着生多数棕色茸毛。质硬而韧，不易折断，断面纤维性。气微，味淡。

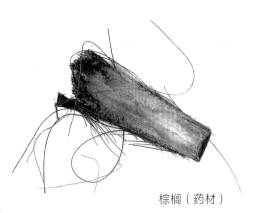

棕榈（药材）

性　味	性平，味苦、涩。
功　能	收敛止血。
主　治	吐血，衄血，尿血，便血，崩漏。
用　法	用量 3~9g，一般炮制后用。

化学成分　含对羟基苯甲酸、没食子酸、原儿茶酸、原儿茶醛、A-儿茶素等成分，另含黄酮类成分。

药　理　水煎液能缩短小鼠出血及凝血时间，说明有一定的止血作用；黄酮对 HepG2 细胞增殖具有一定的抑制作用。果实水-醇提取物有明显减轻小鼠体重和胸腺、脾脏重量及降低血糖的作用。

验方

①功能失调性子宫出血：棕榈炭、血余炭各 6g，荷叶 30g，水煎服。②高血压：棕榈 18g，鲜向日葵花盘 60g，水煎服。③鼻出血不止：棕榈、刺蓟、桦皮、龙骨各等份，共研成细末，每服 6g，米饮调下。④血崩不止：棕榈烧存性，为末，空腹淡酒送服 9g；或棕榈（烧存性，研细末）3g，牡蛎（煅后研粉）1.5g，入麝香少许，拌匀，空腹米饮调下。⑤血淋不止：棕榈半烧半炒，为末，每服 6g。

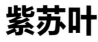

317 *Perillae Folium*

紫苏叶

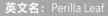

英文名： Perilla Leaf
别　名： 白紫苏、香苏、苏麻、赤苏、兴帕夏噶（藏语）。
来　源： 唇形科植物紫苏 *Perilla frutescens*（L.）Britt. 的叶（或带嫩枝）。

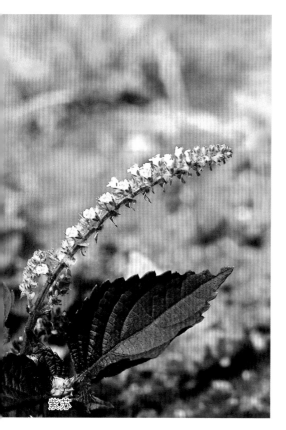

植物形态

一年生草本，高 60~90cm，上部有白色长柔毛。叶对生，叶片卵圆形或圆形，长 3~9.5cm，宽 2~8cm，先端渐尖或尾尖，基部近圆形，边缘有粗锯齿，两面呈紫红色或淡红色，有腺点。轮伞花序 2 朵，组成偏向一侧的假总状花序；苞片卵形，顶端急尖或呈尾状；花萼钟状，外有柔毛及腺点；花冠紫红色或淡红色，花冠筒内有环毛，二唇形，上唇微凹，下唇 3 裂；雄蕊 4。小坚果近球形，黄褐色，有网纹。花期 7~8 月，果期 9~10 月。全国有栽培。

性　味	性温，味辛。
功　能	解表散寒，行气和胃。
主　治	风寒感冒，咳嗽呕恶，妊娠呕吐，鱼蟹中毒。
用　法	用量 4.5~9g。

采 制

夏季枝叶茂盛时采收，除去杂质，晒干。

性 状

叶片多皱缩卷曲、破碎，边缘具圆锯齿。两面紫色，或上表面绿色、下表面紫色，疏生灰白色毛，下表面有多数凹点状的腺鳞。叶柄长 2~7cm，紫色或紫绿色。嫩枝直径 2~5mm，紫绿色，断面中部有髓。气清香，味微辛。

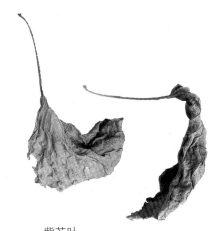

紫苏叶

化学成分　含挥发油，油中主要为紫苏醛（l-perillaldehyde）、紫苏醇（l-perillalcohol）、柠檬烯、芳樟醇、薄荷脑、丁香烯，并含香薷酮（elshottziaketone）、紫苏酮、丁香酚等。

药　理　有解热作用，叶浸剂按 2g/kg 给兔灌服，对因伤寒混合疫苗引起的发热有较弱的解热作用；在试管内能抑制葡萄球菌的生长；可以使血糖上升；5% 紫苏水煎剂对病毒 ECHO 株有抑制作用。

验方　①风热感冒：紫苏、荆芥各 1500g，大青叶、鸭跖草、四季青各 3000g，加水 25L，浓煎成每毫升含生药 4g 的合剂。每次 50ml，每日 3~4 次，口服，病重热甚者可 3~4 小时服 1 次。②寻常疣：疣部及周围皮肤消毒，以鲜紫苏叶摩擦疣部，每次 10~15 分钟，每日 1 次。

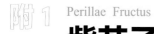

附 1   Perillae Fructus

紫苏子

英文名： Perilla Seed
别　名： 任子。
来　源： 唇形科植物紫苏 *Perilla frutescens*（L.）Britt. 的成熟果实。

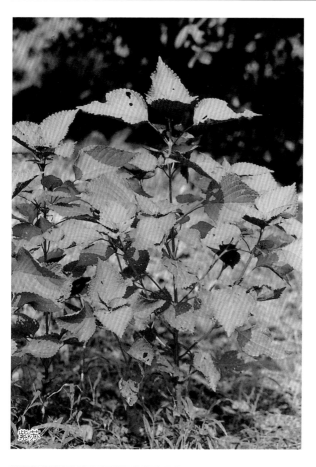

采　制

秋季果实成熟时采收，除去杂质，晒干。

性状

果实呈卵圆形或类球形，直径约1.5mm。表面灰棕色或灰褐色，有微隆起的暗紫色网纹，基部稍尖，有灰白色点状果梗痕。果皮薄而脆，易压碎。种子黄白色，种皮膜质，子叶2，类白色，有油性。压碎有香气，味微辛。

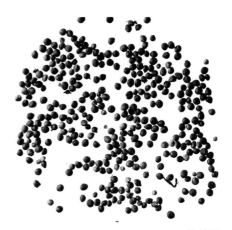

紫苏子

性	味	性温，味辛。
功	能	降气化痰，止咳平喘，润肠通便。
主	治	痰壅气逆，咳嗽气喘，肠燥便秘。
用	法	用量3~10g。

验方

①支气管哮喘：紫苏子、白果、杏仁、桑白皮、黄芩、半夏、款冬花、麻黄各10g，鱼腥草、生石膏各30g，甘草5g，葶苈子10g。每日1剂，水煎，早晚分服，2周为1个疗程。②小儿急性支气管炎：紫苏子、莱菔子、葶苈子、地龙各10g，杏仁、竹茹、枳壳、胆南星各9g，炙麻黄5g，甘草6g。每日1剂，加水300ml，煎至100ml，分2次服。如久咳1周以上或反复易咳者，加当归3~5g；发热加石膏15g。本方用于2岁以上患儿。③肠燥便秘：紫苏子、火麻仁。上二味不拘多少，研烂，水滤取汁，煮粥食之。（《济生方》紫苏麻仁粥）

附2

Perillae Caulis

紫苏梗

英文名：Perilla Stem
别　名：紫苏茎、苏梗、紫苏杆。
来　源：唇形科植物紫苏 *Perilla frutescens*（L.）Britt. 的茎。

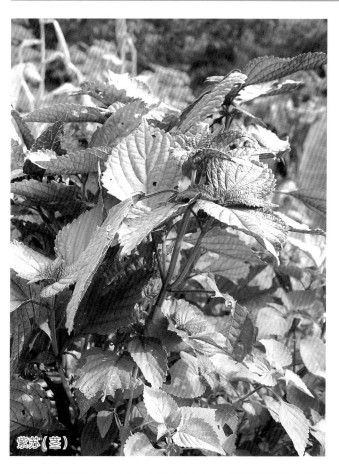

紫苏（茎）

采　制

秋季果实成熟后采割，除去杂质，晒干，或趁鲜切片，晒干。

性　状

茎呈方柱形，四棱钝圆，长短不一，直径 0.5~1.5cm。表面紫棕色或暗紫色，四面有纵沟及细纵纹，节部稍膨大，有对生的枝痕和叶痕。体轻，质硬，断面裂片状。切片厚 2~5mm，常呈斜长方形，木部黄白色，射线细密，呈放射状，髓部白色，疏松或脱落。气微香，味淡。

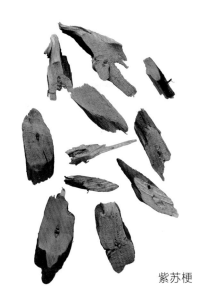

紫苏梗

性　味	性温，味辛。
功　能	理气宽中，止痛，安胎。
主　治	胸膈痞闷，胃脘疼痛，嗳气呕吐，胎动不安。
用　法	用量 5~10g。

验方

①胸腹胀闷，恶心呕吐：紫苏梗、陈皮、香附、莱菔子、半夏各 9g，生姜 6g，水煎服。②水肿：紫苏梗 25g，大蒜根 9g，老姜皮、冬瓜皮各 16g，水煎服。③鱼蟹中毒：紫苏梗 6g，生姜 3 片，水煎服。④久咳：紫苏梗、白茅根、桑白皮、野菊花、板蓝根、甘草各 15g，鱼腥草、百合各 50g，罗汉果 1 个，水 3 碗煎成 1 碗服。⑤消渴后遍身浮肿，心膈不利：紫苏梗、桑白皮、赤茯苓各 30g，炒郁李仁、羚羊角、槟榔各 25g，桂心、炒枳壳、独活、木香各 15g，为粗末。每服 12g，加生姜 3 片，水煎服。（《证治准绳》）

木类

M U L E I

木类中药指以木本植物茎形成层以内的部分——木材入药的药材。木材又分为边材和心材，木类中药多采用心材部分。一般在秋、冬二季采收，有些木类药材全年可采。

Xanthoceratis Lignum
文冠果木

英文名： Shinyleaf Yellowhorn Wood
别　名： 文冠花、文光果、温旦革子、文冠木。
来　源： 无患子科植物文冠果 *Xanthoceras sorbifolia* Bunge 的木及枝条。

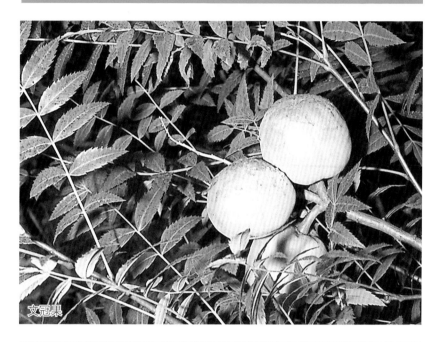

文冠果

植物形态

落叶灌木或乔木，高可达 8m。树皮灰褐色，嫩枝紫褐色，被短茸毛。单数羽状复叶互生，具柄；小叶 9~19，具短柄或无柄，长圆形至披针形，长 2~5cm，宽 1~1.5cm，基部楔形，先端锐尖，边缘具锐锯齿；主脉明显。花杂性；总状花序顶生或腋生，长达 14~25cm；萼片 5，椭圆形，有短柔毛；花瓣 5，白色，基部内面有紫红色瓣点，倒卵形；花盘薄而分裂，每裂的背部有一角状的附属物；雄蕊 8，花丝长而分裂；子房长圆形，3室。蒴果绿色。种子球形，黑褐色。花期 4~5 月，果期 7~8 月。生于山坡、沟谷间，黄土地区均能生长，各地常栽培。

采　制

春、夏二季采茎干，剥去外皮，取木材晒干。药材产于内蒙古。

性　状

茎干木部呈不规则的块片状，表面红棕色或黄褐色，横断面红棕色，有同心性环纹。枝条多为细圆柱形，表面黄白色或黄绿色，断面有年轮环纹，外侧黄白色，内部红棕色。质坚硬。气微，味甘、涩、苦。

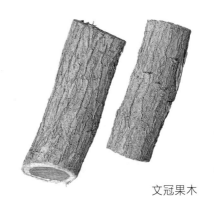

文冠果木

性　味	性平，味甘。
功　能	祛风除湿。
主　治	风湿性关节炎。
用　法	内服 3~ 6g；或熬膏服。亦可取膏外敷。

化学成分　　心材含杨梅树皮素（myricetin）、白蔹素（ampelopsin）、表儿茶素（epicatechin）等；果实含文冠果皂苷 A~D（bunkanka saponin A~D），均为齐墩果烷类衍生物。

验方　①风湿性关节炎：文冠果木 3~6g，水煎服；或将文冠果木熬成膏，每次服 3g，每日 2 次；亦可取膏外敷。②风湿筋骨痛：文冠果木 60g，老鹳草 30g，茜草 15g，羌活 12g，牛膝、制川乌各 15g，白酒 1000g，浸泡 20 天后取酒液，每服 9~30g，每日 2 次。

Sappan Lignum
苏 木

英文名： Sappan Wood
别　名： 苏方木、红柴。
来　源： 豆科植物苏木 *Caesalpinia sappan* L. 的心材。

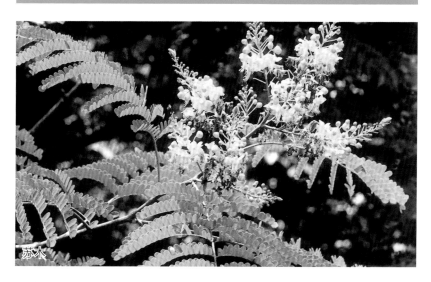

苏木

植物形态

灌木或小乔木，树干有刺。二回羽状复叶互生，有锥刺状托叶，叶轴有棘刺；羽片 9~12 对，小叶 10~15 对，密生；小叶长方形，长 15~20mm，宽 6~7mm，先端钝而微缺，基部偏斜，两面近无毛，有腺点；无柄。圆锥花序顶生或腋生；花萼 5 裂，略不整齐；花瓣 5，黄色，最下一片较小；雄蕊 10，花丝下半部密被绵毛；子房线状披针形，密被短绒毛。荚果偏斜倒卵形，扁平，木质，顶端斜截形，有喙，红棕色，有光泽。花期 6~9 月，果期次年夏季。生于高温多湿、阳光充足及肥沃的山坡、沟边及村旁。

采　制

名干秋季采伐，除去白色边材，干燥。药材产于台湾、广东、广西、云南、四川。

性 状

心材呈长圆柱形或对剖半圆柱形，长 10~100cm，直径 3~12cm。表面黄红色至棕红色，具刀削痕和枝痕，常见纵向裂缝。横断面略具光泽，年轮明显，有的可见暗棕色、质松、带亮星的髓部。质坚硬。气微，味微涩。

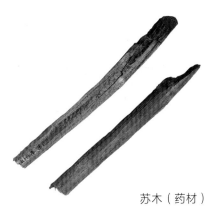

苏木（药材）

性 味	性平，味甘、咸。
功 能	行血祛瘀，消肿止痛。
主 治	跌打损伤，经闭痛经，产后瘀阻，胸腹刺痛，外伤肿痛。
用 法	用量 3~9g。

化学成分　含巴西苏木素（brasilin）。另含挥发油，油中主成分为罗勒烯（ocimene）、d- 水芹烯（d- α -phenllandrene）。

药　理　煎剂能使离体蛙心收缩力增强，并使因水合氯醛等药引起的蛙心抑制得以恢复；煎剂给小鼠、豚鼠、兔注射或灌胃，均有镇静、催眠作用；此外还有抗炎、抗肿瘤作用。

验方

①外伤出血：苏木适量，研成细粉，清创后敷于患处。②风湿性关节炎：苏木 30g，水煎服。③偏坠肿痛：苏木 30g，酒、水各半煎汁频饮。④跌打损伤：苏木 15~30g，水煎服，或加红酒适量同煎服；另以苏木 30g，水煎洗患处。⑤痛经：苏木 6g，黑豆 125g，加红糖适量，炖服。⑥产后瘀滞腹痛：苏木 9g，益母草 15~20g，水煎服。⑦各种瘀血肿痛：苏木 9g，桃仁 6~9g，水煎服。血虚无瘀者不宜，孕妇忌服。

320

Aquilariae Lignum Resinatum

沉　香

英文名： Chinese Eaglewood Wood
别　名： 土沉香。
来　源： 瑞香科植物白木香 *Aquilaria sinensis*（Lour.）Gilg 含有树脂的木材。

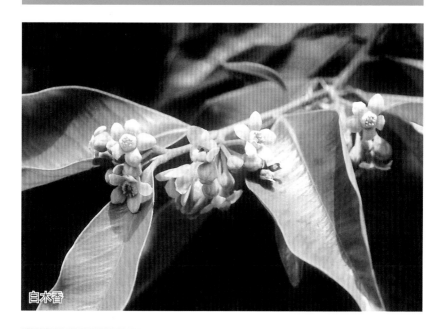

白木香

植物形态

常绿乔木，幼枝有疏柔毛。叶互生，革质，有光泽，卵形、倒卵形或椭圆形，先端短渐尖，基部宽楔形。伞形花序顶生或腋生；花黄绿色，芳香；花萼浅钟状，裂片 5，两面均有短柔毛；花瓣 10，鳞片状，有毛；雄蕊 10，1 轮；雌蕊子房上位，2 室，每室 1 胚珠。蒴果木质，长 2.5~3cm，被灰黄色短柔毛。基部有宿存花萼。种子基部有长约 2cm 的尾状附属物。花期 4~5 月，果期 7~8 月。生于中海拔山地、丘陵地；有栽培。

采　制

全年均可采收，削去黄白色不含树脂的部分，阴干，切片或磨细粉用。
药材产于广东、广西、福建、台湾。

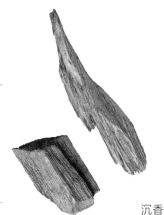

沉香

性　状

含树脂的木材呈不规则块、片状或盔帽状，有的为小碎块。表面凹凸不平，有刀痕，偶有孔洞，可见黑褐色树脂与黄白色木部相间的斑纹。孔洞及凹窝表面多呈朽木状。质较坚实，断面刺状。气芳香，味苦。

性　味	性微温，味辛、苦。
功　能	行气止痛，温中止呕，纳气平喘。
主　治	胸腹胀闷疼痛，胃寒呕吐呃逆，肾虚气逆喘急。
用　法	用量 1.5~4.5g，入煎剂宜后下。

化学成分　含沉香四醇（agarotetrol）、白木香醇（baimuxinol）、白木香酸（baimuxinic acid）、沉香螺萜醇（agarospirol）、β-沉香呋喃（β-agarofuran）、呋喃白木香醛。

药　理　水煮液能抑制离体豚鼠回肠的主动收缩，可以对抗组胺、乙酰胆碱引起的痉挛性收缩，对胃肠道平滑肌有很好的解痉作用；提取物对小鼠中枢有抑制作用，能使戊巴比妥引起的睡眠时间延长；挥发油有麻醉、止痛、松弛肌肉、镇静、平喘等作用。

验方

①大肠气滞，虚闭不行：沉香 2~2.5g，磨汁；当归、枳壳、杏仁、肉苁蓉各 9g，紫菀 30g，水煎取汁，和入沉香汁服。②消化性溃疡，慢性胃炎：沉香、三七各 3g，黄连、川贝母各 5g，白及 15g，共研末为散，装入胶囊中备用。每次 8 粒（含生药 4.5g），每日 3 次，空腹服，3 个月为 1 个疗程。③支气管哮喘：沉香 1.5g，侧柏叶 3g，共研细末，睡前顿服。

321 降香

Dalbergiae Odoriferae Lignum

英文名： Rosewood
别　名： 降真香、紫降香、花梨母。
来　源： 豆科植物降香檀 *Dalbergia odorifera* T. Chen 树干和根的心材。

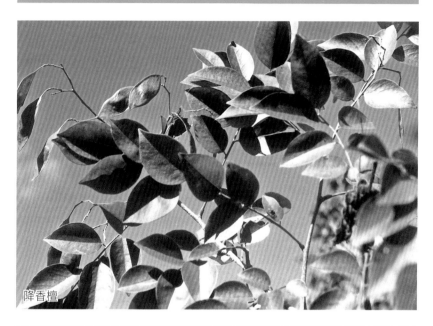

降香檀

植物形态

乔木。幼嫩部分、花序及子房略被短柔毛；树皮褐色，粗糙；小枝近平滑，具密集的苍白色皮孔。羽状复叶互生；小叶 9~13，近革质，卵形或椭圆形，基部小叶较小，阔卵形，侧脉和网脉于两面略凸起。圆锥花序腋生；萼钟状，5 裂，上部 2 裂齿短阔；花冠蝶形，淡黄色或乳白色，各瓣近等长，均具爪；雄蕊 9 枚，1 组；子房狭椭圆形，具长约 2.5mm 的柄。荚果舌状长椭圆形，长 4.5~8cm，宽 1.5~1.8cm，柄长 5~10mm。种子常 1 枚，稀 2 枚。花期 4~6 月。生于中海拔地区的山坡疏林中、林边或村旁。

采制

全年采收，除去边材，阴干。药材产于海南。

性　状

心材呈类圆柱形或不规则块状。
表面紫红色或红褐色，切面有致
密的纹理。质硬，有油性。气微
香，味微苦。

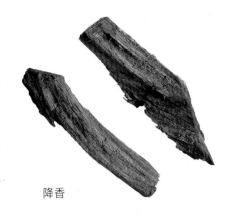

降香

性　味	性温，味辛。
功　能	化瘀止血，理气止痛。
主　治	脘腹疼痛，肝郁胁痛，胸痹刺痛，跌扑损伤，外伤出血。
用　法	用量 9~15g，入煎剂宜后下。外用适量，研细末敷患处。

化学成分　含挥发油，油中有 β - 没药烯（β-bisalolene）、反式 - β -
　　　　　金合欢烯（trans-β-farnesene）、反式 - 苦橙油醇（trans-
　　　　　nerolidol）等。

药　理　有抗凝、抗血栓作用，降香制剂（生药）0.147g/ml 体外实
　　　　　验，对大鼠血栓形成有抑制作用，可使血栓重量减轻；降
　　　　　香乙醇提取物 250mg/kg 灌胃，可减少小鼠的自主活动；对
　　　　　电惊厥和烟碱惊厥有对抗作用。

验
方

①气血瘀滞之胸胁、心腹痛：降香 1~2g，研末服。②刀伤出血：
降香适量，研成细粉外敷伤口；亦可配五倍子、铜绿研末敷患处。
③跌打损伤：降香、红木香、补骨脂、无名异（酒淬）、川续断、
琥珀（另研）、牛膝（酒浸一宿）、桃仁、当归、蒲黄各 30g，大黄（湿
纸裹煨）、朴硝（另研）各 45g。上药共研细末，过筛，装瓶备用。
每服 6g，以苏木、当归煎汤，加酒适量送服。④痈疽恶毒：降香、
枫香脂各适量研末，外敷。

322

Cinnamomi Camphorae Lignum

樟　木

英文名：Camphorwood
别　名：香樟木。
来　源：樟科植物樟 *Cinnamomum camphora*（L.）Presl 的木材。

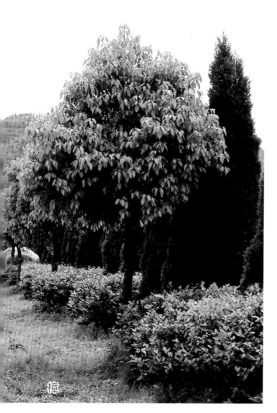

樟

植物形态

常绿乔木，全株具香气。树皮黄褐色，有不规则的纵裂纹。叶互生，薄革质，卵形，长 6~12cm，宽 3~6cm，下面灰绿色，离基三出脉，脉腋有明显的腺体。圆锥花序腋生；花被片 6，淡黄绿色，内面密生短毛；能育雄蕊 9，花药 4 室，第 3 轮雄蕊花药外向，瓣裂；子房上位。浆果球形，紫黑色，果托杯状。花期 5~6 月，果期 10~11 月。生于山坡、溪边；多栽培。

采　制

冬季伐树劈碎或锯成块状，晒干或风干。药材产于长江以南及西南各地。

性　味	性微温，味辛。
功　能	祛风湿，通经络，止痛，消食。
主　治	风湿痹痛，心腹冷痛，霍乱腹胀，宿食不消，跌打损伤。
用　法	用量 1.5~6g。

性　状

木材块状，大小不一，表面红棕色至暗棕色，横断面可见年轮。质重而硬。有强烈的樟脑香气，味清凉，有辛辣感。

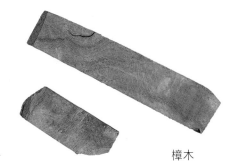

樟木

化学成分　含挥发油，油中主成分为 d-樟脑（d-camphor）、桉油精（cineole）、黄樟醚（safrole）。尚含樟烯醇（campherenol）、樟烯酮（campherenone）及 d-蒎烯、莰烯、水芹烯（phellandrene）、α-柠檬烯（α-limonene）、杜松烯（cadinene）、龙脑奠等。

药　理　抑菌试验证明，叶煎液对金黄色葡萄球菌、铜绿假单胞菌均有抑制作用，皮水煎液对金黄色葡萄球菌、伤寒杆菌有抑制作用；具有防虫防蛀作用；能松弛支气管平滑肌，产生显著的平喘作用，同时有一定的止咳、祛痰作用。

验方　①中暑腹痛：樟木二重皮 15g，牡荆 9g，水煎取汁，加食盐少许服。②胃痛：樟木 15g，生姜 3 片，水煎服。③风湿性关节炎、跌打损伤、感冒头痛：樟木 15~30g，水煎服；或加地胆草 30g，治疗风湿关节痛。④秃疮：樟木、闹羊花各 6g，用醋浓煎，取汁涂患处。⑤蜈蚣咬伤：鲜樟树干 20g，水煎取汁服。⑥克山病：樟木、五灵脂各 15g，缬草 9g，红花 6g，加水 1500ml，煎约 1 小时，滤出药液，加黄酒 30g 为引，口服。每次 100ml，早晚各 1 次。

附　注　樟脑为樟树根、干、枝、叶经蒸馏加工制成的颗粒状结晶。性温，味辛；能通窍辟秽，温中止痛，利湿杀虫。

Santali Albi Lignum

檀 香

英文名： Sandalwood
别　名： 白檀。
来　源： 檀香科植物檀香 *Santalum album* L. 的心材。

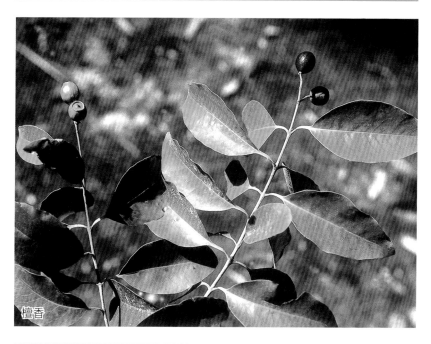

檀香

植物形态

常绿小乔木。树皮褐色，粗糙或纵裂。叶对生，椭圆形或卵状披针形，基部楔形，全缘，无毛；叶柄短。聚伞状圆锥花序腋生或顶生；花小，多数，始为淡黄色，后变为深紫色；花被管钟形，先端4裂，裂片卵圆形，有4个蜜腺生于花被管中部；雄蕊4，与蜜腺互生。核果球形，成熟时黑色。种子圆形，光滑，有光泽。

采　制

采伐十年后，锯成段，除去边材，阴干，锯片或劈碎生用。药材产于印度、印度尼西亚及马来西亚。我国台湾、海南、云南南部有产。

性　状

药材为长短不一的圆柱形木段，有的略弯曲，一般长约 1m，直径 10~30cm。外表面灰黄色或黄褐色，光滑细腻，有的具疤节或纵裂；横截面呈棕黄色，显油迹，棕色年轮明显或不明显，纵向劈开纹理顺直。质坚实，不易折断。气清香，燃烧时香气更浓，味淡，嚼之微有辛辣感。

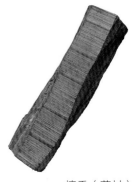

檀香（药材）

性　味	性温，味辛。
功　能	行气温中，开胃止痛。
主　治	寒凝气滞，胸痛，腹痛，胃痛食少；冠心病，心绞痛。
用　法	用量 2~5g。

化学成分　含挥发油，油中主成分为 α-檀香醇（α-santalol）、β-檀香醇（β-santalol），并含 α-檀香烯（α-santalene）、β-檀香烯（β-santalene）、檀萜酮（α-santenone）、檀香酸（santalic acid）、三环准檀香醛（tricycloekasantal）等。尚含檀香色素（santalin）等成分。

药　理　所含的檀香醇有较强的抗菌和利尿作用；檀香液给离体蛙心灌流，呈负性肌力作用。近年来，临床上用于治疗胸痹、心绞痛有效。

验方

①冠心病：檀香 3g，砂仁 5g，丹参 30g，水煎服。②胃脘寒痛，呕吐食少：檀香 3~5g，研为极细末，干姜汤泡服。③阴寒霍乱：檀香、藿香梗、木香、肉桂各 4.5g，研为极细末。每次 3g，以炒姜 15g 泡汤调下。④高脂血症：檀香、丹参、砂仁、山楂、何首乌各适量，水煎服，1 个月为 1 个疗程。

皮 类

皮类中药指大多以木本植物茎干的皮，少数以根皮或枝皮入药的药材。一般在春末夏初树皮养分及液汁增多时采收，少数于有效成分含量较高的秋、冬二季采收。根皮通常在挖根后剥取，或趁鲜抽去木心。

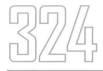

324 土荆皮

英文名： Chinense Golden Larch Bark
别　名： 土槿皮、荆树皮、金钱松皮。
来　源： 松科植物金钱松 *Pseudolarix amabilis* (Nelson) Rehd. 的根皮或近根树皮。

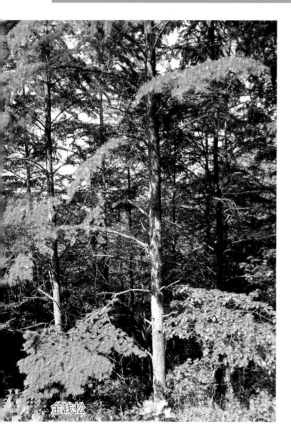

金钱松

植物形态

落叶乔木。叶在长枝上螺旋状散生，在短枝上 15~30 簇生，辐射平展，秋后呈金黄色，条形或倒披针状条形，扁平，下面沿隆起的中脉有两条气孔带。雌雄同株；雄球花数个簇生于短枝顶端；雌球花单生于短枝顶端；苞鳞大于珠鳞，珠鳞腹面基部有 2 胚珠。球果直立，卵圆形；种鳞木质，熟后脱落；苞鳞短小；种翅与种鳞几等长。花期 4~5 月，球果 11 月成熟。生于山林林缘及杂木林中；多栽培。

性　味	性温，味辛；有毒。
功　能	杀虫，止痒。
主　治	疥癣瘙痒。
用　法	外用适量。

采 制

5月剥取根皮或近根树皮，晒干。药材产于江苏、安徽、浙江、江西、福建、湖北、湖南。

性 状

根皮不规则长条状，扭曲而稍卷，厚1~5mm。外表面灰黄色，粗糙，有灰白色横向皮孔，粗皮常呈鳞片状剥落而现红棕色；内表面黄棕色至红棕色，较平坦。质韧，折断面呈裂片状，可层层剥离。气微，味苦、涩。树皮呈板片状，厚约至8mm，粗皮较厚，外表面呈龟裂状，内表面较粗糙。

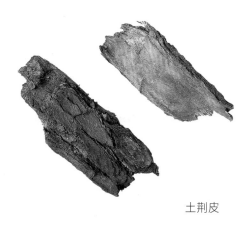

土荆皮

| 化学成分 | 含土槿皮乙酸（pseudolaric acid B）、三萜内酯、酚性成分、鞣质及色素。 |
| 药 理 | 所含的有机酸、乙醇浸膏及苯浸膏，对我国常见的10种致病真菌均有一定的抗菌作用；对许兰黄癣菌、絮状表皮癣菌等亦有杀菌作用。其抗菌作用以有机酸最强，乙醇浸膏次之，苯浸膏再次之。 |

| 验方 | ①足癣：土荆皮适量，浸于75%乙醇溶液中约2周，取药液涂患处。②阴囊湿疹：土荆皮适量，水煎洗患处。③神经性皮炎：土荆皮、木槿花、桃树叶各适量，水煎洗患处。 |

325 川桐皮

Kalopanacis Cortex

英文名： Septemlobate Kalopanax Bark

别　名： 茨楸、棘楸。

来　源： 五加科植物刺楸 *Kalopanax septemlobus*（Thunb.）Koidz. 的树皮。

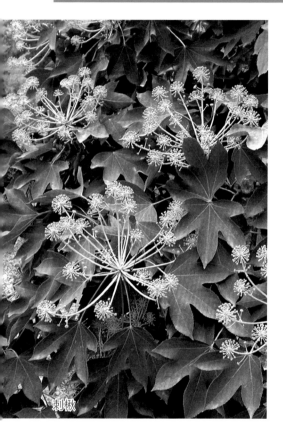

刺楸

植物形态

落叶乔木，枝有粗刺。叶在长枝上互生，在短枝上簇生，掌状 5~7 裂，裂片三角状卵形至长圆状倒披针形，先端渐尖或骤凸，边缘有细锯齿，下面幼时有短柔毛。伞形花序聚生为圆锥花序；花白色或淡黄绿色；萼齿 5；花瓣 5；雄蕊 5，花丝比花瓣长 1 倍以上；子房下位，2 室，花柱 2，合生成柱状，先端分离。果球形，熟时黑色。花期 7~8 月，果期 10~11 月。生于山地疏林中。

性　味	性平，味微苦。
功　能	祛风湿，通络，止痛。
主　治	类风湿关节炎，腰膝疼痛，跌打损伤。
用　法	用量 9~15g。

采 制

全年可采，以春季为好，晒干。药材产于安徽、湖北、湖南、广西。

性 状

树皮板状或向内卷曲，厚 2~7mm。外表面浅灰黑色，有灰白色斑纹，或灰绿色至黑褐色地衣附着，具纵皱纹及裂纹，并有棕褐色菱形皮孔，针刺乳头状，稍呈纵向扁长，顶端有锐刺或因除掉而留下的痕迹，钉刺基部直径 0.5~1cm，较大的钉刺有的稍有环纹；内表面黄棕色，平滑，有细纵纹。质坚硬，断面纤维性。气微，味微辛，略麻舌。

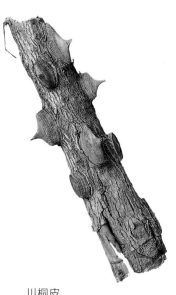

川桐皮

化学成分 树皮含鞣质、黄酮、香豆素、树脂、精油及少量生物碱；根皮含刺楸毒苷（kalotoxin）、刺楸皂苷。

验方

①膝关节肿痛：川桐皮 50g，忍冬藤、山鸡椒各 30g，水煎熏洗患处。

②跌打损伤：川桐皮、连钱草、木芙蓉根各适量，水煎熏洗患处。

③痔疮出血：川桐皮、羊蹄根各适量，水煎熏洗患处。

326 五加皮

Acanthopanacis Cortex

英文名： Slenderstyle Acanthopanax Root-bark
别　名： 南五加皮、五花、小五爪风、五皮风、鸡脚风。
来　源： 五加科植物细柱五加 *Acanthopanax gracilistylus* W. W. Smith 的根皮。

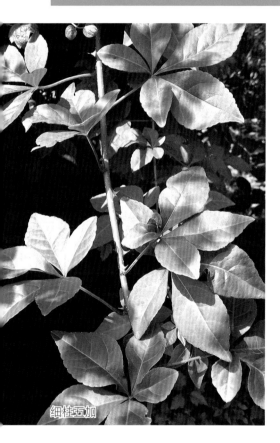

细柱五加

植物形态

落叶灌木，有的为蔓生状。枝无刺，或于叶柄基部单生扁平的刺。掌状复叶互生，在短枝上簇生，小叶通常5，倒卵形或倒披针形，边缘具细锯齿，两面无毛或沿脉疏生刚毛。伞形花序多腋生；花小，萼齿5；花瓣5，黄绿色；雄蕊5；子房下位，2室，花柱2，分离。浆果状核果近球形，黑色。种子2，扁平，细小。花期7月，果期9~10月。生于林缘、路边或灌木丛中。

性　味	性温，味辛、苦。
功　能	祛风湿，补肝肾，强筋骨。
主　治	风湿痹痛，筋骨痿软，小儿行迟，体虚乏力，水肿，脚气。
用　法	用量4.5~9g。

采　制

夏、秋二季采挖根部，洗净，剥取根皮，晒干。药材主产于湖北，河南、辽宁、安徽亦产。

性　状

根皮呈不规则卷筒状，长 5~15cm，直径 0.4~1.4cm，厚约 0.2cm。外表面灰褐色，有稍扭曲的纵皱纹及横长皮孔；内表面淡黄色或灰黄色，有细纵纹。体轻，质脆，易折断，断面不整齐，灰白色。气微香，味微辣而苦。

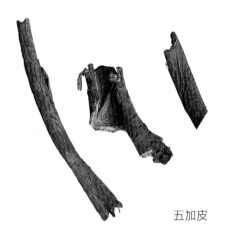

五加皮

化学成分	含异贝壳杉烯酸（kaurenoic acid）、丁香苷（syringin）、异秦皮素葡萄糖苷（isofraxidin glucoside）、芝麻素（d-sesamin）等。
药　理	有抗关节炎及镇痛作用；能增强机体对疾病的抵抗力，对放射性损伤有保护作用；有抗利尿作用；对小鼠有显著的抗催眠作用。此外还有调整血压、降血糖、降低血管通透性、兴奋兔小肠及子宫、杀灭丝虫幼虫等作用。

验方　①风湿性关节炎：五加皮 15g，威灵仙 9g，络石藤 15g，忍冬藤 24g，水煎服。②风湿腰痛：五加皮 15g，炒杜仲 10g，川牛膝 10g，狗脊、骨碎补各 15g，水煎服。③阴囊湿疹：五加皮、大腹皮、薏苡根各适量，水煎熏洗患处。

327

Sapii Radicis Cortex

乌桕根皮

英文名： Chinese Tallowtree Root-bark
别　名： 木樟树、桊子树、白蜡树、蜡烛树。
来　源： 大戟科植物乌桕 *Sapium sebiferum*（L.）Roxb. 的根皮。

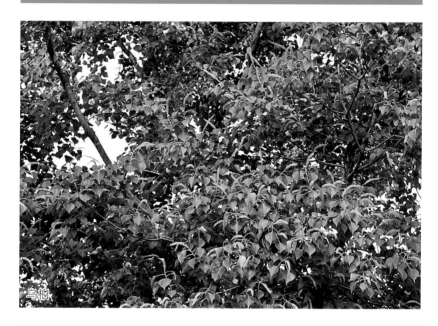

乌桕

植物形态

落叶乔木，高可达 15m，含白色乳汁。叶互生，卵形，长和宽各 3~7cm，先端短尖，下面初时粉色，后渐黄绿色，秋季变红色；叶柄上端有 2 腺体。花单性同株，密集顶生穗状花序；雄花每 3 朵有 1 苞片，生于花序上部，花萼杯状，3 浅裂，雄蕊 2~3；雌花 1~4，生于花序基部，花萼 3 深裂，子房上位，3 室，柱头 3 裂。蒴果近球形，熟时黑色。种子黑，外面有白蜡层。花期 7~8 月，果期 10~11 月。生于山坡、村边、路旁。

采　制

10 月至次年 2 月挖根，取根皮洗净，晒干。药材产于华东、中南、西南及甘肃。

性　状

根皮呈不规则块片状或卷成半筒状。外表面土黄色，有纵横纹理，并有横长皮孔；内表面较平滑，淡黄色，微有纵纹。折断面粗糙。

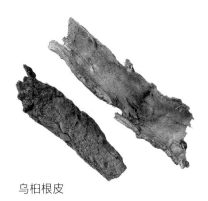

乌桕根皮

性	味	性微温，味苦；有小毒。
功	能	清热利湿，拔毒消肿。
主	治	水肿，臌胀，癥瘕积聚，二便不通，湿疮，疥癣，疔毒。
用	法	用量6~12g。

化学成分　　含花椒素（xanthoxylin）、鞣花酸。

药　　理　　有较强的泻下作用，能迅速导泻、消除腹水；根皮中所含的花椒素有杀灭肠虫的功效；体外试验，水煎液对金黄色葡萄球菌有抑制作用；水煎剂及乙醇浸剂对破伤风杆菌中度敏感。

验方

①脚气水肿：乌桕根皮、五加皮、桑白皮、地骨皮各适量，水煎熏洗患处。②足癣、股癣：乌桕根皮、一枝黄花、羊蹄根各适量，同浸入75%乙醇溶液内2周，取药液涂患处，每日2~3次。③痔疮出血：乌桕根皮、羊蹄根、一点红各适量，水煎熏患处。

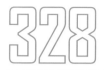

Dictamni Cortex

白鲜皮

英文名： Densefruit Pittany Root-bark
别　名： 北鲜皮、山牡丹。
来　源： 芸香科植物白鲜 *Dictamnus dasycarpus* Turcz. 的根皮。

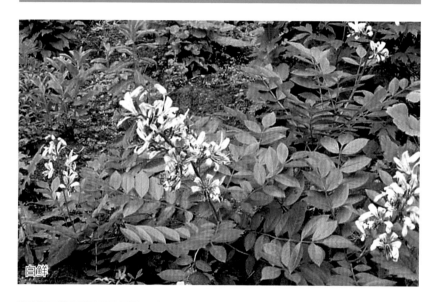

白鲜

植物形态

多年生草本，全株具香气。根数条丛生。茎直立，高 50~65cm。羽状复叶互生，小叶 9~13 片，卵形至椭圆形，长 3~9cm，宽 1.5~4cm，先端短尖，边缘具细锯齿，基部宽楔形，两面密布腺点；叶柄及叶轴两侧有狭翼。总状花序顶生，密被柔毛及腺点；花白色或淡红色，萼片 5；花瓣 5；雄蕊 10；子房上位。蒴果 5 裂，表面散布棕黑色油腺和白色细柔毛。种子近球形，先端短尖，黑色，有光泽。花期 4~5 月，果期 6 月。生于山坡丛林中。

采　制

春、秋二季采挖根部，除去粗皮及泥沙，剥取根皮，干燥。药材主产于辽宁、河北、山东，江苏、山西、内蒙古、吉林、黑龙江小产。

性　状

根皮呈卷筒状，长 5~15cm，直径 1~2cm，厚 0.2~0.5cm。外表面灰白色或淡灰黄色，常有突起的颗粒状小点；内表面类白色。质脆，折断时有粉尘飞扬，断面不平坦，略呈层片状，剥去外层，迎光可见闪烁的小亮点。有羊膻气，味微苦。

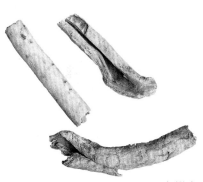

白鲜皮

性　味	性寒，味苦。
功　能	清热燥湿，祛风解毒。
主　治	湿热疮毒，黄水淋漓，湿疹，风疹，疥癣疮癞，风湿热痹，黄疸尿赤。
用　法	用量 4.5~9g。外用适量，煎汤洗或研粉敷。

化学成分	含白鲜碱（dictamnine）、茵芋碱（skimmianine）、崖椒碱（γ-fagarine）、异斑沸林草碱（isomaculosindine）、梣酮（fraxinellone）、柠檬苦素（limonin）、黄柏酮（obakunone）等。
药　理	根皮浸出液有解热作用；对堇色毛癣菌、铁锈色小孢子菌、红色表皮癣菌等皮肤真菌均有抑制作用；白鲜碱小量对离体蛙心有兴奋作用，有收缩血管和子宫平滑肌的作用。

验方	①风湿性关节炎：白鲜皮、香加皮、穿山龙各 15g，水煎服。②湿疹：白鲜皮 10g，徐长卿、白蒺藜各 9g，苍耳子 15g，水煎服。③下肢静脉曲张、溃疡：白鲜皮、土荆皮、半枝莲各适量，水煎浸洗患处。

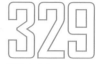

Lycii Cortex

地骨皮

英文名： Chinese Wolfberry Root-bark

别　名： 杞根、地节、红月坠根、狗奶子根。

来　源： 茄科植物枸杞 *Lycium chinense* Mill. 或宁夏枸杞 *Lycium barbarum* L. 的根皮。

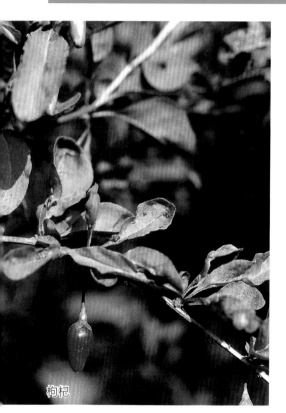

枸杞

植物形态

灌木，高 1~2m。枝细长，常弯曲下垂，有刺。叶互生或簇生于短枝上，卵状菱形至卵状披针形，长 2~6cm，宽 0.5~1.7cm。花 1~4 朵簇生于叶腋；花萼钟形，3~5 裂；花冠漏斗状，淡紫色，5 裂，有缘毛；雄蕊 5，花丝基部密生白色柔毛；子房 2 室。浆果卵形或长椭圆状卵形，长 5~15mm，红色。种子肾形，棕黄色。花期 6~9 月，果期 7~10 月。生于山坡、田野向阳干燥处；有栽培。

性　味	性寒，味甘。
功　能	凉血除蒸，清肺降火。
主　治	阴虚潮热，骨蒸盗汗，肺热咳嗽，咯血，衄血，内热消渴。
用　法	用量 9~15g。

采　制

全年采挖，剥取根皮，晒干。药材主产于甘肃、山西、四川、浙江、江苏；全国大部分地区均产。

性　状

根皮呈筒状或槽状，长 3~10cm，宽 0.5~1.5cm，厚 0.1~0.3cm。外表面灰黄色至棕黄色，粗糙，有不规则纵裂纹，易成鳞片状剥落；内表面黄白色至灰黄色，较平坦，有细纵纹。体轻，质脆，易折断，断面不平坦，外层黄棕色，内层灰白色。气微，味微甘而后苦。

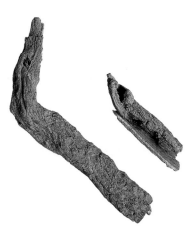

地骨皮

化学成分　含甜菜碱（betaine）、枸杞酰胺（lyciumamide）、莨菪亭（scopoletin）、柳杉酚（sugiol）及环肽类成分 lyciumin A, B。

药　理　煎剂静脉注射，对麻醉犬、猫均产生降压作用，对正常大鼠灌胃亦可使其血压降低；煎剂 2g/kg 灌胃，可使正常兔血糖降低，此作用与其所含的环肽成分有关。此外还有解热、降血脂等作用。

验方　①更年期多汗症：地骨皮、生地黄、桑寄生各 15g，淫羊藿 10g，水煎服。②盗汗：地骨皮 15g，荞麦 30g，白芍 10g，五味子 9g，水煎服。③鼻出血：地骨皮 5g，侧柏叶、紫珠草各 10g，白茅根 15g，水煎服。

330 肉 桂

Cinnamomi Cassiae Cortex

英文名： Cassia Bark
别　名： 玉桂、牡桂、菌桂、筒桂。
来　源： 樟科植物肉桂 *Cinnamomum cassia* Presl 的树皮。

植物形态

常绿乔木，芳香。树皮灰褐色，幼枝有四棱，被灰黄色茸毛。叶互生或近对生，革质，长椭圆形至近披针形，先端短尖，基部楔形，上面绿色，有光泽，离基三出脉；具叶柄。圆锥花序腋生；花被片 6，白色；能育雄蕊 9，3 轮，内轮花丝基部有腺体 2；子房卵形。浆果紫黑色，椭圆形，具浅杯状果托。花期 6~8 月，果期 10 月至次年 2~3 月。多为栽培。

采　制

多于秋季剥取栽培 5~10 年的树皮和枝皮，晒干或阴干。药材产于云南、广西、广东、福建。

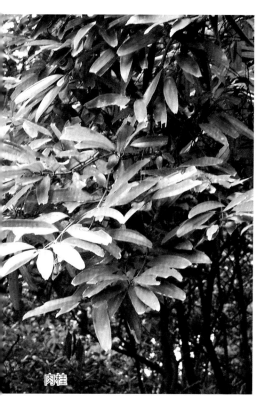

肉桂

性　味	性大热，味辛、甘。
功　能	补火助阳，引火归元，散寒止痛，活血通经。
主　治	阳痿，宫冷，腰膝冷痛，肾虚作喘，阳虚眩晕，目赤咽痛，心腹冷痛，虚寒吐泻，寒疝，奔豚，经闭，痛经。
用　法	用量 1~4.5g。有出血倾向者及孕妇慎用。

性 状

树皮呈槽状或卷筒状，长30~40cm，宽或直径3~10cm，厚0.2~0.8cm。外表面灰棕色，稍粗糙，有不规则的细皱纹及横向突起的皮孔；内表面红棕色，略平坦，有细纵纹，划之显油痕。质硬而脆，易折断，断面不平坦，外层棕色而较粗糙，内层红棕色而油润，两层间有1条黄棕色的线纹。气香浓烈，味甜、辣。

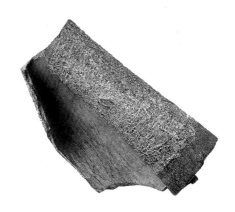

肉桂（药材）

化学成分　含挥发油，油中含桂皮醛（cinnamaldehyde）、醋酸桂皮酯（cinnamyl acetate）、桂皮酸（cinnamic acid）、丁香酚（eugenol）、桂二萜醇（cinnzeylanol）等。

药　理　所含肉桂醛对刺激引起的发热有解热作用；250~500mg/kg给小鼠灌胃，能减少小鼠的自发活动，可对抗苯丙胺引起的过度活动，并能延长环己巴比妥引起的睡眠时间。此外还有抗血小板聚集及心肌损伤、抗溃疡、抗变态反应及抑菌等作用。

验方　①肾虚遗精：肉桂2g，补骨脂9g，枸杞子15g，菟丝子10g，金樱子10g，水煎服。②胃寒疼痛：肉桂2g，山鸡椒果实6g，水煎服。③肾虚阳痿：肉桂3g，肉苁蓉10g，五味子9g，熟地黄15g，淫羊藿10g，覆盆子15g，桑椹15g，水煎服。

附 桂 枝

Cinnamomi Ramulus

英文名： Cassia Twig
别　名： 柳桂。
来　源： 樟科植物肉桂 *Cinnamomum cassia* Presl 的嫩枝。

采　制

春、夏二季采收，除去叶，晒干，或切片晒干。

性　状

枝条呈长圆柱形，多分枝，长 30~75cm，粗端直径 0.3~1cm。表面红棕色至棕色，有纵棱线、细皱纹及小疙瘩状的叶痕、枝痕和芽痕，皮孔点状。质硬而脆，易折断。切片厚 2~4mm，切面皮部红棕色，木部黄白色至浅黄棕色，髓部略呈方形。有特异香气，味甜、微辛，皮部味较浓。

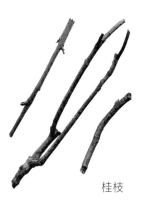

桂枝

性　味	性温，味辛、甘。
功　能	发汗解肌，温通经脉，助阳化气，平冲降气。
主　治	风寒感冒，脘腹冷痛，血寒经闭，关节痹痛，痰饮，水肿，心悸，奔豚。
用　法	用量 3~10g。孕妇慎用。

验方

①感冒风寒，表虚有汗：桂枝、白芍、生姜各 6g，大枣 2 枚，炙甘草 3g，水煎服。②更年期综合征：桂枝、制半夏、黄芪、生大黄各 9g，龙骨、牡蛎各 30g，炙甘草 3g，水煎服，每日 1 剂，分 2 次服。③面神经麻痹：桂枝 30g，防风 20g，赤芍 15g，水煎趁热熏洗患处，每次 20 分钟，每日 2 次，以局部皮肤潮红为度。

Phellodendri Cortex

黄　柏

英文名：Chinese Corktree Bark（黄皮树）、Amur Corktree Bark（黄檗）
别　名：川柏、檗木（黄皮树），关柏（黄檗）。
来　源：芸香科植物黄皮树 *Phellodendron chinense* Schneid. 或黄檗 *Phellodendron amurence* Rupr. 的树皮。前者习称"川黄柏"，后者习称"关黄柏"。

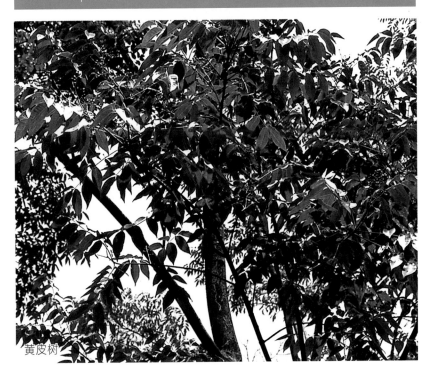

黄皮树

植物形态

黄檗：乔木，高 10~25m。树皮淡黄褐色或淡灰色，木栓层厚而软，有不规则深纵沟裂。叶对生，羽状复叶，小叶 5~13，卵形或卵状披针形，长 5~12cm，宽 3~4.5cm，边缘具细锯齿或波状，有缘毛，上面暗绿色，下面苍白色。圆锥花序顶生，雌雄异株，花小而多，黄绿色。浆果状核果球形，紫黑色，有香气。花期 5~6 月，果期 9~10 月。生于深山、河边、溪旁林中。

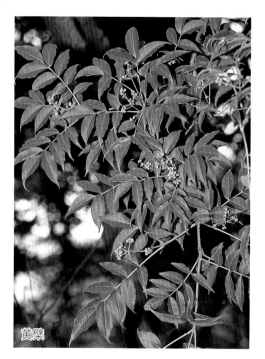

黄檗

黄皮树：树皮暗灰棕色，木栓层薄或无，内皮鲜黄色。叶柄及叶轴均被锈色短毛；羽状复叶对生，小叶 7~15，叶下面密被长柔毛。花紫色。花期 5~7 月，果期 7~10 月。生于山沟杂木林中；有栽培。

采　　制

剥取树皮后，除去粗皮，晒干。川黄柏药材主产于重庆、四川、贵州，陕西、湖南、湖北、广西亦产；关黄柏药材主产于辽宁、吉林、河北。

性　　状

川黄柏

药材呈板片状或浅槽状，长宽不一，厚 3~6mm。外表面黄褐色或棕黄色，平坦或具纵沟纹，有的可见皮孔痕及残存的灰褐色粗皮；内表面暗黄色或淡棕色，具细密的纵棱纹。体轻，质硬，断面纤维性，呈裂片状分层，深黄色。气微，味甚苦，嚼之有黏性。

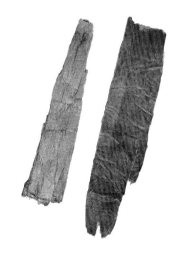

黄柏（川黄柏）

关黄柏

厚 2~4mm。外表面黄绿色或淡棕黄色，较平坦，有不规则的纵裂纹，皮孔痕小而少见，偶有灰白色的粗皮残留。内表面黄色或黄棕色。体轻，质较硬，断面鲜黄色或黄绿色。微有香气，味极苦。有黏性。

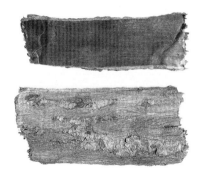

黄柏（关黄柏）

性 味	性寒，味苦。
功 能	清热燥湿，泻火除蒸，解毒疗疮。
主 治	湿热泻痢，黄疸，带下，热淋，脚气，痿躄，骨蒸劳热，盗汗，遗精，疮疡肿毒，湿疹瘙痒。
用 法	用量 3~12g。外用适量。

化学成分　含小檗碱（berberine）、盐酸巴马汀（palmatine hydrochloride）、黄柏碱（phellodendrine）、药根碱（jatrorrhizine）、木兰碱（magnoflorine）、白桦楼碱（candicine）、黄柏酮（obacunone）等。

药　理　煎剂或乙醇浸液对各种病原菌均有不同程度的抑制作用；可产生显著而持久的降压作用；提取物皮下注射，对阿司匹林或结扎幽门引起的大鼠胃溃疡有显著抑制作用，对小鼠水浸法应激性溃疡也有效。

验方　①急性尿路感染：黄柏、泽泻、车前草各 10g，赤小豆 15g，薏苡根 24g，水煎服。②急性咽喉炎：黄柏、穿心莲各 10g，芦根 24g，金银花 15g，水煎服。③口腔溃疡：黄柏、桔梗、牛蒡子各 9g，卤地菊 15g，水煎服。

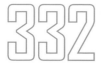

Eucommiae Cortex
332 杜 仲

英文名： Eucommia Bark
别　名： 扯丝皮、思仲、丝棉皮、玉丝皮。
来　源： 杜仲科植物杜仲 *Eucommia ulmoides* Oliv. 的树皮。

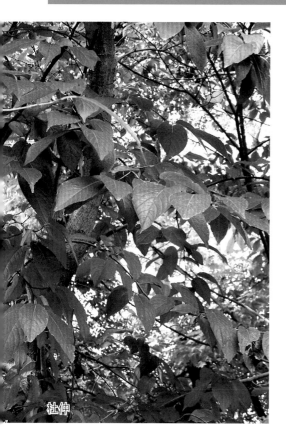

杜仲

植物形态

落叶乔木，树皮、叶、果折断后有银白色细丝。树皮灰色，小枝淡褐色或黄褐色，有皮孔，髓呈片状。叶互生，椭圆形或卵状椭圆形，长 6~8cm，宽 3~7.5cm，先端渐尖，基部圆或广楔形，边缘有锯齿，下面脉上有毛。花单性，异株，无花被，先叶开放，单生于新枝基部；雄花雄蕊 5~10，花丝极短；雌花子房狭长，顶端有 2 叉状花柱。翅果扁薄，狭椭圆形，长约 3.5cm。花期 3~5 月，果期 7~9 月。生于山地林中；或栽培。

性　味	性温，味甘。
功　能	补肝肾，强筋骨，安胎。
主　治	肾虚腰痛，筋骨无力，妊娠漏血，胎动不安；高血压。
用　法	用量 6~9g。

采 制

4~6 月剥树皮，刮去粗皮，堆置"发汗"至内皮呈紫褐色，晒干。药材主产于四川、陕西、河南、贵州、云南，江西、甘肃、湖南、广西亦产。

性 状

树皮呈板片状或两边稍向内卷，大小不一，厚 3~7mm。外表面淡棕色或灰褐色，有明显的皱纹或纵裂槽纹，有的树皮较薄，未去粗皮，可见明显的皮孔；内表面暗紫色，光滑。质脆，易折断，断面有细密、银白色、富弹性的橡胶丝相连。气微，味稍苦。

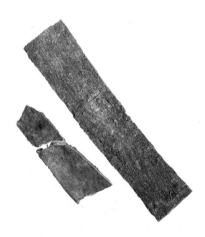

杜仲（药材）

| 化学成分 | 含多种木脂素和环烯醚萜类成分。木脂素有松脂醇二葡萄糖苷（pinoresinol diglucoside）、丁香脂素双糖苷、杜仲醇（eucommiol）、橄榄素（olivil）；环烯醚萜有杜仲苷（ulmoside）、都槲子素葡萄糖苷（geniposide）等。 |
| 药　理 | 乙醇提取物静脉注射，对麻醉犬有降低血压的作用，重复使用产生快速耐受性；可以兴奋垂体 - 肾上腺皮质系统功能，提高小鼠腹腔巨噬细胞的吞噬功能，并可对抗氢化可的松的免疫抑制作用。 |

验方

①腰痛：杜仲 15g，盐肤木 30g，骨碎补 15g，水煎服。②高血压：炒杜仲、豨莶草、生地黄各 15g，黑豆 30g，桑寄生 15g，水煎服。③先兆流产：炒杜仲 15g，党参 24g，枸杞子 15g，当归 6g，阿胶 15g，前四味药水煎，阿胶烊化后以药液冲服。

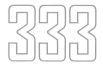

Moutan Cortex

牡丹皮

英文名： Tree Peony Bark
别　名： 丹皮、粉丹皮、木芍药、洛阳花。
来　源： 毛茛科植物牡丹 *Paeonia suffruticosa* Andr. 的根皮。

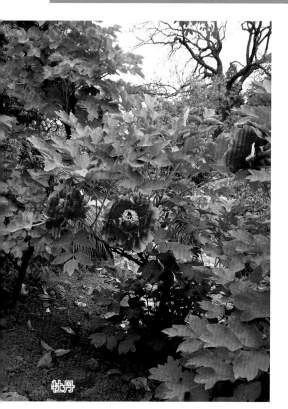

牡丹

植物形态

落叶灌木。二回三出复叶，顶生小叶长达 10cm，3 裂近中部，裂片上部 3 浅裂或不裂，侧生小叶较小，斜卵形，不等 2 浅裂或不裂，上面绿色，下面有白粉，中脉有疏毛或近无毛。花单生枝顶；萼片 5；花瓣 5，或重瓣，白色、红紫色或黄色，倒卵形，先端常 2 浅裂；雄蕊多数；花盘杯状，红紫色，包住心皮，在心皮成熟时裂开；心皮 5，密生柔毛。蓇葖果卵形，密生褐黄色毛。花期 5~7 月，果期 7~8 月。全国广为栽培。

性　味	性微寒，味辛、苦。
功　能	清热凉血，活血化瘀。
主　治	温毒发斑，吐血衄血，夜热早凉，无汗骨蒸，经闭痛经，痈肿疮毒，跌扑伤痛。
用　法	用量 6~12g。孕妇慎用。

采 制

秋季采挖根部,除去细根,剥取根皮,晒干。药材主产于安徽、四川、甘肃、陕西、湖北、湖南、山东、贵州。

性 状

根皮呈筒状或半筒状,略向内卷曲或张开,长 5~20cm,直径 0.5~1.2cm,厚 0.1~0.4cm。外表面灰褐色或黄褐色,栓皮脱落处粉红色;内表面淡灰黄色或浅棕色,有明显的细纵纹,常见发亮的结晶。质硬而脆,易折断,断面较平坦,粉性,淡粉红色。气芳香,味微苦而涩。

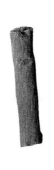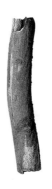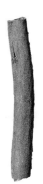

牡丹皮

化学成分　含丹皮酚(paeonol)、丹皮原苷(paeonolide)、芍药苷(paeoniflorin)、羟基芍药苷、苯甲酰芍药苷及挥发油。

药 理　煎剂对各种病原菌均有抑制作用;能够降低血压;有镇静、抗惊厥的作用,丹皮酚进行腹腔注射,对鼠自发活动及咖啡因所致的过度活动均产生镇静作用。此外,还有抗炎及抗变态反应的作用。

验方　①鼻出血:牡丹皮 10g,侧柏叶 10g,旱莲草 15g,仙鹤草 5g,水煎服。②闭经:牡丹皮 15g,丹参 15g,赤芍 10g,鸡血藤 24g,桃仁 15g,莪术 9g,王不留行 10g,水煎服。③痛经:牡丹皮 10g,川芎 9g,延胡索 10g,川楝子 9g,乌药 9g,水煎服。

334

Meliae Cortex

苦楝皮

英文名：Chinaberry-Tree Bark
别　名：楝皮。
来　源：楝科植物楝 *Melia azedarach* L. 或川楝 *Melia toosendan* Sieb. et Zucc. 的树皮和根皮。

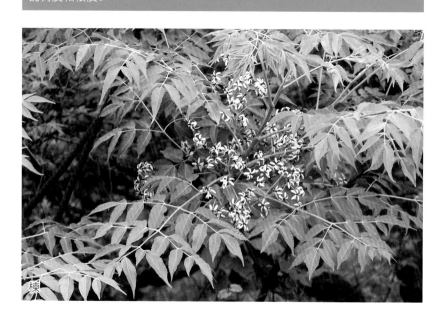

楝

植物形态

落叶乔木。树皮纵裂，幼枝被星状柔毛。叶互生，二至三回羽状复叶，小叶卵形至椭圆形，长 3~7cm，宽 2~3cm，先端长尖，边缘具深浅不一的钝齿，幼时被星状毛，后仅沿脉有白毛。圆锥花序腋生；花萼 5 裂，被毛；花瓣 5，淡紫色，外面被毛；雄蕊 10；子房上位，4~5 室。核果近球形，直径 1~1.5cm，黄棕色，有光泽。花期 5 月，果期 10 月。生于山坡、田野；或栽培。

采　制

春、秋二季剥取，晒干·或除去粗皮，晒干。药材产于华北、华东、中南及西南各地。

性　状

树皮呈不规则板片状、槽状或半卷筒状，长宽不一，厚2~6mm。外表面灰棕色或灰褐色，粗糙，除去粗皮者淡黄色；内表面类白色或淡黄色。质韧，不易折断，断面纤维性，呈层片状，易剥离。气微，味苦。

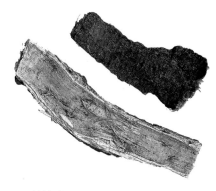

苦楝皮

性　味	性寒，味苦；有毒。
功　能	驱虫疗癣。
主　治	蛔虫病，蛲虫病，虫积腹痛；疥癣瘙痒。
用　法	用量3~6g。外用适量，研末，用猪脂调敷患处。

化学成分　含苦楝素、苦楝萜酮内酯（kulactone）、苦楝萜内酯（kulolactone）、苦楝皮萜酮（kulinone）、苦楝萜酸甲酯（methylkulonate）、川楝素（toosendanin）等。

药　理　水浸剂对堇色毛癣菌等有抑制作用；体外实验，20% 苦楝皮浸膏于24小时内可使猪蛔虫自发运动消失，并有部分蛔虫死亡；所含的川楝素对肉毒中毒小鼠有治疗作用。

验方　①股癣：苦楝皮、羊蹄根各适量，浸入75%乙醇溶液内2周，取药液涂患处。②头癣：苦楝皮、羊蹄根、乌桕木根皮各适量，共研细粉，调茶油涂患处。③痔疮出血：苦楝皮、一点红、野菊花、木芙蓉叶各适量，水煎熏洗患处。

335 厚 朴

Magnoliae Officinalis Cortex

英文名：Twolobed Official Magnolia Bark
别　名：重皮、赤朴、油朴。
来　源：木兰科植物凹叶厚朴 *Magnolia officinalis* Rehd. et Wils. var. *biloba* Rehd. et Wils. 或厚朴 *Magnolia. officinalis* Rehd. et Wils. 的干皮、根皮及枝皮。

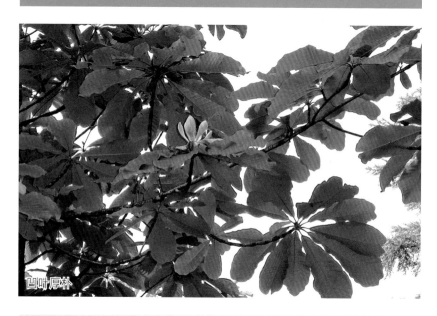

凹叶厚朴

植物形态

落叶乔木，树皮淡褐色。叶互生，革质，狭倒卵形，长 15~30cm，宽 8~17cm，顶端有凹缺或成 2 钝圆浅裂片，基部楔形，侧脉 15~25 对，下面灰绿色，幼时有毛；叶柄有白色毛。花白色，芳香；花被片 9~12；雄蕊和心皮多数。聚合果圆柱状卵形，长 11~16cm；蓇葖果木质，有短尖头。花期 4~5 月，果期 9~10 月。喜生于阴凉、湿润、酸性的肥沃沙壤土上。

采　制

4~6 月剥取根皮及枝皮，阴干；干皮置沸水中微煮后，堆置阴湿处，"发汗"至内表面变紫褐色或棕褐色时，蒸软，顶出，卷成筒状，干燥。药材产于福建、浙江、安徽、江西和湖南。

性　状

干皮呈卷筒状或双卷筒状，长 30~35cm，厚 0.2~0.7cm，习称"筒朴"；近根部的干皮一端展开如喇叭口，长 13~25cm，厚 0.3~0.8cm，习称"靴筒朴"。外表面灰棕色或灰褐色，粗糙，有时呈鳞片状，较易剥落，有明显椭圆形皮孔和纵皱纹，刮去粗皮者显黄棕色；内表面紫棕色或深紫褐色，较平滑，具细密纵纹，划之显油痕。质坚硬，不易折断。断面颗粒性，外层灰棕色，内层紫褐色或棕色，有油性，有的可见多数小亮星。气香，味辛辣、微苦。

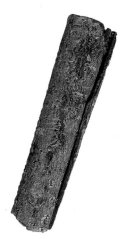

厚朴（药材）

性　味	性温，味苦、辛。
功　能	燥湿消痰，下气除满。
主　治	湿滞伤中，脘痞吐泻，食积气滞，腹胀便秘，痰饮喘咳。
用　法	用量 3~9g。

化学成分　含厚朴酚（magnolol）、和厚朴酚（honokiol）、四氢厚朴酚（tetrahydromagnolol）、异厚朴酚（isomagnolol）。

药　理　煎剂用试管稀释法，对多种病原菌有抑制作用，醇提取物对结核杆菌也有一定抑制作用；对小鼠及豚鼠离体肠管，小剂量呈兴奋作用，大剂量呈抑制作用，对豚鼠支气管平滑肌有兴奋作用。

验方　①慢性胃炎：厚朴 10g，蒲公英 15g，大腹皮 10g，槟榔 9g，神曲 15g，山鸡椒果实 6g，水煎服。②急性肠炎：厚朴 9g，鱼腥草 15g，凤尾草 30g，水煎服。③哮喘：厚朴 10g，佛手柑 6g，紫苏子 9g，葶苈子 9g，旋覆花 10g，水煎服。

336

Periplocae Cortex

香加皮

英文名： Chinese Silkvine Root-bark
别　名： 北五加皮、香五加。
来　源： 萝藦科植物杠柳 *Periploca sepium* Bunge 的根皮。

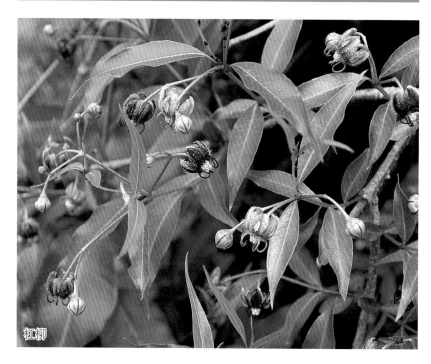

杠柳

植物形态

蔓生灌木，具乳汁。叶对生，膜质，披针形，长 5~9cm，宽 1.5~2.5cm，先端渐尖，基部楔形，全缘，侧脉多对。聚伞花序腋生；花冠紫红色，裂片 5，内部被疏柔毛；副花冠环状，顶端 5 裂，裂片丝状伸长，被柔毛。蓇葖果双生。种子顶端具白色绢毛。花期 6~7 月，果期 7~9 月。生于山野、河边、沙质地。

采　制

春、秋二季挖根，取皮晒干。药材主产于山西、河南、河北、山东。

性　状

根皮呈卷筒状或槽状，少数呈不规则的块状，长 3~10cm，直径 1~2cm，厚 0.2~0.4cm。外表面灰棕色或黄棕色，栓皮松软常呈鳞片状，易脱落；内表面淡黄色或淡黄棕色，较平滑，有细纵纹。体轻，质脆，易折断，断面不整齐，黄白色。有特异香气，味苦。

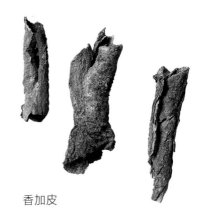

香加皮

性　味	性温，味辛、苦；有毒。
功　能	利水消肿，祛风湿，强筋骨。
主　治	风寒湿痹，腰膝酸软，心悸气短，下肢浮肿。
用　法	用量 3~6g。不宜过量服用。

化学成分　含 4- 甲氧基水杨醛，香树脂素乙酸酯及杠柳苷 E、G、K、H_1、H_2（glycoside E，G，K，H_1，H_2）等。

药　理　有强心作用，且在临床上，强心的同时还有利尿作用；水提取物和酊剂均表现为中枢兴奋作用，此作用可能与其含有的挥发性成分有关；所含杠柳苷在一定条件下，能增加肺循环；此外，还有杀虫等作用。

验方

①跌打肿痛：香加皮、忍冬藤、鸡血藤各 30g，水煎熏洗患处。
②风湿性关节炎：香加皮、虎杖根、海桐皮、海风藤、土牛膝各 30g，水煎熏洗患处。③痔疮肿痛：香加皮、苦参根、马蓝根各 30g，水煎熏洗患处。

337

Fraxini Cortex

秦　皮

英文名： Ash Bark

别　名： 鸡糠树、青榔木、白荆树。

来　源： 木犀科植物白蜡树 *Fraxinus chinensis* Roxb.、苦枥白蜡树 *Fraxinus rhynchophylla* Hance、尖叶白蜡树 *Fraxinus szaboana* Lingelsh. 或宿柱白蜡树 *Fraxinus stylosa* Lingelsh. 的树皮。

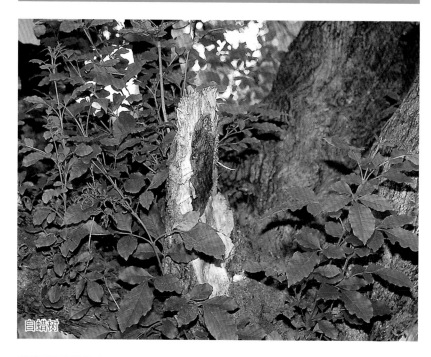

白蜡树

植物形态

落叶乔木，树皮淡灰色，裂皱浅细。羽状复叶对生，小叶 5~9，椭圆形或椭圆状卵形，长 3~10cm，宽 1.5~5cm，先端尖或渐尖，基部宽楔形，边缘具锯齿或钝锯齿，下面脉上有柔毛。圆锥花序顶生，大而疏松，长 8~15cm；花小，花萼钟状，不规则分裂；无花冠；雄蕊 2，花药长椭圆形，约与花丝等长；子房 2 室，柱头 2 浅裂。翅果披针形。花期 5 月，果期 7~8 月。生于山坡、山沟及丛林中。

采　制

春、秋二季整枝时剥取树皮，晒干。药材主产于陕西、四川、宁夏、云南、贵州、河北。

性　状

树皮呈卷筒状或槽状，厚 1.5~3mm。外表面灰褐色，散有灰白色圆点状皮孔；内表面淡棕色或红棕色。质坚韧，断面纤维状，易层状剥离。气微，味苦。

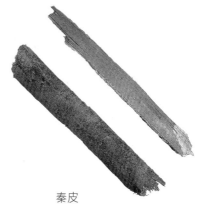

秦皮

性　味	性寒，味苦、涩。
功　能	清热燥湿，收涩，明目。
主　治	热痢，泄泻，赤白带下，目赤肿痛，目生翳膜。
用　法	用量 6~12g。外用适量，煎洗患处。

化学成分　含七叶树苷（aesculin）及其苷元七叶树内酯（aesculetin），并含白蜡树苷（fraxin）、白蜡树内酯（fraxetin）、紫丁香苷（syringin）等。

药　理　秦皮苷、七叶树苷 100mg/kg 灌胃或腹腔注射，均能延长环己巴比妥引起的小鼠睡眠时间；七叶树苷 100mg/kg 腹腔注射，对小鼠电休克有一定作用。此外，还有抗炎、止咳、祛痰的作用。

验方

①痢疾：秦皮 10g，凤尾草 15g，马齿苋 15g，神曲 10g，黄连 6g，水煎服。②急性结膜炎：秦皮 10g，野菊花 10g，木贼 9g，桑叶 9g，生地黄 15g，叶下珠 15g，水煎服。③痔疮出血：秦皮 10g，仙鹤草 15g，木槿花 15g，瓜蒌 30g，水煎服。

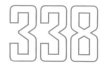

Ilicis Rotundae Cortex

救必应

英文名： Ovateleaf Holly Bark
别　名： 白银草、白兰香、熊胆木。
来　源： 冬青科植物铁冬青 *Ilex rotunda* Thunb. 的树皮。

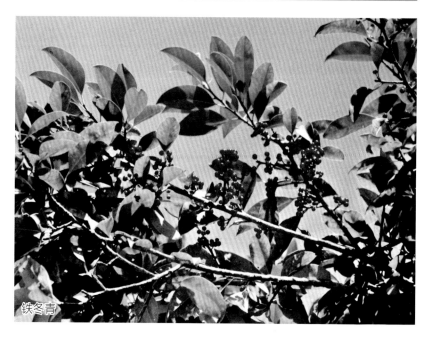

铁冬青

植物形态

常绿乔木或灌木，高 5~15m。树皮淡绿灰色，内皮黄色，味极苦，枝红褐色，稍有棱。叶互生，革质，椭圆形至长圆形，长 4~10cm，全缘，中脉在背面隆起，侧脉 5~8 对；叶柄红褐色。雌雄异株，聚伞花序腋生，通常有花 4~6 朵；花白色；雄花 4 出数；雌花 5~7 出数，子房上位。核果球形至椭圆形，柱头宿存，熟时红色；分果核 5~7，每核有种子 1 粒。花期 5~6 月，果期 9~10 月。生于山坡、丘陵或半山的疏林中。

采　制

夏、秋二季剥取，晒干。药材产于广西、广东、江西。

性　状

树皮呈卷筒状、半卷筒状或略卷曲的板状，长短不一，厚1~15mm。外表面灰白色至浅褐色，较粗糙，有皱纹。内表面黄绿色、黄棕色或黑褐色，有细纵纹。质硬而脆，断面略平坦。气微香，味苦、微涩。

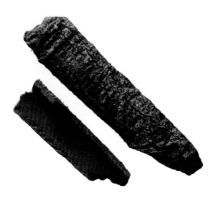

救必应

性　味	性寒，味苦。
功　能	清热解毒，利湿止痛。
主　治	暑湿发热，咽喉肿痛，湿热泻痢，脘腹胀痛，风湿痹痛，湿疹，疮疖，跌打损伤。
用　法	用量9~30g。外用适量，煎浓汤涂敷患处。

化学成分　树皮含有冬青素甲（ilexanin A），尚有铁冬青酸、长梗冬青苷、铁冬青酸异丙叉酮缩醇、紫丁香苷、芥子醛、芥子醛葡萄糖苷、丁香醛等。

药　理　所含黄酮苷对豚鼠离体回肠有松弛作用，且能拮抗乙酰胆碱引起的肠痉挛；醇提取物具有降低冠状动脉血流量，减慢心率，减弱心肌收缩力，降低血压，提高耐缺氧能力及抗心律失常等作用。

验方　①咽喉肿痛：救必应30g，水煎代茶饮。②急慢性肝炎：救必应45g，八角枫15g，两药均刮去粗皮，切片，水煎服。③神经性皮炎：救必应90g，水煎外洗。④汤火伤：救必应适量，研成细粉，冷开水调成糊状，涂患处，每日数次。⑤外感风热头痛：救必应30g，水煎，日服3次。

339 椿皮

Ailanthi Cortex

英文名： Tree-of-heaven Ailanthus Bark

别　名： 椿根皮、椿白皮。

来　源： 苦木科植物臭椿 *Ailanthus altissima*（Mill.）Swingle 的根皮或干枝。

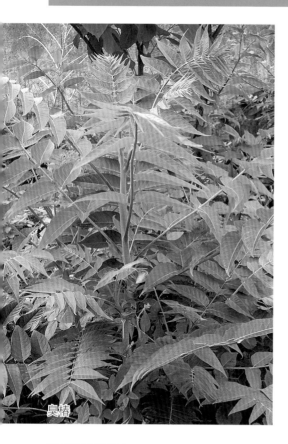

臭椿

植物形态

落叶乔木。树皮灰褐色。叶互生，羽状复叶，小叶13~25，卵状披针形，长7~12cm，宽2~4.5cm，先端渐尖，基部截形，近基部有1~2对粗齿，齿尖背面有一腺体，揉碎有臭气。圆锥花序顶生，花小，白色带绿，杂性。翅果扁平，长椭圆形，1~6个着生于一果柄上，每个翅果中部具一种子。花期6~7月，果期9月。生于山坡、路旁；或栽培于庭院、村边。

性　味	性寒，味苦、涩。
功　能	清热燥湿，收涩止带，止泻，止血。
主　治	赤白带下，湿热泻痢，久泻，久痢，便血，崩漏。
用　法	用量6~9g。

采 制

春、秋二季剥取根皮或干皮,刮去或不去粗皮,晒干。药材产于浙江、河北、湖北、江苏。

性 状

根皮呈扁平块片或不规则卷片状,厚 0.3~1cm。外表面带灰色,有多数大型显著突起的菱形皮孔,长 1~2cm,皮灰白色,稍有光泽;内表面淡黄色,密布细小菱形小点或小孔。质硬韧,折断面内皮强纤维性。气微,味苦。

干皮多呈扁平块状,厚 0.5~2cm。外表面灰棕色,有不规则纵横裂纹和皮孔。

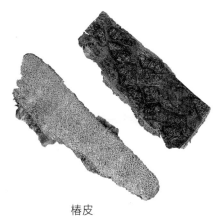

椿皮

| 化学成分 | 树皮含臭椿苦内酯(amarolide)、11- 乙酰臭椿苦内酯(amarolide-11-acetate)、臭椿辛内酯 C(shinjulactone),并含多种有毒生物碱 β - 卡波林(β -carboline)衍生物。 |

化学成分 树皮含臭椿苦内酯(amarolide)、11- 乙酰臭椿苦内酯(amarolide-11-acetate)、臭椿辛内酯 C(shinjulactone),并含多种有毒生物碱 β - 卡波林(β -carboline)衍生物。

药 理 煎剂在体外对福氏痢疾杆菌、宋氏痢疾杆菌和大肠杆菌有抑制作用,对阿米巴痢疾亦有效;以伊红试验为药理指标证明臭椿双内酯有较强的抗癌活性,对蛔虫病和宫颈癌有一定疗效。

验方 ①带下病:椿皮 9g,生薏苡仁 30g,炒苍术 10g,蒲公英 15g,鱼腥草 15g,水煎服。②便血:椿皮 9g,侧柏叶 10g,旱莲草 15g,紫珠草 10g,水煎服。③蛲虫病:椿皮、大蒜各适量,浸酸醋内,临睡前取药液涂于肛门处。

茎藤类

JINGTENG LEI

茎藤类中药主要指以木本植物的茎（包括茎藤、茎枝、茎刺、茎髓、茎的翅状附属物）及少数草本植物的茎入药的药材。一般在秋、冬二季采收。

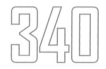

Erycibes Caulis

340 丁公藤

英文名：Obtuseleaf Erycibe Stem
别　名：麻辣子。
来　源：旋花科植物丁公藤 *Erycibe obtusifolia* Benth. 的茎藤。

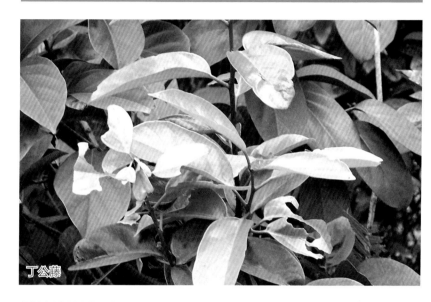

植物形态

攀缘藤本。小枝干后黄褐色，明显有棱，不被毛。叶互生，革质，椭圆形、长圆形或倒卵形，长 5~15cm，宽 2~6cm，先端钝尖、急尖或短渐尖，基部楔形，全缘，干时显铁青色或暗绿色，下面有光泽，具小斑点。总状聚伞花序腋生或顶生，密被锈色短柔毛；花小，金黄色或黄白色；萼片 5，外被褐色柔毛；花冠浅钟状，长 9~10mm，5 深裂，裂片 2 裂，外被紧贴的橙色柔毛；雄蕊 5，着生在冠管上，花药卵状三角形，顶端锥尖；子房 1 室，胚珠 4。浆果球形，具宿萼。种子 1 粒。花期 6~8 月，果期 8~10 月。生于山地丛林中，攀缘于树上。

采制

全年可采，洗净，切段或片，晒干。药材产于广东。

性　状

药材为斜切的段或片，直径1~10cm。外皮灰黄色、灰褐色或浅棕褐色，稍粗糙，有浅沟槽及不规则的纵裂纹或龟裂纹。皮孔点状或疣状，黄白色。老的栓皮呈薄片状剥落。质坚硬，不易折断。切面椭圆形，黄褐色或浅黄棕色，木部宽广，有不规则的花纹（异型维管束）及多数小孔。气微，味淡。

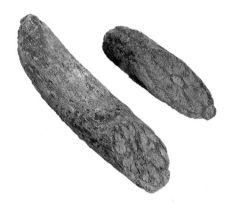

丁公藤（药材）

性　味	性温，味辛；有毒。
功　能	祛风胜湿，消肿，止痛。
主　治	风湿痹痛，半身不遂，跌打肿痛。
用　法	用量 3~6g。用于配制酒剂，内服或外搽。孕妇禁用。

化学成分　含丁公藤甲素、东莨菪内酯。

药　理　所含的丁公藤甲素对兔眼有缩瞳作用，给家兔静脉注射有明显的降血压作用，可减慢大鼠离体心脏的心率，增强心肌收缩力，降低氧耗；所含的东莨菪内酯有镇静、抗炎以及抗肿瘤作用，还有一定的祛痰作用。

验方　①风湿性关节炎：丁公藤、忍冬藤、穿山龙、鸡血藤各 30g，水煎熏洗患处。②跌打肿痛：丁公藤、鸡血藤、松根各 30g，红花 10g，浸入75%乙醇溶液内15天，取药水涂擦患处。③坐骨神经痛：丁公藤 3g，桑寄生、川牛膝各 10g，水煎服。

341

Sargentodoxae Caulis

大血藤

英文名： Sargentgloryvine Stem
别　名： 红皮藤、大活血、红血藤、黄梗藤、五花七、红藤。
来　源： 木通科植物大血藤 *Sargentodoxa cuneata*（Oliv.）Rehd. et Wils. 的茎。

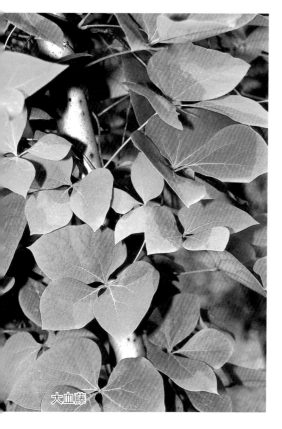

大血藤

植物形态

落叶藤本。茎褐色，圆形，有条纹。三出复叶互生；叶柄长，上面有槽；中间小叶菱状卵形，长7~12cm，宽3~7cm，先端尖，基部楔形，全缘，有柄；两侧小叶较大，基部两侧不对称，几无柄。花单性，雌雄异株，总状花序腋生，下垂；雄花黄色，萼片6，菱状圆形，雄蕊6，花丝极短；雌花萼片、花瓣同雄花，有不育雄蕊6，子房下位，1室，胚珠1。浆果卵圆形。种子卵形，黑色，有光泽。花期3~5月，果期8~10月。生于山坡疏林、溪边；有栽培。

性　味	性平，味苦。
功　能	清热解毒，活血，祛风。
主　治	肠痈腹痛，热毒疮疡，经闭痛经，风湿痹痛，跌扑肿痛。
用　法	用量9~15g。

采 制

8~9月或全年采收，晒干。药材主产于湖北、四川、江西、河南、江苏、安徽、浙江亦产。

性 状

茎呈圆柱形，略弯曲，长约30cm，直径1~3cm。表面棕色或灰棕色，粗糙，具浅纵槽及横裂纹，外皮常呈鳞片状剥落而现暗棕红色。质坚韧，断面皮部红棕色，有数处向内嵌入木部，木部黄白色，导管呈细孔状，射线放射状排列。气微，味淡、微涩。

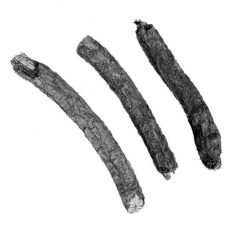

大血藤（药材）

化学成分	含毛柳苷（salidroside）、鹅掌楸木脂素双糖苷（liriodendrin）、大黄素（emodin）、香荚兰酸（vanillic acid）、原儿茶酸（protocatechuric acid）、大黄酚（chrysophanol）、大血藤素（rosamultin）、异大血藤素（kajiichigoside）。
药 理	有抑菌作用；其水溶性提取物100mg/kg静脉注射，能使兔实验性心肌梗死已抬高的ST段显著下降，改善结扎左冠状动脉前降支所致的心肌乳酸代谢紊乱，并缩小心肌梗死范围；可以抑制血小板聚集并促进解聚。

验方

①痛经：大血藤20g，川楝子、延胡索、制香附各9g，水煎服。
②闭经：大血藤30g，鸡血藤24g，桃仁10g，王不留行、川芎、丹参各9g，水煎服。③风湿性关节炎：大血藤30g，牛膝、萱草根各24g，威灵仙9g，络石藤15g，水煎服。

342

Clematidis Caulis
川木通

英文名: Anemone Clematis Stem
别　名: 花木通、油木通、白木通、山铁线莲。
来　源: 毛茛科植物绣球藤 *Clematis montana* Buch.-Ham. 或小木通 *Clematis armandii* Franch. 的藤茎。

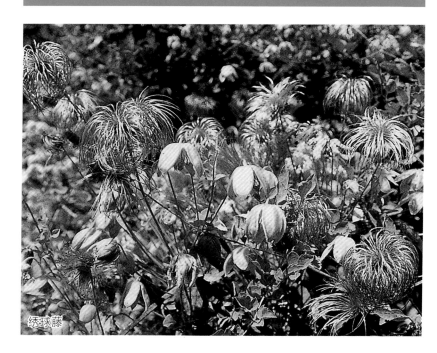

绣球藤

植物形态

木质藤本。茎褐色或紫色，有条纹。三出复叶对生，小叶卵形，先端急尖或渐尖，3浅裂，边缘有锯齿，两面疏生短柔毛；叶柄长。花2~5朵簇生，花梗细长，疏生短柔毛；萼片4，白色，外面疏生短柔毛。瘦果扁卵形，无毛。花期5~7月，果期7~9月。生于山地林边。

采　制

春、秋二季采挖，除去粗皮，晒干，或趁鲜切成薄片，晒干。药材主产于四川、贵州。

性　状

藤茎呈长圆柱形，略扭曲，长 50~100cm，直径 2~3.5cm。表面黄棕色或黄褐色，有纵向凹沟及棱线；节处多膨大，有叶痕及侧枝痕。残存皮部易撕裂。质坚硬，不易折断。切片厚 0.2~0.4cm，边缘不整齐，残存皮部黄棕色，木部浅黄棕色或浅黄色，有黄白色放射状纹理及裂隙，其间布满导管孔。气微，味淡。

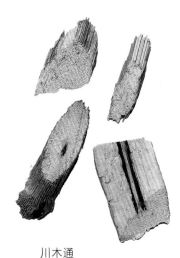

川木通

性　味	性寒，味苦。
功　能	利尿通淋，清心除烦，通经下乳。
主　治	水肿，淋证，小便不通，关节痹痛，经闭乳少。
用　法	用量 3~6g。

化学成分　藤含苷元为常春藤皂苷元（hederagenin）的六糖及三糖苷。叶含苷元为齐墩果酸（oleanolic acid）的绣球藤皂苷 A、B（clemontanoside A，B），并含无羁萜（friedelin）、β-香树脂醇（β-amyrin）、β-谷甾醇-β-D-葡萄糖苷等。

药　理　有明显利尿作用，其原理为增加尿量的同时能促进 Na^+、K^+、Cl^- 的排出，特别是 Na^+ 的排出，临床可用于治疗尿路感染。

验方　①肾炎水肿：川木通 9g，薏苡根 30g，车前草 15g，泽泻 15g，赤小豆 30g，水煎服。②风湿性关节炎：川木通 15g，威灵仙 9g，桑寄生 15g，川牛膝 10g，木瓜 9g，水煎服。③乳汁缺少：川木通 9g，王不留行 10g，路路通 10g，同猪脚炖服。

343 广东紫珠

Callicarpae Caulis et Folium

英文名： Kwangtung Beautyberry Stem or Leaf
别　名： 金刀菜、万年青、臭常山、止血柴。
来　源： 马鞭草科植物广东紫珠 *Callicarpa kwangtungensis* Chun 的干燥茎枝和叶。

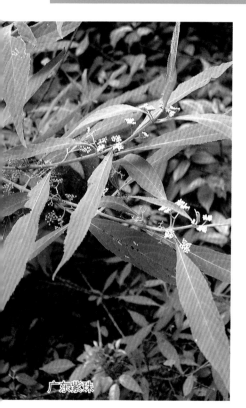

广东紫珠

植物形态

灌木，高约 2m。幼枝常带紫色，略被星状毛；老枝灰黄色，无毛。单叶对生，叶片狭椭圆状披针形、披针形或线状披针形，长 15~26cm，宽 3~5cm，具短柄；叶基部楔形；两面通常无毛，背部密生显著的细小黄色腺点；有侧脉 12~15 对。聚伞花序腋生，花序梗长 5~8cm，3~4 次分歧；花萼钟形，具钝三角齿；花冠白色或带紫色，雄蕊 4，花药长椭圆形。果球形，直径约 3mm。花期 6~7 月，果期 8~10 月。生于海拔 300~1600m 的山坡林中或灌丛中。

采　制

夏、秋二季采收，切成 10~20cm 的段，干燥。药材产于江西、福建、湖南、广东、广西。

性　味	性凉，味苦、涩。
功　能	收敛止血，散瘀，清热解毒。
主　治	衄血，咯血，吐血，便血，崩漏，外伤出血，肺热咳嗽，咽喉肿痛，热毒疮疡，水火烫伤。
用　法	用量 9~15g。外用适量，研粉敷患处。

性　状

茎呈圆柱形，分枝少，长 10~20cm，直径 0.2~1.5cm；表面灰绿色或灰褐色，有的具灰白色花斑，有细纵皱纹及多数长椭圆形稍突起的黄白色皮孔；嫩枝可见对生的类三角形叶柄痕，腋芽明显。质硬，切面皮部呈纤维状，中部具较大类白色髓。叶片多已脱落或皱缩、破碎，完整者呈狭椭圆状披针形，顶端渐尖，基部楔形，边缘具锯齿，下表面有黄色腺点；叶柄长 0.5~1.2cm。气微，味微苦涩。

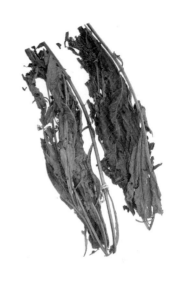

广东紫珠（药材）

化学成分	含连翘酯苷 B（forsythoside B）、金石蚕苷（poliumoside）、鼠李秦素（rhamnatin）、华良姜素（kumatakenin）、岳桦素（ermanine）、槲皮素（quercetin）等黄酮类成分，另含齐墩果酸、熊果酸、白桦酸等成分。
药　理	提取物对金黄色葡萄球菌、伤寒沙门杆菌在体外有较强的抑菌作用；对实验性炎症早期的渗出有明显的抑制作用；可明显缩短出血和凝血时间，止血效果显著。

验方

①吐血胸痛：广东紫珠 16g，茜草、仙桃草各 9g，白茅根 3g，水煎服。②偏头风：广东紫珠 21g，水煎服；偏左加女贞子 9g，偏右加陈皮 9g。③跌打损伤：广东紫珠叶 16~30g，水煎服。④消化道出血、鼻出血：广东紫珠浸膏 150ml，药用淀粉 100g，碳酸钙 48.5g，硬脂酸镁 3g，压片，每片 0.3g。每服 6~8 片，每日 3 次。

344 木 通

Akebiae Caulis

英文名： Akebia Stem

别　名： 八月札。

来　源： 木通科植物木通 *Akebia quinata*（Thunb.）Decne.、三叶木通 *Akebia trifoliata*（Thunb.）Koidz. 或白木通 *Akebia trifoliata*（Thunb.）Koidz. var. *australis* (Diels) Rehd. 的木质茎藤。

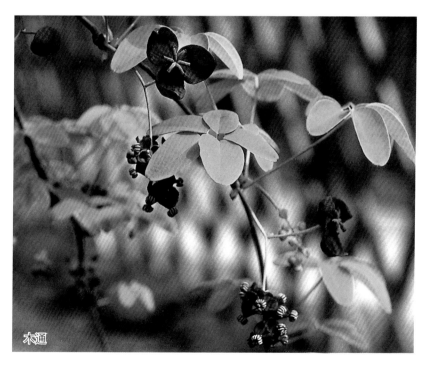

木通

植物形态

落叶或半常绿藤本。掌状复叶互生，小叶 5，倒卵形或长倒卵形，长 3~6cm，先端圆、微凹或有短尖，全缘。花单性同株，总状花序腋生；雄花生于花序上部，花被片 3，淡紫色，雄蕊 6；雌花生于花序下部，花被 3，退化雄蕊 6，雌蕊 6。果实肉质，长椭圆形，两端圆形，成熟时沿腹缝线开裂。花期 4~5 月，果期 8 月。生于山林灌木丛。

采 制

夏、秋二季采收茎藤，晒干。药材产于江苏、湖南、湖北、四川、浙江、安徽。

性 状

茎呈圆柱形而弯曲，直径 1~2cm。表面灰棕色，粗糙，节部膨大或不明显。质坚实，断面不整齐，皮部较厚，黄棕色，木部黄白色，导管束呈放射状排列，髓小。气微，味微苦而涩。

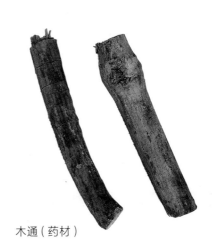

木通（药材）

性 味	性寒，味苦。
功 能	利尿通淋，清心除烦，通经下乳。
主 治	淋证，水肿，心烦尿赤，口舌生疮，经闭乳少，湿热痹痛。
用 法	用量 3~6g。

化学成分　茎含木通苯乙醇苷 B（calceolarioside B）、豆甾醇等。根含皂苷，水解得齐墩果酸及葡萄糖、鼠李糖。

药　理　家兔酊剂灌服、口服或静脉注射均有非常显著的利尿作用；初步体外试验结果表明，水浸剂或煎剂对多种致病真菌有不同程度的抑制作用。

验方

参见"川木通"。

345 石 斛

Dendrobii Caulis

英文名： Dendrobium Stem（金钗石斛）、Fimbriate Dendrobium Stem（流苏石斛）

别 名： 扁金钗、扁黄草、扁草（金钗石斛），马鞭石斛、大黄草、马鞭杆、旱马棒（流苏石斛）。

来 源： 兰科植物金钗石斛 *Dendrobium nobile* Lindl.、流苏石斛 *Dendrobium fimbriatum* Hook. 或鼓槌石斛 *Dendrobium chrysotoxum* Lindl. 的栽培品及其同属植物近似种的茎。

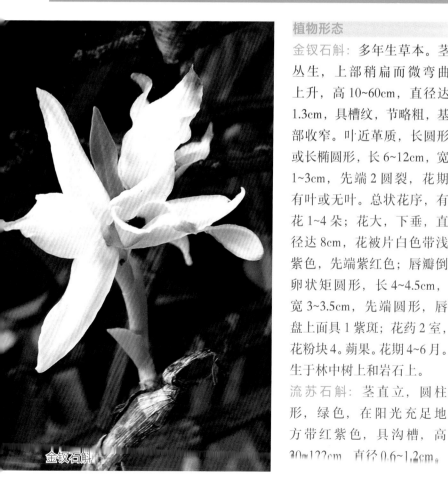

金钗石斛

植物形态

金钗石斛：多年生草本。茎丛生，上部稍扁而微弯曲上升，高 10~60cm，直径达 1.3cm，具槽纹，节略粗，基部收窄。叶近革质，长圆形或长椭圆形，长 6~12cm，宽 1~3cm，先端 2 圆裂，花期有叶或无叶。总状花序，有花 1~4 朵；花大，下垂，直径达 8cm，花被片白色带浅紫色，先端紫红色；唇瓣倒卵状矩圆形，长 4~4.5cm，宽 3~3.5cm，先端圆形，唇盘上面具 1 紫斑；花药 2 室，花粉块 4。蒴果。花期 4~6 月。生于林中树上和岩石上。

流苏石斛：茎直立，圆柱形，绿色，在阳光充足地方带红紫色，具沟槽，高 30~122cm，直径 0.6~1.2cm。

叶薄革质，长椭圆形，顶端急尖或渐尖。总状花序生于无叶茎的先端，下垂，有花 2~8 朵；花金黄色，有香气；花瓣与萼片等长，但较宽，唇瓣近圆形，长 2.5~3cm，宽 2.5~2.8cm，唇盘上有 1 个肾形紫色斑块，两面均有绒毛。

采　制

全年均可采收，以春末夏初和秋季采者为好。鲜用者除去根和泥沙；干用者采收后，除去杂质，用开水略烫或烘软，再边搓边烘晒，至叶鞘搓净，干燥。金钗石斛药材主产于四川、广西、云南、贵州；流苏石斛药材产于广西、贵州、云南。

性　状

金钗石斛

茎呈扁圆柱形，长 20~40cm，直径 0.4~0.6cm，节间长 2.5~3cm。表面金黄色或黄中带绿色，有深纵沟。质硬而脆，断面较平坦而疏松。气微，味苦。

流苏石斛

茎呈长圆柱形，长 20~150cm，直径 0.4~1.2cm，节明显，节间长 2~6cm。表面黄色至暗黄色，有深纵槽。质疏松，断面平坦或呈纤维性。味淡或微苦，嚼之有黏性。

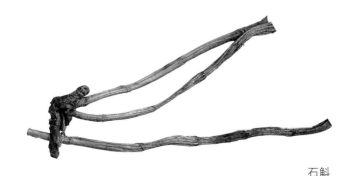

石斛

性 味	性微寒，味甘。
功 能	益胃生津，滋阴清热。
主 治	阴伤津亏，口干烦渴，食少干呕，病后虚热，目暗不明。
用 法	用量 6~12g；鲜品 15~30g。

化学成分 金钗石斛含生物碱和挥发油，生物碱有石斛碱（dendrobine）、石斛次碱（nobilonine）、石斛醚碱（dendroxine）、次甲基石斛素（nobilmethylene）等；挥发油中主要为泪柏醇（manool）。流苏石斛茎含对羟基肉桂酸烷基酯类、多糖等。

药　理 金钗石斛浸膏小剂量对家兔肠管有兴奋作用，大剂量呈抑制作用；所含石斛碱有升高血糖、降低血压、减弱心脏收缩力、抑制呼吸以及较弱的退热止痛作用；对离体兔肠有抑制作用。流苏石斛对半乳糖所致的白内障晶状体中醛糖还原酶、多元醇脱氢酶的活性异常变化有抑制或纠正作用；石斛多糖具有增强 T 细胞及巨噬细胞免疫活性的作用；能显著提高超氧化物歧化酶（SOD）水平，从而起到降低乳过氧物酶（LPO）的作用。

验方 ①肺燥咳嗽：石斛 10g，北沙参 15g，玄参 10g，生地黄、百合、藕节各 15g，水煎服。②复发性口腔溃疡：石斛、麦冬、淡竹叶各 10g，金银花 15g，水煎服。③视物模糊：石斛、枸杞子、菟丝子各 10g，菊花 9g，谷精草 10g，水煎服。

Gleditsiae Spina

皂角刺

346

英文名： Chinese Honeylocust Spine
别　名： 天丁、皂针、皂荚刺。
来　源： 豆科植物皂荚 *Gleditsia sinensis* Lam. 的棘刺。

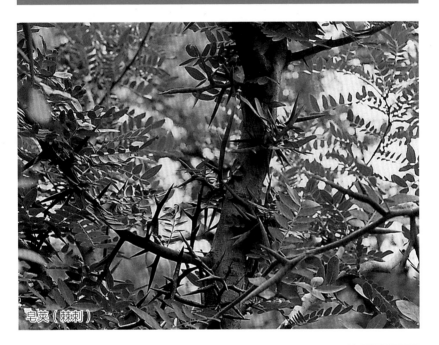

皂荚（棘刺）

植物形态

落叶乔木，棘刺圆柱形，常分枝。羽状复叶，小叶 6~16，卵形至长卵形，长 3~8cm，宽 1~2cm，先端尖，基部楔形，边缘有细齿。总状花序腋生及顶生，花杂性；花 4 裂；花瓣 4，淡黄色；雄蕊 6~8；子房沿缝线有毛。荚果扁条状，长 12~35cm，宽 2~4cm，紫棕色，有时被白色蜡粉。花期 5 月，果期 10 月。生于路旁、沟旁或宅旁。

采　制

全年可采，用刀砍下棘刺，晒干或趁鲜切片，晒干。药材产于河南、江苏、湖北、广西。

性　状

完整的棘刺常分枝，有时再分小枝，刺端锐尖，基扁圆柱状，全长约10cm或更长，基部直径0.8~1.2cm。表面紫棕色或红棕色。体轻，质坚硬，切断面木部黄白色，髓疏，棕色。气微，味淡。

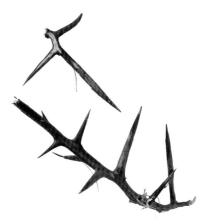

皂角刺

性　味	性温，味辛。	
功　能	消肿托毒，排脓，杀虫。	
主　治	痈疽初起或脓成不溃；疥癣麻风。	
用　法	用量3~9g。外用适量，醋蒸取汁涂患处。	

化学成分　含皂荚皂苷B~G（gleditschiasaponin B~G）、棕榈酸（palmitic acid）、硬脂酸、油酸、亚油酸、豆甾醇、谷甾醇、二十九碳烷（nonacosane）等。

药　理　煎剂对金黄色葡萄球菌和卡他球菌有抑制作用。具有抗癌抑癌活性、体外实验表明，皂角刺热水浸出物对JTC26抑制率为50%~70%；体内动物试验也证实，皂角刺对小鼠肉瘤S180有抑制活性作用。此外还有止孕作用。

验方　①痈肿初起：皂角刺10g，紫花地丁30g，炮山甲10g，水煎服。②乳腺炎初起：皂角刺10g，筋骨草30g，炮山甲10g，赤芍10g，金银花15g，水煎服。③痔疮出血：皂角刺10g，侧柏叶15g，一枝黄花24g，水煎服。

Gleditsiae Sinensis Fructus

大皂角

英文名： Chinese Honeylocust Fruit
别　名： 皂角、皂荚、悬刀、山皂荚、皂节。
来　源： 豆科植物皂荚 *Gleditsia sinensis* Lam. 的成熟果实。

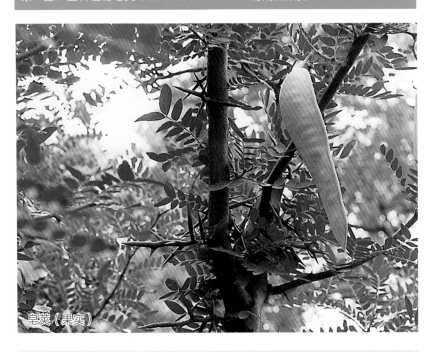

皂荚（果实）

采　制

秋季果实成熟时采摘，晒干。

性　味	性温，味辛、咸；有小毒。
功　能	祛痰开窍，散结消肿。
主　治	中风口噤，昏迷不醒，癫痫痰盛，关窍不通，喉痹痰阻，顽痰喘咳，咳痰不爽，大便燥结；痈肿。
用　法	用量 1~1.5g，多入丸散用。外用适量，研末吹鼻取嚏或研末调敷患处。孕妇及咯血、吐血患者忌服。

性　状

果实呈扁长的剑鞘状，有的略弯曲，长15~40cm，宽2~5cm，厚0.2~1.5cm。表面棕褐色或紫褐色，被灰色粉霜，擦去后有光泽，种子所在处隆起。基部渐窄而弯曲，有短果柄或果柄痕，两侧有明显的纵棱线。质硬，摇之有声，易折断，断面黄色，纤维性。种子多数，扁椭圆形，黄棕色至棕褐色，光滑。气特异，有刺激性，味辛辣。

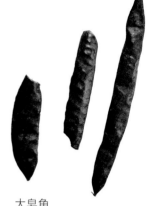

大皂角

验方　①中风昏迷，口噤不开：大皂角、半夏各4.5g，细辛1.5g，研粉，吹鼻内，引起喷嚏，促使苏醒。②耵聍栓塞：大皂角30g，掰成约3cm长的小段，加水4000ml，文火煎取2000ml，过滤，加防腐剂，用于滴耳。每次2~3滴，快者可使耵聍在2~3小时软化，当天能够冲洗；慢者3~4日软化溶解。③卒中口㖞：大皂角30g（去皮、子，研末，下筛），以3年大醋和，左㖞涂右，右㖞涂左，干更涂之。（《千金方》）

附2 Gleditsiae Fructus Abnormalis
猪牙皂

英文名：Chinese Honeylocust Abnormal Fruit
别　名：小牙皂、小皂荚、眉皂。
来　源：为豆科植物皂荚 *Gleditsia sinensis* Lam. 的不育果实。

采　制
秋季采收，除去杂质，干燥。

性　状

本品呈圆柱形，略扁而弯曲，长
5~11cm，宽 0.7~1.5cm。表面紫棕色
或紫褐色，被灰白色蜡质粉霜，擦去
后有光泽，并有细小的疣状突起和线
状或网状的裂纹。顶端有鸟喙状花柱
残基，基部具果梗残痕。质硬而脆，
易折断，断面棕黄色，中间疏松，有
淡绿色或淡棕黄色的丝状物，偶有发
育不全的种子。气微，有刺激性，味
先甜后辣。

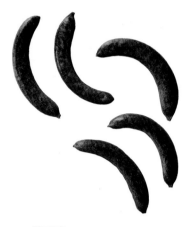

猪牙皂

性　味	性温，味辛、咸；有小毒。
功　能	祛痰开窍，散结消肿。
主　治	中风口噤，昏迷不醒，癫痫痰盛，关窍不通，喉痹痰阻，顽痰喘咳，咳痰不爽，大便燥结；痈肿。
用　法	用量 1~1.5g，多入丸散用。外用适量，研末吹鼻取嚏或研末调敷患处。孕妇及咯血、吐血患者禁用。

验方　①中风猝然昏迷，癫痫痰盛：猪牙皂、细辛各6g，天南星、薄荷、半夏、雄黄各16g，共研细粉，吹鼻取嚏。②急性肠梗阻：猪牙皂60g，捣开，放文火上烧烟，熏肛门10~15分钟，即有肠鸣声；如未见效，再熏1~2次。此药气味有窜透作用，刺激肠道后可引起肠蠕动亢进而有通便排气效果。③咽喉肿痛：猪牙皂一挺（去皮，米醋浸炙7次，勿令太焦），为末，每吹少许，入咽吐涎即止。（《圣济总录》）

347 西河柳

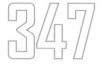

Tamaricis Cacumen

英文名： Chinese Tamarisk Twing
别　名： 山川柳、三春柳、西湖柳、赤柽柳。
来　源： 柽柳科植物柽柳 *Tamarix chinensis* Lour. 的细嫩枝叶。

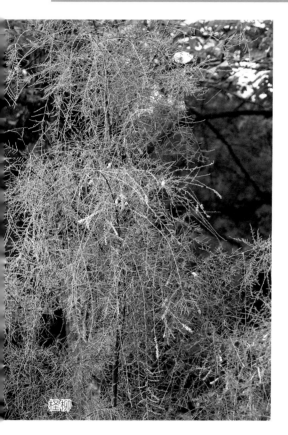

柽柳

植物形态

落叶灌木或小乔木。枝密生，绿色或带红色，细长，常下垂。叶互生，极小，鳞片状，卵状三角形，顶端渐尖，基部鞘状抱茎，无柄。总状花序集为疏散的圆锥花序；花小，白色至粉红色，苞片三角状；萼片5；花瓣5；雄蕊5，花丝较花冠长，花盘10或5裂；子房上位，1室，花柱3。蒴果小。种子先端有丛毛。花期4~9月，果期8~10月。生于山野湿润砂碱地及河岸冲积地；多栽培。

性　味	性平，味甘、辛。
功　能	散风，解表，透疹。
主　治	麻疹不透，风湿痹痛。
用　法	用量3~6g。外用适量，煎汤擦洗。

采　制

夏季花未开放时采收，阴干。药材主产于河北、河南；全国大部分地区均产。

性　状

茎枝呈细圆柱形，直径0.5~1.5mm。表面灰绿色，有多数互生的鳞片状小叶。质脆，易折断。稍粗的枝表面红褐色，叶片常脱落而残留突起的叶基，断面黄白色，中心有髓。气微，味淡。

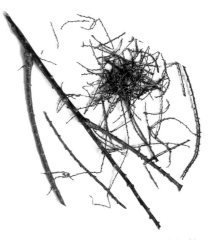

西河柳

化学成分　含柽柳酚（tamarixinol）、柽柳酮、柽柳醇、山柰酚-4′-甲醚、槲皮素-3′，4′-二甲醚、水杨苷（salicin）等。

药　理　煎剂给小鼠进行腹腔注射，可以产生明显的止咳作用，但无祛痰作用；体外试验表明，煎剂对肺炎球菌、甲型链球菌、白色葡萄球菌及流感嗜血杆菌均有抑制作用；有一定的解热功效。

验方　①麻疹出不透：西河柳5g，连翘6g，葱白6g，水煎服。②感冒头痛：西河柳6g，蔓荆子9g，白芷6g，水煎服。③荨麻疹：西河柳、路路通、苍耳子各30g，水煎熏洗。

348 肉苁蓉

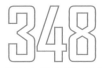

Cistanches Herba

英文名：Desertliving Cistanche
别　名：大芸、寸芸、苁蓉、查干告亚（蒙语）。
来　源：列当科植物肉苁蓉 *Cistanche deserticola* Y. C. Ma 的带鳞叶的肉质茎。

植物形态

多年生寄生草本，高80~100cm。茎肉质肥厚，不分枝。鳞叶黄色，肉质，覆瓦状排列，披针形或线状披针形。穗状花序顶生于花茎；每花下有1苞片，小苞片2，基部与花萼合生；背面被毛，长约为花茎的1倍，花萼5浅裂，有缘毛；花冠管状钟形，黄色，顶端5裂，裂片蓝紫色；雄蕊4。蒴果卵形，褐色。种子极多，细小。花期5~6月。生于湖边、沙地梭梭林中。寄生于藜科植物梭梭（盐木）*Haloxylon ammodendron* Bunge 的根上。

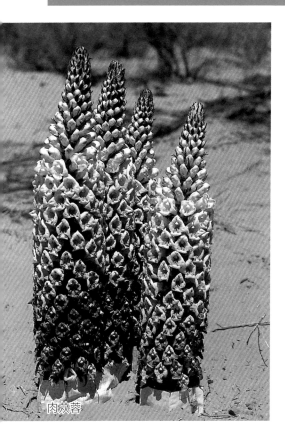

肉苁蓉

性 味	性温，味甘、咸。
功 能	补肾阳，益精血，润肠通便。
主 治	阳痿，不孕，腰膝酸软，筋骨无力，肠燥便秘。
用 法	用量6~9g。

采 制

多于春季苗未出土或刚出土时采挖，除去花序，切段，晒干。药材主产于内蒙古、甘肃、新疆、青海。

性 状

药材呈扁圆柱形，稍弯曲，长3~15cm，直径2~8cm，表面棕褐色或灰棕色，密被覆瓦状排列的肉质鳞叶，通常鳞叶先端已断。质硬，微有柔性，不易折断。断面棕褐色，有淡棕色点状维管束，排列成波状环纹。气微，味甜、微苦。

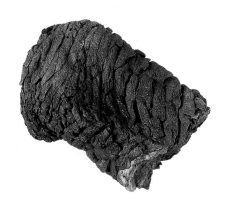

肉苁蓉（药材）

化学成分 肉质茎中含有多种环烯醚萜类成分，主要有肉苁蓉素（cistamin）、肉苁蓉氯素（cistachlorine）、肉苁蓉苷（cistanosides）、松果菊苷（echinacoside）、毛蕊花糖苷（acteoside）、角苷苷等。

药 理 稀乙醇浸出物加入饮水中饲养大鼠，其体重增长较对照组快；水浸剂、乙醇浸出液对犬、猪、兔等麻醉动物有降血压的作用；对小鼠有促进唾液分泌及呼吸麻痹作用；有抗衰老作用。

验方

①肾虚腰痛：肉苁蓉15g，炒杜仲10g，续断10g，盐肤木24g，水煎服。②肾虚阳痿：肉苁蓉15g，熟地黄15g，山茱萸10g，桑椹15g，金樱子15g，菟丝子15g，水煎服。③不孕症：肉苁蓉15g，枸杞子15g，当归6g，熟地黄18g，川芎9g，太子参18g，水煎服。

349 竹 茹

Bambusae Caulis in Taenias

英文名：Bamboo Shavings
别 名：竹子青、竹二青。
来 源：禾本科植物青秆竹 *Bambusa tuldoides* Munro 茎的中间层。

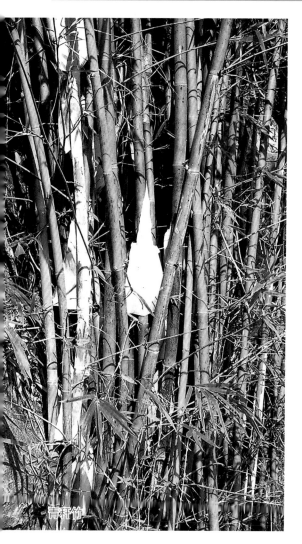

青秆竹

植物形态

单丛生。秆高 6~8m，直径 3~4.5cm。节间壁厚，长 30~36cm，幼时被白粉。节稍隆起。分枝常于秆基部第一节开始分出，数枝簇生于节上。秆箨早落。箨鞘背面无毛，干时肋纹稍隆起，先端呈不对称的拱形，外侧一边稍下斜至箨鞘全长的 1/10~1/8；箨耳稍不等大，靠外侧 1 枚稍大，卵形，略波褶，边缘被波曲状刚毛，小的 1 枚椭圆形；箨舌高 2.5~3.5mm，边缘被短流苏毛，片直，呈不对称三角形或狭三角形，基部两侧与耳相连，连接部分宽约 0.5mm。叶披针形至狭披针形，长 10~18cm，宽 11~17mm，背面密生短柔毛。生于山坡、路旁；或栽培。

采　制

全年均可采，取新鲜茎，除去外皮，将稍带绿色的中间层刮成丝条，或削成薄条，捆扎成束，阴干。药材主产于广东、海南。

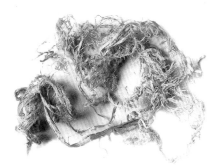

性　状

本品为不规则的丝条，卷曲成团或长条形薄片。宽窄厚薄不等，浅绿色或黄绿色。体轻松，质柔韧，有弹性。气微，味淡。

竹茹

性　味	性微寒，味甘。
功　能	清热化痰，除烦止呕。
主　治	痰热咳嗽，胆火挟痰，烦热呕吐，惊悸失眠，中风痰迷，舌强不语，胃热呕吐，妊娠恶阻，胎动不安。
用　法	用量 4.5~9g。

化学成分	含木质素、纤维素。
药　理	体外对白色葡萄球菌、枯草杆菌、大肠杆菌、伤寒杆菌等均有较强的抑制作用；叶中所含的竹叶黄酮具有良好的抗自由基功能，能有效调节人体血脂，并具有消炎、抗菌、抗病毒、抗氧化、提高免疫力等作用。

验方

①胃炎呕吐：竹茹 10g，陈皮 6g，神曲 10g，谷芽、麦芽各 15g，煮半夏 10g，水煎服。②肺热咳嗽：竹茹 30g，川贝母 10g，藕节 30g，桔梗 10g，鱼腥草 30g，水煎服。③咯血：竹茹 24g，侧柏叶 15g，紫珠草 24g，水煎服。

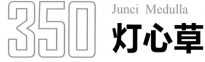

Junci Medulla

350 灯心草

英文名： Rush
别　名： 野席草、龙须草、灯草、水灯心。
来　源： 灯心草科植物灯心草 *Juncus effusus* L. 的茎髓。

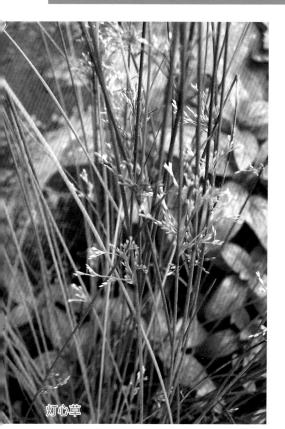

灯心草

植物形态

多年生草本，根茎横走，密生须根。茎簇生，高40~100cm，直径1.5~4mm。基部叶鞘状，红褐色或淡黄色，长达15cm，叶片退化成刺芒状。花序假侧生，聚伞状，多花，密集或疏散；总苞片似茎的延伸，直立，长5~20cm；花长2~2.5mm，花被片6，条状披针形，边缘膜质；雄蕊3，极少为6，长约为花被的2/3。蒴果矩圆状，3室，顶端钝或微凹，长约与花被等长或稍长。种子褐色。花期5~6月，果期6~7月。生于湿地或沼泽边。

性　味	性微寒，味甘、淡。
功　能	清心火，利小便。
主　治	心烦失眠，尿少涩痛，口舌生疮。
用　法	用量 1~3g。

采 制

夏末至秋季割取茎，晒干，取茎髓。药材产于江苏、四川、云南、浙江、福建、贵州。

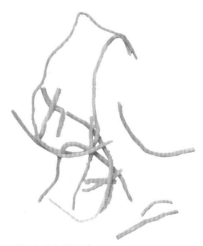

灯心草(药材)

性 状

髓呈细圆柱形，长达 90cm，直径 0.1~0.3cm。表面白色或淡黄白色，有细纵纹。体轻，质软，略有弹性，易拉断，断面白色。气微，味淡。

化学成分　含阿拉伯聚糖(araban)、木聚糖(xylan)、甲基戊聚糖(methyl pentosan)、鞣酐（phlobaphene）、木犀草素（luteolin）、木犀草素 -7- 葡萄糖苷（luteolin-7-glucoside）等。

药 理　具有抗氧化和抗微生物作用，以灯心草丙酮提取物、乙醇提取物、乙酸乙酯提取物进行试验，发现其乙酸乙酯提取物抗氧化和抗微生物作用最强；有解热的作用；有利尿作用，但效果比较弱。

验方　①肾炎水肿：灯心草 30g，嫩鲜茶叶 15g，胜红蓟 30g，猫须草 30g，水煎服。②小儿夜间磨牙：灯心草 10g，淡竹叶 6g，一点红 10g，水煎服。③前列腺炎：灯心草 30g，蒲公英、半枝莲、车前草各 15g，水煎服。

351

Spatholobi Caulis

鸡血藤

英文名： Suberect Spatholobus Stem
别　名： 过江龙、血枫藤、猪血藤、大血藤。
来　源： 豆科植物密花豆 *Spatholobus suberectus* Dunn 的藤茎。

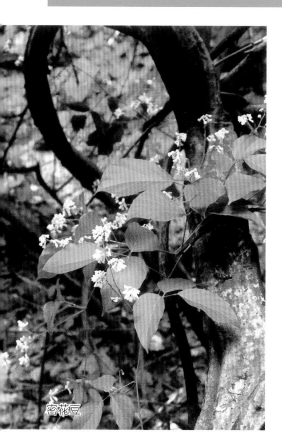

密花豆

植物形态

木质藤本。三出复叶，小叶宽椭圆形，长 10~20cm，宽 7~15cm，先端短尾状，基部圆形，上面有疏柔毛，下面脉腋间有黄色髯毛，侧生小叶基部偏斜；叶柄及小叶柄无毛；小托叶针状。圆锥花序腋生，大型，花多而密；花序轴及总花梗被黄色短柔毛；花冠蝶形，白色，肉质；雄蕊 10，二体；子房有白色硬毛。荚果舌形，长 8~10cm，有黄色茸毛。种子 1 枚，生于荚果顶部。花、果期夏、秋季。生于林中、灌木丛或山沟中。

性　味	性温，味苦、甘。
功　能	补血活血，调经止痛，舒筋活络。
主　治	月经不调，血虚萎黄，麻木瘫痪，风湿痹痛。
用　法	用量 9~15g。

采　制

秋、冬二季采收，除去枝叶，切片，晒干。药材产于广东、广西、云南。

性　状

药材为椭圆形、长矩圆形或不规则的斜切片，厚 0.3~1cm。栓皮灰棕色，栓皮脱落处现红棕色。切面木部红棕色或棕色，导管孔多数；韧皮部有树脂状分泌物，呈红棕色至黑棕色，与木部相间排列成3~8 个偏心性半圆形环；髓部偏向一侧。质坚硬。气微，味涩。

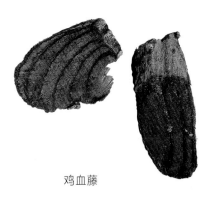

鸡血藤

化学成分　含刺芒柄花素（formononetin）、芒柄花苷（ononin）、樱黄素（prunetin）、甘草查耳酮（licochalcone A）、表儿茶精［（-）-epicatechin］、原儿茶酸（protocatechuic acid）等。

药　理　煎剂对实验性贫血的家兔有补血作用，能使其血细胞增加、血红蛋白升高；煎剂对蟾蜍离体及在体心脏微呈抑制作用；可引起血压下降；能增强子宫节律性收缩。

验方　①风湿性关节炎：鸡血藤 30g，狗脊 15g，骨碎补 15g，川牛膝 10g，穿山龙 24g，防风 9g，水煎服。②闭经：鸡血藤 30g，桃仁 10g，红花 6g，川芎 9g，莪术 9g，王不留行 10g，水煎服。③痛经：鸡血藤 18g，制香附 10g，川芎 6g，延胡索 9g，乌药 9g，川楝子 9g，水煎服。

352

Sinomenii Caulis

青风藤

英文名： Orientvine Stem

别　名： 寻风藤、大风藤、大青木香、追骨散、追骨风。

来　源： 防己科植物青藤 *Sinomenium acutum*（Thunb.）Rehd. et Wils. 或毛青藤 *Sinomenium acutum*（Thunb.）Rehd. et Wils. var. *cinereum* Rehd. et Wils. 的藤茎。

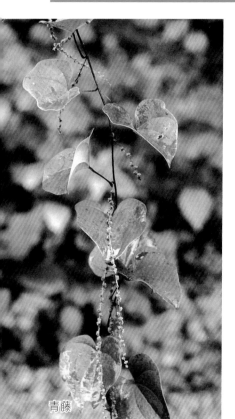

青藤

植物形态

木质落叶藤本。枝条灰褐色，无毛，具细沟纹。叶互生，厚纸质或革质，宽卵形，长 7~12cm，宽 5~10cm，先端渐尖，基部圆形、截形或心形，全缘，基部叶常 5~7 浅裂，上部叶有时 3~5 浅裂，上面浓绿色，下面苍白色，近无毛，基出 5~7 脉；叶柄长 6~10cm。花单性异株，聚伞花序排成圆锥状；雄花序长 10~20cm，花小，雄花萼片 6，淡黄色，2 轮，花瓣 6，淡绿色，雄蕊 9~12；雌花序长 8~12cm，雌花萼片、花瓣与雄花相似，具退化雄蕊 9，心皮 3，离生。核果扁球形，蓝黑色。花期 6~7 月，果期 8~9 月。生于山区路旁及山坡林缘、沟边。

采　制

秋末冬初采割，扎把或切长段，晒干。药材主产于江苏、浙江、湖北。

性　味	性平，味苦、辛。
功　能	祛风湿，通经络，利小便。
主　治	风湿痹痛，关节肿胀，麻痹瘙痒。
用　法	用量 6~12g。

性　状

藤茎呈长圆柱形，常微弯曲，长20~70cm或更长，直径0.5~2cm。表面绿褐色至棕褐色，有的灰褐色，有细纵纹和皮孔。节部稍膨大，有分枝。体轻，质硬而脆，易折断，断面不平坦，灰黄色或淡灰棕色，皮部窄，木部射线呈放射状排列，髓部淡黄白色或黄棕色。气微，味苦。

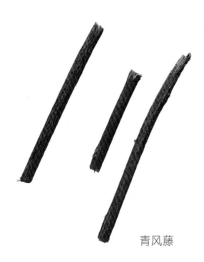

青风藤

化学成分　茎及根含青藤碱（sinomenine）、青风藤碱（sinoacutine）、乙基青藤碱（ethylsinomenine, isosinomenine）、双青藤碱（disinomenine）、四氢表小檗碱（sinactine, tetrahydroepiberberine）、土藤碱（tuduranine）、青藤防己碱（acutumidine）、去甲青藤防己碱（acutumidine）等。

药　理　青藤碱有镇痛、镇咳和镇静作用；青藤碱对大鼠甲醛性、蛋清性关节炎有抑制作用。总碱有一定降压作用，并能抑制肾上腺素诱发的心脏异常自律性，延长不应期。

验方　①腰椎间盘突出：青风藤、黑豆、黄芪各50g，水煎服；或加当归、枸杞子各10g同煎效果更好。②结节性红斑（风湿血热型）：青风藤、生黄芪各15g，金银花、玄参、独活各8g，茯苓、半枝莲、石见穿各10g，重楼5g，苍术、土黄柏、白芷、川芎、延胡索、当归、甘草各6g。每日1剂，水煎分3次服，2周为1个疗程。③类风湿关节炎：青风藤30g，秦艽15g，何首乌（制）30g，水煎2次，混合后上、下午分服。老幼体弱者酌减用量。

353 爬山虎

Parthenocissi Tricuspidatae Caulis

英文名： Japanese Creeper Stem
别　名： 爬墙虎、飞天蜈蚣、假葡萄藤、捆石龙、枫藤。
来　源： 葡萄科植物爬山虎 *Parthenocissus tricuspidata*（Sieb. et Zucc.）Planch. 的茎。

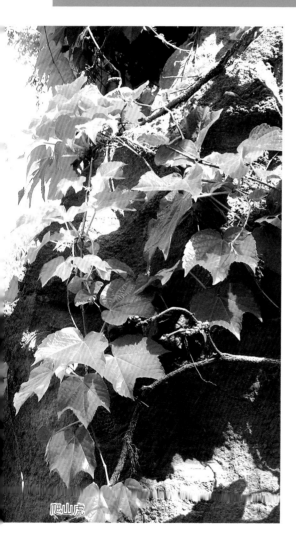

爬山虎

植物形态

木质藤本。树皮有皮孔，髓白色。茎粗壮，卷须短，多分枝，顶端有吸盘。叶互生；花茎上的叶宽卵形，长8~18cm，宽6~16cm，常3裂；下部茎上的叶分裂成3小叶；幼茎上的叶较小，常不分裂。聚伞花序常着生于两叶间的短枝上，长4~8cm，较叶柄短；花5出数；萼全缘；花瓣顶端反折；子房2室，每室有胚珠2。浆果小球形，熟时蓝黑色。花期6月，果期9~10月。多攀缘于岩石、大树或墙壁上。

采 制

落叶前采茎，切段晒干，根全年可采。药材产于辽宁、河北、陕西、山东、江苏、安徽、浙江、江西、湖南、湖北、广西、广东、四川、贵州、云南。

性 状

见"植物形态"项。

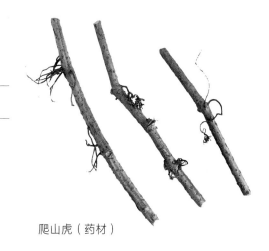

爬山虎（药材）

性 味	性温，味甘、涩。
功 能	祛风通络，活血解毒。
主 治	风湿关节痛；外用于跌打损伤，痈疖肿毒。
用 法	用量 6~15g。

化学成分　叶含矢车菊素（cyanidin）。

药　理　煎剂在体外对金黄色葡萄球菌、痢疾杆菌、伤寒杆菌等均有抑制作用。

验方　①风湿关节肿痛：爬山虎、大血藤、忍冬藤各30g，水煎熏洗患处。②跌打损伤：爬山虎、穿山龙、鸡血藤、重楼各30g，水煎熏洗患处。③下肢静脉曲张疼痛：爬山虎、路路通、筋骨草各30g，水煎熏洗患处。

354 钩藤

Uncariae Ramulus cum Uncis

英文名： Gambir Vine，Uncaria Stem with Hooks
别　名： 大钩丁、双钩藤。
来　源： 茜草科植物大叶钩藤 *Uncaria macrophylla* Wall.、钩藤 *Uncaria rhynchophylla*（Miq.）Miq. ex Havil.、毛钩藤 *Uncaria hirsuta* Havil.、华钩藤 *Uncaria sinensis*（Oliv.）Havil 或无柄果钩藤 *Uncaria sessilifructus* Roxb. 的带钩茎枝。

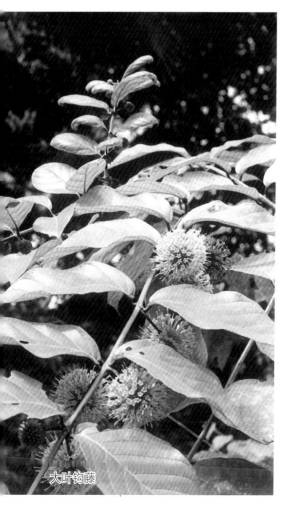

大叶钩藤

植物形态

藤本。老枝四棱柱形。叶对生，革质，宽椭圆形或长椭圆形，长10~16cm，宽6~12cm，顶端急尖或圆，基部圆形或心形，上面光滑或沿中脉被短毛，下面被褐色短粗毛；托叶2裂。头状花序球形，总花梗被黄色粗毛，花被褐色粗毛，有香气；花萼筒状，5裂；花冠漏斗形，5裂，淡黄色；雄蕊5；子房下位。蒴果纺锤形，被毛，顶端冠以长4mm的萼檐裂片。花期6~7月，果期10~11月。生于灌木林或杂木林中。

采　制

秋、冬二季采收，去叶切段，晒干。药材产于云南、广西、广东。

性　状

茎枝呈圆柱形或类方柱形，长2~3cm，直径2~5mm。表面黄褐色至紫红色，有细纵纹。节上生有向下弯曲的双钩或单钩，钩黄褐色，扁平或稍扁圆，被黄褐色毛，钩有托叶痕。质硬，茎断面有黄白色髓部。气微，味淡。

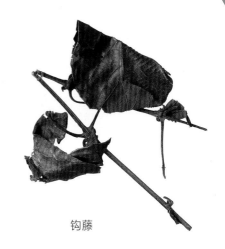

钩藤

性　味	性凉，味甘。
功　能	清热平肝，息风定惊。
主　治	头痛眩晕，感冒夹惊，惊痫抽搐，妊娠子痫；高血压。
用　法	用量 3~12g，入煎剂宜后下。

化学成分　含钩藤碱（rhynchophylline）、20- 表异钩藤碱（corynoxine）、20- 表钩藤碱（corynoxine B）等。

药　理　能产生明显的镇静作用，对豚鼠的实验性癫痫有治疗作用，可以使其大脑皮质的兴奋性降低；有扩张血管、降压的作用；所含的钩藤碱能抑制离体肠管、兴奋大鼠离体子宫。此外还有平喘作用。

验方　①高血压：钩藤、豨莶草、夏枯草、车前草各 15g，水煎服。②失眠：钩藤 15g，五味子 10g，远志 9g，蜜枣仁 15g，茯神 15g，水煎服。③小儿受惊：薄荷 5g，蝉蜕 5g，连翘 6g，菊花 3g，旋覆花 3g，水煎服。

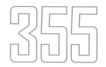

Euonymi Ramulus

鬼箭羽

英文名： Winged Euonymus Twig
别　名： 神箭、四棱锋、鬼篦子、四方柴。
来　源： 卫矛科植物卫矛 *Euonymus alatus*（Thunb.）Sieb. 的带翅嫩枝或枝翅。

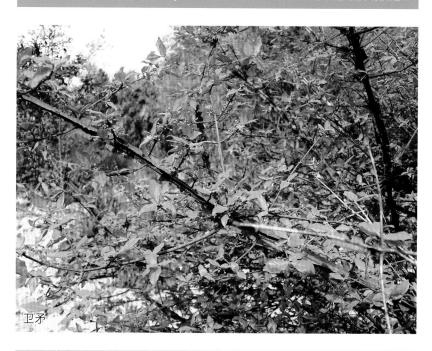

卫矛

植物形态

落叶灌木。小枝斜出，有 2~4 条木栓质的阔翅。叶对生，倒卵形或椭圆形，长 1.5~8cm，宽 1~3.5cm，先端渐尖，边缘有细齿；叶柄极短。花 3~9 朵成聚伞花序；萼 4 浅裂；花瓣 4，淡黄色；雄蕊 4，着生于花盘上；子房上位，与花盘连生。蒴果椭圆形，绿色，4 瓣裂。种子褐色，有橘红色假种皮。花期 4~6 月，果期 8~10 月。生于山坡丛林中。

采　制

夏、秋二季平收带枝的嫩枝或枝翅，晒干。药材产于河南、湖北、河北、浙江、安徽、江苏。

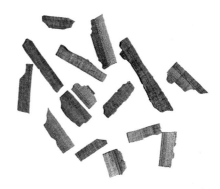

性　状

枝翅呈扁平长形薄片，一般长至40cm，宽 4~10mm，着生于枝条的一边厚约 2mm，向外渐薄似刀片。表面灰棕色，微有光泽，有微细致密的纵直纹或微波状弯曲纹理，有时见横向凹纹。质轻而脆，断面平整，棕黄色。气微，味微苦。

鬼箭羽

性　味	性寒，味苦。
功　能	破血，止痛，杀虫。
主　治	经闭，产后瘀血腹痛，虫积腹痛，白带过多；过敏性皮炎。
用　法	用量 5~10g，水煎服。外用煎汤熏洗。

化学成分　含香橙素（aromadendrin）、d- 儿茶素（d-catechin）、去氢双儿茶素甲（dehydrodicatechin A）、草乙酸钠（sodium oxalacetate）、豆甾 -4- 烯 -3- 酮、6-β- 羟豆甾 -4- 烯 -3- 酮等。叶含卫矛碱（alatamine）。

药　理　煎剂及所含草乙酸钠对正常或四氧嘧啶性糖尿病的家兔有降低血糖、尿糖及增加体重的作用，实验表明其有调节异常代谢和增进胰岛素分泌的作用，可用于控制糖尿病。

验方　①闭经：鬼箭羽、益母草、莪术、桃仁各 9g，鸡血藤 24g，水煎服。②产后瘀血腹痛：鬼箭羽、益母草各 9g，当归尾 6g，桃仁、川芎、延胡索各 9g，水煎服。③跌打肿痛：鬼箭羽 30g，北细辛 9g，泽兰 15g，川芎 10g，积雪草 30g，水煎熏洗患处。

356

Trachelospermi Caulis et Folium

络石藤

英文名： Chinese Starjasmine Stem
别　名： 红对叶肾、白花藤、爬山虎。
来　源： 夹竹桃科植物络石 *Trachelospermum jasminoides*（Lindl.）Lem. 的带叶藤茎。

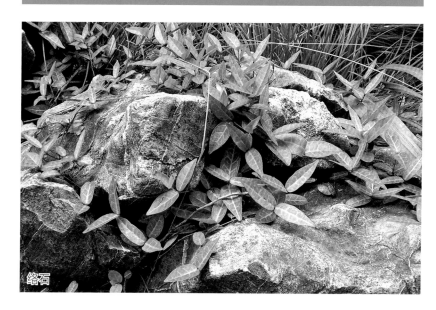

络石

植物形态

常绿攀缘藤本，有白色乳汁。茎红褐色，有气根，幼枝密被短柔毛。叶对生，椭圆形或卵状披针形，长 2~10cm，宽 1~4.5cm，先端尖、钝圆或微凹，下面疏生短柔毛；叶柄短，有毛。聚伞花序腋生和顶生；花萼5 裂；花冠白色，高脚碟状，裂片 5，向右覆盖；花冠喉部有毛；雄蕊5，着生于花冠筒中部；花盘环状，5 裂；心皮 2，离生。蓇葖果圆柱状。花期 4~6 月，果期 10 月。生于山野、荒地，常攀缘于石上、墙上或其他植物上；有栽培。

采　制

冬季至次年春季采割，晒干。药材产于江苏、安徽、湖北、山东。

性　状

茎呈圆柱形，弯曲，多分枝，长短不一，直径 1~5mm；表面红褐色，有点状皮孔及不定根；质硬，断面淡黄白色，常中空。叶对生，有短柄，叶片展开后呈椭圆形或卵状披针形，上表面暗绿色或深绿色，下表面色较淡，革质。气微，味微苦。

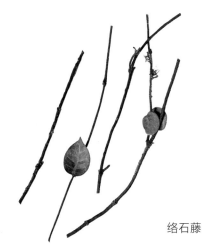

络石藤

性　味	性微寒，味苦。
功　能	祛风通络，凉血消肿。
主　治	风湿热痹，筋脉拘挛，腰膝酸痛，喉痹，痈肿，跌扑损伤。
用　法	用量 6~12g。

化学成分　茎含牛蒡苷（arctiin）、络石苷（tracheloside）、去甲基络石苷（nortracheloside）及穗罗汉松树脂酚苷（matairesinoside）等。

药　理　对金黄色葡萄球菌、福氏痢疾杆菌及伤寒杆菌有抑制作用；所含的牛蒡苷可引起血管扩张、血压下降，可使冷血及温血动物产生惊厥，大剂量可引起呼吸衰竭，并使小鼠皮肤发红、腹泻，对离体兔肠及子宫有抑制作用。

验方

①风湿痛：络石藤 15g，防风 10g，川芎 9g，桑枝 10g，桑寄生 15g，威灵仙 9g，水煎服。②颈椎病：络石藤、葛根、鸡血藤各 15g，丹参 10g，骨碎补 15g，赤芍 10g，水煎服。③肋间神经痛：络石藤 15g，紫苏梗 10g，延胡索 9g，丝瓜络 10g，千年健 15g，水煎服。

357

Dendrobii Officinalis Caulis

铁皮石斛

英文名： Official Dendrobium Stem
别　名： 耳环石斛、风斗、枫斗。
来　源： 兰科植物铁皮石斛 *Dendrobium officinale* Kimura et Migo 的茎。

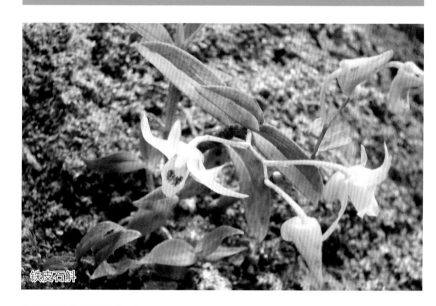

铁皮石斛

植物形态

茎圆柱形，高 15~50cm，直径 4~8mm。叶稍带肉质，矩圆状披针形，长
3~6.5cm，宽 0.8~2cm，顶端略钩。总状花序生于具叶或无叶茎的中部，
有花 2~4 朵；花淡黄绿色，稍有香气；萼片长 1.2~2cm；花瓣短于萼片，
唇瓣卵状披针形，长 1.3~1.6cm，宽 7~9mm，先端渐尖或短渐尖，近上
部中间有圆形紫色斑块，近下部中间有黄色胼胝体。花期 4~6 月。生于
树上和岩石上。

采　制

11 月至次年 3 月采收，除去杂质，剪去部分须根，边加热边扭成螺旋形
或弹簧状，烘干，或切成段，干燥或低温烘干。前者习称"铁皮枫斗"（耳
环石斛）；后者习称"铁皮石斛"。药材产于广西、贵州、云南、江西、安徽。

性　状

铁皮枫斗

呈螺旋形或弹簧状，通常为 2~6 个旋纹，茎拉直后长 3.5~8cm，直径 0.2~0.4cm。表面黄绿色或略带金黄色，有细纵皱纹，节明显，节上有时可见残留的灰白色叶鞘；一端可见茎基部留下的短须根。质坚实，易折断，断面平坦，灰白色至灰绿色，略角质状。气微，味淡，嚼之有黏性。

铁皮石斛

呈圆柱形的段，长短不等。

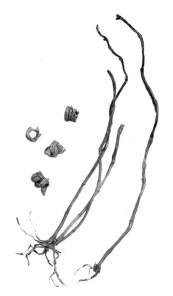

铁皮石斛（药材）

性　味	性微寒，味甘。
功　能	益胃生津，滋阴清热。
主　治	热病津伤，口干烦渴，胃阴不足，食少干呕，病后虚热不退，阴虚火旺，骨蒸劳热，目暗不明，筋骨痿软。
用　法	用量 6~12g。

化学成分　含鼓槌菲（chrysotoxene）、毛兰素（erianin）、铁皮石斛多糖、甘露糖等。

药　理　对半乳糖所致的白内障晶状体中醛糖还原酶、多元醇脱氢的活性异常变化有抑制作用或纠正作用；石斛多糖具有增强 T 淋巴细胞及巨噬细胞免疫活性的作用；能显著提高超氧化物歧化酶（SOD）水平，从而起到降低乳过氧物酶（LPO）的作用。

验方　参见"石斛"。

358 通关藤

Marsdeniae Tenacissimae Caulis

英文名： Tenacious Condorvine Stem
别　名： 乌骨藤、通天散、黄木香、下奶藤。
来　源： 萝藦科植物通关藤 *Marsdenia tenacissima*（Roxb.）Wight et Arn. 的藤茎。

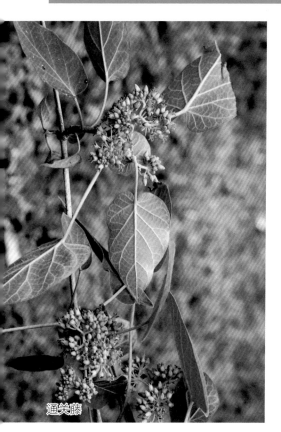

通关藤

植物形态

落叶木质藤本，有乳汁。藤茎粗长，下部圆柱形，淡黄褐色，上部扁圆筒形，绿色，有明显对生的两条沟纹，嫩枝密生淡黄色柔毛。叶对生，宽卵形，长宽 8~18cm，基部深心形，全缘或稍呈波状，两面均被茸毛，或上面近无毛。聚伞花序腋生，长 5~15cm；花萼 5，短于花药，基部有距；花粉块每室 1 块，直立；子房上位，由 2 心皮组成，柱头圆锥状。蓇葖果密被灰黄色柔毛。种子顶端具白色绢质毛。花期 6 月，果期 11 月。生于山坡杂木林中。

性　味	性微寒，味苦。
功　能	止咳平喘，祛痰，通乳，清热解毒。
主　治	喘咳痰多，产后乳汁不通，风湿肿痛，疮痈。
用　法	用量 20~30g。外用适量。

采制

秋、冬二季采收，干燥。药材产于云南、贵州。

性状

藤茎呈扁圆柱形，略扭曲，直径
2~5cm；节膨大，节间两侧各有1
条明显纵沟，于节处交互对称。
表面灰褐色，粗糙；栓皮松软，
稍厚。质硬而韧，粗者难折断。
断面不平整，常呈类"8"字形，
皮部浅灰色，木部黄白色，密布
针眼状细孔。髓部常中空。气微，
味苦回甜。

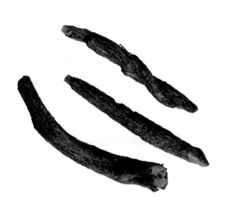

通关藤（药材）

化学成分	含通关藤苷H（tenacissoside H）、通关素（tenacissigenin）。藤茎所含的苷元部分含通关藤苷元（tenacigenin）A，B，C。亦含苦味甾体酯苷，其主要苷元为肉珊瑚苷元（sarcostin）。
药理	苦味甾体酯苷能预防因喷雾组胺引起的支气管痉挛，有一定的平喘作用；离体豚鼠支气管灌流，对痉挛状态的支气管有解痉的作用；离体兔耳血管灌注有直接扩张血管作用。

验方

①慢性支气管炎：通关藤、朴树各等量，共研细粉，每服6g，每日2次；或单用通关藤制成浸膏片，每片0.5g，每日3次，每次2~3片。②喉头炎、口腔溃烂：通关藤20~30g，沸水冲泡，代茶服。③肠胃炎、胃痛、黄疸型肝炎：通关藤30g，水煎服。

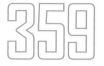

359 通 草

Tetrapanacis Medulla

英文名： Rice Paperlant Pith
别　名： 大通草、通花、方草。
来　源： 五加科植物通脱木 *Tetrapanax papyrifer*（Hook.）K. Koch 的茎髓。

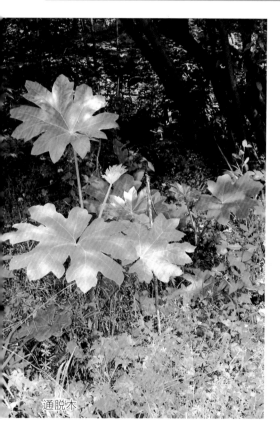

通脱木

植物形态

灌木或小乔木；幼枝、叶背及花序被白色或褐色星状毛；髓大，白色，纸质。叶大，聚生茎顶，直径 50~70cm，5~11 掌状分裂，裂片又 2~3 裂，基部心形，全缘或有粗齿，叶柄粗长；托叶膜质，锥形，基部合生。多数球状伞形花序集成大型复圆锥花序；花小，花萼不明显；花瓣 4，白色；雄蕊 4；子房下位，2 室，花柱 2，离生。核果状浆果扁球形，紫黑色。花期 10~12 月。生于向阳山坡、屋旁、路边及杂木林中。

性　味	性微寒，味甘、淡。
功　能	清热利尿，通气下乳。
主　治	湿热淋证，水肿尿少，乳汁不下。
用　法	用量 3~5g。孕妇慎用。

采 制

秋季割取茎，截成段，趁鲜取出髓部，理直，晒干。药材主产于台湾、贵州、广西、云南。

性 状

茎髓呈圆柱形，长 20~40cm，直径 1~2.5cm。表面白色或淡黄色，有浅纵沟纹。体轻，质松软，稍有弹性，易折断，断面平坦，显银白色光泽，中部有直径 0.3~1.5cm 的空心或半透明的薄膜，纵剖面呈梯状排列，实心者少见。气微，味淡。

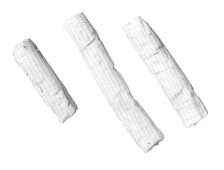

通草

化学成分	含肌醇（inositol）、多聚戊糖、多聚甲基戊糖、阿拉伯糖、乳糖、半乳糖醛酸等。
药 理	醇提取物灌胃对大鼠有明显的利尿作用，水提取物也可使尿量轻微增加，临床上可以用于治疗泌尿系统感染、小便淋涩不通、尿血；有促进乳汁分泌的作用，可治疗乳汁不下。此外还有抗炎作用。

验方 ①肾炎水肿：通草 15g，泽泻 5g，猪苓 10g，茯苓皮 15g，香薷 10g，白术 9g，赤小豆 30g，水煎服。②乳汁缺少：通草 24g，路路通 10g，当归 9g，丝瓜络 10g，水煎服。③肝硬化腹水：通草 24g，半边莲 30g，马鞭草 15g，大腹皮 10g，车前草 15g，水煎服。

360

Taxilli Ramulus

桑寄生

英文名： Chinese Taxillus Twig
别　名： 广寄生、老式寄生、寄生。
来　源： 桑寄生科植物桑寄生 *Taxillus chinensis*（DC.）Danser 的带叶茎枝。

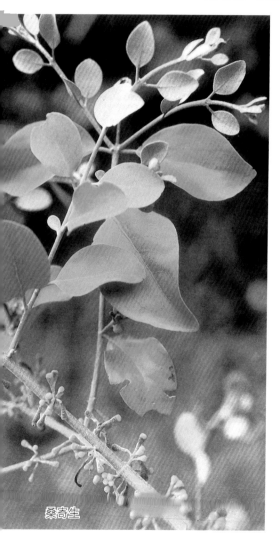

桑寄生

植物形态

常绿寄生小灌木。老枝无毛，有凸起的灰黄色皮孔，小枝梢被暗灰色短毛。叶互生或近于对生，革质，卵圆形至长椭圆状卵形，长 3~8cm，宽 2~5cm，先端钝圆，全缘，幼时被毛；叶柄长 1~1.5cm。聚伞花序 1~3 个聚生于叶腋，总花梗、花梗、花萼和花冠均被红褐色星状短柔毛；花萼近球形，与子房合生；花冠狭管状，稍弯曲，紫红色，先端 4 裂；雄蕊 4；子房下位，1 室。浆果椭圆形，有瘤状突起。花期 8~9 月，果期 9~10 月。寄生于构树、槐树、榆树、木棉树、朴树等树上。

采　制

冬季至次春采割，除去粗茎，切段，干燥，或蒸后干燥。药材产于福建、台湾、广东、广西、云南。

性　状

茎枝呈圆柱形，长 3~4cm，直径
0.2~1cm；表面红褐色或灰褐色，具
细纵纹，并有多数细小突起的棕色皮
孔，嫩枝有的可见棕褐色茸毛；质坚
硬，断面不整齐，皮部红棕色，木部
色较浅。叶多卷曲，具短柄，叶片展
平后呈卵形或椭圆形，长 3~8cm，宽
2~5cm；表面黄褐色，幼叶被细茸毛，
先端钝圆，基部圆形或宽楔形，全缘；
革质。气微，味涩。

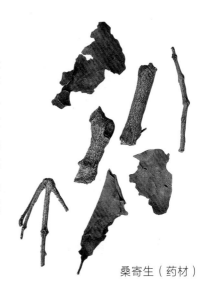

桑寄生（药材）

性　味	性平，味苦、甘。
功　能	补肝肾，强筋骨，祛风湿，安胎元。
主　治	风湿痹痛，腰膝酸软，筋骨无力，崩漏经多，妊娠漏血，胎动不安；高血压。
用　法	用量 9~15g。

化学成分
药　理

含萹蓄苷（avicularin）、槲皮素（quercetin）、广寄生苷等。
给麻醉犬以广寄生苷静脉注射，可产生利尿作用，增加剂
量则作用更明显；有降压作用，但持续时间短，且易产生
耐受；可以抗病毒，煎剂对脊髓灰质炎病毒和其他肠道病
毒有显著的抑制作用。

验
方

①风湿腰痛：桑寄生 15g，炒杜仲 10g，骨碎补 15g，狗脊 15g，
盐肤木 24g，水煎服。②风湿性关节炎：桑寄生 30g，当归 9g，
生黄芪 24g，独活 9g，川牛膝 10g，木瓜 9g，水煎服。③胎动不安：
桑寄生 24g，熟地黄 24g，炒杜仲 10g，苎麻根 15g，水煎服。

361 黄　藤

Fibraureae Caulis

英文名：Common Fibraurea Stem
别　名：山大黄、黄连藤、藤黄连。
来　源：防己科植物黄藤 *Fibraurea recisa* Pierre. 的藤茎。

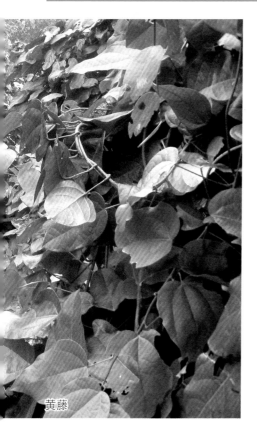

黄藤

植物形态

木质大藤本。根圆柱形，有淡黄色突起的皮孔，断面黄色。茎粗壮，小枝有纵条纹，老茎淡黄色或灰棕色，有明显的纵纹及横裂纹。叶互生，草质，椭圆形或狭卵形，长 10~25cm，宽 4~14cm，先端短尖，基部圆形或近截形，全缘，基出三脉；叶柄长 5~14cm，基部稍膨大，呈屈膝状。花小，单性异株，圆锥状花序腋生；花被片 6，白色，雄花雄蕊 3，花药纵裂；雌花有退化雄蕊，心皮 3。核果 3，长椭圆形，有种子 1 粒。花期 4~5 月，果期 10~11 月。生于山谷密林中。

采　制

秋、冬二季采收，切段，晒干。
药材产于广西、广东。

性　味	性寒，味苦。
功　能	清热解毒，泻火通便。
主　治	热毒内盛，便秘，泻痢，咽喉肿痛，目赤红肿，痈肿疮毒。
用　法	用量 30~60g。外用适量。

性　状

藤茎呈长圆柱形，稍扭曲，直径0.6~3cm。表面灰褐色至黄棕色，粗糙，有纵沟和横裂纹，老茎外皮较易剥落。质硬，不易折断，折断时可见大量粉尘飞扬，断面不整齐，黄色，具纤维性，有棕黄色与黄棕色相间排列的放射状纹理，导管呈细孔状，木质部有时具裂隙，中心多为枯黄棕色或空腔。气微，味苦。

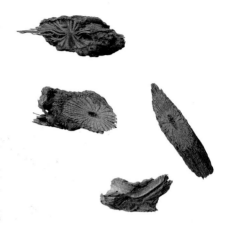

黄藤（药材）

化学成分　根和叶含巴马汀（palmatine）、药根碱（jatrorrhizine）、小檗碱，另含黄藤素甲（fibranine）、黄藤素乙（fibraminine）、黄藤内酯（fibralactone）及甾醇（sterol）。

药　理　掌叶防己碱及药根碱对蛙中枢神经系统有麻痹作用；二者静脉注射都有降压作用，以掌叶防己碱作用为强；黄藤素对福氏及宋内痢疾杆菌、大肠杆菌、金黄色葡萄球菌、乙型链球菌、亚洲甲型流行性感冒病毒均有抑制作用；对大鼠心肌缺血和复灌性损伤有保护作用。

验方

①细菌性痢疾：黄藤、华千金藤各16g，甘草3g，水煎服，每日1剂。②结膜炎、结膜水肿：黄藤、马蓝、叶下珠、青葙子各16g，木贼、决明子各9g，水煎服，每日1剂。③滴虫性阴道炎：黄藤30~60g，百部30~90g，水煎外洗或冲洗阴道，每日1次。④病毒性肝炎：黄藤30~60g，大叶酸浆草15g，煮猪骨服。⑤天疱疮：黄藤、马尾松叶各15g，共研末，茶油调涂患处。

362 常春藤

Hederae Sinensis Caulis

英文名：Chinese Ivy Stem
别　名：土鼓藤、钻天风、三角风、爬墙虎、散骨风、枫荷梨藤。
来　源：五加科植物常春藤 *Hedera nepalensis* K. Koch var. *sinensis*（Tobl.）Rehd. 的茎藤。

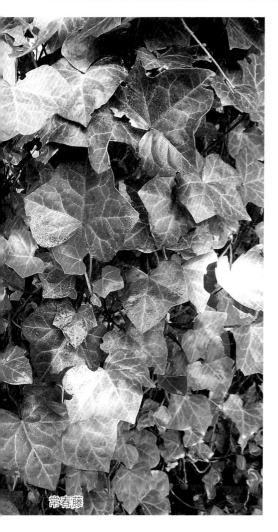

常春藤

植物形态

常绿攀缘藤本。茎枝有气生根，幼枝被鳞片状柔毛。叶互生，2型，革质，具长柄；营养枝上的叶三角状卵形或近戟形，长 5~10cm，宽 3~8cm，先端渐尖，基部楔形，全缘或 3 浅裂；花枝上的叶椭圆状卵形或椭圆状披针形，长 5~12cm，宽 1~8cm，先端长尖，基部楔形，全缘。伞形花序单生或 2~7 个顶生；花小，黄白色或绿白色，花 5 数；子房下位，花柱合生成柱状。果圆球形，浆果状，黄色或红色。花期 5~8 月，果期 9~11 月。附生于阔叶林中的树干上或沟谷阴湿的岩壁上。分布于黄河流域以南至华南和西南及陕西、甘肃。

采　制

全年可采，鲜用或晒干。

性　状

见"植物形态"项。

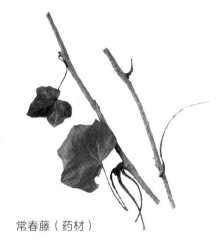

常春藤（药材）

性　味	性温，味苦、辛。
功　能	祛风，利湿，平肝，解毒。
主　治	风湿痹痛，四肢拘挛，口眼㖞斜，衄血，目翳，痈疽肿毒。
用　法	用量 6~12g。

化学成分　茎含鞣质、树脂、内酯；叶含常春藤苷（hederin）、肌醇、胡萝卜素等。

药　理　所含皂苷、内酯对常见致病性皮肤真菌均有抑制作用，并且以内酯的作用较强；有镇静、降血脂的作用。

验方　①风湿性关节炎：常春藤、肖梵天花、忍冬藤各 30g，穿山龙 24g，川牛膝 10g，水煎服。②湿疹、荨麻疹：常春藤、杠板归各 30g，防风、白蒺藜各 15g，芋环干（普通食用植物芋头的干茎）30g，水煎熏洗患处。③跌打损伤：常春藤、穿山龙、连钱草、积雪草各 30g，水煎洗患处。

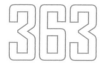

363　锁　阳
Cynomorii Herba

英文名： Songaria Cynomorium Herb
别　名： 地毛球、锈铁棒、锁严子。
来　源： 锁阳科植物锁阳 *Cynomorium songaricum* Rupr. 的肉质茎。

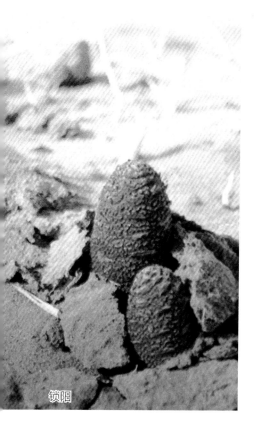

锁阳

植物形态

多年生肉质寄生草本，高 30~60cm，全株棕红色。茎圆柱状，大部分埋于沙中，基部稍膨大，具互生鳞片。肉穗花序顶生，长圆柱状，暗紫红色，花杂性。果实坚果状。种子有胚乳。花期5~6 月，果期 8~9 月。生于沙漠地带，大多寄生于蒺藜科植物白刺 *Nitraria sibitica* Pall. 等植物的根上。

采　制

春、秋二季采收，以春季采者质好，除去花序，半埋于沙滩中晒干，也有趁鲜切片晒干。药材主产于内蒙古。

性　味	性温，味甘。
功　能	补肾阳，益精血，润肠通便。
主　治	肾阳不足，精血亏虚，腰膝痿软，阳痿滑精，肠燥便秘。
用　法	用量 4.5~9g。

性　状

茎呈扁圆柱形，微弯曲，长5~15cm，直径1.5~5cm。表面棕色或棕褐色，粗糙，具明显纵沟及不规则凹陷，有的残存三角形的黑棕色鳞片。体重，质硬，难折断，断面浅棕色或棕褐色，有黄色三角状维管束。气微，味甘而涩。

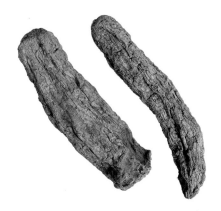

锁阳（药材）

化学成分　　含鞣质、三萜皂苷、花色苷（anthocyanin）、棕榈酸、油酸、脯氨酸等多种氨基酸。

药　　理　　煎剂能使阳虚动物脾脏的重量明显增加，并可增加其中性粒细胞数，对正常及阳虚小鼠白绵羊红细胞引起的体液免疫功能有明显促进作用；能显著增加肠蠕动。此外还有清除自由基、耐缺氧、抗血小板聚集等作用。

验方　　①肾虚阳痿：锁阳、肉苁蓉各15g，熟地黄24g，枸杞子15g，水煎服。②肾虚尿频：锁阳、枸杞子、桑椹、金樱子各15g，水煎服。③不孕症：锁阳15g，五味子9g，当归6g，白芍9g，熟地黄15g，川芎9g，党参15g，水煎服。

364 槲寄生

Visci Herba

英文名： Colored Mistletoe Herb

别　名： 北寄生、桑寄生、柳寄生、寄生子。

来　源： 桑寄生科植物槲寄生 *Viscum coloratum*（Kom.）Nakai 的带叶茎枝。

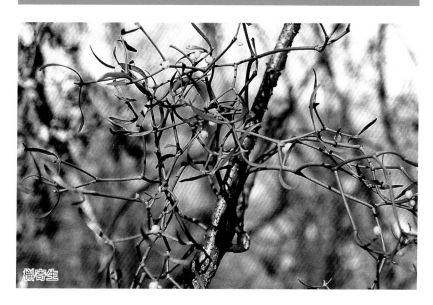

槲寄生

植物形态

常绿半寄生小灌木，高 30~60cm。茎枝圆柱形，黄绿色或绿色，节明显，节上 2~3 叉状分枝。单叶对生，生于枝端，无柄，近肉质，有光泽，椭圆状披针形或倒披针形，全缘，两面无毛。花单性异株，生于枝端或分叉处；雄花花被 4 裂，雄蕊 4，无花丝，花药多室；雌花 1~3 朵生于粗短的总花梗上，花被钟状，4 裂，子房下位。浆果球形，半透明，熟时橙红色，富有黏液质。花期 4~5 月，果期 9 月。寄生于榆树、桦树、枫树、梨树、麻栎等树上。

采　制

冬季至次春采收，把槲寄生从树上割下，除去最下部粗大的枝梗，切段，晒干，或蒸后干燥。药材产于东北、华北地区。

性　状

茎枝呈圆柱状，2~5 叉状分枝，长约 30cm，直径 0.3~1cm；表面黄绿色、金黄色或黄棕色，有纵皱纹；节膨大，节上有分枝或枝痕；体轻，质脆，易折断，断面不平坦，皮部黄色，木部色较浅，有放射状纹理，髓部常偏向一边。叶对生于枝梢，易脱落，无柄；叶片呈长椭圆状披针形，长 2~7cm，宽 0.5~1.5cm；先端钝圆，基部楔形，全缘；表面黄绿色，有细皱纹；主脉 5 出，中间 3 条明显；革质。浆果球形，皱缩。气微，味微苦，嚼之有黏性。

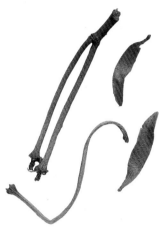

槲寄生（药材）

性　味	性平，味苦。
功　能	祛风湿，补肝肾，强筋骨，安胎。
主　治	风湿痹痛，腰膝酸软，胎动不安。
用　法	用量 9~15g。

化学成分　含紫丁香苷（syringin）、齐墩果酸（oleanolic acid）、鼠李素（rhamnazin）、高圣草素（homoeriodictyol）、内消旋肌醇（mesoinositol）及槲寄生新苷 I ~ VII（viscumneoside I ~ VII）。

药　理　叶和茎的浸剂给麻醉兔、犬进行静脉注射，可使其血压下降；具有强心功效；槲寄生所含的蛋白质、多肽类物质，对恶性肿瘤细胞有抑制作用。

验方　①风湿腰痛：槲寄生 15g，炒杜仲 10g，狗脊 15g，骨碎补 15g，水煎服。②风湿性关节炎：槲寄生 15g，独活 9g，忍冬藤 24g，土牛膝 24g，当归 6g，水煎服。③先兆流产：槲寄生 15g，炒杜仲 10g，苎麻根 15g，当归 6g，旱莲草 15g，水煎服。

全草类

QUANCAO LEI

全草类中药指大多以干燥的草本植物的地上部分入药的药材，亦有少数带有根或根及根茎，或为小灌木的草质茎以及常绿寄生小灌木等。多在植物充分生长，茎叶茂盛时采割。

365 三白草

Saururi Herba

英文名： Chinese Lizardtail Herb
别　名： 五路叶白、塘边藕、白花莲。
来　源： 三白草科植物三白草 *Saururus chinensis*（Lour.）Baill. 的全草。

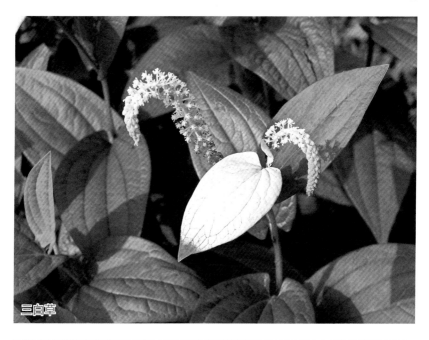

三白草

植物形态

多年生草本，高 30~80cm。根茎较粗，白色。茎直立，下部匍匐状。叶互生，纸质，叶柄长 1~3cm，基部与托叶合生为鞘状，略抱茎；叶片卵形或卵状披针形，长 4~15cm，宽 3~6cm，先端渐尖或短尖，基部心形或耳形，全缘，两面无毛，基出脉 5。总状花序 1~2 枝，顶生，花序具 2~3 片乳白色叶状总苞；花小，无花被，生于苞片腋内；雄蕊 6，花丝与花药等长；雌蕊 1，由 4 个合生的心皮组成，子房上位，圆形，柱头 4。果实分裂为 4 个果瓣，分果近球形，表面具多数疣状突起，不开裂。种子球形。花期 4~8 月，果期 8~9 月。生于沟旁、沼泽等低湿处

采 制

四季均可采，洗净，晒干。药材产于江苏、浙江、湖南、广东。

性 味	性寒，味甘、辛。
功 能	清热利尿，解毒消肿。
主 治	尿路感染，肾炎水肿，脚气，妇女白带过多；外用于疗疮痈肿，皮肤湿疹。
用 法	用量 15~30g。

化学成分 含挥发油，油中主要成分为甲基正壬酮（methyl-n-nonylketone）、三白草酮（sauchinone）、肉豆蔻醚（myristicin）。尚含槲皮素（quercetin）、槲皮苷（quercitrin）、异槲皮苷、萹蓄苷（avicularin）、金丝桃苷（hyperoside）、芦丁等。

药 理 所含萹蓄苷有利尿作用，作用强度不及茶碱，但毒性仅为氨茶碱的 1/4，治疗指数较大；对麻醉犬有降压作用，但持续时间短，易产生快速耐受性；与大蓟连用，有一定的抗肝癌作用。

验方

①风湿关节痛：鲜三白草根茎 60~125g，或加鲜白簕根 60g，水、酒各半煎服。②尿路感染、尿路结石、肾炎水肿：三白草 15g（鲜品 30~60g），水煎服；或三白草、车前草各 60g，海金沙 15g，水煎服。③白带过多：三白草鲜根茎、猪瘦肉各 60g，水煎服；或加鸡冠花、椿皮同煎。④湿热淋证：三白草 30~40g，车前子 15g，水煎服。⑤痈疽疔疮：三白草鲜品适量，加桐油捣烂敷患处。⑥高血压：三白草 15~30g，水煎服。⑦蛇咬伤：鲜三白草适量，洗净，捣烂，伤口常规处理后外敷。⑧淋巴管炎：鲜三白草根茎洗净，加糯米饭捣烂外敷患处。

366 大 蓟

Cirsii Japonici Herba

英文名： Japanese Thistle Herb
别　名： 将军草、牛口刺、马刺草。
来　源： 菊科植物蓟 *Cirsium japonicum* Fisch. ex DC. 的地上部分。

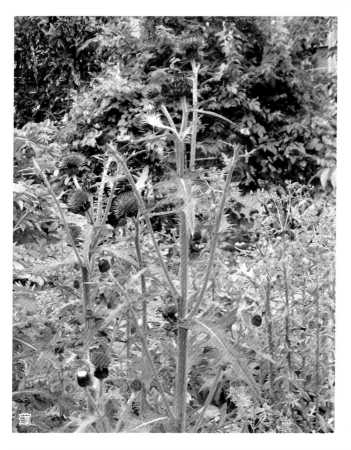

植物形态

多年生草本，高 0.5~1m。根簇生，圆锥形，肉质，表面棕褐色。茎直立，有细纵纹，基部有白色丝状毛。基生叶丛生，有柄，倒披针形或倒卵状披针形，长 15~30cm，羽状深裂，边缘齿状，齿端具针刺，上面疏生白色丝状毛，下面脉上有长毛；茎生叶互生，基部心形抱茎。头状花序顶生；总苞钟状，外被蛛丝状毛；总苞片 4~6 层，披针形，外层较短；花两性，管状，紫色；花药顶端有附片，基部有尾。瘦果长椭圆形，冠毛多层，羽状，暗灰色。花期 5~8 月，果期 6~8 月。生于山野、路旁、荒地。

采 制

夏、秋二季割取地上部分，晒干或鲜用。药材产于全国大部分地区。

性 味	性凉，味甘、苦。
功 能	凉血止血，祛痰消肿。
主 治	衄血，吐血，尿血，便血，崩漏下血，外伤出血，痈肿疮毒。
用 法	用量 9~15g。

化学成分 含挥发油、生物碱；鲜叶含柳穿鱼叶苷（pectolinarin）。

药 理 水、乙醇浸出液对麻醉犬、猫、兔均有降压作用；体外试验大蓟根煎剂或全草蒸馏液能抑制人型有毒结核杆菌的生长，乙醇浸剂对人型结核杆菌也有抑制作用。

验方 ①痔疮：大蓟、花椒各 40g，黄柏 50g，连翘 35g。上药加水，先用武火煮沸 15 分钟后，改用文火煎煮 15~20 分钟，如此煎 3 次，将煎得的 3 次药液混合，趁热熏患处，待稍凉，皮肤可以耐受时坐浴，每次 15~30 分钟，每日中午、晚上各 1 次，1 剂可连用 2~3 天。②烧烫伤：鲜大蓟根洗净切细，捣烂取汁，与食用菜油调匀，装瓶备用。治疗时取药油涂抹患处。③急性扁桃体炎：鲜大蓟根、鲜土牛膝、鲜酢浆草各 60g，水煎服，严重者每日 2 剂，小儿酌减。

附 注 根亦入药，功效同地上部分。

367

Cirsii Herba

小　蓟

英文名： Common Cephalanoplos Herb
别　名： 野红花、小刺盖、刺菜。
来　源： 菊科植物刺儿菜 *Cirsium setosum*（Willd.）MB. 的地上部分。

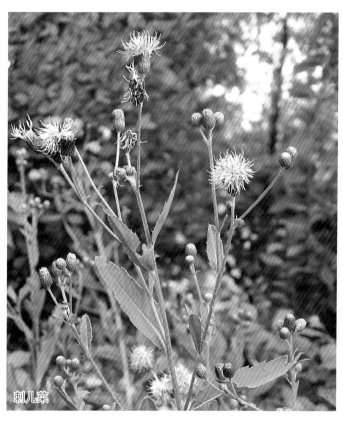

刺儿菜

植物形态

多年生草本，高 25~50cm，具匍匐根茎。茎直立，有纵槽，幼茎被白色蛛丝状毛。叶互生，椭圆形或长椭圆状披针形，长 7~10cm，宽 1.5~2.5cm，先端钝，边缘齿裂，有不等长的针刺，两面均被蛛丝状绵毛。头状花序顶生，雌雄异株；总苞钟状，总苞片 5~6 层，雄花序总苞长 1.8cm，雌花序总苞长约 2.3cm；花管状，淡紫色，雄花花冠长 1.7~2cm，雌花冠长约 2.6cm。瘦果椭圆形或长卵形，具纵棱，冠毛羽状。花期 5~6 月，果期 5~7 月。生于荒地、路旁或田间。产于全国各地。

采 制

夏、秋二季采收，洗净，晒干或鲜用。

性 味	性凉，味甘、苦。
功 能	凉血止血，祛瘀消肿。
主 治	衄血，吐血，尿血，便血，崩漏下血，外伤出血，痈肿疮毒。
用 法	用量 5~12g。外用鲜品适量。

化学成分　含刺槐苷（acaciin）、蒙花苷（linarin）、芦丁、原儿茶酸、咖啡酸、绿原酸、生物碱、皂苷。

药　理　小鼠口服其浸剂，可使出血时间明显缩短；对溶血性链球菌、肺炎球菌、白喉杆菌及结核杆菌均有抑制作用；有升压作用；对家兔离体及在体子宫均有兴奋作用，但对猫在体子宫、鼠离体子宫有抑制作用。此外还有镇静作用。

验方　①预防细菌性痢疾：以小蓟全草制成每 100ml 含生药 50g 的汤剂。成人每次服 50ml，小儿酌减，隔日 1 次，共服 3 次。②病毒性肝炎：小蓟根 30g，水煎 0.5~1 小时，过滤后加糖，睡前顿服，20~30 日为 1 个疗程。③疮疡、外伤化脓：新鲜小蓟叶压榨取汁，静置 1 小时，倾去上层清液，取绿色沉淀液体 20ml，加凡士林 80g，调成药膏。用时先用 0.1% 高锰酸钾溶液及 0.5% 盐水冲洗患处数次后，将药膏敷贴患处。④鼻出血：鲜小蓟全草 150~300g，洗净，捣烂如泥，再将药泥用纱布包好，压榨取汁，加红糖 15g，分早晚 2 次服下。

368

Senecionis Scandentis Herba

千里光

英文名： Climbing Groundsel Herb
别　名： 九里明、黄花母、九龙光、九岭光。
来　源： 菊科植物千里光 *Senecio scandens* Buch. –Ham. 的地上部分。

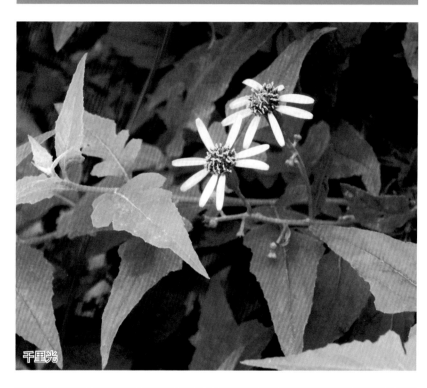

千里光

植物形态

多年生草本，有攀缘状木质茎，高 1~5m，有微毛，后脱落。叶互生，卵状三角形或椭圆状披针形，长 4~12cm，宽 2~6cm，先端渐尖，基部楔形至截形，边缘有不规则缺刻状齿裂，或微波状，或近全缘，两面疏被细毛。头状花序顶生，排成伞房状；总苞筒形，总苞片1层；花黄色，舌状花雌性，管状花两性。瘦果圆柱形，有纵沟，被短毛，冠毛白色。花、果期秋、冬季至次年春。生于山坡、疏林下、林边、路旁、沟边草丛中。

采　制
夏、秋二季枝叶茂盛、花将开放时采割，晒干。药材产于江苏、浙江、广西、四川。

性　味	性寒，味苦。
功　能	清热解毒，明目，利湿。
主　治	风热感冒，目赤肿痛，泄泻痢疾，皮肤湿疹，痈肿疮毒。
用　法	用量 15~30g。

化学成分　含毛茛黄素（flavoxanthin）、菊黄素（chrysanthemaxanthin）、阿多尼弗林碱（adonifoline）、金丝桃素（hypericin）、黄酮、鞣质、生物碱等。

药　理　煎剂对各种病原菌均有一定的抑制作用，口服吸收良好；在体外，对黄疸出血型钩端螺旋体的抑制作用很强；在试管中，对人的阴道毛滴虫有抑制作用；对运动神经有麻痹作用，可使离体豚鼠子宫收缩，并有强心作用。

验方　①皮肤瘙痒症、过敏性皮炎：千里光 90g，水煎，洗患处。②小儿细菌性痢疾：千里光 500g，水煎 2 次，每次煎 1 小时，过滤后合并 2 次滤液，浓缩至 700ml 左右，加糖浆 300ml 及适量防腐剂。每次 15~20ml，每日服 4 次。③化脓性皮肤感染：千里光适量，水煎至浓茶色，过滤去渣。待药液不烫手时即可浸洗或湿敷患处。每日 2~3 次，每次 15~30 分钟。④上呼吸道感染：鲜千里光、爵床各 30g，野菊花 15g，水煎服。

369 千屈菜

Lythri Salicariae Herba

英文名：Spiked Loosestrife Herb
别　名：马鞭草、败毒草。
来　源：千屈菜科植物千屈菜 *Lythrum salicaria* L. 的地上部分。

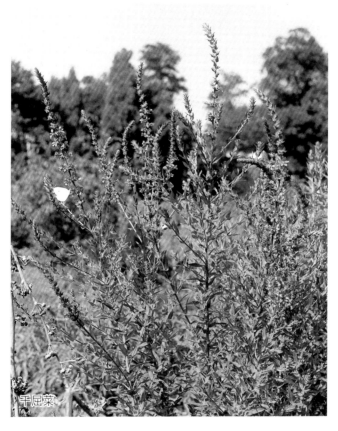

千屈菜

植物形态

多年生草本，高 1~1.5m。根茎粗壮。茎直立，多分枝，具 4~6 棱。叶对生或 3 枚轮生，狭披针形，长 3.5~6.5cm，宽 1~1.5cm，先端圆钝或短尖，基部圆形或心形，有的稍抱茎。总状花序顶生；花萼筒状，有 12 条纵棱，先端具 6 齿，萼齿间有尾状附属物；花瓣 6，紫色；雄蕊 12，6 长 6 短，2 轮；子房上位，2 室。蒴果椭圆形，全包于宿萼内。花期 7~9 月，果期 9~10 月。生于水旁湿地。分布于全国各地；有栽培。

采　制

8~9 月割取地上部分，晒干。

性　味	性微寒，味苦。
功　能	消热毒，收敛，破经通瘀。
主　治	痢疾，瘀血经闭。
用　法	用量 6~12g。

化学成分　含牡荆素(vitexin)、荭草素(orientin)、异荭草素(isoorientin)、绿原酸、鞣花酸、没食子酸、胆碱、鞣质、色素、挥发油、果胶、树脂及生物碱。

药　理　煎剂有抗菌消炎作用；可抑制乙酰胆碱和组胺引起的豚鼠离体肠管的收缩，因此具有解痉作用；有止血作用，与其所含鞣质有关；根煎剂用于泻下或慢性痢疾，作为收敛或缓和剂。此外还有降压作用。

验方

①痢疾：千屈菜 9~15g，水煎服。②皮肤溃烂：鲜千屈菜叶、向日葵盘各适量，晒干，研细末。先用蜂蜜搽患处，而后将药末敷患处。③外伤出血：千屈菜适量，研成细末敷患处。④瘀血经闭：千屈菜 15g，红花 9g，水煎取汁，兑黄酒服。

370 广金钱草

Desmodii Styracifolii Herba

英文名： Snowbellleaf Tickclover Herb
别　名： 落地金钱草、假花生、山地豆。
来　源： 豆科植物广金钱草 *Desmodium styracifolium*（Osb.）Merr. 的地上
部分。

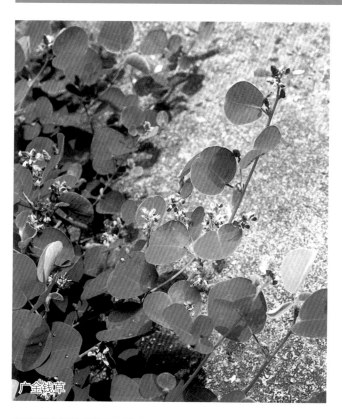

广金钱草

植物形态

半灌木状草本，高 30~100cm。茎直立或平卧，密被黄色长柔毛。叶互生，
小叶 1~3，近圆形，长 2.5~4.5cm，宽 2~4cm，先端微缺，基部心形，下
面密被灰白色茸毛，侧脉羽状；叶柄长 1~2cm；托叶 1 对，披针形，
长约 0.8cm。总状花序腋生或顶生，苞片卵状三角形，每个苞片内有花

2 朵；花萼钟形，萼齿披针形，长为萼筒的 2 倍；花冠紫色，有香气。荚果被短柔毛和钩状毛，荚节 3~6。花期 6~9 月，果期 7~10 月。生于山坡、草地、灌木丛中。

采　制

夏、秋二季采割，除去杂质，晒干。药材主产于广东。

性　味	性凉，味甘、淡。	
功　能	利湿退黄，利尿通淋。	
主　治	热淋，石淋，小便涩痛，水肿尿少，黄疸尿赤，尿路结石。	
用　法	量 15~30g。	

化学成分　含广金钱草碱(desmodimine)、广金钱草内酯(desmodilactone)、夏佛塔苷(schaftoside)、木犀草素、羽扇豆酮、羽扇豆醇等。

药　理　广金钱草总黄酮静脉注射，可使麻醉犬冠状动脉血流量增加、动脉压降低、心率减慢、心肌耗氧量减少、冠状动脉阻力减少；对垂体后叶素引起的小鼠急性心肌缺血有保护作用；可使肝脏胆汁分泌增加。

验方

①麻疹：广金钱草、食盐各适量，共捣烂外搽；另取广金钱草 60g，水煎服。②口腔炎及喉头炎：广金钱草 15~30g，水煎取汁冲蜂蜜服。③肾结石：广金钱草 24g，小茴香、大茴香各 5g，大黄 15g(后下)，萹蓄 30g，水煎服。④膀胱结石：广金钱草 60g，海金沙 15g，水煎服。⑤急性黄疸型肝炎：广金钱草 60g，水煎服；或配鸡骨草、地耳草、茵陈、虎杖等同用。⑥小儿疳积：广金钱草 15~30g，煮猪瘦肉食。⑦尿路感染：广金钱草 24g，车前草、海金沙、金银花各 15g，水煎服。⑧乳腺炎：广金钱草、积雪草鲜品各适量，洗净，捣烂敷患处。

371

Pogostemonis Herba

广藿香

英文名： Cablin Potchouli Herb
别　名： 刺蕊草、藿香。
来　源： 唇形科植物广藿香 *Pogostemon cablin*（Blanco）Benth. 的地上部分。

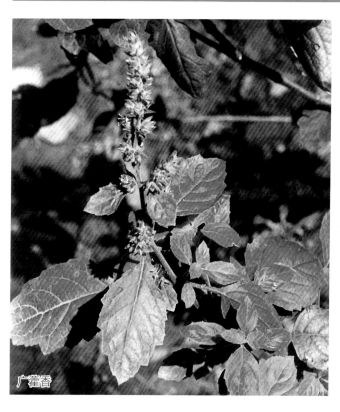

广藿香

植物形态

多年生草本或灌木，高 30~100cm，揉之有香气。茎直立，上部多分枝，老枝粗壮，近圆形；幼枝方形，密被灰黄色柔毛。叶对生，圆形至宽卵形，长 2~10cm，宽 2.5~7cm，先端短尖或钝，基部楔形或心形，边缘有粗钝齿或有时分裂，两面均被毛，脉上尤多；叶柄长 1~6cm，有毛。轮伞花序密集成假穗状花序，密被短柔毛；花萼筒状，5 齿；花冠紫色，4 裂，前裂片向前伸；雄蕊 4，花丝中部有长须毛，花药 1 室。小坚果近球形，稍压扁。原产亚洲菲律宾等亚热带地区，我国栽培的罕见开花。

采　制

枝叶茂盛时采割，日晒夜闷，反复至干。我国药材主产于广东、海南。

性　味	性微温，味辛。
功　能	芳香化浊，开胃止呕，发表解暑。
主　治	湿浊中阻，脘痞呕吐，暑湿倦怠，胸闷不舒，寒湿闭暑，腹痛吐泻，鼻渊头痛。
用　法	用量 3~9g。

化学成分	含挥发油，油中主成分为百秋李醇（patchouli alcohol），另含 α-、β- 和 γ-广藿香萜烯（α-,β-、γ-patchoulene），广藿香萜醇（patchoulenol），广藿香酮（pogostone）、丁香烯等。
药　理	广藿香酮体外抑菌实验证明其对金黄色葡萄球菌、甲型溶血型链球菌等细菌，有一定的抑制作用；对白色念珠菌、新型隐球菌、黑根霉菌等真菌，有明显的抑制作用；对实验性急性外耳道炎有治疗作用；对钙离子有拮抗作用。

验方

①念珠菌阴道炎：广藿香、土茯苓、蛇床子、贯众各 30g，加水 1000ml 煮沸，先熏后洗，每日 1~2 次，连续 7 日为 1 个疗程。②寻常疣：鲜广藿香叶数片，擦揉患处 3~5 分钟。③单纯性胃炎：广藿香、佩兰、半夏、黄芩各 9g，陈皮 6g，厚朴 5g，水煎服。食积加麦芽 15g；呕吐剧烈加姜竹茹 9g，黄连 3g；腹痛加木香 6g。④无黄疸型肝炎（湿困型）：广藿香、苍术、制香附、郁金各 9g，板蓝根、蒲公英各 15g，厚朴、陈皮各 6g，水煎服。

372

Portulacae Herba

马齿苋

英文名： Purslane Herb
别　名： 安乐菜、瓜子菜、耐旱菜、马蛇子菜。
来　源： 马齿苋科植物马齿苋 *Portulaca oleracea* L. 的地上部分。

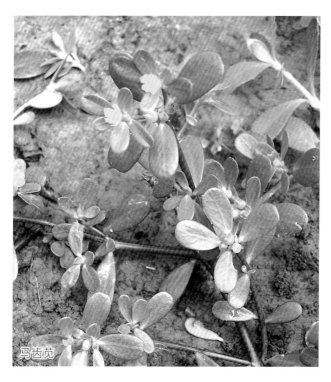

马齿苋

植物形态

一年生肉质草本，通常匍匐，无毛。茎带紫色至褐绿色，多分枝，平卧或上部倾斜。叶互生，叶片楔状长圆形或倒卵形，长 10~25mm，宽 5~15mm，先端钝圆或微凹，基部楔形，全缘，下面淡绿色或暗红色。花 3~5 朵生枝顶端，直径 3~4mm，无梗，朝开暮闭，中午最盛；苞片 4~5，膜质；萼片 2；花瓣 5，黄色；雄蕊 12；子房半下位，1 室，柱头 4~6 裂。蒴果圆锥形，盖裂；种子多数，肾状卵形，直径不及

1mm，黑色，有小疣状突起。花期 7~8 月，果期 8~10 月。生于田间、地边、路旁。

采 制

夏、秋二季采收，除去残根和杂质，洗净，略蒸或烫后晒干。各地多自采自用。

性 味	性寒，味酸。
功 能	清热解毒，凉血止血，止痢。
主 治	热毒血痢，痈肿疔疮，湿疹，丹毒，蛇虫咬伤，便血，痔血，崩漏下血。
用 法	用量 9~15g。外用适量捣敷患处。

化学成分 鲜品含去甲基肾上腺素（nor-adrenaline）。全草含左旋去甲肾上腺素（l-nor-adrenaline）、多巴明（dopamine）、多巴（dopa）、皂苷、多糖、鞣质等。有机酸包括苹果酸、枸橼酸、草酸。

药 理 乙醇提取物对多种细菌、真菌、病毒有较强的抑制作用；水煎剂对于正常小鼠、四氧嘧啶糖尿病小鼠及肾上腺素高血糖小鼠均有明显的降血糖作用；马齿苋多糖可使小鼠 T 淋巴细胞数量增加，体外对肝癌细胞、S180 腹水瘤有抑制作用。

验方

①痢疾、肠炎：鲜马齿苋、旱莲草、铁苋菜各 60g，水煎服。
②急性阑尾炎：马齿苋、蒲公英各 60g，水煎 2 次，煎液合并再浓缩成 200ml，上午、下午各服 100ml；或取鲜马齿苋洗净捣碎，榨汁过滤，取原汁 30ml，加适量白糖及冷开水使成 100ml，为 1 次量，日服 3 次。③多年恶疮，蜈蚣咬伤：鲜马齿苋洗净，捣烂敷或绞汁涂患处，外加敷料固定，每日换药 3~4 次。④肛门红肿：马齿苋，酢浆草各 100g，煎汤熏洗，每日 2 次。⑤扁平疣：马齿苋 60g，紫草、败酱草、大青叶（或板蓝根）各 15g，水煎液 2 次分服，2 周为 1 个疗程。

373

Verbenae Herba

马鞭草

英文名： European Verbena Herb
别　名： 铁马鞭、紫顶龙芽草、野荆芥。
来　源： 马鞭草科植物马鞭草 *Verbena officinalis* L. 的地上部分。

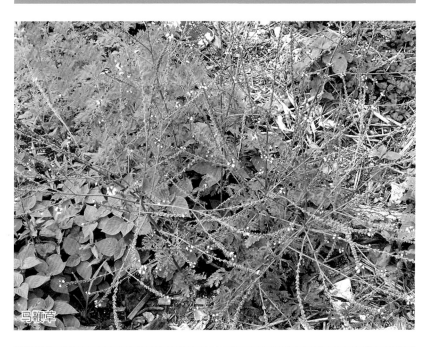

马鞭草

植物形态

多年生草本，通常高30~80cm。茎上部方形，老后下部近圆形。叶对生，卵形至短圆形，长2~8cm，宽1~4cm，两面有粗毛，边缘有粗锯齿或缺刻，茎生叶无柄，多数3深裂，有时羽裂，裂片边缘有不整齐锯齿。穗状花序顶生或生于上部叶腋，开花时通常似马鞭；每花有1苞片，苞片比花萼略短，外面有毛；花萼管状，5齿裂；花冠管状，淡紫色或蓝色，近2唇形；雄蕊4，二强；子房4室，每室1胚珠。熟时分裂为4个长圆形的小坚果。花期6~8月，果期7~11月。生于路旁、村边、田野、山坡。

采　制

6~8 月花开时采割，除去杂质，晒干。药材主产于湖北、江苏、广西、贵州。

性　味	性凉，味苦。
功　能	活血散瘀，截疟，解毒，利水消肿。
主　治	癥瘕积聚，经闭痛经，疟疾，喉痹，痈肿，水肿，热淋。
用　法	用量 4.5~9g。

化学成分	全草含马鞭草苷（verbenalin）及 5- 羟基马鞭草苷，另含苦杏仁酶、齐墩果酸、鞣质。叶又含腺苷（adenoside）、β - 胡萝卜素。
药　理	有消炎止痛的作用；从干燥全草中提取的马鞭草苷有促进家兔血液凝固的作用；水煎剂能杀死钩端螺旋体；对大鼠子宫肌条及未孕和已孕的人体子宫肌条均有一定的兴奋作用。此外还可以促进乳汁分泌。

验方

①流行性感冒、上呼吸道感染：马鞭草、一枝黄花鲜品各 50g，水煎服。儿童酌减。②小儿急性肾炎：马鞭草 6~10g，浮萍 6~12g，地胆草 10g，益母草 15g，水煎分 4~5 次服，以上为 5 岁小儿的用量。③痛经：马鞭草 30g，香附、益母草各 15g，水煎服。④念珠菌阴道炎：马鞭草 30g，水煎，滤取药液，待温坐浴，每次 10 分钟，同时用手指套以消毒纱布清洗阴道皱褶。每日 1 次，5 日为 1 个疗程。⑤急性扁桃体炎：马鞭草 50g，加水 500ml，慢火浓煎成 300ml。每次 100ml，加食盐少许，缓缓咽下，每日 3 次。

374

Saussureae Involucratae Herba

天山雪莲

英文名：Snow Lotus Herb
别　名：雪莲花、新疆雪莲花、大苞雪莲花。
来　源：菊科植物天山雪莲 *Saussurea involucrata* (Kar. et Kir.) Sch. –Bip. 的地上部分。

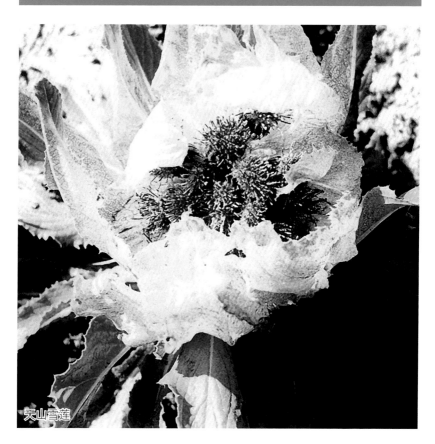

天山雪莲

植物形态

多年生草本，高 10~30cm。茎粗壮，基部有许多棕褐色丝状残存叶片。叶密集，无柄，叶片倒披针形，长 10~13cm，宽 2.5~4.5cm，先端渐尖，基部抱茎，边缘有锯齿。头状花序顶生，密集；总苞片叶状，卵形，多层，近似膜质，白色或淡绿黄色；花棕紫色，全为管状花。瘦果，冠毛白色，刺毛状。花期 6~8 月。生于高山石缝、砾石和沙质河滩中。分布于新疆、青海、甘肃。

采　制

夏、秋二季花开时采收，阴干。系维吾尔族习用药材。

性　味	性温，味微苦。
功　能	温肾助阳，祛风胜湿，通经活血。
主　治	风寒湿痹痛，类风湿关节炎，小腹冷痛，月经不调。
用　法	用量 3~6g，水煎或酒浸服。外用适量。孕妇忌用。

化学成分　含芦丁（rutin）、大苞雪莲内酯（involucratolactone）、大苞雪莲碱（involucratine）、二氢去氢木香内酯（dihydrodehydrocostuslactone）、紫丁香苷、绿原酸等。

药　理　雪莲黄酮对实验性大鼠关节急性炎症及小鼠疼痛反应有明显对抗作用。此外还有抗癌、抗疲劳、收缩子宫、终止妊娠、调节免疫等作用；对心血管系统、平滑肌以及中枢神经系统也有一定的作用。

验方　①阳痿：天山雪莲、冬虫夏草各 3g，泡酒饮用。②妇女崩带：天山雪莲 3g，峨参、党参各 9g，与鸡肉同炖服。③风湿性关节炎，妇女小腹冷痛、闭经、胞衣不下：天山雪莲 15g，加白酒或黄酒 100ml，浸泡 7 日，每次 10ml，每日 2 次。④牙痛、雪盲：天山雪莲 6~12g，水煎服。⑤外伤出血：天山雪莲适量，捣烂敷患处。

375

Hydrocotylis Herba

天胡荽

英文名： Lawn Pennywort Herb
别　名： 满天星、破铜钱、落得打。
来　源： 伞形科植物天胡荽 *Hydrocotyle sibthorpioides* Lam. 的全草。

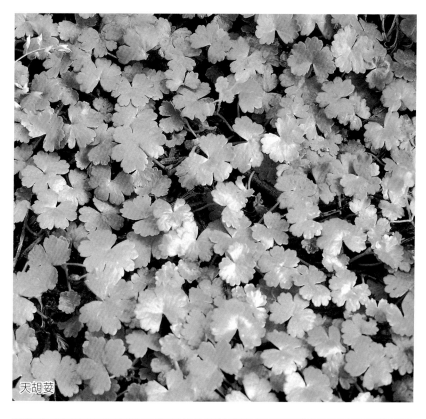

天胡荽

植物形态

多年生矮小草本，有气味。茎细长而匍匐，平铺地上成片。叶互生，圆形或肾形，直径 0.5~3.5cm，不分裂或 5~7 深裂至中部，边缘有钝锯齿，上面绿色，光滑或有疏柔毛，下面通常有柔毛；叶柄细，长 0.5~9cm。单伞形花序与叶对生，生于节上，伞梗长 0.5~3cm，总苞片 1~10，倒披针形，长约 2mm；每个伞形花序有花 10~15 朵，花无柄或有短柄；无萼齿；花瓣卵形，绿白色。双悬果略呈心形，侧面扁平，光滑或有斑点，中棱略锐。花期 5 月。生于潮湿路旁、草地、山坡、墙脚、河畔、溪边。

采 制

夏、秋二季花、叶茂盛时采收，洗净，阴干或鲜用。药材产于江苏、安徽、浙江、江西、湖北、陕西、广东、广西、贵州、四川、云南。

性 味	性平，味辛。
功 能	清热利尿，化痰止咳。
主 治	急性黄疸型肝炎，急性肾炎，百日咳，尿路结石，足癣，带状疱疹，结膜炎，丹毒。
用 法	用量 9~15g。

化学成分　含黄酮苷、酚类、氨基酸、挥发油、香豆素。

药　理　水煎剂对金黄色葡萄球菌有较强的抑制作用，对变形杆菌、福氏痢疾杆菌、伤寒杆菌等也有不同程度的抑制作用；对白血病细胞有抑制作用；煎剂小鼠灌胃，有显著的利尿作用。

验方

①百日咳：鲜天胡荽 15~30g，捣烂绞汁，调冰糖或蜂蜜服。
②急性黄疸型肝炎、胆囊炎：鲜天胡荽 60g，水煎，调冰糖服。
③蛇头疔（化脓性指头炎）：鲜天胡荽适量，洗净，加雄黄末少许，捣烂，包敷患处。④带状疱疹、丹毒：鲜天胡荽 250g，洗净，切碎，加 75% 乙醇溶液 100ml 浸泡 7 日，再捣烂绞汁，加雄黄末 6g，调匀，涂患处，每日 2~3 次；或鲜天胡荽 100g，捣烂绞汁 1 杯，加雄黄末 3g，调匀，涂患处，每日 2~3 次。⑤尿路结石：天胡荽、石韦、半边莲、海金沙各 30g，水煎服。⑥口腔炎：鲜天胡荽 30~60g，水煎服；或加食盐少许，捣烂绞汁，取汁涂患处。

376 Equiseti Hiemalis Herba

木　贼

英文名： Common Scouring Rush Herb
别　名： 木贼草、节节草、节骨草、无心草。
来　源： 木贼科植物木贼 *Eguisetum hyemale* L. 的地上部分。

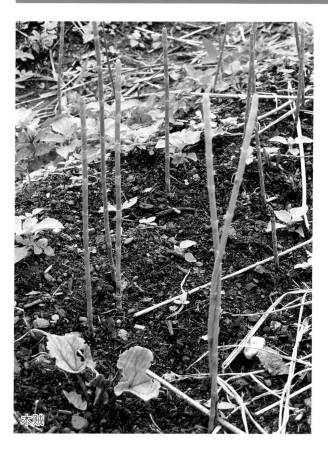

木贼

植物形态

根状茎粗短横生,节上轮生黑褐色根。地上茎单一或仅于基部分枝,直立,高 30~100cm,中空,有节。叶退化成鞘筒状包在节上,基部和顶部成黑褐色环。孢子囊穗顶生,紧密,矩圆形,顶部有大头。孢子囊叶盾状六棱形，中央具柄，周围轮列椭圆形的孢子囊。孢子期 6~8 月。生于山林湿地、灌木林下及沟旁。

采 制

夏、秋二季采割，除去杂质，晒干或阴干。药材主产于东北及陕西、湖北。

性 味	性平，味甘、苦。
功 能	散风热，退目翳。
主 治	风热目赤，迎风流泪，目生云翳。
用 法	用量 3~9g。

化学成分　含山柰素、山柰酚 -3，7- 二葡萄糖苷、草棉素 -3- 双葡萄糖 -8- 葡萄糖苷等黄酮类成分；含犬问荆碱（palustrine）、烟碱等生物碱。另含咖啡酸、阿魏酸及大量硅酸盐、二氧化硅等。

药　理　醇提取物对小鼠有明显持久的降压作用；氯仿提取物有利尿作用；阿魏酸能抑制血小板聚集和 5- 羟色胺从血小板中释放，有止血作用；水 - 醇提取物可明显抑制成年小鼠肝、肾、脾组织匀浆过氧化脂质（LPO）的产生。此外，还有镇痛、镇静、扩张血管、收敛、抗菌、抗病毒等作用。

验方

①目昏多泪：木贼（去节）、苍术（泔浸）各 30g，共研为末，每服 6g，或制成蜜丸服。②外感风寒湿邪欲发汗：木贼（去节）30g，生姜、葱白各 15g，水煎取汁，热饮，即汗。③肠风下血：木贼（去节，炒）30g、炒木馒头、制枳壳、炒槐角、茯苓、荆芥各 15g，共研成细末，每服 6g，以浓煎枣汤调下。④外伤出血：木贼 50%，黄柏 20%，益母草 20%，五倍子 10%，分别研末，过 120 目筛，混匀。将药粉直接撒布在清洁后的创面上，纱布压迫；另取药粉内服，每次 2g，每 4~6 小时服 1 次。

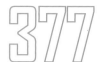

Orostachyis Fimbriatae Herba

瓦　松

英文名： Fimbriate Orostachys Herb
别　名： 瓦花、向天草、酸塔。
来　源： 景天科植物瓦松 *Orostachys fimbriata* (Turcz.) Berger 的地上部分。

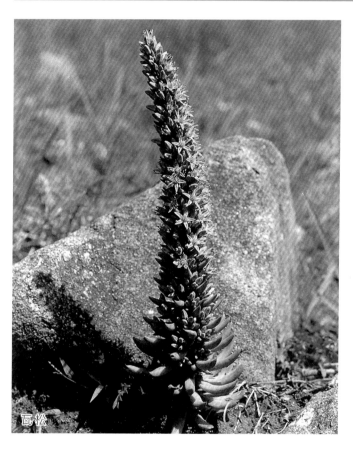

瓦松

植物形态

多年生肉质草本，高 15~35cm，全株粉白色，密生紫红色斑点。基生叶莲座状，阔线形至倒披针形，先端具 1 半圆形软骨质的附属物，其边缘流苏状，中央有 1 长刺；茎生叶互生，线形至倒卵形，长 2~3cm，宽

4~5mm，先端长尖。开花时基生叶枯落，自茎顶抽出尖塔形圆锥花序，花梗长达 1cm；萼片 5；花瓣 5，淡红色；雄蕊 10，花药紫色；心皮 5。蓇葖果矩圆形。花期 10~11 月。生于屋顶瓦缝中或岩石上。分布于长江中下游及北方地区。

采 制

夏、秋二季花开时采收地上部分，反复晒几次至干，或鲜用。

性 味	性凉，味酸、苦。
功 能	清热解毒，止血，敛疮。
主 治	泻痢，便血，痔血，疮不收口。
用 法	用量 3~9g。外用适量，研末涂敷患处。

化学成分　含大量草酸及槲皮素、山奈素。

药　理　流浸膏对呼吸有轻度兴奋作用，可使血压一度轻微上升，继而下降；可使离体蟾蜍心脏收缩加强，心率减慢；对离体兔肠有明显的兴奋作用；对人工发热家兔皮下注射则有明显解热作用；能使血管收缩，但药量太大则无作用。

验方

①风火牙痛、牙龈肿痛：瓦松、白矾各等份，水煎，取汁漱口，日数次。②肩疗：鲜瓦松适量，百草霜少许，捣烂敷患处。③湿疹：瓦松用开水烫后晒干，烧灰存性，研末，调麻油或茶油涂患处。④痔疮：鲜瓦松 60~120g，洗净，水煎，熏洗患处；另取瓦松 60g，猪大肠 120g，水煎服。⑤鼻出血：鲜瓦松 1000g，洗净，阴干，捣烂绞汁，加白糖 15g 调匀，倾入瓷盘内，晒干成块。每次服 3g，每日 2 次，温开水送服。忌辛辣刺激性食物和热开水。⑥小儿惊风：瓦松 15~20g，水煎服。⑦石淋：瓦松煎浓汤，趁热熏洗少腹。

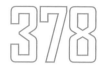

Silybi Herba

水飞蓟

英文名： Holy Thistle，Blessed Thistle
别　名： 水飞雉、奶蓟。
来　源： 菊科植物水飞蓟 *Silybum marianum* (L.) Gaertn. 的全草及瘦果。

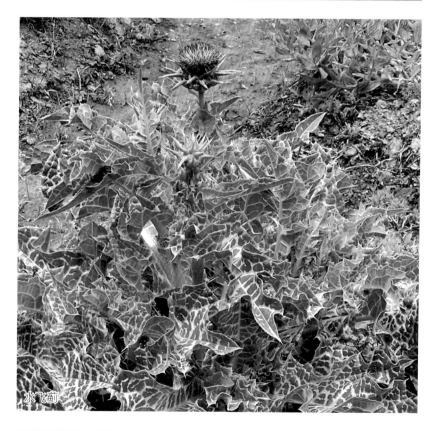

水飞蓟

植物形态

一二年生草本。茎直立，高 30~200cm，多分枝，光滑或被蛛丝状毛，有纵棱槽。叶互生，基部叶常平铺于地面，呈莲座状，长椭圆状披针形，羽状浅裂或深裂，缘齿有尖刺，长 40~80cm，宽 10~30cm，表面亮绿色，有乳白色斑纹，基部抱茎；中部、上部叶片渐小，上部叶披针形。头状花序直径 3~6cm，单生于枝顶；总苞宽球形，总苞片革质，顶端有长刺；管状花紫红色、淡红色，少有白色。瘦果长椭圆形，暗褐色或黑色，有纵条纹及白色斑纹；冠毛多数，白色，不等长，基部合生成环。花期 5~6 月，果期 6~7 月。江苏、陕西、北京等地有引种栽培。

采　制
春季采收叶，夏季采收种子。

性　味	性凉，味苦。	
功　能	清热解毒，疏肝利胆。	
主　治	肝胆湿热，胁痛，黄疸。	
用　法	供配制成药用。	

化学成分　全草含有黄酮类及延胡索酸；种子含水飞蓟宾（silybin）、异水飞蓟宾、脱氢水飞蓟宾、水飞蓟宁（silydianin）、水飞蓟亭（silychristin）、水飞蓟宾聚合物及肉桂酸、肉豆蔻酸、棕榈烯酸、花生酸等。

药　理　所含的水飞蓟宾对于多种肝脏毒性物质引起的肝损伤有明显的保护作用；能够稳定细胞及细胞内生物膜；可促胆汁分泌；能抑制甲醛引起的腹膜炎及免疫反应引起的多发性关节炎；能降血压及减缓心率。

验方　①急慢性肝炎、肝硬化、脂肪肝、胆石症、胆管炎：水飞蓟素片每次口服 70~140mg，每日 3 次，至少服 5~6 周。症状改善后，给予维持量，每次 35~70mg，每日 3 次。用糖衣丸（每粒 35mg）亦可。②乙型病毒性肝炎：水飞蓟种子研成细粉，分装于袋中，每袋 20g，每次 1 袋，每日 3 次。③单纯性高脂血症：水飞蓟素片每次 2 片（每片 70mg），每日 2 次，治疗 4 周。

379

Catharanthi Rosei Herba

长春花

英文名： Madagascar Periwinkle Herb
别　名： 雁来红、日日新。
来　源： 夹竹桃科植物长春花 *Catharanthus roseus* (L.) G. Don 的全草。

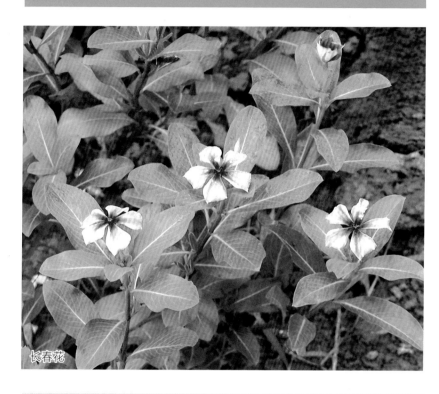

长春花

植物形态

多年生草本或半灌木，高 30~70cm，幼枝绿色或红褐色，全株无毛。叶对生，倒卵状矩圆形，长 3~4cm，宽 1.5~2.5cm，全缘或微波状，先端浑圆而具短尖头，基部狭窄成短柄。聚伞花序有花 2~3 朵；萼 5 裂；花冠粉红色或紫红色，高脚碟状，裂片 5，左旋；雄蕊 5，着生于花冠筒中部以上；花盘由 2 片舌状腺体组成，与心皮互生。蓇葖果 2，圆柱形，长 2~3cm。花期 6~9 月。广西、广东、云南有野生；有栽培。

采 制

全年可采，晒干或鲜用。

性 味	性凉，味微苦。	
功 能	凉血降压，镇静安神。	
主 治	高血压，火烫伤，恶性淋巴瘤，绒毛膜癌，单核细胞性白血病。	
用 法	用量 6~15g。	

化学成分　含 70 种以上生物碱，主要有长春碱（vinblastine）、长春新碱（leurocristine）、四氢鸡脚木碱（tetrahydroalstonine）、派利文碱（perivine）、长春多灵（vindoline）、长春花碱（catharanthine）、长春里宁（vindolinine）、阿马里新（ajmalicine）、洛柯定碱（lochneridine）、洛柯辛碱（lochnericine）等。

药 理　有抗肿瘤作用，发挥此作用的为其所含的生物碱，其中以长春碱、长春新碱效果最好；有降压作用，且血压下降快，同时伴有呼吸加深、幅度加大的现象。此外还有降血糖、利尿、抗菌作用，有多种毒性反应。

验方　①原发性血小板减少性紫癜：长春新碱每次每千克体重 0.02mg，加入 250~400ml 生理盐水中，静滴，每周 1 次，至血小板恢复正常后巩固治疗 2 周。②高血压：长春花浓缩浸膏胶囊（每粒相当生药 3g），每次服 2~4 丸，每日 3 次；或长春花 12g，豨莶草 9g，决明子、菊花各 6g，水煎服。

380

Cayratiae Japonicae Herba

乌蔹莓

英文名： Japanese Cayratia Herb
别　名： 乌蔹草、五叶藤、五爪龙、母猪藤。
来　源： 葡萄科植物乌蔹莓 *Cayratia japonica* (Thunb.) Gagnep. 的全草。

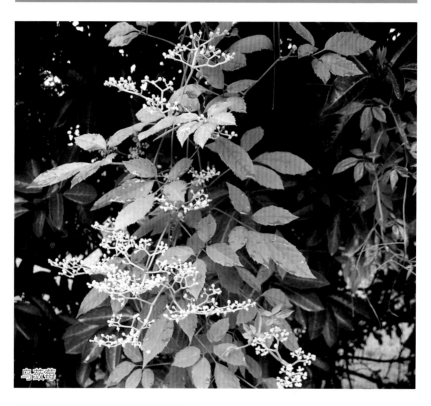

乌蔹莓

植物形态

多年生蔓生草本。根茎横走。茎紫绿色，有纵棱，卷须二歧，幼枝有柔毛，后变光滑。叶为掌状复叶，小叶 5，排列成鸟爪状，中间的呈椭圆状卵形，小叶柄长 2~3cm，先端短尖，基部楔形或圆形，两侧的 4 枚小叶较小，成对着生在同一小叶柄上，小叶的边缘具较均匀的圆钝锯齿。聚伞花序腋生或假腋生，花序梗长 3~12cm；花小，黄绿色，具短梗；萼杯状；花瓣 4，卵状三角形；雄蕊 4，与花瓣对生，花药长椭圆形；雌蕊 1，子房上位，2室。浆果倒圆卵形，直径约 7mm，成熟时黑色。种子 2~4 粒。花期 6 月，果期 8~9 月。生于旷野、山谷、林下、路旁。

采 制

夏、秋二季采收全草，洗净，晒干或鲜用。药材产于山东、江苏、浙江、江西、湖南、福建、广东。

性 味	性寒，味苦、酸。
功 能	清热解毒，活血散瘀，利尿。
主 治	咽喉肿痛，疖肿，痈疽，疔疮，痢疾，尿血，白浊，跌打损伤，毒蛇咬伤。
用 法	用量 15~30g。

化学成分　全草含阿拉伯聚糖（araban）、黏液质、硝酸钾、甾醇、氨基酸、酚性成分、黄酮类。根含生物碱、鞣质、淀粉、树胶。果皮中含乌蔹色苷（cayratinin）。

药　理　水煎剂在试管内能够抑制钩端螺旋体的生长；在体外对溶血性葡萄球菌、溶血性链球菌、痢疾杆菌、大肠杆菌等致病菌有不同程度的抑制作用。

验方

①乳腺炎：鲜乌蔹莓适量，捣烂敷患处。②淋巴结炎：乌蔹莓适量，与等量水仙花鳞茎、红糖少许，共捣烂，加温后敷患处。③带状疱疹：乌蔹莓根适量，加白酒与雄黄共磨，取磨出的汁涂患处。④肺结核咯血：乌蔹莓根 9~12g，水煎服。⑤咽喉肿痛：乌蔹莓、车前草、马兰各20g，捣烂绞汁，徐徐咽下；或乌蔹莓绞汁，冲醋漱口。⑥疖肿、痈、蜂窝织炎、脓疱疮、湿疹、冻疮溃疡：鲜乌蔹莓全草或茎叶洗净，捣烂如泥，敷患处。⑦臁疮（小腿慢性溃疡）：鲜乌蔹莓叶适量，洗净，捣烂敷患处，每日换药 1 次；或乌蔹莓晒干研末，每 10g 药末，同生猪脂 30g，捣成膏，摊纸上，贴敷患处。

381
Solani Nigri Herba
龙　葵

英文名： Black Nightshade Herb
别　名： 野茄、天茄子、老鸦酸浆草、天泡草。
来　源： 茄科植物龙葵 *Solanum nigrum* L. 的地上部分。

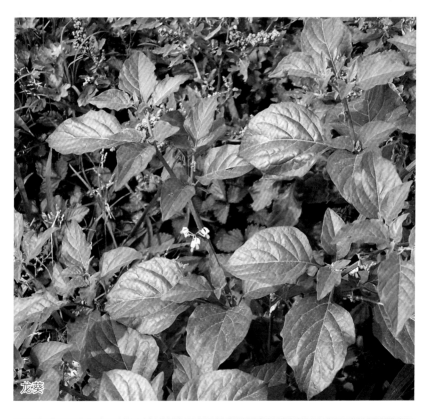

龙葵

植物形态

一年生草本，高 30~60cm。茎直立，上部多分枝，稀被白色柔毛。叶互生，卵形，长 2.5~10cm，宽 1.5~5.5cm，全缘或具波状齿，先端尖锐，基部楔形或渐狭至柄；叶柄长达 2cm。花序短蝎尾状或近伞状，侧生或腋外生，有花 4~10 朵，花序梗长 1~2.5cm，花细小，柄长约 1cm，下垂；

花萼杯状，绿色，5浅裂；花冠白色，辐射状，5裂，裂片卵状三角形，约3cm；雄蕊5，花药顶端孔裂；子房上位，卵形，花柱中部以下有白色茸毛。浆果球形，直径约8mm，熟时黑色。种子多数，近卵形，压扁状。花、果期9~10月。生于路旁或田野，分布于全国。

采　制
夏、秋二季采割，除去杂质，干燥。

性　味	性寒，味苦、微甘；有小毒。
功　能	清热解毒，利尿。
主　治	疮痈肿毒，皮肤湿疹，小便不利，老年性慢性支气管炎，白带过多，前列腺炎，痢疾。
用　法	用量9~15g。

化学成分	含龙葵碱（solanigrine）、澳茄胺（solasodine）、龙葵定碱（solanigridine）、皂苷、维生素C、树脂。
药　理	有抗炎作用，对动物的过敏性、烧伤性、组胺性休克有保护作用，并能促进抗体的形成；可抑制外周葡萄糖的利用，因此具有升高血糖的作用。此外还有镇咳、祛痰、兴奋平滑肌及中枢神经等作用。

验方

①宫颈炎：霜后龙葵全草洗净切段，每次150~250g，白带色见黄者加槐树鲜枝50~100g，白带色见红夹出血者加凤眼草50~100g，水煎，熏洗局部，每日1剂，熏洗2次。②慢性支气管炎：龙葵30g，桔梗9g，甘草3g，制成糖衣片，为1日量，分3次服，10日为1个疗程，每疗程间隔5~7日。③天疱湿疮、无头痈：鲜龙葵捣烂敷患处。④高血压：龙葵15~30g（鲜品量加倍），洗净，切段，水煎服。

382

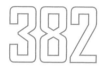

Agrimoniae Herba

仙鹤草

英文名： Hairyvein Agrimonia Herb
别　名： 脱力草、瓜香草、老牛筋、狼牙草。
来　源： 蔷薇科植物龙芽草 *Agrimonia pilosa* Ledeb. 的地上部分。

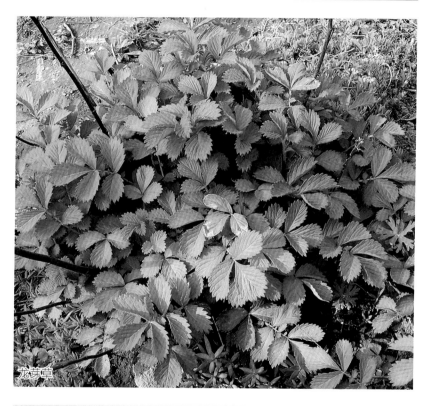

龙芽草

植物形态

多年生草本，高达 1m，全株具白色长毛。根茎短，常生 1 个或数个根芽（越冬芽）。茎直立，被疏柔毛及腺毛。羽状复叶互生，小叶大小不等，间隔排列，卵圆形至倒卵圆形，长 2.5~7cm，宽 1.5~3.5cm，边缘有锯齿，两面均被柔毛；托叶近卵形。总状花序顶生；花萼倒圆锥形，5 裂，裂片基部生多数钩状刚毛，宿存；花瓣 5，黄色；雄蕊 5~15；子房半下位，花柱突出。萼筒于果熟时增厚，下垂，顶端有 1 轮直立钩刺，外有较深纵沟。花、果期 5~12 月。生于山坡林下、路旁、沟边。

采　　制

夏、秋二季茎叶茂盛时采割，除去杂质，干燥。药材产于浙江、江苏、湖北。

性　　味	性平，味苦、涩。	
功　　能	收敛止血，截疟，止痢，解毒。	
主　　治	咯血，吐血，崩漏下血，疟疾，血痢，脱力劳伤，痈肿疮毒，阴痒带下。	
用　　法	用量 6~12g。外用适量。	

化学成分　　含仙鹤草酚 A~G（agrimol A~G），并含木犀草苷（luteoloside）、大波斯菊苷（cosmosin）、仙鹤草素（agrimonin）等。鲜根茎含鹤草酚（agrimophol）。

药　　理　　有止血作用；乙醇提取物可使麻醉动物血压上升，低浓度水浸膏乙醇提取物对家兔离体肠管有兴奋作用，高浓度则抑制；对芥子油或葡萄球菌感染引起的家兔结膜炎皆有消炎作用；有抗菌及抗寄生虫的作用。

验方

①消化性溃疡急性出血：仙鹤草、生地黄各 30g，乌贼骨 9g，水煎服。同时控制饮食，适当补液及酌情输血。②痈疖疔疮、炎性外痔：仙鹤草全草适量，洗净，水煎，药液浓缩成膏状，涂患处。③功能失调性子宫出血：仙鹤草 40g，炒焦贯众、草血竭各 30g，炒艾叶 15g，加水 600ml，煎至 200ml，顿服。④婴儿阴部湿疹及皮肤破损：仙鹤草 60g（研末，过 120 目筛），滑石 40g（水飞粉末），在 150g 麻油中浸泡 24 小时后，置文火上加热搅拌均匀，沸后 5 分钟冷却，装瓶备用。用时先以温水洗患处，再涂擦药油，并注意避免局部的摩擦和刺激。

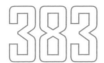

Chelidonii Herba
白屈菜

英文名： Greater Celandine Herb
别　名： 山黄连、小人血七、雄黄草。
来　源： 罂粟科植物白屈菜 *Chelidonium majus* L. 的全草。

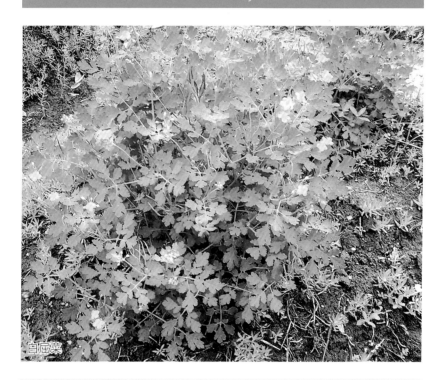

白屈菜

植物形态

多年生草本，高 30~100cm，有黄色乳汁。茎直立，多分枝，嫩绿色，被白粉，疏生柔毛。叶互生，一至二回羽状全裂，基生叶全裂片 5~8 对，茎生叶全裂片 2~4 对，边缘有不整齐缺刻，上面近无毛，下面疏生短柔毛，有白粉。花数朵，伞状排列；萼片 2，早落；花瓣 4，黄色，倒卵圆形；雄蕊多数；子房线形，无毛。蒴果线状圆柱形，成熟时由基部向上开裂。种子多数，卵球形，黄褐色，有光泽及网纹。花期 5~8 月，果期 6~10 月。生于山坡、山谷林边草地；有栽培。

采 制

夏、秋二季采割，阴干或鲜用。药材产于我国东北、华北地区。

性	味	性凉，味苦；有毒。
功	能	解痉止痛，止咳平喘。
主	治	胃脘挛痛，咳嗽气喘，百日咳。
用	法	用量9~18g。

化学成分 含白屈菜碱（chelidonine）、白屈菜红碱（chelerythrine）、血根碱（sanguinarine）、α-，β-，γ-高白屈菜碱（α-，β-，γ-homochelidonine）、普托品（protopine）、小檗碱（berberine）、黄连碱等，尚含白屈菜酸、胆碱、芦丁等。

药 理 所含的白屈菜碱能抑制各种平滑肌，有解痉作用；可抑制神经系统，对末梢神经作用较强，有镇痛及催眠作用；有抗肿瘤作用；有轻度而持久的降压作用，并有利胆作用；总碱在体外能抑制革兰阳性菌、结核杆菌及真菌。

验方 ①痢疾、肠炎：白屈菜9~15g，水煎服。②百日咳：白屈菜加冷水浸过药面，煮沸1小时，过滤，连煮3次，合并滤液，浓缩至100%，加入65%的糖，再行浓缩，待温度降至80℃时，加入0.3%的苯甲酸钠。小儿6个月至1岁每次8~10ml，1~3岁每次10~15ml，3~6岁每次15~20ml，6岁以上每次20~30ml，每日3次，餐前服。单纯型8日为1个疗程，混合型12日为1个疗程。③稻田性皮炎：白屈菜、黄柏各60g，狼毒30g，樟脑6g。先将前三味药加适量水煮1小时，过滤，反复3次，滤液合并浓缩成膏状，再加入樟脑，调匀，涂患处。④胃痛、泻痢腹痛、咳嗽：白屈菜3~6g，水煎服。⑤顽癣：鲜白屈菜用50%的乙醇溶液浸泡，涂搽患处。

384 半边莲

Lobeliae Chinensis Herba

英文名：Chinese Lobelia Herb
别　名：急解索、半边花、细米草、蛇舌草。
来　源：桔梗科植物半边莲 *Lobelia chinensis* Lour. 的全草。

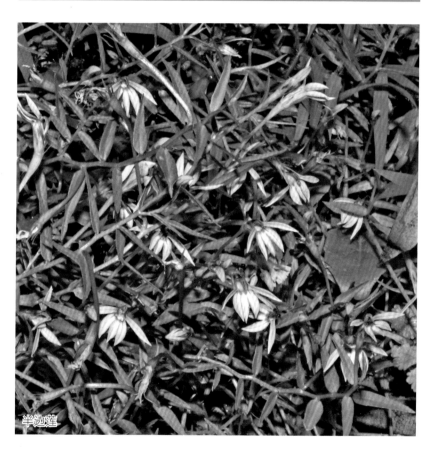

半边莲

植物形态

多年生小草本，高约10cm，有乳汁。茎纤细，稍具2条纵棱，近基部匍匐着地生根，叶互生，狭披针形至线形，长0.7~2cm，宽3~7cm，全缘或疏生细齿；具短柄或近无柄。花单生于叶腋，花梗长2~3cm；花萼筒喇叭形，先端5裂；花冠淡红色或淡紫色，先端5裂，裂片披针形，长8~10mm，均偏向一侧；雄蕊5，聚药，花丝基部分离；子房下位，2室。蒴果倒圆锥形。种子多数，细小，椭圆形，褐色。花期5~8月，果期8~10月。生于水田边、沟旁、路边等湿处。

采 制

夏季采收，除去泥沙，洗净，晒干。药材产于华东、华南、西南、中南各地。

性 味	性平，味辛。
功 能	利尿消肿，清热解毒。
主 治	大腹水肿，面足浮肿，痈肿疔疮，蛇虫咬伤；晚期血吸虫病腹水。
用 法	用量9~15g。

化学成分 含山梗菜碱（lobeline）、山梗菜酮碱（lobelanine）、山梗菜醇碱（lobelanidine）、琥珀酸（succinic acid）、延胡索酸（fumaric acid）等。

药 理 有利尿作用，麻醉犬静脉注射浸剂可产生显著而持久的利尿作用，同时伴有血压下降的症状；对呼吸系统可产生兴奋作用；小鼠腹腔注射其煎剂可使出血时间缩短；体外试验对某些真菌有抑制作用。

验方 ①小儿夏季热：以半边莲散剂代茶饮，一切暑湿引起的内外诸症均可应用。②蛇咬伤：半边莲30~50g，水煎，取汁分3次服，1日内服完；另取半边莲捣烂敷患处。③晚期血吸虫病肝硬化腹水：半边莲全草洗净，文火慢煎，制成10%或20%煎剂。每日服10%的煎剂300~480ml，或20%的煎剂150~240ml，加糖分3~4次服，疗程15~20日。④疔疮、阳性肿毒（红、肿、热、痛）：鲜半边莲适量，洗净，加食盐少许同捣烂，敷患处。⑤乳腺炎、无名肿毒：鲜半边莲适量，洗净，捣烂敷患处。

385

Scutellariae Barbatae Herba

半枝莲

英文名： Barbed Shullcap Herb
别　名： 并头草、狭叶韩信草、牙刷草。
来　源： 唇形科植物半枝莲 *Scutellaria barbata* D. Don 的全草。

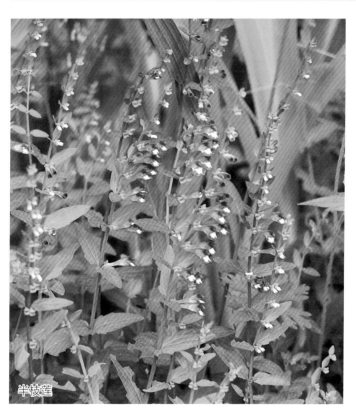

半枝莲

植物形态

多年生草本，高 15~50cm。茎方形，无毛。叶对生，三角状卵形或卵状披针形，长 0.7~3.2cm，宽 0.4~1.5cm，基部截形或圆形，边缘具波状疏钝齿，下面有腺点；叶柄短或近无。花单生于茎或分枝上部叶腋，成偏侧总状花序；花萼紫色，长约 2mm，上唇背部盾片高约 1mm，果时增大；花冠蓝紫色,长约1.3cm,冠筒基部前方囊状,下唇中裂片梯形;雄蕊4,二强。小坚果扁球形,具瘤。花期5~10月,果期6~11月。生于田边、路旁。

采 制

夏、秋二季茎叶茂盛时采收,洗净,晒干。药材产于河北、山西、陕西、安徽、江苏、浙江、江西、湖北、四川、贵州、福建、广东、云南、台湾。

性　味	性寒,味辛、苦。
功　能	清热解毒,化瘀利尿。
主　治	疔疮肿毒,咽喉肿痛,毒蛇咬伤,跌扑伤痛,水肿,黄疸。
用　法	用量15~30g,鲜品30~60g。外用鲜品适量,捣敷患处。

化学成分　含野黄芩苷(scutellarin)、野黄芩素(scutellarein)、红花素(cartharein)、异红花素(isocartharein)及生物碱。

药　理　用亚甲蓝试管法筛选试验,对急性粒细胞型白血病白细胞有很轻度的抑制作用;浸剂经乙醇提取,提取物的结晶对动物有利尿作用;煎剂在体外对金黄色葡萄球菌、福氏痢疾杆菌、伤寒杆菌、大肠杆菌、铜绿假单胞菌有抑制作用。

验方

①咽喉肿痛:半枝莲、马鞭草各24g,射干6g,食盐少许,水煎服;或半枝莲、鹿茸草、一枝黄花各9g,水煎服。②吐血、咯血:鲜半枝莲30~60g,洗净,捣烂绞汁,调入蜂蜜少许,炖热温服,每日2次。③痢疾:鲜半枝莲90~150g,洗净,捣烂绞汁服;或干全草30~60g,水煎服。④毒蛇咬伤:鲜半枝莲60g,洗净,捣烂绞汁,调黄酒少许温服;伤口常规冲洗排毒后用药渣敷患处。

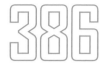
Euphorbiae Humifusae Herba
地锦草

英文名： Humifuse Euphorbia Herb
别　名： 血见愁、红丝草、奶疳草、奶浆草。
来　源： 大戟科植物地锦 *Euphorbia humifusa* Willd. 或斑地锦 *Euphorbia maculata* L. 的地上部分。

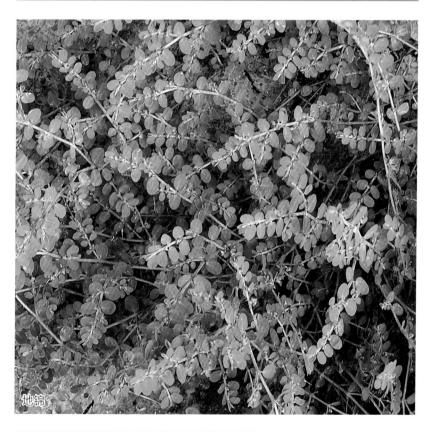

地锦

植物形态

一年生匍匐草本，有白色乳汁。茎纤细，近基部分枝，带紫红色，无毛。叶对生，长圆形，长 4~10mm，宽 4~6mm，先端钝圆，基部偏斜，边缘有细齿，绿色或带红色，两面无毛或疏生柔毛。杯状聚伞花序单生于叶腋；总苞倒圆锥形，淡红色，先端4裂，裂片长三角形；腺体4，横长圆形，有白色花瓣状附属物；子房3室，花柱3，顶端2裂。蒴果三棱状球形，无毛。种子卵形，黑褐色，外被白色蜡粉。花期7~10月，果实7月后渐次成熟。生于平原荒地、路边、田间。

采 制

夏、秋二季采收，除去杂质，晒干。除广东、广西外，全国各地均产。

性 味	性平，味辛。	
功 能	清热解毒，凉血止血。	
主 治	痢疾，肠炎，咯血，尿血，便血，崩漏，痈肿疮疖。	
用 法	用量9~20g，鲜品30~60g。外用适量。	

化学成分 含鞣质、没食子酸甲酯、槲皮素、肌醇、槲皮素苷类和山奈素苷类等。

药 理 鲜汁、煎剂以及水煎浓缩乙醇提取液对多种致病性球菌及杆菌有明显的抑制作用；煎剂对钩端螺旋体也有较好的抑制作用。

验方

①急性胃肠炎、单纯性腹泻、细菌性痢疾：鲜地锦草1000g（或干品500g），制成1:1的溶液500ml备用。成人每次30~50ml，小儿酌减。②痈疮疔毒肿痛：鲜地锦草适量洗净，加食盐、米饭少许，捣烂敷患处。③咽喉炎肿痛：鲜地锦草、酢浆草各15g，捣烂绞汁，调蜂蜜服，每日3次。④带状疱疹：鲜地锦草洗净，捣烂，加醋搅匀，绞汁涂患处。排毒后用药渣敷患处。

387 西番莲

Passiflorae Caeruleae Herba

英文名： Passionflower Herb

别　名： 转枝莲、转心莲。

来　源： 西番莲科植物西番莲 *Passiflora caerulea* L. 的全草。

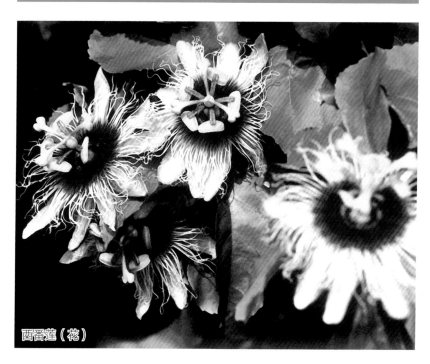

西番莲（花）

植物形态

多年生缠绕草本。茎细，长达 4m 左右，有细毛，具单条卷须，着生于叶腋处。叶互生，掌状 3 或 5 深裂，长 6~10cm，宽 9~15cm，裂片披针形，先端尖，边缘有锯齿，基部心形；叶柄长 2~5cm，

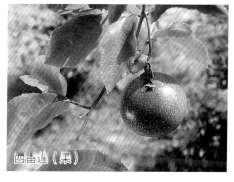

西番莲（果）

先端近叶基处有 2 蜜腺。花单生于叶腋，花梗长 5~7cm；萼片 5，矩形，先端圆，背有一突起；花瓣 5，淡红色，内部有细须，呈深紫色或淡紫色；雄蕊 5，花药能转动，状如时钟；子房上位。浆果椭圆形，成熟后黄色。花期秋季。多栽培于庭园。

采　制

夏、秋二季采收。

性　味	性温，味苦。
功　能	祛风清热，止咳化痰。
主　治	风热头昏，鼻塞流涕。
用　法	用量 3~9g。

化学成分	花和果穗中含焦性儿茶酚、没食子酸、软脂酸、油酸、亚油酸、亚麻酸、肉豆蔻酸、谷甾醇等。
药　理	有促进放松和睡眠的作用，对于因紧张引起的失眠、头痛、肌肉疼痛有很好的疗效，临床上用于治疗睡眠失调和焦虑不安；对防治高血压、高胆固醇血症、胃病有很好的疗效。还可以用于治疗瘫痪和心脏病。

验方　①风热头痛：西番莲叶、菊花、桑叶、夏枯草、荷叶各 9g，水煎服。②便秘：西番莲果 1 个，水煎服；或泡开水代茶饮。③痢疾：西番莲 6~15g，水煎服；或加铁苋菜 15g，同煎服。④痛经：西番莲果适量，浸酒服。⑤失眠：西番莲 6~15g，水煎服。⑥百日咳：西番莲果实 1 个，柿饼 1~3 块，水煎服。

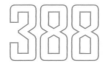

Orobanches Herba
列 当

英文名： Skyblue Broomrape Herb
别　名： 草苁蓉、独根草。
来　源： 列当科植物列当 *Orobanche coerulescens* Steph. 的全草。

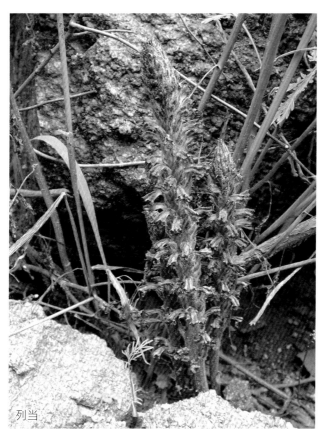

列当

植物形态

二年生或多年生寄生草本，高 15~40cm，全株被白色茸毛。根茎肥厚。茎直立，粗壮，暗黄褐色。穗状花序顶生，占茎的 1/3~1/2；苞片 2，卵状披针形，先端尖锐；花萼褐色，近膜质，萼齿披针形，先端 2 裂；花冠淡紫堇色，长 1.5~2cm，下部为筒形，上部稍弯曲，具二唇，上唇宽，顶端常凹成 2 裂，下唇 3 裂，裂片卵圆形，边缘微锯齿；雄蕊 4，二强；花柱与花冠近等长，柱头膨大，黄色。蒴果卵状椭圆形，2 裂，具多数种子。花、果期 5~8 月。生于沙丘、干草原、砾石沙地和戈壁。寄生于菊科蒿属（*Artemisia*）植物根上。

采 制

5~6 月采收，晒干。药材产于我国东北、西北地区，以及四川、河北、山东。

性 味	性温，味甘。
功 能	补肾，强筋。
主 治	肾虚腰膝冷痛，阳痿遗精，神经官能症。
用 法	用量 4.5~9g。

化学成分　含类叶升麻苷（acteoside）、异类叶升麻苷（isoacteoside）、新苯丙素苷（crenatoside）、新苯丙素苷 F（crenatoside F）等苯乙醇苷类化合物，尚含有琥珀酸、咖啡酸、原儿茶醛、麦角甾苷、d- 松醇、齐墩果酸、对羟甲基苯甲酸、d- 半乳糖醇等。此外，还含有列当多糖和多种氨基酸。

药　理　提取物及所含的苯乙醇苷类化合物均具有较好的抗氧化能力，其清除 DPPH 自由基能力接近于抗坏血酸。类叶升麻苷具保肝和一定的抗肝脏脂质过氧化能力，有保护肝组织和改善肝损害的作用。此外，苯乙醇苷类化合物具有抗乙肝病毒的作用。

验方　①肾阳虚腰痛：列当 150g，白酒 1000ml，装入坛内，炖 30 分钟。每日晚餐后饮 1 杯。②肠炎腹泻：列当 30g，加水煎煮 30 分钟，得煎液 1000ml，稍凉后用煎液泡脚约 10 分钟（勿过膝），每日洗泡 1 次。③阳痿：列当 1000g，捣筛后，泡酒，随意饮之。

389

Erigerontis Herba

灯盏细辛

英文名: Shortscape Fleabane Herb
别　名: 灯盏花、灯盏菊、双葵花、车菊灯。
来　源: 菊科植物短葶飞蓬 *Erigeron breviscapns* (Vant.) Hand.-Mazz. 的全草。

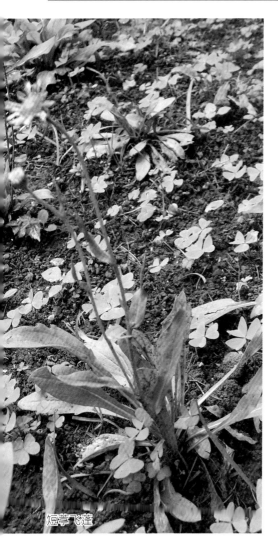

短葶飞蓬

植物形态

多年生草本,高 5~50cm。根茎粗厚,木质,密生多数须根。茎直立,中部有少数平层状分枝。全株被有多细胞的短硬毛或杂有腺毛。基生叶密集成莲座状,叶片匙形或倒卵状披针形,长 1.5~11cm,宽 0.5~2.5cm,先端钝,具小尖头,茎部下延成柄,全缘,两面有粗毛;茎生叶少数,通常 2~4 个,长圆形,长 1~4cm,宽 0.5~1cm。总苞片 3 片,线状披针形,长约 8mm,宽约 1mm,先端尖;外围的雌花舌状,3 层,舌片开展,蓝色或粉紫色,先端全缘,中央的两性花唇状,黄色,檐部漏斗形,中部被疏微毛,裂片无毛。瘦果狭长圆形,长约 1.5mm,背部常具一肋,密被短毛;冠毛淡褐色,两层,刚毛状,外层极短,内层长约 1mm。花期 3~10 月。

采　制

夏、秋二季采挖，洗净，鲜用或晒干。药材主产于云南。

性　　味	性温，味辛、微苦。	
功　　能	祛风散寒，活血通络止痛。	
主　　治	风湿痹痛，中风瘫痪，胸痹心痛，牙痛，头痛。	
用　　法	用量 9~15g，煎服或研末蒸鸡蛋服。外用适量。	

化学成分　含 3- 羟基 -7- 甲氧基黄芩素（3-hydroxy-7-methoxy baicalein）、芹菜素（apigenin）A、黄芩素（baicalein）、灯盏花甲素、灯盏花乙素（scutellarin）等黄酮类成分，1, 5- 二咖啡酰氧基奎宁酸（1, 5-dicaffeoylquinic acid）、多舌飞蓬苷（6′ -O- caffeoylerigeroside）、咖啡酸（caffeic acid）等咖啡酰类成分。

药　理　总黄酮可显著对抗花生四烯酸引起的体内血栓形成，有利于防治伴随血小板聚集性增高的血栓栓塞性疾病；体外有抗纤维化作用，其中灯盏花乙素有增加脑血流量、降低脑血管阻力、提高血脑屏障通透性以及对抗由二磷酸腺苷引起的血小板凝集作用；治疗冠心病、心绞痛疗效确切，有明显调节心脏功能、改善心脏血流动力学、增加冠状动脉血流量、降低心肌氧耗量的作用。

验方　①感冒头痛、筋骨疼痛、鼻窍不通：灯盏细辛 9~15g，水煎服。②小儿麻痹后遗症、脑炎后遗症瘫痪：灯盏细辛 6~9g，研末，蒸鸡蛋吃。③小儿疳积、蛔虫病、感冒、胁痛：灯盏细辛 9~15g，水煎服。④牙痛：鲜灯盏细辛全草适量，洗净，捣烂后加红糖适量敷痛处。⑤疔毒、疖疮：鲜灯盏细辛洗净，捣烂敷患处。⑥高血压脑出血、脑血栓形成、多发性神经炎、慢性蛛网膜炎等后遗瘫痪：灯盏细辛 430g，浸白酒 500ml，每次 10ml，日服 3 次。

390

Hyperici Herba

红旱莲

英文名： Giant St. John's wort Herb
别　名： 黄海棠、牛心茶、王不留行、旱莲草。
来　源： 藤黄科植物湖南连翘 *Hypericum ascyron* L. 的地上部分。

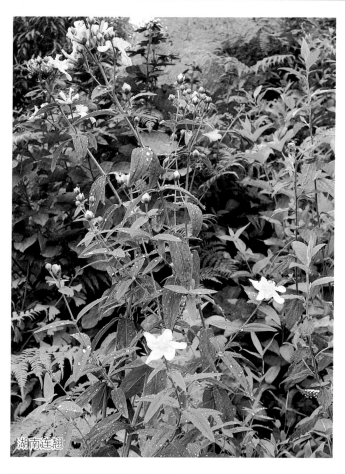

湖南连翘

植物形态

多年生草本，高达 1m，茎直立，具 4 棱。叶卵状披针形，长 5~9cm，宽约 2cm，先端渐尖，基部抱茎，两面都有黑色小斑点。聚伞花序顶生；

花金黄色，直径约 2.8cm，萼片、花瓣各 5，宿存；雄蕊 5 束；花柱 5，中部以上 5 裂。蒴果圆锥形，长约 2cm，5 室。种子细小，多数。花期 6~7 月，果期 8~9 月。生于山坡林下、草丛中。分布于我国东北地区，以及黄河和长江流域。

采　制

夏、秋二季果实近成熟时采割，用热水泡过后，晒干。

性　味	性寒，味微苦。	
功　能	平肝，凉血止血，清热解毒。	
主　治	各种出血，跌打损伤。	
用　法	用量 4.5~9g。	

化学成分　含槲皮素、山柰酚、金丝桃苷、异槲皮苷、芦丁，并含挥发油，油中主要含 α－丁香烯（α-caryophyllene），另有胡萝卜素、核黄素。

药　理　具有体外灭囊生物活性；所含黄酮类成分有扩张支气管、止咳、降低血压、解痉和抗过敏的生理活性，还有抗抑郁、抗肿瘤等作用。

验方

①肝炎黄疸：红旱莲、车前草各 15g，栀子 12g，决明子 6g，香附 9g，水煎服；或红旱莲 60g，萆薢、胡颓子根各 30g，白茅根 12g，灯心草 9g，白马骨、阴行草各 6g，车前子 3g，猪瘦肉 60g，水煎服。②湿疹、黄水疮：红旱莲适量，研成细粉，加菜油调成糊状，以微火烤热，用棉签取药涂患处。③疟疾寒热往来：红旱莲嫩根头 7 个，煎汤服。④外伤出血：鲜红旱莲全草适量，洗净，捣烂敷患处。⑤疮痈疖肿：鲜红旱莲草洗净，捣烂外敷。

391

Polygoni Perfoliati Herba

杠板归

英文名： Perfoliate Knotweed Herb
别　名： 河白草、蛇倒退、犁头刺、蛇不过。
来　源： 蓼科植物杠板归 *Polygonum perfoliatum* L. 的地上部分。

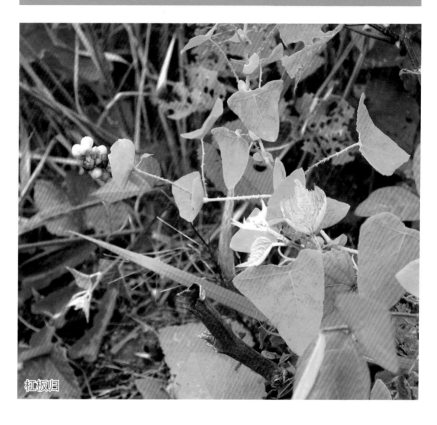

杠板归

植物形态

一年生攀缘草本。茎有棱，红褐色，有倒生钩刺。叶互生，盾状着生；叶片近三角形，长 4~6cm，宽 5~8cm，先端尖，基部近心形或截形，下面沿脉疏生钩刺；托叶鞘近圆形，抱茎；叶柄长，疏生倒钩刺。花序短穗状；苞片圆形；花被 5 深裂，淡红色或白色，结果时增大，肉质，变为深蓝色；雄蕊 8；花柱 3 裂。瘦果球形，包于蓝色多汁的花被内。花期 6~8 月，果期 9~10 月。生于山谷、灌木丛中或水沟旁。

采　制
夏季花开时采割，晒干。药材产于江苏、浙江、福建、江西、广东、广西、四川、湖南、贵州。

性　味	性微寒，味酸。
功　能	利水消肿，清热解毒，止咳。
主　治	咽喉肿痛，肺热咳嗽，小儿顿咳，水肿尿少，湿热泻痢，湿疹，疮肿，蛇虫咬伤。
用　法	用量 15~30g。外用适量，煎汤熏洗。

化学成分　含靛苷（indican）、水蓼素（persicarin）、对 - 香豆酸（p-coumaric acid）、槲皮素、阿魏酸、香草酸、原儿茶酸（protocatechuic acid）、咖啡酸（caffeic acid）。

药　理　抑菌试验证明，杠板归水煎液对金黄色葡萄球菌、乙型溶血性链球菌、枯草杆菌、大肠杆菌、铜绿假单胞菌、史密斯杆菌、宋氏痢疾杆菌、志贺痢疾杆菌等均能产生抑制作用。

验方

①扁桃体炎：杠板归 30g，石吊兰 20g，一枝黄花 15g，水煎服。②急性肠炎、痢疾：杠板归 15g，水煎服。③带状疱疹：鲜杠板归叶适量，洗净，捣烂绞汁，调入雄黄末少许，涂患处，每日数次；或杠板归 30g，雄黄、冰片各 10g，共研细末，用麻油调匀，局部常规清洁后，涂患处，每日 3~4 次。④肾炎水肿：杠板归 15g，车前草 12g，野苎麻、三白草、紫金牛各 9g，水煎服。⑤疮肿：鲜杠板归 60~90g，水煎，调黄酒适量服。⑥上呼吸道感染：杠板归、一枝黄花、大蓟、火炭母草各 30g，桔梗 18g，加水 200ml，文火煎取 100ml，早晚分服。⑦慢性湿疹：鲜杠板归 120g，洗净，水煎外洗，每日 1 次。

392 连钱草

Glechomae Herba

英文名： Longtube Ground Ivy Herb
别　名： 金钱草、大叶金钱草、透骨消。
来　源： 唇形科植物活血丹 *Glechoma longituba* (Nakai) Kupr. 的地上部分。

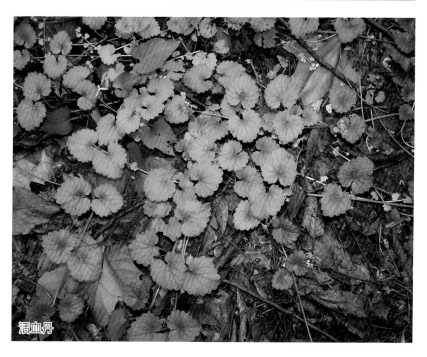

活血丹

植物形态

多年生草本。茎细，方形，被细柔毛，下部匍匐，上部直立。叶对生，肾形至圆心形，长 1.5~3cm，宽 1.5~5.5cm，边缘有圆锯齿，两面有毛或近无毛，下面有腺点；叶柄长为叶片的 1~2 倍。轮伞花序腋生，每轮 2~6 花；苞片刺芒状；花萼钟状，长 7~10mm，萼齿狭三角状披针形，顶端芒状，外面有毛和腺点；花冠 2 唇形，淡蓝色至紫色，长 1.7~2.2cm，下唇具深色斑点，中裂片肾形；雄蕊 4，药室叉开。小坚果长圆形，褐色。花期 3~4 月，果期 4~6 月。生于河边、路边、林间草地、山坡林下。

采 制

春季至秋季采收，除去杂质，晒干。除我国西北地区以及内蒙古外，全国各地均产。

性 味	性微寒，味辛、微苦。
功 能	利湿通淋，清热解毒，散瘀消肿。
主 治	热淋，石淋，湿热黄疸，疮痈肿痛，跌扑损伤。
用 法	用量 15~30g。外用适量，煎汤洗或取鲜品捣烂敷患处。

化学成分　含挥发油，油中主成分为 l- 蒎莰酮（l-pinocamphone）、l- 薄荷酮（l-menthone）和 l- 胡薄荷酮（l-pulegone）。尚含熊果酸（ursolic acid）、植物甾醇（phytosterol）及多种氨基酸等。

药　理　有利胆作用；有利尿作用，能使小便变为酸性，促使存在于碱性条件下的泌尿系统结石溶解；对金黄色葡萄球菌、伤寒杆菌、福氏痢疾杆菌、宋氏痢疾杆菌、铜绿假单胞菌均有抑制作用。还有显著的抗炎作用。

验方

①急性肾炎：连钱草、海金沙藤、马兰各 30g，水煎，分 2 次服。②泌尿系统结石：连钱草 30g，水煎服，连服 1~2 个月，逐日增加药量至 180g 为止。③伤风咳嗽：连钱草 30g，枇杷叶 15g(刷净叶背茸毛）、甘草 3g，水煎服。④风湿关节痛：鲜连钱草适量，洗净，捣烂后以酒炒热外敷。⑤湿疹、脓疱疮、稻田性皮炎：鲜连钱草、野菊花各 250g，水煎，取汁，趁热反复洗患处（有脓疱者必须挑破），再用痱子粉撒布溃破处，每日 1 次。⑥腮腺炎：连钱草鲜品适量，洗净，加少量食盐，捣烂，敷患处。不论单侧或两侧肿大，均须两侧同时敷药。

393

Mimosae Pudicae Herba
含羞草

英文名：Sensitive plant Herb
别　名：怕羞草、感应草。
来　源：豆科植物含羞草 *Mimosa pudica* L. 的全草。

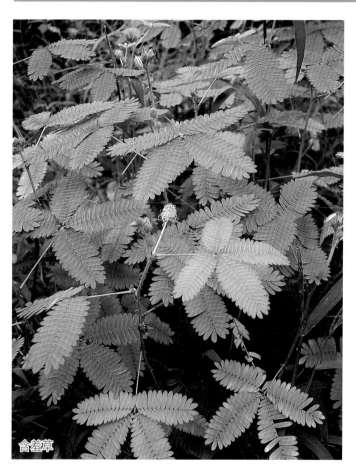

含羞草

植物形态

多年生草本或半灌木，高达 1m，苁多分枝，遍体散生倒刺毛或锐刺。二回羽状复叶，羽片 2~4，掌状排列，小叶 14~48，长圆形，长 6~11mm，宽 1.5~2mm，边缘及叶脉有刺毛；叶柄长 1.5~4cm；托叶披针形，有刺毛。头状花序长圆形，2~3 个腋生；花小，淡红色；花萼钟状，有 8 个微小萼齿；花瓣 4，基部合生；雄蕊 4，伸出于花瓣之外。荚果扁，边缘有刺毛，有 3~4 荚节，每节有 1 种子，成熟时节间脱落。花期 3~10 月，果期 5~11 月。生于山坡丛林、路旁、湿地；有栽培。分布于我国华东、华南、西南地区。

采 制

夏、秋二季采收，洗净，晒干。

性 味	性微寒，味甘、涩；有小毒。
功 能	安神镇静，散瘀止痛，止血收敛。
主 治	神经衰弱，跌打损伤，咯血，带状疱疹。
用 法	用量 6~9g。

化学成分	含含羞草碱苷（mimoside）、番红花酸（crocetin）；另含黄酮苷、酚类、氨基酸、有机酸。
药 理	有止咳及微弱的祛痰作用；对离体兔回肠有明显的抗乙酰胆碱作用，能对抗组胺引起的豚鼠支气管痉挛；对金黄色葡萄球菌、卡他球菌等多种病原菌有明显抑制作用。

验方

①神经衰弱：含羞草、旱莲草、费菜鲜品各 10~15g，水煎取汁约 100ml，分 3 次服。②带状疱疹：含羞草鲜叶适量，洗净，捣烂敷患处。③慢性支气管炎：含羞草鲜根 60g，红丝线鲜根 18g，水煎，分 2 次服，10 日为 1 个疗程。④风湿痛：含羞草根 15g，泡酒服。⑤小儿疳积：含羞草根 9~15g，水煎服。⑥无名肿毒：鲜含羞草适量，捣烂，敷患处。⑦头痛失眠，眼花：含羞草根 9~15g，水煎服。

394 陆英

Sambuci Chinensis Herba

英文名： Chinese Elder Herb
别　名： 接骨草、臭草、走马风、八棱麻。
来　源： 忍冬科植物蒴藋 *Sambucus chinensis* Lindl. 的全草。

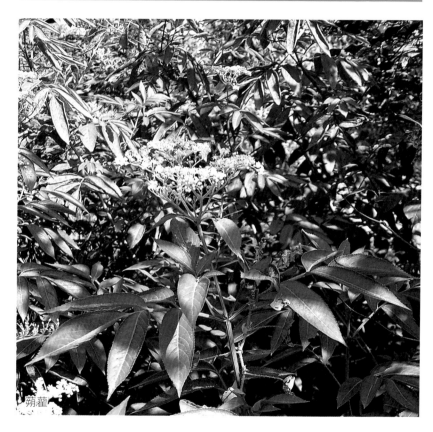

蒴藋

植物形态

多年生灌木状草本，高达 3m。根茎横走，圆柱形，黄白色，节上生根。茎具纵棱，幼枝有毛，髓部白色。羽状复叶对生，小叶 3~9，长椭圆状披针形，长 8~16cm，宽 3~5cm，先端渐尖，基部偏斜稍圆至阔楔形，边缘有细密的锐锯齿，揉之有臭气。复伞房花序顶生；花小，两性，花间杂有不发育的倒杯状肉质花（黄色腺体）；花萼 5 裂；花冠白色或乳白色，裂片 5；雄蕊 5；子房下位，3 室，柱头头状或 3 浅裂。浆果状核果卵形，成熟时红色至黑色，果核表面有小瘤状突起。花期 6~8 月，果期 9~10 月。生于山坡、路旁、溪边、荒野灌木丛中。分布于长江以南地区。

采 制
夏、秋二季采收，晒干。

性 味	性温，味苦。	
功 能	活血散瘀，祛风活络，发汗利尿。	
主 治	跌打损伤，风湿痹痛，脱臼，肾炎水肿，脚气水肿，荨麻疹。	
用 法	用量 6~12g。	

化学成分　　含绿原酸、α - 香树脂素棕榈酸酯（α -amyrin palmitate）、熊果酸、β - 谷甾醇、豆甾醇、油菜甾醇、鞣质等。

药　理　　所含熊果酸具有明显的抗肝损伤作用，对四氯化碳引起的急性肝损伤大鼠谷氨酸氨基转移酶 (SGPT) 升高有明显的降低作用，临床用其治疗病毒性肝炎疗效明确；能治疗钩端螺旋体病；有止痛消炎作用，可用于治疗手术后疼痛。

验方

①肾炎水肿：陆英根 60g，金丝草、兖州卷柏各 30g，水煎服。②慢性支气管炎：鲜陆英茎与叶 120g，水煎 3 次，合并浓缩，分 3 次服，10 日为 1 个疗程。③咯血：陆英根、侧柏叶各 9g，地榆 12g，水煎服。④急性病毒性肝炎：鲜陆英根 250g，猪瘦肉 100g，水煎 2 次，分 4 次服。⑤风湿关节痛、腰腿痛、急性扭伤肿痛：陆英 15~30g，水煎服或水煎洗患处；或用陆英根加葱白、酒酿捣烂敷患处。⑥风疹瘙痒：陆英适量，水煎外洗。⑦跌打损伤、骨折疼痛：陆英根 18g，酒、水各半煎汁，加白糖适量服；或另取鲜叶捣烂敷患处。

395

Paederiae Herba

鸡矢藤

英文名： Chinese Fevervine Herb
别　名： 鸡屎藤、牛皮冻、臭藤。
来　源： 茜草科植物鸡矢藤 *Paederia scandens* (Lour.) Merr. 的全草。

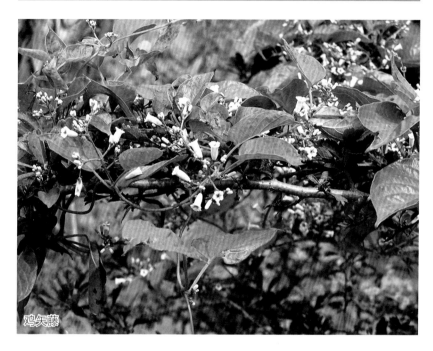

鸡矢藤

植物形态

多年生草质藤本，全株均被灰色柔毛，揉碎后有恶臭。叶对生，有长柄，卵形或狭卵形，长 5~11cm，宽 3~7cm，先端稍渐尖，基部圆形或心形，全缘，嫩时上面散生粗糙毛；托叶三角形，早落。花多数集成聚伞状圆锥花序；萼 5 齿裂；花冠筒钟形，外面灰白色，具细茸毛，内面紫色，5 裂；雄蕊 5，着生于花冠筒内；子房 2 室，每室 1 胚珠。果球形，淡黄色。花期 8 月，果期 10 月。生于山地路旁或岩石缝隙、田埂沟边草丛中。分布于云南、贵川、四川、广西、广东、福建、江西、湖南、湖北、安徽、江苏、浙江。

采　制

夏季采收全草，晒干。

性　味	性平，味甘、微苦。
功　能	祛风利湿，止痛解毒，消食化积，活血消肿。
主　治	风湿筋骨痛，跌打损伤，外伤性疼痛，肝胆及胃肠绞痛，消化不良，小儿疳积，支气管炎；外用于皮炎，湿疹及疮疡肿毒。
用　法	用量 6~12g。

化学成分　含猪殃殃苷（asperuloside）、鸡矢藤苷（paederoside）、鸡矢藤次苷（scanderoside）及鸡矢藤苷酸（paederosidic acid）、去乙酰猪殃殃苷（deacetylasperuloside），后两者系提取过程中的产物。还含有 γ-谷甾醇、熊果苷（arbutin）及挥发油。

药　理　水煎液对小鼠有明显的镇痛作用；腹腔注射可提高痛阈，维持时间较长；其注射液与吗啡相比，起效较慢而维持较久；醇制剂对麻醉动物有降压作用；全草煎剂对大鼠甲醛性关节炎有抑制作用。

验方　①胃脘痛：鸡矢藤、厚朴、红花、白术，各研成细粉，按 10:1:1:2 的比例拌均匀即成。每日 30g，分 2 次冲服，15 日为 1 个疗程。连用 6 个疗程，每疗程间休息 1 周。②慢性支气管炎：鸡矢藤、鼠曲草、鱼腥草各 3 份，桔梗、牛蒡子各 1 份，水煎 2 次，过滤，浓缩，加入适量蜂蜜、冰糖及防腐剂。每次口服 25ml，每日 2~3 次，连服 10 日为 1 个疗程。③慢性骨髓炎：鸡矢藤 30g，红孩儿 15g，蔗糖适量，每日煎服 2~3 次；脓液多时用鸡矢藤、苎麻根、雷公藤根各等量，加食盐少许，捣烂敷患处，每日 1 次；脓液特别多时，每日换药 2~3 次；脓液少时，鸡矢藤 100g，冰片 20g，雷公藤 30g，研末外敷。

396 青叶胆

Swertiae Mileensis Herba

英文名： Mile Swertia Herb
别　名： 青鱼胆、苦胆、肝炎叶。
来　源： 龙胆科植物青叶胆 *Swertia mileensis* T. N. Ho et W. L. Shih 的全草。

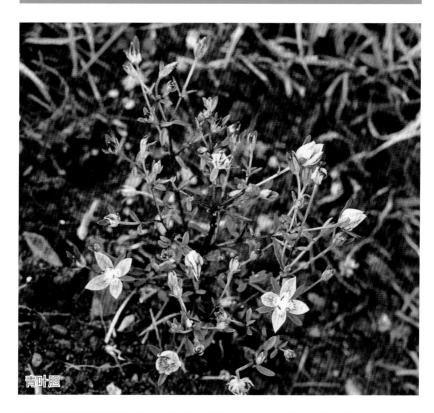

青叶胆

植物形态

一年生草本，高 15~45cm，全株光滑无毛。根黄色或棕黄色。茎直立，多分枝，具四棱，有窄翅，下部常带紫色。叶对生，无柄，狭矩圆形、披针形或线性，长 0.4~4cm，宽 1.5~10mm，先端钝尖，基部渐狭，全缘，二出脉。聚个花序腋生；花萼绿色，叶状，深裂至基部，裂片线状披针形，先端急尖，全缘，背面中脉明显；花冠淡蓝色，深裂至基部，裂片长圆形或卵状披针形，先端急尖，具小尖头，下部具 2 个半椭圆形腺窝，仅上缘具短流苏；雄蕊 5，着生于花冠裂片基部；子房上位，柱头 2 裂。蒴果长椭圆状卵形或长椭圆形，成熟时自顶部向基部开裂，内有种子多数，种子小。花期 9~10 月，果期 10~11 月。生于荒坡灌丛或草丛中。

采　制

秋季花果期采收，除去泥沙，晒干。药材产于云南。

性　味	性寒，味苦、甘。
功　能	清肝利胆，清热利湿。
主　治	肝胆湿热，黄疸尿赤，胆胀胁痛，热淋涩痛。
用　法	用量 10~15g。虚寒者慎服。

化学成分　全草含齐墩果酸（oleanolic acid）、獐牙菜苦苷（swertia-marin）、当药苷（sweroside）、羟基当药黄酮（swertiajaponin）、当药黄酮（swertisin）及多种𠮾酮类化合物：1，8- 二羟基 -3，5- 二甲氧基𠮾酮（1，8-dihydroxy-3，5-dimethoxy xanthone）、1- 羟基 -3，7，8- 三甲氧基𠮾酮等。

药　理　水提取物有保肝作用，其有效成分为齐墩果酸，苦味质和黄酮部分也有效。青叶胆苦味质部分皮下注射可降低四氯化碳引起的大鼠血清转氨酶升高。

验方　①急慢性肝炎：青叶胆 9~16g，每日 1 剂，水煎服。②骨髓炎：青叶胆、了哥王、山莓根皮各 3g，鲜珍珠菜根 60g，加黄酒 125g，隔水炖，以沸为度，取汁，每次 30ml，每日服 3 次；药渣捣烂敷患处。③急性病毒性肝炎：青叶胆 30g，水煎服，每日 3 次。④结膜炎：青叶胆 16g，水煎加白糖服；或研细末，每服 3g，开水送服，每日 3~5 次。

397 青 蒿

Artemisiae Annuae Herba

英文名： Sweet Wormwood Herb
别　名： 香蒿、臭蒿、苦蒿、黄蒿。
来　源： 菊科植物黄花蒿 *Artemisia annua* L. 的地上部分。

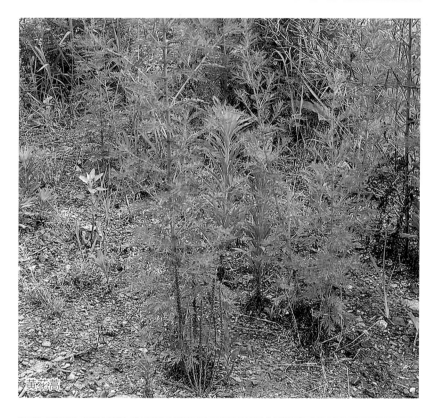

黄花蒿

植物形态

一年生草本，高达 1.5m；全株黄绿色，有臭气。茎直立，具纵条纹，上部分枝。基部及下部叶在花期枯萎；中部叶卵形，长 4.5~7cm，二至三回羽状深裂，小裂片线形，宽约 0.3mm，先端尖锐，表面深绿色，背面色较浅，无毛或略具细微软毛，有柄；上部叶渐小，无柄。头状花序多数，球形，直径约 2mm，具细软短梗，排成圆锥状；总苞片 2~3 层；花管状，雌花长约 0.5mm，两性花长约 1mm，黄色；花药先端尖尾状，基部圆钝；柱头 2 裂，裂片先端呈画笔状。瘦果椭圆形，长约 0.6mm。花期 8~10 月，果期 10~11 月。生于山坡、林缘、荒地。分布于全国各地。

采　制

秋季花盛开时割取地上部分，除去老茎，阴干。

性　味	性寒，味辛、苦。	
功　能	清热解暑，除蒸，截疟。	
主　治	暑邪发热，阴虚发热，夜热早凉，骨蒸劳热，疟疾寒热，湿热黄疸。	
用　法	用量 6~12g。	

化学成分　含青蒿素（arteannuin）、青蒿酸（artemisic acid）、青蒿甲素（arteanniun A）、青蒿乙素（arteannium B）、青蒿黄素（artemetin）、青蒿酮（artemisia ketone）等。

药　理　水浸剂在试管内对某些皮肤真菌有抑制作用，乙醇提取物在试管内可抑制钩端螺旋体；所含青蒿素有良好的抗疟作用，具有高效、低毒、快速、用法简便等优点。

验方

①间日疟：青蒿叶洗净，加入 2 倍左右的水，浸泡 15 分钟后煎煮，并不断翻动，待煮沸后再煮 3 分钟，滤取药液，药渣再煮取汁，合并两次药液，一次口服。首次服 100g，以后每次 65g，每日 3 次，连服 3 日，成人 1 个疗程用量为 620g，鲜叶加倍。②秋季腹泻：青蒿 20~25g，水煎，分 3 次温服（过热易致恶心呕吐），至体温恢复正常，消化道症状消失即停药。③急性黄疸型肝炎：青蒿、龙胆各 30g，水煎服，平均疗程为 31 日。④尿潴留：鲜青蒿 200~300g，捣碎（不让汁水流掉），旋即敷于脐部，外覆塑料薄膜及棉垫，固定，待排尿后去药。

398 虎耳草

Saxifragae Herba

英文名： Saxifrage，Creepinp Rockfoil
别　名： 金丝荷叶、耳朵红、老虎草。
来　源： 虎耳草科植物虎耳草 *Saxifraga stolonifera* Meerb. 的全草。

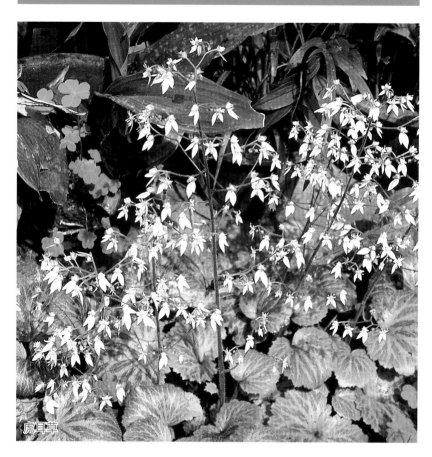

虎耳草

植物形态

多年生常绿草本，高 14~45cm，全株有毛。匍匐茎细长，赤紫色，先端着地长出新株。叶数片基生，肉质，丛生长柄上，叶柄长，紫红色，叶片广卵形或肾形，基部心形或截形，边缘有不规则钝锯齿，两面有长伏毛，上面有白色斑纹，下面紫红色或有斑点。圆锥花序稀疏；花小，两侧对称；萼片 5，不等大，卵形；花瓣 5，白色，下面 2 片较大，披针形，上面 3 片小，卵形，都有红色斑点；雄蕊 10；心皮 2，合生。蒴果卵圆形，有 2 喙。花期 5~8 月，果期 7~11 月。生于阴湿处、溪旁树荫下、岩石缝内。分布于我国华东、中南、西南地区。

采　制
春、夏二季采收，除去杂质，洗净，干燥。

性　味	性寒，味辛、苦。
功　能	消炎，解毒。
主　治	急性中耳炎，风热咳嗽，大疱性鼓膜炎，风疹瘙痒。
用　法	用量 9~15g。

化学成分　含虎耳草苷（saxifragin）、去甲岩白菜素（morbergenin）、槲皮苷（quercitrin）、绿原酸、熊果苷（arbutin）。

药　理　所含熊果苷对大鼠和人均有利尿作用，其水解后的苷元对苯二酚有抑菌作用。

验方

①中耳炎：鲜虎耳草适量，洗净，绞汁，每 100ml 加 75% 乙醇溶液 200ml，制成药水滴耳，每日数次；或鲜虎耳草叶洗净，绞汁，加冰片粉少许，滴耳，每日 1~2 次。②耳郭溃烂：鲜虎耳草适量，洗净，捣烂绞汁，调茶油涂患处；或加冰片 1g，白矾 1.5g，共捣烂敷患处。③肺结核：虎耳草、鱼腥草、一枝黄花各 30g，白及、百部、白茅根各 15g，水煎服。④荨麻疹：虎耳草、野菊花各 15g，土茯苓 24g，忍冬藤 30g，首次煎液内服，二次煎液熏洗患处。⑤肺痈吐腥臭脓痰：虎耳草 12g，忍冬叶 30g，水煎分服 2 次。⑥痔疮：虎耳草 30g，水煎，加食盐少许，放容器内熏洗，每日 2 次。⑦痈肿疮毒：虎耳草捣烂敷患处，或水煎熏洗患处。

399 败酱草

Patriniae Herba

英文名： Whiteflower Patrinia Herb

别　名： 败酱。

来　源： 败酱科植物白花败酱 *Patrinia villosa* (Thunb.) Juss. 或黄花败酱 *Patrinia scabiosaefolia* Fisch. ex Link 的全草。

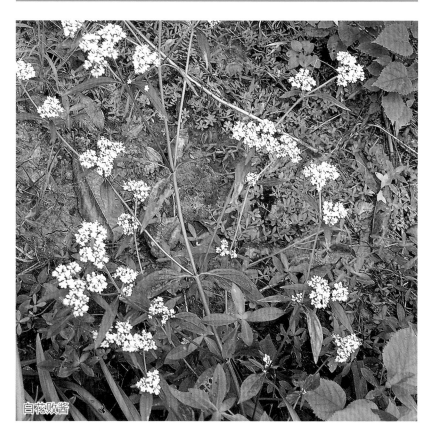

白花败酱

植物形态

多年生草本，高达 1m。地下茎细长，地上茎直立，密被白色倒生粗毛或仅两侧各有 1 列倒生粗毛。基生叶簇生，卵圆形，边缘有粗齿，叶柄长；茎生叶对生，卵形或长卵形，长 4~10cm，宽 2~5cm，先端渐尖，基部楔形，1~2 对羽状分裂，基部裂片小，上部不裂，边缘有粗齿，两面有粗毛，近无柄。伞房状圆锥聚伞花序，花序分枝及梗上密生或仅 2 列粗毛；花萼不明显；花冠白色，直径 4~6mm。瘦果倒卵形，基部贴生在增大的圆翅状膜质苞片上，苞片近圆形。花期 5~6 月。生于山坡草地、路旁。除西北地区外，全国均有分布。

采 制
夏季开花前采挖，晒至半干，扎成束，再阴干。

性 味	性凉，味辛、苦。
功 能	清热解毒，祛痰排脓。
主 治	肠痈，肺痈，痢疾，产后瘀血腹痛，痈肿疔疮。
用 法	用量 9~30g。

化学成分 含白花败酱苷（villoside）、莫罗忍冬苷（morroniside）、番木鳖苷（loganin）等。

药 理 有促进肝细胞再生、改善肝功能、防止肝细胞变性等作用；所含挥发油有镇静，催眠作用；体外实验对金黄色葡萄球菌、痢疾杆菌有抑制作用；败酱草、败酱根热水提出物均有抗癌作用。

验方

①流行性腮腺炎：败酱草鲜品加生石膏捣烂，再加鸡蛋清调匀，外敷患处。有并发症者加服败酱草煎剂，每次 10~15g，每日 3~4 次。②急性阑尾炎：败酱草 60g，蒲公英 30g，薏苡仁 15g，郁李仁 6g，水煎，早晚分服。③小儿腹泻：鲜败酱草洗净，捣挤绿色汁液，贮瓶备用。1 周岁以下患儿每次服 2ml，1~2 岁每次服 3ml，每日 2 次，可加少许红糖。脱水严重者应及时上医院补液纠正。④盆腔脓肿：败酱草 30g，淡附子 3g，薏苡仁 10g，丹参、赤芍各 15g，桃仁 6g，水煎服。⑤淋证：败酱草 50g，水煎，分 4 次服；另取败酱草 100g，加水 2L，煎液过滤，冲洗外阴。

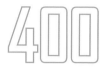

Sedi Herba

垂盆草

英文名： Stringy Stonecrop Herb
别　名： 狗牙齿、半枝莲、三叶佛甲草。
来　源： 景天科植物垂盆草 *Sedum sarmentosum* Bunge 的全草。

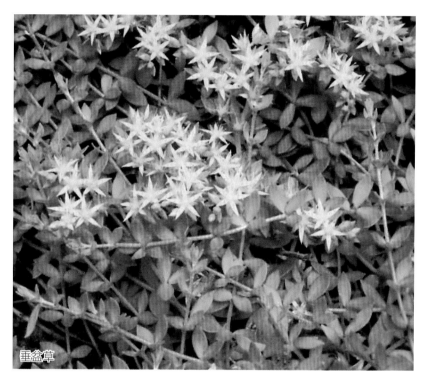

垂盆草

植物形态

多年生肉质草本。不育枝匍匐生根，结实枝直立，长 10~20cm。叶 3 片轮生，倒披针形至长圆形，长 15~25mm，宽 3~5mm，顶端尖，基部渐狭，全缘。聚伞花序疏松，常 3~5 分枝；花淡黄色，无梗；萼片 5，阔披针形至长圆形，长 3.5~5mm，顶端稍钝；花瓣 5，披针形至长圆形，长 5~8mm，顶端外侧有长尖头；雄蕊 10，较花瓣短；心皮 5，稍开展。种子细小，卵圆形，无翅，表面有乳头状突起。花期 5~6 月，果期 7~8 月。生于山坡岩石上；

或栽培。我国南方和北方地区均有分布。

夏、秋二季采挖，除去杂质，晒干。

性　味	性凉，味甘、淡。
功　能	利湿退黄，清热解毒。
主　治	湿热黄疸，小便不利，痈肿疮疡。
用　法	用量 15~30g。

化学成分　含 N- 甲基异石榴皮碱（N-methylisopelletierine）、二氢 -N-甲基异石榴皮碱、景天庚酮糖（sedoheptulose）、垂盆草苷、槲皮素、山柰素、异鼠李素、葡萄糖、果糖、蔗糖。

药　理　对实验性肝损伤有保肝降酶作用，可降低肝损伤动物的血清丙氨酸氨基转移酶，有效成分可能是垂盆草总氨基酸和垂盆草苷；其注射液、水提取物有抗菌作用，对葡萄球菌、链球菌、大肠杆菌、伤寒杆菌等有抑制作用；垂盆草苷能显著抑制细胞免疫反应。

验方　①肺痈：垂盆草 30~60g，冬瓜仁、薏苡仁、鱼腥草各 15g，水煎服。②咽喉炎、扁桃体炎：鲜垂盆草 60g，洗净，捣烂绞汁，含漱并服下。③肝炎：鲜垂盆草 60~125g，鲜旱莲草 125g，加水煎煮取汁 200~300ml，每次 100~150ml，每日 2 次服，15~30 日为 1 个疗程。④蜂窝织炎、乳痈、疖肿、无名肿毒：鲜垂盆草 60~125g，洗净，捣烂后加面粉少许，调成糊状，加凡士林少许制成软膏，外敷患处，每日换药 1 次；同时取鲜垂盆草 60g，洗净，捣烂绞汁服。⑤静脉炎、肌肉局部热痛：鲜垂盆草洗净捣烂，加 75% 乙醇溶液调敷患处。⑥阑尾炎：鲜垂盆草 30~60g，红藤、蒲公英、紫花地丁各 9g，水煎服。

401 委陵菜

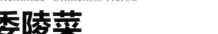

Potentillae Chinensis Herba

英文名： Chinese Cinquefoil Herb
别　名： 翻白草、白头翁、蛤蟆草、天青地白。
来　源： 蔷薇科植物委陵菜 *Potentilla chinensis* Ser. 的全草。

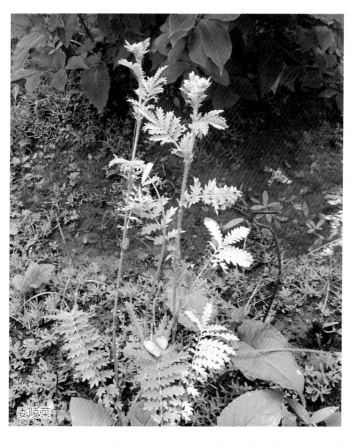

委陵菜

植物形态

多年生草本，高 30~60cm。主根发达，圆柱形。茎直立或斜生，密生白色柔毛。羽状复叶互生，基生叶有 15~31 小叶，茎生叶有 3~13 小叶；小叶片长圆形至长圆状倒披针形，长 1~6cm，宽 6~15mm，边缘缺刻状羽状深裂，裂片三角形，常反卷，上面被短柔毛，下面密生白色茸毛；托叶和叶柄基部合生。聚伞花序顶生；副萼及萼片各 5，宿存，均密生绢毛；花瓣 5，黄色，倒卵状圆形；雄蕊多数；雌蕊多数。瘦果有毛，多数，聚生于被有绵毛的花托上，花萼宿存。花期 5~8 月，果期 8~10 月。生于向阳山坡、荒地。

采　制

春季未抽茎时采挖，除去泥沙，晒干。药材产于山东、辽宁、安徽。

性　味	性寒，味苦。
功　能	清热解毒，凉血止痢。
主　治	赤痢腹痛，久痢不止，痔疮出血，痈肿疮毒。
用　法	用量 9~15g。外用鲜品适量。

化学成分　根含鞣质、没食子酸、蛋白质；嫩苗含维生素 C。

药　理　对阿米巴滋养体有杀灭作用，在体外和体内都能抑制溶组织阿米巴原虫的生产，但需要大剂量；叶煎液对麻醉犬的肠管及离体肠管均有抑制作用；委陵菜流浸膏有扩张支气管的作用。

验方

①阿米巴痢疾：委陵菜、铁苋菜各 30g，水煎服。②颈部淋巴结结核、甲状腺肿大：鲜委陵菜 30g，鸡蛋 1 个，冰糖 15g，水煎服，药渣加酒糟适量，捣烂敷患处。③小儿腹泻：委陵菜 5kg，水煎 2 次，滤液合并，浓缩至 5000ml，按 65% 的比例加入白糖，再浓缩成含有 100% 生药的糖浆，加防腐剂后备用。1~6 个月患儿每次服 5ml，7~12 个月 10ml，1~3 岁 15ml。1 日 2 次，4 日为 1 个疗程。④功能失调性子宫出血、月经过多、鼻出血、咯血、血尿：鲜委陵菜 60~120g，水煎，分 3 次服。⑤肠道鞭毛虫病：委陵菜煎剂（每 10ml 含全草 7.5g），每次服 30ml，每日 3 次，连服 3 日。

402 佩 兰

Eupatorii Herba

英文名： Fortutle Eupatorium Herb
别　名： 大泽兰、水泽兰、鸡骨香、香草。
来　源： 菊科植物佩兰 *Eupatorium fortunei* Turcz. 的地上部分。

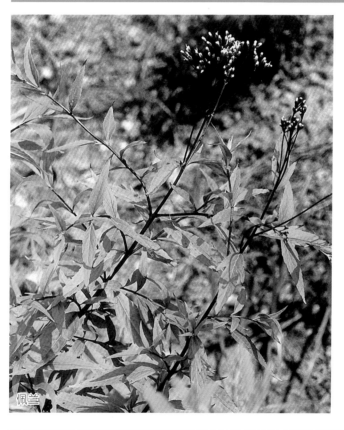

佩兰

植物形态

多年生草本，高 30~100cm。根茎横走。茎圆柱形，带紫绿色，无毛或有短柔毛。叶互生；下部叶常枯萎；中部叶较大，常 3 全裂或深裂，中裂片长椭圆形或长椭圆状披针形，长 5~12cm，宽 2.5~4.5cm，先端渐尖，边缘有粗锯齿或不规则细齿，两面无毛或沿脉有疏毛，无腺点，叶柄长约 1cm；上部叶较小。头状花序排成复伞房状；总苞钟状，总苞片 2~3 层，紫红色；管状花 4~6，白色或带淡红色，两性。瘦果圆柱形，具 5 棱，无毛及腺点。花期 7~11 月，果期 9~12 月。生于村旁、路边、荒地；有栽培。

采　制

夏、秋二季分两次采割，除去杂质，晒干。药材主产于江苏、河北、山东、上海、天津，安徽、河南、陕西、浙江亦产。

性　味	性平，味辛。
功　能	芳香化湿，醒脾开胃，发表解暑。
主　治	湿浊中阻，脘痞呕恶，口中甜腻，口臭，多涎，暑湿表证，头胀胸闷。
用　法	用量 3~9g。

化学成分　全草含挥发油，主成分为对 - 伞花烃（*p*-cymene）、麝香草甲醚（methyl thymol ether）、橙醇乙酯（neryl acetate），另含宁德洛非碱（lindelofine）；叶含香豆精、邻 - 香豆酸（*o*-coumaric acid）；叶、花尚含蒲公英甾醇棕榈酸酯（taraxasteryl palmitate）等。

药　理　挥发油对流行性感冒病毒有抑制作用；口服佩兰提取液能引起小鼠动情周期暂时停止，排卵受到抑制；其水煎剂有抑菌作用。

验方

①蛇咬伤：鲜佩兰叶适量，洗净，捣烂，局部清理，吸出伤口之内的蛇毒后敷药，每日换药 2~3 次。②中暑头痛：佩兰、青蒿、菊花各 9g，水煎服。③急性胃肠炎：佩兰、藿香、苍术、三颗针各 9g，水煎服。④脾经湿热，口臭：佩兰 10~15g，开水冲泡，代茶常饮。⑤消渴：佩兰叶、小果倒地铃全草各 15g，水煎服；或佩兰叶 6g，水煎取汁送服六味地黄丸 9g，每日 3 次，餐前服。

403

Lysimachiae Herba

金钱草

英文名：Christina Loosestrife Herb
别　名：对坐草、大叶金钱草、过路黄。
来　源：报春花科植物过路黄 *Lysimachia christinae* Hance 的全草。

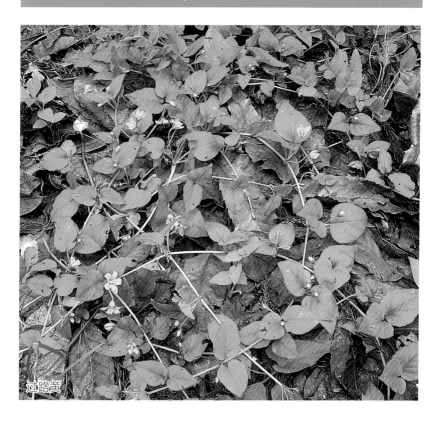

过路黄

植物形态

多年生草本，全株近无毛，叶、花萼、花冠均有透明腺条。茎匍匐，由基部向顶端逐渐细弱，呈鞭状，长 20~60cm。叶对生，宽卵形或心形，长 2~5cm，宽 1~4.5cm，先端钝尖或钝，基部心形或近圆形，全缘；叶柄长 1~4cm。花单生于叶腋，花梗长达叶端，花萼 5 深裂；花冠黄色，

5 裂；雄蕊 5，不等长，花丝基部愈合成筒。蒴果球形，有黑色短腺条纹。花期 5~7 月，果期 6~8 月。生于山地林缘、沟边、溪旁。分布于华北、华东、中南、西北、西南地区。

采　制

夏、秋二季采收，除去杂质，晒干。

性　味	性微寒，味甘、咸。
功　能	清利湿热，通淋，消肿。
主　治	热淋，石淋，尿涩作痛，黄疸尿赤，痈肿疔疮，毒蛇咬伤，肝胆结石，尿路结石。
用　法	用量 15~60g，鲜品加倍。

化学成分　含紫云英苷（astragalin）、山柰酚 -3- 芸香糖苷、鼠李柠檬素 -4′，3- 二葡萄糖苷、尿嘧啶、对羟基苯甲酸等。

药　理　煎剂给大鼠灌胃，有显著的利尿作用，连续应用则利尿作用逐渐降低；有利胆作用，可能是促进了肝细胞的胆汁分泌，使肝胆管内压升高，胆道括约肌松弛而利于胆汁排出；对金黄色葡萄球菌有抑制作用。

验方

①尿路结石：金钱草、海金沙各 20~30g，石韦 15~20g，水煎服，平均服药 21 日。②非细菌性胆道感染：有低热伴有明显症状者，日服金钱草 30g；无低热但有明显症状者，日服 20g；无低热且症状较轻者，日服 10g。开水浸泡，晨起顿服或随意饮服，30 日为 1 个疗程，一般服药 2~3 个疗程。勿与糖、茶共饮。③尖锐湿疣：金钱草 150g，木贼 100g，三棱 60g，败酱草 80g，水煎 2 次，共取汁 450ml，浓缩至 200ml，加入熟糯米粉 20g，碱 30g，苯酚 1ml，95% 乙醇溶液 200ml，浸 7 日成糊状。涂患处，每日 2~3 次。④小儿神经性尿频：金钱草、车前草、凤尾草、地锦草各 10g，通草、甘草、灯心草各 3g，水煎服。

404

Sarcandrae Herba

肿节风

英文名： Glabrous Sarcandra Herb
别　名： 九节茶、九节风、接骨莲。
来　源： 金粟兰科植物草珊瑚 *Sarcandra glabra* (Thunb.) Nakai 的全株。

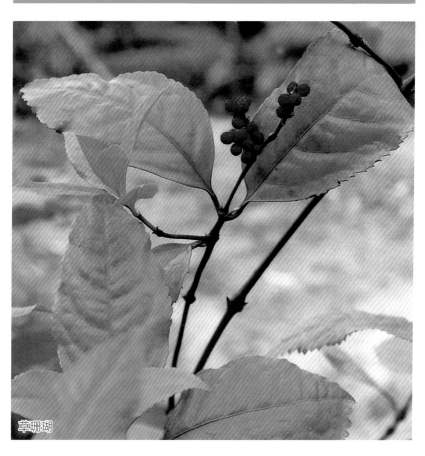

草珊瑚

植物形态

多年生常绿草本或亚灌木，高达 2m。根茎粗大，支根多而细长。茎直立，多分枝，节膨大。叶对生，近革质，长椭圆形或卵状披针形，长 6~18cm，宽 2~7cm，边缘有粗锯齿，齿尖具腺点；叶柄长约 1cm，基部合生成鞘；托叶微小。穗状花序 1~3 个聚生于茎顶；苞片卵状三角形；花小，无花被，黄绿色，芳香；雄蕊 1，白色，棒状，花药 2 室；雌蕊球形，子房下位，柱头近头状。核果球形，鲜红色。花期 6~7 月，果期 8~9 月。生于山沟、溪谷、林荫湿地。分布于我国华东、中南、西南地区。

采　制

夏、秋二季采挖，除去杂质，晒干。

性　味	性平，味苦、辛。
功　能	清热凉血，活血消斑，祛风通络。
主　治	血热紫斑，紫癜，风热痹痛，痛经，牙痛，跌打损伤。
用　法	用量 9~30g。

化学成分　含左旋类没药素甲（istanbulin A）、异秦皮啶（isofraxidin）、延胡索酸（fumaric acid）、迷迭香酸（rosmarinic acid）、琥珀酸（succinic acid）、挥发油、鞣质、黄酮、氰苷、内酯等。

药　理　煎剂在试管内对金黄色葡萄球菌、痢疾杆菌、伤寒杆菌、甲型副伤寒杆菌、大肠杆菌及铜绿假单胞菌都有较强的抑菌作用；对猪丹毒杆菌有抑制作用。本品叶的抗菌作用大于根茎，鲜品抗菌作用大于干品。

验方　①跌打损伤：肿节风根 30g，加酒适量，炖服；另用鲜叶适量捣烂敷患处。②风湿关节痛：肿节风根、钩藤根、野鸦椿根各 30g，煎汤取汁，加黄酒适量，同猪脚炖服；或肿节风根、钩藤根、臭茉莉根、五加皮根各 30g，加酒、猪脚煎服。③婴幼儿腹泻：肿节风、车前草、鬼针草各 30g，水煎服。④流行性感冒、急性胃肠炎、痢疾、肺炎、阑尾炎、蜂窝织炎：肿节风 30~60g，水煎，分 4 次服。⑤胃痛：肿节风 15g，水煎服。

405 鱼腥草

Houttuyniae Herba

英文名： Heartleaf Houttuynia Herb
别　名： 臭菜、侧耳根、臭根草、臭灵丹。
来　源： 三白草科植物蕺菜 *Houttuynia cordata* Thunb. 的地上部分。

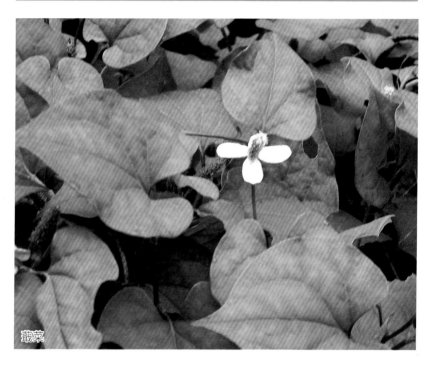

蕺菜

植物形态

多年生草本，高 15~50cm，有腥臭气。茎下部伏地，生根，上部直立。叶互生，心形或阔卵形，长 3~8cm，宽 4~6cm，先端渐尖，全缘，有细腺点，脉上被柔毛，下面紫红色；叶柄长 3~5cm；托叶条形，下半部与叶柄合生成鞘状。穗状花序生于茎顶，与叶对生，基部有白色花瓣状苞片 4 枚；花小，无花被，有一线状小苞；雄蕊 3，花丝下部与子房合生；心皮 3，下部合生。蒴果卵圆形，顶端开裂。花期 5~8 月，果期 7~10 月。生于山地、沟边、塘边、田埂或林下湿地。

采 制

鲜品全年均可采割；干品夏季茎叶茂盛、花穗多时采割，除去杂质，晒干。
药材产于江苏、浙江、江西、安徽、四川、云南、贵州、广东、广西。

性 味	性微寒，味辛。
功 能	清热解毒，消痈排脓，利尿通淋。
主 治	肺痈吐脓、痰热喘咳、热痢、热淋、痈肿疮毒。
用 法	用量15~25g，不宜久煎；鲜品用量加倍，水煎或捣汁服。外用适量，捣敷或煎汤熏洗患处。

化学成分 含挥发油和黄酮类成分。挥发油中主要为癸酰乙醛
（decanoylacetaldehyde）、月桂醛（lauraldehyde）、甲基
正壬酮（methyl-*n*-nonylketone）、l- 蒎烯（l-pinene）等；
黄酮有金丝桃苷（hyperin）、槲皮苷（quercitrin）等。

药 理 对溶血性链球菌、金黄色葡萄球菌、流感嗜血杆菌等多种
细菌均有抑制作用，同时还具有抗病毒、抗钩端螺旋体等
作用；可增强白细胞的吞噬能力，提高血清备解素，因而
可提高免疫力。此外还有利尿、抗肿瘤、止咳等作用。

验方

①上呼吸道感染：鱼腥草、薏苡仁、冬瓜仁各30g，桔梗15g，
金银花20g，黄连5g，黄芩、浙贝母、桃仁各10g，水煎服。
②肺炎：鱼腥草、大青叶、马兰草、淡竹叶各30g。每日1剂，
重症者2剂，水煎服。③百日咳：鱼腥草75g，黄荆子、沙参各
50g，六月雪25g。水煎2次，2次煎液合并浓缩成500ml，加白
糖50g，搅匀，酌加防腐剂，分装备用。每次服15~25ml，每日3次，
连服5~7日为1个疗程。④鼻窦炎：鱼腥草50g，炒苍耳子、辛
夷各25g，桔梗20g，白芷、甘草各15g。每2日1剂，水煎分3
次服。⑤急性黄疸型肝炎：鱼腥草180g，白糖30g，水煎服，连
服5~10日。

406
Selaginellae Herba
卷 柏

英文名：Tamariskoid Spikemoss Herb
别　名：九死还魂草、还阳草、万年松、万年青、见水还阳、拳头草。
来　源：卷柏科植物卷柏 *Selaginella tamariscina* (Beauv.) Spring 或垫状卷柏 *Selaginella pulvinata* (Hook. et Grev.) Maxim. 的全草。

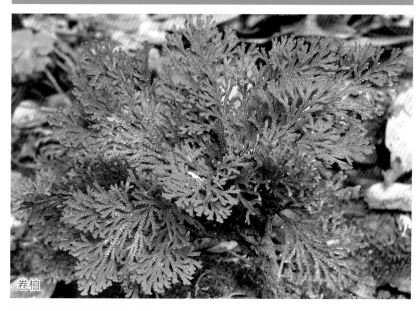

卷柏

植物形态

卷柏：多年生草本，高5~15cm。主茎粗短，直立，下生多数须根，顶端丛生小枝，各枝常为扇形分叉，辐射开展，干时内卷如拳。叶二型，背腹各2列，交互着生；背叶（侧叶）斜展，长卵圆形，长约2mm，宽约1mm，背面呈龙骨状，先端有长芒，外缘狭膜质，有微齿，内缘宽膜质而全缘；腹叶（中叶）斜向上，不并行，卵状长圆形，长1.7mm，宽0.8mm，先端有长芒，边缘有微齿。孢子囊穗生于枝顶，四棱形；孢子叶卵状三角形，龙骨状，锐尖头，边缘膜质，有微齿；孢子囊圆肾形；孢子异型。生于山坡岩石或石壁上。

垫状卷柏：须根多散生，不集聚成干。腹叶（中叶）2行，卵状披针形，直向上排列；叶片左右两侧不等，内缘较平直，外缘常因内折而加厚，呈全缘状。

采 制

全年均可采收，除去须根和泥沙，晒干。取净卷柏，以炒炭法炒至表面显焦黑色者为"卷柏炭"。卷柏药材产于湖北、内蒙古、河南、广东、山东、辽宁、河北。垫状卷柏药材产于云南、贵州、四川、湖北、湖南。

性 味	性平，味辛。
功 能	活血通经。卷柏炭化瘀止血。
主 治	经闭痛经，癥瘕痞块，跌扑损伤。卷柏炭主治吐血，崩漏，便血，脱肛。
用 法	用量5~10g。孕妇慎用。

化学成分 全草含海藻糖（trehalose）及黄酮苷类，苷元为芹菜素（apigenin）。地上部分含双黄酮类化合物：穗花杉双黄酮（amentoflavone）、苏铁双黄酮（sotetsuflavone）、扁柏双黄酮（hinokiflavone）、银杏双黄酮及异柳杉双黄酮（isocryptomerin）等。此外，还含有苯丙素类、有机酸类、甾醇类化合物。

药 理 双黄酮类成分具有细胞毒作用，可以直接杀伤肿瘤细胞，抑制其生长；银杏双黄酮具有很强的抗炎作用。水煎剂对由四氧嘧啶引起的老龄鼠高血糖有降低作用。此外，还有抗菌、抗病毒、抗真菌的作用。

验方 ①吐血、鼻出血：鲜卷柏、白茅根各30g，水煎调蜜服。②跌打损伤：鲜卷柏30g，水煎服。③血崩、带下病：卷柏16g，水煎服。④便血、功能失调性子宫出血：卷柏炭、地榆炭、侧柏炭、荆芥炭、槐花各9g，研粉。每服4.5g，开水送服，每日2~3次。⑤经闭腹痛或月经不调：卷柏炒黑，研末，每次9g，酒冲服；或卷柏30~60g，水煎，调红糖或酒服。

407 泽 兰

Lycopi Herba

英文名： Shiny Bugleweed Herb
别　名： 地瓜儿苗、地笋、地石蚕、蛇王草。
来　源： 唇形科植物毛叶地瓜儿苗 *Lycopus lucidus* Turcz. var. *hirtus* Regel 的地上部分。

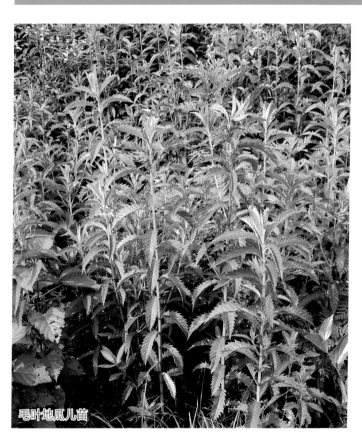

毛叶地瓜儿苗

植物形态

多年生草本，高 0.3~1.2m。地下茎横走，先端常膨大成纺锤状肉质块茎。茎方形，常呈紫红色，沿棱及节上密生白毛。叶对生，有短柄或无柄，披针形或长圆状披针形，长 2.5~12cm，宽 0.4~4cm，先端渐尖，基部楔形，边缘具锐锯齿，有缘毛，上面密被刚毛状硬毛，下面脉上被刚毛状硬毛及腺点。轮伞花序腋生，每轮有 6~10 花；苞片披针形，有缘毛；花萼钟形，5 齿；花冠白色，不明显二唇形，上唇近圆形，下唇 3 裂，外面有腺点；前对雄蕊能育，后对雄蕊退化为棒状。小坚果倒卵圆状三棱形。花期 6~9 月，果期 8~10 月。生于沼泽地、水边；有栽培。分布于全国大部分地区。

采　制
夏、秋二季茎叶茂盛时采割，晒干。

性　味	性微温，味苦、辛。
功　能	活血化瘀，行水消肿。
主　治	月经不调，经闭，痛经，产后瘀血腹痛，水肿。
用　法	用量 6~12g。

化学成分　含挥发油、黄酮苷、皂苷、酚类、糖类及鞣质。

药　理　给大鼠灌服复方泽兰煎剂，能使血栓干重减轻，血小板聚集功能降低，血浆部分凝血酶原时间延长，证明本品对血液流变性有一定的影响。另有实验表明，本品有降低全血黏度的作用。此外本品对改善微循环、防止术后粘连、收缩子宫平滑肌均有一定作用。

验方　①水肿：泽兰、积雪草各 30g，一点红 25g，水煎服；若为产后水肿，可用泽兰、防己各等份，研末，每次服 6g。②产后子宫复位不良：泽兰 30g，水煎服，白糖为引。③产后瘀血腹痛：泽兰、赤芍、延胡索、蒲黄各 9g，丹参 12g，水煎服。④经闭腹痛：泽兰、铁刺苓各 9g，马鞭草、益母草各 15g，土牛膝 3g，水煎服。⑤痈疽发背：泽兰全草 30~120g，水煎服；另取鲜叶适量，捣烂，冬蜂蜜调匀，敷患处，每日换药 2 次。⑥蛇咬伤：泽兰全草 30~120g，水煎服；另取鲜叶适量，捣烂敷伤口。

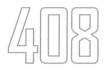

Euphorbiae Helioscopiae Herba

泽 漆

英文名： Sun Euphorbia Herb
别　名： 五朵云、猫儿眼草、奶浆草。
来　源： 大戟科植物泽漆 *Euphorbia helioscopia* L. 的全草。

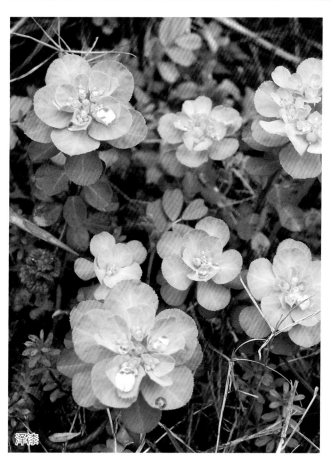

泽漆

植物形态

一年生或二年生草本，高 10~30cm，全株含乳汁。茎基部分枝，带紫红色。叶互生，倒卵形或匙形，长 1~3cm，宽 0.7~1cm，先端微凹，边缘中部以上有细锯齿，无柄。茎顶有 5 片轮生的叶状苞片；总花序多歧聚伞状，顶生，有 5 伞梗，每伞梗生 3 小伞梗，每小伞梗又第三回分为 2 叉；杯状聚伞花序钟形，总苞顶端 4 裂，裂间腺体 4，肾形；子房 3 室，花柱 3。蒴果无毛。种子卵形，表面有凸起的网纹。花期 4~5 月，果期 6~7 月。生于沟边、路旁、田野。分布于除新疆、西藏以外的全国各省区。

采　制

4~5 月开花时采收，晒干。

性　　味	性微寒，味苦；有毒。
功　　能	利尿消肿，化痰散结，杀虫止痒。
主　　治	腹水，水肿，肺结核，颈淋巴结结核，痰多喘咳，癣疮。
用　　法	用量 4.5~9g。

化学成分　含泽漆皂苷（phasin）、槲皮素 -3, 5- 二半乳糖苷（quercetin-3, 5-tithymalin）、β - 二氢岩藻甾醇（β -dihydrofucosterol）、泽漆醇（heliscopiol）、丁酸及苹果酸钙。

药　　理　茎叶煎剂灌胃，对人工发热家兔有轻度降温作用，其退热作用似与垂体 - 肾上腺系统无关；对气管、血管及平滑肌也有一定的影响；此外还有抑菌、杀虫、祛痰等作用。

验方

①淋巴结结核：鲜泽漆 500g（干品减半），洗净后加水 1000ml，煎至 500ml，去渣，过滤装瓶备用。用时以药液反复洗涤创面后，再用注射器抽取干净药液，伸入瘘管管腔深处冲洗，以排净脓液，每日 1 次，直至溃疡面愈合。②流行性腮腺炎：鲜泽漆 30g，加水 300ml，浓煎至 150ml。每次服 50ml，每日 3 次，至愈为止。③细菌性痢疾：泽漆 1000g，洗净切碎，煎煮 2 次，过滤，浓缩至 1000ml，加适量防腐剂。成人每次 5ml，日服 3 次。④癣、神经性皮炎：鲜泽漆捣烂绞汁或晒干研粉，调凡士林涂抹患处。

409 荆 芥

Schizonepetae Herba

英文名： Fineleaf Schizonepeta Herb
别　名： 假苏、四棱杆蒿、香荆芥。
来　源： 唇形科植物荆芥 *Schizonepeta tenuifolia* Briq. 的地上部分。

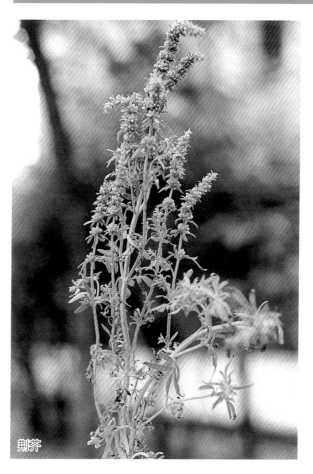

荆芥

植物形态

多年生草本，高 30~100cm　有香气，茎方形，被短柔毛，基部略带紫色，上部多分枝。叶对生，3~5 羽状深裂，裂片条形或披针形，长 1.5~2cm，宽 1.5~4mm，两面被柔毛，下面具腺点；近无柄。轮伞花序多花，集成顶生长 2~13cm 间断的假穗状花序；萼狭钟形，被毛，萼齿三角状披针形；花冠青紫色，二唇形，长超过花萼，下唇中裂片先端微凹，基部爪状变狭；雄蕊 4，二强。小坚果矩圆状三棱形，有小点。花、果期 6~9 月。全国大部分地区有栽培。

采　制

夏、秋二季花开到顶、穗绿时采割，除去杂质，晒干。药材主产于河北、江苏、浙江、江西、湖北、湖南。

性　味	性微温，味辛。	
功　能	解表散风，透疹，消疮。	
主　治	感冒，头痛，麻疹，风疹，疮疡初起。	
用　法	用量 4.5~9g。	

化学成分	含挥发油，油中主为薄荷酮（menthone）、dl-薄荷酮、胡薄荷酮（pulegone）。另含荆芥苷 A~C（schizonepetoside A~C）。
药　理	对金黄色葡萄球菌和白喉杆菌有较强的抗菌作用；能解热降温、止血、抗肿瘤、镇静、镇痛、抑制心脏、平喘祛痰，同时对平滑肌、血小板、免疫功能和血液流变性均有一定的影响。

验方

①荨麻疹：净荆芥穗 30g，碾为细末，过筛后均匀地撒布患处，然后反复用手掌揉搓至发热为度。②产后血晕：荆芥穗 30g，炒至焦黄，研末过筛，每次 9g，加童便 30g 服或调酒服。③咽喉肿痛：荆芥 6g，桔梗 4.5g，甘草 3g，水煎服。④流行性感冒、普通感冒：荆芥穗、防风、柴胡、桔梗各 6g，羌活 4.5g，甘草 3g，水煎服。⑤麻疹不透：荆芥、防风、浮萍各 6g，芦根、紫草各 9g，水煎服。⑥皮肤瘙痒：荆芥、苦参各 15~30g，水煎洗患处。

Artemisiae Scopariae Herba

410 茵 陈

英文名： Capillary Wormwood Herb
别　名： 绵茵陈、白蒿、绒蒿、松毛艾。
来　源： 菊科植物茵陈蒿 *Artemisia capillaris* Thunb. 或滨蒿 *Artemisia scoparia* Waldst. et Kit. 的幼苗。

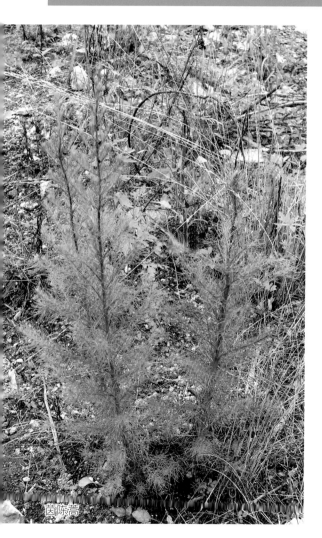

茵陈蒿

植物形态

多年生草本或半灌木状。茎直立，高0.5~1m。基部木质化，表面黄棕色，具纵条纹，多分枝；幼时全体有褐色丝状毛，成长后近无毛。叶一至三回羽状深裂，下部裂片较宽短，常被短绢毛；中部叶裂片细长如发，宽约1mm；上部叶羽状分裂，3裂或不裂，近无毛。头状花序小而多，密集成复总状；总苞片3~4层，无毛，外层卵形，内层椭圆形，中央绿色，边缘膜质；花黄色，管状，外层花3~5，雌性，能育，内层花5~7，两性，不育。瘦果长圆形，长约0.8mm，无毛。花期 9~10 月，果期 10~12 月。生于山坡、路边。全国各地均有分布。

采　制

春季幼苗高 6~10cm 或秋季花蕾长成时采收，除去老茎及杂质，晒干。

性　味	性微寒，味苦、辛。
功　能	清湿热，退黄疸。
主　治	黄疸尿少，湿疮瘙痒；急性黄疸型病毒性肝炎。
用　法	用量 6 ~15g。外用适量，煎汤熏洗。

化学成分　含挥发油，油中有月桂烯、茵陈炔酮（capillin）、丁香酚（eugenol）等。另含滨蒿内酯（scoparone）、茵陈色原酮（capillarisin）、茵陈蒿素（capillartemisin）等，并含 6，7-二甲基七叶树内酯（6，7-dimethylesculetin）、绿原酸等。

药　理　煎剂及所含的多种成分均有促进胆汁分泌、排泄的作用，同时能减轻四氯化碳引起的肝脏损害程度，降低小鼠四氯化碳中毒性肝炎死亡率；此外还有抑菌、抗真菌、抗病毒、杀虫、降血压、降血脂、解热镇痛、消炎等作用。

验方

①高脂血症：茵陈、泽泻、葛根各 15g，水煎服或制成糖衣片，分 3 次口服。②病毒性肝炎：茵陈 50g，栀子、大黄、红花各 10g，龙胆、柴胡各 15g，白茅根 50g，茯苓 20g，水煎分服；或茵陈、龙胆、蒲公英、败酱草各 15g，水煎服。③胆石症：茵陈、鸡内金各 15g，枳壳 9g，水煎服。④疖：鲜茵陈叶 20g，天花粉、石仙桃各 9g，水煎服。⑤胆道疾患：茵陈 20~50g，郁金 10~15g，柴胡、黄芩、枳壳、木香各 10g，大黄 6~10g（后下），水煎服。⑥胆道蛔虫病：茵陈 30~60g，水煎服。

411 独一味

Lamiophlomis Herba

英文名： Common Lamiophlomis Herb
别　名： 大巴、打布巴（藏语）。
来　源： 唇形科植物独一味 *Lamiophlomis rotata* (Benth.) Kudo 的干燥地上部分。

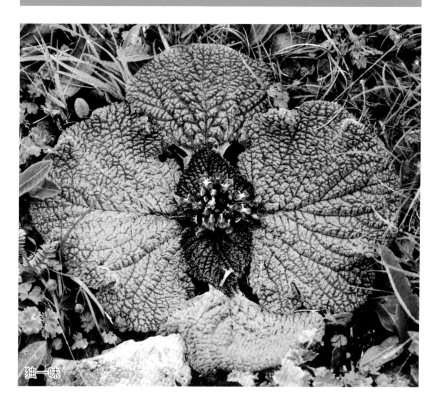

独一味

植物形态

多年生草本。无茎；根茎粗壮。叶常 4 枚，辐射两两相对，贴生地面，菱状圆形或横肾形，长 6~13cm，叶脉扇形；叶柄扁平而宽，多少抱茎。轮伞花序密集排列，或有短葶的头状或假穗状花序，长 3.5~7cm；苞片具长睫毛，针刺状；花萼筒状，萼齿顶端具小刺尖，内面被丛毛；花冠淡紫色、红紫色或粉红褐色，长约 1.2cm。花冠筒内面中部有斜向毛环，上唇边缘无流苏状缺刻，下唇 3 圆裂，中裂片最大。小坚果顶端无毛。花期 6~7 月，果期 8~9 月。生于海拔 2700~4800m 的高山碎石滩中或石灰质草地上。

采　制

秋季花、果期采割，洗净，晒干。药材主产于西藏、四川，系藏族习用药材。

性　味	性平，味甘、苦。
功　能	活血止血，祛风止痛。
主　治	跌打损伤，外伤出血，风湿痹痛，黄水病。
用　法	用量 2~3g。

化学成分　含环烯醚萜和黄酮。环烯醚萜有独一味醇（lamiophlomiol）A、B，山栀苷甲酯（shanzhiside methylester），8-O-2 酰山栀苷甲酯（barlerin）；黄酮有木犀草素、槲皮素及其糖苷、独一味苷等。

药　理　有镇痛、止血、抗炎、抗肿瘤作用；可促进骨髓粒细胞增殖，具有一定的补髓作用。另外醇提取物具有抗疲劳和耐缺氧作用。

验方

①跌打损伤、腰部扭伤：独一味适量，捣烂敷患处。②风湿痹痛、牙龈肿痛、痛经：独一味 1kg，粉碎，加水煎煮 3 次，每次 1 小时，合并煎液，过滤，滤液浓缩成膏状，在 80℃以下干燥，加入适量淀粉制成颗粒，干燥后装入胶囊，每粒 0.3g。每日服 3 次，每次 3 粒，7 日为 1 个疗程。孕妇慎用。

412 穿心莲

Andrographis Herba

英文名： Common Andrographis Herb
别　名： 一见喜、斩蛇剑、苦草、榄核莲。
来　源： 爵床科植物穿心莲 *Andrographis paniculata* (Burm. f.) Nees 的地上部分。

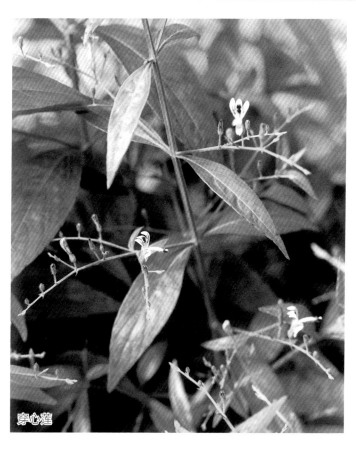

穿心莲

植物形态

一年生草本，高 50~100cm，全株味极苦。茎直立，多分枝，具四棱，节稍膨大。叶对生，卵状矩圆形至矩圆状披针形，长 2~11cm，宽 0.5~2.5cm，先端渐尖，基部楔形，全缘或浅波状，上面深绿色，下面灰绿色，侧脉3~4 对；叶柄短或近无柄。圆锥花序顶生或腋生；花萼 5 深裂，外被腺毛；花冠淡紫白色，唇形，上唇外弯，2 齿裂，下唇直立，3 浅裂；雄蕊 2，药室一大一小，大的被髯毛，花丝一侧有柔毛；子房 2 室。蒴果长椭圆形，长约 1.5cm，两侧呈压扁状，中央具一纵沟。花期 8~9 月，果期 10 月。生于湿热的平原、丘陵地区。现长江南北各地均有引种栽培。

采　制
秋初茎叶茂盛时采割，晒干。药材主产于广东、福建。

性　味	性寒，味苦。
功　能	清热解毒，凉血，消肿。
主　治	感冒发热，咽喉肿痛，口舌生疮，顿咳劳嗽，泄泻痢疾，热淋涩痛，痈肿疮疡，毒蛇咬伤。
用　法	用量 6~9g。外用适量。

化学成分　含穿心莲内酯（andrographolide）、脱水穿心莲内酯、新穿心莲内酯（neoandrographolide）、14- 去氧穿心莲内酯（14-deoxyandrographolide）、穿心莲内酯苷（andrographoside）、汉黄芩素等。

药　理　具有解热抗炎、保护心肌、抗肿瘤、舒张血管及降压、保肝利胆、抗血小板聚集等作用；水煎剂体外实验能提高外周血白细胞吞噬金黄色葡萄球菌的能力；脱水穿心莲内酯琥珀酸半酯可抑制小鼠迟发型超敏反应。

验方　①慢性结肠炎：穿心莲 60g，生地榆 30g，加水浓煎得 100~150ml 药液，晚上临睡前保留灌肠 1 次，14 日为 1 个疗程。②细菌性痢疾：穿心莲、鱼腥草各 12g，黄柏 6g，水煎服。③肺炎：穿心莲、十大功劳各 15g，陈皮 6g，水煎服。④痈疽疔疖：穿心莲 9~15g，水煎服；外用穿心莲（一见喜）软膏，按 30% 的比例调凡士林，每日上药 1 次。

413 绞股蓝

Gynostemmatis Pentaphylli Herba

英文名： Fiveleaf Gynostemma Herb
别　名： 七叶胆、小苦药、公罗锅底。
来　源： 葫芦科植物绞股蓝 *Gynostemma pentaphyllum* (Thunb.) Mak. 的全草。

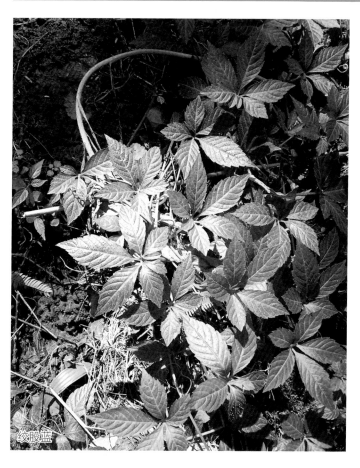

绞股蓝

植物形态

多年生攀缘草本。茎细长，节上有毛或无毛，卷须常 2 裂或不分裂。叶鸟足状，常有 5~7 小叶组成；小叶片长椭圆状披针形至卵形，有小叶柄，中间小叶片长 3~9cm，宽 1.5~3cm，边缘有锯齿，背面或沿两面叶脉有短刚毛或近无毛。圆锥花序；花小，直径约 3mm；花萼裂片三角形，长约 0.5mm；花冠裂片披针形，长约 2mm。果球形，成熟时黑色。花期 7~8 月，果期 9~10 月。生于山间阴湿处。现各地多有栽培。

采 制

秋季采收，晒干。药材产于安徽、浙江、江西、福建、广东、贵州。

性 味	性寒，味苦。
功 能	消炎解毒，止咳祛痰。
主 治	现多用作滋补强壮药。
用 法	用量 3~9g。

化学成分 含绞股蓝苷 1~50（gypenoside 1~50），其中 3、4、8、12 分别为人参皂苷 Rb_1、Rb_3、Rd、Rf_2；另含绞股蓝皂苷 TN-1、TN-2（gynosaponin TN-1，TN-2）等。

药 理 具有促进生长发育，延长正常细胞寿命，延缓衰老的作用；绞股蓝总皂苷或其粗提取物能延长果蝇寿命，提高小鼠的生存率；绞股蓝总苷给小鼠灌服可明显降低小鼠血浆、肝脏及脑中过氧化脂质的含量，提高肝、脑中超氧化物歧化酶的活性。此外还有镇静、催眠、镇痛、降血脂、保肝、调节机体免疫功能等作用。

验方
①失眠：绞股蓝 30~100g，生地黄 10~30g，磁石、龙骨各 30~50g（先煎），五味子 5~15g，酸枣仁 15~20g，炙远志 10~15g，生甘草 5g，水煎服。②白细胞减少症：绞股蓝、女贞子、鸡血藤各 30g，补骨脂 15g，水煎，分 2 次服。③慢性支气管炎：绞股蓝全草研成细粉，制成片剂或装入胶囊。每次 2.5~3g，温开水送服，每日 3 次，10 日为 1 个疗程。④高脂血症：绞股蓝浓缩剂，每次 10g，每日 2 次口服，3 个月为 1 个疗程。

414 鸭跖草

Commelinae Herba

英文名： Common Dayflower Herb
别　名： 竹叶菜、竹节菜、三角草、鸭仔草。
来　源： 鸭跖草科植物鸭跖草 *Commelina communis* L. 的地上部分。

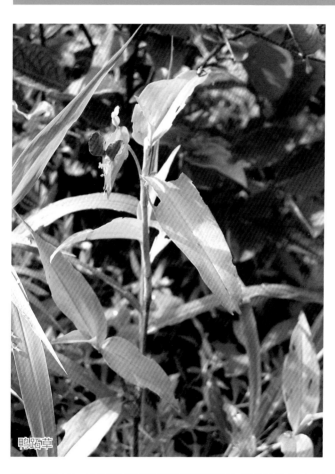

鸭跖草

植物形态

一年生草本，高 20~60cm。茎基部匍匐，上部直立，微被毛，下部光滑，节稍膨大，其上生根。单叶互生，披针形或卵状披针形，长 4~9cm，宽

1.5~2cm，基部下延成膜质鞘，抱茎，有缘毛；无柄或几无柄。聚伞花序有花1~4朵；总苞心状卵形；长1.2~2cm，边缘对合折叠，基部不相连，有柄；萼片3，膜质；花瓣3，深蓝色，有长爪；雄蕊6，3枚能育；子房卵形，2室。蒴果椭圆形。花期5~9月，果期6~11月。生于路旁、田边、河岸、宅旁、山坡及林缘阴湿处。分布于我国东南地区。

采　制

夏、秋二季采收，晒干。

性　味	性寒，味甘、淡。
功　能	清热解毒，利水消肿。
主　治	风热感冒，高热不退，咽喉肿痛，水肿尿少，热淋涩痛，痈肿疔毒。
用　法	用量15~30g，鲜品60~90g。

化学成分　全草含飞燕草苷（delphin）、黏液质；花含蓝鸭跖草苷（commelinin）、鸭跖黄酮苷（flavocommelin）、鸭跖草花色苷（awobanin）等；种子含脂肪油。

药　理　水煎剂对金黄色葡萄球菌、八联球菌均有抑制作用。另有实验表明本品有明显的降温作用。

验方

①急性扁桃体炎：鲜鸭跖草60g，浓煎去渣，加冰糖30g，凉后服用，每日3次；吞咽困难者，用鲜全草绞汁，调米醋少许，频频咽下。②急性病毒性肝炎：鸭跖草30~60g，水煎，每日服2次，15~20日为1个疗程。③竹叶青蛇咬伤：鲜鸭跖草、鬼针草各120g，洗净捣烂，绞汁服，每次100~150ml，每日1~2次；配合扩创清洗、拔火罐等处理后，用药渣敷伤口周围。④防治普通感冒、流行性感冒：鲜鸭跖草60~90g，水煎，分2~3次服。

415

Acalyphae Herba

铁苋菜

英文名: Copperleaf Herb
别　名: 血见愁、海蚌念珠、叶里藏珠。
来　源: 大戟科植物铁苋菜 *Acalypha australis* L. 的地上部分。

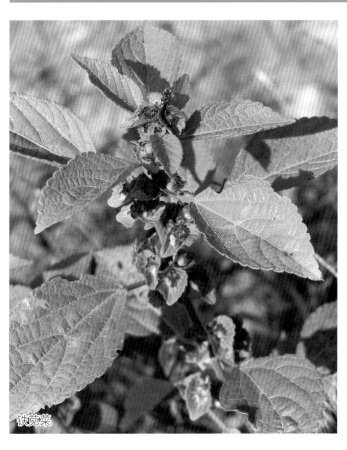

铁苋菜

植物形态

一年生草本，高 30~60cm，被柔毛。茎直立，多分枝。叶互生，椭圆状披针形，长 2.5~8cm，宽 1.5~3.5cm，顶端渐尖，基部楔形，两面有疏毛或无毛，叶脉基部 3 出；叶柄长。花序腋生，有叶状肾形苞片 1~3，不分裂，合对如蚌；通常雄花序极短，着生在雌花序上部，雄花萼 4 裂，雄蕊 8；雌花序生于苞片内。蒴果钝三棱形，淡褐色，有毛。种子黑色。花期 5~7 月，果期 7~11 月。生于山坡、沟边、路旁、田野。分布几乎遍于全国，长江流域尤多。

采 制
夏、秋二季采割，除去杂质，晒干。

性	味	性凉，味苦、涩。
功	能	清热解毒，利湿，收敛止血。
主	治	肠炎，痢疾，吐血，衄血，便血，尿血，崩漏，痈疔疮疡，皮肤湿疹。
用	法	用量 30~60g。

化学成分　含生物碱、黄酮苷、酚类。

药　理　水煎液在体外对几种常见的痢疾杆菌均有抗菌作用，尤其对志贺痢疾杆菌效果最为明显；浸膏粉给家兔灌胃，可增加其血小板数量，提高循环内血小板聚集率，延长优球蛋白溶解时间，但不影响凝血酶原时间。

验方

①细菌性痢疾：铁苋菜、仙鹤草、凤尾草、马齿苋各 15g，水煎服；或鲜铁苋菜、马齿苋、白糖各 30g，水煎服。②湿疹溃烂：铁苋菜 60g，水煎洗患处；或鲜铁苋菜洗净，捣烂取汁涂搽。③慢性支气管炎：铁苋菜 60g，水煎服。④小儿疳积：鲜铁苋菜 30~60g，猪肝适量，水炖服。⑤阿米巴痢疾：铁苋菜 60g，加水 500ml，浓煎成 150ml，灌肠。⑥功能失调性子宫出血、咯血：铁苋菜 60g，水煎服，或鲜品捣汁服。⑦蛇咬伤：铁苋菜、半边莲、大青叶各 30g，水煎服。

416 益母草

Leonuri Herba

英文名： Motherwort Herb
别　名： 野麻、九塔花、山麻、红花艾。
来　源： 唇形科植物益母草 *Leonurus japonicus* Houtt. 的地上部分。

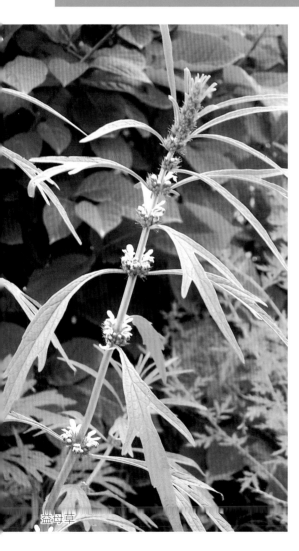

益母草

植物形态

一年生或二年生草本，高0.3~1.8cm。茎方形，有倒生白毛。根出叶近圆形，叶缘5~9浅裂，有长柄；中部叶掌状3深裂，裂片矩圆形，中裂片有3小裂，侧裂片有1~2小裂；花序上的叶线状披针形，全缘或有少数牙齿，最小裂片宽3mm以上。轮伞花序腋生，有花8~15，多数远离而组成长穗状花序；小苞片针形，短于萼筒，有细毛；花萼钟形，外有毛，5齿裂，前2齿靠合；花冠淡红色或紫红色，二唇形，冠筒内有毛环，上唇外面有毛，全缘，下唇3裂，中裂片倒心形；雄蕊4，二强，花丝被鳞毛。小坚果长圆状三棱形，平滑。花期6~9月，果期9~10月。生于路边、荒地。

采 制

夏季茎叶茂盛、花未开时采割，晒干或切段晒干。药材产于全国大部分地区。

性	味	性微寒，味苦、辛。
功	能	活血调经，利尿消肿。
主	治	月经不调，痛经，经闭，恶露不尽，水肿尿少；急性肾炎水肿。
用	法	用量9~30g，鲜品12~40g。孕妇慎用。

化学成分	全草含益母草碱 (leonurine)、水苏碱 (stachydrine)、益母草素 (leosibirin)、益母草琴素 (leosibiricin)、益母草亭素 (leonuridine)、芦丁等。
药 理	水溶液对离体小鼠子宫肌有兴奋作用，可使子宫活动明显增强；水煎剂对小鼠有一定的抗着床和抗早孕作用；所含益母草碱能对抗二磷酸腺苷诱导的大鼠和兔血小板聚集，具有明显的抗血小板聚集活性。此外还有抗血栓形成、改善冠状动脉循环、保护心脏、降压、抗菌、利尿等作用。

验方

①急慢性肾炎：益母草60g，大蓟、小蓟各30g。有感染症状者加金银花、板蓝根各9~12g；蛋白尿严重者加桑螵蛸30g。水煎，分2次服。一般在蛋白尿消失后继续服2~3周停药。②急性血栓性深静脉炎：益母草60~100g，紫草、赤芍、丹皮各15g，紫花地丁、生甘草各30g，水煎服；并配用大黄糊剂（生大黄粉500g，紫金锭10g，合面粉等）涂敷患肢。③药物流产后出血：益母草30~60g，马齿苋、生山楂各30g，苏木、刘寄奴、生蒲黄、赤芍、桃仁、红花各12g，川芎10g，当归15g，水煎服。④产后瘀血痛：益母草、泽兰、红番苋各30g，加酒120ml，水煎服。

417

Eupatorii　Lindleyani Herba

野马追

英文名： Lindley Eupatorium Herb
别　名： 尖佩兰、佩兰、白头婆。
来　源： 菊科植物轮叶泽兰 *Eupatorium lindleyanum* DC. 的地上部分。

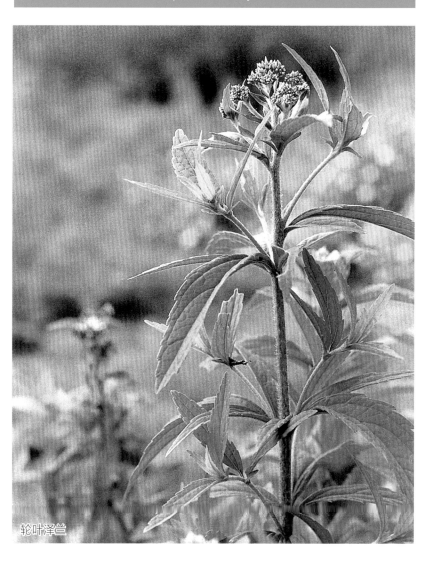

轮叶泽兰

植物形态

多年生草本，高 1~2m。根茎短。茎上部分枝，淡褐色或带紫色，散生紫色斑点，被柔毛，幼时尤密。叶对生，全裂成 3 小叶状，裂片披针形，边缘有不规则齿裂，两面有毛，下面有腺点，基出 3 脉；无叶柄。头状花序排成伞状；总苞钟状，总苞片 9；管状花 5 朵，淡紫色。瘦果有腺点，无毛。花、果期 8~11 月。生于湿润山坡、草地、溪旁；多为栽培。

采 制

秋季花初开时采割，晒干。药材产于江苏。

性 味	性平，味苦。
功 能	化痰，止咳，平喘。
主 治	慢性支气管炎，痰多咳喘。
用 法	用量 30~60g。

化学成分　含挥发油、生物碱、香豆素、金丝桃苷 (hyperin) 等。

药　理　所含的黄酮类和生物碱部分对于小白鼠的咳嗽有止咳作用；生物碱对豚鼠离体回肠也有明显的松弛作用；有抑菌作用；在治疗慢性支气管炎患者时发现黄酮类化合物能增高血液中白细胞总数。

验方

①痈疽疔肿：野马追 20g，水煎服；另取鲜野马追适量，洗净，捣烂敷患处。②细菌性痢疾：野马追 6~9g，水煎服。③肺结核：野马追、白毛夏枯草、百部各 15g，水煎服。④感冒发热、痰多咳喘、钩端螺旋体病：野马追 30~60g，水煎服。⑤支气管炎、急性扁桃体炎：野马追 15g，金银花 12g，水煎服。⑥高血压：野马追 30~60g，水煎服。⑦慢性支气管炎：野马追 30~60g，水煎服；或配紫苏子、旋覆花、射干、半夏等制成的各种制剂。

418 麻 黄

Ephedrae Herba

英文名： Ephedra Herb

别　名： 麻黄草。

来　源： 麻黄科植物草麻黄 *Ephedra sinica* Stapf、中麻黄 *Ephedra intermedia* Schrenk et C. A. Mey. 或木贼麻黄 *Ephedra equisetina* Bge. 的草质茎。

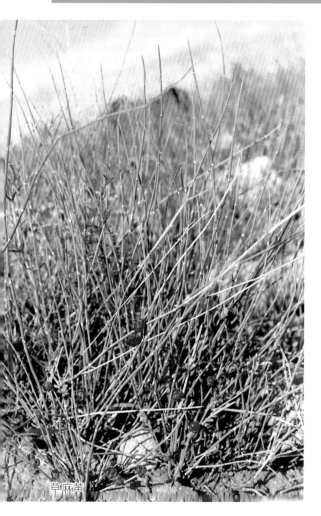

草麻黄

植物形态

草本状小灌木，高20~40cm。木质茎短，常匍匐；草质茎绿色，长圆柱形，直立，节明显，节间长2~6cm，直径约2mm，有不明显的细纵槽纹。鳞叶膜质鞘状，长3~4mm，下部约1/2合生，上部2(3) 裂，裂片三角状披针形，先端渐尖，常向外反曲。雌雄异株，雄球花3~5聚成复穗状，顶生；雌球花宽卵形，多单生枝端，成熟时苞片增大，肉质，红色，成浆果状。种子2，卵形。花期5~6月，种子成熟期7~8月。生于河床、河滩、干草原、固定沙丘。

采　制

秋季采割绿色的草质茎，晒干。药材主产于河北、山西、新疆、内蒙古、陕西、宁夏。

性　味	性温，味辛、微苦。
功　能	发汗散寒，宣肺平喘，利水消肿。
主　治	风寒感冒，胸闷喘咳，风水浮肿；支气管哮喘。
用　法	用量 1.5~9g。

化学成分　含 l- 麻黄碱（l-ephedrine）、d- 伪麻黄碱（d-pseudoephedrine）、l- 去甲基麻黄碱（l-norephedrine）、d- 去甲基伪麻黄碱（d-norpseudoephedrine）、l-N- 甲基麻黄碱（l-N-methylephedrine）、2，3，5，6- 四甲基吡嗪（2，3，5，6-tetramethylpyrazine）等。

药　理　麻黄的挥发油有发汗作用，麻黄碱虽不能诱发人体出汗，但当人处于温热环境中，用麻黄碱 50~60mg，汗腺分泌比未用麻黄碱者快而多；麻黄挥发油乳剂对人工发热的兔有解热作用，对正常小鼠有降温作用。此外还有抗菌、抗病毒、抗炎、镇咳祛痰、平喘等作用。

验方

①小儿遗尿：麻黄 2 份，益智仁 1 份，肉桂 1 份，共研细末，每次 3g，醋调成饼贴敷脐心，36 小时后取下，间隔 6~12 小时再敷，共 3 次后改为每周 1 次。②小儿腹泻：麻黄 2~4g，前胡 4~8g，水煎取汁 300ml，稍加白糖，频频口服。③荨麻疹：炙麻黄、蝉蜕、甘草各 5g，生大黄、川黄柏、乌梅、板蓝根、槐米各 10g。水煎服，7 日为 1 个疗程。④小儿咳喘：麻黄粉、胡椒粉按 7 ∶ 3 的比例混匀。在以麻油铅丹炼制的膏基制成的膏药上，每张置 0.1g 药粉，合拢备用。用时烘热贴肺俞穴，每日换药 1 次。

419 鹿衔草

Pyrolae Herba

英文名：Pyrola Herb
别　名：鹿蹄草、破血丹、鹿寿草、鹿安茶、纸背金牛草。
来　源：鹿蹄草科植物普通鹿蹄草 *Pyrola decorata* H. Andres 或鹿蹄草 *Pyrola calliantha* H. Andres 的全草。

植物形态

多年生常绿草本。叶基生，革质，4~7 片，叶柄长 2~5.5cm；叶片长圆形或倒卵状长圆形，长 5~7cm，上面深绿色，沿脉淡绿白色，顶端圆钝，边缘近全缘或有疏齿，背面有白霜，有时带紫色。总状花序短，长 2.5~4cm，有 4~10 花；花淡绿色、黄绿或近白色；萼片卵状长圆形；雄蕊 10，花药长圆形，有小角，黄色；花柱淡红色。蒴果扁球状。花期 6~7 月，果期 7~8 月。生于海拔 600~3000m 的灌丛中或阔叶林下。

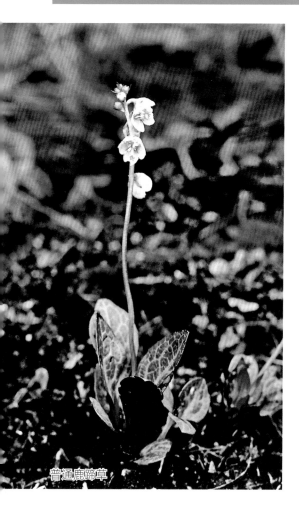

普通鹿蹄草

采　制

全年均可采挖,除去杂质,晒至叶片较软时,堆置至叶片变紫褐色,晒干。
药材产于浙江、安徽、贵州、云南、陕西。

性　味	性温,味甘、苦。
功　能	祛风湿,强筋骨,止血,止咳。
主　治	风湿痹痛,肾虚腰痛,腰膝无力,月经过多,久咳劳嗽。
用　法	用量 9~15g。

化学成分	含有水晶兰苷（monotropein）、鹿蹄草素、槲皮素 -3-O-葡萄糖苷、熊果苷、高熊果苷 (homoarbutin)、异高熊果苷、喜冬草素 (chimaphilin)、羟基肾叶鹿蹄草苷、肾叶鹿蹄草苷 (renifolin) 等。
药　理	总黄酮对异丙肾上腺素诱导的大鼠急性心肌缺血具有保护作用,其机制可能与抗脂质过氧化、增加一氧化氮 (NO) 的生成和释放有关。此外尚有抗菌消炎、中枢神经抑制、镇咳等作用。

验方

①慢性肠炎、痢疾:鹿衔草 16g,水煎服;或鲜鹿衔草 45g,金锦香 30g,水煎服。②慢性风湿性关节炎、类风湿关节炎:鹿衔草、白术各 12g,泽泻 9g,水煎服。③肺结核咯血:鹿衔草、白及各 12g,水煎服。④崩漏:鹿衔草 16g,地榆炭 30g,水煎,日服 2 次。⑤过敏性皮炎、疮痈肿毒、虫蛇咬伤:鹿衔草适量,煎汤洗患处,每日 2 次。⑥外伤出血:鲜鹿衔草捣烂或干品研末外敷。

420 淫羊藿

Epimedii Herba

英文名： Shorthorned Epimedium Herb

别　名： 仙灵脾、三枝九叶草、羊合叶。

来　源： 小檗科植物箭叶淫羊藿 *Epimedium sagittatum* (Sieb. et Zucc.)Maxim.、淫羊藿 *Epimedium brevicornu* Maxim.、柔毛淫羊藿 *Epimedium pubescens* Maxim. 或朝鲜淫羊藿 *Epimedium korearum* Nakai 的地上部分。

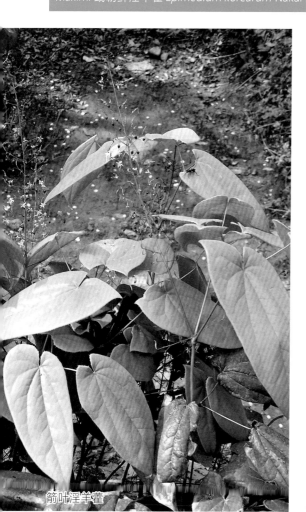

箭叶淫羊藿

植物形态

多年生草本，高30~50cm。根茎匍匐，呈结节状，坚硬，深褐色，有多数细根。基生叶 1~3 枚，三出复叶，叶柄细长，叶卵圆形至卵状披针形，革质，长 4~9cm，宽 2.5~5cm，先端急尖或渐尖，基部深心形，边缘有细刺毛，侧生小叶基部不对称，外侧尖耳状，下面被紧密的刺毛或细毛；茎生叶 1~2 枚。总状花序或下部分枝成圆锥花序，花轴及花枝无毛或被少数腺毛；花直径 6~8mm；萼片 8，外轮 4 片，有紫色斑点，易脱落，内轮较大，白色；花瓣 4，囊状，有距或无。蓇葖果卵圆形，宿存花柱短嘴状。花期 2~3 月，果期 4~5 月。

生于山野竹林下、山路旁石缝中。

采　制

夏、秋季间茎叶茂盛时采割，除去粗梗及杂质，晒干或阴干。药材主产于湖北、四川、浙江。

性	味	性温，味辛、甘。
功	能	补肾阳，强筋骨，祛风湿。
主	治	阳痿遗精，筋骨痿软，风湿痹痛，麻木拘挛；更年期高血压。
用	法	用量 6~10g。

化学成分　茎叶含淫羊藿苷 (icariin)、淫羊藿新苷 A~E(epimedoside A~E)；根茎及根含去甲淫羊藿苷 (noricariin)、淫羊藿脂素 (icariresinol)。

药　理　总黄酮可使绵羊红细胞免疫小鼠血清溶血素水平提高，促进脾脏抗体生成细胞数增多，并能提高淋巴细胞转化率，增强免疫功能，使小鼠腹腔巨噬细胞吞噬功能增强；淫羊藿多糖可显著提高羟基脲所致"阳虚"小鼠的骨髓细胞增殖率和脱氧核糖核酸合成率。此外还有强心、抗心肌缺血、增加冠状动脉血流量、抗炎、抗菌等作用。

验方

①青春期功能失调性子宫出血：淫羊藿 10000g，党参 1000g，枸杞子 500g，麦冬 250g，茯苓 500g，制成浓缩丸剂，每丸 4g。月经过后，每日服 2 次，每次 1 丸，连服 21 日为 1 个疗程。②慢性支气管炎：淫羊藿以总量的 80% 煎取浓汁，以 20% 研成细粉，两者混合后制成丸剂。每日用量相当于生药 30g，分 2 次服。③更年期综合征：淫羊藿 30g，女贞子 10g，灵芝 2.5g，五味子 1g，维生素 B_1 0.1g，制成糖浆 100ml。每次 10ml，每日 3 次，月经干净后服，3 个月为 1 个疗程。

421

Lophatheri Herba

淡竹叶

英文名： Common Lopatherum Herb
别　名： 竹麦冬、长竹叶、山鸡米。
来　源： 禾本科植物淡竹叶 *Lophatherum gracile* Brongn. 的茎叶。

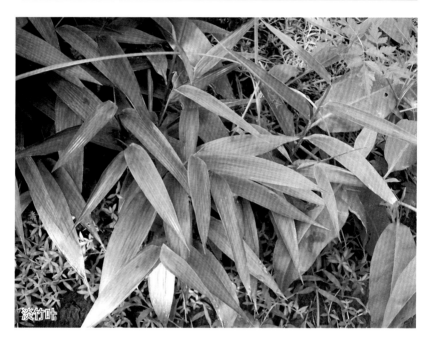

淡竹叶

植物形态

多年生草本，高 40~100cm。根茎短缩而木化。须根稀疏，中部常膨大为纺锤形。秆直立，中空，节明显。叶互生，广披针形，长 5~20cm，宽 2~3.5cm，先端渐尖，基部收缩成柄状，无毛或两面有小刺毛，脉平行并有小横脉；叶鞘包秆，边缘光滑或略被纤毛；叶舌短小，质硬，具缘毛。圆锥花序顶生，小枝开展；小穗狭披针形，长 7~12mm，宽 1.5~2.5mm，最下一花为两性，余为中性，脱节于颖之下；颖不等长，先端钝，有 5 脉；第 1 稃长 6~7mm，不育外稃相互包卷，先端有短芒。颖果深褐色。花期7~9 月，果期 10 月。生于林下或沟边阴湿处。

采 制

夏季未抽花穗前采收,晒干。药材主产于浙江、安徽、湖南、四川、湖北、广东、江西。

性 味	性寒,味甘、淡。
功 能	清热除烦,利尿通淋。
主 治	热病烦渴,小便赤涩淋痛,口舌生疮。
用 法	用量 6~9g。

化学成分 含芦竹素(arundoin)、白茅素(cylindrin)、蒲公英赛醇(taraxerol)、无羁萜 (friedelin) 等。

药 理 对各种原因引起的动物发热均有解热作用,其作用的有效成分可溶于水和稀盐酸;有较强的利尿作用,但同时亦能增加尿中氯化物的排泄量;水煎剂对金黄色葡萄球菌、溶血性链球菌有抑制作用;本品粗提取物对肉瘤 S180 有一定抑制,并有升血糖等作用。

验方

①特发性水肿:淡竹叶 10~20g,开水冲泡当茶饮,连用 1 个月。
②麦粒肿 (睑腺炎):淡竹叶鲜品,去节,置酒精灯上烧中部,收集渗出的汁液涂患处,每日 1 次。涂后 2~3 小时疼痛即可减轻,充血肿胀亦可减退。如化脓者应先用生理盐水洗净脓液再涂。
③阴道炎:淡竹叶 100g,置砂锅内加水浸泡 10 分钟,先用武火煎沸,再用文火慢煎 10 分钟,分早晚 2 次冷服。④热病烦渴:淡竹叶、麦冬各 15g,水煎服。⑤淋证:淡竹叶、藕节各 30g,车前草 15g,水煎服。⑥口腔糜烂:淡竹叶 15g,木通、生地黄各 9g,水煎服。

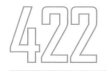

Polygoni Avicularis Herba

萹　蓄

英文名： Common Knotgrass Herb
别　名： 扁竹、竹节草、乌蓼、蚂蚁草。
来　源： 蓼科植物萹蓄 *Polygonum aviculare* L. 的地上部分。

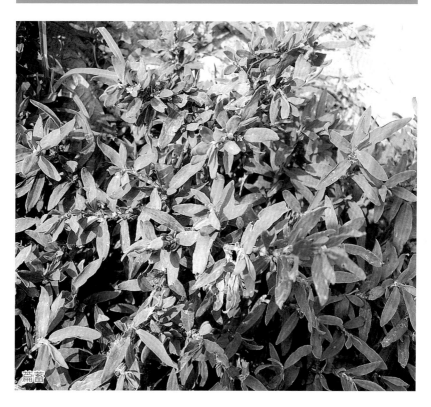

萹蓄

植物形态

一年生草本，高 10~40cm，常有白粉。茎丛生，匍匐或斜升，绿色，有沟纹。叶互生，叶片线形至披针形，长 1~4cm，宽 6~10cm，顶端钝或急尖，基部楔形，近无柄；托叶鞘膜质，下部褐色，上部白色透明，有明显脉纹。花 1~5 朵簇生于叶腋，露出托叶鞘外；花梗短，基部有关节；花被 5 深裂，裂片椭圆形，暗绿色，边缘白色或淡红色；雄蕊 8；花柱 3 裂。瘦果卵形，长 2mm 以上,表面有棱,褐色或黑色,有不明显的小点。花、果期 5~10 月。生于田野、路旁。分布于全国大部分地区。

采　制
夏季采收,除去根及杂质,晒干。

性　味	性微寒,味苦。
功　能	利尿通淋,杀虫,止痒。
主　治	膀胱热淋,小便短赤,淋沥涩痛,皮肤湿疹,阴痒带下。
用　法	用量 9~15g。外用适量,煎洗患处。

化学成分	含杨梅苷(myricitrin)、萹蓄苷(avicularin)、槲皮苷、咖啡酸、绿原酸、对-香豆酸、草酸、儿茶酚等。
药　理	煎剂给大鼠灌胃,可明显增加动物尿量及尿中 Na^+、K^+ 含量,其利尿作用与其所含钾盐有关,而萹蓄苷也可能为利尿有效成分之一。此外还有抗菌、降血压、止血、利胆等作用。

验方 ①腮腺炎:鲜萹蓄 30g,生石灰水适量,蛋清 1 个。萹蓄洗净后捣烂,加入石灰水、蛋清,调匀涂敷患处,每日 1 次。②鞘膜积水:萹蓄、生薏苡仁各 30g,水煎服,7 日为 1 个疗程。③尿路结石:萹蓄、海金沙藤、车前草各 30g,水煎服。④皮肤湿疮、疥癣瘙痒:萹蓄适量,水煎洗,或捣烂取汁涂搽患处。⑤遗精:萹蓄、金樱子各 30g,水煎服。⑥各种牙痛:萹蓄、夏枯草各 30g,玄参 15g,细辛 5g,水煎分 2 次服。以龋齿牙痛效佳。

423 菁草

Achilleae Herba

英文名： Alpine Yarrow Herb
别　名： 一枝蒿、锯齿草、千条蜈蚣、蜈蚣蒿。
来　源： 菊科植物菁草 *Achillea alpina* L. 的全草。

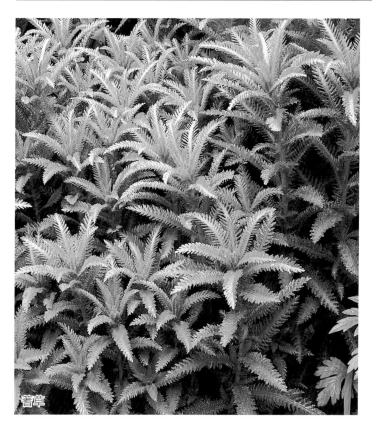

菁草

植物形态

多年生草本，高达 1.5m。茎直立，被疏贴生长的柔毛。叶互生，长线状披针形，长 6~10cm，宽 0.7~1.5cm，羽状中深裂，裂片线形，锐尖，有不等的锯状齿，上面近无毛，有腺点或无腺点；无柄。头状花序，直径 7~9mm，排成宽约 4cm 的圆锥伞房状；总苞钟形，总苞片 3 层，覆瓦状，宽披针形；托叶与总苞片相似；舌状花 5~11 朵，舌片白色，卵形，长 2~3mm，先端 3 小齿；筒状花白色。瘦果宽倒披针形，有翅，无冠毛。花期 6~9 月，果期 9~11 月。生于山坡草丛、沟谷湿地或灌木丛中；广泛栽培。

采　制

夏季花初开时采收，除去杂质，阴干。药材主产于江西。

性　味	性平，味苦、酸。
功　能	解毒利湿，活血止痛。
主　治	乳蛾咽痛，泄泻痢疾，肠痈腹痛，热淋涩痛，湿热带下，蛇虫咬伤。
用　法	用量 15~45g。

化学成分　含蓍素 (achillin)、樟脑 (camphor)、兰香油奥 (chamazulene)、去乙酰母菊素 (deacetylmatricarin)、延胡索酸 (fumaric acid)、乌头酸 (aconitic acid)、绿原酸等。

药　理　全草的水或醇提取物能显著抑制小鼠肉瘤 S180、大鼠 W256 的生长，并能延长艾氏腹水癌 (EAC) 小鼠的生命；水煎醇沉液对主动致敏的变态反应有抑制作用；能明显延长戊巴比妥钠引起的小鼠睡眠时间。

验方

①胃痛：蓍草 1g，嚼服。②跌打肿痛：鲜蓍草适量，生姜 2~3 片，加酒炖热搽患处；或蓍草 6g，法半夏 9g，生白芷 9g，研成细末，每服 1g，开水送服。③急性乳腺炎、急性扁桃体炎：蓍草研成细粉，每次 1g，每日 3 次，开水送服。④年久头风痛：鲜蓍草适量，洗净，绞汁滴耳。⑤经闭腹痛：蓍草 9~15g，水煎服。⑥风火牙痛：蓍草适量，捣绒，揉搽两太阳穴；如痛仍不止，可取蓍草叶含塞于痛处。⑦毒蛇咬伤：蓍草、水慈菇各适量，捣烂，或晒干研末，调淘米水敷伤口；或先从上往下推擦患肢，直至伤口处，再将捣烂的蓍草鲜叶敷于伤口周围。

424 蒲公英

Taraxaci Herba

英文名： Dandelion
别　名： 黄花地丁、婆婆丁、奶汁草。
来　源： 菊科植物蒲公英 *Taraxacum mongolicum* Hand. –Mazz. 的全草。

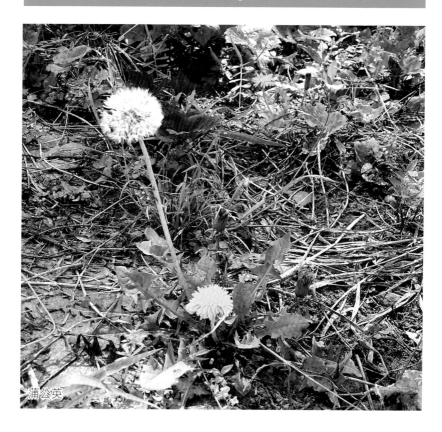

蒲公英

植物形态

多年生草本，高10~25cm，含白色乳汁。根深长，单一或分枝，外皮黄棕色。叶根生，排成莲座状，狭倒披针形，常羽裂，裂片三角形，全缘或有数齿，先端稍钝或尖，基部渐狭成柄，无毛或有蛛丝状细软毛。花茎比叶短或等长，结果时伸长，上部密被白色蛛丝状毛。头状花序单一，顶生，长约 3.5cm；总苞片草质，绿色，部分淡红色或紫红色，先端有或无小角，有白色蛛丝状毛；舌状花鲜黄色，先端平截，5 齿裂，两性。瘦果倒披针形，土黄色或黄棕色，有纵棱及横瘤，中部以上的横瘤有刺状突起，先端有喙，顶生白色冠毛。花期早春及晚秋。生于路边、田野、山坡。

采 制

春季至秋季花初开时连根挖出，除去杂质，洗净，晒干。药材产于全国各地。

性　味	性寒，味苦、甘。
功　能	清热解毒，消肿散结，利尿通淋。
主　治	乳痈，瘰疬，疔疮肿毒，咽痛，肺痈，肠痈，目赤，湿热黄疸，热淋涩痛。
用　法	用量 9~15g。

化学成分　全草含蒲公英甾醇 (taraxasterol)、咖啡酸、胆碱、菊糖和果胶等。

药　理　对金黄色葡萄球菌耐药菌株、溶血性链球菌有很强的杀灭作用，醇提取物能抑制结核杆菌，还能杀死钩端螺旋体、幽门螺杆菌及某些真菌。此外还有抗肿瘤、保肝、利胆、利尿、兴奋或抑制心脏、抑制胃酸分泌等作用。

验方　①乙型病毒性肝炎：蒲公英、白茅根各 30g，乌梅 18g，大黄 3g，蝉蜕、五味子各 12g，僵蚕 10g，虎杖 15g，水煎服，30 日为 1 个疗程。②浅表性胃炎：蒲公英 40g，加水 300ml，煎取 150ml，加白及粉 30g，调成糊状，分 2 次于早晚空腹服，连续 6 周。③乳痈：蒲公英 30g，黄酒 200ml，煎服，药渣外敷患处。④甲沟炎：鲜蒲公英适量，洗净晾干，捣烂呈糊状。患处先常规消毒后，将药糊敷患处，每日换药 1 次。⑤妇科囊肿：蒲公英 90g，三棱、莪术、赤芍、丹参各 20g，陈皮、肉桂各 15g，薏苡仁 50g，水煎取汁 400ml，分 2 次 1 日服完。

425 矮地茶

Ardisiae Japonicae Herba

英文名： Japanese Ardisia Herb

别　名： 平地木、老勿大、不出林、叶底珠。

来　源： 紫金牛科植物紫金牛 *Ardisia japonica* (Thunb.) Blume 的全株。

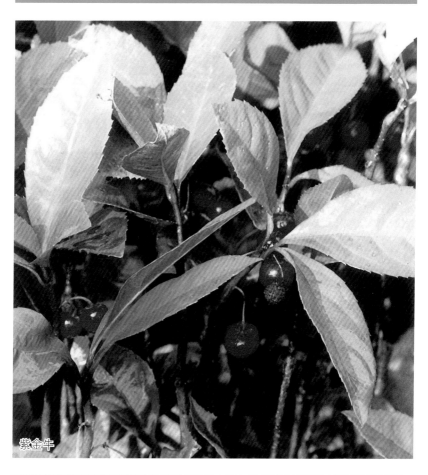

紫金牛

植物形态

常绿小灌木，高 10~30cm，基部常匍匐状横生，暗红色，有纤细的不定根。茎常单一，圆柱形，表面紫褐色，被短腺毛。叶互生，常 3~7 片集生于茎端，呈轮生状；椭圆形或卵形，长 3~7cm，宽 1.5~3cm，先端短尖，基部楔形，边缘有尖锯齿，两面疏生腺点，下面淡红色，中脉有毛；叶柄密被短腺毛。花序近伞形，腋生或顶生；花萼 5 裂，有腺点；花冠 5 裂，白色，有红棕色腺点；雄蕊 5，短于花冠裂片，花药背面有腺点。核果球形，熟时红色，有黑色腺点，具宿存花柱和花萼。花期 6~9 月，果期 8~12 月。生于林下、谷地、溪旁阴湿处。

采 制

夏、秋二季茎叶茂盛时采挖，除去泥沙，干燥。药材产于长江流域以南各省区。

性	味	性平，味辛、微苦。
功	能	化痰止咳，利湿，活血。
主	治	咳嗽，痰中带血，湿热黄疸，跌扑损伤；慢性支气管炎。
用	法	用量 15~30g。

化学成分　含紫金牛酚Ⅰ、Ⅱ(ardisinol Ⅰ，Ⅱ)，紫金牛素(ardisin)，岩白菜素(bergenin)，信筒子醌(embelin)，酸金牛醌(rapanone)及槲皮苷，挥发油等。

药　理　煎剂给猫腹腔注射或灌胃，对电刺激喉上神经或氨水引起的咳嗽均于 30~80 分钟后产生明显的止咳作用，持续时间为 3~7 小时；给小鼠灌胃有明显的祛痰作用，其有效成分为黄酮苷。此外还有镇痛、镇静催眠、平喘、抗菌、抗病毒、抗炎等作用。

验方　①急性黄疸型肝炎：矮地茶、阴行草、车前草各 30g，白茅根 15g，水煎服。②肾炎水肿，尿血尿少：矮地茶、车前草、萹草、鬼针草各 9g，水煎服。③支气管炎：矮地茶 20g，六月雪、肺筋草各 10g，水煎，分 2 次服。④小儿肺炎：矮地茶 30g，枇杷叶 7 片，陈皮 15g；如有咯血或痰中带血者，加旱莲草 15g。水煎，分 2 次服。⑤血痢、肿毒：矮地茶 9~12g，水煎服。

426 鼠曲草

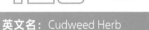 Gnaphalii Affinis Herba

英文名： Cudweed Herb
别　名： 佛耳草、清明菜、绒毛草。
来　源： 菊科植物鼠曲草 *Gnaphalium affine* D. Don 的全草。

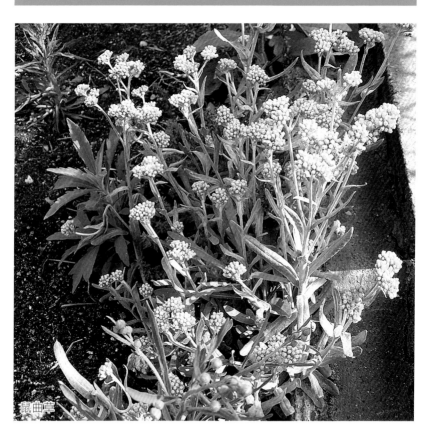

鼠曲草

植物形态

　　二年生草本，高 10~15cm，全株密被白绵毛。茎直立，通常基部分枝，丛生状。叶互生，基生叶花后凋落，下部和中部叶匙形或倒披针形，长2~6cm，宽1~12mm，基部渐狭，下延，两面都有白色绵毛。头状花序多数，排成伞房状；总苞球状钟形，总苞片3层，金黄色，干膜质；花黄色，边缘雌花花冠丝状，中央两性花管状。瘦果长椭圆形，具乳头状突起，冠毛黄白色。花期 4~7 月，果期 8~9 月。生于山坡、路旁、田边。

采 制

春、夏二季花开时采收，除去杂质，晒干。药材产于江苏、浙江。

性 味	性平，味微甘。
功 能	祛痰，止咳，平喘，祛风湿。
主 治	咳嗽，痰喘，风湿痹痛。
用 法	用量 9~15g。

化学成分　全草含挥发油、木犀草素 -4′- 葡萄糖苷 (luteolin-4′-glucoside)、谷甾醇、氯化钾、硝酸钾、木犀草素；花含鼠曲草黄素 (gnaphaliin)。

药　理　水提取物具有一定的止咳、祛痰作用；对四氯化碳所致小鼠急性肝损伤具有一定的保护肝脏的作用；总黄酮部位对常见致病菌有较强的抑制作用，抑菌效果依次为金黄色葡萄球菌、沙门菌、枯草杆菌、大肠杆菌。此外，还具有抑制醛糖还原酶的活性、抗氧化及光防护作用。

验方

①慢性支气管炎：鼠曲草 15g，款冬花、杏仁、枇杷叶各 9g，水煎服。②腹泻：鼠曲草 30~60g，鸡内金 1 个，水煎服。③鼻疗：鲜鼠曲草叶、花适量，加红糖、烟丝少许，捣烂，塞鼻孔。④蚕豆病：鼠曲草 60g，车前草、凤尾草各 30g，茵陈 15g，加水 1200ml，煎至 800ml，加适量白糖，代茶饮。⑤预防肝炎：鲜鼠曲草 30g，水煎，加红糖 15g，于每年春初服。⑥哮喘、咳嗽：鼠曲草、薄菜各 30g，水煎服。⑦无名肿毒、对口疮：鲜鼠曲草 30g，水煎服；另取鲜鼠曲草叶适量，加米饭少许，捣烂敷患处。本方亦可治疗疮初起。⑧风寒感冒：鼠曲草 15~18g，水煎服。

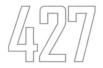

Siegesbeckiae Herba

豨莶草

英文名： Glandularstalk St. Paulswort Herb
别　名： 粘金强子、粘不扎、珠草、棉苍狼。
来　源： 菊科植物腺梗豨莶 Siegesbeckia pubescens Makino、豨莶 Siegesbeckia orientalis L. 或毛梗豨莶 Siegesbeckia glabrescens Makino 的地上部分。

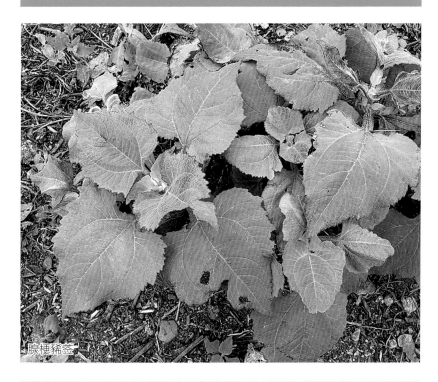

腺梗豨莶

植物形态

一年生草本，高达 1m 以上，枝上部尤其是花序分枝被紫褐色头状有柄长腺毛及白色长柔毛。叶对生，叶片质薄，两面被短毛，沿叶脉有白色长柔毛，中部叶阔卵形至阔卵状三角形，长 7~20cm，宽 5~18cm，边缘有大小不等的齿，顶端短渐尖。头状花序直径 2~3cm，多数，排成伞房状；外层总苞片长 1~1.5cm，舌状花长约 3.5mm，瘦果长约 3.5mm。花期 8~10 月，果期 9~12 月。生于林缘、林下、荒野、路边。分布于我国东北、华北、华东、中南、西南地区。

采　制

夏、秋二季开花前及花期采割，除去杂质，晒干。

性　　味	性寒，味辛、苦。
功　　能	祛风湿，利关节，解毒。
主　　治	风湿痹痛，筋骨无力，腰膝酸软，四肢麻痹，半身不遂，风疹湿疮。
用　　法	用量 9~12g。

化学成分	含豨莶四醇［pimar-8(14)-ene-6β，15，16，18-tetraol］、奇任醇（kirenol）、腺梗豨莶苷、豨莶苦味醇酸(16，17-dihydroxy-16β-kauran-19-oic acid)，尚含生物碱、苦味质。
药　　理	豨莶苦味醇酸具有抗炎作用；豨莶水浸剂和乙醇浸出液等对麻醉动物有降压作用；豨莶草提取物能使保留神经的兔耳血管扩张，并能阻断刺激神经引起的收缩血管反应；此外还有免疫抑制、抗菌、抗疟、镇痛、抑制血栓形成等作用。

验方	①高血压：豨莶草 30g，地骨皮 10g，加水浓煎，分 2~3 次服；或鲜豨莶草、臭牡丹根各 30g，水煎服。②急性黄疸型肝炎：豨莶草 15g，栀子 3g，锈铁钉 2 枚，水煎，分 2 次服。③夜盲症：豨莶草叶焙干研末，每次 3g，和鸡肝（猪肝亦可）15g 共煎服，每日 1 剂。④疟疾：豨莶草 30~45g，每日 2 次煎服，连服 2~3 日。

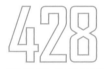

Ecliptae Herba

墨旱莲

英文名：Yetbadetajo Herb
别　名：旱莲草、黑墨草、野葵花、烂脚草。
来　源：菊科植物鳢肠 *Eclipta prostrata* L. 的地上部分。

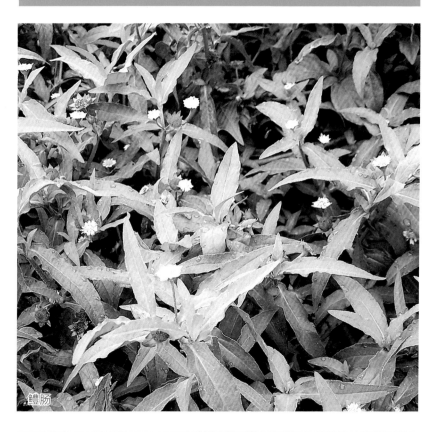

鳢肠

植物形态

一年生草本，高 10~60cm，全株被白色粗毛，折断后流出的汁液数分钟后即呈蓝黑色。茎直立或倾伏，绿色或红褐色。叶互生，椭圆状披针形或线状披针形，长 3~10cm，宽 0.5~2.5cm，全缘或有细齿，基部渐狭，无柄或有短柄。头状花序腋生或顶生，直径6~11mm；总苞片5~6，绿色，长椭圆形；舌状花白色，长 2.5~3mm，全缘或 2 裂，管状花黄绿色，两性。舌状花的瘦果扁四棱形，管状花的瘦果三棱形，均为黑褐色，有瘤状突起。花期 7~9 月，果期 9~10 月。生于路边草丛、沟边、湿地或田间。

采 制

开花时采割，晒干。药材产于江苏、浙江、江西、湖北、广东。

性　　味	性寒，味甘、酸。
功　　能	滋补肝肾，凉血止血。
主　　治	牙齿松动，须发早白，眩晕耳鸣，腰膝酸软，阴虚血热，吐血，衄血，尿血，血痢，崩漏下血，外伤出血。
用　　法	用量 6~12g。外用鲜品适量。

化学成分　含鳢肠菊内酯(wedelolactone)、烟碱(nicotine)、去甲鳢肠菊内酯葡萄糖苷 (demethylwedelolactone glucoside)、三噻嗯甲醇(α-terthienylmethanol)、木犀草素 -7-O- 葡萄糖苷(luteolin-7-O-glucoside)、β-香树脂(β-amyrin)等。

药　　理　煎剂能增加小鼠胸腺重量，明显提高小鼠碳粒廓清率，增加 2，4- 二硝基氯苯（DNCB）所致小鼠耳郭肿胀度及绵羊红细胞（SRBC）所致迟发型足垫肿胀度，明显提高小鼠外周血中 T 淋巴细胞百分率。此外还有抗染色体损伤、抗诱变、保肝、抗炎、耐缺氧、止血、镇静、镇痛等作用。

验方

①带状疱疹：鲜墨旱莲适量，洗净，绞汁涂擦患处，每日 2~3 次，直至痊愈。②稻田性皮炎：下田前将鲜墨旱莲搓烂外擦手足，至皮肤上染的药汁发黑。③妇科手术后月经不调：墨旱莲、矮地茶各 50g，黄芪 30g，香附 10g，水煎分 3 次温服，3 剂为 1 个疗程，连服 2 个疗程。④背痈：鲜墨旱莲 120g，绞汁，炖后冲酒服，渣捣烂敷患处。⑤尿血：墨旱莲 30g，大蓟根 20g，爵床 12g，水煎服。

429 薄 荷

Menthae Haplocalycis Herba

英文名： Wild Mint Herb

别　名： 人丹草、蕃荷菜。

来　源： 唇形科植物薄荷 *Mentha haplocalyx* Briq. 的地上部分。

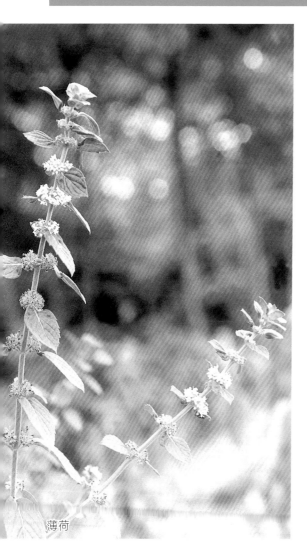

薄荷

植物形态

多年生草本，高 10～80cm，全株有香气。根茎匍匐。茎直立，方形，有分枝，具倒生柔毛。叶对生，披针形、卵形或长圆形，先端锐尖或渐尖，基部楔形，边缘有细锯齿，两面疏生短柔毛及腺鳞。轮伞花序腋生；苞片披针形或线状披针形，有缘毛；花萼钟形，外被柔毛和腺鳞，具 10 脉，5 齿裂；花冠青紫色、淡红色或白色，冠檐 4 裂，上裂片顶端 2 裂，较大；雄蕊 4。小坚果卵形。花期 8～10 月，果期 9～11 月。江苏、河南、安徽、江西有大面积栽培。

采　制

夏、秋二季茎叶茂盛或花开至 3 轮时，于晴天分次采割，晒干或阴干。

性　味	性凉，味辛。
功　能	宣散风热，清头目，透疹。
主　治	风热感冒，风温初起，头痛，目赤，喉痹，口疮，风疹，麻疹，胸胁胀闷。
用　法	用量 3~6g，入煎剂宜后下。

化学成分　含挥发油，油中主要含 l- 薄荷醇 (l-menthol)、l- 薄荷酮 (l-menthone)。另含胡薄荷酮 (pulegone)、乙酸薄荷酯 (menthyl acetate)、苯甲酸薄荷酯、乙酸癸酯 (decyl acetate) 等。

药　理　小剂量服用有发汗解热作用，主要通过兴奋中枢神经系统，使皮肤毛细血管扩张，促进汗腺分泌，增加散热；薄荷脑涂于局部可刺激神经引起凉感，并抑制痛觉神经。此外还有抗刺激、祛痰、止咳、抗菌、抗病毒、抗着床、利胆、抑制中枢等作用。

验方　①慢性荨麻疹：薄荷 15g，桂圆干 6 粒，水煎服，每日 2 次，连服 2~4 周。②急性乳腺炎：薄荷、橘叶各 60g，水煎，过滤，用毛巾浸药汁热敷患处，每日 1 剂，早晚各热敷 1 次。③上呼吸道感染，咽喉肿痛：薄荷、桑叶、连钱草各 15g，水煎服。④腹胀：薄荷、防风、紫苏、全蝎（研粉）各 3g，和葱一起捣烂，均匀地摊在纱布上，烤热，敷脐部。⑤结膜炎：鲜薄荷叶用冷开水洗净，浸入人乳汁中 10~30 分钟。患眼用 5% 盐水冲洗后，取薄荷叶盖于患眼上，经 10 分钟可另换 1 叶，每日数次。

430

Dianthi Herba

瞿 麦

英文名： Lilac Pink Herb（瞿麦）、Chinese Pink Herb（石竹）
别　名： 野麦、十样景花、竹节草（瞿麦），洛阳花、石柱花（石竹）。
来　源： 石竹科植物瞿麦 *Dianthus superbus* L. 或石竹 *Dianthus chinensis* L. 的地上部分。

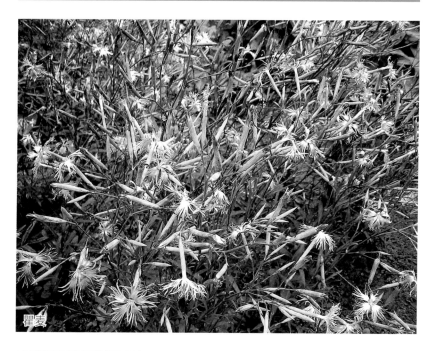

瞿麦

植物形态

瞿麦：多年生草本，高 30~60cm。茎丛生，直立，上部 2 歧分枝，节膨大。叶对生，线形至线状披针形，顶端渐尖，基部成短鞘状抱茎，全缘，两面粉绿色。花单生或数朵集成疏聚伞花序；小苞片 4~6，宽卵形，先端急尖或渐尖，长约为萼筒的 1/4；萼圆筒状，细长，先端 5 裂；花瓣粉紫色，先端深细裂成丝状，喉部有须毛；雄蕊 10；子房 1 室，花柱 2。蒴果长圆形，4 齿裂，有宿萼；种子扁平，黑色，边缘有宽于种子的翅。花期 6~9 月，果期 7~10 月。生于山坡、林下，分布全国。

石竹：叶片较阔而短。小苞片 4~6，长约为萼筒的 1/2；花瓣鲜红色、白色、粉红色，直径约 3cm；花瓣先端浅裂成锯齿状。种子扁卵形，灰黑色，边缘有狭翅。花期 5~9 月，果期 8~10 月。生于山地、田边或路旁。分布全国；有栽培。

采　制

夏、秋二季花果期采割，除去杂质，干燥。瞿麦药材产于河北、四川、湖北、湖南、浙江、江苏。石竹药材产于四川、湖北、湖南、浙江、江苏、安徽。

性　味	性寒，味苦。
功　能	利尿通淋，破血通经。
主　治	热淋，血淋，石淋，小便不通，淋沥涩痛，闭经。
用　法	用量 9~15g。孕妇慎用。

化学成分　瞿麦含异红草素 (isoorientin) 等黄酮化合物，尚含瞿麦皂苷 (dianthus saponin)A~D，其中之一的皂苷元为丝石竹皂苷元 (gypsogenin)。石竹全草含皂苷、挥发油，油中主要为丁香酚 (eugenol)、苯乙醇、苯甲酸苄酯、水杨酸苄酯、水杨酸甲酯。

药　理　煎剂对家兔、犬有比较明显的利尿作用，并且对钾排泄的影响大于钠；在离体家兔肠、麻醉犬在位肠管、犬慢性肠瘘的实验中，本品均呈现兴奋肠管的作用。此外还有兴奋子宫、降血压、抗菌、抗血吸虫、溶血、镇痛等作用。

①泌尿系统感染：瞿麦、萹蓄、蒲公英各 15g，灯心草 3g，水煎服。②妇女外阴感染、皮肤湿疹：瞿麦适量，煎汤洗患处；或研成细粉，撒患处。③尿路结石：瞿麦、薏苡仁、栀子、鸡内金、怀牛膝、黄柏、木通、海金沙、甘草各 10g，金钱草 50g，琥珀 5g，生地黄 15g，水煎服。④疮肿：瞿麦和生油捣烂涂患处。⑤淋证：瞿麦、车前子、滑石、冬葵子各等量，研成细粉，每次 3~6g，开水冲服，每日 2~3 次。

验方

431 翻白草

Potentillae Discoloris Herba

英文名：Discolor Cinquefoil Herb
别　名：天青地白、白头翁、叶下白、鸡腿苗、结梨。
来　源：蔷薇科植物翻白草 *Potentilla discolor* Bge. 的全草。

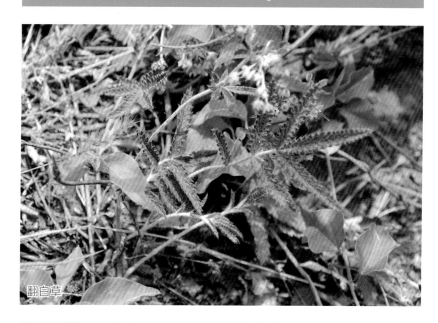

翻白草

植物形态

多年生草本，高 15~40cm，全株除叶表面生长柔毛或老时近无毛外，均密被白色绒毛和混生长柔毛。根多分枝，常纺锤状膨大成块根。茎直立或斜生。羽状复叶，具托叶；基生叶丛生，小叶 3~9，有长柄；茎生叶为 3 小叶，短，小叶片长圆形至长椭圆形，长 1.5~6cm，宽 0.6~2cm，缘有粗锯齿。聚伞花序疏展；花萼 5 裂，副萼裂片窄；花瓣黄色，倒心形；雄蕊多数；雌蕊多数。瘦果光滑，多数，聚生于被绵毛的花托上，具宿萼。花、果期 4~7 月。生于山坡、路旁、草地。

采　制

夏、秋二季花开前采挖，除去杂质，干燥。药材产于河北、北京、安徽、江苏。

性　味	性平，味甘、微苦。
功　能	清热解毒，止血，止痢。
主　治	湿热泻痢，痈肿疮毒，血热吐衄，便血，崩漏。
用　法	用量 9~15g。

化学成分　含白桦酸 (betulinic acid)、蔷薇酸 (euscaphic acid)、翻白叶苷 (potengriffioside)A、短叶苏木酚 (brevifolin)、山柰酚 -3-*O*-β-D- 葡萄糖、芹菜素 -7-*O*-β-D- 葡萄糖苷、木犀草素 -7-*O*-β-D- 葡萄糖醛酸苷甲酯、鞣花酸 -3- 甲醚 -4′-*O*-α- 鼠李糖苷等。

药　理　甲醇提取物可以明显降低小鼠的血糖水平；水煎剂能增强胰岛素敏感性，从而改善胰岛素抵抗，降低 2 型糖尿病大鼠的血糖；水提液不仅能显著促进胰岛素抵抗小鼠原代肝细胞的葡萄糖代谢，而且还能显著提高正常小鼠肝细胞对葡萄糖的吸收和利用。

验方　①细菌性痢疾、阿米巴痢疾：翻白草全草或根 30~60g，加水浓煎，每日 1 剂，分 2~3 次服。②肺痈：鲜翻白草根 30g，伏牛花根、茅瓜各 15g，水煎，餐前服，日服 2 次。③吐血：鲜翻白草30g，八角莲根 15g，天花粉 9g，水煎服。④百日咳：翻白草根30g，加水 300ml，煎半小时后去渣，取汁过滤，浓缩至 20ml。3~6 岁儿童，每次服 10ml，早晚各 1 次。⑤颈淋巴结结核：翻白草 45~60g，用黄酒 750ml 浸 24 小时后，隔汤炖 1 小时，以无酒味为度，加红糖少许服，15 日为 1 个疗程。⑥腮腺炎：翻白草根用白酒磨汁涂患处。⑦创伤出血：新鲜翻白草叶适量，洗净，揉碎敷患处。⑧咳嗽：翻白草根 15~30g，煮冰糖服。

432

Agastaches Herba

藿 香

英文名： Wrinkles Gianthyssop Herb
别　名： 土藿香、排香草、大叶薄荷。
来　源： 唇形科植物藿香 *Agastache rugosa* (Fisch. et Mey.) O. Ktze. 的地上部分。

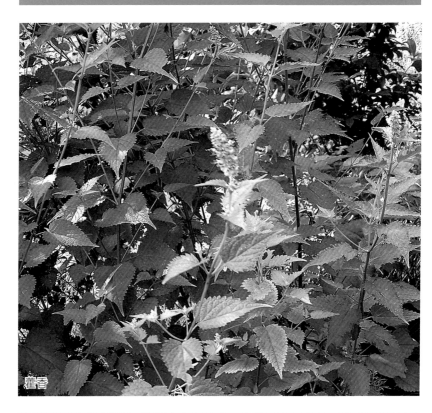

植物形态

多年生草本，高达 1m，有香气。茎方形，略带红色，上部微被柔毛。叶对生，心状卵形或长圆状披针形，长 2.5~11cm，宽 1.5~6.5cm，边缘有不整齐钝锯齿，下面有短柔毛和腺点。轮伞花序组成顶生的假穗状花序，苞片披针形，花萼筒状，具 15 条纵脉，5 齿裂，有缘毛和腺点；花冠淡紫色或红色，2 唇形，下唇中裂片有波状细齿；雄蕊 4，二强，伸出花冠外。小坚果顶端有毛。花期 6~7 月，果期 10~11 月。生于路边、田野；有栽培。

采　制

夏、秋二季枝叶茂盛时或花初开时采割，阴干，或趁鲜切段，阴干。药材产于四川、江苏、浙江、湖南。

性　味	性微温，味辛。
功　能	祛暑解表，化湿和胃。
主　治	暑湿感冒，胸闷，腹痛吐泻。
用　法	用量 4.5~9g。

化学成分　含挥发油，油中主要为甲基胡椒酚 (methyl chavicol)、柠檬烯 (limonene)、α-蒎烯和 β-蒎烯、对伞花烃、芳樟醇、l-丁香烯等。

药　理　鲜汁能抑制金黄色葡萄球菌、白色葡萄球菌及枯草杆菌的生长；浸出物对常见致病性皮肤癣菌有较强的抑制作用。此外还有防腐、拮抗钙离子、助消化、解痉、镇痛等作用。

验方

①头痛发热，胸腹胀痛，呕吐泄泻：藿香、白术、茯苓、大腹皮各 9g，陈皮、桔梗、紫苏、甘草、半夏、厚朴、白芷各 6g，水煎服。②单纯性胃炎：藿香、佩兰、半夏、黄芩各 9g，陈皮 6g，制川朴 4.5g，水煎服。食积加麦芽 15g；呕吐剧烈加姜竹茹 9g，黄连 3g；腹痛加木香 6g。③无黄疸型肝炎（湿困型）：藿香、苍术、制香附、郁金各 9g，板蓝根、蒲公英各 15g，厚朴、陈皮各 6g，水煎服。④手癣、足癣：藿香 30g，黄精、大黄、皂矾各 12g，上药浸于 1000ml 米醋内 7~8 日后，去渣备用。用时将患部放入药水中浸泡，以全部浸入为度。每次 30 分钟，每日 3 次。浸后忌用肥皂水及碱水洗涤。

其他类

QITALEI

其他类中药包括以藻类、菌类、地衣类等植物入药的药材；树脂类药材；以植物体的某一部分或间接使用植物的某些制品为原料，经过加工处理所得到的产品；以蕨类植物的成熟孢子入药的药材等。不同来源或药用部位，采收情况不一样。

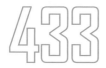

433 Catechu 儿茶

英文名： Catechu
别　名： 乌爹泥、孩儿茶。
来　源： 豆科植物儿茶 *Acacia catechu* (L. f.) Willd. 的去皮枝、干的干燥煎膏。

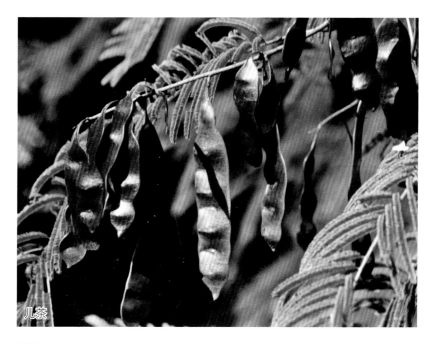

儿茶

植物形态

落叶乔木，高 6~10m。树皮棕色，呈条状薄片开裂，但不脱落。托叶下常有一对钩状刺。二回羽状复叶；羽片 10~30 对；小叶 20~50 对，线形。穗状花序腋生；萼钟状，齿三角形，被毛；花瓣 5，黄色或白色；雄蕊多数，伸出花冠外；子房上位。荚果带状，棕色，有光泽。花期 4~8 月，果期 9 月至次年 1 月。生于热带。

采　制

冬季采收枝，干，除去外皮，砍成大块，加水煎煮，浓缩，干燥。药材主产于云南西双版纳。国外产于印度、缅甸。

性　状

本品呈方形或不规则块状，大小不一。表面棕褐色或黑褐色，光滑而稍有光泽。质硬，易碎，断面不整齐，具光泽，有细孔，遇潮有黏性。气微，味涩、苦，略回甜。

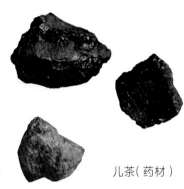

儿茶（药材）

性　味	性微寒，味苦、涩。
功　能	活血止痛，止血生肌，收湿敛疮，清肺化痰。
主　治	跌扑伤痛，外伤出血，吐血衄血，疮疡不敛，湿疹，湿疮，肺热咳嗽。
用　法	用量 1~3g，包煎；多入丸散服。外用适量。

化学成分　干浸膏主含儿茶鞣酸，并含 d-儿茶素 (d-catechin)、表儿茶素 (epicatechin)、儿茶鞣红 (catechu red) 等。

药　理　儿茶水溶液能抑制兔小肠蠕动，有止泻作用；对多种真菌有抑制作用；儿茶素能降低小鼠脑、肺、肾及肌肉等毛细血管的通透性。

验方

①肺结核咯血：儿茶 30g，明矾 25g，共研细末。每次 0.1~0.2g，每日 3 次；中等量咯血（大咯血者不宜采用），每次 0.2~0.3g，每 4 小时 1 次。②疮疡久不收口、湿疹：儿茶、龙骨各 3g，冰片 0.3g，共研细粉，敷患处。③口腔糜烂：儿茶 3g，硼砂 1.6g，研粉，涂患处。④宫颈炎：儿茶适量，碾成粉末，均匀撒布于炎症溃疡面，每日 1 次。有效者 4~5 次即可痊愈。⑤咳嗽：儿茶 60g，细辛 12g，猪胆 1 个。前二味药共研末，取猪胆汁炼熟，三者共为丸，每丸重 3g。每日 4 次，每次 1 丸，空腹含化。⑥鼻渊流水：儿茶末吹之。（《本草权度》）

434 马 勃

Lasiosphaera，Calvatia

英文名： Puff-ball
别　名： 灰包、马粪包。
来　源： 马勃科真菌脱皮马勃 *Lasiosphaera fenzlii* Reich.、大马勃 *Calvatia gigantea*
(Batsch ex Pers.) Lloyd 或紫马勃 *Calvatia lilacina* (Mont. et Berk.) Lloyd 的子实体。

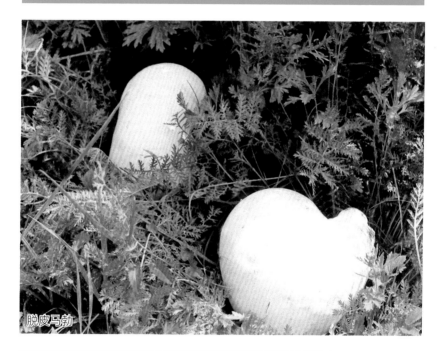

脱皮马勃

植物形态

子实体近球形至长圆形，直径 15~20cm，无不孕基部。包被 2 层，薄而
易于消失，外包被呈碎片地与内包被脱离，内包被纸质，浅烟色，成熟
后全部消失，仅遗留下一团孢体。孢体紧密，有弹性，灰褐色，后渐退
为浅烟色。孢丝长，互相交织，有分枝，浅褐色，直径 2~4.5μm。孢子
球形，直径 4.5~5μm，壁有小刺，褐色。夏、秋季生长在草地上。

采　制

夏、秋二季采收，晒干。药材产于安徽、湖北、湖南、甘肃、新疆、贵州。

性　状

药材呈扁球形或类球形，无不孕基部，直径 15~20cm。包被灰棕色至黄褐色，纸质，常破碎呈块片状，或已全部脱落。孢体灰褐色或浅褐色，紧密，有弹性，用手撕之，内有灰褐色棉絮状的丝状物。触之则孢子呈尘土样飞扬，手捻有细腻感。臭似尘土，无味。

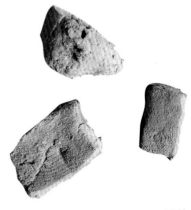

马勃

性　味	性平，味辛。
功　能	清肺利咽，止血。
主　治	风热郁肺之咽痛，咳嗽，音哑；鼻出血，创伤出血。
用　法	用量 1.5~6g。外用适量，敷患处。

化学成分	含马勃素 (gemmaetin)、马勃菌素 (calvacin)、麦角甾醇、类脂化合物、尿素、氨基酸等。
药　理	体外实验表明，脱皮马勃煎剂对金黄色葡萄球菌、铜绿假单胞菌、变形杆菌、肺炎球菌及某些真菌均有一定的抑制作用；脱皮马勃对口腔出血疾患有明显止血效果，对鼻出血亦有效。

验方	①急性咽喉炎：马勃 10g，大青叶、金银花、穿心莲各 15g，水煎服。 ②急性扁桃体炎：马勃、卤地菊、板蓝根、一点红各 15g，水煎服。 ③腮腺炎：马勃、积雪草、爵床各 15g，升麻 3g，大青叶 15g，水煎服。

435

Cordyceps

冬虫夏草

英文名： Chinense Caterpillar Fungus
别　名： 虫草、冬虫草、夏草冬虫。
来　源： 麦角菌科真菌冬虫夏草菌 *Cordyceps sinensis* (Berk.) Sacc. 寄生在蝙蝠蛾科昆虫蝙蝠蛾 *Hepialus armoricanus* Oberthur 越冬幼虫上的子座及幼虫尸体的复合体。

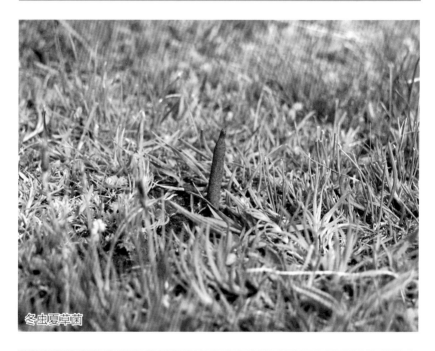

冬虫夏草菌

植物形态

子座单生，稀 2~3 个，从寄主头部生出，长 4~11cm；基部直径 1.5~4mm；向上渐狭细；头部膨大成近圆柱状，褐色，长 1~4.5cm，直径 2.5~6mm。子囊壳近表面生，基部稍陷于子座内，椭圆形至卵形。生于海拔 3000~4000m 高山草甸土层中。

采　制

6~7 月子座出土，子囊孢子未发散时采收，晒干或低温干燥。药材主产于四川、云南、青海。

性　状

药材由虫体与从虫头部长出的真菌子座相连而成。虫体似蚕，长 3~5cm，直径 0.3~0.8cm；表面深黄色至黄棕色，有环纹 20~30 个，近头部的环纹较细；头部红棕色，足 8 对，中部 4 对较明显；质脆，易折断，断面略平坦，淡黄白色。子座细长圆柱形，长 4~7cm，直径约 0.3cm；表面深棕色至棕褐色，有细纵皱纹，上部稍膨大；质柔软，断面类白色。气微腥，味微苦。

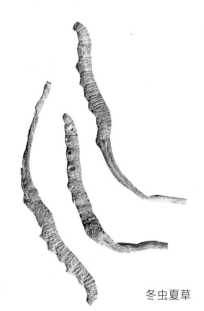

冬虫夏草

性　味	性平，味甘。
功　能	补肺益肾，止血化痰。
主　治	久咳虚喘，劳嗽咯血，阳痿遗精，腰膝酸痛。
用　法	用量 3~9g。

化学成分　含粗蛋白、多种氨基酸、腺苷、D- 甘露醇、虫草酸(cordycepic acid)、麦角甾醇等。

药　理　具有调节免疫的作用；浸剂可明显增加小鼠脾重并拮抗泼尼松龙与环磷酰胺引起的脾重减轻，可增强单核 - 巨噬细胞系统功能，可增强自然杀伤细胞活性。此外还有镇静、催眠、抗惊厥、抗心律失常、促进造血功能等作用。

验方　①肾虚阳痿：冬虫夏草 10g，淫羊藿、熟地黄、肉苁蓉、党参、桑椹各 15g，水煎服。②肺虚久咳：冬虫夏草、麦冬、款冬花各 10g，百合、北沙参、熟地黄各 15g，水煎服。③病后体虚：冬虫夏草 10g，党参 15g，蜜黄芪 24g，白术 10g，茯苓 10g，水煎服。

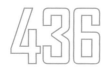

Draconis Sanguis

血 竭

英文名： Dragon's Blood
别　名： 血结、血力花、血竭花。
来　源： 棕榈科植物麒麟竭 *Daemonorops draco* Bl. 果实渗出的树脂经加工制成。

采　制

采集成熟果实，充分晒干，加贝壳同入笼中强力振摇，松脆的树脂块即脱落，筛去鳞片和杂质，用布包后于热水中软化成团，取出放冷。药材主产于印度尼西亚、马来西亚；中国台湾有引种。

性　状

药材略呈类圆四方形或方砖形，表面暗红，有光泽，附有因摩擦而成的红色粉末。质硬而脆，破碎面红色，研粉为砖红色。气微，味淡。在水中不溶，在热水中软化。

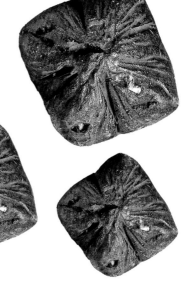

血竭

性　　味	性平，味甘、咸。
功　　能	活血定痛，化瘀止血，生肌敛疮。
主　　治	跌打损伤，心腹瘀痛，外伤出血，疮疡不敛。
用　　法	用量 1~2g，研末，或入丸剂。外用适量，研末撒或入膏药用。

化学成分　红色树脂中含血竭素 (dracorhodin)、血竭红素 (dracorubin)、去甲基血竭素 (nordracorhodin)、去甲基血竭红素 (nordracorubin)；另含松脂酸 (pimaric acid)、松香酸 (abietic acid)、香松胶脂酸 (sandaracopimaric acid)、石竹醛 (oleanonic aldehyde) 及熊果醛 (ursonic aldehyde) 等。

药　　理　水浸剂在试管内对堇色毛癣菌、石膏样毛癣菌、许兰黄癣菌等皮肤真菌均有不同程度的抑制作用；对金黄色葡萄球菌、白色葡萄球菌等有抑菌作用；对二甲苯致鼠耳郭炎症肿胀有明显的抑制作用；此外还有抗血栓形成、抗心律失常、止血等作用。

验方　①外伤出血：血竭粉、大黄粉、白及粉各适量，混合均匀，取药粉敷撒患处。②下肢溃疡：血竭粉、黄柏粉、黄连粉各等量混合，撒敷患处。③跌打损伤：血竭适量，加入鲜连钱草内，同捣烂，敷患处。

437 芦荟

Aloe

英文名： Aloes
别　名： 油葱、象鼻草、罗帏花、乌七。
来　源： 百合科植物芦荟 *Aloe vera* L. var. *chinensis* (Haw.) Berger、库拉索芦荟 *Aloe barbadensis* Miller、好望角芦荟 *Aloe ferox* Miller 或其他同属近缘植物的叶汁干燥品。

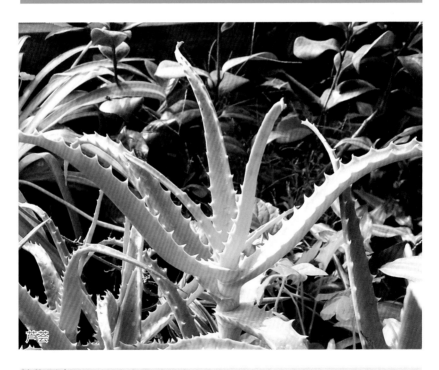

芦荟

植物形态

多年生肉质草本。叶簇生，螺旋状排列，直立，肥厚，狭披针形，长 10~20cm，宽 1.5~2.5cm，厚 5~8mm，先端渐尖，边缘有刺状小齿，基部阔而抱茎。花茎单生或分枝，高 60~90cm；总状花序疏散；花梗长约 2.5cm，黄色或有紫色斑点，具膜质苞片；花被筒状，6 裂，裂片稍向外弯；雄蕊 6，花药 2 室，背着；子房上位，3 室，花柱线形。蒴果三角形，长约 8mm。花期 7~8 月。

采 制

夏末秋初将叶自基部切断，收集流出的叶汁，干燥。药材产于广东、广西、福建。

性 状

药材为不规则团块或破碎的颗粒，棕褐色或墨绿色。质松脆，易碎，破碎面具玻璃样光泽。有特异臭气，味极苦。

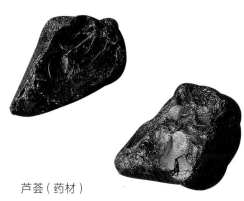

芦荟（药材）

性	味	性寒，味苦。
功	能	泻下通便，清肝泻火，杀虫疗疳。
主	治	热结便秘，惊痫抽搐，小儿疳积；癣疮。
用	法	用量1.5~4.5g。外用适量，研末敷患处。

化学成分　叶含芦荟苷 (barbaloin, aloin)、芦荟大黄素 (aloeemodin)、芦荟糖苷 (aloinoside)、异芦荟苷 (isobarbaloin)。

药　理　醇提取物、芦荟苷均有抗肿瘤作用；各种芦荟属植物含有的蒽醌衍生物，尤其是芦荟大黄素苷，具有刺激性泻下作用。此外还有强心、抗炎、增强免疫功能、保肝、抗胃损伤等作用。

验方　①烧烫伤：鲜芦荟捣烂，绞汁，取汁涂患处。②湿疹：鲜芦荟捣烂，绞汁，取汁调黄连粉涂患处。③腮腺炎：鲜芦荟捣烂绞汁，取汁调青黛少许，涂患处。

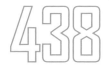

Myrrha

没　药

英文名： Myrrh
别　名： 末药。
来　源： 橄榄科植物地丁树 *Commiphora myrrha* Engl. 或哈地丁树 *Commiphora molmol* Engl. 的树脂。

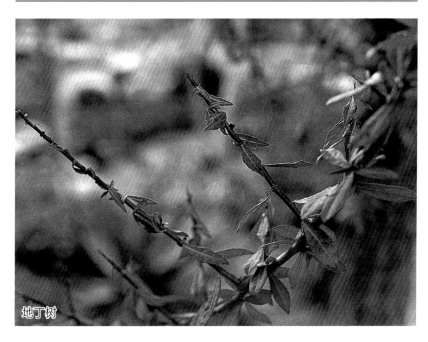

地丁树

植物形态

低矮灌木或乔木，高 3m。树干粗，具多数不规则尖刺状的粗枝；树皮薄，光滑，小片状剥落，淡橙棕色，后变灰色。叶散生或丛生，单叶或三出复叶，叶柄短；小叶片倒长卵形或倒披针形，中央一枚长 7~18cm，宽 4~8mm，远比两侧的大，先端圆钝，全缘或于末端稍具锯齿，两面均无毛。本属植物具雄花、雌花或两性花，通常 4 数，甚小，柄短，丛生于短枝上；花萼杯状或深杯状，宿存；花瓣 4，长圆形或线状长圆形，直立；雄蕊 8 ，在雌花中萎缩，自短杯状花盘边缘伸出，直立，不等长，位于花冠前者很短，花丝基部稍宽，花粉囊卵形；雌蕊在雄花中萎缩，子房3室，每室各具胚珠2枚，花柱短粗，柱头头状。核果卵形，尖头，表面光滑，呈棕色，外果皮革质或肉质。具种子1~3粒，但仅1粒成熟，其余的均萎缩；种子具蜡质种皮，胚的子叶互相折叠，胚根向上弯曲。花期夏季。

采　制

采集自然地由树皮裂缝处或自伤口渗出的淡白色油胶树脂，于空气中变成红棕色而坚硬的团块。分为天然没药和胶质没药。药材主产于非洲的索马里、埃塞俄比亚及印度等地。

性　状

天然没药呈不规则颗粒性团块，大小不等，大者直径长达6cm以上。表面黄棕色或红棕色，近半透明部分呈棕黑色，被有黄色粉尘。质坚脆，破碎面不整齐，无光泽。有特异香气，味苦而微辛。

胶质没药呈不规则块状和颗粒，多黏结成大小不等的团块，大者直径长达6cm以上，表面棕黄色至棕褐色，不透明。质坚实或疏松，有特异香气，味苦而有黏性。

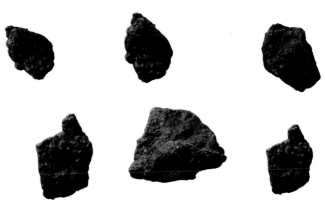

没药

性　味	性平，味辛、苦。
功　能	散瘀定痛，消肿生肌。
主　治	胸痹心痛，胃脘疼痛，痛经经闭，产后瘀阻，癥瘕腹痛，风湿痹痛，跌打损伤，痈肿疮疡。
用　法	用量3~5g，炮制去油，多入丸散用。孕妇及胃弱者慎用。

化学成分 没药树脂(myrrhin)为中性物质，有 α-、β-、γ-没药脂酸 (α-，β-，γ-commiphoric acid)，次没药脂酸(commiphorinic acid)，α-、β-罕没药脂酸(α-，β-heerabomyrrholic acid)，α-、β-罕没药脂酚(α-，β-heerabomyrrhol)等成分；没药挥发油中含有丁香酚、枯茗醛(cuminaldehyde)、罕没药烯(heerabolene)等成分；树胶类似阿拉伯胶，水解得阿拉伯聚糖、木聚糖、半乳聚糖等。

药　理 水浸液对堇色毛癣菌等皮肤真菌有抑制作用；所含挥发油对真菌有轻度抑制作用；没药煎剂动脉注射，可使麻醉犬股动脉血流量增加，血管阻力下降。

验方

①跌打扭伤：没药、乳香各16g，杜仲、木香各9g，水煎，加适量黄酒服。②痈疽肿痛：没药、乳香各30g，雄黄16g。麝香0.9g。共研细粉，用黄米粉适量，与药粉充分搅拌均匀，打成稠糊，待凉，捏成小丸，阴干。每服1.5~3g，温黄酒或温开水送服。③一切心腹疼痛，不可忍者：没药、乳香各9g，穿山甲(炙)16g，木鳖子12g。上为末，每服1.5~3g，酒大半盏，同煎温服，不计时候。(《宣明论方》没药散)

Galla Chinensis

五倍子 439

英文名：Chinese Nut-gall

别　名：木附子、百虫仓、花倍、独角倍。

来　源：绵蚜科动物五倍子蚜 *Melaphis chinensis* (Bell) Baker 寄生于漆树科植物盐肤木 *Rhus chinensis* Mill. 等上形成虫瘿。

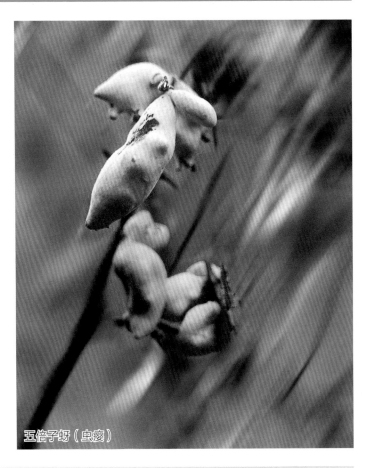

五倍子蚜（虫瘿）

植物形态

盐肤木为落叶小乔木或灌木。树皮灰褐色，小枝密被毛。羽状复叶互生。小叶 7~13 ，无小叶柄；小叶广卵形至卵状椭圆形，长 5~12cm，宽

2~6cm，除基部外，边缘有锯齿，下面密被灰褐色柔毛；叶轴及叶柄常有翅并被毛。圆锥花序顶生，密被毛；花小，杂性，绿白色；花萼5齿裂；花瓣5；雄蕊5；子房上位，密生长柔毛，花柱3，柱头头状。果序直立，核果扁圆形，熟时红色，被灰白色短柔毛。花期6~9月，果期9~10月。盐肤木分布于我国大部分地区。生于向阳山坡。

采　制

秋季采摘，摘下后用沸水略煮或蒸至表面显紫灰色，以杀死内部的蚜虫，晒干或阴干。按外形不同，分为"肚倍"和"角倍"。药材产于四川、贵州、云南、陕西、广西。

性　状

角倍呈菱形、卵圆形或纺锤形，长3~8cm，直径2~5cm，常有几个钝圆的角状分枝。表面灰黄色或淡黄棕色，被灰白色软滑短绒毛。质硬脆，破碎后中空，倍壁较薄，厚1~2mm，角质，内壁平滑，内有多数黑褐色的蚜虫尸体，或黑色粉末状的蚜虫卵附着于内壁上，并时有1~2个游离于角倍中的白色丝团，丝团表面又附有多数蚜虫尸体，内壁上还附有白色粉霜状或结晶状的蜡样物。气特异，味涩。

肚倍呈长圆形或纺锤形，略扁，无角状分枝。表面暗灰黄绿色，有多数浅纵纹，短绒毛较少。倍壁厚约3mm。

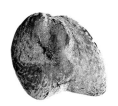

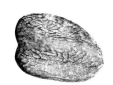

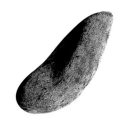

五倍子

性 味	性寒，味酸、涩。
功 能	敛肺降火，涩肠止泻，敛汗止血，收湿敛疮。
主 治	肺虚久咳，肺热痰嗽，久痢久泻，盗汗，消渴，便血痔血，外伤出血，痈肿疮毒，皮肤湿烂。
用 法	用量 3~6 g。外用适量。

化学成分 主含五倍子鞣质(gallotannin)，另含没食子酸、脂肪、树脂等。
药　　理 五倍子鞣酸对蛋白质具有沉淀作用，皮肤溃疡面黏膜与鞣酸接触后组织蛋白质被凝固，使黏膜干燥，形成保护膜而起收敛作用。此外还有抗菌、抗病毒、抗肿瘤、止泻、抑制成纤维细胞、杀精、解毒等作用。

验方

①肺虚久咳：五倍子、五味子各 10g，人参 5g，紫菀 15g，水煎服，日服 2 次。②久泻、久痢、便血、脱肛：五倍子、诃子、五味子各 10g，水煎服。③口腔炎：五倍子 0.5g，加水 10ml，煎至一半，过滤，取滤液漱口。④自汗、盗汗：五倍子适量，研末，每晚睡前取 3~9g 用冷开水调成糊状，敷于脐窝，纱布覆盖，胶布固定。⑤头疮热疮、风湿诸毒：五倍子、白芷各等份，研末掺之，脓水即干，如干者，以清油调涂。(《卫生易简方》)

440

Ganoderma

灵 芝

英文名： Lucid Ganoderma
别　名： 赤芝、红芝、木灵芝、菌灵芝、万年蕈、灵芝草。
来　源： 多孔菌科真菌灵芝 *Ganoderma lucidum* (Leyss. ex Fr.) Karst. 的子实体。

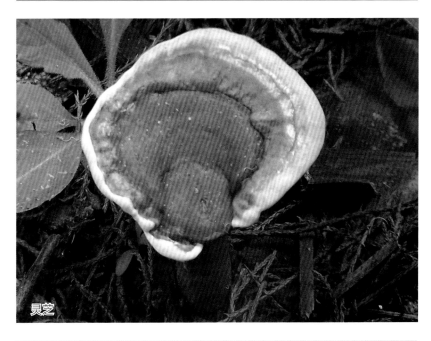

灵芝

植物形态

菌盖木栓质，肾形，红褐、红紫或暗紫色，具漆样光泽，有环状棱纹和辐射状皱纹，大小及形态变化很大，大型个体的菌盖为 20cm×10cm，厚约 2cm，一般个体为 4cm×3cm，厚 0.5~1cm；下面有无数小孔，管口呈白色或淡褐色，每毫米内有 4~5 个，管口圆形。菌柄侧生，极少偏生，长于菌盖直径，紫褐色至黑色，有漆样光泽，坚硬。孢子产生于担子顶端。孢子卵圆形 (8~11)μm×(5~7)μm，壁两层，内壁褐色，表面有小疣，外壁透明无色。夏、秋季多生于林内阔叶树的木桩旁，或木头、立木、倒木上，有时也生于针叶树上；有栽培。

采 制

全年可采，阴干或晒干。药材产于安徽、江西、福建、广东、广西。

性 状

见"植物形态"项。气特殊，味微苦涩。

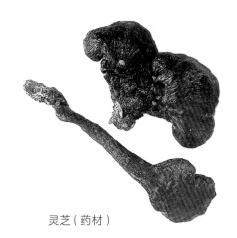

灵芝（药材）

性 味	性平，味甘。
功 能	补气安神，止咳平喘。
主 治	心神不宁，失眠心悸，肺虚咳喘，虚劳短气，不思饮食。
用 法	用量 6~12g。

化学成分　含麦角甾醇 (ergosterol)、真菌溶菌酶 (fungal lysozyme)、γ－三甲胺丁酸 (γ-butylobetaine)、氨基酸、多肽、多聚糖 A~C (ganoderans A~C) 等。

药　理　提取物的水溶部分有抗肿瘤作用；灵芝液能使小白鼠腹腔巨噬细胞吞噬百分率和吞噬指数增加；灵芝多糖能显著促进绵羊红细胞诱导的正常小鼠抗体形成细胞反应。此外还有镇静、镇痛、止咳、祛痰、平喘等作用。

验方

①失眠：灵芝 10g，远志 9g，蜜枣仁、茯神、阴地蕨各 15g，水煎服。

②高血压：灵芝、豨莶草、夏枯草各 15g，龙葵 24g，水煎服。

③肝炎：灵芝 15g，地耳草 30g，绵茵陈 15g，积雪草 30g，水煎服。

Ferulae Resina

441 阿　魏

英文名： Chinese Asafetida
别　名： 熏渠、臭阿魏。
来　源： 伞形科植物新疆阿魏 *Ferula sinkiangensis* K. M. Shen 的干燥树脂。

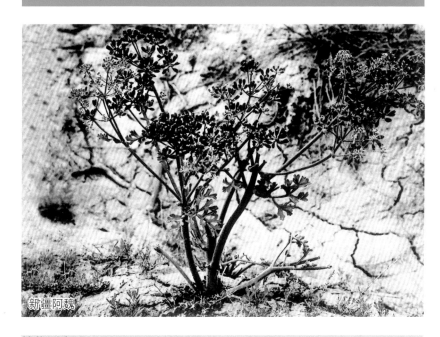

新疆阿魏

植物形态

多年生一次结果草本，高 0.5~1.5m。全株有强烈的葱蒜样特异臭味。根粗大，圆锥形或纺锤形。茎粗壮，有毛，下部枝互生，上部枝轮生。基生叶三角状宽椭圆形，上面有疏毛，下面密生柔毛，三出三至四回羽状全裂，末回裂片宽椭圆形，长 10mm，基部下延，上部具齿或浅裂；茎生叶较小，叶柄半抱茎。复伞形花序顶生，中间的伞形花序近无柄；伞幅 5~25，密生毛；小总苞片脱落；花梗 10~20；花瓣 5，黄色，椭圆形，长约 2 mm。果实椭圆形，果棱突起。花期 4~5 月，果期 5~6 月。生于干旱河谷地、带砾石的黏质土壤上和石质干的山坡上。分布于新疆伊宁地区。

采　制

春末夏初盛花期至初果期，分次由茎上部往下斜割，收集渗出的乳状树脂，阴干。

性　状

药材为不规则的块状和脂膏状。颜色深浅不一，表面蜡黄色至棕黄色。块状者体轻，质地似蜡，断面稍有孔隙；新鲜切面颜色较浅，放置后色渐深。脂膏状者黏稠，灰白色。具强烈而持久的蒜样特异臭气，味辛辣，嚼之有烧灼感。

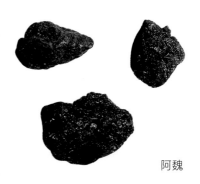

阿魏

性　味	性温，味苦、辛。
功　能	消积，散痞，杀虫。
主　治	肉食积滞，瘀血癥瘕，腹中痞块，虫积腹痛。
用　法	用量 1~1.5 g。孕妇禁用。

化学成分　含挥发油，其中仲丁基丙烯基二硫化物 (sec-butylpropenyl disulfide) 约占 45％。另含阿魏酸 (ferulic acid) 及其酯类阿魏内酯 A~C(farnesiferol A~C) 等。

药　理　挥发油水乳剂具有抑制血清免疫球蛋白（IgE）应答的过敏反应，阻止过敏介质释放及肥大细胞脱颗粒的作用；对角叉菜胶引起的兔足跖肿胀和毛细血管通透性增加均有明显的抑制作用。此外还有抗生育、抑菌、杀虫等作用。

验方

①疟疾：阿魏、苍术、白芍各适量，先研细末，调开水敷肚脐上。

②腹痛：阿魏、山鸡椒果实各适量，同研成粉，调茶水敷于肚脐上。

③扭伤肿痛：阿魏适量，调三黄粉（大黄粉、黄柏粉、黄芩粉）敷患处。

442 青黛

Indigo Naturalis

英文名： Natural Indigo
别　名： 靛、靛花、靛沫、蓝靛。
来　源： 爵床科植物马蓝 *Baphicacanthus cusia*（Nees）Bremek.、蓼科植物蓼蓝 *Polygonum tinctorium* Ait. 或十字花科植物菘蓝 *Isatis indigotica* Fort. 的叶经加工制得的粉末或团块。

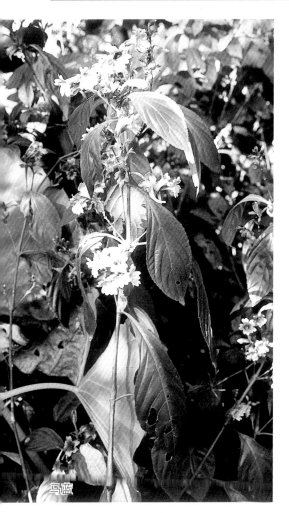
马蓝

植物形态

多年生草本。茎常成对分枝，细嫩部分及花序均被褐色柔毛。叶对生，先端渐尖，边缘有粗齿，干时黑色。穗状花序直立；苞片对生；花萼5裂；花冠筒状，紫色；雄蕊4，二强；子房2室，每室2胚珠。蒴果棒状。种子卵形。花期秋季，果期冬季。生于林边较潮湿处；有栽培。

采　制

夏、秋二季采收茎叶，置木桶或缸内，水浸2~3昼夜，至叶从枝条脱落时捞出枝条，加入适量石灰充分搅拌，至浸液由乌绿色转变为深紫红色时，捞出液面产生的蓝色泡沫，晒干。药材产于福建、云南、广西、广东、江西、浙江。

性 状

药材为极细粉末，灰蓝色或深蓝色，质轻，易飞扬，粘手粘纸，投水中浮于水面，也有呈多孔性小块。有特殊草腥气，味淡。

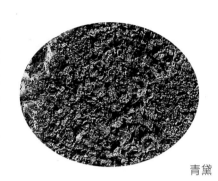

青黛

性 味	性寒，味咸。
功 能	清热解毒，凉血消斑，泻火定惊。
主 治	温毒发斑，血热吐衄，胸痛咯血，口疮，疔腮，喉痹，小儿惊痫。
用 法	用量 1~3g。宜入丸散用。外用适量。

化学成分	主含靛蓝 (indigo，indigotin)，另含靛玉红 (indirubin)。
药 理	对羊毛状小孢子菌、石膏样小孢子菌及红色癣菌等皮肤真菌有抑制作用；醇浸剂体外对炭疽杆菌、肺炎球菌和白色葡萄球菌均有抑制作用。此外还有抗癌、保肝、促凝等作用。

验 方	①腮腺炎：青黛适量，六神丸 10 粒，同研粉，开水调匀，涂患处。②咯血：青黛 5g，白茅根、侧柏叶、马兰各 15g，水煎服。③下焦湿热：六一散 15g，青黛 3g，开水冲服。

附 注	加工青黛的原植物还有豆科植物野青树 *Indigofera suffruticosa* Mill.。

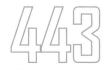

Laminariae Thallus

443 昆 布

英文名： Kelp
别　名： 江白菜。
来　源： 海带科植物海带 *Laminaria japonica* Aresch. 或翅藻科植物昆布 *Ecklonia kurome* Okam. 的叶状体。

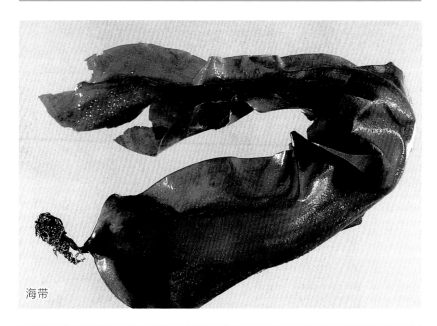

海带

植物形态

多年生大型褐藻，革质。藻体明显地分为根状固着器、柄部和片部，成熟时呈橄榄褐色，干后黑褐色。片部狭长，全缘，长可达 6m，宽 20~50cm，中央较厚，向两缘渐薄，且有波状褶皱。孢子囊群在片部形成，呈近圆形斑疤状。生于海边低潮线下 2~3m 的岩石上，或人工养殖于绳索和竹材上。分布于辽东半岛、山东半岛以及浙江、福建、广东沿海。

采　制

夏，秋二季采捞，晒干。

性　状

海带卷曲折叠成团状，或缠结成把。全体呈黑褐色或绿褐色，表面附有白霜。用水浸软则膨胀成扁平长带状，长50~150cm，宽10~40cm，中部较厚，边缘较薄而呈波状。类革质，残存柄部扁圆柱状。气腥，味咸。

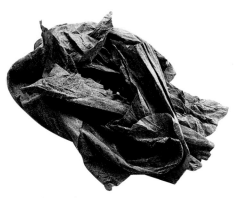

昆布（药材）

性　味	性寒，味咸。
功　能	软坚散结，消痰，利水。
主　治	瘿瘤，瘰疬，睾丸肿痛，痰饮水肿。
用　法	用量6~12g。

化学成分	含褐藻胶 (algin)、甘露醇 (mannitol)、昆布醇 (laminitol)、海带氨酸 (laminine)、昆布多糖及碘、钾等。
药　理	有保护消化道黏膜和止血作用；海带提取物（主要成分为多糖）对小鼠皮下移植的S180肉瘤细胞有抑制作用。此外还有降血糖、降血脂、抗氧化、抗凝、抗放射、镇咳平喘、补碘、解痉等作用。

验方	①颈淋巴结结核：昆布、海藻各15g，水煎服。②甲状腺肿大：昆布15g，射干9g，黄药子、白芍各10g，水煎服。③肝硬化腹水：昆布15g，薏苡根30g，猫须草24g，半边莲30g，水煎服。

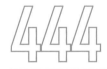

Olibanum

乳　香

英文名： Frankincense，Olibanum
别　名： 马尾香、乳头香、西香、天泽香、摩勒香。
来　源： 橄榄科植物乳香树 *Boswellia carterii* Birdw. 及同属植物 *Boswellia bhaw-dajiana* Birdw. 树皮渗出的树脂。

采　制

春、夏二季将树干的皮部由下而上顺序切伤，使树脂由伤口渗出，数天后凝成干硬的固体，收集即得。药材分为索马里乳香和埃塞俄比亚乳香，每种乳香又分为乳香珠和原乳香。药材主产于非洲的索马里、埃塞俄比亚及阿拉伯半岛南部；土耳其、利比亚、苏丹、埃及亦产。

性　状

本品呈长卵形滴乳状、类圆形颗粒或粘合成大小不等的不规则块状物。大者长达 2cm(乳香珠) 或 5cm(原乳香)。表面黄白色，半透明，被有黄白色粉末，久存则颜色加深。质脆，遇热软化。破碎面有玻璃样或蜡样光泽。具特异香气，味微苦。

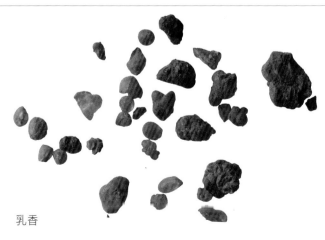

乳香

性 味	性温，味辛、苦。
功 能	活血定痛，消肿生肌。
主 治	胸痹心痛，胃脘疼痛，痛经经闭，产后瘀阻，癥瘕腹痛，风湿痹痛，筋脉拘挛，跌打损伤，痈肿疮疡。
用 法	煎汤或入丸散，用量3~5g。外用适量，研末调敷。孕妇及胃弱者慎用。

化学成分　树脂的酸性部位主要含 α-、β-乳香酸(α-，β-boswellic acid)；中性部分含香树脂素(amyrin)的衍生物，如 α-、β-香树脂酮(α-，β-amyrone)；尚含绿花白千层醇(viridiflorol)、乳香萜烯(insensole)等。树脂主要含多聚糖，有多聚糖Ⅰ、Ⅱ(polysaccharide Ⅰ，Ⅱ)。挥发油主要为乙酸正辛酯(octyl acetate)，尚含乙酸龙脑酯、榄香烯等。

药　理　用小鼠热板法实验，乳香的挥发油有镇痛作用，挥发油中的主要镇痛成分是乙酸正辛酯；挥发油能抑制肝癌细胞株 SMMC-7721 的增殖；乳香酸类化合物具有抗炎活性，对肿瘤细胞有抗增殖、分化诱导和细胞凋亡作用。

验方　①跌打损伤，红肿作痛：乳香、没药、炙马钱子、麻黄各30g。共为细粉，每服 2.2~2.8g，每日 2 次，温开水或黄酒送服；外以白酒调敷患处。②化脓性指头炎、急性乳腺炎：乳香16g，白矾、花椒各 6g，葱白数根。水煎外洗，一日数次。③急心痛：乳香3g，胡椒 49 粒，为末，男用姜汤下，女用当归汤下。(《摄生众妙方》抽刀散)。④疮疡疼痛不可忍：乳香、没药各6g，寒水石(煅)、滑石各12g，冰片 0.3g，为细末，搽患处。(《外科发挥》乳香定痛散)

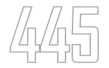

Poria

445 茯苓

英文名： Indian Bread
别　名： 玉灵、茯灵、万灵挂、茯菟。
来　源： 多孔菌科真菌茯苓 *Poria cocos* (Schw.) Wolf 的菌核。

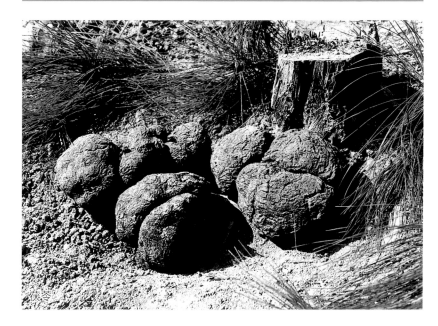

茯苓

植物形态

菌核球形、长圆形、卵圆形或不规则团块。表面有深褐色、多皱的皮壳。子实体平伏在菌核表面，厚 3~8mm，白色，老熟干燥后变为淡褐色。管口多角形至不规则形，直径 0.5~2mm。孔壁薄，边缘渐变成齿状。孢子椭圆形至圆柱形，壁光滑。生于沙质土壤、向阳山坡的松属植物的根际；有栽培。

采　制

全年可采挖，菌核挖出堆置"发汗"后，排开凉至表面干燥，再"发汗"，反复数次至出现皱纹，内部水分大部分散失后，阴干，或趁鲜按不同部分切制，阴干。药材主产于云南、安徽、湖北、河南。

性　状

完整的茯苓呈类球形、扁长圆形或
不规则团块。外皮薄而粗糙，黑
褐色，有明显皱纹及缢缩。体重，
质坚实，破碎面颗粒性，近边缘淡
红色，有细小蜂窝样孔洞；内部白
色，少数淡红色，有的中间抱有松
根（茯神）。气微，味淡，嚼之粘牙。

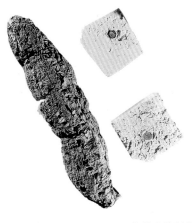

茯苓（药材）

性　味	性平，味甘、淡。
功　能	利水渗湿，健脾宁心。
主　治	水肿尿少，痰饮眩悸，脾虚食少，便溏泄泻，心神不安，惊悸失眠。
用　法	用量9~15g。

化学成分　　含茯苓多糖 (pachyman)、茯苓酸 (pachymic acid)、块苓酸
　　　　　　(tumulosic acid)、齿孔酸 (eburicoic acid)、松苓酸 (pinicolic
　　　　　　acid)、麦角甾醇 (ergosterol) 等。

药　理　　　有利尿作用，是钾盐以外的其他成分的作用，与影响肾小
　　　　　　管对钠离子的重吸收有关；能使玫瑰花结形成率及植物血
　　　　　　凝素诱发淋巴细胞转化率显著上升。此外还有抗肿瘤、保
　　　　　　肝、促进造血功能、镇静、降血糖等作用。

验方　　①食欲不振：茯苓 10g，白术 9g，太子参 15g，甘草、陈皮各
　　　　6g，水煎服。②小便不利：茯苓皮、赤小豆、泽泻各 15g，水煎
　　　　服。③期前收缩（早搏）：茯苓、蜜枣仁各 15g，远志 9g，太子
　　　　参 24g，水煎服。

446

Lygodii Spora

海金沙

英文名：Japanese Climbing Fern Spore
别　名：铁线藤、左转藤。
来　源：海金沙科植物海金沙 *Lygodium japonicum* (Thunb.) Sw. 的孢子。

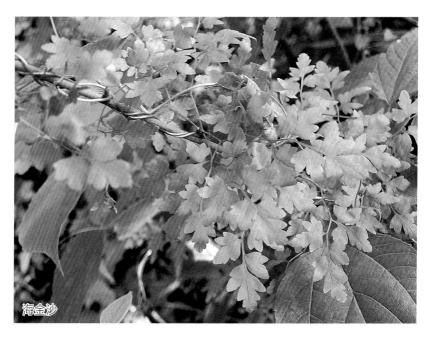

海金沙

植物形态

多年生攀缘草本。根茎细长，横走，黑褐色或栗褐色，密生有节的毛。茎无限生长；叶多数生于短枝两侧，短枝长 3~8mm，顶端有被茸毛的休眠小芽。叶二型，纸质；营养叶尖三角形，二回羽状，小羽片宽 3~8mm，边缘有浅钝齿；孢子叶卵状三角形，羽片边缘有流苏状孢子囊穗。孢子囊梨形，环带位于小头。孢子期 5~11 月。生于山坡草丛或灌木丛中。

采　制

秋季孢子未脱落时采割藤叶，晒干，搓揉或打下孢子，除去藤叶。药材主产于广东、浙江；全国大部地区均产。

性　状

孢子呈粉状，棕黄色，质轻滑润，着火燃烧发爆鸣及闪光。显微镜下观察，孢子呈四面体，极面观钝三角形，极轴长 58~72(或 92)μm，具 3 裂缝，周壁具瘤状纹饰。气微，味甘、寒。

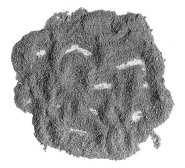

海金沙（药材）

性 味	性寒，味甘、咸。
功 能	清利湿热，通淋止痛。
主 治	小便不利，热淋，石淋，血淋，膏淋，尿道涩痛。
用 法	用量 6~15g，包煎。

化学成分　孢子含海金沙素、反式对香豆酸、棕榈酸、油酸、亚油酸、(+)-8-羟基十六酸［(+)-8-hydroxyhexadecanoic acid］和脂肪油。

药　理　所含反式对香豆酸能使大鼠胆汁分泌量显著增加，但不增加胆汁中胆红素和胆固醇浓度；水提醇沉注射液静脉注射，可引起犬输尿管蠕动频率增加以及输尿管上段腔内压力增高，从而利于结石下移；有抗菌作用。

验方　①肾炎水肿：海金沙、泽泻、车前草各 15g，猪苓、香薷各 10g，水煎服。②尿路感染：海金沙、车前草、石斛、金银花、一点红各 15g，水煎服。③痢疾：海金沙全草、凤尾草各 24g，水煎服。

附　注　海金沙全草有抗菌、利尿作用，可用于上呼吸道感染、流行性腮腺炎、尿路感染等。

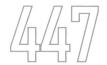

Polyporus

猪 苓

英文名： Agaric，Umbellate Pore Fungus
别　名： 豕零、野猪粪、地乌桃。
来　源： 多孔菌科真菌猪苓 *Polyporus umbellatus* (Pers.) Fries 的菌核。

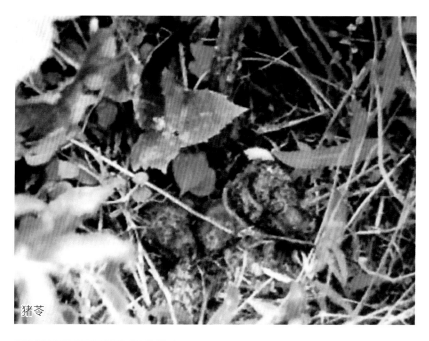

猪苓

植物形态

菌核呈长形块状或不规则球形，稍扁，有的分枝如姜状，表面灰黑色或黑色，凹凸不平，有皱纹或瘤状突起，干后坚实，断面白色至淡褐色，半木质化，较轻。子实体由菌核内生出，有菌柄及菌盖。菌盖肉质，干后坚脆，圆形。担子呈短棒状，顶生 4 个孢子。孢子卵圆形，壁光滑。生于山林中阔叶树的根际。

采　制

春、秋二季采挖，晒干或趁鲜切片后晒干。药材主产于陕西、云南、河南、河北。

性　状

菌核呈不规则条状、圆块状或扁块状，有的有分枝，长5~25cm，直径3~8cm，表面灰黑色、棕黑色，皱缩或瘤状突起。体轻，质硬，断面颗粒性，类白色或黄白色。气微，味淡。

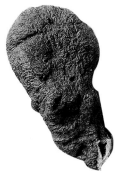
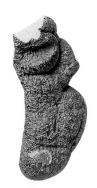

猪苓（药材）

性　味	性平，味甘、淡。
功　能	利水渗湿。
主　治	小便不利，水肿，泄泻，淋浊，带下。
用　法	用量 6~12g。

化学成分　含有类似茯苓聚糖的猪苓聚糖、麦角甾醇、生物素 (biotin)、α - 羟基 - 二十四碳酸（α -hydroxy-tetracosanoic acid）等。

药　理　可通过抑制肾小管对水、电解质的重吸收，达到利尿的作用；猪苓多糖能抑制小鼠 S180 腹水癌细胞内 DNA 合成及环磷酸腺苷的活性。此外还有保肝、抗放射、抗菌、抗衰老、促进免疫、增强血小板聚集等作用。

验方　①肾炎水肿：猪苓、茯苓皮、泽泻、五加皮各15g，赤小豆30g，水煎服。②尿路感染：猪苓、蒲公英、半枝莲、薏苡根、爵床各15g，水煎服。③肝硬化腹水：猪苓、半边莲各15g，葫芦30g，丹参10g，猫须草30g，水煎服。

448

Omphalia

雷 丸

英文名： Stone-like Omphalia
别　名： 雷实、竹苓。
来　源： 白蘑菌科植物雷丸 *Omphalia lapidescens* Schroet. 的菌核。

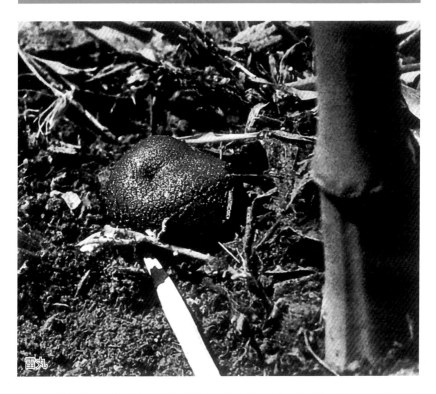

雷丸

植物形态

菌核呈不规则球形、卵形或块状，直径 0.8~3.5cm，极少数可至 4cm，表面褐色、黑褐色至黑色，具细密皱纹，内部白色至蜡白色，略带黏性。多生于竹林下，生长在竹根上或老竹兜下。

采　制

春、秋、冬季均可采挖，洗净，晒干。药材产于云南、四川、贵州、湖北、广西、陕西。

性　状

菌核呈不规则团块状或类球形，直径 1~4cm，表面红棕色或黑褐色，有细密隆起的网状皱纹。质坚实而重，破碎面粉白色或淡黄色，嚼之带黏液性。饮片为圆形或椭圆形半透明薄片，直径约 1cm，黄色或淡黄棕色，具多数白色细纹，外皮微红棕色。

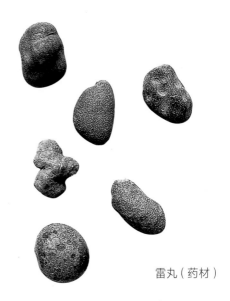

雷丸（药材）

性　味	性寒，味微苦。
功　能	杀虫消积。
主　治	小儿疳积，虫积腹痛，钩虫病，蛲虫病，囊虫病。
用　法	用量 15~21g，每日 2~3 次，儿童酌减，入丸散或研粉吞服，不宜入煎剂。

化学成分	含雷丸蛋白酶（雷丸素）、雷丸多糖等。
药　理	雷丸素在碱性 (pH8) 溶液中有很强的分解蛋白质的活力，而在酸性溶液中无效，故在肠道内有较强的分解蛋白质的作用，从而通过破坏虫体达到驱绦虫的效果。此外还有驱蛔虫、抗阴道毛滴虫、抗炎、增强免疫、抗癌等作用。

验方

①胆道蛔虫病：雷丸 10g，使君子、槟榔各 9g，乌梅 3 枚，水煎服。

②蛔虫病：雷丸、使君子各 10g，苦楝皮 9g，水煎早晚分服。

③蛲虫病：雷丸、大蒜各 10g，同浸入酸醋内，每晚取药液涂于肛门口。

动物类

DONGWU LEI

动物类中药是指以动物的整体或动物体的某一部分、动物体的生理或病理产物、动物体的加工品等入药的中药。大多数可全年采收。昆虫类药材必须掌握其孵化发育活动季节，以成虫入药的应在活动期捕捉；两栖动物应于秋末当其进入冬眠期时捕捉。

449

Eupolyphaga Steleophaga

土鳖虫（䗪虫）

英文名： Ground Beetle
别　名： 地鳖虫、节节虫、土虫、簸箕虫、盖子虫。
来　源： 鳖蠊科动物地鳖 *Eupolyphaga sinensis* Walker 或冀地鳖 *Steleophaga plancyi* (Boleny) 的雌虫干燥体。

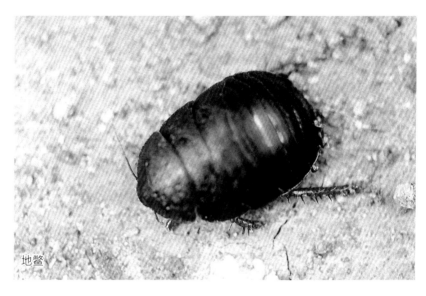

地鳖

动物形态

见"性状"项。喜生于油坊、酱坊、灶脚下、糠麸堆下阴湿处及墙角松土中；或生活于野外树根落叶及石块下。

采　制

捕捉后，置沸水中烫死，晒干。药材主产于江苏、上海、浙江、湖南、四川。

性　味	性寒，味咸；有小毒。	
功　能	破瘀血，续筋骨。	
主　治	筋骨折伤，瘀血经闭，癥瘕痞块。	
用　法	用量 3~9g。孕妇禁用。	

性　状

药材呈扁平卵形，长 1.3~3cm，宽 1.2~2.4cm。前端较窄，后端较宽，背部紫褐色，具光泽，无翅。前胸背板较发达，盖住头部；腹背板 9 节，呈覆瓦状排列。腹面红棕色，头部较小，有丝状触角 1 对，常脱落。胸部有足 3 对，具细毛和刺。腹部有横环节。质松脆，易碎。气腥臭，味微咸。

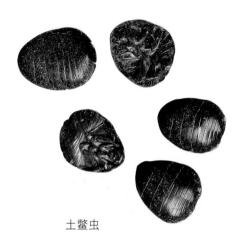

土鳖虫

化学成分　含挥发油和氨基酸。挥发油总量约 22%，主要为萘、脂肪醛、芳香醛；氨基酸总量约 40%。

药　　理　可使血细胞比容、全血高切黏度、全血低切黏度、红细胞聚集指数、红细胞刚性指数均降低，使红细胞沉降率、血沉常数明显升高。此外还有降脂、耐缺氧、镇痛、抗心肌缺血等作用。

验方

①闭经、痛经：土鳖虫 6g，丹参、赤芍、香附各 12g，桃仁、延胡索各 9g，水煎服。②跌打损伤，伤处疼痛：土鳖虫 30g，焙干研末，每服 3g，黄酒冲服，每日 2 次。③急性腰扭伤：土鳖虫 4 个，焙黄研细末，黄酒送服，早晚各服 1 次，连服 2~3 日。④黑色素瘤：土鳖虫、金银花各 1000g，大枣、核桃仁各 500g，制马钱子 250g，冰片 18g，猪胆汁 750g。除猪胆外，共研细末。将猪胆汁煮沸 1 小时，加入药粉，用适量蜂蜜为丸，每丸重 2.5g，每日早晚各服 1 丸。⑤蜈蚣咬伤：土鳖虫、蟑螂各 3 只，捣烂敷患处。

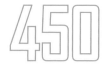

Arcae Concha

瓦楞子

英文名： Ark Shell
别　名： 蚶子壳、瓦垄子、瓦屋子。
来　源： 蚶科动物泥蚶 *Arca granosa* Linnaeus、毛蚶 *Arca subcrenata* Lischke 或魁蚶 *Arca inflata* Reeve 的贝壳。

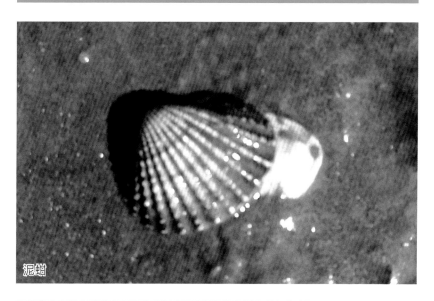

泥蚶

动物形态

见"性状"项。

采　制

秋、冬季至次年春季捕捞，洗净，置沸水中略煮，去肉，干燥。药材产于江苏、辽宁、山东、福建、浙江、广东。

性　味	性平，味咸。	
功　能	消痰化瘀，软坚散结，制酸止痛。	
主　治	顽痰积结，黏稠难咯，瘿瘤，瘰疬，癥瘕痞块，胃痛泛酸。	
用　法	用量 9~15g，宜先煎。	

性　状

贝壳略呈三角形或扇形，长 2.5~4cm，高 2~3cm。壳外面隆起；壳顶突出，向内卷曲；自壳顶至腹面有延伸的放射肋 18~21 条，肋上有颗粒状突起。壳内面平滑，白色，壳缘有与壳外面直楞相对应的凹陷，铰合部具有小齿 1 列。质坚。气微，味淡。

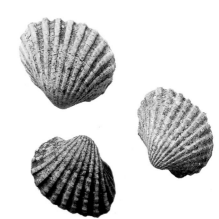

瓦楞子

化学成分	含碳酸钙、有机质及多种无机元素。
药　　理	所含碳酸钙可中和胃酸，减轻嗳酸、胃痛等症状；用 2% 人红细胞悬浮液做实验，可从其内脏生理盐水浸出液中检出完全性选择素；其体液具有胆碱酯酶、碱性磷酸酶和磷酸二酯酶活力。

验方

①胃、十二指肠溃疡：瓦楞子 150g（煅），甘草 30g，共研细末，每次服 10g，每日 3 次，餐前服；或每次 20g，于节律性疼痛发作前 20 分钟服。②胃痛，胃酸过多：瓦楞子 100g，海螵蛸 50g，甘草 25g。先将瓦楞子煅制，分别粉碎过筛，混匀，于餐前 20 分钟服药粉 5g，每日 2 次。③烧烫伤：将煅瓦楞子研成细末，加冰片少许，用香油调匀，涂患处。④癥瘕痞块、老痰结积：瓦楞子 16g，三棱、莪术、半夏、桃仁各 9g，木香 6g（后下），鳖甲 12g，水煎服。孕妇忌用。

Bubali Cornu

水牛角

英文名： Buffalo Horn
来　源： 牛科动物水牛 *Bubalus bubalis* Linnaeus 的角。

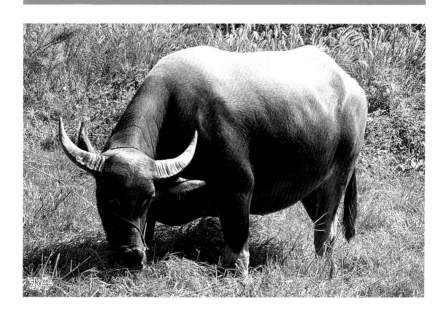

水牛

动物形态

为常见动物。

采　制

取角后，水煮，除去角塞，干燥，得水牛角原药材；使用前取原药材洗净，用温水浸泡，捞出，镑片，或洗净干燥后锉成粗粉。药材产于华南、华东。

性　味	性寒，味苦。
功　能	清热解毒，凉血，定惊。
主　治	温病高热，神昏谵语，发斑发疹，吐血衄血，惊风，癫狂。
用　法	用量15~30g，宜先煎3小时以上。

性　状

原药材呈稍扁平而弯曲的锥形，长短不一。表面棕黑色或灰色，一侧有数条横向的沟槽，另一侧有密集的横向凹陷条纹。上部渐尖，有纵纹；基部略呈三角形，中空。角质，坚硬。气微腥，味淡。

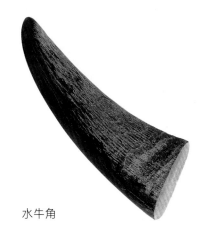

水牛角

| 化学成分 | 含胆固醇、胍类衍生物、肽类及多种氨基酸，其中以丝氨酸、甘氨酸、丙氨酸含量较高。 |

化学成分　含胆固醇、胍类衍生物、肽类及多种氨基酸，其中以丝氨酸、甘氨酸、丙氨酸含量较高。

药　理　水煎剂可明显缩短小鼠出血时间；可使大鼠肾上腺中抗坏血酸含量及外周血液中嗜酸粒细胞数量降低。此外还有镇静、抗惊厥、强心、抗感染、兴奋肠道平滑肌等作用。

验方　①吐血、衄血：水牛角、柏叶炭各15g，生地黄20g，丹皮10g，藕节25g，水煎服，日服2次。②高热惊厥：水牛角镑片100g，水煎2小时，每日3次分服，连服1周，或服到热退清醒停药。③小儿高热：水牛角磨水服，每次1.6g。④小儿惊风：水牛角3g，锉成末，钩藤9g，全蝎1.6g，制南星3g，朱砂0.9g，水煎服。⑤赤秃发落：水牛角、羊角(烧灰)各等份，猪脂调涂。(《圣惠方》)

附　注　水牛角浓缩粉系水牛角粗粉用水提取、浓缩，加细粉混合制得，功能主治同水牛角，用量为1.5~3g。

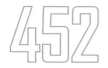

Hirudo

水　蛭

英文名： Leech
别　名： 水蚂蟥、肉钻子、蚂蟥干、马蛭。
来　源： 水蛭科动物蚂蟥 *Whitmania pigra* Whitman、水蛭 *Hirudo nipponica* Whitman 或柳叶蚂蟥 *Whitmania acranulata* Whitman 的干燥体。

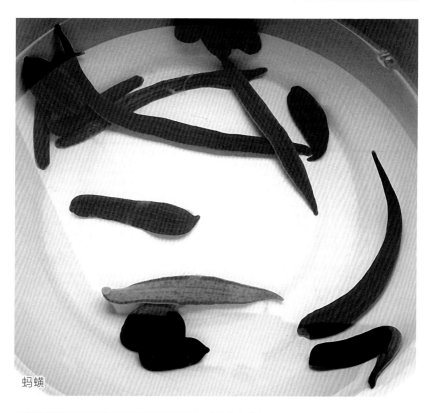

蚂蟥

动物形态

见"性状"项。

采　制

夏、秋二季捕捉，用沸水烫死，晒干或低温干燥。药材产于全国大部分地区。

性　状

药材呈扁纺锤形，有多数环节，长 2~4cm，宽 0.5~2cm。背部黑褐色或黑棕色，稍隆起，用水浸后，可见黑色斑点排成 5 条纵纹；腹部平坦，棕黄色。两侧棕黄色，前端略尖，后端钝圆，两端各具 1 吸盘，前吸盘不显著，后吸盘较大。质脆，易折断，断面胶质状。气微腥。

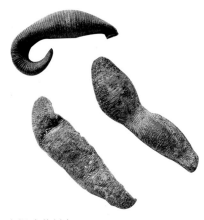

水蛭（药材）

性　味	性平，味咸、苦；有小毒。
功　能	破血，逐瘀，通经。
主　治	癥瘕痞块，血瘀闭经，中风偏瘫，跌扑损伤。
用　法	用量 1.5~3g。孕妇禁用。

化学成分　含胆甾 -4- 烯 -3 酮、琥珀酸、尿嘧啶、黄嘌呤、次黄嘌呤、脲苷、苯乙酸等。

药　理　水溶性部分对内源性和外源性凝血都有抑制作用，可明显延长凝血时间和凝血酶原时间。此外还有降血脂、抗动脉粥样硬化、终止妊娠、抗炎等作用。

验方

①血瘀经闭腹痛：水蛭 4.5g，丹参、赤芍各 15g，川芎 6g，香附 12g，红花 9g，水煎服。②跌打损伤：水蛭、朴硝各等份，研末调敷患处；或水蛭 6g，焙干研末，黄酒冲服。③神经性皮炎、牛皮癣：水蛭（焙存性）、硫黄各 30g，冰片 3g，共研成细末，加菜油拌成糊状，外敷患处，覆盖不吸水纸。④无名肿毒：水蛭 3g，芒硝、大黄各 15g，共研末，食醋调匀外敷。

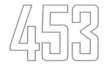

Bovis Calculus

453 牛 黄

英文名： Cow-bezoar
别　名： 丑宝、西黄、犀黄。
来　源： 牛科动物牛 *Bos taurus domesticus* Gmelin 的干燥胆结石。

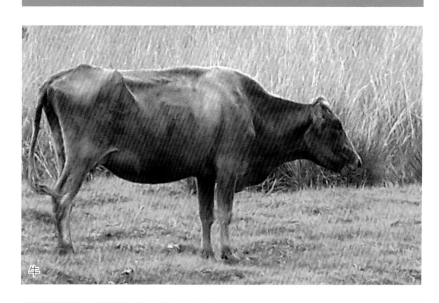

牛

动物形态

为常见的饲养动物。我国大部分地区有分布，以北方为多。

采　制

宰牛时，如发现有牛黄，即滤去胆汁，将牛黄取出，除去外部薄膜，阴干。天然牛黄药材主产于北京、河北、天津、新疆、青海、内蒙古等地。

性　味	性凉，味甘。
功　能	清心，豁痰，开窍，凉肝，息风，解毒。
主　治	热病神昏，中风痰迷，惊痫抽搐，癫痫发狂，咽喉肿痛，口舌生疮，痈肿疔疮。
用　法	用量 0.15~0.35g，多入丸散用。外用适量，研末敷串外。

性　状

药材多呈卵形、类球形、三角形或四方形，大小不一，直径0.3~4.5cm，少数呈管状或碎片。表面黄红色至棕黄色，有的表面挂有一层黑色光亮的薄膜，习称"乌金衣"，有的粗糙，具疣状突起，有的具龟裂纹。体轻，质酥脆，易分层剥落，断面金黄色，可见细密的同心层纹，有的夹有白心。气清香，味苦而后甘，有清凉感，嚼之易碎，不粘牙。

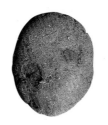

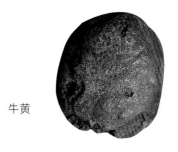

牛黄

化学成分	含胆酸(cholic acid)、去氧胆酸(deoxycholic acid)、鹅去氧胆酸、胆红素、牛磺酸(taurine) 等。
药　理	水溶液可显著抑制小鼠的自发活动；能对抗咖啡因、樟脑和印防己毒素等引起的中枢兴奋症状；对安钠咖及印防己毒素导致的惊厥都具有显著的对抗作用。此外还有解热、强心、降压、抑制肠兴奋、利胆、抗炎等作用。

验方

①小儿肺热喘咳：牛黄0.2g，石膏25g，川贝母25g，共为细末，每服5g，日服2次。②中风痰厥，不省人事，小儿急慢惊风：牛黄0.3g，辰砂0.15g，白牵牛（头末）0.6g。共研为末，作一服，小儿减半。痰厥温香油下；急慢惊风，黄酒入蜜少许送下。（《鲁府禁方》牛黄散）③小儿鹅口，不能饮乳：牛黄0.3g，为末，用竹沥调匀，沥在儿口中。（《圣济总录》牛黄散）

454 乌骨鸡

Gallus Domesticus

英文名： Black-bone Silky Fowl
别　名： 黑骨鸡。
来　源： 雉科动物乌骨鸡 *Gallus gallus domesticus* Brisson（家鸡的一种）的可食部位。

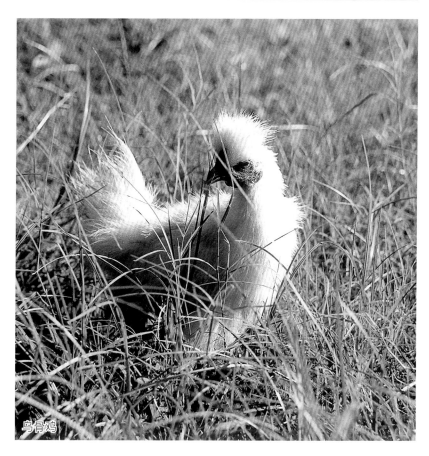

乌骨鸡

动物形态

个体较小，雄鸡重 1.4 kg 以下，雌鸡重 0.5~0.75 kg。头小颈短，具冠。眼黑色；耳叶绿色，略呈紫蓝。两翅短，飞翔能力弱。全身羽毛一般为白色，除两翅羽毛外均呈绢丝状。5 爪，跖毛多而密。皮、肉、骨均黑色，但也有乌毛乌骨、肉白乌骨、斑毛乌骨等变异。为人工饲养动物。在中国南方各地饲养较多。北方部分地区亦有饲养。以青菜、粮食、动物性蛋白质混合粉料等为食。原产于江西泰和，现其他地区亦有饲养，以江西、江苏、浙江、安徽饲养较多。

性　　味	性平，味甘。
功　　能	养阴退热，补肝益肾，益气养血。
主　　治	虚劳骨蒸羸弱，脾虚滑泄，下痢口噤，崩中，带下。
用　　法	内服煮食，或烧存性研末，或入丸散。

化学成分	含天冬氨酸、精氨酸、色氨酸等 17 种氨基酸，另含多种微量元素。
药　　理	乌鸡黑素具有明显的抑制 1- 氧 -4- 硝基喹啉的作用；黑素能捕获超氧离子，有抗氧化作用，且可部分代替超氧化物歧化酶的作用；乌骨鸡含有丰富的胡萝卜素，具有防癌作用。此外还有滋补强壮、抗辐射等作用。

验方

①虚劳消瘦，四肢倦怠，食欲不振，咳嗽吐脓血：乌骨鸡1只，党参、黄芪、白术、茯苓、白芍、知母、当归、川贝母、五味子、熟地黄各20g，共研细末，纳鸡腹内，蒸熟，匀7日服下。②赤白带下、遗精、遗尿：乌骨鸡1只，白果、莲肉各25g，胡椒5g，共研为末，纳鸡腹内，煮熟，空腹食之。③脾虚滑泄：乌骨鸡(母)1只，洗净。用豆蔻30g，草果2枚，烧存性，掺入鸡腹内，扎定煮熟，空腹食之。(《本草纲目》)④一切虚损诸病：乌骨鸡1只，炖熟，分2~3次服，连服几只。

455

Zaocys

乌梢蛇

英文名： Black Snake
别　名： 乌蛇、乌风蛇、黑花蛇、黑风蛇、剑脊蛇。
来　源： 游蛇科动物乌梢蛇 *Zaocys dhumnades* (Cantor) 的干燥体。

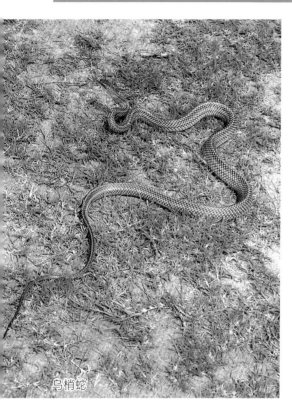

乌梢蛇

动物形态

见"性状"项。生活于平原、丘陵、山区的田野间，或农田水域附近。除青海、内蒙古、云南、西藏外，我国各地均有分布，以长江下游诸省较多。

采　制

夏、秋二季捕捉，剖开蛇腹或先剥去蛇皮（留头尾之皮），除去内脏，盘成圆盘状，干燥。药材产于安徽、江苏、浙江、江西、上海、湖北、湖南、四川。

性　　味	性平，味甘。
功　　能	祛风，通络，止痉。
主　　治	风湿顽痹，麻木拘挛，中风口眼㖞斜，半身不遂，抽搐痉挛，破伤风，麻风疥癣，瘰疬恶疮。
用　　法	用量 6~12g。

性　状

药材呈圆盘状，盘径约 16cm。表面黑褐色或绿黑色，密被菱形鳞片；背鳞行数成双，背部中央 2~4 行鳞片强烈起棱，形成两条纵贯全体的黑线。头盘在中间，扁圆形，大多眼大不陷而有光泽；颊鳞 1 枚，眼前下鳞 1 枚，较小，眼厚鳞 2 枚。脊部高耸成屋脊状。腹部剖开边缘向内卷曲，脊肌肉厚，黄白色或淡棕色，可见排列整齐的肋骨。尾部渐细而长。剥皮者仅留头尾之皮，中段较光滑。气腥，味淡。

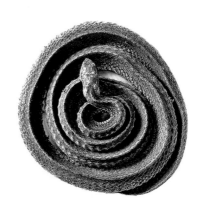

乌梢蛇（药材）

化学成分　含骨胶原(collagen)、蛋白质、脂肪等。

药　　理　具有抗大鼠琼脂性关节肿胀和二甲苯鼠耳郭肿胀的作用；乌梢蛇血清对小鼠注入全致死量或 2 倍致死量的五步蛇毒均有拮抗作用。此外还有镇痛、镇静、抗惊厥等作用。

验方

①癫痫：乌梢蛇 500g，慢火焙干，研成细末，每服 15g，早晚各服 1 次，温开水送服。服完 500g 为 1 个疗程，无效者可再观察 1~2 个疗程。②风湿麻木，半身不遂：乌梢蛇干体 1 条，羌活、白芍、秦艽、木瓜各 16g，独活、桂枝、川乌、巴戟天、防己、白术、松节各 12g，黄芪、豹骨各 3g，用 50 度白酒 5kg 浸泡 3 个月后服用。每天早晚各服 1 次，每次 16g。

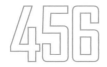

Haliotidis Concha

石决明

英文名： Sea-ear Shell
别　名： 毛底海尖、黑鳆。
来　源： 鲍科动物皱纹盘鲍 *Haliotis discus hannai* Ino、杂色鲍 *Haliotis diversicolor* Reeve、羊鲍 *Haliotis ovina* Gmelin、澳洲鲍 *Haliotis ruber* (Leach)、耳鲍 *Haliotis asinina* Linnaeus、白鲍 *Haliotis laevigata* (Donovan) 的贝壳。

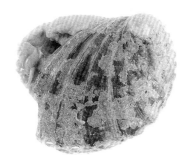

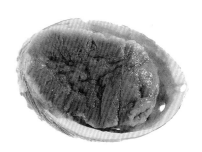

皱纹盘鲍（外面）　　　　　　　　　　皱纹盘鲍（内面）

动物形态

见"性状"项。皱纹盘鲍生活于海水较深而海藻茂盛的岩石上，主要以褐藻、红藻等为食。分布于黄海和渤海。

采　制

夏、秋二季捕捉，去肉，洗净，干燥。药材主产于辽宁、山东、江苏。

性　味	性寒，味咸。	
功　能	平肝潜阳，清肝明目。	
主　治	头痛眩晕，目赤翳障，视物昏花，青盲雀目。	
用　法	用量 6~20g，先煎。	

性　状

药材呈长椭圆形，长 8~12cm，宽 6~8cm，高 2~3cm。表面灰棕色，有多数粗糙而不规则的皱纹，生长线明显，常有苔藓类或石灰虫等附着物，从螺旋部顶处开始向右排列有 20 余个疣状突起，末端 4~5 个开孔，孔口突出壳面，壳较薄。质坚实，断面厚 0.5~5mm，层纹较明显。气微，味微咸。

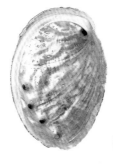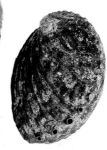

石决明

化学成分　贝壳主含碳酸钙，尚含多种无机元素、氨基酸及贝壳硬蛋白 (conchiolin)、胆素等。

药　　理　有降低中枢神经系统兴奋性的作用。另外还有清热、镇静、调节自主神经等作用，这与石决明含有钙、氨基酸等有关。

验方

①高血压：石决明 30g，钩藤、牛膝、白芍各 12g，茯苓、蒺藜、杭菊各 9g，水煎服。②目生白翳：石决明 18g，玄明粉 6g，大黄 4.5g，菊花、蝉蜕、白蒺藜各 9g，水煎服。③急性结膜炎：煅石决明 50g，大黄 25g，没药 15g，共研细末，每次 5g，日服 2 次。④肝阳上亢，头目眩晕：石决明 16g，生地黄 12g，生白芍、女贞子各 9g，菊花 6g，水煎服。⑤小儿疳积，消化不良：石决明 25g，乌贼骨 40g，苍术 10g，朱砂 5g，共研细末，每服 2~5g，日 2 次。

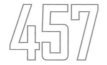

457 地 龙
Pheretima

英文名：Ground Dragon
别　名：蚯蚓干、曲鳝。
来　源：钜蚓科动物参环毛蚓 *Pheretima aspergillum* (E. Perrier) 的干燥体。

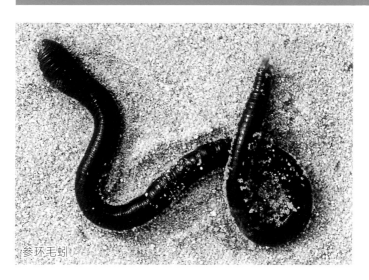

参环毛蚓

动物形态

为常见环节动物。形态见"性状"项。常栖息在田野、果园、菜园、公园的腐殖质丰富、肥沃疏松的土壤中。

采　制

春季至秋季捕捉，及时剖开腹部，洗去内脏及泥沙，晒干或低温干燥。药材主产于广东、广西。

性　味		性寒，味咸。
功　能		清热定惊，通络，平喘，利尿。
主　治		高热神昏，惊痫抽搐，关节痹痛，肢体麻木，半身不遂，肺热喘咳，尿少水肿；高血压。
用　法		用量 4.5~9g。

性　状

药材呈条状薄片，弯曲，边缘略卷，长 15~20cm，宽 1~2cm。全体具环节，背部棕褐色至紫灰色，腹部浅黄棕色；第 14~16 环节为生殖环带，习称"白颈"，较光亮。体前端稍尖，尾端钝圆，刚毛圈粗糙而硬，色稍浅。体轻，略呈革质，不易折断。气腥，味微咸。

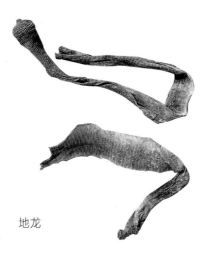

地龙

化学成分　含琥珀酸 (succinic acid)、蚯蚓解热素 (lumbrofebrine)、蚯蚓素 (lumbritin)、蚯 蚓 毒 素 (terrestrolumbrilysin)、6- 氧 嘌 呤 (hypoxanthine) 等。

药　　理　能舒张支气管，并对抗组胺和毛果芸香碱引起的支气管收缩；对肾性高血压有显著的降压作用。此外还有收缩子宫、镇静、抗惊厥、解热、抗血栓形成、抗凝血、抗心律失常、抗肿瘤、杀精、镇痛等作用。

验方

①中风半身不遂：地龙、红花各 9g，全蝎 6g，赤芍、牛膝各 12g，水煎服。②支气管哮喘：地龙研细末，装入胶囊，每次服 3g，日服 3 次，温开水送服。③丹毒：活地龙 (洗净)5 份，白砂糖 1 份，加适量凉开水同拌，使蚯蚓自溶成糊状，或按比例捣烂成糖泥，涂擦或外敷患处，每日 2~3 次。有用蚯蚓糖泥治疗带状疱疹，每日外擦 2~3 次，能很快减轻疼痛，疱疹逐渐干燥。④类风湿关节炎：地龙、白花蛇各 30g，研末，分成 4 包，每日服 1 包，重症服 2 包。方中如酌加土鳖虫、蜈蚣、僵蚕疗效更好。

458 全 蝎

Scorpio

英文名： Scorpion
别　名： 全虫、问荆蝎。
来　源： 钳蝎科动物东亚钳蝎 *Buthus martensii* Karsch 的干燥体。

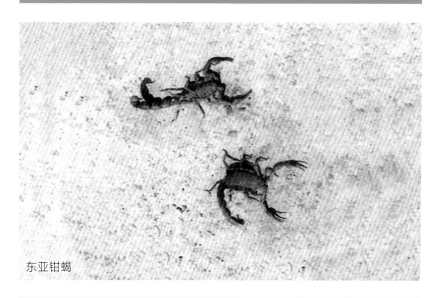

东亚钳蝎

动物形态

为常见的节足动物。形态见"性状"项。

采　制

春末至秋初捕捉，除去泥沙，置沸水或沸盐水中，煮至全身僵硬，捞出，置通风处，阴干。药材主产于河南、山东、河北。

性　味	性平，味辛；有毒。
功　能	息风镇痉，攻毒散结，通络止痛。
主　治	小儿惊风，抽搐痉挛，中风口㖞，半身不遂，破伤风，风湿顽痹，偏正头痛，疮疡，瘰疬。
用　法	用量 3~6g。

性　状

药材头胸部与前腹部呈扁平长椭圆形，后腹部呈尾状，皱缩弯曲，完整者体长6cm。头胸部呈绿褐色，前面有1对短小的螯肢及1对较长大的钳状脚须，形似蟹螯，背面覆有梯形背甲，腹面有足4对，均为7节，末端各具2爪钩；前腹部由7节组成，第七节色深，背甲上有5条隆脊线，背面绿褐色；后腹部棕黄色，6节，节上均有纵沟，末节有锐钩状毒刺，毒刺下方无距。气微腥，味咸。

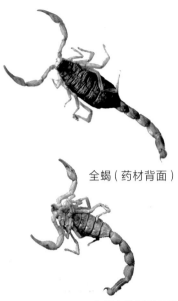

全蝎（药材背面）

全蝎（药材腹面）

化学成分　含蝎毒素 (buthotoxin)、三甲胺、牛磺酸、甜菜碱、胆固醇、多种氨基酸等。

药　　理　蝎毒及其成分抗癫痫肽 (AEP) 有抗惊厥作用，蝎毒、AEP 均可使癫痫发作的潜伏期明显延长，程度明显减轻；蝎毒能使心脏收缩力增强，心率减慢。此外还有抗肿瘤、镇痛、收缩子宫、抗血栓形成等作用。

验方　①癫痫：全蝎、郁金、明矾各等量，研粉，混匀，每日3次，每次服1.5g；或全蝎、蜈蚣（去头、足）各等量，研末，蜜制为丸如梧桐子大。每日4.5~7g，早晚分服。②痹痛：全蝎研粉，每晨吞服1.2g；此方可治疗多发性疖肿，每服1g，日服2次。③颜面神经麻痹（口眼㖞斜）：全蝎、僵蚕、白附子各等份，共为细末，每服2g，日服2次。④血栓闭塞性脉管炎、淋巴结结核、骨关节结核：全蝎、地龙、土鳖虫、蜈蚣各等份，研为细末，每次服2.5g，每日3次。⑤破伤风：麝香、全蝎各等份，为末，敷患处。（《普济方》麝香散）

459

Ostreae Concha

牡　蛎

英文名： Oyster Shell
别　名： 海蛎子壳、左壳、牡蛤、蛎蛤。
来　源： 牡蛎科动物近江牡蛎 *Ostrea rivularis* Gould 、长牡蛎 *Ostrea gigas* Thunberg 或大连湾牡蛎 *Ostrea talienwhanensis* Crosse 的贝壳。

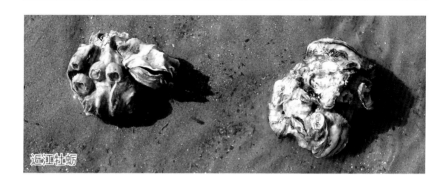

近江牡蛎

动物形态

见"性状"项。生活于江河流入海处。附着生活，多见于海边岩石上，也有群集于海底的，以细小的浮游生物为食。广泛分布于我国沿海各地；有养殖。

采　制

全年均可捕捞，去肉，洗净，晒干。药材主产于浙江、福建、江苏、山东、广东。

性　味	性微寒，味咸。
功　能	重镇安神，潜阳补阴，软坚散结，收敛固涩；煅牡蛎收敛固涩。
主　治	惊悸失眠，眩晕耳鸣，瘰疬痰核，癥瘕痞块，自汗盗汗，遗精崩带，胃痛泛酸。煅牡蛎主治自汗盗汗，遗精崩带，胃痛吞酸。
用　法	用量 9~30g，先煎。

性 状

贝壳呈圆形、卵圆形或三角形等，背腹缘几平行，长10~50cm，高4~15cm。右壳外面稍不平，有灰、紫、棕、黄等色，环生同心鳞片，幼体者鳞片薄而脆，多年生长后鳞片层层相叠；内面白色，有的边缘淡紫色。壳顶两侧无小齿。左壳凹下很深，鳞片较右壳粗大，壳顶附着面小。质硬，断面层状，洁白。气微，味微咸。

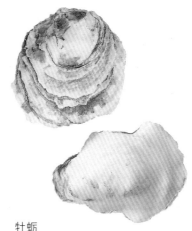
牡蛎

化学成分 主含碳酸钙，尚含镁、锶、铁、钾、钛、锰等。

药　理 所含碳酸钙有收敛、制酸、止痛等作用，有利于胃、十二指肠溃疡的愈合；本品可能有调节整个大脑皮质的功能；生用镇静、解热效力良好，煅牡蛎有收敛固涩之功效。此外还有增强免疫、抗肿瘤等作用。

验方

①胃、十二指肠溃疡：牡蛎5份，白及4份，研细，混匀，过筛，装瓶，避光保存。每日3次，每次3~6g，餐后温开水送服。服药期间忌辣椒、烟、酒。②遗精、滑精、早泄：煅牡蛎50g，莲须10g，芡实20g，水煎服，日服2次。③晕眩：生牡蛎、生龙骨各30g，菊花15g，枸杞子、何首乌各20g，水煎服，日服2次。④自汗盗汗：煅牡蛎、黄芪、浮小麦各16g，生白芍9g，水煎服。⑤瘰疬：生牡蛎16g，玄参、夏枯草各9g，水煎服。

Testudinis Carapax et Plastrum

龟　甲

英文名： Tortoise Plastron
别　名： 乌龟板、下甲、龟壳。
来　源： 龟科动物乌龟 *Chinemys reevesii* (Gray) 的干燥背甲及腹甲。

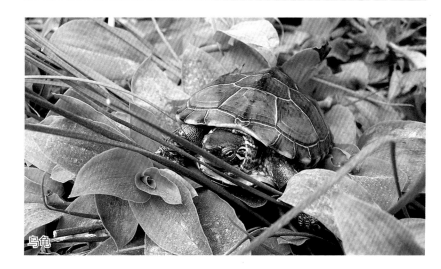

乌龟

动物形态

为常见的爬行动物。

采　制

全年均可捕捉，以秋、冬二季为多，捕捉后杀死，或用沸水烫死，剥取背甲及腹甲。除去残肉，晒干。药材主产于湖北、湖南、江西、安徽、江苏、浙江、福建、四川。

性　味	性微寒，味微咸、甘。
功　能	滋阴潜阳，益肾强骨，养血补心。
主　治	阴虚潮热，骨蒸盗汗，头晕目眩，虚风内动，筋骨痿软，心虚健忘。
用　法	用量 9~24g，先煎。

性　状

背甲及腹甲由甲桥相连，背甲稍长于腹甲。背甲呈长椭圆形拱状，外表面棕褐色或黑色，前端有颈角板1块，脊背中央有椎角板5块，两侧各有对称的肋角板4块，边缘每侧具缘角板11块，尾部具臀角板2块。腹甲呈板片状，近长方椭圆形，外表面淡黄棕色至棕色，角板12块，每块具紫褐色放射状纹理，内表面黄白色至灰白色，除尽后可见骨板9块，呈锯齿状嵌接，前端钝圆或平截，后端具三角形缺刻，两侧均有呈翼状向斜上方弯曲的甲桥(墙板)。质坚硬。气微腥，味微咸。

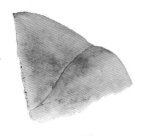

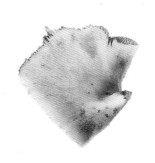

龟甲

化学成分　含蛋白质、骨胶原(collagen)、氨基酸、碳酸钙等。

药　理　能有效降低甲状腺功能亢进的阴虚大鼠的甲状腺、肾上腺功能；可使甲状腺功能亢进的阴虚大鼠萎缩的胸腺恢复生长，提高细胞免疫及免疫功能，提高淋巴细胞转化率，使血清中免疫球蛋白G(IgG)含量增多。

验方

①慢性肾炎: 炙龟甲、薏苡仁各25g, 生黄芪15g。先煎龟甲1小时，再加入黄芪，薏苡仁，浓煎去渣，每日2次分服，连服1~2个月。②骨结核、肺结核、淋巴结结核: 龟甲烧存性，研细末，枣泥为丸，每服10g, 日服2次，连服2个月。③疮疖，皮肤溃烂，流脓流水，久不收口: 炙龟甲600g, 黄连30g, 红粉15g, 冰片3g, 分别研末过筛，取适量敷患处。④阴虚血热，月经过多，色紫黑成块: 龟甲、黄柏、黄芩、白芍、制香附各9g, 水煎服。

461 阿　胶

Asini Corii Colla

英文名： Donkey-hide Glue

别　名： 驴皮胶。

来　源： 马科动物驴 *Equus asinus* Linnaeus 的皮经煎煮、浓缩制成的固体胶。

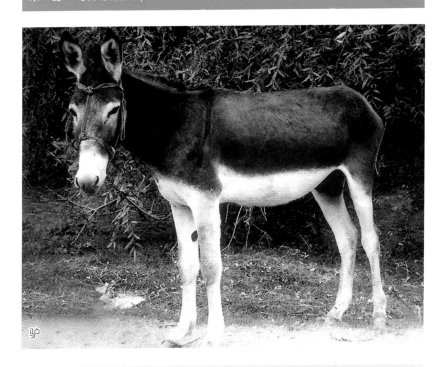

驴

动物形态

为常见的饲养动物。

性　　味	性平，味甘。
功　　能	补血滋阴，润燥，止血。
主　　治	血虚萎黄，眩晕心悸，肌痿无力，心烦不眠，虚风内动，肺燥咳嗽，劳嗽咯血，吐血尿血，便血崩漏，妊娠胎漏。
用　　法	用量 3~9g，烊化兑服。

采　制

将驴皮漂泡，去毛，切成小块，再漂泡洗净，分次水煎，滤过，合并滤液，用文火浓缩（或加适量黄酒、冰糖、豆油）至稠膏状，冷凝，切块，阴干。药材主产于山东，浙江、上海、北京、天津、河南、湖北等地亦有产。

性　状

药材呈长方形或方形块，黑褐色，有光泽。质硬而脆，断面光亮，碎片对光照视呈棕色半透明状。气微，味微甘。

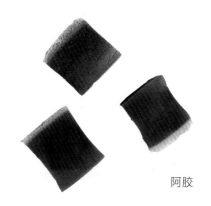

阿胶

化学成分　阿胶经水解得多种氨基酸，其中含量较高的有甘氨酸、脯氨酸、谷氨酸、精氨酸、丙氨酸等。

药　　理　可升高血红蛋白、红细胞、白细胞及血小板数量，具有补血作用；对 ^{60}Co 照射引起的造血损伤具显著的治疗作用，因而有抗辐射作用。此外还有升压、抗休克、耐缺氧、耐寒冷、抗疲劳等作用。

验方

①贫血：阿胶（溶化）、当归各9g，熟地黄16g，水煎服；或阿胶9g烊化冲服，每日3次。②月经不调、功能失调性子宫出血：阿胶（溶化）、白芍各9g，艾叶、当归、川芎各6g，熟地黄12g，水煎服。③肺虚咳嗽，喘促：阿胶15g，马兜铃10g，甘草、杏仁、牛蒡子各3g，糯米15g，水煎服，日服2次。④便血：阿胶9g，蒲黄6g，生地黄16g，每日1剂，水煎服。⑤下赤白痢、口燥烦热、小便不利：阿胶珠30g，黄连90g，茯苓60g，共研末，加炼蜜做丸（黄连阿胶丸），每日服2次，每次9g，空腹温开水送服。

462

Galli Gigerii Endothelium Corneum

鸡内金

英文名： Chicken Gizzard Membrane
别　名： 鸡肫皮、鸡黄皮。
来　源： 雉科动物家鸡 *Gallus gallus domesticus* Brisson 的干燥砂囊内壁。

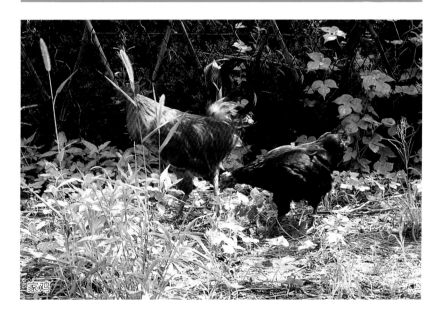

家鸡

动物形态

为常见动物。

采　制

鸡宰杀后，取出鸡肫，立即剥下内壁，洗净，干燥。炮制品有炒鸡内金、醋鸡内金、鸡内金炭。药材全国各地均产。

性　味	性平，味甘。	
功　能	健胃消食，涩精止遗。	
主　治	食积不消，呕吐泻痢，小儿疳积，石淋涩痛，遗尿，遗精。	
用　法	用量 3~10g。	

性　状

本品为不规则卷片，厚约2mm。表面黄色、黄绿色或黄褐色，薄而透明，具明显的条状皱纹。质脆，断面角质样，有光泽。气微腥，味微苦。

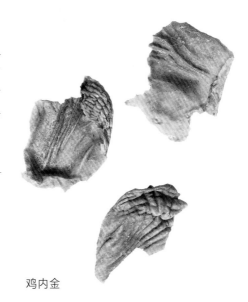

鸡内金

化学成分　含促胃液酶、淀粉酶、类角蛋白及多种氨基酸。

药　　理　能显著减慢小鼠胃排空速度，抑制小鼠小肠蠕动，显著对抗新斯的明所致的小鼠小肠运动亢进；能加速放射性锶的排泄；药物消化后进入胃中能显著刺激胃腺，使胃腺分泌增强而起到间接助消化作用。

验方

①小儿疳积：鸡内金5个，炒干，研末，加糖适量，分3次温开水送服。②食积不消，脘腹胀满：炒鸡内金5个，莱菔子6g，香附、苍术各9g，麦芽16g，水煎服；或鸡内金炒干研末，每日2次，每次6g，开水送服。③慢性腹泻：鸡内金6g，炒白术9g，木香4.5g，水煎服。④反胃呕吐：鸡内金30g，烧存性，研末，每次3g，用酒调服。⑤遗精、遗尿：鸡内金研末，每服3g，于晚上睡前以温开水送服；或配海螵蛸9g，水煎服。⑥慢性肠炎，腹泻腹胀，食欲不振：炒鸡内金、炒白术各90g，研末，混匀，每日服2次，每次6g，餐前开水送服。

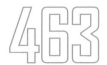

Bungarus Parvus

金钱白花蛇

英文名： Little Silver-banded Krait
别　名： 断肌甲、手巾蛇、百节蛇、寸白蛇。
来　源： 眼镜蛇科动物银环蛇 *Bungarus multicinctus* Blyth 的幼蛇干燥体。

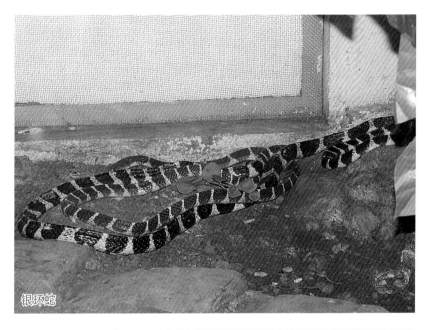

银环蛇

动物形态

见"性状"项。栖于平原、山地、水边等草丛中，多夜间活动，以鱼、蛙、蛇、鼠等动物为食。唾液具强烈的神经毒性。

性　味	性温，味甘、咸；有毒。
功　能	祛风，通络，止痉。
主　治	风湿顽痹，麻木拘挛，中风口㖞，半身不遂，抽搐痉挛，破伤风，麻风疥癣，瘰疬恶疮。
用　法	用量3~4.5g，研粉吞服1~1.5g。

采　制

夏、秋二季捕捉，剖开蛇腹，除去内脏，擦净血迹，用乙醇浸泡处理后，盘成圆盘状，用竹签固定，干燥。药材产于安徽、广东、海南、广西、江西、四川、贵州、云南。

性　状

药材呈圆盘状，盘径 3~15cm，蛇体直径0.3~2cm。头盘在中间，尾细，常纳口内。背部黑色或灰黑色，有多数白色环纹，并有 1 条显著突起的脊棱，鳞片细密，有光泽。腹部黄白色，鳞片稍大。气微腥，味微咸。

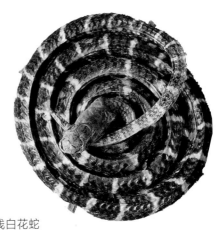

金钱白花蛇

化学成分　含蛋白质、脂肪、鸟嘌呤核苷 (guanoside) 等。

药　理　对二甲苯所致的小鼠耳郭炎症及大、小鼠蛋清性足跖肿胀有明显的抑制作用；能延长痛反应潜伏期，且不易产生耐受性和习惯性；蛇毒制剂具有抗血栓形成，降低纤维蛋白、血液黏度、血小板数量、黏附率和聚集的功能。

验方

①脊髓灰质炎恢复期：金钱白花蛇研粉，每服 3g，日服 2 次，黄酒酌量，送服。②风湿关节痛、半身不遂：金钱白花蛇 25g，当归、羌活、防风、天麻、秦艽、五加皮各 16g。用白酒 1.5kg，加热后浸泡 7 日。每服 10~15ml，每日 2 次。③坐骨神经痛：金钱白花蛇、地龙各 50g，共为细末，每服 15g，每日 2 次，黄酒或温开水送服。

464

Margarita

珍　珠

英文名： Pearl

别　名： 海珠、真珠、濂珠（马氏珍珠贝），淡水珠、真珠（三角帆蚌）。

来　源： 珍珠贝科动物马氏珍珠贝 *Pteria martensii* (Dunker)、蚌科动物三角帆蚌 *Hyriopsis cumingii* (Lea) 或褶纹冠蚌 *Cristaria plicata* (Leach) 受刺激形成的珍珠。马氏珍珠贝所产的为海水珍珠，后两者为淡水珍珠。

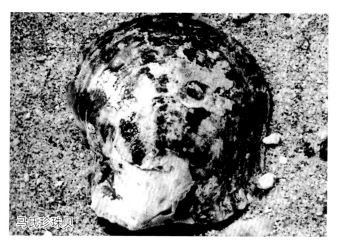

马氏珍珠贝

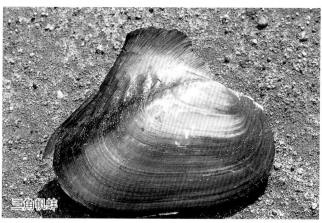

三角帆蚌

动物形态

马氏珍珠贝：贝壳呈斜方形，壳质薄而脆。壳顶位于前方，两侧有耳，前耳小，后耳大。背缘平直，腹缘圆。壳面同心生长线细密，成片状，薄而脆，极易脱落，边缘的排列极密，延伸成小舌状，末端翘起。壳表面淡黄褐色，常有数条黑褐色放射线；内表面珍珠层发达，富有珍珠光泽，边缘淡黄色，无珍珠层。分布于我国南海，栖息于风浪较为平静的内湾；可养殖。

三角帆蚌：贝壳大而扁平，质坚重，外形略呈三角形。后前缘向上扩展成三角形帆状翼，翼脆弱，易折断；腹缘略呈弧形。壳表面不平滑。后背区有2道由结节状大突起组成的斜形粗肋；内面平滑，珍珠层乳白色。分布于河北、安徽、江苏等地，生于水质清、水流急、底质略硬的大中型湖泊及河流内；可养殖。

采　　制

自动物体内取出，洗净，干燥。海水珍珠药材主产于广西、广东、海南、台湾等沿海地区，以广西合浦所产量大质优，有"南珠"之称；淡水珍珠药材主产于江苏、浙江、湖南、安徽。

性　　状

药材呈类球形、长圆形、卵圆形或棒形，直径1.5~8mm。表面类白色、浅粉红色、浅黄绿色或浅蓝色，半透明，光滑或微有凹凸，具特有的彩色光泽。质坚硬，破碎面显层纹。气微，味淡。

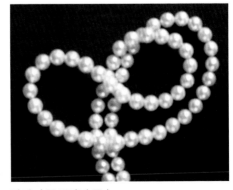

珍珠（马氏珍珠贝）

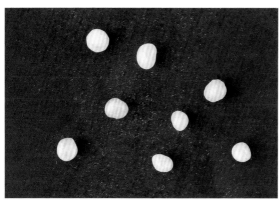

珍珠（三角帆蚌）

性　味	性寒，味甘、咸。
功　能	安神定惊，明目消翳，解毒生肌，润肤祛斑。
主　治	惊悸失眠，惊风癫痫，目生云翳，疮疡不敛。
用　法	用量 0.1~0.3g，多入丸散用。外用适量。

化学成分　含牛磺酸、鸟氨酸、丙氨酸、甘氨酸、缬氨酸、天冬氨酸等。

药　理　珍珠粉混悬液可使心肌和脑组织中的脂褐素明显降低，但对肝脏组织无明显影响；能提高心脏收缩力，但不影响心律。此外还有抗肿瘤、抑制肠管及体内自由基、抗疲劳、抗辐射、抗衰老等作用。

验方

①咽喉肿痛、糜烂：珍珠、牛黄各等份，分别研成极细粉末后，混合均匀，每用适量，吹敷患处。②癫痫、头痛、遗精：珍珠研成细面，每服 0.3g，日服 2 次。③心悸失眠：珍珠 30g，远志 3g，酸枣仁 9g，炙甘草 5g，水煎服。④湿毒疮疡，溃烂肿痛，流脓流水，久不收口：珍珠 0.15g，石决明 6g，石脂、龙骨、石膏各 9g，麝香 0.3g，冰片 1.5g，共研末，外敷患处。孕妇慎用。
⑤翳障：珍珠 0.3g，飞炉甘石 1.5g，冰片 0.9g，朱砂 9g。分别研细末，过筛，点眼，每日点 3~5 次。

Manis Squama

穿山甲

465

英文名： Pangolin Manitis

别　名： 甲片、山甲片、鲮鲤片、甲张。

来　源： 鲮鲤科动物穿山甲 *Manis pentadactyla* Linnaeus 的干燥鳞甲。穿山甲为国家二级保护野生动物，现已禁止非法捕猎和贸易。

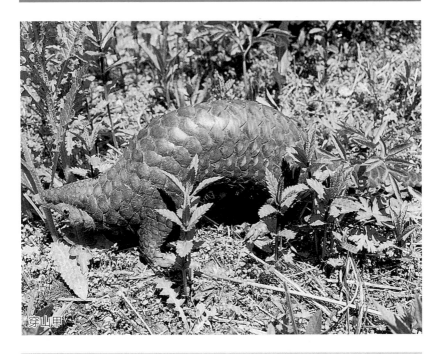

穿山甲

动物形态

体狭长，长 50~100cm，尾长 10~30cm。头呈圆锥形，耳小，吻尖，无齿，舌细长。身体背面略隆起，从头、背、体侧、四肢外侧至尾端均被以覆瓦状排列的硬角质鳞片，其间夹有数根刚毛，背部鳞片黑褐色或灰褐色。腹面自下颌、胸、腹至尾基部无鳞片，有稀毛，腹部灰白色，毛棕色。四肢粗短，前肢比后肢长，各具五趾，有坚而锐利的爪。颊、眼周和耳部被毛。尾长而扁平。栖息于山麓、丘陵或灌木丛、杂林等较潮湿处。分布于广东、广西、云南、海南、贵州、湖南、浙江、台湾等地。

采　制

全年均可捕捉，杀死后置沸水中略烫，取下鳞甲，洗净，晒干。药材主产于广西、云南、贵州。

性　状

药材呈扇面形、三角形、菱形或盾形的扁平片状或半折合状，中间较厚，边缘较薄，大小不一，长、宽各为0.7~5cm。外表面黑褐色或黄褐色，有光泽；宽端有数十条排列整齐的纵纹及数条横线纹；窄端光滑。内表面色较浅，中部有1条明显凸起的弓形横向棱线，其下方有数条与棱线相平行的细纹。角质，半透明，坚韧而有弹性，不易折断。气微腥，味淡。

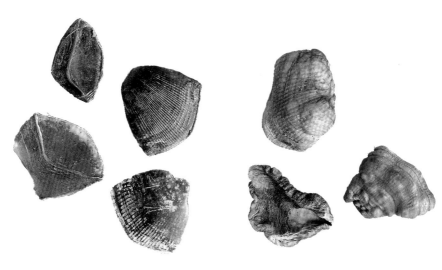

穿山甲（片，药材）　　　　　穿山甲（炙，药材）

性	味	性微寒，味咸。
功	能	活血消癥，通经下乳，消肿排脓，搜风通络。
主	治	经闭癥瘕，乳汁不通，痈肿疮毒，关节痹痛，麻木拘挛。
用	法	用量 4.5~9g ，一般炮制后用。孕妇慎用。

化学成分　含角蛋白、多种氨基酸、胆固醇、二十三酰丁胺、L- 丝 -L-酪环二肽 ［cyclo-(L-seryl-L-tyrosyl)］、D- 丝 -L- 酪环二肽等。

药　　理　穿山甲片的水煎液有明显延长大白鼠和小白鼠凝血时间和降低大白鼠血液黏度的作用；穿山甲片中的环二肽酸能提高小白鼠常压缺氧的耐受能力。此外还有抗炎、抑制诱变的作用。

验方

①产后乳汁不足：穿山甲（炮）、王不留行、通草各 9g，当归 16g，水煎服；或炮甲片研末，取 2g，冲酒服，日 2 次。②血尿：穿山甲（炮）9g，研末，水煎服。③闭经：穿山甲 3 片，放在瓦上焙，醋焠 3 次，焠到黄色时，研末，黄酒冲服，发汗。④瘰疬溃坏：穿山甲 21 片，烧研敷之。⑤下痢，里急后重：穿山甲、蛤粉各等份，上为细末，每服 3g，好酒空腹调服。(《普济方》)⑥无头痛疽：穿山甲、猪牙皂角（去皮、弦）各 30g，共炙焦黄，为末。每用 3g，热酒调下。其疮破，以冬瓜藤为末敷，疮干即水调敷之。诸疔疮皆可用。(《小儿卫生总微论方》)

466 哈蟆油

Ranae Oviductus

英文名： Dried Oviduct Fat of Chinese Forest Frog
别　名： 田鸡油、蛤士蟆油、雪蛤膏。
来　源： 蛙科动物中国林蛙 *Rana temporaria chensinensis* David 雌蛙的输卵管。

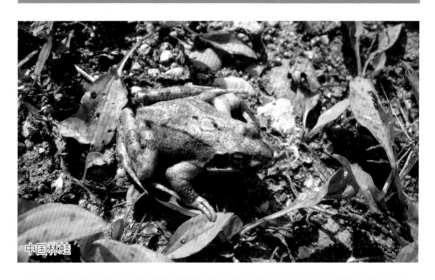

中国林蛙

动物形态

雌蛙体长 7~9cm，雄蛙较小。头部长宽相等，吻端钝圆，稍突出于下颌，鼓膜大于眼径之半，有三角形黑斑。前肢较短，四指细长。后肢较长，约为前肢的 3 倍；胫长超过体长之半，胫跗关节前伸可达或超过眼部；足长于胫；趾细长，蹼发达，蹼缘缺刻较大；关节下瘤明显。皮肤略显粗糙，背面与体侧有分散的疣粒，其上有黑斑点，在肩部排成"V"字形；腹面皮肤光滑。体被黄褐色或棕褐色皮肤，腹面灰白色。四肢横断纹清晰。4 月下旬至 9 月下旬生活于阴湿山坡的树丛中，9 月底至次年 3 月营水栖生活。分布于东北及内蒙古、青海、甘肃、陕西、山西、河北、河南、山东和四川等地。

采　制

取雌蛙的输卵管，经采制干燥而得。药材主产于黑龙江、吉林、辽宁。

性　状

本品呈不规则块状，弯曲而重叠，长1.5~2cm，厚1.5~5mm。表面黄白色，呈脂肪样光泽，偶有带灰白色薄膜状干皮。摸之有滑腻感，在温水中浸泡体积可膨胀。气腥，味微甘，嚼之有黏滑感。

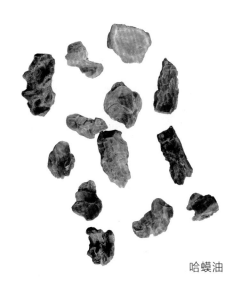

哈蟆油

性	味	性平，味甘、咸。
功	能	补肾益精，养阴润肺。
主	治	病后体弱，神疲乏力，心悸失眠，盗汗，痨嗽咯血。
用	法	用量5~15g，用水浸泡，炖服，或作丸剂服。

化学成分　含雌酮 (estrone)、17β-雌二醇 (17β-estradiol)、类胡萝卜素 (carotinoid)、胆固醇、多种氨基酸等。

药　理　有雌性激素样作用，可促使雌性幼鼠提前进入性成熟期；能延长雌性小鼠的性周期，对小鼠发育有良好的影响。

验方

①肺痨咯血：哈蟆油5g，白木耳2g，二者先分别加水发开，再加适量白糖、水，蒸熟服，日2次。②神经衰弱：哈蟆油5g，加水发开，加白糖适量，蒸熟服，日服2次，连续服用。③老年慢性支气管炎：哈蟆油2副，先加水发开，再蒸熟服，每日1次，10~15日为1个疗程。④脾肾虚寒：哈蟆油3~9g，先加水发开，再蒸熟服。

467 海 马

Hippocampus

英文名： Sea-horse

别　名： 克氏海马（线纹海马），水马、龙落子、马头鱼、海狗子（刺海马）。

来　源： 海龙科动物线纹海马 *Hippocampus kelloggi* Jordan et Snyder、刺海马 *Hippocampus histrix* Kaup、大海马 *Hippocampus kuda* Bleeker、三斑海马 *Hippocampus trimaculatus* Leach 或小海马（海蛆）*Hippocampus japonicus* Kaup 的全体。

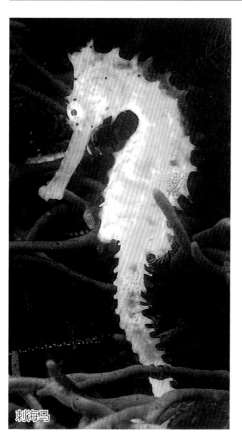

刺海马

动物形态

见"性状"项。栖息于近海藻类繁茂的水域中，以小型甲壳类动物为食。线纹海马分布于南海；刺海马分布于东海、南海。

采　制

夏、秋二季捕捞，洗净，晒干；或除去皮膜及内脏，晒干。线纹海马药材主产于广东、海南、广西；刺海马药材主产于广东、海南、福建、广西。

性　状

线纹海马

药材呈扁长形而弯曲，体长约
30cm。表面黄白色。头略似马头，
有冠状突起，具管状长吻，口小，
无牙，两眼深陷。躯干部七棱形，
尾部四棱形，渐细卷曲，体上有瓦
楞形的节纹并具短棘。体轻，骨质，
坚硬。气微腥，味微咸。

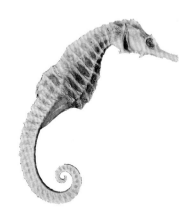

海马（线纹海马）

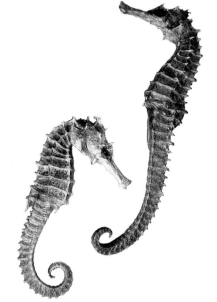

海马（刺海马）

刺海马

体长 15~20cm。头部及体上环
节间的棘细而尖。

性 味	性温，味甘、咸。
功 能	温肾壮阳，散结消肿。
主 治	阳痿，遗尿，肾虚作喘，癥瘕积聚，跌扑损伤；痈肿疔疮。
用 法	用量3~9g。外用适量，研末敷患处。

化学成分 线纹海马含硬脂酸、胆甾-5-烯-3β，7α-二醇 (cholseta-5-ene-3β,7α-diol)、胆甾-4-烯-3-酮。刺海马含胆甾醇硬脂酸酯 (cholesterol stearate)、2-羟基-4-甲氧基-苯乙酮 (2-hydroxy-4-methoxy-acetophenone)、胆甾醇 (cholesterol)、胆甾-5-烯-3β,7α-二醇。

药 理 能增强超氧化物歧化酶的活性，加强清除自由基的能力，提高应激能力，增强记忆；能对抗氢化可的松所引起的小鼠胸腺萎缩，提高免疫功能。此外还能抑制钙通道、抗血栓形成，并具性激素样作用。

验方

①阳痿：海马1对，炙焦，研细粉，每服1.5g。②创伤流血不止：海马适量，烧存性，敷伤口。③腰腿痛、跌打损伤：海马50g，焙干研末，用40度白酒500ml浸泡24小时以上，日服10ml，15日为1个疗程。④内伤疼痛：海马9g，水煎服。⑤发背、诸恶疮、疔疮：海马1对（炙），穿山甲（黄土炒）、水银、朱砂各6g，雄黄9g，轻粉3g，冰片、麝香各少许。上除水银外，各研为末和合，入水银再研至无星。针破疮口，点药入内，每日1次。（《急救仙方》海马拔毒散）

Meretricis Concha, Cyclinae Concha

蛤 壳 468

英文名：Clam Shell

别　名：海蛤壳、蛤蜊壳（文蛤），青蛤壳、蛤蜊壳（青蛤）。

来　源：帘蛤科动物文蛤 *Meretrix meretrix* Linnaeus 或青蛤 *Cyclina sinensis* Gmelin 的贝壳。

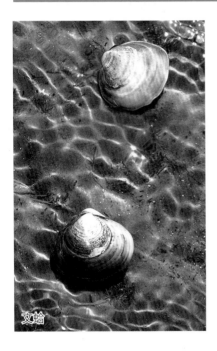

文蛤

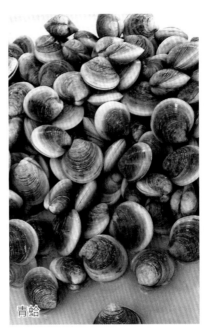

青蛤

动物形态

见"性状"项。

采　制

夏、秋二季捕捞，去肉，洗净，晒干。文蛤药材产于广东、海南、山东、福建、江苏；青蛤药材产于江苏、浙江、山东、福建。

性　状

文蛤

呈扇形或类圆形。背缘略呈三角形，腹缘呈圆弧形，长3~10cm，高2~8cm。壳顶突出，位于背面，稍靠前方。壳外面光滑，黄褐色，同心生长纹清晰，通常在背部有锯齿状或波纹状褐色花纹。壳内面白色，边缘无齿纹，前后壳缘有时略带紫色，铰合部较宽，右壳有主齿3个及前侧齿2个；左壳有主齿3个及前侧齿1个。质坚硬，断面有层纹。气微，味淡。

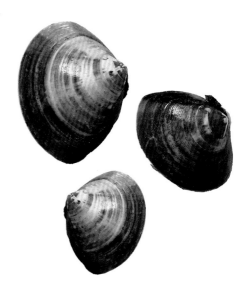

蛤壳（文蛤）

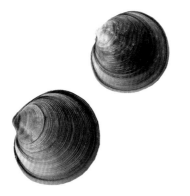

蛤壳（青蛤）

青蛤

呈类圆形，壳顶突出，位于背侧近中部。壳外面淡黄色或棕红色，同心生长纹凸出壳面略呈环肋状。壳内面白色或淡红色，边缘常带紫色并有整齐的小齿纹，铰合部左右两壳均具主齿3个，无侧齿。

性 味	性寒，味苦、咸。
功 能	清热化痰，软坚散结，制酸止痛；外用收湿敛疮。
主 治	痰火咳嗽，胸胁疼痛，痰中带血，瘰疬瘿瘤，胃痛吞酸；湿疹，烫伤。
用 法	用量 6~15g，宜先煎，蛤粉包煎。外用适量，研极细粉撒布或油调后敷患处。

化学成分	含蛤素 (mercenene)、碳酸钙、甲壳素等。
药 理	提取物对受环磷酰胺抑制的小鼠迟发型超敏反应具有明显促进作用，而对环磷酰胺所致过高的小鼠迟发型超敏反应具有明显抑制作用；此外还有抗炎、降血脂、抗血小板聚集的作用。

验方

①肝旺肺热，咳嗽痰黏：煅蛤壳（研粉）180g，青黛18g，拌匀，每次 9~16g，用布袋包，水煎服，每日服 1~2 次。②慢性胃炎，吐酸水，胃溃疡：煅蛤壳、香附各 90g，共研末，每次 9g，每日 1~3 次，开水冲服。③咳嗽气喘、痰稠不易咳出（慢性支气管炎、支气管扩张）：煅蛤壳 120g，研末，每日服 2 次，每次 9g。温开水冲服。④烧伤、烫伤：蛤壳粉 155g，朱砂 16g，冰片 9g，共研细末，混匀备用。用时取适量加鸡蛋清调匀涂患部，保持创面湿润，忌用冷水冲洗。⑤痰饮、心痛：煅蛤壳 500g，瓜蒌仁 120g，共研末，煮面糊做成药丸，每丸重 3g，每次 1 丸，每日 2~3 次，温开水送服。

469

Syngnathus

海　龙

英文名： Pipe Fish
别　名： 杨枝鱼、水雁、钱串子、海蛇。
来　源： 海龙科动物刁海龙 *Solenognathus hardwickii* (Gray)、拟海龙 *Syngnathoides biaculeatus* (Bloch) 或尖海龙 *Syngnathus acus* Linnaeus 的干燥全体。

动物形态

见"性状"项。生活于海藻类繁茂的浅海中，栖止时常以尾缠绕在海藻上，以小型甲壳类动物为食。分布于南海沿海海岸。

采　制

夏、秋二季捕捞，洗净，晒干，或除去皮膜及内脏，晒干。刁海龙药材主产于广东、海南，尤其是广东东南部沿海。

性　状

刁海龙体狭长侧扁，全长 30~50cm。表面黄白色或灰褐色。头部前方具 1 管状长吻，口小，无牙，两眼圆而深陷，头与体轴略呈钝角。躯干部宽 3cm，五棱形，尾部前方六棱形，后方渐细，四棱形，尾端卷曲。背

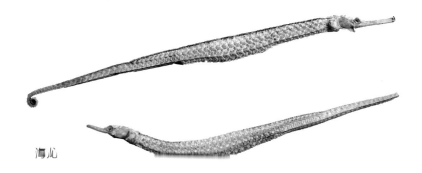

海龙

棱两侧各有 1 列灰黑色斑点状色带。全体被以具花纹的骨环及细横纹，各骨环内有突起粒状棘。胸鳍短宽，背鳍较长，有的不明显，无尾鳍。骨质，坚硬。气微腥，味微咸。

性	**味**	性温，味甘、咸。
功	**能**	温肾壮阳，散结消肿。
主	**治**	阳痿遗精，癥瘕积聚，瘰疬痰核，跌扑损伤；痈肿疔疮。
用	**法**	用量 3~9g。外用适量，研末敷患处。

化学成分	刁海龙含胆甾 -3,6- 二酮、胆甾 -4- 烯 -3- 酮等。
药　　理	能增加雄性小鼠的精子数和精子活力；水提取物对正常人血淋巴细胞的转化有明显的促进作用。此外还有耐缺氧、兴奋子宫、抗癌、升高白细胞等作用。

验方

①阳痿：海龙、海马、楮实、枸杞子、菟丝子各 60g，熟地黄 120g，山萸肉、五味子、石菖蒲、远志 (去心) 各 30g，巴戟天、覆盆子各 45g，山药 90g，小茴香 25g，共研细末，炼蜜做成药丸，每丸重 6g。每日服 2~3 次，每次 1 丸，温开水送服。②跌打接骨续筋：海龙、海马、桑白皮各 60g，三七 30g，黄芪、五加皮各 120g。共研末，每日服 3 次，每次 3g，温开水送服。③跌打疼痛：海龙 9g，水煎服；或焙干研末，酒送服。

470

Sepiae Endoconcha

海螵蛸

英文名：Cuttlebon(Cuttlefish Bone)
别　名：乌贼骨、黑鱼骨、乌鱼盖。
来　源：乌贼科动物金乌贼 *Sepia esculenta* Hoyle 或无针乌贼 *Sepiella maindroni* de Rochebrune 的干燥内壳。

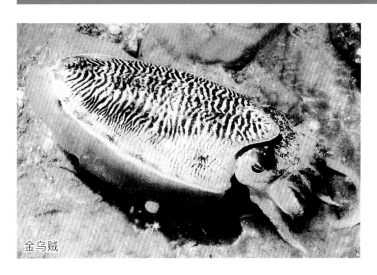

金乌贼

动物形态

全体长椭圆形，胴部卵圆形，长约为宽的 1.5 倍。后腹面有 1 个明显的腺孔，常流出近红色腥臭的浓汁。胴部两侧有肉鳍，鳍窄，后端不相连。头部较短，眼发达，位于头两侧；头前端有腕，腕的长度相近，触腕长度稍超过体长，末端的吸盘小而密。体内有一个贮藏墨汁的黑囊，体中央有石灰质的骨骼。生活时，体黄褐色，胴体背部有紫棕色细斑与白斑相间。雄性胴背有波状条纹。分布于我国北部沿海，南方沿海也有少量分布。

采　制

收集乌贼鱼的骨状内壳，洗净，晒干。药材产于浙江、江苏、山东、福建、广东、辽宁。

性　状

药材呈扁长椭圆形，中间厚，边缘薄，长13~23cm，宽约至6.5cm，厚约1.3cm。背面有磁白色脊状隆起，两侧略显微红色，疣点明显；腹面白色，细密波状横层纹占全体大部分，中间有纵向浅槽；角质缘半透明，尾部角质缘渐宽，向腹面翘起。断面粉质，显疏松层纹。气微腥，味微咸。

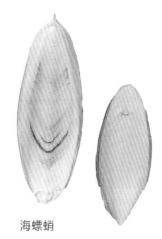

海螵蛸

性　味	性温，味咸、涩。
功　能	收敛止血，涩精止带，制酸，敛疮。
主　治	胃痛吞酸，吐血衄血，崩血便血，遗精滑精，赤白带下；溃疡病。损伤出血，疮多脓汁。
用　法	用量 5~9g。外用适量，研末敷患处。

化学成分　含碳酸钙、甲壳质、胶质等。

药　理　所含碳酸钙可中和胃酸，缓解呕酸及胃灼热症状，又可促进溃疡面炎症吸收，阻止出血，减轻局部疼痛；可促进胃黏液分泌并增强胃黏膜细胞对酸的耐受性，抗溃疡。此外还有止血、促进骨折愈合、抗肿瘤、抗辐射等作用。

验方

①胃痛、吐酸（胃、十二指肠溃疡，胃炎）：海螵蛸 3 份，两面针 1 份，研末混匀，调蜂蜜制丸，每丸重 6g，每日 2 次，每次 1 丸；或海螵蛸、甘草各等份，共研末，每日服 3 次，每次 3g，温开水送服。②胃溃疡出血：海螵蛸、白及各等份，共研末。每日 3~4 次，每次 3~4.5g，温开水送服。③妇女血崩：海螵蛸 12g，茜草炭 9g，牡蛎 12g，水煎服。④外伤引起的皮肤溃疡：海螵蛸、大黄、甘草各 30g，共研末，过筛，外撒患处。⑤赤白带：海螵蛸、茜草炭各 6g，白芷 3g，共研末，温开水送服或水煎服。

471 鹿 茸

Cervi Cornu Pantotrichum

英文名： Hairy Deerhorn
别　名： 茸角（梅花鹿），茸角、东马茸、西马茸（马鹿）。
来　源： 鹿科动物梅花鹿 *Cervus nippon* Temminck 或马鹿 *Cervus elaphus* Linnaeus 的雄鹿未骨化密生茸毛的幼角。前者习称"花鹿茸"，后者习称"马鹿茸"。

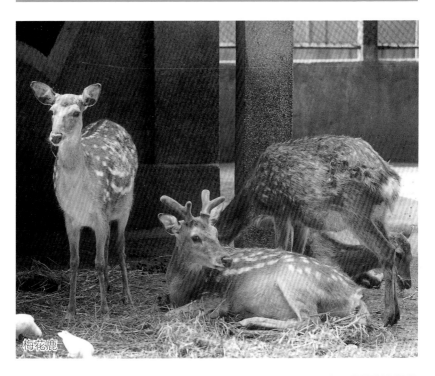

梅花鹿

动物形态

梅花鹿：身长 1.5m 左右。雄鹿有角，雌鹿无角。雄鹿出生后 6~8 个月额骨表皮膨起，内有骨突起，称为稚角；生后第二年夏天稚角延长生长，称为初角茸或锥茸；生后第三年所生的角具 1~2 叉，第一叉斜向下伸，第二叉与第一叉相距较近，其后每年增 1 叉，最多增至 4~5 叉。耳稍大，直立。四肢细长，前 2 趾有蹄。尾短。全身披标色毛，尤明，伸侧纵列

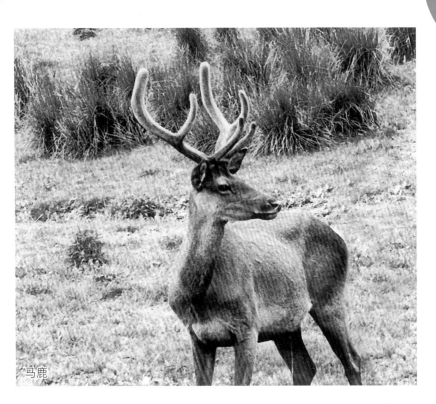

马鹿

4~6 行白斑，腹及四肢内侧有白毛，冬季毛厚，灰棕色，白斑不明显。分布于东北、华北，常群栖于山地草原及林边；现多为人工饲养。

马鹿：体型较大，体重 200kg 左右，体长超过 2m，身高约 1m。肩部与臀部高度相同。耳大，圆锥形。颈及四肢较长，尾短，蹄大。角干较长，眉叉斜向前伸，与主干儿成直角，稍向后倾斜，并略向内弯，第二叉起点紧靠眉叉。冬毛厚密，灰棕色，颈部与体背稍带黄褐色，由额部沿背中线到体后有一黑色条纹，嘴、下颏深棕色，颊棕色，额棕色，耳黄褐，耳内毛白色，臀部具有一黄褐色大斑，四肢外侧棕色，内侧较淡；夏毛较短，一般为赤褐色。栖息于高山森林草原；野生或饲养。

采　　制

夏、秋二季锯取鹿茸，经加工后，阴干或烘干。花鹿茸药材主产于吉林、辽宁、黑龙江；马鹿茸药材主产于新疆、吉林、黑龙江、内蒙古、青海。

性　状

花鹿茸

呈圆柱状分枝，具 1 个分枝者习称"二杠"，主枝习称"大挺"，长 17~20cm，锯口直径 4~5cm，离锯口约 1cm 处分出侧枝，习称"门庄"，长 9~15cm，直径较大挺略细。外皮红棕色或棕色，多光润，表面密生红黄色或棕黄色细茸毛，上端较密，下端较疏；分岔间具 1 条灰黑色筋脉，皮茸紧贴。锯口黄白色，外围无骨质，中部密布细孔。具 2 个分枝者，习称"三岔"，皮红黄色，茸毛较稀而粗。体轻。气微腥，味微咸。

二茬茸与头茬茸相似，但挺长而不圆或下粗上细，下部有纵棱筋。皮灰黄色，茸毛较粗糙，锯口外围多已骨化。体较重。无腥气。

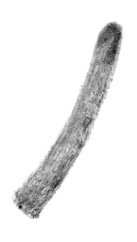

鹿茸（梅花鹿）

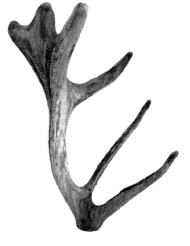

鹿茸（马鹿）

马鹿茸

较梅花鹿茸粗大，分枝较多，侧枝 1 个者习称"单门"，2 个者习称"莲花"，3 个者习称"三岔"，4 个者习称"四岔"或更多。按产地分为"东马鹿茸"和"西马鹿茸"。东马鹿茸"单门"大挺长 25~27cm，直径约 3cm。外皮灰黑色，茸毛灰褐色或灰黄色，锯口面外皮较厚，灰黑色，中部密布细孔，质嫩。西马鹿茸大挺多不圆，顶端圆扁不一，长 30~100cm。表面有棱，多抽缩干瘪，分枝较长且弯曲，茸毛粗长，灰色或黑灰色。锯口色较深，常见骨质。气腥臭，味咸。

性　味	性温，味甘、咸。
功　能	壮肾阳，益精血，强筋骨，调冲任，托疮毒。
主　治	阳痿滑精，宫冷不孕，羸瘦，神疲，畏寒，眩晕，耳鸣耳聋，腰脊冷痛，筋骨痿软，崩漏带下，阴疽不敛。
用　法	用量 1~2g，研末冲服。

化学成分　梅花鹿茸含脑素 (ceramide)、雌酮 (oestrone)、前列腺素 $E_2(PGE_2)$ 等多种前列腺素、酸性黏多糖、多胺、多种氨基酸等。马鹿茸含酸性黏多糖、多胺、多种氨基酸等。

药　理　能使大鼠离体心脏的冠状动脉血流量增加，心收缩幅度加大、心率减慢，具有强心作用；可使急性失血性低血压恢复加快。此外还有抗缺氧、增智、强壮、促进糖酵解、促进核酸和蛋白质合成等作用。

验方

①崩漏、胎漏：鹿茸 15g，熟地黄、当归各 50g，白芍、阿胶各 25g，共为细末，炼蜜为丸，每丸重 15g，每服 1 丸，日服 2 次。②体虚腰痛，小便频数：鹿茸片、山药各 50g，白酒 1000ml，浸泡半个月后服用。每日 3 次，每次 10ml。③虚劳消瘦，四肢酸软无力 (肺结核)：鹿茸、人参各 10g，黄芪、熟地黄、肉苁蓉各 50g，牛膝、当归各 25g，共为细末，炼蜜为丸，每丸重 15g，每服 1 丸，日服 2 次。

472 羊羊角

Saigae Tataricae Cornu

英文名： Antelope's Horn
来　源： 牛科动物赛加羚羊 *Saiga tatarica* Linnaeus 的角。赛加羚羊为国家一级保护野生动物，现已禁止非法捕猎与贸易。

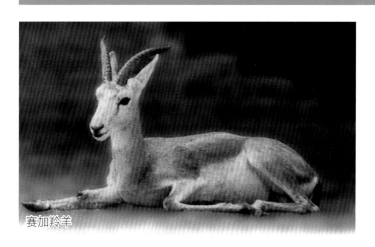

赛加羚羊

动物形态

身长 1~1.4m，肩高雄羚羊为 70~83cm，雌羚羊为 63~74cm。头大；鼻端膨大，鼻中间具槽，鼻孔呈明显的筒状，整个鼻呈肿胀状鼓起，且能灵活伸缩和左右摆动；耳郭短小，眼眶突出；雄羚羊具一对角，不分叉；雌羚羊无角，仅有短的突起。四肢细长，具2趾。夏毛短而密，棕黄色或栗色，胸、腹、四肢内侧和臀部为黄白色；冬毛粗长而厚，色较淡，沙黄色或淡灰黄色，胸腹及四肢内侧几为白色。

性　味	性寒，味咸。
功　能	平肝息风，清肝明目，散血解毒。
主　治	高热惊痫，神昏痉厥，子痫抽搐，癫痫发狂，头痛眩晕，目赤翳障，温毒发斑，痈肿疮毒。
用　法	用量 1~2g，宜单煎 2 小时以上，磨汁或研粉服用，每次 0.3~0.6g。

采 制

猎取后锯取其角，晒干。

性 状

本品呈长圆锥形，略呈弓形弯曲，长
15~33cm，类白色或黄白色，基部稍呈青灰
色。嫩枝透光视有"血丝"或紫黑色斑纹，
光润如玉，无裂纹，老枝则有细纵裂纹。除
尖端部分外，有 10~16 个隆起环脊，间距约
2cm。角的基部横截面圆形，直径 3~4cm，内
有坚硬质重的角柱，习称"骨塞"，骨塞长
约占全角的 1/2 或 1/3。除去"骨塞"后，角
的下半段成空洞，全角呈半透明，对光透视，
上半段中央有一条隐约可辨的细孔通道通角
尖，习称"通天眼"。质坚硬。气微，味淡。

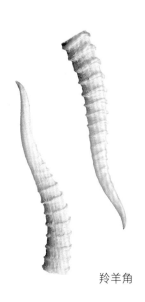

羚羊角

化学成分	含角朊（keratin）、甾体化合物及天冬氨酸、谷氨酸、亮氨酸、苯丙氨酸等多种氨基酸。
药 理	能显著降低咖啡因惊厥率，增加其恢复率，可对抗士的宁所致的惊厥；小剂量能使离体蟾蜍心脏收缩加强，中等剂量可致心脏传导阻滞，大剂量则引起心率减慢，振幅减小。

验方 ①高热神昏，抽搐：羚羊角 3g，石膏 50g，知母、粳米各 10g，水牛角 15g，甘草 5g，水煎服，日服 2 次。②高热痉厥，肝阳上亢，头痛眩晕：羚羊角 3g，钩藤、白芍、菊花、桑叶、川贝母各 10g，茯神、生地黄各 15g，竹茹、甘草各 5g，水煎服，日服 2 次。③高血压：羚羊角粉末用雪梨汁冲服，每服 1g，日服 1 次。

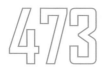

Mylabris
斑　蝥

英文名： Blister Beetle
别　名： 斑猫、羊米虫、花壳虫、花罗虫、章瓦。
来　源： 芫青科昆虫南方大斑蝥 *Mylabris phalerata* Pallas 或黄黑小斑蝥 *Mylabris cichorii* Linnaeus 的干燥虫体。

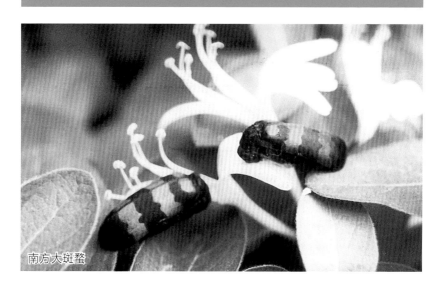

南方大斑蝥

动物形态

为昆虫类动物，形态见"性状"项。

采　制

夏、秋二季捕捉，闷死或烫死，晒干。药材以河南、安徽、广西等地较多。

性　味	性热，味辛；有大毒。
功　能	破血消癥，攻毒蚀疮，引赤发疱。
主　治	癥瘕癌肿，积年顽癣，瘰疬，赘疣，痈疽不溃，恶疮死肌。
用　法	用量 0.03~0.06g，炮制后煎服，或入丸散用。外用适量，研末或浸酒醋，或制油膏涂敷患处，不宜大面积用。孕妇禁用。

性 状

南方大斑蝥呈长圆形，长1.5~2.5cm，宽0.5~1cm。头及口器向下垂，有较大的复眼及触角各1对，触角多已脱落。背部具革质鞘翅1对，黑色，有3条黄色或棕黄色的横纹；鞘翅下面有棕褐色薄膜状透明的内翅2片。胸腹部乌黑色，胸部有足3对。有特殊的臭气。

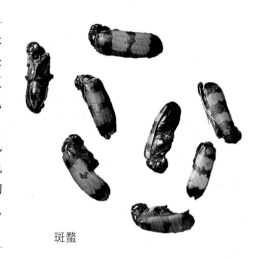

斑蝥

化学成分	含斑蝥素(cantharidin)、挥发油、甲壳质、甲酸等。
药 理	能抑制癌细胞蛋白质和核酸的合成，从而抑制癌细胞的生长分化。此外还有升高白细胞、抗病毒、抗真菌、杀虫、抗炎、促雌激素分泌、促白介素生成、抑制磷酸二酯酶活性等作用。

验方

①神经性皮炎：斑蝥15g，研细末，浸入70%乙醇溶液100ml中，1周后取浸液涂患处。涂药后数小时，局部可发生水疱，用针刺破，敷料包扎，3~4日后结痂脱落而愈。②疥癣、牛皮癣：斑蝥1个，甘遂5g，共研成细面，用醋调涂患处。③颜面神经麻痹：斑蝥1个，研细粉，取0.2g，置于药油摊得较薄的膏药中心处，然后贴在病侧的太阳穴上（向右歪贴左侧，向左歪贴右侧）。局部发疱即去药，刺破后揩干渗液，隔2~3日再贴。如有感染，待痊愈后再贴。治疗过程中忌饮酒。

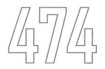

Gecko

474 蛤 蚧

英文名： Tokay
别　名： 对蛤蚧、蛤蚧干、大壁虎、仙蟾、蛤蟹。
来　源： 壁虎科动物蛤蚧 *Gekko gecko* Linnaeus 的干燥体。

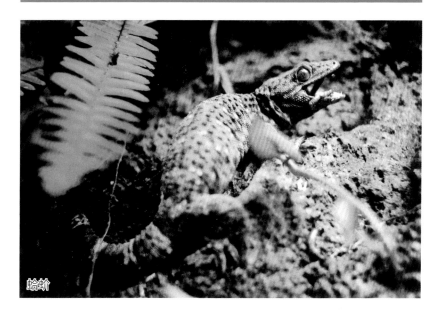

蛤蚧

动物形态

为爬行动物，形态见"性状"项。栖息于亚热带冬暖夏热、少霜无雪的石灰岩岩溶山地。

采　制

全年均可捕捉，除去内脏，拭净，用竹片撑开，使全体扁平顺直，低温干燥。药材主产于广西。国外多来自泰国、印度尼西亚、柬埔寨、越南。

性　味	性平，味咸。
功　能	补肺益肾，纳气定喘，助阳益精。
主　治	虚喘气促，劳嗽咯血，阳痿遗精。
用　法	用量 3~6g，多入丸散或酒剂。

性 状

药材呈扁片状，头颈部及躯干部长9~18cm，头颈部约占1/3，腹背部宽6~11cm，尾长6~12cm。头略呈扁三角状，两眼多凹陷成窟窿，口内有细齿，生于颚的边缘，无异形大齿。吻部半圆形，吻鳞不切鼻孔，与鼻鳞相连，上鼻鳞左右各1片，上唇鳞12~14对，下唇鳞（包括颏鳞）21片。腹背部呈椭圆形，腹薄。背部呈灰黑色或银灰色，有黄白色或灰绿色斑点散在或密集成不显著的斑纹，脊椎骨及两侧肋骨突起。四足均具5趾；趾间均具蹼迹，足趾底有吸盘。尾细而坚实，微显骨节，与背部颜色相同，有6~7个明显的银灰色环带。全身密被圆形或多角形微有光泽的细鳞。气腥，味微咸。

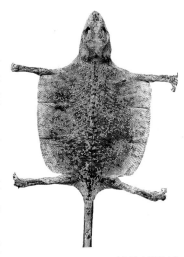

蛤蚧（药材）

化学成分	含肌肽 (carnosine)、胆碱 (choline)、肉毒碱 (carnitine)、鸟嘌呤 (guanine)、磷脂酰乙醇胺、蛋白质等。
药　理	蛤蚧提取物具有双相性激素样作用，可显著增加正常雄性小鼠睾丸及未成年雌性小鼠子宫、卵巢的重量。此外还有平喘、增强免疫功能、抗氧化、抗衰老、抗炎、抗应激、降血糖等作用。

验方

①咳嗽咯血：蛤蚧1对，白及60g，共研末，每次9g，早晚各服1次。②肺结核：蛤蚧1对，当归、冬虫夏草、甘草各16g，川芎、川贝母各12g，共研末，炼蜜为丸，共分30丸，每天早晚各服1丸，共吃3剂。③肾虚气喘：蛤蚧1条（焙干研末，分2次冲服），核桃2个（打碎），党参9g，五味子3g，沉香4.5g（研末后下），上药除蛤蚧外水煎，每日分2次冲蛤蚧粉服。④肾虚腰痛：蛤蚧1对，白酒500ml，将蛤蚧切成小块，酒浸2个月，每次饮酒30ml，每日1次。

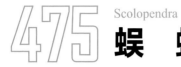

Scolopendra

475 蜈 蚣

英文名：Centipede
别　名：百脚、天龙、百足虫。
来　源：蜈蚣科动物少棘巨蜈蚣 *Scolopendra subspinipes mutilans* L. Koch 的干燥体。

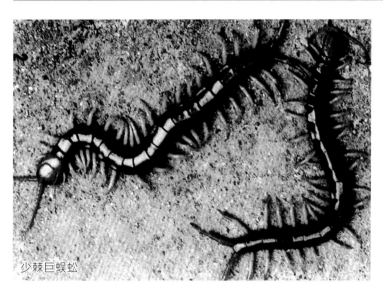

少棘巨蜈蚣

动物形态

为节肢动物，形态见"性状"项。喜栖于石隙下及朽木间或阴湿地带。
药材主产于湖北、浙江、江苏、安徽、河南。

采　制

春、夏二季捕捉，用竹片插入头尾，绷直，干燥。

性　　味	性温，味辛；有毒。
功　　能	息风镇痉，攻毒散结，通络止痛。
主　　治	小儿惊风，抽搐痉挛，中风口㖞，半身不遂，破伤风，风湿顽痹，疮疡，瘰疬，毒蛇咬伤。
用　　法	用量 2.5~4.5g。孕妇禁用。

性　状

药材呈扁平长条状，长 9~17cm，宽 0.5~1cm。全体由 22 个环节组成，最后一节略细小。头部两节暗红色，有触角及毒钩各 1 对；背部棕绿色或墨绿色，有光泽，并有纵棱 2 条；腹部淡黄色或棕黄色，皱缩；自第二节起每体节有脚 1 对，生于两侧，黄色或红褐色，弯作钩形。质脆，断面有裂隙。气微腥，并有特殊刺鼻的臭气，味辛而微咸。

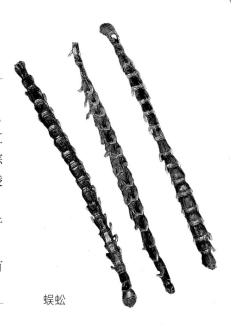

蜈蚣

化学成分　　含组胺、溶血蛋白、甲酸、具硫键的蛋白质，δ-羟基赖氨酸（δ-hydroxylsine）、十六碳烯酸等脂肪酸。

药　　理　　可引起家兔小肠先兴奋后抑制；能减少不孕子宫的松弛，减弱子宫的正常收缩，其作用可被肾上腺素所阻抗。此外还有抗肿瘤、抗惊厥、促进免疫功能、抗真菌、抗炎、镇痛、抗衰老、增强心肌收缩力等作用。

验方

①百日咳：蜈蚣、甘草各等份，焙干研末口服，每日 3 次，1~2 岁每次 1.5g，3~4 岁 2g，连服 5~7 日为 1 个疗程。②颌下淋巴结炎：蜈蚣 2 条，水煎分 3 次服，每日 1 剂。③结核病：蜈蚣去头足，焙干研末服，每日量为 3~5 条，分 2~3 次服。④中风口眼歪斜：蜈蚣 1 条，焙干研末，猪胆汁调敷患处。⑤痉挛抽搐（小儿惊风、破伤风）：蜈蚣 1 条，钩藤、僵蚕各 9g，全蝎 3g，地龙 6g，水煎服。⑥无名肿毒、疮疖初起：鲜蜈蚣，浸茶油，15 日后可用，涂患处，每日 1~2 次。

Cicadae Periostracum

蝉　蜕

英文名： Cicada Slough

别　名： 蝉、蝉壳、知了壳、蝉衣、蝉退。

来　源： 蝉科昆虫黑蚱 *Cryptotympana pustulata* Fabricius 的若虫羽化时脱落的皮壳。

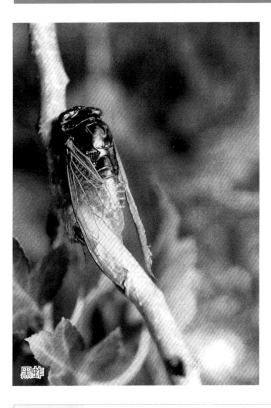

黑蚱

动物形态

为常见昆虫。

采　制

夏、秋二季收集，除去泥沙，晒干。

性　　味	性寒，味甘。
功　　能	散风除热，利咽，透疹，退翳，解痉。
主　　治	风热感冒，咽痛，喑哑，麻疹不透，风疹瘙痒，目赤翳障，惊风抽搐，破伤风。
用　　法	用量 3~6g。

性　状

本品略呈椭圆形而弯曲，长约
3.5cm，宽约2cm。表面黄棕色，
半透明，有光泽。头部有丝状触角
1对，多已脱落，复眼突出。额部
先端突出，口吻发达，上唇宽短，
下唇伸长成管状。胸部背面呈"十"
字形裂开，裂口向内卷曲，脊背两
旁具有小翅2对；腹部具有足3对，
被黄棕色细毛。腹部钝圆，共9节。
体轻，中空，易碎。气微，味淡。

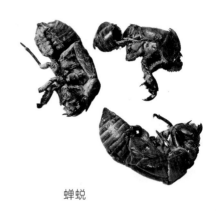

蝉蜕

化学成分　　含甲壳质、蝶啶类色素、异黄质蝶呤(isoxanthopterin)、赤
　　　　　　　蝶呤(erythropterin)、腺苷三磷酸酶、多种氨基酸等。

药　　理　　能减少士的宁引起的小鼠惊厥死亡数，延长生存期，提高
　　　　　　　生命力；可显著减缓家兔的心率，对红细胞有一定保护作
　　　　　　　用。此外还有镇静、抗惊厥、免疫抑制、解热、降低毛细
　　　　　　　血管通透性、抗肿瘤、镇痛等作用。

验方

①急性气管炎咳嗽失音：蝉蜕、桔梗各5g，牛蒡子10g，甘草
3g，水煎服，日服3次。②过敏性鼻炎：蝉蜕适量，研末，每服
2g，日服3次。③麻疹不透：蝉蜕、葛根、薄荷各5g，连翘、
牛蒡子各10g，水煎服；或蝉蜕、桑叶各6g，水煎服。④小儿
惊痫抽搐：蝉蜕5个，全蝎2个，钩藤6g，天南星、甘草各
3g，水煎服。⑤急性喉炎喉部干痒疼痛，声音嘶哑，咳嗽：蝉蜕、
牛蒡子、生甘草各6g，水煎服。⑥风邪客于皮肤而致瘙痒不已：
蝉蜕、薄荷叶等份，为末，酒调0.7g，日三服。(《姚僧坦集验方》)

477
Ursi Fel

熊　胆

英文名：Bear Gall
别　名：黑熊胆、云胆、东胆。
来　源：熊科动物黑熊 *Selenarctos thibetanus* Cuvier 的胆囊。黑熊为国家二级保护野生动物，现已禁止非法捕猎与贸易。

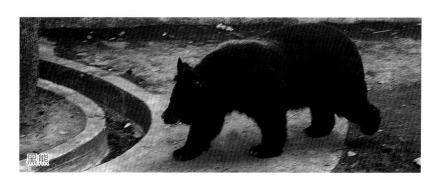

黑熊

动物形态

体型较大，长 1.5~1.7m。头宽，吻较短，鼻端裸出，耳较长，生有长毛，颊后及颈部两侧的毛特别长。全身被黑色长毛，略带光泽，脸部栗棕色，下颌白色，胸部有一"V"字形白斑。四肢粗壮，前后足均具 5 趾；前足腕垫宽大，与掌垫相接；后足跖垫宽大而肥厚，内侧无矩毛；具能弯曲的爪，前爪稍长于后爪。尾短。栖息于混交林或阔叶林中。分布于东北、华北、西南及华南等地。

采　制

猎捕后立即剖腹取胆，扎紧囊口，吊于通风处阴干。现已采用人工养殖熊引流胆汁技术收集胆汁。药材主产于黑龙江、吉林。

性　味	性寒，味苦。
功　能	清热解毒，止痉明目。
主　治	肝热炽盛，热极生风，惊风，癫痫，抽搐；肝热目赤肿痛，翳膜或生翳障，疮痈及痔疮肿痛，咽喉肿痛等症。
用　法	用量 1~2.5g，内服多作丸、散剂，不入汤剂。外用适量。

性　状

药材呈长扁卵形，上部狭细，下部膨大成囊状，长 10~20cm，宽 5~10cm。表面黑色、棕黑色或黄绿色，显光泽，微有皱褶。囊内有干燥的胆汁，习称"胆仁"；呈块状、颗粒状或粉状，金黄色，透明如琥珀，有光泽，质松脆者习称"金胆"或"铜胆"；黑色，质坚脆或呈稠膏状者习称"黑胆"或"铁胆"；黄绿色，光泽较差，质脆者称"菜花胆"。气清香，味极苦，有粘舌感。

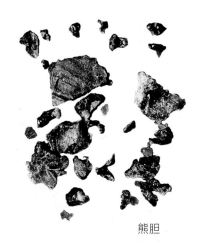

熊胆

化学成分　主含胆酸类，其有效成分为牛磺熊去氧胆酸(tauro-ursodesoxycholic acid)，水解得牛磺酸和熊去氧胆酸。尚含鹅去氧胆酸(chenodesoxycholic acid)、胆酸(cholic acid)，并含多种氨基酸。

药　理　牛磺熊去氧胆酸对乙酰胆碱引起的小鼠离体肠管痉挛有抑制作用；熊去氧胆酸钠对士的宁引起的小鼠中毒有解毒作用。此外还有抗惊厥、保肝、镇静、镇咳、耐缺氧、促进胃肠运动、解热、抗炎等作用。

验方　①急惊风：熊胆 0.2g，开水冲服。②黄疸（胆道感染、胆结石）：郁金、姜黄各 10g，茵陈蒿 15g，水煎取药液冲熊胆末 0.5g 服，日服 2 次。③目赤翳障：熊胆汁 0.3g，黄连 3g，冰片 0.9g，加冷开水 12g 调匀，贮瓶备用。用时取液点患处。孕妇慎用。④跌打昏迷：熊胆汁 1.5~3g，冲酒服。⑤神经性胃痛：熊胆 0.9g，研末，开水冲服，每日服 3 次。

附　注　同科动物棕熊 *Ursus arctos* Linnaeus 的胆囊同等入药。

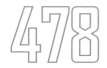

Agkistrodon

蕲　蛇

英文名： Long-noded Pit Viper(Moccasin)
别　名： 五步蛇、白蛇、百步蛇、棋盘蛇、大白花蛇。
来　源： 蝰蛇科动物五步蛇 *Agkistrodon acutus* (Güenther) 的干燥体。五步蛇为国家二级保护野生动物，现已禁止非法捕猎与贸易。

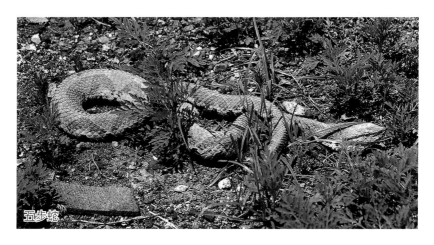

动物形态

为爬行动物，形态见"性状"项。大多栖生于 300~800m 的山谷溪涧附近的岩石缝、落叶、草丛、茶山玉米地、山区稻田、柴堆及树根部的洞穴中。

采　制

夏、秋二季捕捉，剖开蛇腹，除去内脏，洗净，用竹片撑开腹部，盘成圆盘状，干燥后拆除竹片。药材主产于安徽、浙江、福建、江西、湖南。

性　味	性温，味甘、咸；有毒。
功　能	祛风，通络，止痉。
主　治	风湿顽痹，麻木拘挛，中风口眼㖞斜，半身不遂，抽搐痉挛，破伤风，麻风疥癣。
用　法	用量 3~9g，研末吞服 1~1.5g。

性　状

药材卷呈圆盘状，盘径 17~34cm，体长可达 2m。头在中间稍向上，呈三角形而扁平，吻端向上，习称"翘鼻头"。背部两侧各有黑褐色与浅棕色组成的"V"形斑纹 17~25 个，其"V"形的两上端在背中线上相接，习称"方胜纹"；有的左右不相接，呈交错排列。腹部撑开或不撑开，灰白色，鳞片较大，有黑色类圆形的斑点，习称"连珠斑"；腹内壁黄白色，脊椎骨显露突起，两侧具有多数肋骨。尾部骤细，末端有三角形深灰色的角质鳞片 1 枚。气腥，味微咸。

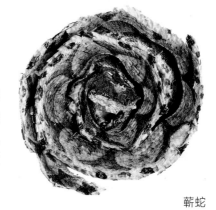

蕲蛇

| 化学成分 | 干燥蛇体主含蛋白质、脂肪及氨基酸等；活蛇头部毒腺中含血液毒，肌肉中含精胺(spermine)、蛇肉碱(ophidine)等。 |

化学成分　干燥蛇体主含蛋白质、脂肪及氨基酸等；活蛇头部毒腺中含血液毒，肌肉中含精胺(spermine)、蛇肉碱(ophidine)等。

药　理　可直接扩张血管，起到降血压的作用；能使血浆中的纤维蛋白原沉淀为纤维蛋白，由于纤维蛋白原的耗竭而致血液失凝，致使出血难止。此外还有镇静、催眠、镇痛等作用。

验方

①中风伤湿、半身不遂、口眼㖞斜、肌肤麻痹、骨节疼痛、筋脉挛急：蕲蛇（干）1 条，羌活、防风、五加皮各 16g，当归、秦艽各 18g，天麻 12g。用 50 度以上的白酒 2500ml 浸泡，3 个月后服用。每日 2 次，每次饮酒 16ml。②口疮：蕲蛇研末，每日服 1~2 次，每次 3~6g，乳汁调服。③类风湿关节炎：蕲蛇、地龙各 30g，十鳖虫、僵蚕各 9g，蜈蚣 1 条，研末等分成 4 包，每日服 1 包，重症 2 包。

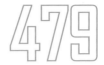

Bombyx Batryticatus

僵　蚕

英文名： Larva of a Silkworm with Batrytis
别　名： 白僵蚕、姜虫、僵虫。
来　源： 蚕蛾科昆虫家蚕 *Bombyx mori* Linnaeus 4~5 龄的幼虫感染或人工接种白僵菌 *Beauveria bassiana* (Bals.) Vuill. 致死的干燥体。

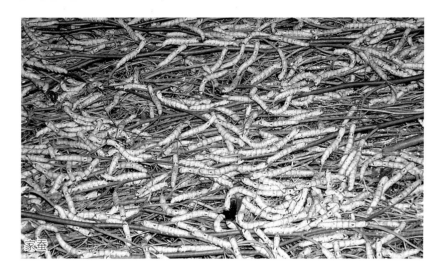

家蚕

动物形态

为常见昆虫。

采　制

多于春、秋二季生产，将感染白僵菌致死的虫体干燥。药材主产于浙江、江苏。

性　味	性平，味咸、辛。
功　能	祛风定惊，化痰散结。
主　治	惊风抽搐，咽喉肿痛，颌下淋巴结炎，面神经麻痹，皮肤瘙痒。
用　法	用量 4.5~9 g。

性　状

药材略呈圆柱形，多弯曲皱缩，长2~5cm，直径0.5~0.7cm。表面灰黄色，被有白色粉霜状的气生菌丝和分生孢子。头部较圆，足8对，体节明显，尾部略呈二分歧状。质硬而脆，易折断，断面平坦，外层白色，中间有亮棕色或亮黑色的丝腺环4个。气微腥，味微咸。

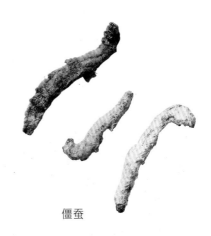

僵蚕

化学成分　含白僵菌黄色素(bassianins)、环酯肽类白僵菌素(beauvericin)、羟基促脱皮甾醇(ecdysterone)、色素3-羟基犬尿素(3-hydroxykynurenine)、动物毒素、蛋白质等。

药　　理　煎液对硝酸士的宁引起的惊厥有明显的对抗作用；僵蛹尚能抑制小鼠肉瘤S180的生长；对金黄色葡萄球菌、大肠杆菌、铜绿假单胞菌有轻度抑制作用。此外还有催眠、抗凝、降血糖等作用。

验方　①小儿惊风：僵蚕、天麻、陈胆星各3g，菖蒲、陈皮各2.5g，桑叶、菊花各7g，水煎，分2次服。②风热头痛，迎风流泪：僵蚕、木贼、荆芥各7g，桑叶10g，生甘草3g，水煎服。③面神经麻痹：僵蚕、全蝎、白附子、天南星各15g，共研细末，每服5g，日服3次。④荨麻疹、皮肤瘙痒：僵蚕、苦参、地肤子各10g，刺蒺藜15g，麻黄5g，水煎服，日服2次。⑤急性乳腺炎：生白僵蚕25g，研成细末，以陈醋调匀，涂抹于炎症部位及其周围，日数次，保持湿润；另以金银花、蒲公英各30g，水煎代茶。

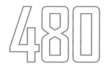

Bufonis Venenum

蟾 酥

英文名： Toad Venom

别　名： 癞蛤蟆酥、癞蛤蟆浆、蟾蜍酥、蟾蜍眉脂。

来　源： 蟾蜍科动物中华大蟾蜍 *Bufo bufo gargarizans* Cantor 或黑眶蟾蜍 *Bufo melanostictus* Schneider 的干燥分泌物。

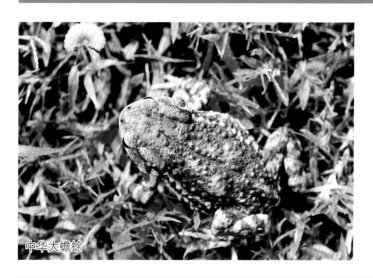

中华大蟾蜍

动物形态

形体较大，长 10cm 以上，雄性略小。头顶较平滑，全身皮肤粗糙，布满大小不等的圆形瘰粒，腹部有小疣。头宽大，口阔，吻端圆，吻棱明显，上下颌均无齿，近吻端有小型鼻孔 1 对。眼大凸出，鼓膜明显，头顶部两侧各有一大而长的耳后腺。生殖季节雄性背面黑绿色，雌性背面色浅，瘰粒呈乳黄色；腹面乳黄色，有棕色或黑色细花斑。前肢指趾略扁，指侧微有缘膜而无蹼，指长顺序为 3、1、4、2；后肢粗壮，胫跗关节前达肩部，趾侧有缘膜，蹼尚发达。中华大蟾蜍穴居泥土中或栖居在石头下、草丛中，日间多隐匿。分布于全国大部分地区。

采　制

多于夏、秋二季捕捉蟾蜍，洗净，挤取耳后腺及皮肤腺的白色浆体，加工、干燥。药材主产于江苏、山东、安徽、河北、浙江、湖北。

性　状

药材呈扁圆形团块状或片状。棕褐色或红棕色。团块状者质坚，不易折断，断面棕褐色，角质状，微有光泽；片状者质脆，易碎，断面红棕色，半透明。气微腥，味初甜而后有持久的麻辣感，粉末嗅之作嚏。

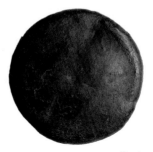

蟾酥

性　味	性温，味辛；有毒。
功　能	解毒止痛，开窍醒神。
主　治	痈疽疔疮，咽喉肿痛，中暑吐泻，腹痛神昏。
用　法	用量 0.015~0.03g，多入丸散用。外用适量。孕妇慎用。

化学成分　含多种强心甾体化合物，主要为华蟾酥毒基(cinobufagin)、脂蟾毒配基(resibufogenin)、蟾毒灵(bufalin)。另含脂蟾毒精(resibufogin)、蟾毒它灵(bufotalin)、沙蟾毒精(arenobufagin)等。

药　理　有增强心肌收缩力、增加心排血量、减慢心率、消除水肿与呼吸困难的作用。此外还有兴奋中枢、升血压、局部麻醉、抗肿瘤、抗辐射、抗炎、镇痛等作用。

验方　①疗毒：蟾酥 2g，研细末，以茶油适量，调成稀糊状，先将患处消毒，然后将药液涂上，用消毒纱布包好，每日 2 次。②外耳道炎：蟾酥 1g，薄荷油适量，甘油 200ml，共混匀，用棉花蘸药液涂患处，每日 2~3 次。③指头瘭疽（蛇头疗）已溃：蟾酥 6g，雄黄 15g，研末，用猪胆汁调涂。④痈肿疔疮，恶寒发热，周身疼痛：蟾酥、乳香各 30g，雄黄 45g，共研极细粉，和葱汁为丸，每丸重 0.2g，每服 5~7 丸，黄酒化服。

Trionycis Carapax
481 鳖 甲

英文名： Turtle Shell
别　名： 甲鱼壳、团鱼甲、鳖盖子。
来　源： 鳖科动物鳖 *Trionyx sinensis* Wiegmann 的干燥背甲。

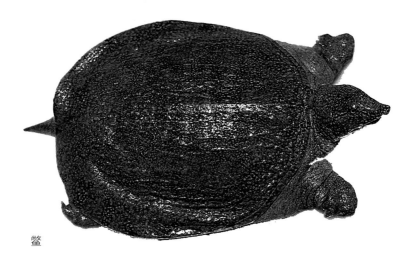

鳖

动物形态

为常见动物。栖息于河流、淀湖、池塘、树荫、草丛中。

采　制

全年均可捕捉，以秋、冬二季为多，捕捉后杀死，置沸水中烫至背甲上的硬皮能剥落时，取出，剥取背甲，除去残肉，晒干。药材产于湖南、湖北、安徽、江苏、江西、浙江、四川、福建、广东、广西、海南。

性　味	性微寒，味咸。
功　能	滋阴潜阳，软坚散结，退热除蒸。
主　治	阴虚发热，劳热骨蒸，虚风内动，经闭，癥瘕，久疟疟母。
用　法	用量 9~24g，先煎。

性　状

药材呈椭圆形或卵圆形，背面隆起，长 10~15cm，宽 9~14cm。外表面黑褐色或墨绿色，略有光泽，具细网状皱纹及灰黄色或灰白色斑点，中间有 1 条纵棱，两侧各有左右对称的横凹纹 8 条，外皮脱落后可见锯齿状嵌接缝。内表面类白色，中部有突起的脊椎骨，颈骨向内卷曲，两侧各有肋骨 8 条，伸出边缘。质坚硬。气微腥，味淡。

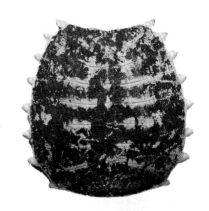

鳖甲

化学成分	含骨胶原(collagen)、碳酸钙、磷酸钙等，并含碘等多种元素，水解后可得 17 种氨基酸。
药　　理	能抑制结缔组织的增生，故能消肿散结；有增加血浆蛋白的作用；能促进红细胞新生，增加血红蛋白、胆红素；能提高免疫力，有延长抗体存在时间的作用。

验方

①阴虚潮热，肝脾肿大：鳖甲 16g，青蒿、银柴胡、知母、丹皮、桑叶、天花粉各 9g，水煎服。②肺结核：鳖甲 25g，知母、青蒿各 10g，水煎服，日服 2 次。③高血压：生鳖甲、牛膝各 30g，白芍 20g，水煎服，日服 3 次。④跌打损伤：鳖甲 30g，土鳖虫、炮山甲各 9g，共研末，每次 3~9g，开水送服，每日服 2 次。⑤痈疽不敛，不拘发背，一切疮：鳖甲烧存性，研掺。《怪证奇方》

482 麝 香

Moschus

英文名：Musk
别　名：元寸香、脐香、当门子。
来　源：鹿科动物林麝 *Moschus berezovskii* Flerov、马麝 *Moschus sifanichus* Przewalski 或原麝 *Moschus moschiferus* Linnaeus. 成熟雄体香囊中的干燥分泌物。麝为国家一级保护野生动物，现已禁止非法捕猎和贸易。

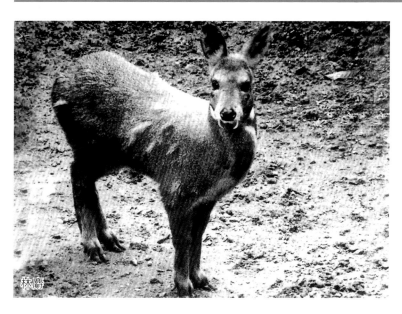

林麝

动物形态

体型较小，长 70~80cm ，肩高 50cm 以下。耳长直立，吻短，雄性上颌犬齿发达，露出唇外，向下微曲；后肢较前肢稍长，臀部比肩部高，四肢细长，尾短。全身色暗，呈橄榄褐色，并有橘红色泽，腰臀部色较暗；耳上部及边缘棕黑色，下颌、喉部、颈部以下至前胸间为黄白色或橘黄色区，由喉部到前胸有一深棕色长斑居中央。雄麝鼠蹊部有囊状麝香腺，外部略隆起，习称"香囊"，生成的麝香贮存在香囊内。分布于四川、甘肃、陕西、湖北、贵州等地。栖息于多岩石的山地中、下部的针阔混交林或针叶林中；现多人工饲养。

采 制

野麝多在冬季至次春猎取，猎获后，割取香囊，阴干，习称"毛壳麝香"；剖开香囊，除去囊壳，习称"麝香仁"。家麝直接从其香囊中取出麝香仁，阴干或用干燥器密闭干燥。

性 状

毛壳麝香为扁圆形或类椭圆形的囊状体，直径 3~7cm。开口面的皮革质，棕褐色，密生白色或灰棕色短毛，从两侧围绕中心排列，中间有 1 小囊孔。另一面为棕褐色略带紫的皮膜，内层皮膜呈棕色，内含颗粒状、粉末状的麝香仁。麝香仁呈颗粒状、短条状或不规则的团块状，表面不平，紫黑色或深棕色，显油性。气香浓烈而特异，味微辣、微苦带咸。

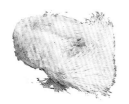

麝香

性　味	性温，味辛。
功　能	开窍醒神，活血通经，消肿止痛。
主　治	热病神昏，中风痰厥，气郁暴厥，中恶昏迷，经闭，癥瘕，难产死胎，心腹暴痛，痈肿瘰疬，咽喉肿痛，跌扑伤痛，痹痛麻木。
用　法	用量 0.03~0.1g，多入丸散用。外用适量。孕妇禁用。

化学成分　主含麝香酮(muscone)，另含 5α- 雄甾烷 -3，17- 二酮 (5α-androstane-3，17-dione) 等多种雄性激素类成分；尚含麝香吡啶(muscopyridine)、多肽、蛋白质等。

药　理　小剂量能缩短戊巴比妥钠引起的睡眠时间；能使麻醉猫心率加快，血压下降，呼吸频率及深度也有增加；对妊娠期离体子宫呈缓慢且持久的兴奋作用。此外还有强心、抗炎等作用。

验方　①跌打气闭：麝香、猪牙皂、细辛、天南星、冰片各等量，研末，吹鼻。②中风昏厥：麝香 0.1g，皂角 0.2g，共研细末，吹鼻孔中取嚏。③胞衣不下：麝香 0.15g，肉桂 6g，研末，温开水冲服。④痈疽初起，红肿疼痛：麝香 0.9g，雄黄 15g，乳香、没药各 30g，共研细粉，加黄米粉 24g，打糊为小丸，每服 1.5~3g，每日 2 次。

矿物类

KUANGWU LEI

矿物类中药是以可供药用的原矿物、矿物原料的加工品、动物或动物骨骼的化石等入药的药材。矿物类中药的采收没有季节限制，全年可挖。大多结合开矿采掘，有的在开山掘地或水利工程中获得动物化石类中药，还有一些矿物药经人工冶炼或升华等方法制得。

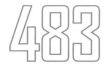
Gypsum Fibrosum
石　膏

英文名： Gypsum
别　名： 白虎、细理石、纤维石膏。
来　源： 硫酸盐类矿物石膏。

采　制

采挖后，除去泥沙及杂石。炮制品有煅石膏、蜜炙石膏。药材主产于湖北、甘肃、四川，新疆、西藏、湖南、广西、贵州、云南、山西、河南、山东亦产。

性　状

药材为纤维状的集合体，呈长块状、板块状或不规则块状。白色、灰白色或淡黄色，亦有呈半透明状。体重，质软，纵断面具绢丝样光泽。气微，味淡。

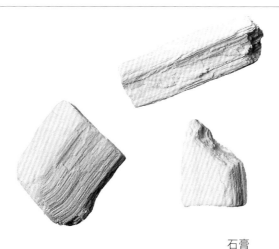

石膏

性　　味		性大寒，味甘、辛。
功　　能		生用清热泻火，除烦止渴。煅石膏收湿，生肌，敛疮，止血。
主　　治		外感热病，高热烦渴，肺热喘咳，胃火亢盛，头痛，牙痛。煅石膏外治溃疡不敛，湿疹瘙痒，水火烫伤，外伤出血。
用　　法		内服用生石膏，用量 15~60g，先煎。外用多用煅石膏研末撒敷患处。

化学成分
药　　理　主含含水硫酸钙，常含少量铝、硅、镁、铁及微量锶、钡等。石膏内服经胃酸作用，一部分变成可溶性钙盐，至肠吸收入血，能增加血清内钙离子浓度，可抑制神经应激能力（包括体温调节中枢神经），减低骨骼肌的兴奋性，缓解肌肉痉挛，减少血管渗透性。此外还有解热、保护黏膜、减少分泌等作用。

验方　①流行性感冒、乙型脑炎等热性病出现高热、大汗、烦渴、脉洪大者：生石膏 15~30g，知母、粳米各 9g（白虎汤），水煎服。用量可随症加减。②湿疹：煅石膏 60g，白及 30g，密陀僧 21g，轻粉 16g，枯矾 9g。共研极细粉，用香油或凡士林调成 50% 软膏，涂患处。如有脓水渗出者，可用药粉干撒，每日 3~5 次。用药时忌用温水或肥皂水洗涤。③热嗽喘甚，久不愈者：石膏 60g，炙甘草 16g。上为末，每服 9g，新汲水调下，或生姜汁、蜜调下。（《普济方》石膏散）

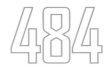

Draconis Dens

龙　齿

英文名： Dragon's Teeth
别　名： 齿化石、龙牙、青龙齿、白龙齿。
来　源： 古代哺乳动物的牙齿化石。

采　制

本品为古代哺乳动物如三趾马、犀类、鹿类、牛类、象类等的牙齿化石。采挖后，除去泥沙及牙床。炮制品有煅龙齿。药材产于山西、河南、河北、陕西、内蒙古。

性　状

本品呈齿状，或破碎成不规则块状，可为犬齿及臼齿。完全者犬齿呈圆锥状，先端较细或略弯曲，直径 0.8~3.5cm，近尖端处断面常中空；臼齿呈圆柱形或方柱形，略弯曲，一端较细，长 2~20cm，直径 1~9cm，多有深浅不同的沟棱。表面呈浅蓝灰色或暗棕色者，习称"青龙齿"；呈黄白色者，习称"白龙齿"。有的表面具光泽的釉质层（珐琅质）。质坚硬，断面粗糙，凹凸不平，或有不规则的凸起棱线，有吸湿性。气微，无味。

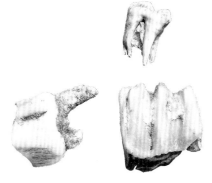

白龙齿

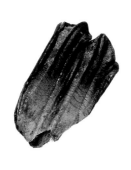

青龙齿

性	味	性凉，味甘、涩。
功	能	安神镇惊。
主	治	心悸易惊，心烦，失眠多梦。
用	法	用量9~15g；先煎。

化学成分　　主要成分为碳酸钙、磷酸钙。

药　　理　　具有镇静催眠、抗惊厥、促凝血的作用；龙齿可降低多巴胺和高香草酸水平，对小鼠脑组织中单胺类神经递质及其代谢物含量有一定影响。

验方

①因惊成痫，狂言妄语：龙齿(研)、铁粉(研)、凝水石(研)各30g，茯神(去木)45g。上四味，捣研罗为末，炼蜜丸如梧桐子大，每服20丸，温米饮下。(《圣济总录》龙齿丸) ②小儿天钓(小儿惊风的一种)，手脚掣动，眼目不定，有时笑啼或嗔怒，爪甲皆青：龙齿(细研)、钩藤、白茯苓各15g，蝉蜕27枚(微炒)，黄丹、甘草(炙微赤，锉)、铁粉(细研)、朱砂(细研)、川大黄(锉碎，微炒)各0.3g。上件药捣罗为末，混合均匀。每服3g，以水100ml煎至60ml，量儿大小，分温服。(《圣惠方》龙齿散)

485 龙骨

Draconis Os

英文名：Dragon's Bone
别　名：白龙骨、粉龙骨、土龙骨。
来　源：古代哺乳动物的骨骼化石。

采　制

本品为古代哺乳动物如三趾马、犀类、鹿类、牛类、象类等的骨骼化石或象类门齿的化石，前者习称"龙骨"，后者习称"五花龙骨"。挖出后除去泥沙及杂质。五花龙骨极易破碎，常用毛边纸粘贴。炮制品有煅龙骨。药材主产于陕西、内蒙古、宁夏、山西、甘肃。

性　状

龙骨呈骨骼状，或已破碎成不规则的块状，大小不一；表面白色、灰白色或淡棕色，多较平滑，有的具纹理、裂隙或棕色条纹、斑点；质硬，断面不平坦，关节处有多数蜂窝状小孔；吸湿性强；气微，味淡。五花龙骨呈不规则块状，大小不一；有的呈圆柱状，长短不一，直径 5~25cm；淡灰白色、淡黄白色或淡黄棕色，夹有蓝灰色及红棕色深浅粗细不同的花纹，偶有不具花纹者；表面平滑，时有小裂隙；质硬，较酥脆，易成片状剥落。

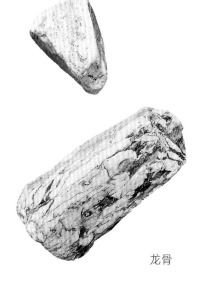

龙骨

性	味	性平，味甘、涩。
功	能	安神，固涩；外用生肌敛疮。
主	治	心悸易惊，失眠多梦，自汗，盗汗，遗精，带下，崩漏；溃疡久不收口，阴囊湿痒。
用	法	用量15~30g，先煎。外用适量，研末敷患处。

化学成分　主含羟磷酸钙。另含少量碳酸钙及铁、铝、锰、锶等元素。

药　理　20%龙骨混悬液给小鼠灌胃20ml/kg，每日1次，连续给药4天后，能显著增加戊巴比妥的催眠率；20%龙骨混悬液给小鼠灌胃20ml/kg，对10ml/kg皮下注射0.05%二甲弗林（回苏灵）所致的惊厥有对抗作用；有促凝血作用。

验方

①淋巴结结核（适用于干酪化或结核破溃者）：煅龙骨、煅石膏、滑石各等量，共研末。将已炼好的猪油熔化，投入药末，搅拌成糊状，贮存备用。用时先将病灶清洗干净，再用上药膏制成的油纱布条填塞创口。每日换药1次。开始时脓汁增多，一般3~4日后创面干净。连续应用1~2周。②产后虚汗不止：龙骨、麻黄根各30g，捣细罗为散。不计时候，以粥饮调下6g。（《圣惠方》）③遗尿、小便失禁：龙骨9g，海螵蛸6g，水煎服。④汤火伤：龙骨、生石膏、大黄、儿茶各等份。共研极细末，冷开水调成稀糊状，敷患处，纱布覆盖（面部可不盖），每隔1日换药1次。

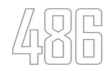

Alumen

486 白 矾

英文名： Alum
别　名： 明矾。
来　源： 硫酸盐类矿物明矾石经加工提炼制成。

采 制

除去杂质，用时捣碎；也有将采得的明矾石用水溶解，滤液加热浓缩，放冷后析出结晶。炮制品有枯矾。药材产于浙江、安徽、山西、湖北、福建、河北、河南。

性 状

本品呈不规则的块状或颗粒状。无色或淡黄色，透明或半透明。表面略平滑或凹凸不平，具细密纵棱，有玻璃样光泽。质硬而脆。气微，味酸、微甘而极涩。

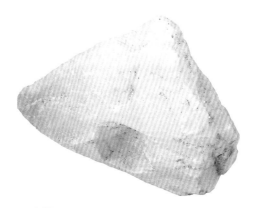

白矾

性 味	性寒，味酸、涩。
功 能	外用解毒杀虫，燥湿止痒；内服止血止泻，祛除风痰。
主 治	外用主治湿疹，疥癣，聤耳流脓；内服主治久泻不止，便血，崩漏，癫痫发狂。
用 法	内服 0.6~1.5g。外用适量，研末敷或化水洗患处。

化学成分	主含含水硫酸铝钾。
药 理	本品内服能刺激胃黏膜引起反射性呕吐，在肠内不吸收，并能制止肠黏膜分泌而有止泻的作用；低浓度的白矾液有消炎、收敛、防腐的作用，高浓度会侵蚀肌肉引起溃烂。此外对人型、牛型结核杆菌及耻垢杆菌等均有抑制作用。

验方

①癫痫：白矾研粉，每日早晚各服 1 次，每次 1.5~3g。一般发病 1~2 个月者服药 20 日，半年者服药 1 个月，1 年以上者服药 1~3 个月。②稻田性皮炎、丘疹：白矾 90g，甘草 60g，加水 1.5~2kg，煎 1~2 小时，过滤去渣，取药液涂患处，每日 2~3 次。③慢性中耳炎：用 10% 明矾液滴耳，每日 1 次。④黄水疮：白矾、熟松香、黄丹，三味等份，研极细末，芝麻油调涂患处。(《本草原始》)

487 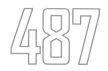 朱砂

Cinnabaris

英文名： Cinnabar
别　名： 丹砂、汞砂、辰砂。
来　源： 硫化物类辰砂族矿物辰砂。

采　制

采挖后，选取纯净者，用磁铁吸净含铁的杂质，再用水淘去杂石和泥沙。
药材主产于湖南、贵州、广西、重庆。

性　状

药材为粒状或块状集合体，呈颗粒状或块片状。鲜红色或暗红色，条痕
红色至褐红色，具光泽。体重，质脆，片状者易破碎，粉末状者有闪烁
的光泽。气微，味淡。

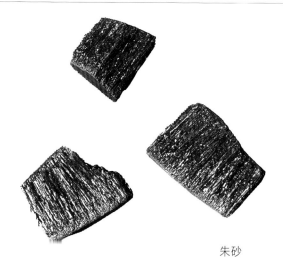

朱砂

性	味	性微寒，味甘；有毒。
功	能	清心镇惊，安神解毒。
主	治	心悸易惊，失眠多梦，癫痫发狂，小儿惊风，视物昏花，口疮，喉痹，疮疡肿毒。
用	法	用量 0.3~1.5g，多入丸散服。外用适量。不宜大量服用以及少量久服，肝肾功能不全者禁用。

化学成分	主含硫化汞，尚含少量锌、锑、镁、铁、磷、硅等元素。
药　　理	能抑制中枢神经系统，小鼠连续服用后能使催眠剂量的戊巴比妥钠引起的睡眠时间有所延长，但不能使阈下剂量的睡眠时间延长。此外还有抗心律失常、抗菌杀虫等作用。

验方

①失眠、心悸：朱砂、生地黄、当归各 30g，黄连 45g，甘草 15g，共研细粉，炼蜜为丸，每丸 9g，每服 1 丸，每日 1~2 次。②神经性呕吐：朱砂 30g(水飞，另研)，冰片 0.6g(另研)，法半夏 15g，丁香、生甘草各 6g。上药共研末，混匀，每次 3g，每日 2 次，餐前半小时服用，或装入胶囊吞服。③惊悸、狂躁、癫痫：郁金、半夏、白矾各 9g，珍珠母、石决明各 15g，水煎；琥珀 3g，朱砂 1g，取前药汁冲服。④视物昏花：光明砂(朱砂中之最上者)30g，神曲 120g，磁石 60g。上三味末之，炼蜜为丸，如梧桐子大，饮服 3 丸，日三，不禁，常服益眼力。(《千金方》)

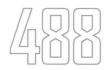

Pyritum
自然铜

英文名：Pyrite
别　名：石髓铅、接骨丹。
来　源：硫化物类黄铁矿族矿物黄铁矿。

采　制

采挖后，除去杂质。炮制品有煅自然铜。药材产于江苏、安徽、四川、云南、湖南、广东、河北、辽宁。

性　状

本品晶形多为立方体，集合体呈致密块状。表面亮淡黄色，有金属光泽；有的黄棕色或棕褐色，无金属光泽。具条纹，条痕绿黑色或棕红色。体重，质坚硬或稍脆，易砸断，断面白色，有金属光泽；或断面棕褐色，可见银白色亮星。气微，味淡。灼烧后，产生蓝色火焰并产生刺激性的二氧化硫气体。

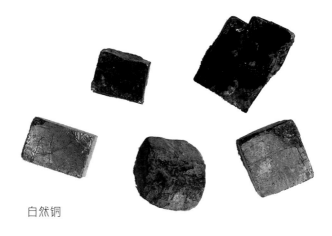

白然铜

性	味	性平，味辛。
功	能	散瘀，接骨，止痛。
主	治	跌扑肿痛，筋骨折伤。
用	法	用量 3~9g，多入丸散服用，若入煎剂易先煎。外用适量。

化学成分　主含二硫化铁，尚含少量铝、钙、钛、硅等元素。

药　　理　对家兔人工骨折有促进骨痂的生长和成熟，加速骨折愈合的作用；能促进骨髓本身及其周围血液中网状细胞和血红蛋白的增生。

验方

①跌打损伤：自然铜、骨碎补各 30g，红花、当归各 25g，土鳖虫 16g，共研细粉，每服 6g，黄酒送下；或自然铜（研极细，水飞过）、当归、没药各 1.5g，以酒调频服，仍以手摩痛处。（《本草衍义》）②闪腰岔气、腰痛：自然铜（煅）、土鳖虫各 30g，研末，每服 1.5g，开水送下，每日 2 次。③一切恶疮及烧烫伤：自然铜、密陀僧各 30g(并煅研)，甘草、黄柏各 60g(并为末)。上四味，一处研细，收密器中，水调涂或干敷。（《圣济总录》自然铜散）

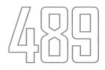

Halloysitum Rubrum

赤石脂

英文名： Red Halloysite
别　名： 花乳石。
来　源： 硅酸盐类多水高岭石族矿物多水高岭石。

采　制

采挖后，除去杂质。炮制品有煅赤石脂、醋赤石脂。药材产于山西、河南、福建、江苏、陕西、湖北。

性　状

本品为块状集合体，呈不规则的块状。粉红色、红色至紫红色，或有红白相间的花纹。质软，易碎，断面有的具有蜡样光泽。吸水性强。具黏土气，味淡，嚼之无沙粒感。

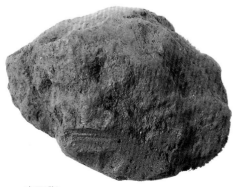

赤石脂

性　味	性温，味甘、酸、涩。
功　能	涩肠，止血，生肌敛疮。
主　治	久泻久痢，大便出血，崩漏带下；疮疡不敛，湿疹脓水浸淫。
用　法	用量 9~12g。外用适量，研末敷患处。

化学成分	主含四水硅酸铝，尚含有铁、钙、镁、钠、钾、碳、磷等元素。
药　理	具有吸附作用，内服能吸附消化道内的毒物，如磷、汞、细菌毒素及食物异常发酵的产物等；对有炎症的胃肠黏膜有保护作用，一方面能减少异物的刺激，另一方面能吸附炎性渗出物，使炎症得以缓解；对胃肠出血也有止血作用。

验方

①虚寒腹泻：赤石脂25g，干姜6g，粳米16g，水煎服。②皮肤溃疡、疔肿：赤石脂、白芷、鸡内金、红丹、龙骨各3g，白矾6g，熟石膏4.5g，冰片1.2g。将鸡内金煅制成赤褐色后，与上药共研末，过200目筛，混合搅拌成散。外敷患处，根据病情1~3日换药1次。③外伤出血：赤石脂8份，五倍子、松香各6份。共研细末，撒于伤口，加压包扎。④妇人赤白带下：赤石脂、白芍、干姜（炮裂，锉）各30g。上药捣细罗为散，每于食前，以粥饮调下6g。(《圣惠方》)

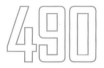

Ophicalcitum
花蕊石

英文名： Ophicalcite
别　名： 花乳石。
来　源： 变质岩类岩石蛇纹大理岩。

采　制

采挖后，除去杂石及泥沙。炮制品有煅花蕊石。药材产于陕西、河南、河北、浙江、湖南、广西、四川、云南、辽宁。

性　状

本品为粒状和致密块状的集合，呈不规则的块状，具棱角，而不锋利。白色或浅灰色，其中夹有点状或条状的蛇纹石，呈浅绿色或淡黄色，习称"彩晕"，对光观察有闪星状光泽。体重，质硬，不易破碎。气微，味淡。遇冷稀盐酸即泡沸。

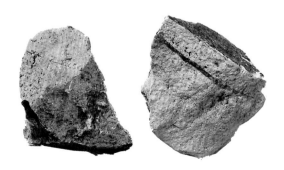

花蕊石

性　味	性平，味酸、涩。
功　能	化瘀止血。
主　治	咯血，吐血，外伤出血，跌扑伤痛。
用　法	用量4.5~9g，多研末服。外用适量。

化学成分	主含碳酸钙，次含羟硅酸镁。尚含少量铝、铁等元素。
药　理	内服后能增加血中的钙离子浓度，使血管和淋巴管壁致密，有防止血浆渗出和促进血液凝固的作用；花蕊石研细末，撒于犬之脾脏及股动脉切口处，均能迅速止血。

验方

①外伤出血: 花蕊石60g，生大黄30g，松香15g，共研细粉，撒伤口。②肺结核咯血，或痰中混有血丝: 花蕊石30g，先用火煅、醋淬后，研细，每次服1~3g，每日2次，用醋汤送下，血止即停服。忌食辛辣物。③多年障翳: 花蕊石(水飞，焙)、防风、川芎、菊花、白附子、牛蒡子各30g，炙甘草15g。为末，每服1.5g，腊茶下。(《卫生家宝方》)④脚缝出水: 好黄丹入花蕊石末掺之。(《谈野翁试验方》)

491

Melanteritum

皂矾（绿矾）

英文名：Melanterite
别　名：青矾、皂荚矾。
来　源：硫酸盐类矿物水绿矾的矿石，是硫酸铁溶液在氧气不足的条件下结晶而成。不出现于硫化物矿床氧化带的上部，而是存在于氧化带下部半分解黄铁矿矿石的裂隙中，亦常见于煤矿层的黏土矿物质中。

采　制

采挖后，除去杂石。药材产于山东、湖南、江西、甘肃、陕西、河南、浙江。

性　状

本品为不规则碎块。浅绿色或黄绿色，半透明，具光泽，表面不平坦。质硬脆，断面具玻璃样光泽。有铁锈气，味先涩后微甜。

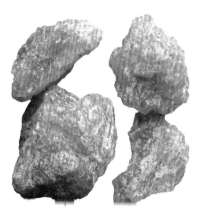

皂矾

性　味	性凉，味酸。
功　能	解毒燥湿，杀虫补血。
主　治	黄肿胀满，疳积久痢，肠风便血，血虚萎黄，湿疮疥癣，喉痹口疮。
用　法	用量 0.8~1.6g。外用适量。

化学成分　主要含天然硫酸亚铁。

药　理　临床报道用本品治疗缺铁性贫血，皂矾内服在胃中水解生成 Fe^{2+}（亚铁离子），至肠中即被肠黏膜上皮细胞吸收，大部分进入血液循环，并立即被氧化成为 Fe^{3+}（三价铁离子），与血浆中的 $β_1$ 球蛋白（即转铁蛋白）结合，成为血浆铁，血浆铁以转铁蛋白为载体，运转到机体各贮铁组织，并供骨骼造血使用。本品对于缺铁性贫血疗效良好，对溃疡病亦有疗效。

验方

①钩虫病：皂矾 250g，米醋、黑豆各 120g，米饭适量。先将皂矾放新瓦上煅为红色，分 2 次淬入米醋，煅至干透，取 120g 研成细末；另将黑豆炒熟磨粉，与皂矾混匀，用米饭捣和搓成丸子如黄豆大，焙干。成人每次服 1.9~2.5g，早晚各服 1 次，连服 5~10 日，休息数日后再服，以 10~20 日为 1 个疗程。服药期忌饮茶。②耳生烂疮：大枣去核，包皂矾煅研，香油调敷。③钩虫病初期感染：皂矾适量，研细泡冷开水中，擦洗患处，可止痒、止痛、消炎。

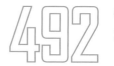

492

Chloriti Lapis

青礞石

英文名：Chlorite-schist
别　名：礞石。
来　源：变质岩类黑云母片岩或绿泥石化云母碳酸盐片岩。

采　制

采挖后，除去泥沙和杂石。炮制品有煅青礞石。药材产于河南、浙江、湖南、湖北。

性　状

黑云母片岩

主要为鳞片状或片状集合体，呈不规则扁块状或长斜块状，无明显棱角。黑褐色或墨绿色，具玻璃样光泽。质软，易碎，断面呈较明显的层片状，碎粉主为绿黑色鳞片（黑云母），有似星点样的闪光。气微，味淡。

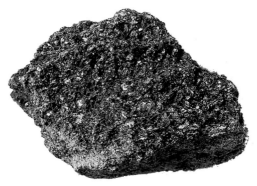

青礞石

绿泥石化云母碳酸盐片岩

为鳞状或粒状集合体，呈灰褐色或绿灰色，夹有银色或淡黄色鳞片，具光泽。质松，易碎，粉末为灰绿色鳞片（绿泥石化云母片）和颗粒（主要为碳酸盐），片状者具星点样闪光。遇稀盐酸产生气泡，加热后泡沸加剧。气微，味淡。

性　味	性平，味甘、咸。
功　能	坠痰下气，平肝镇惊。
主　治	顽痰胶结，咳逆喘急，癫痫发狂，烦躁胸闷，惊风抽搐。
用　法	用量 3~6g，多入丸散服；煎汤 10~15g，布包先煎。

化学成分	含含水镁、铁、钾、铅、钠、钙硅酸盐及钙、镁碳酸盐。
药　理	能部分吸收创面分泌液，有收敛、保护作用。此外尚能抑制局部葡萄球菌的繁殖和生长。

验方

①痰热壅盛，胸膈胀满，大便秘结：煅礞石 30g，沉香 15g，熟大黄、黄芩各 250g，共研细粉，水泛为小丸，即礞石滚痰丸。每服 3~6g，每日 1~2 次。②大人小儿食积成痰，胃实多眩晕者：青礞石、火硝各 20g（同研炒，以火硝过性为度），枳实、木香、白术各 60g，共为末，红曲 60g 为末打糊，丸梧桐子大。每早服 9g，白汤下。（《方脉正宗》）③急慢惊风，痰潮壅滞，塞于咽喉：青礞石 30g，入臼窝内，同硝石 30g，用白炭木煅令通红，须硝尽为度，候药冷如金色，取出，研为细末。急惊风痰发热者，薄荷自然汁入蜜调服；慢惊脾虚者，有以青州白丸子再研，煎稀糊入熟蜜调下。（《婴孩宝书》夺命散）

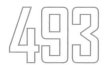

Micae Lapis　Aureus
金礞石

英文名： Micae-schist
别　名： 礞石。
来　源： 变质岩类蛭石片岩或水墨云母片岩。

采　制

采挖后，除去杂质及泥沙。炮制品有煅金礞石。药材产于河南、河北、山西。

性　状

本品为鳞片状集合体，呈不规则块状或碎片；碎片直径 0.1~0.8cm；块状者直径 2~10cm，厚 0.6~1.5cm，无明显棱角。棕黄色或黄褐色，带有金黄色或银白色光泽。质脆，用手捻之易成金黄色闪光小片。具滑腻感。气微，味淡。

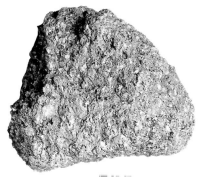

金礞石

性　　味	性平，味甘、咸。
功　　能	坠痰下气，平肝镇惊。
主　　治	顽痰胶结，咳逆喘急，癫痫发狂，烦躁胸闷，惊风抽搐。
用　　法	用量 3~6g，多入丸散服；煎汤 10~15g，布包先煎。

化学成分　　主要含蛭石、含水黑云母，尚含少量角闪石和石英。

药　　理　　见"青礞石"。

验方　　①实热顽痰，发为癫痫惊悸，或咳喘痰稠，大便秘结：金礞石（煅）40g，沉香 20g，黄芩、大黄各 320g。以上四味，研成细粉，过筛，混匀，水泛为丸，干燥即得。口服每次 6~12g，每日 1 次。孕妇忌服。②气血虚：金礞石适量，用布包好，放于糯米上同蒸，食糯米饭。③头目昏眩：金礞石 20g，黄金间碧竹 50g，煎汤内服。（西双版纳傣族自治州傣医院傣医康郎腊验方）

494

Galamina
炉甘石

英文名： Calamine
别　名： 甘石、浮水甘石。
来　源： 碳酸盐类方解石族矿物菱锌矿。

采　制

采挖后，洗净，晒干，除去杂石。炮制品有制炉甘石。药材产于广西、辽宁、四川、云南、山西、湖南、河北。

性　状

本品为块状或钟乳状集合体，呈不规则的块状，大小不一。灰白色或淡红色，表面粉性，无光泽，凹凸不平，多孔，似蜂窝状。体轻，易碎，断面不平坦，白色或淡土黄色，有的黄白相间似花纹状。有吸湿性。气微，味微涩。

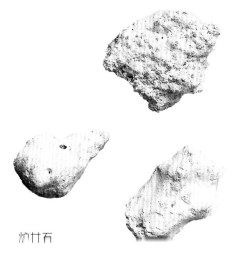

炉甘石

性　味	性平，味甘。
功　能	解毒明目退翳，收湿止痒敛疮。
主　治	目赤肿痛，睑弦赤烂，翳膜胬肉，溃疡不敛，脓水淋漓，湿疮，皮肤瘙痒。
用　法	外用适量。

化学成分	主含碳酸锌，尚含少量铁、铝、镁、钠、铅、镉、硅等元素。
药　理	能部分吸收创面分泌液，有收敛、保护作用；能抑制局部葡萄球菌的繁殖和生长。

验方

①睑缘炎：十大功劳根茎50g，加水500ml，煎成浓汁，去渣，过滤后加炉甘石粉调成浓糊状，干燥成为散剂。取散剂30g，加凡士林60g，羊毛脂10g，调匀成眼膏，涂于睑缘，每日2次。②宫颈炎：炉甘石120g，冰片、黄连各12g，雄黄6g，共研极细末。先将阴道冲洗干净，然后喷此药粉于宫颈炎部位，每隔1~2日上药1次。③下疳阴疮：炉甘石(煅，醋淬5次)30g，孩儿参9g，为末，麻油调敷。(《秘传经验方》)④诸般翳膜：炉甘石、青矾、朴硝各等份，为末，每用0.5g，沸水化开，温洗，日3次。(《宣明论方》)

495 钟乳石

Stalactitum

英文名：Stalactite
别　名：石钟乳、钟乳、礜石。
来　源：碳酸盐类方解石族矿物方解石。

采　制

采收后，除去杂石，洗净，晒干。炮制品有煅钟乳石。药材产于广西、广东、湖北、四川、贵州、云南、陕西、山西。

性　状

本品为钟乳状集合体，略呈圆锥形或圆柱形。表面白色、灰白色或棕黄色，粗糙，凹凸不平。体重，质硬，断面较平整，白色至浅灰白色，对光观察具闪星状的光亮，近中心常有一圆孔，圆孔周围有多数浅橙黄色同心环层。气微，味微咸。

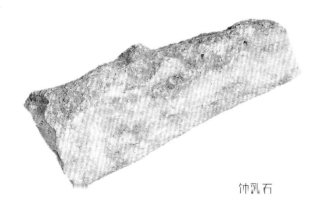

钟乳石

性	味	性温，味甘。
功	能	温肺，助阳，平喘，制酸，通乳。
主	治	寒痰喘咳，阳虚冷喘，腰膝冷痛，胃痛泛酸，乳汁不通。
用	法	用量 3~9g。

化学成分	主含碳酸钙，尚含有少量镁、铝、铁、锶及微量铅、锌、锰、硼、钛等。
药　理	本品在胃内能中和胃酸，至肠吸收，增加血中钙离子。此外对血液凝固有一定的作用。

验方

①溃疡病胃酸过多：钟乳石研细，每服 2g，每日 3 次，餐前温开水送服。②大肠冷滑不止：钟乳粉 30g，肉豆蔻(煨)15g。为末，煮枣肉丸梧桐子大。每服 70 丸，空心米饮下。(《济生方》)③肺虚壅喘急，连绵不息：生钟乳 150g(细研如粉)，黄蜡 90g(锉)。上二味，先取黄蜡盛于细瓷器，用慢火化开，投入钟乳粉末，搅和令匀，取出，用物封盖定，于饭甑内蒸熟，研如膏，旋丸如梧桐子大。每服一二丸，温水下。(《圣济总录》钟乳丸)

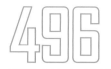

Limonitum

禹余粮

英文名：Limonite
别　名：白余粮、禹粮石。
来　源：氢氧化物类矿物褐铁矿。

采　制

采挖时，除去杂石。炮制品有煅禹余粮。药材主产于河南、江苏。

性　状

药材为块状集合体，呈不规则的斜方块状，长5~10cm，厚1~3cm。表面红棕色、灰棕色或浅棕色，多凹凸不平或附有黄色粉末。断面多显深棕色与淡棕色或浅黄色相间的层纹，各层硬度不同。质松部分指甲可划动。体重，质硬。气微，味淡，嚼之无沙粒感。

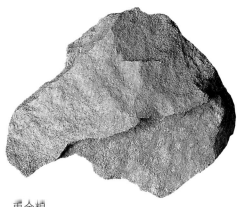

禹余粮

性	味	性微寒，味甘、涩。
功	能	涩肠止泻，收敛止血。
主	治	久泻，久痢，崩漏，带下。
用	法	用量 9~15g，煎汤或入丸散。外用适量，研末撒于患处或调敷。孕妇慎用。

化学成分	主含碱式氧化铁，尚含较多二氧化硅和三氧化二铁；另含锰、镁、钛、磷等元素。
药　理	生品水煎液能明显缩短小鼠凝血、出血时间。

验方

①久泻久痢：禹余粮、牡蛎、党参各 16g，赤石脂、白术、白芍各 12g，臭椿根皮 9g，水煎服。②妇人带下：白下，禹余粮 30g，干姜等份；赤下，禹余粮 30g，干姜 15g。上禹余粮用醋淬，两药共捣研细为末，空心温酒调下 2g。（《胜金方》）③瘕痕：禹余粮、半夏各等份。末之，以鸡子黄和。先以新布拭瘕令赤，以涂之勿见风，日二。（《千金方》）④肠气痛、妇人少腹痛：禹余粮为末，米汤送服，每次 6g，日二服。（《卫生易简方》）

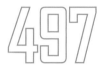

Realgar

497 雄 黄

英文名： Realgar
别　名： 黄金石、石黄、熏黄、鸡冠石。
来　源： 硫化物类雄黄族矿物雄黄。

采　制

采挖后，除去杂质，或由低品位矿石浮选生产的精矿粉。药材主产于湖南、贵州、湖北、甘肃。

性　状

药材为块状或粒状集合体，呈不规则块状。深红色或橙红色，条痕淡橘红色，晶面有金刚石样光泽。质脆，易碎，断面具树脂样光泽。微有特异的臭气，味淡。精矿粉为粉末状或粉末集合体，质松脆，手捏即成粉，橙黄色，无光泽。

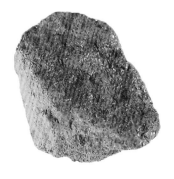
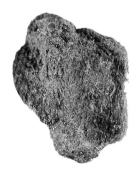

雄黄

性　味	性温，味辛；有毒。
功　能	解毒杀虫，燥湿祛痰，截疟。
主　治	痈肿疔疮，蛇虫咬伤，虫积腹痛，惊痫，疟疾。
用　法	用量 0.05~0.1g，入丸散用。外用适量，熏涂患处。孕妇禁用。

化学成分　主含二硫化二砷，尚含少量铝、铁、钙、镁等元素。

药　理　1% 浓度对人型、牛型结核杆菌及耻垢杆菌有抑制其生长的作用；雄黄水浸剂 (1∶2) 在试管内对堇色毛癣菌、同心性毛癣菌、许兰黄癣菌、奥杜益小孢子菌等皮肤真菌均有不同程度的抑制作用。此外本品还可抗血吸虫。

验方　①癫痫：雄黄、郁金各 9g，巴豆霜 1.5g，共研细粉，每服 0.5g，每日 3 次。②带状疱疹：雄黄 5g，冰片 0.5g，75% 乙醇溶液 100ml，混合外搽患处，每日 4~6 次。③流行性腮腺炎：雄黄 45g，明矾 50g，冰片 3~5g，共研细末，装入有色瓶中密封备用。每次取 3~5g，置小杯中，酌加 75% 乙醇溶液调成糊状，涂于局部，每日 2~3 次。④黄水疮：雄黄、松香各 9g，共研细粉，用纸卷上烧成灰。每次用适量香油调敷患处，每日 2~3 次。⑤神经性皮炎：雄黄 8g，硫黄、海螵蛸各 10g，共研细，加凡士林 72g，调膏搽患处数遍，然后涂膏包扎，每日 1 次。

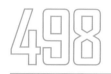

Fluoritum
紫石英

英文名： Fluorite
别　名： 氟石、荧石。
来　源： 氟化物类萤石族矿物萤石。

采　制

采挖后，除去杂石。炮制品有煅紫石英、醋紫石英。药材产于浙江、山东、甘肃、江苏、湖北。

性　状

本品为块状或粒状集合体，呈不规则块状，具棱角。紫色或绿色，深浅不匀，条痕白色。半透明至透明，有玻璃样光泽。表面常有裂纹。质坚硬，易击碎，断面多不平坦。气微，味淡。

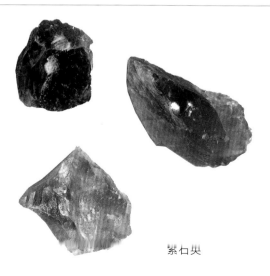

紫石英

性	味	性温，味甘。
功	能	镇心安神，温肺平喘，温肾暖宫。
主	治	失眠多梦，心悸易惊，肺虚咳喘，宫寒不孕。
用	法	用量9~15g，打碎先煎。

化学成分 主含氟化钙，尚含少量二氧化硅、三氧化二铁、三氧化二铝及微量稀土元素。

验方 ①癫痫：紫石英、赤石脂、白石脂、寒水石、生石膏、赭石、龙骨、牡蛎、滑石、钩藤、大黄、干姜、桂枝、甘草各等量（均为生药），共研细粉，每次服9g，每日2次，儿童酌减。②妇人胞宫虚冷，久不受孕，或受孕多小产者：紫石英60g（火煅醋淬7次，研细末，水飞过），香附（醋炒）、当归、川芎（俱酒炒）、白术（土拌炒）各90g，枸杞子（酒洗，炒）、熟地黄（酒煮，捣膏）。炼蜜丸梧桐子大，每日早晚各服9g，好酒送下。（《青囊秘方》）③肺寒咳逆上气：紫石英火煅醋淬7次，研细末，水飞过。每早1.5g，用花椒10粒泡汤下。（《青囊秘方》）

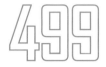 Talcum

滑　石

英文名： Talc
别　名： 画石、活石、硬滑石。
来　源： 硅酸盐类滑石族矿物滑石。

采　制

采挖后，除去泥沙和杂石。药材主产于山东、辽宁、江西，浙江、陕西、山西、福建、广西亦产。

性　状

药材多为块状集合体，呈不规则的块状或扁块状。白色、黄白色或淡蓝灰色，半透明或微透明，有蜡样光泽。质软，细腻，手摸有滑润感，无吸湿性，置水中不崩散。气微，无味。

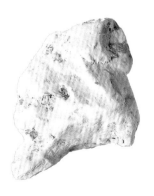
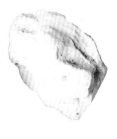

滑石

性 味		性寒，味甘、淡。
功 能		利尿通淋，清热解暑，祛湿敛疮。
主 治		热淋，石淋，尿涩痛，暑湿烦渴，湿热水泻；湿疹，湿疮，痱子。
用 法		用量10~20g，先煎。外用适量。

化学成分　主含含水硅酸镁，常含少量钙、铝等元素。

药　理　外用可减少摩擦，防止外来刺激，吸收化学刺激或毒物，促进干燥、结痂；内服能保护胃肠黏膜，镇吐、止泻，还可阻止毒物在胃肠道的吸收。此外对伤寒杆菌、副伤寒杆菌、脑膜炎球菌有轻度抑制作用。

验方

①中暑发热，小便短赤，湿热下注，小便淋沥：滑石180g，甘草30g，共研细末，即六一散，每服6g，温开水送服；也可布包入汤剂。②湿疹、痱子：滑石粉适量，外敷；或配适量黄柏粉、甘草粉，煅石膏粉混匀敷患处。③趾缝溃烂：滑石30g，石膏（煅）15g，白矾少许，研掺之，亦治阴下湿汗。（《濒湖集简方》）④天疱疮：滑石、粉甘草（此当半用为是）。上等份为末，搽敷。或加绿豆末，以治湿热肥疮。（《景岳全书》金黄散）

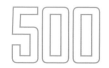

Haematitum

赭　石

英文名： Hematite
别　名： 代赭石、赤赭石。
来　源： 氧化物类刚玉族矿物赤铁矿。

采　制

采挖时，除去杂石。炮制品有煅赭石。药材主产于山西、河北，河南、山东、湖南、四川、广东亦产。

性　状

药材为鲕状、豆状、肾状集合体，多呈不规则的扁平块状。暗棕红色或灰黑色，条痕樱红色或红棕色，有的有金属光泽。一面多有圆形的突起，习称"钉头"，另一面与突起相对应处有同样大小的凹窝。体重，质硬，砸碎后断面呈层叠状。气微，味淡。

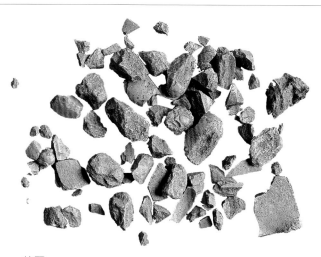

赭石

性　味	性寒，味苦。
功　能	平肝潜阳，降逆，止血。
主　治	眩晕耳鸣，呕吐，噫气，呃逆，喘息，吐血，衄血，崩漏下血。
用　法	用量 9~30g，先煎。孕妇慎用。

化学成分　含三氧化二铁，尚含少量二氧化硅及铝、钙等元素。

药　理　内服后能收敛胃肠壁、保护黏膜面，吸收入血能促进血细胞的新生。

验方

①呕吐、噫气：赭石 16g，旋覆花、半夏各 9g，竹茹 12g，生姜 6g，水煎服。②吐血、便血：赭石 16g，白茅根 30g，小蓟 12g，生地黄 16g，水煎服。③内耳眩晕（梅尼埃病）：生赭石 45g，法半夏、车前草、夏枯草各 18g，每日 1 剂，水煎 2 次，混匀分服。④妊娠胎堕，下血不止：地黄汁和代赭石末，服 2g。（《千金方》）⑤诸丹热毒：赭石、青黛各 6g，滑石、荆芥各 3g。为末，每服 4.5g，蜜水调下，仍外敷之。（《仁斋直指方》）

索　引
SUOYIN

■ 药材中文名笔画索引

药材拉丁名索引

Q

R

■ 药用动植物拉丁学名索引

E

M